Praktische
Kinderheilkunde.

Praktische Kinderheilkunde

in 36 Vorlesungen

für Studierende und Ärzte.

Von

Prof. Dr. M. Kassowitz
in Wien.

Mit 44 Figuren im Text und auf einer Tafel.

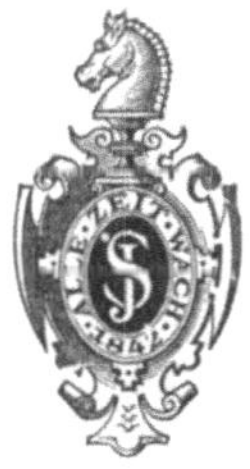

Berlin.
Verlag von Julius Springer.
1910.

ISBN-13: 978-3-642-98514-0   e-ISBN-13: 978-3-642-99328-2
DOI: 10.1007/978-3-642-99328-2

Vorrede.

Ich habe für meine Vorlesungen, die zum großen Teil wirklich
gehalten worden sind, den Titel: „Praktische Kinderheilkunde" gewählt,
weil ich beim Niederschreiben derselben vor allem das Bedürfnis des
praktischen Arztes im Auge hatte; und auch die kurzen theoretischen
Exkurse, die stellenweise eingeflochten sind, stehen damit keineswegs
im Widerspruch, weil sie eine unentbehrliche Grundlage für die er-
sprießliche Behandlung der dazu gehörigen praktischen Probleme bilden.
Daß ich dabei, in der Theorie sowohl als in der Praxis, nicht immer
der herrschenden Strömung gefolgt, sondern oft meine eigenen Wege
gegangen bin, wird, wie ich hoffe, weder meinem Buche, noch seinen
Lesern zum Nachteile gereichen, weil diese bald herausfinden werden,
daß ich dabei nicht von einer Freude am Widerspruche getrieben
wurde, sondern stets nur meiner wissenschaftlichen Überzeugung gefolgt bin, die sich aus einem eingehenden Studium der betreffenden
Fragen und einer reichen praktischen Erfahrung herausgebildet hat.
Dabei suchte ich den polemischen Ton so viel als möglich zu vermeiden
und habe ihn nur dann etwas kräftiger angeschlagen, wenn es galt,
direkt schädliche Lehrmeinungen und Vorurteile zu bekämpfen. Wo
aber, wie in der Ernährungsfrage, die kurz nacheinander oder auch
gleichzeitig favorisierten Doktrinen sich gegenseitig aufheben, habe ich
es für überflüssig erachtet, jeder einzelnen entgegenzutreten und mich
darauf beschränkt, meine eigene subjektive Ansicht zu entwickeln, ohne
sie aber wie üblich in dogmatischer Form hinzustellen. Ich habe es
auch unterlassen, meine Vorlesungen mit Literaturnachweisen zu belasten, die dem eigentlichen Zwecke des Buches wenig entsprochen
hätten, und die sich ja jeder, wenn er sie braucht, in einem unserer
zahlreichen guten — und auch weniger guten — Lehrbücher verschaffen

kann. Dagegen wird der Leser manches für die Praxis Wichtige und selbst Unentbehrliche in diesem Buche finden, das er in den meisten Werken unseres Spezialfaches vergebens suchen würde; wie ich denn überhaupt bei der Auswahl meiner Themen immer darauf bedacht war, nichts zu übergehen und alles aufs Tapet zu bringen, von dessen Kenntnis ich mir einen Vorteil für den Praktiker und die seiner Obhut anvertrauten Kinder versprechen konnte.

Wien, im September 1910.

Kassowitz.

Inhaltsverzeichnis.

Besondere Bedeutung der Prophylaxe im Kindesalter. Arm und Reich. Ehelich und unehelich. Natürliche und künstliche Ernährung. Sommersterblichkeit. Nabelversorgung. Baden oder Nichtbaden. Nabelschwamm. Blennorrhoea umbilici. Nabelblutung. Tetanus neonatorum. Bindehautblennorrhöe. Reinigung des Mundes. Soor. Bednar'sche Aphthen. Die Renaissance des Schnullers und andere Anachronismen.

Die physiologische Inkontinenz und ihre Folgen. Windeln und wasserdichte Hüllen. Die englische Methode. Ammoniakalische Harngärung und ihre Beziehungen zur Rachitis und zur Dentition. Die Intertrigo und ihre Behandlung. Seborrhoe und Crusta lactea. Ekzembehandlung. Diät bei Ekzem. Angebliche Gefahren einer raschen Heilung. Ekzemtod. Drüsenschwellungen. Stechen der Ohrläppchen. Rotlauf. Furunkulose. Die Erkältungsfurcht. Coryza neonatorum. Schaukeln und Herumtragen. Erzielung frühzeitiger Kontinenz. Zimmertemperatur. Kleidung.

Nabelschnurbruch. Erworbene Nabelhernie. Pflasterband. Leistenbruch. Hydrokele. Kryptorchismus. Angeborene Herzfehler. Apnoische Erscheinungen. Ursachen der Zyanose. Blutgeschwülste und Teleangiektasien. Enkephalokele und Meningokele. Spina bifida. Hasenscharte und Wolfsrachen. Kurzes Zungenbändchen. Frühgeburt. Lungenatelektase. Brutapparate. Fettsklerem.

Kephalhämatom. Hämatom des Kopfnickers. Geburtslähmungen. Erythem der Neugeborenen. Pemphigus insons und Pemphigus lueticus. Dermatitis exfoliativa. Melaena neonatorum. Gelbsucht der Neugeborenen. Obliteration der Gallenwege. Sekretion der Brustdrüsen. Vaginalblutungen. Intrauterine Vergiftung.

Metabolische oder katabolische Stoffzersetzung? Die Unzulänglichkeit und Unhaltbarkeit der dualistischen Auffassung. Das hochkomplizierte und labile Protoplasmamolekül. Die Milch enthält alle zu dessen Aufbau nötigen Stoffe. Der Eiweißstoffwechsel. Die Enzymspaltung der komplizierteren Zuckermoleküle und die Assimilation der Spaltprodukte. Die Mobilisierung des Leberglykogens. Zuckerstich und Pankreasdiabetes. Der Chylus ein inneres Sekret der Darmepithelzellen. Die Wahrheit über die Isodynamie. Die Nahrungssalze und das Wasser

Milch als einzige mögliche Nahrung der Neugeborenen. Stillfähigkeit. Vorteile des Selbststillens für die Mutter. Vorbereitungen während der Schwangerschaft. Schonung der Brustwarzen. Diät der Säugenden. Das Ammenbier. Milchtreibende Mittel. Das erste Anlegen. Fünf Mahlzeiten. Volumetrische Methode. Der Energiequotient. Größe der Einzelmahlzeit. Schrunden und Abszesse. Fieberhafte Erkrankungen. Milchmangel und Intoleranz.

Vorteile und Nachteile der Ammenernährung. Rücksichten auf das Ammenkind. Milchuntersuchung. Ernährung mit Kuhmilch. Sterilisierung derselben. Unbegründete Furcht vor Barlow. Verdünnung. Rohrzucker oder Milchzucker? Milchkonserven und Kindermehle. Ziegenmilch.

Die Eiweißkörper der Kuhmilch. Eiweißfäulnis. Tiefe Spaltung der Albumosen und Peptone. Artfremdes und arteigenes Eiweiß. Möglichkeit eines guten Gedeihens bei künstlicher Ernährung. Die Mineralsalze. Bakteriengehalt. Fermente und Schutzstoffe. Überfütterung. Ungeeignete Zusätze. Fleischbrühe. Eidotter. Fettmilch. Vorverdautes Eiweiß. Molkenmilch. Das Einfachste ist das Beste.

Erhöhtes Nahrungsbedürfnis älterer Säuglinge. Zusatz von Kohlehydraten in Form von Milchspeise. Einfache Methode der Entwöhnung. Weizen- oder Hafermehl? Warnung vor Fleischbrühe, Eiern und Fleisch bei der Delaktation. Eiweißfanatismus kontra Wissenschaft. Der Schwindel mit den Eiweißpräparaten. Die Kost der älteren Kinder. Gemüse und Obst. Milch als Mastmittel. Raborierende Kost. Fieberdiät.

Nahrung und Gift. Wertlose Kalorien. Besondere Empfindlichkeit des kindlichen Organismus gegen die Giftwirkung des Alkohols. Große Verbreitung des Alkoholgenusses im Kindesalter. Fälle von alkoholischer Manie. Krämpfe. Gastrische Störungen. Leberzirrhose. Der Arzt und der Alkohol. Falsche Indikationen. Medizinalweine. Direkte und indirekte Prophylaxe.

Überfütterte Brustkinder. Verzögerte Entleerung des Magens. Schleimproduktion im Magen. Colica flatulenta und dyspeptische Entleerungen. Pyloruskrampf. Infektiöser Darmkatarrh. Kindercholera. Einfluss der Sommerhitze. Wasserverarmung des Organismus. Störung der Wasserresorption. Pädatrophie. Saugpolster. Enteritis follicularis. Störung der Fettresorption.

periment. Die Pocken vor der Impfung. Der Umschwung. Das deutsche
Reichsimpfgesetz und seine Wirkungen. Ein unverzeihliches Versäumnis.
Experimente im großen. Ratschläge für Impfung und Wiederimpfung.
Ekzema vaccinosum. Varizellen.

Das Exanthem. Der weiße Mundring. Extrabukkale Infektion.
Das Fieber. Initiales Erbrechen. Hypertoxische Fälle. Diphtheroid.
Die Theorie der Nachkrankheiten. Polyarthritis, Endokarditis, Nephritis.
Hydrops und Urämie. Differentialdiagnose. Übertragung der Krankheit.
Streptokokkenserum. Symptomatische Behandlung.

Der Gelenksrheumatismus eine Infektionskrankheit. Das Wandern des
Prozesses und seine Rezidiven. Familiäre Disposition. Angina und
Rheumatismus. Rheumatische Endokarditis und Perikarditis. Noduli
rheumatica. Arthritis gonorrhoica. Chorea. Arthritis und Endocarditis
choreatica. Artverschiedenheit von Rheumatismus und Chorea. Rheumatische Superinfektion. Therapie.

Maserninfektion im Prodromalstadium. Relative Immunität in den
ersten Monaten und schwerere Affektion der Erwachsenen. Bösartige
Inselepidemien. Keine indirekte Übertragung. Inkubation und Prodrome.
Enanthem und Koplik's Flecke. Der Hautausschlag und die katarrhalischen Symptome. Nephritis und Arthritis. Verschiedene Superinfektionen. Prophylaxe und Behandlung. Röteln.

Pandemische Influenza und endemische Grippe. Die Rolle der Erkältung. Unzweckmäßige Abhärtung. Schnupfen. Otitis media. Pseudokrupp. Bronchialkatarrh und Bronchitis. Asthma bronchiale. Tussis
nervosa. Verhütung der Grippeinfektion. Rationelle Abhärtung. Adenoidenoperation. Behandlung der falschen Bräune. Narkotische, expektorierende und exzitierende Mittel. Sonstige Therapien.

Katarrhalische und kruppöse Lungenentzündung. Bakteriologie und
Symptomatologie. Parallelismus zwischen Grippe und kruppöser Pneumonie. Diagnostisches. Wanderpneumonien. Pseudokrisen. Pneumonia
splenica. Lobuläre Herde. Pleuritis serosa und purulenta. Symptomatische Behandlung und Thorakotomie. Trommelschlägerfinger.

Die Ansteckung mit Keuchhusten Inkubation. Diagnostische Behelfe.
Folgen der venösen Stauung. Inspirationskrampf. Komplikationen.
Rezidive. Prophylaxe und Therapie. Epidemische Parotitis. Hoden-
und Eierstockentzündung. Kindertyphus. Gutartiger Charakter desselben. „Gastrisches Fieber". Vorbeugung und Behandlung. Malaria
im Kindesalter. Larvierte Formen. Chininbehandlung.

Hygiene der Neugeborenen.

Besondere Bedeutung der Prophylaxe im Kindesalter. Arm und Reich. Ehelich und unehelich. Natürliche und künstliche Ernährung. Sommersterblichkeit. Nabelversorgung. Baden oder Nichtbaden. Nabelschwamm. Blennorrhoea umbilici. Nabelblutung. Tetanus neonatorum. Bindehautblennorrhöe. Reinigung des Mundes. Soor. Bednar'sche Aphthen. Die Renaissance des Schnullers und andere Anachronismen.

In noch viel höherem Maße als bei den Erwachsenen verschiebt sich der Schwerpunkt der ärztlichen Tätigkeit bei den Kindern immer mehr von der Heilung der Krankheiten zu ihrer Verhütung. Die Hygiene, gleichbedeutend mit der Prophylaxis, richtet sich bei den Erwachsenen nahezu ausschließlich auf die Allgemeinheit. Man sucht die Entstehung und Ausbreitung der Seuchen zu verhindern, man will gutes Trinkwasser und unverdorbene Nahrung beschaffen, man verbessert die Wohnungen, man beseitigt die Abfallstoffe; aber alles das betrifft nicht den einzelnen, sondern immer nur einen kleineren oder größeren Komplex der Gesamtheit. Daß aber ein erwachsener Mensch einen Arzt aufsucht und ihm sagt: ,,Ich bin vollkommen gesund; sagen Sie mir, was ich tun muß, um gesund zu bleiben,'' das kommt, wenn überhaupt, sicher nur in den seltensten Ausnahmen vor. Anders beim Kinde. Bei den Wohlhabenden wird es immer mehr Gebrauch, das eben geborene Kind von Anfang an der Fürsorge eines Kinderarztes von Fach oder wenigstens des Hausarztes anzuvertrauen, von dem man verlangt und erwartet, daß er alles tue und veranlasse, was ihm notwendig erscheint, um die Gesundheit und das gute Gedeihen des Kindes zu sichern; und auch für die Ärmeren entstehen, wenigstens in den Städten, neben den Spitälern und Ambulatorien für die kranken Kinder, in immer steigender Anzahl ärztliche Beratungsstellen, die sich zur Aufgabe gemacht haben, den Müttern mit Rat und Tat an die Hand zu gehen, damit ihre noch gesunden Säuglinge auch weiterhin gesund bleiben und den zahlreichen Fährlichkeiten entgehen, die ihre Gesundheit und ihr Leben in viel höherem Maße bedrohen, als in den späteren Perioden des Lebens.

Worauf beruht aber die unvergleichlich größere Gefährdung im Säuglingsalter und in der frühesten Kindheit?

Die Tatsache selber steht fest und bedarf kaum einer weiteren Beweisführung. Ein absolut gesunder Säugling ist auch in wohlhabenden Familien keine alltägliche Erscheinung und kann bei den Armen geradezu als eine Seltenheit bezeichnet werden. Am Nabel, an der Bindehaut des Auges, in der Mundschleimhaut, auf der Haut, in den Respirationsorganen, im Verdauungsapparat, in den Lymphdrüsen und besonders im Skelett findet sich früher oder später fast immer die eine oder die andere Abweichung von der Norm, und nur zu häufig hat man es mit einer Kombination der verschiedensten krankhaften Veränderungen zu tun. Noch krasser zeigt sich aber die größere Gefährdung des frühen Kindesalters in der Mortalität. Zwei volle Zehntel aller Lebendgeborenen erreichen nicht das Ende des ersten Jahres, und auch in den nächsten Jahren bleiben die Todesziffern noch immer erschreckend hoch; denn im zweiten und dritten Jahre zusammen fällt noch ein weiteres Zehntel aller Geborenen zum Opfer, so daß fast ein Drittel aller Geburten in den ersten drei Jahren wieder verloren geht.

Aber diese enorme Sterblichkeit im frühen Kindesalter ist keineswegs ein unabwendbares Übel, das wir mit fatalistischer Ergebung über uns ergehen lassen müssen. Im Gegenteil besitzen wir sichere Beweise dafür, daß die Ursachen dieser zahlreichen Todesopfer wenigstens zum größten Teil vermieden und beseitigt werden könnten. Den sichersten Beweis dafür sehen wir in dem enormen Unterschiede zwischen der Kindersterblichkeit bei den Armen und bei den Wohlhabenden. Wenn ich meine über vier Dezennien sich erstreckende Tätigkeit als Hausarzt und als Konsiliararzt überblicke, so lehrt mich diese, daß der Tod eines Kindes bei Wohlhabenden und Reichen geradezu als ein seltenes Ereignis erscheint, das von den Eltern jedesmal als ein schwerer und unerwarteter Unglücksfall empfunden wird. In dieser Sphäre kenne ich eine ganze Reihe selbst kinderreicher Familien, die kein einziges Kind durch den Tod verloren haben, während ich es im Ambulatorium gar nicht selten erfahren mußte, daß das vorgestellte Kind, auf meine Frage nach der Zahl der Geschwister und ihrem Schicksal, als das einzig überlebende aus einer Reihe von zehn oder selbst zwölf Geburten bezeichnet wurde. Sicher ist es, daß im Arbeiterstande mindestens doppelt so viele Kinder sterben als im Mittelstande und etwa viermal so viel als in den reichen Familien; und bei den Armen kommt noch ein zweites sehr wichtiges Moment hinzu, nämlich die bedeutend größere Sterblichkeit der unehelich Geborenen gegenüber den Kindern verheirateter Eltern. Natürlich kann nicht der fehlende Segen des Priesters oder die noch ausstehende Intervention des Standesbeamten als Ursache der fast doppelt so großen Sterblichkeit der außer der Ehe Geborenen angesehen werden; sondern es ist wieder nur die noch gesteigerte Ungunst der hygienischen Verhältnisse, welche die in dem Milieu der Armut ohnehin stark verminderte Wahrscheinlichkeit der Erhaltung des Lebens noch um ein Bedeutendes herabsetzt. Da wir aber wieder umgekehrt sehen, daß schon durch die Zugehörigkeit zu einem Familienhaushalt die Chancen der Lebenserhaltung selbst bei den Proletarierkindern verdoppelt werden und daß durch die Wohlhabenheit der Eltern die Gefährdung des kindlichen Lebens nahe auf den Nullpunkt herabgedrückt werden kann, so wissen wir, daß die Schädigungen, welche Gesundheit und

Leben der Kinder bedrohen, wenigstens zum größten Teil vermieden werden können, und wir werden diese Schädigungen am besten kennen lernen, wenn es uns gelingt, den so überwiegend deletären Einfluß des Pauperismus in seine einzelnen Komponenten zu zerlegen.

Ein Faktor von der größten Bedeutung ist nun zweifellos und anerkanntermaßen die Ernährung. Ihr überragender Einfluß drückt sich in der Tatsache aus, daß ein großer Prozentsatz aller Todesfälle im ersten Jahre — die Angaben variieren zwischen zwei und drei Fünfteln — auf die Erkrankungen der Verdauungsorgane zurückzuführen ist, daß diese Todesursache vorwiegend bei den Kindern zur Geltung gelangt, die nicht an der Mutterbrust, sondern mit Surrogaten der Menschenmilch genährt werden und daß wieder ein unverhältnismäßig großer Teil dieser Todesfälle in die heißen Sommermonate fällt, wo also nicht eigentlich die Art der Ernährung, sondern gewisse äußere Umstände an der bedeutenden Vermehrung der tödlich endenden Darmerkrankungen Schuld tragen müssen. Aber auch hier zeigt sich wieder der hochgradig verderbliche Einfluß der Armut und die günstige Wirkung eines behaglichen und geordneten Haushaltes. Denn auf der einen Seite sehen wir, daß auch die künstlich genährten Säuglinge wohlhabender Familien nur selten an Sommerdiarrhöe oder an Atrophie zugrunde gehen; und dann wieder mußten selbst die wärmsten Verteidiger der natürlichen Ernährungsweise konstatieren, daß auch in Städten, in denen der weitaus größere Teil der Proletarierkinder von ihren Müttern gestillt wird — Magdeburg, Budapest u. a. —, die Säuglingssterblichkeit in den Arbeiterfamilien noch außerordentlich hoch bleibt und sich von der anderer Städte mit viel geringerer Häufigkeit der natürlichen Ernährungsweise nur wenig unterscheidet. Daraus schließen wir, daß außer der Art der Ernährung an sich auch noch andere Momente entscheidend sein müssen, die auf das engste mit dem Grade der Wohlhabenheit und der Bildung der Eltern zusammenhängen, und diese Momente lassen sich unter die allgemeinen Begriffe der Salubrität der Wohnung, der Reinlichkeit und der rationellen Pflege subsumieren. Unsere Aufgabe wird aber darin bestehen, diese allgemeinen Begriffe mit einem konkreten Inhalte zu erfüllen.

Ich denke nun, daß wir am besten in der Weise vorgehen, daß wir das Kind von der Geburt an durch seine verschiedenen Altersstadien verfolgen und uns immer zunächst mit der Verhütung und erst in zweiter Linie mit der Behandlung der am häufigsten vorkommenden Gesundheitsstörungen befassen.

Beginnen wir bei dem eben geborenen Kinde, so besteht die erste Aufgabe des Arztes oder der ihn vertretenden Geburtshelferin in der Abbindung der Nabelschnur und in der Versorgung des Nabelschnurrestes. Da eine Infektion des Kindes durch die Nabelschnur, die Nabelgefäße und die Nabelwunde möglich ist, so lautet das erste Gebot für alle diese Manipulationen: peinlichste Reinlichkeit und möglichst vollständige Asepsis. Wenn es die Umstände, wie gewöhnlich, erfordern, daß Geburtshelfer oder Hebamme nach beendeter Geburt auch das Kind versorgen, dann muß der Hilfeleistung bei dem Kinde eine gründliche und gewissenhafte Reinigung der Hände vorhergehen und für später muß der Grundsatz: zuerst das Kind und dann die

Wöchnerin! auf das Strengste befolgt werden. Sicherer ist es aber, wenn die beiden Kompetenzen gleich von Anfang an getrennt werden und, wo es die Umstände erlauben, wäre es jedenfalls ratsam, die Versorgung des Nabels nicht von den bei der Geburt Beschäftigten, sondern entweder von einer zweiten nur zu diesem Zwecke aufgenommenen Hebamme oder noch besser von dem Hausarzt oder dem für die künftige Beaufsichtigung des Kindes gewonnenen Kinderarzt vornehmen zu lassen.

Über die beste Methode der Unterbindung und der weiteren Versorgung des Nabels sind die Ansichten noch geteilt. Am häufigsten geschieht die doppelte Unterbindung der Nabelschnur in einer Entfernung von 6—8 cm vom Nabelring mit sterilen Bändchen und die Durchschneidung zwischen den beiden Unterbindungen, wozu eine in siedendem Wasser oder in Lysol desinfizierte Schere verwendet wird. Neuerdings wird eine bald darauf vorzunehmende dritte Abbindung in einer Entfernung von einem Zentimeter vom Hautnabel und die Durchschneidung jenseits dieser Abbindung oder auch eine Abklemmung mittelst einer „Pince hémostatique" in der Dauer von 10—30 Minuten empfohlen. In jedem Falle ist es aber wichtig, daß der Nabelschnurrest, ob lang oder kurz, nicht mit einem wasserdichten Stoff, sondern nur mit einer Lage von hydrophiler Gaze bedeckt und diese mit wenigen Touren einer Calicotbinde fixiert wird; denn das, was vor allem angestrebt werden muß, ist eine möglichst rasche und vollständige Austrocknung oder Mumifizierung des Restes. Alles was diese Austrocknung verhindert oder verzögert, ist irrationell und schädlich, weil das Feucht- und Sulzigbleiben des Restes nicht nur sein Abfallen verzögert, sondern auch gerade dasjenige, was man durch den luft- und wasserdichten Verschluß verhindern will, nämlich das Wuchern krankmachender Mikroben fast mit Sicherheit herbeiführt. Auch vor der Verwendung von Karbolsäure oder Jodoform muß dringend gewarnt werden, weil mit beiden Stoffen gefährliche Vergiftungen vorgekommen sind.

Aus demselben Grunde, nämlich um die Austrocknung zu befördern und das Ansiedeln und die Vermehrung von Fäulnisorganismen in dem noch feuchten Reste zu verhindern, wird seit einiger Zeit das Aussetzen des täglichen Bades bis zum Abfallen der Nabelschnur empfohlen und ich muß mich, sowohl aus theoretischen Gründen als auch auf Grund meiner Erfahrung, in dem noch immer nicht ausgetragenen Streite für und wider das Baden bei noch haftendem Strangreste entschieden für diese Neuerung aussprechen. Ich lasse das Kind einmal nach der Geburt baden und gestatte das nächste Bad erst nach dem Abfallen des Strangrestes. Man kann auch dem Rate Epstein's folgen und dem ersten Bade übermangansaures Kali zusetzen, indem man aus einer konzentrierten Lösung so viel zugießt, bis das Badewasser die Farbe eines gewässerten Rotweines annimmt. Der gegen das Verschieben des zweiten Bades erhobene Einwand, daß man damit dem Mangel an Reinlichkeit bei den Müttern und Pflegerinnen Vorschub leistet, ist mir nicht verständlich, weil man ja diesen den Grund der Maßregel auseinandersetzt und dann das tägliche Bad bis zum Ende des ersten Lebensjahres und darüber hinaus ausdrücklich vorschreibt. Außerdem kann ich nur jenen beistimmen, welche bei dieser Art des Vorgehens fast immer einen glatten Verlauf der Mumifizierung und ein reguläres Abfallen zwischen dem fünften und neunten Tage berichten. Die Ausbildung eines sogenannten **Nabelschwammes, das ist** eines Granuloms von der Größe eines Kirschkerns bis zu der einer Zuckererbse, ist allerdings nicht weniger häufig als bei der früheren Gepflogenheit, denn sie kommt auch jetzt vielleicht in einem Zehntel aller Fälle vor; aber diese Anomalie hat keine ernste Bedeutung. Die kleineren Exemplare involvieren sich unter der Anwendung von Zinkvaselin (1 : 10), das täglich nach dem Bade mittelst eines kleinen Wattebausches appliziert wird; die größeren aber beseitigt man am einfachsten, indem man sie alle 2—3 Tage gründlich mit dem Lapisstifte bestreicht. Die früher vorgenommene Abbindung der pilzartigen Bildung halte ich jetzt in den meisten Fällen für überflüssig, weil eine zwei- bis dreimalige Ätzung fast immer zur völligen Heilung ausreicht. Nur wenn diese Behandlung vernachlässigt oder die Existenz der in der Tiefe der Nabelfalte verborgenen Bildung ganz übersehen wird, kommt es zu der sogenannten **Blennorrhoea umbilici,** die aber nichts anderes ist als ein durch die eiterige Sekretion der kleinen Geschwulst hervorgerufenes Ekzem. Aber auch diese Folgeerscheinung läßt sich durch die Salbenbehandlung und die Ätzung des Granuloms mit Sicherheit beseitigen.

Nicht anzuempfehlen, ja geradezu zu widerraten ist die Verwendung von Streupulvern oder von Dermatolgaze und ähnlichen Verbandstoffen bei der Nachbehandlung des Nabels. In vielen Fällen ist ein Verband überhaupt nicht notwendig, weil nach dem Abfallen des Restes keine Wunde zurückbleibt. In einem solchen Falle kann auch auf die Nabelbinde verzichtet werden, weil die Ansicht, daß eine solche zur Vermeidung des Nabelbruches notwendig sei, auf einem Irrtum beruht. Zahllose Male habe ich gesehen, daß auch ohne Anlegen der Binde alles in Ordnung bleibt und oft genug hat sich trotz der Tag für Tag angelegten Binde eine Nabelhernie entwickelt. Die Binde ist aber nicht nur lästig, sondern sie verursacht durch die Verhinderung der Hautperspiration und gelegentliche Durchnässung mit Harn nicht selten eine Reizung der Haut, Entzündung der Follikel, Ekzem usw.; sie sollte also nicht ohne Nötigung, bloß einem verbreiteten Vorurteil zuliebe angelegt werden. Ist aber eine Nabelwunde vorhanden, dann heilt sie — im Gegensatz zu der rasch zum Ziele führenden Salbenbehandlung — unter dem Pulver meistens recht träge, zum Teil auch deshalb, weil die Gaze anklebt und bei jedem Verbandwechsel abgerissen wird. Dabei kommt es manchmal infolge des Wegreißens des kleinen Schorfes zu einer Blutung, die zwar an sich bedeutungslos ist, aber bei Anfängern oder mit der Sachlage nicht Vertrauten zu überflüssigen Besorgnissen vor einer ernsthaften **Nabelblutung** Anlaß geben kann. Ich wurde einige Male von Kollegen wegen einer solchen, sich täglich wiederholenden kleinen Blutung zu Rate gezogen, weil sie glaubten, mit dem Beginne einer unstillbaren Nabelblutung zu tun zu haben. Eine solche kommt aber außer der überaus seltenen echten Hämophilie nur bei schwerer Allgemeinerkrankung, bei angeborener Syphilis, septischer Infektion und bei jener rätselhaften Krankheit vor, die man als akute Fettdegeneration der Neugeborenen bezeichnet, und widersteht dann meistens allen therapeutischen Maßnahmen: Galvano-

kaustik, Umstechung, Gelatineinjektionen usw. Diesen glücklicherweise
recht seltenen Fällen von unstillbarer Nabelblutung stehen nun die oben
charakterisierten ganz unschuldigen Blutungen gegenüber, die sich, wie
gezeigt wurde, ganz leicht vermeiden oder, wenn sie infolge unzweckmäßiger
Behandlung der Nabelwunde dennoch zum Vorschein kommen, durch einfache Salbenbehandlung fast augenblicklich beseitigen lassen.

Infolge der immer größeren Verbreitung des aseptischen Vorgehens
bei der Geburt sind nicht nur die Wochenbetterkrankungen der Mütter,
sondern auch die Infektionen der Neugeborenen durch den Nabel und auf
anderen Wegen bedeutend seltener geworden, und namentlich in der Privatpraxis hat man jetzt nur wenig mit schweren Affektionen dieser Art zu tun.
Besonders die so sehr gefürchteten Nabelentzündungen bekommt man
außerhalb der Gebär- und Findelanstalten fast gar nicht mehr zu sehen,
eher noch multiple Gelenkseiterungen bei Kindern von fiebernden Müttern,
die aber in einigen Fällen meiner Beobachtung nach Entleerung des Eiters
auffallend rasch und ohne bleibende Funktionsstörung der betroffenen Gelenke
zur Heilung kamen. Viel bedenklicher sind natürlich die Fälle puerperaler
Infektion, bei denen sich die eiterigen Metastasen in der Leber, der Lunge
und in anderen, einer chirurgischen Behandlung nicht zugänglichen Organen
lokalisieren; und hier stehen natürlich die Erfolge der Therapie ganz weit
zurück hinter den früher besprochenen prophylaktischen Maßregeln.

Dasselbe gilt auch in bezug auf die Infektion mit dem Starrkrampf-
bazillus. Während der **Starrkrampf der Neugeborenen** vor der aseptischen
Periode noch relativ häufig war und auch jetzt noch infolge der Außerachtlassung der gebotenen Vorsicht bei Negern und anderen auf tiefer
Kulturstufe stehenden Völkern in erschreckender Häufigkeit vorkommt,
ist er jetzt, namentlich außerhalb der Krankenanstalten, recht selten geworden, so daß auch der beschäftigte Arzt fast niemals damit zu tun bekommt. Dennoch sind die Er-
scheinungen des Starrkrampfes
zu gut bekannt, als daß ihre
eingehendere Schilderung hier
am Platze wäre. Der Krampf
erfaßt zunächst die Gesichts-
und besonders die Kaumuskeln,
so daß das Saugen unmöglich
wird, und greift erst später auf
den Rumpf und die Extremitäten
über. Die meisten Fälle endigen
nach einigen Tagen mit dem
Tode, und an diesem traurigen
Verhältnis ist auch durch die
Einführung der antitoxischen
Behandlung nichts Wesentliches

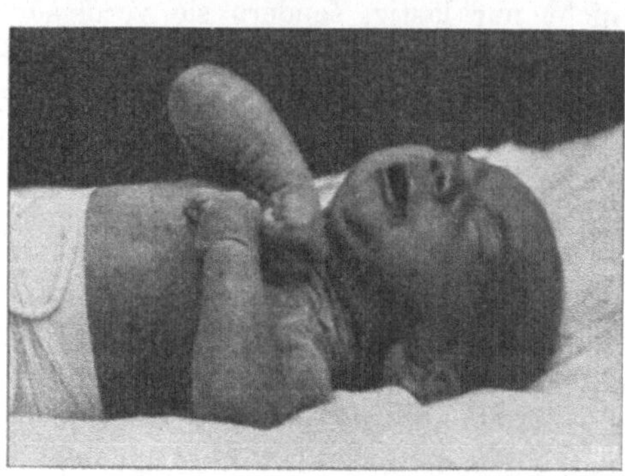

Fig. 1.
Tetanus neonatorum.

geändert worden. Obwohl an der Pathogenität des Tetanusbazillus und
an der spezifischen Wirkung des Antitoxins im Tierexperiment nicht gezweifelt werden kann, hat sich doch sowohl die subkutane als die sub-

durale und auch die intrazerebrale Injektion desselben als wirkungslos
erwiesen, indem nicht nur der tödliche Ausgang in der Mehrzahl der
Fälle nicht verhindert werden konnte, sondern auch die Krampferscheinungen keine Milderung erfuhren. Eine solche ist noch eher durch
Chloralhydrat zu erzielen, das entweder (1 : 100) stündlich kaffeelöffelweise durch die Nase eingegossen oder in Form von kleinen Klysmen,
die etwa 0,2 Gramm enthalten, mehrmal des Tages anzuwenden
wäre. Die Ernährung geschieht, solange der Saugakt verhindert ist, ebenfalls am besten durch Eingießen der Milch — wo möglich von der Mutter
oder einer Amme — durch die Nase, und zwar ganz einfach in der
Weise, daß man sie aus einem Löffelchen in eines der Nasenlöcher einfließen
läßt. Ein Einführen des Magenschlauches erweist sich sowohl hier als auch
in allen anderen Fällen von Behinderung des Saugaktes oder Ausbleiben des
Saugreflexes, z. B. bei Frühgeburten und anderen lebensschwachen Neugeborenen, als vollkommen überflüssig, weil man durch Eingießen in die Nase
genügende Quantitäten von Milch in den Magen gelangen lassen kann.

Eine andere Eingangspforte für krankmachende Keime ist der Bindehautsack, und zwar handelt es sich hier hauptsächlich um die Infektion
mit Gonokokkeneiter während des Durchtrittes durch die an Gonorrhöe
erkrankten Geburtswege, wodurch nicht nur die bekannte schwere Erkrankung des kindlichen Auges — **Blennorrhoea neonatorum** —, sondern
auch, in allerdings seltenen Fällen, eine schwere Allgemeinerkrankung mit
Polyarthritis und Endokarditis herbeigeführt werden kann. Bei der so
großen Häufigkeit der Tripperinfektion des weiblichen Genitaltraktes ist
die Wahrscheinlichkeit der Infektion des Auges eine ziemlich bedeutende
und man hat sich daher, dem Rate von Credé folgend, entschlossen, ein
Praevenire zu spielen und für alle Fälle eine Desinfektion des Bindehautsackes
durch Einträufeln einiger Tropfen einer zweiprozentigen Lapislösung vorzunehmen. Der Erfolg war der, daß in den Gebäranstalten die Häufigkeit
der Ophthalmoblennorrhöe der Neugeborenen bedeutend abgenommen hat,
und man tut daher in diesen Anstalten jedenfalls gut daran, an dieser segensreichen Maßregel festzuhalten. Ob man auch in der Privatpraxis in jedem
Falle — auch bei fehlendem Verdacht einer gonorrhoischen Erkrankung
der Mutter — diese Schutzmaßregel anwenden soll, ist eine strittige Frage.
Manche scheuen die leichte Reizung der Schleimhaut, die sich nach der Einträufelung häufig einstellt und selbst eine blennorrhoische Erkrankung vortäuschen kann, und wollen entweder eine schwächere Lösung (bis herunter
zu einem Viertel Prozent) anwenden oder die prophylaktische Anwendung
der Silberlösung ganz unterlassen. Wichtig ist es jedenfalls zu wissen, daß
nicht alle Entzündungen der Bindehaut in den ersten Tagen nach der Geburt
auf einer Gonokokkeninfektion beruhen. Ein großer Teil der Erkrankungen,
vielleicht die Hälfte oder mehr, zeigt bei der Untersuchung des Sekretes
keine Gonokokken, sondern andere Krankheitserreger, Pneumokokken,
Pyocyaneus, Kolibazillen und die verschiedenen Eiterorganismen, wie sie
in dem Lochialsekret fast immer enthalten sind. Diese Fälle haben dann
fast immer einen gutartigen Verlauf und verlangen keine eingreifendere Behandlung, sondern nur eine fleißige Reinigung, am besten mit einer wein-

roten Lösung von übermangansaurem Kali. Bei der echten Blennorrhöe gibt man noch immer der Ätzung mit Silberlösung (C 1 : 100) und der Be handlung mit Eisumschlägen den Vorzug.

Von großer Wichtigkeit ist die Frage der Reinigung des Mundes. Früher hielt man diese beim Neugeborenen und beim Säugling für unerläß- lich; Hebammen und Pflegerinnen erhielten den strengsten Auftrag, den Mund des Kindes vor und nach jedem Anlegen an die Brust gründlich zu reinigen, und sie entwickelten dabei einen Eifer, der — wie wir jetzt wissen — einer besseren Sache würdig gewesen wäre. Zu der Toilette der Säuglinge gehörten eigene „Mundtüchelchen", die nicht nur einmal, sondern auch mehrere Male benutzt wurden; ärmere Leute nahmen Flecke von grober Leinwand, und damit wurde nun die Zunge, die Gaumen- und Wangen- schleimhaut nach Herzenslust gescheuert. Diese Maßregel war hauptsäch- lich gegen den **Soor** gerichtet, eine früher überaus häufige, auf dem Wuchern eines Sprosspilzes beruhende Mundaffektion, die sich durch das Entstehen grellweißer Pilzrasen auf der Zunge, der Gaumenwölbung, der Wangen- schleimhaut und besonders in den Falten zwischen Kiefer und Lippen kenntlich macht. Nur in ganz seltenen Fällen, bei elenden marastischen Kindern erstreckt sich die Wucherung auch auf die Speiseröhre und den Magen, wo sie, wie die noch selteneren Soormetastasen, erst bei der Obduktion nach- gewiesen werden kann. In den gewöhnlichen Fällen sind die Beschwerden nicht besonders groß und namentlich das Saugen erscheint nicht behindert. Nur bei längerer Dauer und größerer Ausbreitung kommt es zu Störungen der Verdauung, zu Erbrechen und zur Entleerung von dyspeptischen Stühlen. Man glaubte nun, die Entstehung dieser Krankheit nur durch die peinlichste Reinlichkeit und durch fleißiges und gründliches Putzen des Mundes verhindern zu können und auch jetzt noch wird in manchen Lehrbüchern unter den ätio- logischen Momenten des Soors mangelhafte Pflege und Reinlichkeit des Mundes und dadurch bedingte Zersetzung zurückgebliebener Milchreste angeführt. In Wirklichkeit verhält es sich aber so, daß man solche Milchreste fast niemals findet und daß sich der Soorpilz niemals auf einer gesunden und intakten Schleimhaut entwickelt, obwohl seine Keime offenbar allgegenwärtig sind, weil sich die Krankheit auch bei älteren Säuglingen und selbst bei Erwachsenen sofort zu entwickeln pflegt, wenn die Mundschleimhaut durch eine schwere Allgemeinerkrankung, wie Kindercholera, Lungenphthise oder schweren Typhus in einen krankhaften Zustand versetzt wird. Der normale Zustand der Schleimhaut wird aber auch durch das Scheuern in einen krankhaften verwandelt und die auf diese Weise gereizte und ihrer schützenden Epithel- bedeckung beraubte Schleimhaut wird gewissermaßen künstlich für dieselbe Krankheit präpariert, zu deren Vorbeugung die rigorosen Reinigungsvor- schriften erlassen worden sind.

Aber auch in einer anderen Hinsicht haben diese gutgemeinten Vor- schriften schädlich gewirkt, nämlich durch die künstliche Erzeugung der sogenannten **Bednar'schen Aphthen,** und hier wurden die Nachteile einer gründlichen Mundreinigung zum ersten Male klar erkannt und mit der Präzision eines wissenschaftlichen Experimentes in ihrer ganzen Schädlich- keit und Verkehrtheit entlarvt. Diese von Bednar in Wien zuerst beschriebenen und nach ihm benannten Aphthen sind zwei zu beiden Seiten der Mittellinie des Gaumens sitzende graugelbe Geschwürchen, welche in manchen, allerdings seltenen Fällen miteinander konfluieren und dann ein einziges größeres Geschwür von Biskuitform bilden. Sie beginnen immer an einer ganz bestimmten Stelle, nämlich über dem Vorsprung, den der Hamulus pterygoideus des Keilbeins gegen den Gaumen hin bildet, wo man ihn nicht nur beiderseits mit dem Finger tasten, sondern auch bei der Inspektion des Gaumens als eine jederseits sichtbare blasse Stelle erkennen kann, weil hier durch die Spannung der Schleimhaut über der knöchernen Hervorragung die Blutgefäße schwächer gefüllt sind. Diese nur fälschlich sogenannten Aphthen, die in Wirklichkeit nichts anderes sind als kleine Substanzverluste der Schleimhaut, treten immer in den ersten Lebenstagen auf und brauchen, wenn sie vorhanden sind, meistens einige Wochen zu ihrer Heilung. Früher hatte man keine Ahnung, wie sie zustande kommen und was sie bedeuten, und nahm sie als ein notwendiges Übel hin. Da kam Epstein in Prag im Jahre 1884 auf die glückliche Idee, zu versuchen, wie sich die Dinge verhalten, wenn man die übliche Reinigung der Mundhöhle unterläßt, und es wurden Parallelversuche in der Weise gemacht, daß in einigen Sälen der Gebäranstalt das Reinigen der Mundhöhle verboten, in anderen aber vorläufig in der üblichen Weise fortgesetzt wurde. Dabei zeigte sich nun sofort, daß die Aphthen in den mit dem Verbot belegten Zimmern vollständig ausblieben, während sie in den anderen in der gewohnten Häufigkeit auftraten. Natürlich wurde dann das Verbot auf die ganze Anstalt ausgedehnt und die Kinder blieben nunmehr von dem lästigen Übel verschont.

Ich selbst habe seit dem Bekanntwerden dieses ingeniösen Versuches in meiner Praxis das Auswischen des Mundes vollkommen eingestellt und habe damit sowohl in bezug auf die dekubitalen Gaumengeschwüre als auch auf die Entwicklung des Soors die günstigsten Erfahrungen gemacht. Die Geschwüre sind bei den Kindern, deren Mund in Ruhe gelassen wurde, niemals zum Vorschein gekommen und auch der Soor entwickelte sich nur ganz ausnahmsweise. Es steht also für mich außer Zweifel, daß die Bednarschen Aphthen in allen Fällen durch das Abscheuern des Epithels über den Knochenvorsprüngen und durch nachträgliche Ansiedelung von Bakterien an den epithellosen Stellen zustande kommen. Bekanntlich überziehen sich alle Verletzungen in der Mund- und Rachenhöhle, Bißwunden an den Lippen und an der Zunge, Schnittflächen abgekappter Mandeln usw. mit einem graugelben Belag, in welchem eine reichliche Bakterienflora zu finden ist, und auch die beiden symmetrischen „Aphthen" sind in Wirklichkeit nichts anderes als Schleimhautläsionen, die bei dem Reiben der Schleimhaut über den beiden Vorsprüngen gesetzt und durch die fortgesetzte Wiederholung dieser Manipulation an der Heilung verhindert werden. Dabei wird aber manchmal auch die ganze Schleimhaut in einen krankhaften Reizungszustand versetzt, welcher einen günstigen Boden für die Ansiedelung des Soorpilzes schafft.

Von dem vollständigen Verbot der Reinigung des Mundes — vor dem Durchbrechen der Zähne — habe ich niemals den geringsten Nachteil gesehen und ich bin dabei auch nicht auf einen Widerstand von seiten der Mütter und Pflegerinnen gestoßen, weil sie sich bald davon überzeugten, daß der Mund auch ohne die übliche Reinigung tadellos rein blieb. Einige Male habe ich auch die Genugtuung gehabt, daß Hebammen, denen ich bei einem gemeinschaftlich behandelten Säugling die Reinigung des Mundes untersagt hatte, mir später bei anderer Gelegenheit unter Ausdrücken des Dankes mitgeteilt haben, daß sie diese Praxis jetzt regelmäßig und immer mit dem gleichen guten Resultate befolgen. Ich kann es daher nicht billigen, wenn manche Schriftsteller trotz richtiger Erkenntnis der Sachlage dennoch dem alten Vorurteil Rechnung tragen und eine einmal täglich „mit Schonung" vorzunehmende Reinigung des Mundes anordnen. Ich glaube, es kann nicht unsere Sache sein, mit eingewurzelten Vorurteilen zu paktieren, sondern wir haben die Aufgabe, das, was wir für schädlich erkannt haben, mit aller Energie zu bekämpfen. Ich werde noch öfter Gelegenheit haben, Ihnen zu zeigen, daß mit halben Maßregeln in der Kinderpraxis nichts zu erreichen ist.

Eine schonende Reinigung des Mundes erweist sich nur dann als notwendig, wenn sich der Soor aus irgend einem Grunde bereits entwickelt hat. Diese Reinigung geschieht am besten in der Weise, daß man den Zeigefinger mit einer mehrfachen Lage von Gaze umwickelt, diese in eine weinrote Lösung von übermangansaurem Kali eintaucht und damit die Pilzrasen sanft wegzuwischen — nicht wegzureiben — trachtet. Wird diese Prozedur mehrere Male täglich, anfangs vielleicht stündlich oder zweistündlich wiederholt, dann gelingt es fast immer, in wenigen Tagen völlige Heilung zu erzielen und sobald dies einmal der Fall ist, können die Waschungen wieder ganz ausgesetzt werden. Die durch unzweckmäßige Mundbehandlung entstandenen Druckgeschwüre aber heilen von selbst, sobald man sie in Ruhe läßt. Das Tuschieren mit Lapis ist zwar unschädlich, aber keineswegs notwendig.

Entschieden muß ich mich aber gegen den Vorschlag aussprechen, den Soor mit einem „Borsäureschnuller" zu behandeln, indem man die an Soor leidenden Kinder an einem mit Borsäurepulver gefüllten Gazebeutel fortwährend saugen läßt. Ich halte nämlich diese Neuerung nicht nur für überflüssig, weil man in der oben angegebenen Weise jeden Soor sicher beseitigen kann, sondern sogar in gewissem Sinne für nicht unbedenklich, wenn auch nicht für das soorkranke Kind, sondern für die Säuglingshygiene im allgemeinen. Denn es ist zu befürchten, daß auf diese Weise einer der häßlichsten Gebräuche der alten Kinderstube, nämlich die gewohnheitsmäßige Verwendung des Lutschbeutels überhaupt, nachdem er durch die moderne Säuglingshygiene mit großer Mühe, wenigstens in den zivilisierteren Kreisen, beseitigt wurde, unter der Flagge der Wissenschaft wieder zu Ehren kommt. Wird doch von den Modernsten der Modernen auch schon wieder der „Lutscher" schlechtweg als Beruhigungsmittel empfohlen, „damit die Energiebilanz durch das Schreien der Kinder nicht ungünstig beeinflußt werde." Anstatt also zu untersuchen, warum das Kind eigentlich schreit, und die Ursache seines Mißbehagens zu beseitigen, soll ihm wieder ganz einfach der Mund gestopft werden; es soll daran gewöhnt werden, fortwährend leere Saugbewegungen zu machen, also eine ganz nutzlose Arbeit zu leisten, die, wenn man schon so sehr um die Energiebilanz besorgt ist, auf diese sicherlich nicht günstig wirken kann. Daneben wird aber die Mundschleimhaut durch die fortwährende Berührung mit dem ekelhaften Beutel oder mit dem nicht minder ekelhaften Kautschuksauger, den die profitgierige Industrie an dessen Stelle zu setzen bestrebt ist, mazeriert, und auch die abscheuliche Gewohnheit mancher Mütter und Pflegerinnen, den dem Munde des Kindes entfallenen Sauger mit ihrem eigenen Speichel zu befeuchten, kommt wieder zu Gnaden; Tuberkelbazillen und andere Krankheitserreger haben eine neue Gelegenheit, in den so empfänglichen Säuglingsorganismus einzudringen; der gärende Inhalt des Beutels gelangt in den Magen und in den Darm und macht alle Bemühungen, die Nahrung des Kindes keimfrei zu erhalten, wieder zu Schanden — aber die Energiebilanz wird, wenigstens auf dem Papiere, gerettet. Wir aber wollen uns durch diese wissenschaftliche Drapierung nicht abhalten lassen, das, was wir als einen häßlichen und schädlichen Unfug erkannt haben, auch weiterhin als solchen zu bezeichnen und mit Wort und Tat auf das Energischeste zu bekämpfen. Folgen Sie also meinem Beispiel, entfernen Sie jedesmal, wenn Ihnen ein Säugling mit diesem entstellenden Füllsel seines Mundes präsentiert wird, eigenhändig das ganz überflüssige Objekt und demonstrieren Sie der überraschten Mutter ad oculos, wie leicht sich das Kind mit seiner Abwesenheit befreundet.

Genau so müssen wir uns aber verhalten gegen den neuerlich wieder auftretenden Vorschlag, die schreienden Kinder systematisch durch Schaukeln zu beruhigen, gegen die aus der alten Rumpelkammer hervorgeholte Warnung vor dem zu raschen Abheilen des Ekzems, gegen das bei denselben Hypermodernen wieder hervortretende Bestreben, alles Gebreste während der Zahnungsperiode den „bösen Zähnchen" zuzuschreiben, und gegen alle ähnlichen Versuche, unsere Beurteilung und Behandlung des Kindes wieder auf den Standpunkt unserer Großmütter zurückzuschrauben. Gegen alle diese Reformationsbestrebungen nach rückwärts müssen wir uns jedesmal auf das Energischeste zur Wehre setzen.

Hautpflege und Anderes.

Die physiologische Inkontinenz und ihre Folgen. Windeln und wasserdichte Hüllen. Die englische Methode. Ammoniakalische Harngärung und ihre Beziehungen zur Rachitis und zur Dentition. Die Intertrigo und ihre Behandlung. Seborrhoe und Crusta lactea. Ekzembehandlung. Diät bei Ekzem. Angebliche Gefahren einer raschen Heilung. Ekzemtod. Drüsenschwellungen. Stechen der Ohrläppchen. Rotlauf. Furunkulose. Die Erkältungsfurcht. Coryza neonatorum. Schaukeln und Herumtragen. Erzielung frühzeitiger Kontinenz. Zimmertemperatur. Kleidung.

Eine reichliche Quelle der mannigfaltigsten Beschwerden des frühesten Kindesalters, die aber bei richtigem Vorgehen meistens vermieden werden können, ist die in diesem Alter übergroße Empfindlichkeit des Hautorgans gegen äußere Reize und Schädlichkeiten aller Art, unter denen aber wieder eine in erster Linie zu nennen ist, nämlich die Berührung der Haut mit den Ausscheidungen der Blase und des Darms. Durch die physiologische Inkontinenz, die wenigstens in den ersten vier bis sechs Monaten als etwas Unvermeidliches hingenommen werden muß, ist zum mindesten die nähere Umgebung der Ausscheidungspforten dieser Schädlichkeit ausgesetzt und unsere Aufgabe kann also nur darin bestehen, ihre Folgen durch rationelle Pflege auf ein Minimum zu reduzieren.

Das erste Gebot ist natürlich: peinlichste Reinlichkeit und das Bestreben, die Berührung der Haut mit den Dejekta auf eine möglichst kurze Zeit einzuschränken. Für die Aufnahme der Ausscheidungen benützt man einstweilen — trotz aller immer wieder auftauchenden Reformvorschläge (Torf, Kleie, Filtrierpapier) — noch immer fast allgemein das Einwickeln der unteren Partien des Stammes und der Oberschenkel in Windeln, und diese müssen also möglichst bald nach geschehener Entleerung beseitigt und durch reine und trockene ersetzt werden. Sie sollen aus einem die Flüssigkeit gut aufsaugenden und daher nicht zu dicht gewebten Stoffe bestehen, und ich möchte daher besonders die aus einer vierfachen Lage hydrophiler Gaze bestehenden „Patentwindeln" empfehlen, die auch das — wie wir gleich hören werden — unerläßliche Auskochen ganz gut vertragen.

Soll man nun über den Windeln auch noch eine Hülle von wasserdichtem Stoff — Kautschukleinwand oder Billrothbatist — verwenden? Viele Pflegerinnen sind dafür sehr eingenommen, weil die äußere Bekleidung, besonders die auf dem Kontinent noch sehr beliebten Steckkissen dadurch gegen die Benetzung durch den durchsickernden Harn geschützt werden. Für die Haut sind aber diese Schutzstoffe in hohem Grade schädlich, weil sie die Verdunstung der Feuchtigkeit verhindern, so daß die Haut bis zum Wechseln der Windeln immer der gleichen Durchnässung ausgesetzt ist. Sowie man aber mit Sicherheit darauf rechnen kann, daß feuchte Stammumschläge, wenn sie mit Guttaperchapapier oder Billrothbatist bedeckt werden, binnen kurzem eine Hautreizung hervorrufen, die unter Umständen in eine Dermatitis übergehen kann, so sieht man bei Kindern, deren Windeln mit wasserdichten Stoffen bedeckt werden, nur selten eine normale Haut des Gesäßes und der Oberschenkel, und ich habe daher immer dafür plädiert, diese undurchlässigen Stoffe wegzulassen und sie durch Flanell zu ersetzen, der selbst einen Teil der überschüssigen Feuchtigkeit aufnimmt, dabei aber die Verdunstung gestattet und dennoch die Durchnässung der äußeren Hüllen ganz gut verhindert. Aus demselben Grunde habe ich immer die englische Methode befürwortet, schon von Anbeginn die unteren Partien mit Windelhose und langen Kleidchen zu bedecken, weil ich gesehen habe, daß gut geschulte englische Nurses mit diesem Verfahren meistens eine tadellose Beschaffenheit der Haut zu erhalten vermochten. Bei ausreichendem Schutz gegen Wärmeverlust ist diese Art der Bekleidung luftiger, die Kinder können ihre Arme und Beine zwanglos bewegen, der Wechsel der inneren Hüllen geht viel leichter von statten und vor allem habe ich hier niemals jenen abscheulichen Ammoniakgeruch wahrgenommen, der bei den in Steckkissen eingezwängten Säuglingen auch in elegantester Umgebung nicht selten in die Nase steigt und in seltsamer Weise mit den kokett aufgesteckten Seidenmaschen kontrastriert.

Über die Entstehung dieser ammoniakalischen Zersetzung des Harns herrschen bei manchen noch die merkwürdigsten Vorstellungen. Während um die Mitte des vorigen Jahrhunderts der ammoniakalische Harn der Säuglinge zu den Symptomen der „erschwerten Zahnung“ gerechnet wurde, konnte man noch vor wenigen Jahren den „scharfen Geruch“ des Harns ganz ernsthaft als ein wichtiges Symptom der Rachitis und als ein Hilfsmittel zur Erkennung dieser weitverbreiteten Krankheit bezeichnen hören. In Wirklichkeit handelt es sich dabei aber niemals um einen krankhaften Zustand des Kindes, sondern nur um die Folgen einer Vernachlässigung, die, wenn sie einmal besteht, sehr leicht krankhafte Zustände herbeiführen kann. Der Harn wird nämlich ganz normal und ohne Spur eines ammoniakalischen Geruches entleert. Gelangt er aber in Windeln, Kissen oder Polster, in denen schon einmal eine ammoniakalische Gärung des Harnstoffes stattgefunden hat und die nicht durch Auskochen von dem in ihnen wuchernden Bacterium ureae befreit werden, das durch seinen Lebensprozeß die Gärung vermittelt, dann wird der neu hinzukommende Harnstoff fast augenblicklich in dieselbe Art der Gärung hineingezogen, und der abscheuliche Gestank erklärt sich dann, selbst bei häufigem Wechsel der Windeln in Permanenz. Der ammoniakhaltige Harn reizt aber nicht nur die Haut, mit der er in Berührung kommt und erzeugt in ihr krankhafte Veränderungen, die wir alsbald besprechen wollen, sondern er wirkt auch ungünstig auf das Allgemeinbefinden, und zwar offenbar in der Weise, daß die Ammoniakdämpfe durch die Atemfläche in den Kreislauf gelangen und speziell in den besonders reichlich mit Blut versorgten Appositionsstellen der Knochen jene krankhaften Veränderungen hervorrufen oder verstärken, die wir bei der Rachitis noch ausführlicher behandeln werden. Sicher ist es, daß keines der Kinder, die dieser Schädlichkeit durch einige Zeit ausgesetzt sind, von der Rachitis verschont bleibt und daß die rachitischen Veränderungen bei ihnen fast immer höhere Grade erreichen. Rachitische Kinder bekommen aber bekanntlich ihre Zähne viel später als gesunde und sie leiden auch häufig an nervösen Störungen, die man früher der verspäteten Dentition als solcher und nicht der sie verursachenden Rachitis zugeschrieben hat; und so verstehen wir denn auch, wie jemand, der den wahren Zusammenhang nicht zu durchschauen vermag, den stinkenden Harn als Folge der „Zahnungsbeschwerden" oder als ein Symptom der Rachitis ansehen kann. Wenn Sie aber nicht versäumen werden, armen und reichen Müttern und selbst „erfahrenen" Kinderpflegerinnen auf das Eindringlichste einzuschärfen, daß Windeln niemals bloß getrocknet und auch niemals bloß mit Seife und warmem Wasser gewaschen, sondern jedesmal in siedendem Wasser ausgekocht werden müssen, dann werden sie auch niemals — trotz Zahnung und trotz Rachitis — mit dieser vermeintlichen Ammoniurie und ihren lästigen Folgen zu tun bekommen.

Ein vorzügliches und bewährtes Mittel, um die Haut zugleich vor der reizenden Wirkung der Dejekta und dem ungünstigen Einflusse der häufig wiederho ten Waschungen zu schützen, ist die Verwendung von indifferenten Fetten, besonders von gelbem Vaselin zur Reinigung der beschmutzten Hautpartien. Ein großer Tiegel mit gelbem Vaselin und ein größerer Vorrat von Brunsscher Watte sollte für die Toilette der Säuglinge immer zur Verfügung stehen, und nach der ohne Wasser vollzogenen Reinigung und gründlichen Einfettung sollte jedesmal auch ein gutes Streupulver — bestehend aus Stärkemehl mit etwas Talkum — in reichlicher Menge verwendet und mit dem Fette verrieben werden. So gelingt es fast immer, die gefährdeten Hautteile zu schützen und in normalem Zustande zu erhalten. Natürlich wird das Kind außerdem täglich in seinem Bade gründlich gereinigt; aber nach dem Bade darf weder das gründliche Trocknen der Haut und besonders der Hautfalten, noch das Einfetten und Pudern der sich berührenden Hautpartien versäumt werden; denn es ist viel leichter, die intertriginöse Hautentzündung zu verhüten, als sie, wenn sie einmal entstanden ist, wieder zu beseitigen.

Noch größer als unter normalen Verhältnissen ist die Wahrscheinlichkeit des Entstehens dieser lästigen Hautaffektion bei Störungen der Verdauung mit ihrem Gefolge von krankhaft vermehrten und krankhaft veränderten Darmentleerungen; und es ist daher schon mit Rücksicht auf diese fast niemals ausbleibenden Folgen von der größten Wichtigkeit, die Ernährung der Kinder so zu regeln, daß ihre Störungen entweder ganz ausbleiben oder wenigstens durch energisches und zielbewußtes Vorgehen so rasch und so gründlich als möglich beseitigt werden. Wie dies erreicht wird, soll in späteren Vorlesungen gezeigt werden. Jetzt will ich Ihnen auf Grund meiner eigenen Erfahrungen sagen, wie man dieser krankhaften Zustände der Haut wieder Herr wird, wenn sie einmal aus irgend einem Grunde entstanden sind.

Zeigen sich die ersten Anfänge der **Intertrigo** in Form einer begrenzten Hautröte inter nates und in der Leistenbeuge, dann genügt es oft, die früher gegebenen Vorschriften in bezug auf Reinhaltung und Schutz der affizierten Teile in noch verschärftem Maße zu befolgen, um binnen kurzem wieder den normalen Zustand herzustellen. Sehr gut bewährt hat sich mir eine Mischung von gleichen Teilen Amylum und Vaselin zur Bedeckung der gereizten Teile und ihrer Umgebung, und auch in jenen Fällen, wo sich die Rötung bereits auf größere Flächen ausgebreitet hatte, bin ich mit der fleißigen, eventuell stündlich wiederholten Anwendung dieses einfachen Deckmittels ausgekommen. Auch eine zehnprozentige Zinkvaselinsalbe leistet nach meiner Erfahrung bessere Dienste als die Lassar'sche Paste und andere konzentriertere und daher auch konsistentere Mischungen. In hartnäckigen Fällen mit tief dunkler Rötung und seröser Ausschwitzung wirken Umschläge mit Burowscher Lösung sehr vorteilhaft. Dickere Lagen in verdünnte Lösung getauchter Gaze werden durch mehrere Tage alle 2—3 Stunden gewechselt, und wenn die Entzündungserscheinungen, wie gewöhnlich, bedeutend zurückgegangen sind, dann benützt man entweder die genannten weicheren Salbenmischungen oder man versucht, die kranken Stellen in noch gründlicherer Weise gegen die reizende Wirkung der Ausleerungen zu schützen, indem man sie entweder einmal täglich mittelst eines Borstenpinsels mit Zinköl (Zinc. oxydat. 30, Olei olivarum 50) bestreicht und die bestrichenen Stellen mit Watte bedeckt, oder man bepinselt die gut gereinigten und getrockneten Teile mit dem von E. Schiff angegebenen Filmogen (einer Lösung von Nitrozellulose in Azeton), wobei nach der raschen Verflüchtigung des Lösungsmittels ein zartes weiches Häutchen zurückbleibt, das durch 12—24 Stunden eine vorzügliche Deckung gewährt. Natürlich sind diese beiden Deckungsmittel nur an beschränkten Stellen — hauptsächlich an der Leistenbeuge und allenfalls ad nates — zu verwenden. Bei ausgedehnteren Prozessen bin ich mit reichlicher Anwendung von Amylumvaselin und von Streupulvern — unter mehrtägigem Aussetzen der Bäder — meistens zum Ziele gelangt und habe auch in jenen schwereren Affektionen, die jetzt als **Erythrodermia desquamativa** (Leiner) beschrieben werden, kein einziges Mal einen üblen Ausgang zu beklagen gehabt. Diese schwerere Form, die besonders durch eine Kombination mit seborrhoischen Ausscheidungen an der Kopfhaut und den Augenbrauen und durch eine grobblätterige fettige Abschuppung am Stamme charakterisiert ist, soll nach neuerer Auffassung in einer — allerdings schwer definierbaren — Beziehung zu der Brustmilchnahrung stehen, und es wird daher, neben der äußeren Behandlung, auch ein Nahrungswechsel, also bei Brustkindern der Ersatz der Mutter- oder Ammenmilch durch Kuhmilch angeraten. Ich habe in den von mir beobachteten Fällen niemals Veranlassung gehabt, zu einer so zweischneidigen und, wie ich glaube, nicht genügend begründeten Maßregel zu greifen und bin mit der äußerlichen Behandlung, die, wenn dyspeptische Störungen vorhanden waren, selbstverständlich mit einer rigorosen Einschränkung in der Zahl und Quantität der Mahlzeiten kombiniert war, jedesmal zum Ziele gelangt.

Auch die **Seborrhoe** der ersten Lebenszeit läßt sich viel leichter in ihren Anfängen beseitigen als wenn sie bereits zur vollen Entwicklung gelangt ist. Die Neigung dazu ist in den ersten Monaten eine ziemlich bedeutende, weil bei fast allen Kindern in diesem Alter eine stärkere Talgsekretion, besonders an der behaarten Kopfhaut und — in etwas geringerem Grade — auch in der Augenbrauengegend stattfindet. Diese führt nun manchmal zu einer Bildung von dickeren fettigen Schuppen, welche, wenn eine gründliche Reinigung der betreffenden Hautstellen unterlassen wird, sich mit den Härchen und dem darauf fallenden Staub zu einer schmutziggrauen Decke von immer mehr zunehmender Mächtigkeit verfilzen. Die Haut selbst bleibt darunter anfangs noch ganz normal oder zeigt nur eine leichtere Rötung, die sich aber, je länger die Schuppen in Ruhe gelassen werden, um so stärker ausprägt und endlich einem nässenden **Ekzem** Platz macht, das die früher leicht abzulösende Borke in eine dicke festhaftende Kruste verwandelt, nach deren gewaltsamer Entfernung eine nässende und stellenweise blutende Fläche zurückbleibt. Diese ekzematöse Entzündung breitet sich dann auch auf die benachbarten Teile, Stirne, Wangen, Nacken usw. aus, und es kommt dann zu jenem hochgradig entstellenden Bilde, das man früher als Crusta lactea bezeichnet hat, obwohl auch hier, wenn man den geschilderten Entwicklungsgang verfolgt, nach keiner Richtung hin ein Zusammenhang mit der dem Säugling zur Nahrung dienenden Milch herauszufinden ist. Höchstens könnte man das eine zugeben, daß sehr reichlich genährte und sehr gut gedeihende Brustkinder, wenn sie durch äußere Schädlichkeiten ein Kopf- oder Gesichtsekzem akquirieren, infolge ihres natürlichen Turgors auch eine stärkere Hyperämie der kranken Hautpartien und eine reichlichere Sekretion an denselben zeigen, während kärglich ernährte und schlecht gedeihende Flaschenkinder wegen ihres geringeren Hautturgors weniger zur Ausbildung intensiverer Hautentzündungen neigen. Auch die auf den ersten Blick recht frappierende Erscheinung des raschen Zurücktretens einer bis dahin stark entwickelten Hautaffektion beim Eintreten einer schweren Krankheit, einer Pneumonie, einer starken Diarrhöe oder gar eines gefährlichen Brechdurchfalls zeigt nur den engen Zusammenhang, der zwischen der Saftfülle des Hautorgans und seiner Fähigkeit zur Ausbildung und Unterhaltung des ekzematösen Zustandes besteht. Es ist aber wieder nicht die Mutter- oder Ammenmilch, die in ganz unverständlicher Weise die Hauterkrankung hervorruft; vielmehr dürften die Hautveränderungen, wie ich auf Grund meiner Beobachtungen annehmen muß, fast immer durch äußere Schädlichkeiten hervorgerufen oder zum mindesten eingeleitet werden, zu denen ich, neben der Unterlassung der rechtzeitigen Entfernung der seborrhoischen Schuppen, auch mangelhaftes Abtrocknen nach dem Bade, unsanftes Abreiben bei den vielleicht zu oft wiederholten Waschungen mit hartem Wasser und Unterlassen des unbedingt notwendigen Einfettens der durch diese Prozeduren ihrer schützenden Decken teilweise beraubten Hautpartien rechnen möchte.

Die Reinigung der Kopfhaut von dem reichlichen Sekrete der Talgdrüsen wird häufig auch bei sonst gut gepflegten Säuglingen unterlassen,
weil den Müttern und Pflegerinnen von schlecht unterrichteter Seite ein
übergroßer Respekt vor der unheimlich nachgiebigen und, wie man ihnen
glauben macht, leicht verletzlichen Fontanellagegend eingejagt wird. Sie
müssen also darüber belehrt werden, daß dieser Teil der Körperoberfläche
ebenso gereinigt werden kann und muß, wie alle anderen, und man muß
ihnen, wenn nötig, eigenhändig demonstrieren, wie man die Schuppen mit
dem Nagel oder noch besser mit Bürste und Seife ohne die geringste Schwierigkeit und ohne Bedenken entfernen kann. Größere zusammenhängende
Krusten der behaarten Kopfhaut begießt man reichlich mit Öl, preßt darauf
Guttaperchapapier in Form einer Haube und fixiert es über Nacht mit einer
wirklichen Haube, worauf alles am Morgen dann ganz leicht entfernt werden
kann. Die bloßgelegte Haut wird dann, je nach ihrem Zustande, mit einfachem Vaselin oder mit der weißen Zinkcreme (1 : 10) gesalbt. Kleinere
Krusten auf dem Kopfe oder im Gesicht oder an anderen Körperteilen kann
man auch ganz einfach durch sanftes Reiben mit in Öl getauchter Verbandwatte beseitigen, so daß ich in den letzten Jahren auf die nicht immer leicht
ausführbare Applikation der mit Hebra'scher Salbe bestrichenen Gesichtslarve verzichten konnte. Mit ein wenig Geduld gelingt auch die Entfernung
größerer Krusten und die Bloßlegung der kranken Haut nach der oben beschriebenen Methode, und dann erst können die bedeckenden und heilenden
Salben mit Erfolg angewendet werden, während das Bestreichen der Krusten,
selbst mit den wirksamsten Kompositionen, den Zustand eher verschlimmert
als verbessert.

Natürlich gibt es noch zahllose andere Methoden der Ekzembehandlung,
und ich selbst habe öfters auch noch mit anderen Salben und Pasten — insbesondere mit Naftalan allein oder mit einer Naftalan-Zink-Amylumsalbe
(2: 1 : 1) — ganz gute Erfolge erzielt. Ich halte es aber sowohl hier, als auch
bei anderen Gelegenheiten für vorteilhafter, mich auf die Mitteilung der
wenigen Maßnahmen zu beschränken, die sich mir am besten bewährt haben,
als den Hörer oder Leser, wie dies so häufig geschieht, durch einen embarras
de richesse zu verwirren.

Hier wären noch einige Worte zu sagen über die diätetische Behandlung
der Kinderekzeme. Es wird jetzt viel davon gesprochen, daß man mit der
äußerlichen Behandlung dieser Affektion nicht auskomme und daß es daher
notwendig sei, eine gründliche Änderung in der Ernährung mit ihr zu kombinieren. Besonderes Aufsehen hat die Mitteilung von Finkelstein gemacht, daß er bei möglichst salzfreier Nahrung (Milch ohne Molke) rasche
Heilungen beobachtet habe, was aber bei zahlreichen Nachuntersuchungen
meistens nicht bestätigt werden konnte, während Feer sogar behauptet,
er habe ähnliche Heilungen auch mit der Molke allein, also mit einer besonders salzreichen Nahrung beobachtet. In beiden Fällen könnte ich mir
den Erfolg nur so vorstellen, daß die Kinder bei einer Ernährungsweise, bei
der ihnen ein wichtiger und unentbehrlicher Nahrungsbestandteil entzogen
wird, ihren Hautturgor einbüßen und dadurch ihr Ekzem ebenso verlieren,
als wenn derselbe Effekt durch profuse Diarrhöen herbeigeführt wird. Nach

meinen Erfahrungen genügt es aber, die Zahl und die Größe der normalen
Mahlzeiten auf das Allernotwendigste zu beschränken, was ich dann später
auch für alle nichtekzemkranken Kinder dringend empfehlen werde. Auch
die Mahnung, bei Ekzem der Säuglinge keine Eier und keine Fleischbrühe
zu geben, kann ich in dieser Form aus dem Grunde nicht unterschreiben,
weil ich diese Nahrungsstoffe aus später zu besprechenden Gründen bei allen
Säuglingen ohne Ausnahme perhorresziere. Das Fazit ist also, daß für
ekzemkranke Kinder in bezug auf Quantum und Qualität der Nahrung
dieselben Prinzipien zu gelten haben, deren strenge Einhaltung wir für alle
Säuglinge als ersprießlich kennen lernen werden.

In neuerer Zeit sind bei einigen Kinderärzten auch wieder Besorgnisse
wach geworden, ob denn nicht ein rasches Abheilen eines ausgebreiteten
Säuglingsekzems gefährliche Folgen und selbst den Tod herbeiführen könnte.
Andere glauben wieder, daß nicht das plötzliche Abheilen des Ekzems,
sondern im Gegenteil sein protrahierter Bestand in irgend einer noch unbekannten Weise einen plötzlichen „Ekzemtod“ herbeiführen könnte. Nach
meiner Erfahrung kann ich keine dieser beiden einander widersprechenden
Annahmen für berechtigt halten. Bekanntlich fürchtete man früher auch
das zu rasche Verschwinden der Krätze; man glaubte, daß durch diese damals
außerordentlich verbreitete Hautkrankheit schlechte Säfte aus dem Innern
des Körpers ausgeschieden werden und richtete daher die therapeutischen
Bemühungen mehr auf die Verbesserung dieser bösen Säfte als auf die Beseitigung der Krankheitsursache. Wahrscheinlich beruhte das Märchen von
der Gefährlichkeit des raschen Vertreibens der Hautkrankheiten ebenfalls
auf dem bereits erwähnten Umstande, daß ausgedehnte und floride Ekzeme
sich rasch involvieren, wenn der Hautturgor durch eine schwere Erkrankung
herabgesetzt wird, und man hat also, wie so häufig, den nicht richtig erkannten kausalen Zusammenhang einfach umgekehrt und die Ursache des
raschen Verschwindens der Hautaffektion, die schwere Allgemeinerkrankung,
für die Wirkung, und diese, eben dieses rasche Verschwinden, für die
Ursache der plötzlich auftretenden Krankheitssymptome angesehen. Ich
selbst habe in sehr vielen Fällen ausgedehnte Ekzeme im Säuglingsalter in
der früher geschilderten Weise geheilt und später — als wir durch das Anwachsen des Materials genötigt waren, eine eigene Hautabteilung an unserer
Anstalt zu errichten — von anderen Kollegen heilen gesehen, und niemals
ist auch nur das Geringste passiert, was die Ansicht von der Gefährlichkeit
einer solchen Heilung rechfertigen könnte. Was aber die plötzlichen Todesfälle bei ekzemkranken Kindern ohne Heilungsversuche anlangt, die ich
natürlich, obwohl ich selbst niemals dergleichen gesehen habe, mir nicht zu
bezweifeln erlaube, so möchte ich darauf aufmerksam machen, daß solche
plötzliche Todesfälle auch bei nichtekzemkranken Kindern hin und wieder
vorkommen und daß daher der ursächliche Zusammenhang mit der Hauterkrankung durch den bloßen Bestand der letzteren keineswegs bewiesen
ist. So viel ich aus den Mitteilungen über solche Vorfälle entnehmen kann,
hat es sich dabei wohl in den meisten Fällen um den plötzlichen Atemstillstand gehandelt, den wir bei rachitischen und besonders mit Kraniotabes
behafteten Kindern nicht selten beobachten; und jedermann, der eine solche

Attacke mitzumachen Gelegenheit gehabt hat, wird wohl zugeben müssen, daß sie, wenn nicht sachverständige Hilfe sofort zur Hand ist, ganz leicht den tödlichen Ausgang herbeiführen kann. Rechnen wir noch hinzu, daß dieselben wohlgenährten Brustkinder, die aus den früher angegebenen Gründen einen günstigen Boden für die stärkere Ausbildung von nässenden und krustösen Ekzemen abgeben, auch sehr häufig mit Rachitis und besonders mit Kraniotabes behaftet sind, so dürfen wir uns gar nicht darüber wundern, wenn gelegentlich auch ein ekzemkrankes Kind — mit oder ohne Ekzembehandlung — in dieser Weise plötzlich dahingerafft wird. Also auch hier ist die ursächliche Verkettung eine ganz andere, als diejenige, die man zu einer Zeit vorausgesetzt hat, als von allen diesen Dingen noch gar nichts bekannt war. Als die später von Hebra so energisch bekämpfte Lehre von dem gefürchteten Zurückschlagen des Ekzems aufgestellt wurde, hatte man noch keine Ahnung von der Schädelrachitis und der Kraniotabes, die um die Mitte des vorigen Jahrhunderts von Elsässer zum ersten Male beschrieben wurde; man wußte also noch nichts von dem häufigen Vorkommen dieser Affektion bei wohlgenährten Brustkindern mit und ohne Ekzem; man wußte auch nicht, wie sehr die Schädelrachitis zu den mannigfaltigsten Formen der „Spasmophilie" disponiert und man konnte daher auch nicht wissen, warum gelegentlich ein solches scheinbar blühendes Kind ohne erkennbare Todesursache tot aufgefunden wird. Hatte nun ein solches Kind auch ein ausgebreitetes Ekzem, dann zweifelte man nicht im mindesten daran, daß sich der Hautausschlag auf die inneren Organe „zurückgeschlagen" habe, und man ließ sich in diesem Gedankengang nur wenig dadurch beirren, daß auch Kinder ohne Ekzem manchmal in derselben Weise zugrunde gehen.

Lassen Sie sich also durch das Wiederaufleben dieses alten wissenschaftlichen Aberglaubens, für den es bei dem jetzigen Stande unserer Kenntnisse kaum mehr eine Entschuldigung gibt, in Ihren Bemühungen nicht irre machen, die für das Kind und seine Umgebung überaus quälende Krankheit so rasch und so gründlich als möglich zu beseitigen. Versäumen Sie aber auch nicht, speziell in diesen Fällen auf die so außerordentlich verbreitete Rachitis zu achten und diese, wenn sie in noch so geringem Grade vorhanden ist, mit dem später zu besprechenden spezifischen Mittel zu behandeln. Sie werden damit nicht nur der Gefahr vorbeugen, das Kind einem unvermutet auftretenden apnoischen Anfalle erliegen zu sehen, sondern Sie werden auch durch eine Kombination der direkt auf die Hautkrankheit gerichteten Therapie mit der wirksamen Bekämpfung der gleichzeitig vorhandenen Rachitis den Erfolg der Salbenbehandlung auf das Wirksamste unterstützen. Denn, wie Ihnen vielleicht schon bekannt ist und wie wir später noch ausführlicher besprechen werden, neigen die mit Schädelrachitis behafteten Kinder ganz außerordentlich zu profusen Schweißen, besonders am Kopfe und im Gesicht; dazu kommt aber noch, daß die starke Vaskularisation der rachitisch affizierten Schädelknochen in den schwereren Fällen auch zu einer stärkeren Füllung der Hautgefäße führt, die mitunter in den dunkelblauen Venensträngen an der Kopfhaut ihren sichtbaren Ausdruck findet. Diese stärkere Blutfülle der Haut begünstigt aber wieder die Entwicklung des Ekzems und erschwert andererseits, wenn sie vorhanden ist und nicht durch die Beseitigung der Grundkrankheit in wirksamer Weise bekämpft wird, selbstverständlich auch dessen Heilung; und es ist daher auch aus diesem Grunde von großem Vorteil für den Erfolg der Ekzembehandlung, wenn eine gleichzeitig vorhandene Rachitis — selbst leichteren Grades — durch eine wirksame Behandlung bekämpft wird.

Eine möglichst rasche und gründliche Heilung der ekzematösen Hauterkrankungen, insbesondere ihrer nässenden Formen ist aber auch aus einem anderen Grunde mit allen Mitteln anzustreben. Bei stärkeren und länger dauernden Ekzemen des Gesichtes und der behaarten Kopfhaut findet man nämlich fast immer auch geschwollene Hals- und Nackendrüsen und diese Schwellungen kommen nach allem, was wir bis jetzt darüber wissen, nur durch das Einwandern von pathogenen Organismen zustande. Gehören diese zu den Eitererregern, dann entstehen Drüsenabszesse, welche einen chirurgischen Eingriff erfordern; gelegentlich nimmt auch eine erysipelatöse Entzündung ihren Ausgang von einem nässenden Ekzem; sicher sind aber auch Ekzeme sehr häufig die Eingangspforte für Tuberkelbazillen, die eine Verkäsung der Drüsen mit allen ihren bedenklichen Folgen herbeiführen können. Deshalb müssen Sie es als eine ihrer wichtigsten Aufgaben ansehen, jede auch noch so geringfügige intertriginöse oder ekzematöse Hauterkrankung mit der größten Sorgfalt und allen zu Gebote stehenden Mitteln zu bekämpfen; und verdoppeln Sie Ihren Eifer in allen Fällen von ausgedehnterer Erkrankung, ohne sich darin durch unbegründete und völlig antiquierte Bedenken irre machen zu lassen.

Ich will aber diese Gelegenheit nicht vorübergehen lassen, ohne Sie darauf aufmerksam zu machen, daß wir uns vom ärztlichen Standpunkte gegen alle überflüssigen Läsionen des Hautorgans auflehnen müssen, weil auch solche gelegentlich zum Eindringen krankmachender Bakterien Anlaß geben können. Ich denke hier speziell an das **Durchstechen der Ohrläppchen,** das zwar, wie ich auch aus ästhetischen Gründen mit Vergnügen konstatieren kann, in den gebildeten Kreisen immer mehr aus der Mode kommt, das aber doch noch bei der überwiegenden Mehrzahl der Neugeborenen weiblichen Geschlechts praktiziert und besonders von den Hebammen mit großem, vielleicht nicht ganz selbstlosem Eifer favorisiert wird. Sehr häufig bildet nämlich diese kleine Verletzung den Ausgangspunkt eines nässenden und krustenbildenden Ekzems, welches, solange der Ohrring nicht beseitigt wird, absolut nicht ausheilen will und jedesmal wieder auftritt, wenn der zweifelhafte Schmuck wieder angebracht wird. Auch Schwellungen der Halsdrüsen habe ich bei solchen Opfern mütterlicher Eitelkeit nicht selten beobachtet. In einem Falle sah ich Rotlaufinfektion mit langwieriger, das Leben des Kindes ernsthaft bedrohender Erkrankung in unmittelbarem Anschluß an das schon in der ersten Lebenswoche vorgenommene Ohrenstechen, und ich glaube daher, daß wir uns Mühe geben sollten, diese unschöne und nicht ganz unbedenkliche Mode ganz zu beseitigen.

So wie von der Wunde im Ohrläppchen kann die Ansteckung mit **Rotlauf** auch vom Nabel, von Ekzem und Intertrigo, von den weiblichen Genitalien, vom Präputium bei der rituellen Zirkumzision und von jeder anderen Läsion des Hautorganes seinen Ausgang nehmen. Die Krankheit ist in diesem frühen Alter jedesmal eine schwere und führt sehr häufig trotz aller therapeutischen Bemühungen zum Tode. In einigen Fällen meiner Beobachtung habe ich aber einen auffallenden Heilerfolg von Waschungen der kranken Teile mit absolutem Alkohol gesehen, die mehrere Male des Tages wiederholt wurden.

Eine andere, viel häufigere Affektion des Hautorgans im frühen Säuglingsalter ist die **Furunkulose.** Auch diese schmerzhafte Krankheit, die mitunter ganz unglaubliche Dimensionen annimmt, so daß z. B. die behaarte Kopfhaut, der Nacken und der Rücken mit Hunderten dicht gedrängter Hautabszesse in den verschiedensten Stadien ihrer Ausbildung bedeckt sein können, entwickelt sich nur bei mangelhafter Pflege der Haut, weil die eitererregenden Bakterien wahrscheinlich niemals in eine ganz gesunde, sondern immer nur in eine auf irgend eine Weise ihrer deckenden Schichten beraubte Haut eindringen, und weil andererseits die nicht gründlich durch Siedehitze desinfizierten Windeln neben dem Erreger der ammoniakalischen Harnstoffgärung, welche der Gesundheit der Haut in so hohem Maße abträglich ist, auch sehr leicht die verschiedenen Eiterbakterien beherbergen können. Durch gründliches Kochen der Windeln und durch sorgfältige Behandlung der Haut nach den früher entwickelten Prinzipien kann man also in den meisten Fällen der Entwicklung dieser das Behagen und Gedeihen des Kindes so sehr beeinträchtigenden Hautaffektion vorbeugen. Hat sich aber trotzdem einmal ein Furunkel herausgebildet, dann hat man in dem täglichen Sublimatbad, das durch Auflösen einer eingrammigen Pastille im Bade gewonnen wird, ein nahezu unfehlbares Mittel, um die Vermehrung der Abszeßchen zu verhindern, die offenbar durch die Infektion immer neuer Hautstellen mit dem Inhalt der spontan oder künstlich eröffneten Eiterherde erfolgt. Gewöhnlich ist dann die Sache mit den durch eine Woche täglich wiederholten desinfizierenden Bädern abgetan und auch bei bereits stark entwickelter Krankheit werden Sie, wenn Sie durch einige Wochen täglich mit Sublimat baden und gleichzeitig die Windeln und die übrige Wäsche gründlich auskochen lassen, höchstens mit den bereits entwickelten Furunkeln zu tun haben, aber keine neuen sich mehr entwickeln sehen. Ich stehe nicht an, diese Kupierung einer überaus lästigen und schmerzhaften Krankheit durch eine so einfache und — wie ich ausdrücklich betone — absolut gefahrlose Prozedur als einen der schönsten therapeutischen Erfolge zu bezeichnen, die wir in der Kinderpraxis erzielen können, und ich kann nur bedauern, daß diese nahezu sicher zum Ziele führende Behandlungsmethode noch nicht jene allgemeine Verbreitung erlangt hat, die sie unbedingt verdienen würde. Bei dieser Gelegenheit möchte ich erwähnen, daß man auch die Akne der älteren Kinder und der Erwachsenen in kurzer Zeit beseitigen kann, wenn man die kranken Hautstellen zweimal täglich mit einem in Sublimatlösung (1 : 1000) getauchten Wattebausch gründlich einreiben läßt. Es ist mir einige Male gelungen, auf diese Weise rasche Heilung zu erzielen, nachdem alle anderen Versuche resultatlos geblieben waren.

Immer bleibt es aber unsere vornehmste Aufgabe, die gegen schädliche Einwirkungen aller Art so überaus empfindliche Haut der Neugeborenen und Säuglinge im normalen Zustande zu erhalten, und dies kann wieder nur geschehen, wenn wir in bezug auf die nähere und weitere Umgebung, also in bezug auf Kleidung und Wohnung das richtige Verfahren einschlagen. Hier wird aber besonders häufig dadurch gesündigt, daß man es für notwendig hält, das Kind gegen „Erkältung" zu schützen. Natürlich liegt dieser Furcht auch ein Körnchen Wahrheit zugrunde. So wie von zwei Metallkugeln verschiedener Größe die kleinere rascher auskühlt als die größere, weil sie, auf dieselbe Masse berechnet, eine größere Oberfläche besitzt, so würde auch das Kind seine Eigenwärme rascher einbüßen als der Erwachsene, wenn es nicht auf der anderen Seite wieder auf dieselbe Masse mehr Wärme produzieren würde als dieser. Dies geschieht aber wieder deshalb, weil alle Bewegungsreihen des Kindes, die nichts anderes sind als aneinandergereihte Reflexe, eben wegen der Kürze der Reflexbahnen viel rascher ablaufen als bei den ausgewachsenen Individuen. Deshalb hat der Neugeborene 130—140 Herzschläge und selbst in der Ruhe 40 Atemzüge in der Minute, und auch alle anderen Bewegungsreihen, wie das Saugen, die Peristaltik usw. verlaufen aus demselben Grunde rascher und produzieren daher auch verhältnismäßig mehr Wärme[1]). Aber diese Mehrproduktion von Wärme würde bei niederer Außentemperatur nicht vollständig ausreichen, um den großen Wärmeverlust auf der relativ größeren Oberfläche zu decken, und es muß daher durch Bekleidung und andere Schutzmittel für eine bessere Zurückhaltung der von dem kindlichen Organismus produzierten Wärme gesorgt werden. Bei den Laien sind es aber nicht diese Überlegungen, welche ihr Verhalten beeinflussen, sondern sie fürchten viel mehr die Erkältung als die Auskühlung, weil man von jeher dem raschen Wechsel der Außentemperatur und der „Zugluft" die Fähigkeit zugeschrieben hat, alle möglichen Erkrankungen, namentlich aber Schnupfen, Bronchitis und Lungenentzündung hervorzurufen. Deshalb werden die Kinder in übertriebener Weise mit Kleidungsstücken und Polstern bedeckt, durch Vorhänge geschützt, in überheizten und mangelhaft ventilierten Räumen gehalten, und das hat, nebst vielen anderen Nachteilen, auch eine vermehrte Schweißsekretion und eine ganz überflüssige Mazeration der Haut zur Folge.

Gerade bei den Neugeborenen kann man sich aber am leichtesten überzeugen, wie wenig Berechtigung der Glaube an die Entstehung des Schnupfens durch Erkältung besitzt. Man spricht ausdrücklich von der **Coryza neonatorum**, weil man gelegentlich beobachtet, daß Kinder wenige Tage nach ihrer Geburt an Schnupfen erkranken und weil diese Affektion in diesem frühen Alter mit ganz besonderen Beschwerden verbunden ist. Denn abgesehen von der Störung des Allgemeinbefindens und der Gefahr des Übergangs auf die tieferen Luftwege und die Paukenhöhle entsteht noch eine besondere Schwierigkeit durch die Behinderung des Saugens, weil das saugende Kind auf die Nasenatmung angewiesen ist und diese bei den kleinen Dimensionen der Nasengänge durch die Schwellung der Schleimhaut und das angesammelte Sekret leicht gänzlich ausgeschaltet wird. Ich habe in solchen Fällen durch häufiges Eingießen von warmer Milch in die Nase zu helfen gesucht, wodurch nicht nur das Sekret erweicht und beseitigt,

---

[1]) Vergl. meinen Aufsatz: „Die Ursachen des größeren Stoffverbrauches im Kindesalter" im Jahrb. f. Kinderheilkunde. 67. Band.

sondern auch eine, wenigstens zeitweilige Abschwellung der Schleimhaut bewirkt wird; so daß ich niemals genötigt war, zur künstlichen Ernährung mit Hilfe des Magenschlauches zu greifen. Neuestens empfiehlt man die Einführung von Wattebäuschchen, die in Adrenalinlösung (1 : 3000) getaucht sind, und man wird jedenfalls gut daran tun, sich auch diese Methode in Reserve zu halten, wenn das einfachere Verfahren nicht ausreicht.

Für die Meisten ist es nun völlig ausgemacht, daß diese lästige und mit Recht gefürchtete Affektion durch Erkältung entsteht, obwohl niemand eigentlich zu sagen weiß, wann und wie diese zustande kommt. Der plötzliche Übergang von der Innentemperatur des mütterlichen Körpers zu der viel niedrigeren Zimmertemperatur kann unmöglich die Schuld tragen, denn dieser bleibt ja keinem Neugeborenen geschenkt und doch ist die Erkrankung zum Glück eine ziemlich seltene. Diese Seltenheit im Vereine mit dem gelegentlichen Auftreten des Schnupfens trotz der übertriebensten Vorsicht und Ängstlichkeit exkulpiert auch das so häufig ohne Grund beschuldigte erste Bad. Und doch ist die wahre Ursache der Erkrankung leicht festzustellen. Sie brauchen nur die wenigen Personen, mit denen der Neugeborene während der wenigen Tage seines extrauterinen Lebens in Berührung kommen konnte, auf Schnupfen zu inquirieren und Sie werden jedesmal entweder bei der Hebamme oder bei der Mutter selbst oder bei einem der anderen Familienmitglieder oder Hausgenossen die Infektionsquelle feststellen können, von der das neugeborene Kind seine Krankheit bezogen hat. Diese Feststellung ist aber in doppelter Beziehung von Wichtigkeit. Man kann eine wirksame Prophylaxe üben, indem man Schnupfenkranke mit der größten Strenge von dem Neugeborenen fernhält und, wenn die Gebärende selbst mit Schnupfen behaftet ist, eine sofortige Separation des Neugeborenen anordnen; man kann aber auch dem nach vielen Richtungen hin so schädlichen Erkältungsaberglauben durch den Hinweis auf den wahren ursächlichen Zusammenhang wirksam entgegenarbeiten.

Verkehrt ist es auch, aus Furcht vor der Erkältung den Kopf des Kindes in eine Haube zu hüllen, weil diese nicht den geringsten Nutzen gewährt, wohl aber die Kinder überflüssigerweise belästigt und die, namentlich bei Rachitischen ohnedies vorhandene Neigung zur Schweißsekretion noch unterstützt. Die Kinder schlafen ruhiger ohne Haube und haben sicher ohne sie auch größere Chancen, eine gesunde Kopfhaut zu behalten. Auch in Säuglings- und Findelanstalten sollte dieses überflüssige Kleidungsstück abgeschafft werden, damit auch in dieser Beziehung vernünftigere Anschauungen in weiteren Kreisen Platz greifen.

Auch gegen einen anderen Teil der wenigstens bei uns üblichen Säuglingsbekleidung sollte man einen Feldzug eröffnen, wenn derselbe auch mehr lächerlich als schädlich sein mag. Bei uns wenigstens findet man sehr häufig unter dem Hemde auch noch das „dreieckige Tüchlein“, das mit seinem breiteren Teile um den Hals geschlungen, dann vorne über der Brust gekreuzt und am Rücken mit seinen beiden Enden geknotet wird. Der Zweck soll offenbar der sein, daß das Kind vor Erkältung der Brustorgane und den davon abgeleiteten Bronchialkatarrhen geschützt wird, die aber niemals auf diese Weise, sondern nur durch die Ausbreitung eines durch

Ansteckung entstandenen Schnupfens auf die Trachea und die Bronchien entstehen. Das schützende Tüchlein findet man aber fast immer strangartig zusammengerollt, und es kann also höchstens eine weitere Belästigung des Kindes herbeiführen, die wohl öfters das ihrige dazu beiträgt, das Behagen des Kindes und seine Ruhe zu stören.

Dieselbe Wirkung erzielt man auch durch die ängstliche Bedeckung des ohnedem schon gut eingewickelten Kindes mit Federdecken und durch die Vorhänge, welche den Wechsel der Luft verhindern und eine künstliche Treibhausatmosphäre schaffen, die nicht selten auch noch durch Wärmeflaschen unterhalten oder erhöht wird. Solche künstliche Wärmequellen sind höchstens bei frühgeborenen und lebensschwachen Kindern für die kritische Zeit ihrer ersten Lebenswochen erforderlich; bei normalen Säuglingen sind sie aber wie alle anderen gegen die Erkältung gerichteten übertriebenen Maßregeln vollkommen überflüssig. Es wird dadurch nicht nur das Schwitzen und die Mazeration der Haut mit allen unangenehmen Folgen befördert, sondern es wird auch sicherlich das Allgemeinbefinden gestört und es können vielleicht manchmal auch die Gefahren der Überhitzung heraufbeschworen werden, die sonst nur bei hoher Sommertemperatur die Gesundheit des Kindes bedrohen. Die Mütter und Pflegerinnen müssen also darüber belehrt werden, daß ein normal bekleidetes Kind sich niemals erkältet und daß selbst ein zeitweiliges Offenliegen des mit einem Hemdchen bekleideten Kindes bei mäßiger Zimmertemperatur oder gar im Sommer unmöglich einen Schaden herbeiführen kann.

Am besten ist es, das Kind gleich von Anfang an nicht in einer Wiege oder einem Kinderwagen, sondern in einem Gitterbette liegen und schlafen zu lassen. Vorhänge — auch das sogenannte Himmelbett — sind zu vermeiden und es kann der Schutz gegen grelles Licht entweder durch Fenstervorhänge oder durch ein vorübergehendes Verhängen eines Teiles des Gitters erzielt werden. Damit entfällt auch jede Möglichkeit des Schaukelns während des Schlafes, das nichts anderes erzielen könnte als eine Gewöhnung des Kindes an diese überflüssige Bewegung, die, einmal erworben, für das Kind selbst und seine Umgebung zur dauernden Plage wird. Ebenso läßt sich ganz leicht das überflüssige Umhertragen und Umhertanzen vermeiden, das doch niemals ein durch wirkliche Schmerzen oder begründete Unbehaglichkeit hervorgerufenes Geschrei auf die Dauer verhindern kann, wohl aber, einmal eingeführt, schon an sich eine Quelle der Unruhe wird, da das Kind dann auch bei völligem Wohlbefinden schreit, wenn man die gewohnten Bewegungen unterläßt. Die Ruhelage des Kindes soll also in der Regel nur dann unterbrochen werden, wenn damit ein bestimmter Zweck — Mahlzeit, Bad, Reinigung usw. — verbunden ist. Das schließt aber nicht aus, daß das Kind auch schon in den ersten Monaten hin und wieder auf dem Schoße der Mutter oder der Wärterin mit dem Rücken an diese gelehnt in halbsitzender Stellung gehalten wird, so daß es nicht immer nur die Zimmerdecke, sondern manchmal auch seine Umgebung betrachten kann; und es ist die Furcht, daß es dadurch einen „krummen Rücken“ bekommen könnte, in keiner Weise begründet. Skoliose und Kyphose entstehen niemals bei normaler Beschaffenheit des Skelettes, sondern immer nur bei der rachitischen Knochenerweichung (natürlich abgesehen von der tuberkulösen Spondylitis). Man muß also trachten, die Entstehung einer solchen krankhaften Beschaffenheit der Knochen zu verhindern oder sie, wenn sie in leichtem Maße vorhanden ist, in geeigneter Weise bekämpfen, nicht aber das Kind unds seine Umgebung durch ungerechtfertigte Bedenken um ein harmloses Vergnügen verkürzen.

Dasselbe Bedenken wird auch manchmal, selbst von fachmännischer Seite, geäußert, wenn die Frage erörtert wird, wann man damit beginnen soll, die Kinder an die Entleerung ihrer Dejekta in das dazu bestimmte Gefäß zu gewöhnen. Es braucht wohl nicht besonders betont zu werden, welch ein Gewinn die Erlangung dieser Fähigkeit nicht nur für die mit der Pflege des Kindes Betrauten, sondern auch für dieses selbst bedeutet, und es ist daher sicher nicht am Platze, wenn man die dahin gerichteten Bemühungen dadurch vereitelt oder erschwert, daß man vor dem frühzeitigen Aufsetzen des Kindes mit Hinsicht auf die Gefahr einer Rückenmarksverbildunn warnt. Ich habe sowohl bei meinen eigeneg Kindern als auch sehr häufig in der Praxis schon vor Ablauf des ersten Halbjahres einen völligen Erfolg erzielen gesehen und habe, wie sich nach dem Vorstehenden von selbst versteht, davon niemals üble, sondern immer nur ausgezeichnete Folgen gesehen. Ich glaube sogar, daß manche Fälle von späterer Inkontinenz zu vermeiden wären, wenn die Methode der frühzeitigen Gewöhnung allgemeiner im Gebrauche wäre.

Eine sehr scharfe Beaufsichtigung und im Notfalle eine energische Instruktion von seiten des Arztes erfordert die Heizung und Ventilation der Wohn- und besonders der Schlafräume des Kindes.

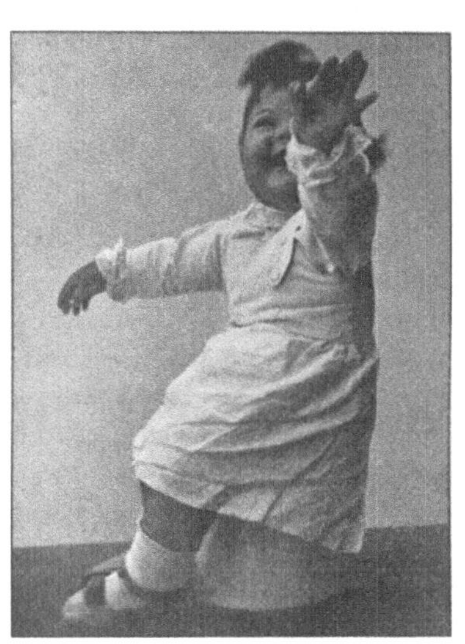

Fig. 2.
Elf Monate altes Mädchen.

Sehr verbreitet ist der Glaube, daß die Temperatur des Kinderzimmers mindestens 16⁰ R. (oder 20⁰ C.) betragen müsse, und um ja nicht unter dieses vermeintliche Minimum herabzugehen, heizt man lieber noch etwas mehr, so daß man nicht selten 18⁰ R. und darüber antrifft, was nicht nur für die Kinder selbst, sondern auch für ihre Umgebung ein wahres Martyrium bedeutet. Rechnet man dazu noch die Furcht vor der Zugluft und die so sehr verbreitete Angst vor offenen Fenstern in der Kinderstube, so resultiert daraus eine Atmosphäre, die sich selbst in den Prunkwohnungen der Reichen manchmal nicht wesentlich von der berüchtigten Luft der Proletarierwohnungen unterscheidet. Ich war nicht selten gezwungen, einem so unleidlichen Zustande durch eigenhändiges Öffnen der Fenster ein Ende zu machen und so in nicht mißzuverstehender Weise zu zeigen, daß ich nur in dem Zustande selbst und nicht in seiner gründlichen Beseitigung eine Gefahr und einen Schaden für die Kinder erblicke. Von großer Wirkung ist es dabei immer, wenn man den geängsteten Müttern und Pflegerinnen an einem in nächster Nähe des Kinderbettes angebrachten Thermometer demonstrieren kann, daß auch bei geöffnetem Fenster die Quecksilbersäule nur wenig herabsinkt und die richtige Normaltemperatur von 14^0 R (oder $17—18^0$ C) noch lange nicht erreicht wird. Auch ein zeitweiliges Herabgehen um 1—2 Grade unter diesen Stand, namentlich des Nachts, ist absolut unschädlich, während ich gar nicht im Zweifel bin, daß das blasse Aussehen vieler Stadtkinder selbst in gut situierten Kreisen auf die während des langen Winters fortgesetzte Überheizung der Wohnräume im Verein mit der mangelhaften Lufterneuerung zurückzuführen ist. Eine strenge Vorschrift muß daher auch in dem Sinne erlassen werden, daß die Luft in den Schlafzimmern sofort nach dem Erwachen gründlich gewechselt wird und daß speziell die Morgentoilette der Kinder nicht — wie dies leider fast allgemein üblich ist — in dem ungelüfteten Schlafzimmer besorgt wird. Dasselbe gilt auch für den gesunden Neugeborenen und Säugling, der nicht den geringsten Schaden erleiden kann, wenn er auch im Winter, gut gekleidet und, meinetwegen bei ein wenig verhängtem Bette, kurze Zeit in einem Zimmer mit geöffnetem Fenster verweilt.

Damit erledigt sich auch die von manchen für besonders schwierig gehaltene Frage nach dem ersten Austragen des Säuglings. Kommt das Kind im Sommer oder im frühen Herbste zur Welt, dann wird man es auch von Anfang an bei geöffneten Fenstern halten und man wird auch nichts dagegen einwenden, wenn es schon sehr bald in seinem Korbwagen, der in der warmen Jahreszeit unentbehrlich ist, in den Garten oder auf eine Veranda gebracht wird. Im Winter dagegen hat das Hinaustragen der ganz kleinen Kinder überhaupt keinen rechten Sinn, wenn man die Maxime befolgt, die Zimmer einige Male des Tages gründlich zu lüften. Von größter Wichtigkeit ist es aber, daß man immer und immer wieder darauf besteht, daß durch Zufuhr von frischer und selbst kühler Luft, wenn der Körper des Kindes bekleidet ist, niemals irgend eine Krankheit hervorgerufen werden kann, daß aber ihre konsequente Abhaltung nur nachteilig wirkt.

Bei dieser Gelegenheit kann ich nicht umhin, auch einen Unfug zur Sprache zu bringen, den ich häufig in bezug auf die Bekleidung von Kindern jenseits des Säuglingsalters, namentlich bei fieberhaften Krankheiten zu beobachten Gelegenheit gehabt habe. Anstatt das kranke Kind mit einem Hemdchen bekleidet und leicht bedeckt im Bette zu lassen, wird es — angeblich auf eigenes Verlangen — vollständig (auch mit Strümpfen und Schuhen) bekleidet umhergetragen; und da man bei einem fiebernden Kinde wegen der zu befürchtenden Erkältung doppelt besorgt ist, sucht man dieser dadurch vorzubeugen, daß man das Kind noch wärmer und sorgfältiger bekleidet als im gesunden Zustande. So war ich nicht selten genötigt, das kranke Kind zum Zwecke der Untersuchung aus vier, fünf oder noch mehr Hüllen herauszuschälen; und was eine solche Vermummung bei einem fiebernden Kinde, noch dazu in einem überheizten Zimmer, zu bedeuten hat, kann man sich leicht ausmalen.

Ich hoffe, Sie werden es nicht bedauern, daß ich in diesen Vorlesungen solche scheinbar nebensächliche Dinge ausführlicher behandle. Trotz aller glänzenden Fortschritte der Wissenschaft läßt die Hygiene des täglichen Lebens und besonders die Hygiene des Kindesalters noch vieles zu wünschen übrig und ich glaube nicht zu irren, wenn ich die Schuld daran der nicht ausreichenden Belehrung der Ärzte und mittelbar des Publikums zuschreibe. Mit noch so kunstvoll zusammengesetzten Rezepten kann man den Kranken niemals so viel Gutes erweisen als durch die eindringliche und, wo es notwendig ist, rücksichtslose Belehrung darüber, wie man sich in tausend Kleinigkeiten bei gesunden und kranken Kindern zu benehmen hat.

Krankheiten und Anomalien der Neugeborenen.

Nabelschnurbruch. Erworbene Nabelhernie. Pflasterband. Leistenbruch. Hydrokele. Kryptorchismus. Angeborene Herzfehler. Apnoische Erscheinungen. Ursachen der Zyanose. Blutgeschwülste und Teleangiektasien. Enkephalokele und Meningokele. Spina bifida. Hasenscharte und Wolfsrachen. Kurzes Zungenbändchen. Frühgeburt. Lungenatelektase. Brutapparate. Fettsklerem.

Wir haben noch eine ganze Reihe von Abweichungen von der Norm zu besprechen, die entweder unmittelbar nach der Geburt oder in der nächsten Zeit nach derselben zutage treten. Sie beruhen entweder auf einer Störung in der fötalen Entwicklung oder werden als „Geburtstraumen" durch den Geburtsakt direkt herbeigeführt, oder sie stehen in einer vorläufig nicht immer durchsichtigen mittelbaren Beziehung zum Übergang ins extrauterine Leben, was wir daraus schließen, daß sie nur in den ersten Lebenstagen oder Lebenswochen zum Vorschein kommen.

Zu der ersten Gruppe gehört der **angeborene Nabelbruch** oder **Nabelschnurbruch,** der sich von der später erworbenen Nabelhernie dadurch unterscheidet, daß der Bruchsack nicht mit Haut bedeckt ist, sondern mit der hinfälligen Bekleidung der Nabelschnur, die daher mit dieser zusammen nekrotisch wird. Diese zum Glück recht seltene Mißbildung bedroht daher, sich selbst überlassen, wegen der unausbleiblichen Eröffnung der Peritonealhöhle das Leben des Kindes in hohem Maße und dieses kann daher nur durch einen sofortigen operativen Eingriff — die Radikaloperation der Hernie — erhalten werden. In der Literatur finden sich mehrere Berichte über derartige erfolgreich ausgeführte Operationen.

Im Gegensatz zu diesem seltenen Vorkommnis ist der **erworbene Nabelbruch** der Kinder eine überaus häufige Erscheinung. Genau genommen handelt es sich auch hier um eine angeborene Anomalie, nämlich um eine Vergrößerung der als Nabelring bezeichneten Lücke in der Linea alba, durch welche die Nabelgefäße in den Nabelstrang eintreten. Wenn sich diese Lücke bei der Bildung der Nabelnarbe nicht verkleinert, sondern stationär bleibt oder sich sogar entsprechend dem Wachstum des Kindes vergrößert, kann ein Teil der Darmwand oder eine Dünndarmschlinge durch die Bauchpresse hervorgedrängt werden, und es bildet sich eine halbkugelige oder zapfenförmige Vorwölbung, deren Inhalt durch den Fingerdruck unter gurrendem

Geräusch leicht reponiert werden kann. In der Regel ist die Bruchpforte, selbst bei etwas größeren Brüchen, kaum für die Fingerkuppe durchgängig und nimmt nur dann größere Dimensionen an, wenn der Bruch sich selbst überlassen und durch anhaltendes Schreien und Pressen vergrößert wird. Trotzdem heilen die meisten kindlichen Nabelbrüche auch ohne Kunsthilfe und ohne Vorkehrung zur Retention des Bruchinhaltes in der Bauchhöhle aus, woraus wir auf eine natürliche Tendenz zur Verkleinerung und zum endlichen Verschlusse des Nabelringes schließen können. Diese natürliche Tendenz kann durch gewisse krankhafte Zustände, z. B. durch das Fehlen des inneren Sekretes der Schilddrüse beim angeborenen Myxödem, in auffallender Weise beeinträchtigt sein, so daß solche Individuen ihren Nabelbruch auch in späteren Jahren behalten. Werden sie dann mit Schilddrüsenpräparaten behandelt, so verlieren sie ihn meistens in auffallend kurzer Zeit, und zwar ohne jede direkte Einwirkung auf den Nabelring, ohne Verband und ohne Pelotte, woraus man wieder mit Sicherheit schließen kann, daß natürliche Involutionsvorgänge die Verkleinerung des Nabelrings herbeiführen können. Trotzdem wäre es verfehlt, sich bei sonst normalen Kindern, wenn sie mit einem Nabelbruch behaftet sind, auf diese Tendenz zur Selbstheilung zu verlassen und die Hände in den Schoß zu legen, namentlich da wir in einem richtig angelegten Pflasterverband ein einfaches Mittel besitzen, um das Hervortreten des reponierten Bruchinhaltes und damit eine Ausdehnung der Bruchpforte wirksam zu verhindern. Mit Bruchbändern und Pelotten ist in dieser Richtung bei kleinen Kindern nichts zu erreichen und ich habe, wenn solche von anderer Seite angeordnet worden waren, die Pelotte immer an allen möglichen Stellen, nur nicht über dem Bruche gefunden. Auch das Anlegen einer Bauchbinde ist, wie bereits erwähnt wurde, weder imstande, die Bildung einer Hernie zu verhindern, noch ist sie fähig, einen Bruch zurückzuhalten. Sie bildet also nur eine ganz zwecklose Belästigung des Kindes. Dagegen wird der Pflasterverband, namentlich seit der Einführung des die Haut nicht reizenden Zinkkautschukpflasters (Paraplast), fast immer ohne Beschwerde vertragen. Man reponiert also den Bruch, hebt rechts und links vom Nabel eine dicke Hautfalte empor, preßt beide Falten von der Seite her so aneinander, daß der Bruch zwischen ihnen nicht mehr hervortreten kann, und dann legt man entweder selbst oder läßt von der Mutter ein vorbereitetes Pflaster von ca. vier Zentimeter Breite und 15 Zentimeter Länge quer darüber legen und zwar ohne es anzuspannen, weil sich sonst leicht unangenehme Falten bilden. Das gut klebende und glatt aufliegende Pflaster hält dann die beiden Hautfalten in ihrer Lage und verhindert, so lange dies der Fall ist, das Hervortreten des Darmes durch die Bruchpforte. Natürlich hat der Verband nur dann und nur solange einen Zweck, als er wirklich diese Retention erzielt, wovon man sich leicht durch Betasten des Pflasters über dem Nabel versichern kann, und er muss sofort entfernt und durch einen besser angelegten ersetzt werden, wenn man unter dem Pflaster eine Hervorwölbung des Bruches verspürt. Ist dies nicht der Fall, dann kann der Verband durch mehrere Tage belassen werden, weil er auch das Baden ganz gut verträgt. Das Umwickeln einer Nabelbinde über dem Pflaster ist ebenso überflüssig wie das Umwickeln des ganzen Bauches mit einem zirkulär verlaufenden und am Rücken gekreuzten Pflaster. Auch mehrere treppenförmig übereinander gelegte Pflasterstreifen haben keinen Vorteil gegenüber dem einfachen Pflaster von genügender Länge und Breite. Notwendig ist es aber, besonders anfangs, solange man die Toleranz der Haut gegen das Pflaster nicht erprobt hat, von Zeit zu Zeit ein Ende desselben zu lüften, um zu sehen, wie sich die Haut darunter befindet. Ist sie gerötet, dann muß das Pflaster entfernt und die mit Äther oder Benzin gründlich gereinigte Haut mit Vaselin und Puder behandelt werden, worauf sie sich gewöhnlich in kurzem wieder erholt. Versäumt man diese Vorsicht, dann kann man bei besonders empfindlichen Individuen leicht eine stärkere Reizung bekommen, die dann für längere Zeit die Anwendung des Pflasterverbandes verbietet.

Auf diese Weise gelingt es fast immer, manchmal sogar in auffallend kurzer Zeit, eine völlige Heilung zu erzielen; doch ist es immerhin ratsam, den Verband auch nach anscheinender Heilung noch mehrere Wochen mit kurzen Unterbrechungen zu belassen. Hin und wieder hat man es auch insofern mit hartnäckigeren Fällen zu tun, als eine kleine Lücke und nach Entfernung des Verbandes eine ganz kleine, eben bemerkbare Vorwölbung sich auch länger erhält, so daß man dann genötigt ist, den Verband durch Monate und selbst durch Jahre bis zur definitiven Heilung anzulegen. Als ultimum refugium bleibt schließlich noch immer die Radikaloperation, die bei dem jetzigen Stande der chirurgischen Technik wohl als gefahrlos angesehen werden kann.

Häufiger ergibt sich die Notwendigkeit eines chirurgischen Eingriffes bei den **Leistenhernien.** Diese sind bei Knaben in den ersten Monaten überaus häufig und erfordern das Anlegen einer Pelotte, die aber nicht mit Federn, sondern mit waschbaren Leinenbändern zu befestigen ist, und mindestens in zwei Exemplaren zum Wechseln vorhanden sein muß. Auch hier erzielt man in der großen Mehrzahl der Fälle früher oder später einen dauernden Verschluß. Einige Fälle erweisen sich aber immer als refraktär, so daß z. B. an unserer Anstalt jährlich mehrere der Radikaloperation unterzogen werden müssen.

Selbstverständlich muß vor jedem operativen Eingriff die Diagnose gesichert sein, und es ist namentlich die große Häufigkeit der verschiedenen Formen des **Wasserbruches** in den ersten Monaten im Auge zu behalten. Diese Häufigkeit gerade in der frühesten Lebensperiode, zusammengehalten mit der großen Seltenheit der Entwicklung einer Hydrokele im späteren Säuglings- oder Kindesalter, spricht für einen ursächlichen Zusammenhang der Entstehung dieser Anomalie mit dem Übertritt in das extrauterine Leben. Aber wie bei mehreren anderen Anomalien, die später zur Sprache kommen werden, ist diese ursächliche Verkettung, die zweifellos besteht, vorläufig noch nicht zu durchblicken. Wir wissen nur, daß in dieser Lebensperiode kleinere oder größere Ausschwitzungen von Hydrokeleflüssigkeit in die Scheidenhaut des Hodens oder in zystisch abgekapselte Hohlräume des Samenstranges (Hydrokele funiculi spermatici) sich überaus häufig ohne erkennbare Ursache entwickeln und in den meisten Fällen nach mehrwöchentlicher oder auch mehrmonatlicher Dauer wieder von selbst verschwinden.

Die Unterscheidung dieser Wasserbrüche von den Leistenhernien mit Hilfe der bekannten differenzialdiagnostischen Momente — Durchfallen des Lichtes, leerer Perkussionsschall und Unmöglichkeit der Reposition — macht keinerlei Schwierigkeit und das richtige Verhalten gegen sie ist zunächst ein rein exspektatives, weil die Anwendung von „resorbierenden" Umschlägen oder Einpinselungen keine Beschleunigung der normalmäßigen Aufsaugung der Flüssigkeit bewirkt. Der operative Eingriff, bestehend in Aspiration der Flüssigkeit und Einspritzen von absolutem Alkohol, ist nur in zwei Fällen angezeigt, nämlich bei den sehr seltenen großen Transsudaten, welche eine bedeutende Ausdehnung und Spannung der Skrotalhaut bewirken, und in dem etwas häufigeren Falle, wo auch im vierten oder fünften Monat noch keine deutliche Verkleinerung wahrnehmbar ist. Hier führt das angegebene Verfahren fast ausnahmslos zur völligen Heilung.

Während die Ursachen der so häufigen Ausbildung des Wasserbruches bald nach der Geburt noch völlig im Dunkeln liegen, haben wir es beim **Kryptorchismus** mit einer Hemmungsbildung, mit einem Verharren auf einem früheren Stadium der Entwicklung zu tun. Normalmäßig soll das Herabsteigen des Hodens in den Skrotalsack schon im achten Fötalmonat beendet sein. Dennoch findet man nicht gar so selten beim Neugeborenen die eine Hälfte des Skrotums noch leer, und der Hode ist dann meistens im Leistenkanal zu fühlen. Er läßt sich dann mit dem Finger in das Skrotum herabdrücken, schlüpft aber immer wieder in den Leistenkanal zurück. Man kann dann versuchen, mit einer Pelotte den entleerten Leistenkanal zu komprimieren und auf diese Weise das Zurückschlüpfen zu verhindern; aber dann muß man sich durch häufige Revision überzeugen, daß das Bracherium seinen Zweck wirklich erfüllt und daß nicht die Pelotte auf den hinaufgeschlüpften Testikel drückt. In der Mehrzahl der Fälle wird schließlich auch hier — mit oder ohne Bruchband — der normale Zustand hergestellt. Ist dies aber nicht der Fall und kommt es gar zu häufigen schmerzhaften Einklemmungen im Leistenkanal, dann ist ein operativer Eingriff angezeigt, bei dem der in das Skrotum herabgezogene Hoden daselbst mittelst Nähten fixiert wird. In unseren Fällen wurde gewöhnlich auch die Radikaloperation des gleichzeitig vorhandenen Leistenbruches vorgenommen.

Auf einem Stillstand der normalen fötalen Entwicklungsvorgänge beruht auch ein Teil der **angeborenen Herzfehler,** während andere von einer fötalen Erkrankung oder einer Kombination dieser beiden, übrigens schwer voneinander zu trennenden Vorgänge herrühren. Wenn man von den schweren Mißbildungen absieht, die dem Leben schon vor der Geburt oder bald nachher ein Ende machen, sind es hauptsächlich zwei Kennzeichen, die auf eine angeborene Herzanomalie schließen lassen: die physikalischen und besonders die auskultatorischen Erscheinungen am Herzen selbst, und dann die funktionellen Störungen, die sich vor allem in Form einer mehr oder weniger stark ausgeprägten Zyanose, dann aber auch — in seltenen Fällen — durch eine niedrigere Temperatur der zyanotischen Körperteile, durch eine auffallende Schlaffheit der Muskulatur und manchmal auch durch Störungen der Atmung geltend machen. Herzgeräusche allein ohne andere Erscheinungen sprechen zwar mit Bestimmtheit für eine vorhandene Anomalie, für die Persistenz des Ductus Botalli, für einen Defekt in der Kammerscheidewand oder auch für Veränderungen an den Ostien; aber sie gestatten, wenn sie nicht mit Funktionsstörungen verbunden sind, für sich allein eine ziemlich günstige Prognose, indem sie entweder nach und nach verschwinden oder selbst bei längerer Persistenz ein normales Befinden des Kindes nicht ausschließen. Auch bei einem späteren Auftreten von Herzgeräuschen ohne vorausgegangene Erscheinungen von Endokarditis müßte man wenigstens die Möglichkeit im Auge behalten, daß kongenitale Bildungshemmungen, z. B. ein Septumdefekt, der bisher symptomlos verlief, gerade durch die Tendenz zur Ausheilung, also hier durch Verkleinerung des Lumens, zur Geräuschbildung Anlaß geben können, ohne daß deswegen auch funktionelle Störungen hinzutreten müssen. Viel ernster zu nehmen sind natürlich alle Fälle, bei denen Anzeichen von Zyanose vorhanden sind, und zwar auch dann, wenn die Blaufärbung nur unter gewissen Umständen, z. B. beim Schreien, auffällig wird. Beobachtet man aber solche Kinder genau, dann findet man auch in der Ruhe an manchen Teilen der Haut, besonders gern an der Oberlippe einen Stich ins Bläuliche und man wird gut daran tun, diese Kinder, namentlich in den ersten Tagen, genau zu überwachen, weil bei ihnen plötzlich besorgniserregende Erscheinungen im Gebiete der Respiration hervortreten können. Ich habe es zweimal erlebt, daß solche Kinder mit minimaler Blaufärbung der Umgebung des Mundes mitten in scheinbarer Gesundheit, das eine am zweiten, das andere am dritten Tage urplötzlich die Atmung sistierten und wie leblos dalagen, und nur durch kräftige Reizmittel — starkes Anblasen des Gesichtes und klatschendes Bespritzen mit kaltem Wasser — gelang es, die Atmung wieder in Gang zu bringen. Diese Anfälle wiederholten sich in den nächsten 24 Stunden mehrere Male und sie waren in dem einen Falle so hartnäckig, daß das Kind jedesmal in ein bereit stehendes heißes Bad gebracht und mit kaltem Wasser begossen werden mußte. Hier war ein schwaches systolisches Geräusch an der Pulmonalis zu hören, das erst nach einigen Wochen weniger deutlich wurde und nach einigen Monaten zusammen mit der leichten Zyanose verschwand. Das Mädchen blieb immer etwas schwächlich, zeigte aber später keinerlei Störungen von seiten des Herzens. Das andere Kind hatte eine angeborene Ptosis, entwickelte sich aber zu einem besonders kräftigen und sonst ganz gesunden Mädchen. Wie kann man sich nun diese Anfälle erklären? Da an den Lungen nichts Abnormes, namentlich keine Zeichen von Atelektase zu finden waren, so halte ich es für möglich, daß es sich in beiden Fällen um eine ähnliche zentrale Reflexhemmung gehandelt hat, wie wir sie später bei anderen Krankheiten — Rachitis, Keuchhusten — kennen lernen werden, wo wir Gründe haben, einen krankhaften Reizungszustand gewisser Zentren an der Gehirnoberfläche infolge von Hyperämie vorauszusetzen. Die durch die zyanotische Färbung der Gesichtshaut sich verratende venöse Stauung könnte hier ebenfalls jene Zentren in Erregung versetzt haben, die den exspiratorischen Atemstillstand auslösen, und man müßte auch die Kompression des Schädels während der Geburt als Hilfsmoment heranziehen, wofür das Auftreten der Anfälle bald nach der Geburt und ihr Verschwinden nach kurzer Dauer ins Feld geführt werden könnte.

Dieselbe Schwierigkeit einer genauen anatomischen Diagnose der vorhandenen Herzanomalie, wie bei diesen beiden günstig verlaufenden Fällen, besteht auch intra vitam bei den schwereren Fällen von angeborener Blausucht. Die Möglichkeit ist zwar gegeben, in manchen Fällen bei genauer Berücksichtigung der physikalischen und funktionellen Symptome zu einer Wahrscheinlichkeitsdiagnose zu gelangen, und es fehlt in der Literatur keineswegs an Beispielen, wo eine solche durch den Obduktionsbefund verifiziert worden ist; aber in den meisten Fällen wird man sich doch mit einer mehr oder minder vagen Vermutung begnügen müssen und sich damit trösten, daß auch die exakteste Diagnose auf das Schicksal des Kranken keinen Einfluß nehmen kann. Jedenfalls ist es gut zu wissen, daß die meisten Fälle von Morbus caeruleus, die nicht sofort nach der Geburt zugrunde gehen, sich bei der Obduktion als angeborene Pulmonalstenose erweisen und daß ein großer Teil derselben mit Defekten der Scheidewände und mit Offenbleiben des Botallischen Ganges kombiniert ist. Die Zyanose muß großenteils auf die venöse Stauung zurückgeführt werden, die dadurch zustande kommt, daß der Abfluß aus dem venösen Kreislauf in das nur mangelhaft entleerte rechte Herz erschwert ist; zum Teil beruht sie aber auch auf der mangelhaften Arterialisierung in den Lungen, weil das venöse Blut durch die verengte Lungenarterie nur schwer in die Lunge gelangt und weil der Teil des Blutes, der durch ein etwa vorhandenes Loch in der Kammerscheidewand in den linken Ventrikel übertritt, seine venöse Beschaffenheit beibehält. Eine geringe Abhilfe kann höchstens durch eine rückläufige Strömung in dem offenen Ductus Botalli geschaffen werden, indem ein Teil des unvollständig arterialisierten Blutes aus der Aorta in die Lungenarterien jenseits der verengten Stelle und von hier in die Lunge gelangen kann; und dann auch durch einen kollateralen Kreislauf, den die stark gedehnten Bronchialarterien vermitteln. Von sonstigen Erscheinungen wäre als Folge der venösen Stauung jene eigentümliche Anschwellung der Weichteile an den letzten Finger- und Zehengliedern zu erwähnen, die man als **Trommelschlägelfinger** bezeichnet, während Ödeme und Leberschwellung, die bei erworbenen Herzfehlern höheren Grades selten ausbleiben, bei der angeborenen Blausucht nicht beobachtet werden.

Für die Prognose und die leider ziemlich machtlose Therapie ist der Grad der Funktionsstörung und besonders der Zyanose bestimmend, während das auch bei starker Blaufärbung nicht seltene Fehlen der Herzgeräusche prognostisch nicht ins Gewicht fällt. Bei ausgesprochener und bleibender Blausucht ist die Wahrscheinlichkeit einer längeren Lebenserhaltung ziemlich gering. Das Ende wird meistens durch eine zufällige akute Erkrankung, manchmal aber auch durch Tuberkulose herbeigeführt.

Sehr häufig ist die Kombination der angeborenen Herzfehler mit anderen Mißbildungen, besonders aber mit jenem rätselhaften Symptomenkomplex, den man als Mongolismus bezeichnet. Ein großer Teil der mongolischen Kinder ist mit Herzgeräuschen, manche von ihnen auch mit Zyanose behaftet. Die ohnedies stark verminderte Lebensfähigkeit dieser sonderbaren Idioten, mit denen wir uns noch ausführlicher beschäftigen werden, ist durch diese Komplikation noch wesentlich beeinträchtigt.

Auch **Blutgeschwülste** oder Hämangiome von verschiedener Größe und Gestalt werden hin und wieder bei Kindern mit Morbus caeruleus beobachtet. Diese sind aber auch bei sonst normalen Kindern ziemlich häufig und erfordern daher eine besondere Besprechung.

Überaus häufig sind ganz flache, schwach rosarote und wenig scharf begrenzte Teleangiektasien an gewissen Prädilektionsstellen, am Oberlid, an der Stirne oder im Nacken, die bei leichtem Fingerdruck verschwinden, aber sich auch sofort wieder füllen. Sie sind meistens gutartig, weil sie im Verlaufe von Wochen oder Monaten allmählich abblassen und endlich verschwinden. Eine ähnliche Tendenz zur spontanen Involution zeigen aber auch manchmal die derberen, sich mehr oder weniger über das Niveau der Haut erhebenden Geschwülste, indem sich in ihrem Zentrum weißliche Stellen bilden, die sich immer mehr gegen die Peripherie hin ausdehnen und endlich auch die letzten Reste der Geschwulst ersetzen. Man kann also auch hier, namentlich wenn der Tumor an einer von den Kleidern bedeckten Hautstelle seinen Sitz hat, vorläufig zuwarten und wird erst dann operativ eingreifen, wenn ein rapides Wachstum bemerkbar wird. Von den verschiedenen Methoden ist jedenfalls die Exzision am sichersten und auch aus kosmetischen Gründen vorzuziehen. Die Einspritzung von Eisenchloridlösung mußte aufgegeben werden, weil tödliche Folgen durch Embolie vorgekommen sind. Dagegen kann man ganz gut auch mit dem Thermokauter oder mit rauchender Salpetersäure zum Ziele kommen, wenn die Exzision von messerscheuen Müttern abgelehnt wird. Ist das Kind noch nicht geimpft, dann kann man bei kleineren Geschwülsten, wenn sie nicht etwa im Gesichte sitzen, auch die Auftragung von Vaccine auf kreuz und quer mit der Impfnadel geführten Schnittchen versuchen. Ich habe so einige Male ein völliges Verschwinden des Angioms in der Impfnarbe erzielen können. Der Sicherheit halber aber kann immer auch zugleich die reguläre Impfung an den Oberarmen vorgenommen werden.

Hier mögen auch jene erst im späteren Kindesalter zum Vorschein kommenden Gefäßerweiterungen zur Sprache kommen, die aus einem kleinen roten Fleckchen und aus kleinen Gefäßchen bestehen, die dieses wie die Arme eines Schlangensternes umgeben. Sie sitzen öfters an der Wange, an der Nase oder an anderen Stellen des Gesichtes und haben die Tendenz, sich langsam zu vergrößern, und dadurch auffälliger zu werden. Man kann sie durch Berührung des zentralen Fleckchens mit einem spitzen Thermokauter mitsamt den ausstrahlenden Gefäßchen ohne auffallende Narbe zum Schwinden bringen.

Während hier der Gang der Entwicklung ebenso wie bei den anderen Nävi noch völlig im Dunkeln ist, handelt es sich bei den angeborenen bruchartigen Ausstülpungen aus dem Schädelraum und dem Rückenmarkskanal wieder um Bildungshemmungen der Schädelkapsel oder der Wirbel. Die **Gehirnbrüche,** die am häufigsten an der Glabella oder am Hinterhaupt sitzen, enthalten entweder Gehirnteile (Enkephalokele) oder nur eine Ausstülpung der Hirnhäute mit flüssigem Inhalt (Meningokele), während die als **Spina bifida** bezeichneten Geschwülste gewöhnlich nur Flüssigkeit enthalten. Diese sitzen meistens an der Lendenwirbelsäule oder am Kreuzbein und bilden öfters dadurch eine große Gefahr, daß die sie bedeckende Haut sich bei der

Ausdehnung stärker verdünnt und zum Zerfalle geneigt ist. Man hat in solchen
Fällen auf operativem Wege zu helfen gesucht, und hin und wieder sind
Heilungen geglückt. Kleine Geschwülste mit normaler Hautbekleidung
sind auch jahrelang getragen worden; die übergroße Mehrzahl der damit
Behafteten ist aber einem frühen Tode verfallen. Etwas weniger ungünstig
ist die Prognose bei Hirnbrüchen, besonders wenn sie nicht zu große Dimensionen annehmen. Hier haben operative Eingriffe etwa in der Hälfte
der Fälle eine Heilung herbeigeführt.

In dieselbe Kategorie von Hemmungsbildungen gehört auch die
Hasenscharte und der **Wolfsrachen.** Hier ist aber nichts zu sagen, was Ihnen
nicht von den chirurgischen Vorlesungen her bekannt ist. Höchstens wäre
darauf aufmerksam zu machen, daß bei der ersten Untersuchung eines
Neugeborenen niemals die Inspektion der Mundhöhle und des Rachens versäumt werden darf, wenn man sich nicht der Unannehmlichkeit einer nachträglichen Entdeckung des Defektes von anderer Seite aussetzen will.

Häufig genug wird es Ihnen auch passieren, daß Sie von nicht ärztlicher Seite auf eine Anomalie im Bereiche des Mundes aufmerksam gemacht
werden, die, selbst wenn sie vorhanden ist, für die Gesundheit des Kindes
in der Regel keine Bedeutung hat, die aber infolge einer alten Tradition
von den Laien als sehr bedeutungsvoll und einer ärztlichen Hilfe dringend
bedürftig angesehen wird. Ich meine nämlich das „kurze Zungenbändchen‘
oder **Ankyloglosson,** das aber in Wirklichkeit ein zu langes Zungenbändchen
darstellt. Das Frenulum linguae ist nämlich in manchen Fällen mit seiner
Insertion am Zungengrunde weiter nach vorne, manchmal beinahe an die
Zungenspitze gerückt, so daß es sich beim Emporheben der Zunge wie eine
dünne Schwimmhaut ausspannt. Früher wurde dieser kleinen Anomalie
auch von den Ärzten ein große Bedeutung beigelegt, weil man glaubte, daß
das Kind dadurch am Trinken und später auch am Sprechen gehindert
werde. Der bildliche Ausdruck: „Es wurde ihm die Zunge gelöst“ rührt
sicher daher, daß man Schwierigkeiten beim Sprechen mit der Durchschneidung des Zungenbändchens beheben zu können glaubte; und da man auch
eine Erschwerung des Saugens durch die abnorme Anheftung des Frenulum
als sicher voraussetzte, wurde dieses jedesmal, wenn es ein wenig von der
Norm abwich, schon in den ersten Tagen durchschnitten, bevor sich noch
irgend eine Störung bemerkbar machte. Noch in den sechziger Jahren des
vorigen Jahrhunderts wurden in den Berichten der Wiener Findelanstalt
jährlich mehr als hundert derartige Operationen angeführt. Wir besitzen
aber noch ein anderes Dokument für die große Häufigkeit dieser Operation
in früheren Zeiten, und zwar in der eigentümlichen Form, die von den Instru-
mentenmachern auch jetzt noch allen Zungenspateln an ihrer Basis gegeben
wird. Warum mußten sie denn wie ein Lindenblatt geformt sein und einen
tiefen, am Ende etwas erweiterten Einschnitt bekommen? Nur deshalb,
weil man in diesem Einschnitt das Zungenbändchen faßte und es, nachdem
man die Zunge mit dem Spatel nach oben gedrückt hatte, mit der Cooper-
schen Schere durchschnitt. Dabei kam es aber auch manchmal zu starken
Blutungen, und mir ist ein Fall von unstillbarer tödlicher Blutung aus
dem Zungenbändchen bekannt, das ein Landarzt in der Sommerfrische an

einem wenige Wochen alten Kinde ohne jede Nötigung, aus purer Geschäftigkeit durchschnitten hatte. Wirklich indiziert ist die Operation fast niemals. Das Saugen ist durch das Zungenbändchen nicht behindert und kann gar nicht behindert werden, weil es nicht auf einem Zurückziehen der Zunge — nach Art des Pumpenstempels —, sondern auf einem Herabziehen des Unterkiefers beruht. Auch von einer Behinderung des Sprechens oder gar von Stottern infolge von abnorm angeheftetem Zungenbändchen ist gar keine Rede. Ich habe dies mit besonderer Deutlichkeit an dem einzigen Falle gesehen, wo ich eine Durchschneidung vorgenommen habe, weil die Zunge beim Vorstrecken sich am Rücken wegen des zu straff angespannten Bändchens bis weit nach rückwärts tief einkerbte und ich gebeten wurde, diese Entstellung zu beheben. Trotz dieser ganz ungewöhnlichen Bildung hatte das jetzt zehn Jahre alte Mädchen seinerzeit an der Brust ganz gut gesaugt und war im Sprechen in keiner Weise gehindert. Sonst aber habe ich die sehr häufig an mich gestellte Zumutung, die „angewachsene" Zunge zu lösen, gewöhnlich mit dem Scherzworte abgefertigt, daß eine jede Zunge angewachsen sein müsse.

Wir gelangen nun zu jenen Gesundheitsstörungen der Neugeborenen, die durch den Geburtsakt selbst herbeigeführt werden und hier wäre vor allem die durch eine **frühzeitige Geburt** heraufbeschworene Gefahr für die Gesundheit und das Leben des Kindes zu besprechen. Diese Gefahr ist natürlich um so größer, je früher die Schwangerschaft unterbrochen wird und je mehr dem Kinde von dem normalen Geburtsgewicht fehlt. Früchte von weniger als 27 Wochen und unter 1000 Gramm gelten im allgemeinen als verloren; doch sind vereinzelte Rettungen von noch weniger entwickelten Kindern — bis zu 720 Gramm herab — beobachtet worden. Die Gefahr liegt einerseits in der verringerten „Lebensenergie" des Kindes, die sich in mangelhafter Atmung, schlechtem oder ganz fehlendem Saugvermögen und besonders in der verringerten Fähigkeit der Wärmeregulierung ausdrückt; dann aber auch in der geringen Widerstandsfähigkeit gegen alle Schädigungen, denen auch kräftigere Neugeborene ausgesetzt sind, vor allem gegen die Invasion von Krankheitserregern in den Kreislauf, die Atmungsorgane und den Darmtraktus. Die Pflege und Behandlung der frühgeborenen oder aus anderen Gründen lebensschwachen Kinder verlangt also eine besondere Sorgfalt und Geschicklichkeit.

Die Maßnahmen gegen die Asphyxie der eben geborenen Kinder wollen wir, als in das Gebiet der Geburtshilfe fallend, übergehen und uns nur mit den als **Atelektase** bezeichneten Störungen der Atmung befassen. Das Kind atmet zwar, aber die Atmung bleibt oberflächlich, unregelmäßig, aussetzend — eventuell nach dem Typus Cheyne-Stokes —, die Luft dringt nicht in alle Teile der Lunge ein, an manchen Stellen fehlt das Atmungsgeräusch vollständig oder man hört nur ein feines Knisterrasseln, das Kind bleibt zyanotisch oder wird es wieder, nachdem es bereits normal gefärbt gewesen war, und man ist daher genötigt, zu kräftigen Hautreizen zu greifen: Übergießen mit kaltem Wasser im heißen Bade oder abwechselndes Eintauchen in heißes und kaltes Wasser mit abschließendem heißem Bad und Einwickeln in warme Tücher. In hartnäckigen Fällen wird man auch den Versuch mit fortgesetzten Sauerstoffinhalationen nicht unterlassen dürfen.

Saugschwache oder gar nicht saugende Kinder müssen anfangs durch Eingießen der Milch in die Nase genährt werden; man wird aber jedesmal zuerst den Versuch machen, das Kind an der Brust saugen zu lassen. Selbstverständlich ist hier noch mehr als in allen anderen Fällen die Ernährung mit Mutter- oder Ammenmilch anzustreben; doch sind auch Fälle von Erhaltung frühgeborener und lebensschwacher Kinder mit Kuhmilch bekannt geworden.

Sehr wichtig ist es ferner, der insuffizienten Wärmeregulierung mit künstlichen Mitteln zu Hilfe zu kommen. Die große Neigung dieser Kinder zu subnormalen Temperaturen beruht wohl zum Teil auf dem durch die kleineren Dimensionen noch gesteigerten Mißverhältnis zwischen der kleinen Masse und der relativ großen Körperoberfläche; zum anderen Teil auf der verringerten Wärmebildung infolge der geringeren Lebensenergie, die sich in schwacher Herzaktion, schwacher Atmung und geringerem Muskeltonus ausdrückt. Aber auch die die Wärmeregulierung vermittelnden Hirnzentren sind wahrscheinlich ebenso notleidend wie die Atmungs- und Herzzentren; und alle diese Momente zusammengenommen bedingen eine große Steigerung der Lebensgefahr, weil der schwache Organismus eine Unterkühlung sicher noch schlechter verträgt und ihr noch schwerer zu begegnen imstande ist als bei normalem Kräftezustand. Dieser Gefahr hat man nun seit jeher durch größere Wärmezufuhr und durch verschiedene Maßregeln gegen die Wärmeabgabe entgegengearbeitet. Ganz kleine Früchte hat man in Watte gewickelt, mit Wärmeflaschen, neuerdings auch mit Thermophoren umgeben oder durch den mütterlichen Körper warmzuhalten versucht; und außerdem hat man Brutapparate verschiedenster Art konstruiert, in denen man eine der normalen Körperwärme nahe kommende Temperatur konstant zu erhalten gesucht hat. In der letzten Zeit werden aber wieder Stimmen vernehmbar, welche den anfänglichen Enthusiasmus, mit dem diese Apparate eingeführt wurden, ein wenig herabstimmen und sich wieder mehr für die einfacheren Methoden, mit denen auch ich öfter gute Erfolge gesehen habe, aussprechen. Für alle Fälle muß aber das prinzipielle Moment, nämlich die große Wichtigkeit des Kampfes gegen die drohende Unterkühlung des lebensschwachen Kindes, fortwährend im Auge behalten werden.

Eine sehr in die Augen springende Folge der Herabsetzung der Eigenwärme bei lebensschwachen Kindern ist jene Veränderung des Unterhautzellgewebes, die man als **Sklerem der Neugeborenen** oder auch als **Fettsklerem** bezeichnet. Dieser eigentümliche Zustand befällt vorwiegend frühgeborene und lebensschwache Kinder mit geringem Anfangsgewicht und nur selten Neugeborene von normalem Gewicht und scheinbar normalem Allgemeinbefinden. Niemals fehlt aber das Hauptsymptom, nämlich die Herabsetzung der Eigentemperatur, welche in extremen Fällen auch lange vor dem agonalen Stadium bei 32° C. und darunter herabsinken kann. Aber auch bei günstigem Ausgang wird eine, wenn auch geringere Temperaturerniedrigung niemals vermißt, und eine solche kann auch noch später in geringem Grade andauern. So fand ich z. B. bei einem vier Wochen alten Brustkinde, das außer dem

Sklerem an den unteren Extremitäten und am Mons veneris keinerlei Krankheitserscheinungen darbot, doch nur eine Temperatur von 36,1⁰ im Rektum. Diese krankhafte Affektion beginnt immer in den ersten Tagen nach der Geburt und besteht in einer Induration der Haut und des Unterhautzellgewebes, die eine teigige Beschaffenheit annehmen, wobei sich die Haut nicht mehr in Falten aufheben läßt und dem Fingerdruck wenig nachgibt. Am auffallendsten ist die Härte an den Waden und den Oberschenkeln und sehr eigentümlich ist die scharfe Grenze, mit der die Verdickung am Mons veneris gegen das Abdomen hin aufhört, wozu sich bei männlichen Kindern später auch eine entstellende Anschwellung des Penis und des Präputiums gesellen kann. In seltenen Fällen sind auch die Wangen oder die Rückenhaut und die Haut der oberen Extremitäten verdickt. Die Färbung ist entweder normal oder gelblichweiß, nur selten und bei schlechtem Allgemeinbefinden stärker zyanotisch; immer aber fühlt sie sich kalt oder wenigstens kälter an als die normale Haut.

Was nun das Schicksal dieser Kinder anlangt, so hängt es augenscheinlich von ihrem Kräftezustand und ihrem Allgemeinbefinden ab, während das Sklerem an sich das Leben nicht zu gefährden scheint. Wenn es bei sonstigen leidlichen Befunden auftritt, dann endet es nach mehrwöchentlicher Dauer fast immer in Genesung. Dieser Ausgang ist allerdings nicht häufig, aber immerhin hat Bednar in der Wiener Findelanstalt unter 126 Fällen von Sclerema neonatorum 18 gut entwickelte Kinder gezählt, die alle genasen. Die anderen gingen meistens an Pneumonie und Bronchitis, an Nabelaffektionen und an sonstigen Erscheinungen der Sepsis zugrunde.

Wie hat man sich nun das kausale Verhältnis zwischen den beiden niemals fehlenden Symptomen, der Temperaturerniedrigung und den Veränderungen an der Haut zu denken? Die Hautaffektion kann unmöglich das Primäre sein, weil wir nicht begreifen könnten, wie eine meistens doch auf die unteren Extremitäten und einen kleinen Teil des Rumpfes beschränkte Induration des Unterhautzellgewebes eine unter Umständen so bedeutende Erniedrigung der Bluttemperatur herbeiführen soll. Viel eher wäre das umgekehrte Verhältnis zu verstehen, namentlich wenn man die schon früher vermutete und neuerdings von Langer und von Knöpfelmacher sichergestellte Tatsache in Rechnung zieht, daß das Fett der Säuglinge leichter, d. h. schon bei einer höheren Temperatur erstarrt als das der älteren Kinder und der Erwachsenen. Das Fett der Neugeborenen ist nämlich ärmer an Olein, das erst bei niederer Temperatur fest wird, und reicher an Stearin und Palmitin, die wegen ihres höheren Schmelzpunktes bei gewöhnlicher Temperatur starr bleiben. Man könnte also wirklich daran denken, daß eine Herabsetzung der Temperatur, die bei einem Erwachsenen oder bei einem älteren Kinde keine Erstarrung des Fettes herbeizuführen imstande wäre, bei dem neugeborenen oder wenige Wochen alten Kinde eine derartige Wirkung herbeiführen könnte. Man hat nun dagegen allerdings eingewendet, daß eine so starke Erniedrigung der Temperatur, wie sie zum Festwerden selbst des kindlichen Fettes notwendig ist, nämlich auf 30 oder 28 Grade, nur selten und fast immer nur im vorgerückteren Stadium beobachtet wird, nachdem bereits die Hauterscheinungen deutlich erkennbar sind, und daß selbst bei einer ganz geringen Herabsetzung der Mastdarmtemperatur — wie z. B. in meinem früher erwähnten Falle — deutliche Erscheinungen des Fettsklerems vorhanden sein können. Aber dieser Einwand geht von der keineswegs selbstverständlichen Voraussetzung aus, daß das Fettgewebe immer die gleiche Temperatur haben müsse wie das Blut. Man denke doch nur an das Entstehen von Frostbeulen bei Menschen, deren Bluttemperatur kaum jemals unter die Norm herabgegangen war. Hier erfolgt die Schädigung der später entzündeten Gewebe sicher ebenfalls durch die Kälte, aber wohl in der Weise, daß die Gewebe, wenn auch nur vorübergehend, so mangelhaft mit Blut versorgt werden, daß sie durch die niedere Außentemperatur stark unter die Norm herabgekühlt werden können. Etwas Ähnliches kann aber auch bei den an Sklerem erkrankten Kindern vorausgegangen sein. Die mit dem Thermometer meßbare Blutwärme ist vielleicht nur um wenige Grade gesunken, aber das Blut wurde nicht mit der gewöhnlichen Energie in die Kapillaren der vom Herzen entfernter gelegenen Körperteile getrieben, und so konnte es leicht geschehen, daß das relativ gefäßarme Fettgewebe durch die niedere Außentemperatur noch weiter und zwar unter den Erstarrungspunkt des kindlichen Fettes abgekühlt wurde. Die einmal eingetretene Erstarrung des Fettes kann aber wieder ihrerseits die Elastizität des Fettgewebes vermindern und es dadurch für das zirkulierende Blut schwerer durchgängig machen als bei flüssigem Aggregatzustande des Fettes; und auf diese Weise könnte die lokale Temperatur des Fettgewebes auch dann noch stark herabgesetzt bleiben, wenn die Temperatur des Blutes schon ganz oder nahezu zur Norm zurückgekehrt wäre. Während also die Erscheinungen unverständlich bleiben, wenn man nur die meßbare Bluttemperatur ins Auge faßt, lassen sie sich ganz gut unter der kaum zu beanstandenden Annahme erklären, daß die Temperatur der Gewebe unter Umständen weit unter die Bluttemperatur herabsinken kann.

Es fragt sich also nur, wie man sich die primäre Herabsetzung der Bluttemperatur zu denken hätte, die die Vorbedingung des ganzen Prozesses bilden würde. Bei den frühgeborenen oder aus anderen Gründen schwächlichen Kindern könnte man an eine verminderte Wärmeproduktion infolge der geringen Lebensenergie oder, genauer gesagt, infolge der verminderten Muskeltätigkeit und Muskelspannung denken, da ja der vitalen Oxydation im Muskelapparate zweifellos der Löwenanteil an der Wärmebildung zukommt. Aber diese Erklärung ist aus zweierlei Gründen nicht ausreichend. Einmal ist zu bedenken, daß immer nur ein kleiner Teil der lebensschwachen und abnorm leichten Kinder an Fettsklerem erkrankt; und dann dürfen wir nicht der, wenn auch im ganzen seltenen Fälle vergessen, wo gut entwickelte und sonst scheinbar normale Kinder die Erscheinungen des Sklerems darbieten. Es muß also offenbar bei den Kindern, die an Sklerem erkranken, noch ein anderer Faktor wirksam sein, der in irgend einer Weise mit dem kürzlich Geborensein zusammenhängt, aber doch in den meisten Fällen nicht in Wirksamkeit tritt; und dieser Faktor kann nach der Lage der Dinge kaum in etwas anderem bestehen als in einem Versagen der wärmeregulierenden Nervenzentren. Sind diese leistungsfähig, dann wirken sie den auskühlenden Faktoren entgegen, erhöhen de wärmeproduzierende Muskelspannung und erhalten die Körpertemperatur, trotz der aus verschiedenen Gründen erleichterten Wärmeabgabe, auf der normalen Höhe. Sind sie aber — infolge mangelhafter Entwicklung oder infolge vorübergehender Asphyxie oder infolge anderer Geburtstraumen — insuffizient geblieben oder geworden, dann fehlt es an dem durch die niedere Hauttemperatur reflektorisch erzeugten Anreiz zur stärkeren Wärmeproduktion und vielleicht auch zur stärkeren Tätigkeit der gefäßverengernden Muskeln in der Haut; dadurch sinkt die allgemeine Bluttemperatur unter die Norm und geht in den vom Herzen entfernteren und der äußeren Abkühlung mehr ausgesetzten Körperteilen noch tiefer herab; infolgedessen erstarrt das Fett; in den dadurch ihrer Elastizität beraubten Teilen wird dann die Zirkulation noch weiter erschwert und es kann daher die Induration der Gewebe gewissermaßen automatisch nach unten fortschreiten und — als „Algor progressivus" — immer größere Dimensionen annehmen.

Vor kurzem wurde (von Esch) ein äußerst instruktiver Fall berichtet, in dem ein kräftiges, 4310 Gramm schweres, in tiefem Scheintod geborenes Kind schon an seinem ersten Lebenstage ein deutliches Sklerem an den Waden darbot, das sich allmählich über einen großen Teil des Körpes ausbreitete. Temperatur 35,5⁰, Ausgang in Genesung. Auch hier scheint mir die Annahme viel für sich zu haben, daß durch die schwere Asphyxie die Wärmeregulierungszentren vorübergehend geschädigt waren, woraus sich dann alles Übrige in der oben geschilderten Weise entwickelt haben kann.

Ich will noch daran erinnern, daß bei schweren intermeningealen Blutungen öfter bedeutende Hypothermie beobachtet wurde.

In dieses theoretische Schema, das mir die beim Sclerema neonatorum beobachteten Tatsachen am besten zu erklären scheint, lassen sich auch die ganz analogen Erscheinungen einreihen, die manchmal bei den an Cholera infantum oder an „alimentärer Intoxikation" erkrankten Säuglingen beobachtet werden, namentlich wenn sie bei der Erkrankung noch mit einem ansehnlichen Fettpolster versehen waren. Auch hier sind die beiden Hauptsymptome: Herabsetzung der Blutwärme und Verhärtung des subkutanen Fettgewebes vorhanden, und auch hier dürfte das Verhältnis zwischen den beiden Erscheinungen dasselbe sein, indem zuerst die Wärmeregulierung — wahrscheinlich durch die Austrocknung der Hirnsubstanz und der Wärmezentren — notleidend wird und dann erst infolge der Unterkühlung des Fettgewebes die Induration desselben in der besprochenen Weise zustande kommt. Darauf werden wir aber später noch einmal zurückkommen müssen.

Wenn wir uns nun den Maßregeln zuwenden, die wir bei der Bekämpfung dieser Zustände zu ergreifen haben, so steht natürlich auch hier wieder die Prophylaxe im Vordergrund. Alles was getan werden kann, um den Kräftezustand der Neugeborenen zu heben und der drohenden Herabsetzung ihrer Eigenwärme entgegenzuarbeiten, wird auch die Entwicklung der progressiven Algidität des Unterhautfettgewebes verhindern oder wenigstens einschränken. Wenn ein Brutapparat zur Verfügung steht, wird seine Anwendung wenigstens für einige Tage jedenfalls am Platze sein. Sonst wird man die Temperatur des Krankenzimmers hoch halten und außerdem die der nächsten Umgebung des Kindes durch Wärmeflaschen oder Thermophore erhöhen. Auch heiße Bäder mit nachfolgender Einpackung wären zu versuchen. Bei protrahiertem Verlauf der Hautinduration und sonstigem guten Befinden wird die Massage angezeigt sein. Ist aber das Allgemeinbefinden des Kindes ein schlechtes, dann sind exzitierende Medikamente, speziell Kampfer (1 : 100 Mixt. gummosa, kaffeelöffelweise) am Platze. Dagegen ist vor der vielfach empfohlenen Alkoholmedikation speziell in diesen Fällen dringend zu warnen, weil Erfahrung und Experiment in übereinstimmender Weise gezeigt haben, daß selbst eine schwache Alkoholnarkose, wie jede andere toxische Betäubung, gerade die Fähigkeit der Wärmeregulierung in hohem Maße beeinträchtigt. Da alkoholisierte Menschen bekanntlich viel leichter erfrieren als nüchterne, und da man bei chloralisierten oder mit Morphin behandelten Tieren ein starkes Herabsinken der Körpertemperatur beobachtet, so ist es klar, daß man sich hüten muß, die ohnedies bestehende Insuffizienz der wärmeregulierenden Zentren auch noch durch die betäubende Wirkung des Alkohols, gegen die der kindliche Organismus besonders empfindlich ist, zu verstärken. Natürlich gilt dies nicht nur für das Sklerem der Neugeborenen, sondern auch besonders für die progressive Algidität der an Brechdurchfall erkrankten Kinder, wo leider mit der, wie eben gezeigt wurde, durchaus irrationellen Verordnung von Alkohol vielfach gesündigt wird.

Verschiedene Folgen der Geburt.

Kephalhämatom. Hämatom des Kopfnickers. Geburtslähmungen. Erythem der Neugeborenen. Pemphigus insons und Pemphigus lueticus. Dermatitis exfoliativa. Melaena neonatorum. Gelbsucht der Neugeborenen. Obliteration der Gallenwege. Sekretion der Brustdrüsen. Vaginalblutungen. Intrauterine Vergiftung.

Von den Geburtstraumen im engeren Sinne sind naturgemäß diejenigen, die den Schädel betreffen, am häufigsten. Da wir die harmlose Kopfgeschwulst (Caput succedaneum) übergehen können, so handelt es sich hauptsächlich um das **Kephalhämatom,** die Kopfblutgeschwulst. Sie beruht auf einem Bluterguß unter das äußere Periost oder Perikranium eines flachen Schädelknochens und betrifft am häufigsten ein Seitenwandbein, viel seltener das Stirnbein, das Okzipitale oder ein Schläfenbein. Die besondere Vorliebe für das rechte Parietale erklärt sich ganz einfach durch die Häufigkeit der ersten Kopflage, und das häufigere Vorkommen bei Erstgeburten und bei Knaben weist mit großer Deutlichkeit auf den ursächlichen Zusammenhang mit der schwierigen Entwicklung des Kopfes hin, die entweder durch die geringere Nachgiebigkeit der mütterlichen Gewebe oder die größeren Dimensionen des kindlichen Schädels oder durch eine Vereinigung beider Momente bedingt ist. Die nächste Ursache der Blutung ist dabei wahrscheinlich die Verschiebung der durch Stauung hyperämisch gewordenen Beinhaut über die Oberfläche des Knochens, indem die Weichteile des kindlichen Kopfes an den Wänden des zu engen Geburtskanals haften und den Vor- und Rückwärtsbewegungen des knöchernen Schädels nicht prompt genug folgen können. Die Blutung überschreitet natürlich niemals die Nahtgrenzen und daher hält sich auch die Geschwulst, die sich meistens erst am zweiten Tage zu ihrer vollen Höhe entwickelt, immer strenge an die Grenzen der Knochen.

Eine sonderbare und sehr interessante Bildung ist dabei der Knochenwall, der sich nach einiger Zeit rings um die fluktuierende Blutgeschwulst erhebt. Während anfangs die Fluktuation bis an die äußerste Grenze der Erhebung fühlbar ist, tastet man später eine ringförmige Umwallung von resistentem Knochengewebe, die eine kraterförmige Lücke einschließt. Diese Bildung beruht auf dem alle Ossifikationsvorgänge beherrschenden Gesetze, daß knöcherne Substanz überall entsteht, wo eine gefäßhaltige Matrix sich von der Knochenoberfläche entfernt, während überall eine Resorption des erhärteten Knochengewebes Platz greift, wo sich die Beinhaut einer Knochenfläche nähert oder passiv an sie gedrückt wird[1]). In dem Winkel zwischen der abgehobenen Beinhaut und der Knochenoberfläche sind also alle Bedingungen für die Knochenneubildung gegeben und diese kann sich unter Umständen in einem geringeren Ausmaße auch auf die Kuppe der Geschwulst erstrecken, wo sie sich dem tastenden Finger durch Pergamentknittern zu erkennen gibt. Die Haut selbst und die Galea aponeurotica sind an dem ganzen Vorgang in keiner Weise beteiligt und lassen sich über dem Hämatom ganz leicht verschieben.

Der weitere Verlauf ist in der überwiegenden Mehrzahl der Fälle ein vollkommen günstiger. Der Bluterguß saugt sich langsam auf, die Beinhaut wird infolge ihrer Elastizität der Oberfläche des knöchernen Walles immer mehr genähert und dieser wird unter dem Einflusse der Saftströmung der sich nähernden Blutgefäße eingeschmolzen, so daß schon nach einigen Wochen eine völlige Restitution des normalen Zustandes beendet sein kann. Zu einem ärztlichen Eingriffe liegt bei diesem gewöhnlichen Verlaufe keine Veranlassung vor und selbst auf das übliche Bedecken der Geschwulst mit Watte und Haube kann füglich verzichtet werden. Nur in den sehr seltenen Fällen, wo sich infolge einer Eiterinfektion der blutige Inhalt der Höhle in einen eiterigen verwandelt, was sich durch Rötung, Schmerzhaftigkeit und Ödem der bedeckenden Haut verrät, wird eine ausgiebige Eröffnung der Eiterhöhle und eine entsprechende chirurgische Nachbehandlung notwendig sein.

Eine andere gelegentliche Folge einer erschwerten Geburt ist das **Hämatom des Kopfnickers,** welches sich besonders häufig bei Steissgeburten, aber auch bei Kopflagen entwickelt, wenn der Muskel dabei gezerrt wurde. Man findet dann einige Wochen nach der Geburt eine knorpelharte spindelförmige Geschwulst in einem Teile des Muskels, welche aber diesen in seiner Funktion nicht behindert und sich im Laufe mehrerer Monate allmählich verkleinert, um endlich vollkommen zu schwinden. Die knorpelige Konsistenz ist durch die den Bluterguß einkapselnde Bindegewebsneubildung bedingt. Eine Therapie ist überflüssig und man kann die Mutter, die die Geschwulst oft nur zufällig entdeckt und wegen ihrer Entdeckung schwer besorgt ist, über den weiteren Verlauf vollkommen beruhigen.

Viel bedeutsamer als die bisher besprochenen Folgen einer erschwerten Geburt sind jene Störungen, die man als **Geburtslähmungen** bezeichnet. Sie betreffen entweder Muskeln, die vom Plexus brachialis oder solche, die vom Gesichtsnerven versorgt werden. Das Armgeflecht wird während einer erschwerten und meistens unter Kunsthilfe beendeten Geburt entweder gedrückt oder gezerrt und es werden dabei die leitenden Nervenbahnen vorübergehend oder — in selteneren Fällen — auch bleibend außer Funktion gesetzt. Die Folge davon ist eine schlaffe Haltung der Extremität mit Unfähigkeit, sie in die Höhe zu heben und im Ellbogen zu beugen, so daß, trotz erhaltener Sensibilität, selbst durch Nadelstiche keine Bewegungen aus-

---

[1]) Vgl. meine „Normale Ossifikation". 1881. S. 324.

gelöst werden. Diese Störungen der Motilität bilden sich meistens vollkommen zurück; aber manchmal bleibt ein Teil oder auch die Gesamtheit der affizierten Nerven gelähmt und dann kommt es nach und nach zu einer Atrophie der nicht mehr innervierten Muskelgruppen, besonders auffallend am Deltoideus, so daß die Schulter abgeflacht wird und die Schulterknochen hervortreten. In besonders schweren Fällen bleiben auch die Knochen im Vergleiche mit der gesunden Seite im Wachstum zurück.

Die Diagnose einer auf Läsion der Nervenstämme beruhenden Lähmung und ihre Unterscheidung von Störungen der Beweglichkeit infolge von Knochenbruch, Luxation oder Epiphysenablösung auf syphilitischer Basis kann bei aufmerksamer Untersuchung kaum jemals Schwierigkeiten bereiten. Doch ist es immerhin gut, im Anfang auch diese Möglichkeiten im Auge zu behalten.

Die, wie gesagt, in den meisten Fällen von traumatischer Nervenlähmung bestehende Tendenz zur Restitution der normalen Funktion wird man jedenfalls durch eine, womöglich täglich zu wiederholende faradische und galvanische Behandlung zu unterstützen trachten und diese in protrahierten Fällen mit großer Geduld fortsetzen. Bei beginnender Atrophie der Muskeln wird man zur Massage derselben und zu regelmäßig und häufig wiederholten passiven Bewegungen seine Zuflucht nehmen. In ungeheilt gebliebenen Fällen muß man daran denken, daß durch Sehnen- oder Nerventransplantation unter Umständen eine gewisse Brauchbarkeit des Armes erzielt werden kann.

Noch ein wenig günstiger als bei den Armlähmungen ist die Prognose im allgemeinen bei den Lähmungen im Bereiche der Gesichtsnerven, welche, wenn sie bei der Geburt entstehen, fast immer auf den Druck der Zange zurückzuführen sind. Immerhin wird man auch hier gut daran tun, der Neigung zur Spontanheilung durch elektrische Behandlung zu Hilfe zu kommen.

Eine ziemlich unschuldige Folge des Geburtsaktes ist das **Erythem der Neugeborenen,** das ist eine stärkere Rötung der Haut, die unmittelbar nach der Geburt oder auch etwas später zum Vorschein kommt. Sie beruht auf einer stärkeren Füllung der Hautgefäße, die, da sie gewöhnlich die ganze Hautdecke gleichmäßig betrifft, wahrscheinlich nicht auf einer mechanischen Einwirkung beim Geburtsakt, sondern eher auf einem Reize beruht, der durch den Wechsel des Mediums und vielleicht auch der Temperatur ausgeübt wird. Die Röte schwindet nach einigen Tagen, aber nicht in allen Fällen ohne Spuren zu hinterlassen, weil nicht selten eine schilfernde oder stellenweise in kleinen Kreisen angeordnete Abstoßung der obersten Epidermisschichten nachfolgt. Das Ganze hat keine große Bedeutung, verlangt aber doch eine noch gesteigerte Sorgfalt in der Pflege der Haut, namentlich reichliche Verwendung von indifferenten Fetten, weil es möglich ist, daß diese abnorme Beschaffenheit der Haut und die damit verbundenen kleinen Läsionen dem Eindringen von pathogenen Organismen Vorschub leisten.

Jedenfalls ist es bemerkenswert, daß die als **Pemphigus neonatorum** bezeichnete Hautaffektion, wie schon ihr Name besagt, die ersten Lebenstage oder Wochen in so auffallendem Maße bevorzugt. Allerdings kann die Krankheit von den Neugeborenen auch auf ältere Kinder und selbst auf Erwachsene übertragen werden; aber das ändert nichts an der Tatsache, daß Fälle von scheinbar spontanem Auftreten der Blasen ohne Berührung mit anderen an einer ähnlichen Affektion leidenden Individuen fast nur bei kürzlich geborenen Kindern beobachtet werden. Daß diese auffallende Bevorzugung der Neugeborenen nicht auf einer spezifischen Beschaffenheit ihres Hautorgans beruht, geht daraus hervor, daß ältere Kinder und Erwachsene, wenn sie von einem mit Pemphigus behafteten Neugeborenen angesteckt werden, ganz ähnliche Blasenbildungen zeigen wie diese. In den Fällen einer solchen Ansteckung, die ich gesehen habe, handelte es sich immer um die säugende Mutter oder Amme, die meistens an der Brust, einmal auch in der Nähe des Mundes Pemphigusblasen bekamen; und niemals habe ich infolge einer solchen Ansteckung etwas anderes entstehen gesehen als charakteristische Pemphigusblasen, so daß ich auf Grund meiner eigenen Beobachtungen mich der Ansicht nicht anschließen kann, daß dasselbe Virus, das bei Neugeborenen Pemphigus erzeugt, bei älteren Individuen das Auftreten von Impetigo contagiosa veranlassen kann.

Über dieses Virus wissen wir vorläufig noch nichts Bestimmtes. Es wurde zwar in vielen Fällen aus dem Inhalte der Blase der Staphylococcus aureus gezüchtet, aber andere fanden wieder öfter den albus; gelegentlich waren auch Streptokokken vorhanden, und es hat sich nicht gezeigt, daß den verschiedenen Bakterien auch spezifische Krankheitsbilder entsprochen haben, sondern die Krankheit hat, wenn sie bei sonst gesunden Kindern auftritt, unabhängig von dem Resultate der Züchtung immer den gleichen gutartigen Charakter. Es bilden sich ohne ein Zeichen allgemeiner Erkrankung — nur ausnahmsweise unter rasch vorübergehender leichter Temperatursteigerung — einzelne halbkugelige oder flachere Blasen von Linsen- bis Haselnußgröße oder darüber auf einer nicht infiltrierten und nicht oder nur in einem ganz schmalen Rande geröteten Haut. Diese Blasen vertrocknen dann entweder unter Bildung einer ganz dünnen Kruste oder sie platzen, wenn sie sich vergrößern, und hinterlassen dann anfangs eine etwas nässende und dann rasch trocknende, von einem Epidermisrande umsäumte Hautfläche, die allmählich wieder ein normales Aussehen bekommt. Diesen Heilungsprozeß kann man vielleicht durch Verwendung einer bedeckenden Salbe befördern; man wird aber gut tun, durch eine tägliches Sublimatbad auch prophylaktisch vorzugehen. In den Fällen, wo ich solche Bäder verwendet habe, wurde die Blasenbildung rasch beschränkt, während ich früher — wie dies auch von anderen angegeben wird — öfter eine durch einige Wochen sich immer wieder erneuernde Blasenbildung gesehen habe. Da ich bei diesen Bädern, die ich bei den verschiedensten infektiösen Hautaffektionen zu verwenden pflege, wie ich nochmals betonen muß, niemals einen Schaden gesehen habe, — natürlich muß der Mutter eingeschärft werden, daß sie die giftigen Pastillen unter strengem Verschlusse aufbewahre — möchte ich deren Anwendung auch für die ganz leichten Fälle von Pemphigus wärmstens empfehlen. Natürlich wird man auch allen Personen, die mit pemphiguskranken Kindern zu tun haben, die rigoroseste Reinlichkeit und insbesondere eine häufige Desinfektion der Hände ans Herz legen.

Namentlich sind Hebammen und Pflegerinnen als mögliche Überträgerinnen der Krankheit strenge ins Auge zu fassen.

Die Unterscheidung dieser gutartigen Krankheit vom **Pemphigus syphiliticus** kann für die weitaus meisten Fälle keine Schwierigkeit bereiten. Während der Pemphigus insons niemals angeboren ist, sondern sich immer erst einige Zeit nach der Geburt entwickelt, kommen die syphilitischen Kinder, wenn sie nebst ihren anderen spezifischen Hauterscheinungen auch Blasen produzieren, fast immer schon mit ihnen oder doch wenigstens mit jenen syphilitischen Hautinfiltrationen zur Welt, die die Grundlage für die Blasenbildung abgeben. Meistens sind es dann stark erhöhte papulöse Bildungen, auf denen sich nachträglich auch eine Blase erhebt, oder die Blase besteht schon bei der Geburt und sitzt dann ebenfalls auf einer umschriebenen, manchmal aber auch auf einer ausgedehnteren spezifisch luetischen Infiltration. Da sowohl die papulösen Ausschläge als auch die als Psoriasis palmaris und plantaris bezeichneten diffusen Hautinfiltrationen — wie wir später noch eingehender besprechen werden — in eminenter Weise die Fußsohlen und die Handflächen bevorzugen, sitzen auch die Pemphigusblasen der kongenital-syphilitischen Kinder mit besonderer Vorliebe an diesen Partien und man hat daher auch von jeher bei der Differentialdiagnose auf diesen Umstand besonderes Gewicht gelegt. Viel wichtiger und verläßlicher scheint mir aber die Erkennung der syphilitischen Erkrankung als solcher. Da die angeborenen Hauterscheinungen überhaupt und besonders die mit Blasenbildung einhergehenden nur bei sehr schwer affizierten Kindern beobachtet werden, wird es bei ihnen kaum jemals an anderen charakteristischen Stigmata der angeborenen Syphilis fehlen und ich kann mich auch keines einzigen Falles erinnern, wo ich nur einen Augenblick im Zweifel gewesen wäre, ob ich ein syphilitisches Kind mit Pemphigusblasen oder einen unschuldigen Blasenausschlag eines Neugeborenen vor mir habe. Es wird also vor allem notwendig sein, daß Sie sich mit den charakteristischen Erscheinungen der kongenitalen Lues vertraut machen — wozu ich Ihnen später behilflich sein werde — und dann werden Sie auch in dem immerhin möglichen Falle nicht in Verlegenheit kommen, wenn bei der gutartigen Form des Pemphigus neonatorum gelegentlich auch die eine oder die andere Blase an den Händen oder Füßen ihren Sitz haben wird.

Damit ist aber keineswegs gesagt, daß alle Fälle von Pemphigus bei nichtsyphilitischen Kindern gutartig verlaufen müssen. Es gibt auch schwer kranke Neugeborene, die neben anderen bedenklichen Krankheitserscheinungen Blasen auf der Haut bekommen und solche Kinder weisen daher auch eine entsprechend große Sterblichkeit auf. Das Zusammentreffen von Blasenbildung mit einer anderen krankhaften Affektion kann entweder ursächlich bedingt oder nur zufällig sein. Wenn sich auf einer erysipelatös entzündeten Haut Blasen bilden, so sehen wir darin wohl mit Recht eine bloße Steigerung der Rotlauferkrankung; bekommen septisch erkrankte Neugeborene Pemphigusblasen, so können diese entweder durch denselben Erreger hervorgerufen sein wie die anderen Symptome der Sepsis oder es kann auch eine Superinfektion mit dem Erreger des sonst gutartigen Pemphigus stattgefunden haben; wie es denn überhaupt von vornherein

anzunehmen ist, daß kranke Neugeborene, besonders in Findelanstalten und
Säuglingsspitälern, wo der Pemphigus endemisch aufzutreten pflegt, der
Hautinfektion noch leichter zugänglich sein dürften als die gesunden. Bei
solchen kombinierten Erkrankungen wird aber der Ausgang weniger vom
Pemphigus als von dem sonstigen Zustande des Kranken abhängig sein.

Eine andere Hautkrankheit, die ausschließlich Kinder in den ersten
Lebenswochen befällt, hat in der letzten Zeit zu interessanten Auseinandersetzungen über ihr Verhältnis zum Pemphigus neonatorum geführt. Es
ist dies jene merkwürdige Erkrankung, die Ritter in Prag als **Dermatitis
exfoliativa** beschrieben hat. Sie war früher in den Findelanstalten ziemlich
häufig und Ritter hat nicht weniger als 297 mit dieser Affektion behaftete

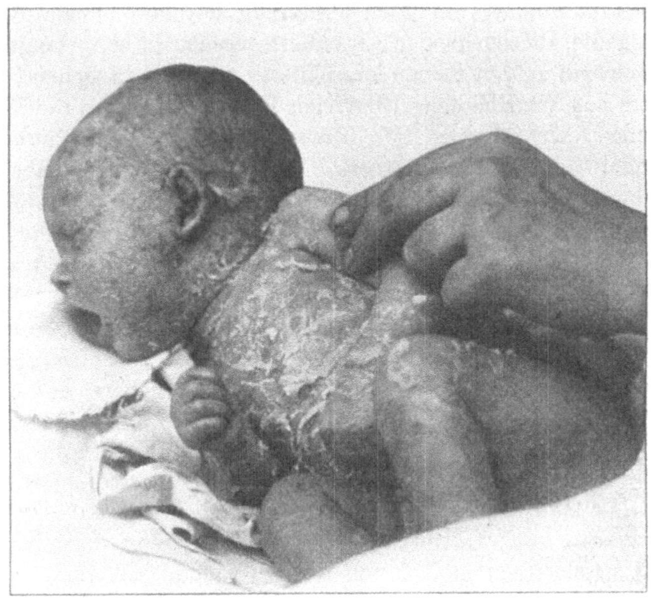

Fig. 3.
Dermatitis exfoliativa.

Kinder beobachtet. Ich selbst hatte vor dreißig Jahren, als ich die Wiener
Findelanstalt zum Studium der kongenitalen Syphilis als Gast besuchte,
ebenfalls Gelegenheit, in verhältnismäßig kurzer Zeit etwa ein halbes Dutzend
derartiger Fälle zu sehen. Dagegen ist mir die Krankheit in der Familien-
und Konsiliarpraxis niemals und im Ambulatorium nur sporadisch vorgekommen. Auch in den Findelhäusern ist, wie ich höre, die früher so häufige
Krankheit jetzt eine Seltenheit geworden.

Die mit dieser Krankheit behafteten Kinder haben ein so charakteristisches Aussehen, daß man, wenn man das Bild einmal gesehen hat, es auf
den ersten Blick wieder erkennen muß. In allen Fällen, die ich zu
sehen Gelegenheit hatte, bot schon das Gesicht und namentlich die Umgebung des Mundes ein höchst sonderbares Aussehen dar. Die Haut der

Lippen war dunkelrot oder braunrot gefärbt, verdickt und mit radiären Fältchen oder Rhagaden versehen, und auch die Schleimhaut in der nächsten Umgebung der Mundöffnung war dunkel gerötet, während die tieferen Teile der Mundschleimhaut ein normales Verhalten zeigten. Die Krankheit scheint auch in den meisten Fällen vom Munde auszugehen, breitet sich aber von hier aus in der kürzesten Zeit über den Körper aus, der dann überall von einer verdickten und in großen trockenen Schollen sich abblätternden Haut bedeckt ist. Die Kinder fiebern nicht, scheinen keinerlei Schmerzen, vielleicht ein wenig Jucken zu empfinden, sind trotz ihrer kranken Lippen im Saugen nicht behindert und können sogar, wenn sie nicht von komplizierenden Krankheiten heimgesucht werden, während der bestehenden Hautaffektion an Gewicht zunehmen. In den gut verlaufenden Fällen hört die Abschuppung auf und die Haut nimmt allmählich wieder die normale Beschaffenheit an. Die wenigen Fälle, die ich in der Ambulanz gesehen habe, gelangten unter reichlicher Anwendung von Fetten kombiniert mit einem täglichen Sublimatbade in kurzer Zeit zur Heilung. Die vielen Todesfälle in den Findelanstalten sind offenbar nicht durch die Hautaffektion an sich herbeigeführt worden, sondern durch Darmkatarrh, Lungenentzündung, Nabeleiterung usw., also durch Krankheiten, die namentlich früher in diesen Anstalten große Verheerungen angerichtet haben und die ja neben einer so universellen Hauterkrankung sicher noch leichter Platz greifen als bei sonst normalen Neugeborenen.

Die Ursache der Krankheit ist vorläufig noch völlig unbekannt. Von neueren Beobachtern wird behauptet, daß es sich bei dieser Dermatitis nur um besonders schwere Fälle von Pemphigus der Neugeborenen handle und es wird dafür angeführt, daß die Epidermolyse beiden Krankheiten zukomme, daß in einzelnen Fällen scheinbar gutartiger Pemphigus in Dermatitis exfoliativa übergegangen sei und daß einmal bei der Schwester eines an dieser schweren Krankheit leidenden Säuglings Pemphigusblasen aufgetreten seien (Knöpfelmacher und Leiner). Ohne mich diesen Argumenten vollkommen zu verschließen, möchte ich doch betonen, daß die von mir beobachteten Fälle beider Krankheiten ein so charakteristisches und von der anderen Krankheit so total verschiedenes Gepräge trugen, daß ich mich nur sehr schwer entschließen könnte, sie nur für verschiedene Grade einer und derselben Krankheit anzusehen. Auch das darf nicht übersehen werden, daß der gutartige Pemphigus der Neugeborenen in ziemlich hohem Grade ansteckend ist, während eine direkte Übertragung der Ritter'schen Krankheit meines Wissens nie konstatiert werden konnte. Daß eine Ablösung der Oberhaut beiden Krankheiten gemeinsam ist, beweist deshalb nicht viel, weil eine solche auch bei Affektionen vorkommt, die weder zum Pemphigus, noch zu der Ritter'schen Krankheit in irgend einer Beziehung stehen, z. B. beim Pemphigus syphiliticus, bei schweren Fällen von Rotlauf und vor allem beim Pemphigus foliaceus, von dem man wohl ruhig sagen kann, daß er beiden hier in Rede stehenden Affektionen fremd gegenübersteht. Auch die Tatsache, daß in den Findelhäusern und Säuglingsspitälern die Ritter'sche Krankheit und der Pemphigus neonatorum in gleichem Maße seltener geworden sind, läßt eigentlich nur darauf schließen, daß sich in diesen Anstalten die sanitären Verhältnisse und vor allem das antiseptische Regime des ärztlichen und des Pflegepersonals seither zu ihrem Vorteile verändert haben. Außerhalb dieser Anstalten ist aber von dem besagten Parallelismus nichts zu beobachten, weil hier die Dermatitis exfoliativa immer eine große Rarität gewesen ist, während der Pemphigus benignus neonatorum in dem poliklinischen Material und in der Privatpraxis auch jetzt noch gar nicht so selten erscheint. Doch will ich zugeben, daß die Akten über diese Frage noch nicht definitiv geschlossen werden sollen. —

Wir verlassen nun die Hautaffektionen und wenden uns jenen Erscheinungen an anderen Organen und Organsystemen zu, von denen wir wegen ihres zeitlichen Gebundenseins an die ersten Tage nach der Geburt annehmen müssen, daß sie mit dieser in irgend einem ursächlichen Zusammenhang stehen. Eine solche Erscheinung ist die Blutung aus dem Verdauungsschlauche, die sich in Bluterbrechen oder in blutigen Abgängen aus dem Darmkanal oder durch beide Vorgänge zu erkennen gibt. Man spricht in einem solchen Falle von **Melaena neonatorum**, weil diese Blutungen fast immer am ersten oder zweiten Tage, seltener um einige Tage später, aber in dieser charakteristischen Weise niemals zu einem noch späterem Datum beobachtet werden. Es handelt sich dabei manchmal um anscheinend gesunde und gutentwickelte Kinder, welche plötzlich größere Mengen dunkelroten oder braunen Blutes erbrechen, worauf dann auch bald dunkelrote oder schwärzliche Stühle, ja sogar größere Blutklumpen in den Entleerungen erscheinen. Das Bluterbrechen erfolgt entweder einmal oder auch einige Male hintereinander; es kann aber — und das ist gar nicht so selten — auch fehlen, so daß man die Blutung nur aus dem Inhalte der Windeln erschließen kann. Es hängt nun von der Menge des aus dem Kreislaufe geschiedenen Blutes und von der Dauer der Blutung ab, ob sich gefahrdrohende Erscheinungen der Blutleere geltend machen oder nicht. Diese können selbst bei reichlicher Entleerung blutiger Massen fehlen, wenn die Blutung rasch zum Stillstande kommt und das Ganze kann dann ohne Störung des Allgemeinbefindens ablaufen. Bei fortdauernder Blutung aber wird das Kind bleich, kalt und pulslos und geht bald unter zunehmenden Erscheinungen der akuten Anämie zugrunde.

Es wird Ihnen natürlich angenehm sein zu hören, daß dieses erschreckende Symptom — denn nur als ein solches und nicht als einen scharf umschriebenen Krankheitsbegriff kann man die Melaena bezeichnen — ziemlich selten ist, so daß selbst ein stark beschäftigter Arzt nicht immer in die Lage kommt, es zu beobachten. Ist dies aber der Fall, dann muß man sich vor allem dessen versichern, daß das entleerte Blut wirklich aus der Magen- oder Darmschleimhaut und nicht aus einer anderen Quelle stammt. Eine solche ist nicht selten die Brustwarze der Mutter oder der Amme, wenn ihr aus vorhandenen Schrunden durch kräftige Saugbewegungen Blut entzogen wird. Auf diese Weise kann blutiges Erbrechen und blutiger Stuhlabgang zustande kommen; aber begreiflicherweise sind die Blutmengen in solchen Fällen von „Melaena spuria" niemals bedeutend und das Befinden des Kindes ist dabei niemals merklich gestört. Es sind also vor allem die Warzen der Säugenden genau zu inspizieren und die Heilung etwa vorhandener Erosionen möglichst bald zu bewerkstelligen. Wie dies am besten geschieht, werden wir später besprechen.

Es gibt aber auch andere, nicht immer so harmlose Ursachen einer falschen Melaena, denn es kann das Blut aus dem Munde oder der Nase des Kindes selber herrühren. Sehen wir dabei von der jedenfalls sehr seltenen Verletzung des Mundes durch geburtshilfliche Handgriffe ab, so ist vor allem an die Möglichkeit einer Nasenblutung zu denken, welche sich nicht notwendigerweise durch Entleerung des Blutes aus den Nasenlöchern kenntlich machen muß. Inspiziert man aber den Rachen, dann kann man das Blut an der hinteren Rachenwand nach abwärts rieseln sehen und durch Einführen von Wattetampons durch die unteren Nasengänge wird man die volle Sicherheit erlangen, dass das erbrochene oder in die Windeln entleerte Blut aus der Nasenschleimhaut stammt. Solche Vorkommnisse sind wiederholt beschrieben worden und ich selber habe einen solchen Fall von falscher Melaena bei einem neugeborenen Kinde gesehen, wo aber die richtig gestellte Diagnose doch nicht zur Rettung des Kindes führte, weil dieses, trotz aller Mühe, die Epistaxis zu stillen, doch schließlich verblutete. Hat man sich aber versichert, daß die Blutung wirklich aus dem Magen oder dem Darmkanal stammt, dann wird man natürlich die üblichen Blutstillungsversuche mit dem größten Eifer betreiben. Eine Eisblase auf den Magen des im übrigen warm eingewickelten Kindes, Einflößen kleiner Mengen von Eiswasser, von Zeit zu Zeit ein Löffel einer einprozentigen Eisenchloridlösung oder einer einprozentigen Ergotinlösung oder noch besser einer zweiprozentigen Lösung von Gelatine, die außerdem auch einige Male des Tages in Mengen von 20 Gramm per clysma eingebracht werden kann — das sind die Waffen, mit denen wir die Blutung zu bekämpfen suchen. Hat man das sterilisierte Merck'sche Gelatinepräparat zur Hand, dann kann man es auch subkutan anwenden; sonst wird man lieber auf diese Einführungsmethode verzichten, weil man nach einfacher Sterilisierung, selbst in der Apotheke, vor Tetanusinfektion nicht ganz gesichert ist.[1])

Von geringer Bedeutung für das ärztliche Handeln, aber von großem theoretischen Interesse ist die Erörterung der ursächlichen Grundlagen der Melaena neonatorum; wir dürfen uns aber darüber nicht täuschen, daß wir noch zu keiner bestimmten und klaren Anschauung des ursächlichen Zusammenhanges gelangt sind. Die Zahl der Fälle ist gering und die anatomischen Befunde stimmen wenig miteinander überein. Man fand in vereinzelten Fällen Geschwüre im Magen oder im Duodenum, in anderen nur hämorrhagische Erosionen oder punktförmige Hämorrhagien, manchmal nur eine ungewöhnlich blutreiche Magenschleimhaut und in einem Teil der Fälle war der Ort der Blutung überhaupt nicht zu eruieren. Aber selbst wo dies der Fall war, konnte man doch darüber nicht klar werden, wie es zu diesen Läsionen gekommen ist und warum aus diesen doch immer recht geringfügigen Störungen der Kontinuität eine so starke und so hartnäckige Blutung erfolgt ist. Jedenfalls wird man bei künftigen Untersuchungen die

---

[1]) In letzter Zeit wird von mehreren Seiten die Injektion von Pferde- oder Kaninchenserum als blutstillendes Mittel empfohlen.

fundamentale Tatsache nicht aus dem Auge verlieren dürfen, daß die charakteristischen Erscheinungen, die man als Melaena vera neonatorum bezeichnet, nur in den ersten Lebenstagen vorkommen und daß sie daher unbedingt mit dem Übergang aus dem fötalen in das extrauterine Leben in einem direkten oder indirekten Zusammenhang stehen müssen. Manches spricht dafür, daß es sich um eine abnorme Beschaffenheit der Gefäßwände infolge einer puerperalen oder — was mir noch wahrscheinlicher vorkommt — einer im Mutterleibe stattgehabten Infektion handelt. Für die Magenblutungen bei neugeborenen Kindern mit kongenitaler Syphilis dürfte diese Vorstellung kaum abzuweisen sein und es wären diese Blutungen hier auf gleiche Stufe mit den ebenfalls bei solchen Kindern öfters beobachteten unstillbaren Nabelblutungen zu setzen. Auch der allerdings vereinzelt dastehende Fall, der bei Barthez und Rilliet beschrieben ist, wo Zwillinge gleichzeitig an Melaena erkrankten, bleibt solange unverständlich, als man sich nicht entschließt, an eine (allerdings nicht nachgewiesene) plazentare Infektion beider Kinder zu denken. Vor kurzem ist aber bei einem Falle von Melaena eine plazentare Ansteckung des Kindes mit Paratyphus von Nauwerck und Flinger direkt nachgewiesen worden, so daß also diese Anschauungsweise nicht mehr als eine rein hypothetische angesehen werden muß. Natürlich müßte man, um die Tatsache des frühen Auftretens der Blutung zu verstehen, neben der krankhaften Beschaffenheit der Blutgefäße auch noch an Stauungen oder andere Zirkulationsstörungen denken, die irgendwie durch den Geburtsakt hervorgerufen wurden, und hier wäre wieder die Tatsache von Bedeutung, daß Melaena auch bei angeborenem Herzfehler beobachtet wurde. Es müssten also zwei Faktoren zusammenwirken, um die charakteristische Magenblutung der Neugeborenen hervorzurufen: eine durch giftige Bakterienprodukte hervorgerufene Brüchigkeit der Gefäßwände und außerdem eine Zirkulationsstörung, die die Zerreißung der Gefäßwände begünstigt; und die Notwendigkeit einer solchen kombinierten Kausalität würde uns vielleicht auch die große Seltenheit dieses Vorgangs erklären.

Im Gegensatze hierzu ist die nun zu besprechende **Gelbsucht der Neugeborenen** eine so häufige Erscheinung, daß man eher ihr vollständiges Fehlen als eine Seltenheit bezeichnen könnte. Bei der großen Mehrzahl der Kinder (nach Kruse bei 84,5 Prozent derselben) bemerkt man am ersten oder zweiten Lebenstage eine deutliche Gelbfärbung der Haut, die sich bei einem kleinen Teile derselben bis zu einer stärkeren, fast zitronengelben Tinte steigern kann. Aber auch bei den übrigen läßt sich bei genauerer Betrachtung an den Nasenflügeln, an den anämischen Stellen der Gaumenschleimhaut und an den Skleren ein schwach gelblicher Schimmer wahrnehmen und nur ganz wenige bleiben davon vollkommen frei. Dabei findet man im Harn keine gelösten Gallenfarbstoffe und der Stuhl wird niemals acholisch, sondern nimmt im Gegenteil gerade jetzt nach der Entleerung des Mekoniums die goldgelbe Farbe des normalen Säuglingsstuhles an. Nach der Intensität der Hautfärbung richtet sich auch die Dauer der Affektion. Gewöhnlich ist am fünften oder sechsten, längstens aber am zehnten Tage die normale Färbung wieder hergestellt. Von einer Störung des Befindens oder einer sonstigen Abweichung von der Norm ist dabei nichts zu bemerken.

Die Ursache der Erscheinung ist noch nicht vollkommen klargestellt, obwohl die Literatur darüber schon zu einer stattlichen Höhe angewachsen ist. Immerhin haben sich aber die Ansichten schon soweit geklärt, daß die hämatogenen Theorien, welche die Gelbfärbung von einer stärkeren Zerstörung der roten Blutkörperchen in der Haut ableiten wollten, jetzt ziemlich allgemein verlassen sind und sich die Überzeugung immer mehr befestigt, daß die Ursache des Ikterus in der Leber gesucht werden müsse. Der Nachweis von Gallensäuren in der Perikardialflüssigkeit und im Harne mit Icterus benignus behafteter Kinder läßt keine andere Deutung zu als einen Übergang von Gallenbestandteilen aus der Leber in die Säftemasse, und das theoretische Interesse muß sich also der Frage zuwenden, wodurch ein solcher Übertritt herbeigeführt wird. Es würde aber zu weit führen, wenn wir hier alle Theorien aufzählen wollten, die hierüber aufgestellt worden sind, und ich beschränke mich daher darauf, Ihnen darzulegen, welche Meinung ich mir unter Berücksichtigung des vorliegenden empirischen Materials und mit Benützung der mir plausibel erscheinenden Lehrmeinungen anderer gebildet habe.

Am wichtigsten scheint mir nun wieder die Tatsache, daß der Ikterus sich immer unmittelbar an die Geburt anschließt, weil wir daraus folgern müssen, daß er in einer engen Beziehung zu den Veränderungen stehen muß, die sich beim Übergang in das extrauterine Leben vollziehen. Eine dieser Veränderungen betrifft nun, wie Sie wissen, die Zirkulationsverhältnisse der Leber. Im Fötus führt die Nabelvene das in der Plazenta mit Sauerstoff versorgte Blut zum Teil in die Leber, wo es sich mit dem Pfortaderblute vereinigt; ein anderer Teil des arterialisierten Blutes geht durch den Ductus venosus Arantii zusammen mit dem Blute der Lebervenen in die untere Hohlader und in den rechten Vorhof. Die fötale Leber bezieht also ihre Nahrungsstoffe vorwiegend von der Mutter und nur zum geringsten Teile aus dem Quellgebiete der Pfortader, weil der Verdauungsschlauch seine späteren Funktionen — Verdauung, Resorption und Assimilation nebst der Weiterbeförderung des Darminhaltes — noch nicht aufgenommen und bei seiner vorläufig nur äußerst geringen Lebenstätigkeit auch ein entsprechend geringes Material für seinen venösen Kreislauf und daher auch für die Pfortader zu liefern hat. Die Leber wieder produziert zwar auch im Fötus ihre gewöhnlichen Stoffwechselprodukte (Glykogen und Galle), aber das Maß dieser Produktion ist einstweilen wegen der geringen Zufuhr zu den Leberzellen noch ziemlich gering, und speziell die Gallenproduktion beschränkt sich auf eine ganz geringe Füllung der Gallenblase, die nach Knöpfelmacher bei der Geburt kaum ein Kubikzentimeter, nach Jacubovitsch noch bedeutend weniger (0,135—0,035 Gramm) Galle enthält, und außerdem auf die Lieferung der in der ganzen Zeit vor der Geburt dem Mekonium beigemengten Gallenbestandteile. Entsprechend dieser geringen Ausfuhr von Galle zeigt das Gallengangsystem des Fötus und des neugeborenen Kindes noch eine relativ rückständige Entwicklung und eine geringe Ausdehnung der einzelnen Lumina. Mit der Geburt ändern sich aber diese Verhältnisse gründlich. Die Zufuhr von seiten der Plazenta hört auf, aber die Leber des Kindes wird dadurch nicht ärmer an Blut, sondern sie zeigt im Gegenteil eine auffallende Hyperämie, die wohl hauptsächlich auf die erhöhte Lebenstätigkeit im Quellgebiete der Pfortader, auf die Peristaltik, die beginnende Nahrungsaufnahme und vielleicht auch auf eine gesteigerte Blutbildung in der Milz zu beziehen sein dürfte. Dieser reichlicheren Blutversorgung der Leber entspricht aber auch eine plötzliche Steigerung der Gallenproduktion, der aber zunächst noch nicht eine entsprechende Weite der Abflußwege gegenübersteht. Das Gallenkapillarsystem und wahrscheinlich auch die großen Gallengänge können sich erst nach und nach dem erhöhten Zuflusse der Galle aus den Leberzellen akkommodieren und dieses allerdings nur vorübergehende Mißverhältnis scheint mir noch am besten den Übertritt von Gallenbestandteilen in den Lymph- und Blutkreislauf der Leber zu erklären. Ob dieser Übertritt direkt aus den Leberzellen in die sie umgebenden Blutkapillaren (Paracholie) oder erst aus den Gallenkapillaren und den größeren Gallenwegen erfolgt und wie viel dazu auch noch die von Knöpfelmacher nachgewiesene größere Zähigkeit der Galle und die dadurch gegebene Schwierigkeit ihrer Weiterbewegung beiträgt, das scheint mir erst in zweiter Linie zu stehen, wenn man sich einmal mit dem nahe liegenden Gedanken befreundet, daß sich durch eine plötzliche Steigerung in der Produktionshöhe der Galle ein vorübergehendes Mißverhältnis zwischen ihrer Bildung und ihrer Abfuhr ergeben muß.

Aber alle diese Erörterungen, so interessant sie vom theoretischen Standpunkte sein mögen, haben in diesem Falle keine praktische Bedeutung, weil bei der fast physiologischen Gelbsucht der Neugeborenen für ein ärztliches Eingreifen weder prophylaktisch noch therapeutisch auch nur die geringste Handhabe gegeben ist. Dagegen ist es in prognostischer Beziehung von der größten Wichtigkeit, daß nicht jede Gelbsucht eines Kindes in den ersten Lebenstagen so gutartig verläuft wie diejenige, mit der wir uns eben beschäftigt haben. Es kommt nämlich, wenn auch glücklicherweise recht selten, vor, daß die Gelbsucht eines neugeborenen Kindes persistiert und, da sie auf einer angeborenen **Agenesie oder Obliteration der Gallenwege** beruht, früher oder später den sicheren Tod des Kindes herbeiführt. Obwohl diese Affektion nicht zu den Folgen der Geburt gerechnet werden kann, wollen wir ihr doch an dieser Stelle, namentlich wegen der Differenzialdiagnose, einige Worte widmen.

Die Unterscheidung eines solchen traurigen Zustandes von dem gutartigen Icterus neonatorum unterliegt keiner Schwierigkeit, weil hier der Austritt der Galle in den Darmkanal vollständig verhindert ist und daher die Entleerungen keine Gallenfarbstoffe enthalten. Manchmal wird noch dunkel gefärbtes Mekonium entleert, als Zeichen, daß wenigstens in einer früheren Periode des intrauterinen Lebens noch Galle in den Darm übergehen konnte; in anderen Fällen fehlt auch die gallige Färbung des Kindspechs, wogegen der Milchkot stets nur eine weiße oder grauweiße Färbung zeigt. Auch die in diesem Falle niemals fehlende Gelbfärbung des Harns und der positive Ausfall der Gallenfarbstoffproben tragen dazu bei, den verhängnisvollen Charakter eines solchen Ikterus zu kennzeichnen, der übrigens gleich von vornherein klar ist, wenn die Gelbfärbung schon bei der Geburt vorhanden ist. Aber auch die Erkennung eines auf septischer Basis entstehenden Ikterus kann keine Schwierigkeit bereiten, weil bei einem solchen auch anderweitige Symptome der Sepsis, namentlich Fiebertemperaturen vorhanden sein müssen, die beim benignen sowohl als beim persistierenden Ikterus vollkommen fehlen.

Das weitere Schicksal der Kinder mit angeborenem Verschluß der Gallenwege ist insofern verschieden, als einige von ihnen schon bald nach der Geburt zugrunde gehen, während die meisten zunächst ein leidliches, manchmal sogar ein scheinbar ungestörtes Befinden zeigen. Namentlich Brustkinder scheinen manchmal im Anfang ganz gut zu gedeihen und können an Gewicht zunehmen, obwohl die Verwertung des Nahrungsfettes immerhin eine mangelhafte ist. Früher oder später ändert sich aber das Bild; das Kind magert trotz reichlicher Nahrungsaufnahme langsam oder auch rapid ab und der Tod tritt meistens noch vor dem Ende des ersten Halbjahres, sicher aber noch im ersten Jahre ein, nachdem manchmal auch deutliche Erscheinungen der Gallenvergiftung — Erbrechen, Schlafsucht, Krämpfe — vorhergegangen sind. Die Leber zeigt dann neben Verschluß der Gallenwege und Leerheit oder gänzlichem Fehlen der Gallenblase gewöhnlich auch noch die Erscheinungen der „biliären Leberzirrhose" mit entzündlicher Wucherung des interazinösen Bindegewebes.

Die Entstehung dieser angeborenen Anomalie liegt noch völlig im Dunkeln. Nur das eine kann man bestimmt sagen, daß die vielfach verdächtigte luetische Grundlage dieser Zustände für die meisten Fälle mit Sicherheit ausgeschlossen werden kann. Auf der einen Seite vermißt man fast immer im Leben und bei der anatomischen Untersuchung post mortem jedes andere Symptom der Syphilis, und auf der anderen Seite lehrt wieder die Beobachtung zweifellos syphilitischer Kinder, daß ihre Leberschwellungen und ihre anderen spezifisch syphilitischen Leberveränderungen fast immer ohne Gelbsucht verlaufen. In bezug auf das praktische Handeln geht daraus hervor, daß eine antisyphilitische Kur bei einem Kinde mit persistierendem Ikterus nicht auf den bloßen Verdacht hin, sondern nur bei sicheren Symptomen der kongenitalen Syphilis eingeleitet werden sollte. Sonst wird man sich bei einem solchen hoffnungslosen Zustande auf symptomatische oder bloß formelle Anordnungen (Karlsbader Wasser oder dergl.) beschränken müssen.

Ebenso häufig wie der gutartige Ikterus der Neugeborenen ist auch eine andere Erscheinung, die ebenfalls immer nur im unmittelbaren Anschluß an die Geburt zum Vorschein kommt und wegen ihrer Häufigkeit und ihres gutartigen Verlaufes ebenfalls nahezu als physiologisch angesehen werden kann, nämlich die Sekretion von Milch oder eigentlich von Kolostrum aus den **Brustdrüsen** der wenige Tage alten Kinder. Beide Drüsen pflegen um diese Zeit zu halbkugeligen Gebilden von Haselnuß- bis Walnußgröße anzuschwellen und zeigen bei stärkerer Ausbildung auch eine leichte Rötung oder selbst eine blaurote Färbung der bedeckenden Haut. Das kolostrumartige Sekret entleert sich aber in der Regel nicht spontan, sondern nur bei Druck und auch dann nicht im Strahl, sondern als mehr oder weniger große Tropfen. Läßt man die geschwollenen Drüsen in Ruhe — das einzig richtige Verhalten, weil ein wiederholtes Auspressen die Involution der Drüse und die Resorption des Sekretes nur verzögert —, so verschwindet die Anschwellung nach ungefähr einer Woche vollständig. Auch die übliche Bedeckung mit Watte oder einem mit Spermazet bestrichenen Läppchen ist überflüssig, weil die befürchtete Vereiterung nicht durch mechanisches Trauma oder durch „Erkältung", sondern nur durch Infektion mit Eiterbakterien zustande kommen kann. Diese Infektion hat früher häufiger stattgefunden, weil die Hebammen aus Unverstand oder Vielgeschäftigkeit mit ihren schlecht ge reinigten Händen die „Hexenmilch" auspressen zu müssen glaubten. Man muß ihnen also jede Manipulation mit den geschwollenen Brüstchen der Kinder streng untersagen. Kommt es einmal trotzdem zur Vereiterung, die sich durch rapides Anschwellen, dunkle Rötung und Fluktuation zu er-kennen gibt, dann muß der Eiter baldmöglichst durch eine ausgiebige Inzision in radiärer Richtung entleert werden.

Die Entstehungsweise dieser paradoxen und — teleologisch gesprochen — ganz zwecklosen Sekretion ist noch nicht geklärt. Die in letzter Zeit ver-suchte Deutung, daß ein inneres Sekret des mütterlichen Genitalapparates, das bei der Mutter die Milchsekretion in Gang bringt, auch in den Kreislauf des Kindes gelangt und in seinen Brustdrüsen eine ähnliche Wirkung hervor-bringt, scheint zwar recht geistreich und blendend, wird aber, wie ich glaube, doch nicht allen Tatsachen gerecht. Speziell bliebe es unerklärlich, warum trotz des supponierten hemmenden Einflusses einer inneren Sekretion der Plazenta die Kolostrumbildung bei der Mutter schon lange vor der Entbindung ihren Anfang nimmt, während die Brustdrüsen des Fötus um dieselbe Zeit noch untätig bleiben. Aber immerhin dürften innere Sekrete, die bei der Einleitung der mütterlichen Milchabsonderung kaum abzuweisen sind, auch bei dem Kinde in irgend einer Weise mit im Spiele sein.

Auch die bei neugeborenen Mädchen hin und wieder in den ersten Tagen beobachteten **Vaginalblutungen** werden von Halban auf eine Nachwirkung eines aus den mütterlichen Genitalien durch die Plazenta in den Kreislauf des Kindes gelangenden inneren Sekrets zurückgeführt. Aber hier erhebt sich wieder die Schwierigkeit, daß diese Blutungen beim Kinde nur äußerst selten zum Vorschein kommen — ich selbst sah sie in meiner langjährigen Praxis nur dreimal — und daß die Blutungen nicht während des innigen Zusammenhangs zwischen Fötus und Mutter, sondern immer erst einige Tage nach der Geburt — in meinen Fällen am zweiten und am dritten Tage — ihren Anfang nehmen. Sehen wir aber vorläufig von der Theorie ab, so ist es wichtig zu wissen, daß diese die Umgebung des Kindes und manchmal auch den mit der Sache nicht vertrauten Arzt in hohem Grade alarmierende Erscheinung ganz bedeutungslos ist, weil die Blutung niemals größere Dimen-sionen annimmt und jedesmal nach einigen Tagen von selber aufhört. Die von mir beobachteten Fälle betrafen durchwegs kräftige und ganz gesunde Mädchen und da ich sie alle selbst noch in Evidenz halten kann — zwei davon sind erwachsen und die eine ist verheiratet und mehrfache Mutter —, so kann ich hinzufügen, daß sich auch weiterhin alles in vollster Norm ab-gespielt hat.

Bevor ich aber die Besprechung der mit der Geburt zusammenhängenden Erscheinungen am neugeborenen Kinde abschließe, möchte ich noch erwähnen, daß ich einmal Gelegenheit hatte, unzweifelhafte Erscheinungen von **Chloral-**

abstinenz bei einem neugeborenen Kinde einer an hochgradiger Chloralsucht leidenden Mutter zu beobachten. Das Kind zeigte nämlich durch 36 Stunden ein überaus auffallendes Benehmen, indem es nicht, wie andere neugeborene Kinder, schlief, sondern mit offenen Augen dalag und durch häufiges Schreien und fortwährende Bewegungen seiner Glieder einen unverkennbaren Aufregungszustand verriet. Ähnliche Erscheinungen sind kürzlich (von Lützhoft) an dem neugeborenen Kinde einer Morphinistin beobachtet worden. In meinem Falle schwand endlich die Unruhe spontan, während der genannte Beobachter sich veranlaßt sah, das Kind mit einem halben Tropfen Opiumtinktur zu beruhigen.

Eine andere Beobachtung bei einem neugeborenen Kinde will ich der Kuriosität wegen an dieser Stelle erwähnen. Ich wurde einmal dringend zu einer vor 24 Stunden entbundenen exotischen Gräfin gerufen, deren Kind ziemlich beunruhigende und auf den ersten Blick schwer zu deutende Erscheinungen darbot. Es war gesund zur Welt gekommen, hatte auch schon an der Brust einer Amme gesaugt, war aber seit einigen Stunden nicht mehr zum Trinken zu bewegen und lag vollkommen apathisch mit geschlossenen Augen kühl und ein wenig zyanotisch da. Während ich mich über den fremdartigen Zustand des Kindes zu orientieren trachtete, zündete die Mutter, neben der das Kind im Bette lag, eine Zigarette an und auf meine verwunderte Frage, ob die Dame vielleicht öfter in so großer Nähe des Kindes rauche, erhielt ich zur Antwort, daß dies allerdings sehr häufig, ja eigentlich fortwährend der Fall sei. Ich hatte es also mit einer **Nikotinvergiftung** des Neugeborenen zu tun und die Erscheinungen verschwanden auch in einem rauchfreien Zimmer alsbald unter Anwendung von Reizmitteln und kehrten nicht wieder, da die Schädlichkeit auf mein strenges Verbot weiterhin vermieden wurde. Ich habe Ihnen den Fall, der strenggenommen nicht in dieses Kapitel gehört, dennoch mitgeteilt, da er sich bei der leider auch bei Frauen immer mehr um sich greifenden Unsitte des Rauchens möglicherweise auch in Ihrer Praxis wiederholen könnte.

Ernährung und Stoffwechsel.

Metabolische oder katabolische Stoffzersetzung? Die Unzulänglichkeit und Unhaltbarkeit der dualistischen Auffassung. Das hochkomplizierte und labile Protoplasmamolekül. Die Milch enthält alle zu dessen Aufbau nötigen Stoffe. Der Eiweißstoffwechsel. Die Enzymspaltung der komplizierteren Zuckermoleküle und die Assimilation der Spaltprodukte. Die Mobilisierung des Leberglykogens. Zuckerstich und Pankreasdiabetes. Der Chylus ein inneres Sekret der Darmepithelzellen. Die Wahrheit über die Isodynamie. Die Nahrungssalze und das Wasser.

Damit das seiner bisherigen Nahrungsquelle durch den Geburtsakt beraubte Kind seinen Lebensprozeß in Gang erhalten und seine Entwicklung fortsetzen könne, muß ihm neue Nahrung geboten werden und diese unterscheidet sich von der bisherigen, nebst vielem anderen, hauptsächlich in einer Beziehung von überragender Bedeutung, nämlich dadurch, daß sich nunmehr in bezug auf Qualität und Quantität der Nahrung nicht mehr alles rein automatisch vollzieht, sondern daß es jetzt von dem Willen und dem Verständnisse der Mutter, der Pflegerin, des Arztes und der übrigen Umgebung des Kindes abhängt, was dieses als Nahrung bekommt und wie viel und wie oft ihm von ihr angeboten wird. Davon, daß hier immer das Richtige getroffen wird, hängt nicht nur die Gesundheit des Kindes, sondern in vielen Fällen auch sein Leben ab, und deshalb müssen hier diese wichtigen Fragen in der eingehendsten Weise behandelt werden. Damit dies aber fruchtbringend geschehen könne, scheint es mir unerläßlich, uns zuvor darüber zu verständigen, welche Funktionen die Nahrung im lebenden Organismus zu erfüllen und welche Veränderungen sie bei der Erfüllung dieser Funktion durchzumachen hat.

Von einem gewissen und beim rasch wachsenden Kinde ziemlich bedeutenden Teile der eingeführten Nahrung wissen wir ganz genau, daß er dazu bestimmt ist, neue Teile des Körpers zu bilden; und zwar dient die Nahrung nicht allein zur Neubildung von lebender Substanz, von assimilierendem und reizbarem Protoplasma, sondern auch zur Bereicherung des Körperbestandes an reizfesten Gewebsteilen (Knochen-, Knorpel-, Bindegewebe und elastischen Fasern nebst den zwischen den Knochenfasern abgelagerten Mineralstoffen) und zur Vermehrung der Reservestoffe, des Fettes, des Glykogens und der im Blute und in den Säften zirkulierenden

organischen und anorganischen Stoffe. Aber außer dem Teil der Nahrung,
der in mehr oder weniger veränderter Gestalt im Körper verbleibt und zur
Vermehrung seines Bestandes verwendet wird, kommt immer auch ein bedeutend größerer Teil wieder in den Ausscheidungen zum Vorschein, die
den Körper in gasförmigem, flüssigem und zum Teil auch in festem Aggregatzustande verlassen; und die große Frage geht nun dahin, ob diese nach
auswärts beförderten Stoffwechselprodukte, wie jetzt noch von vielen angenommen wird, direkt aus den Nahrungsstoffen durch chemische Umwand-
lungen hervorgehen, die sich in den Säften unter einem mysteriösen Einflusse des lebenden Protoplasmas vollziehen sollen; oder ob die Intervention
der lebenden Substanz bei den Stoffzersetzungen und Stoffumwandlungen
darin besteht, daß sie alle Nahrungsstoffe assimiliert und zum Aufbau gleich
oder ähnlich gebauter Teile verwendet und daß dann diese hochkomplizierte,
zersetzliche Substanz wieder zerfällt und einfacher gebaute Stoffe abscheidet,
die teils als Gewebsbestandteile oder Reservestoffe im Körper verbleiben,
teils als Auswurfstoffe und Verbrennungsprodukte nach außen abgegeben
werden.

Die hier aufgeworfene fundamentale Frage des Stoffwechsels und der
Ernährung ist nun keineswegs eine bloß theoretische oder akademische,
sondern sie ist auf das Innigste mit den praktischen Problemen, die uns hier
beschäftigen sollen, verquickt. Denn es kann ja auch für die zahlreichen
Fragen der Ernährung des Kindes nicht gleichgiltig sein, ob wir nur einen
kleinen Teil der Nahrung als Baumaterial für die lebenden und unbelebten
Körperteile ansehen und den größeren Teil derselben zur Erwärmung seines
Körpers und zum Betriebe seiner Lebensmaschine verbrennen lassen; oder ob
wir alle Nahrungsstoffe ohne Ausnahme, die brennbaren sowohl als die nicht
oxydierbaren, als Baustoffe für das wachsende und reizbare Protoplasma
betrachten und daher die nährende Eigenschaft eines Stoffes nicht von seiner
Brennbarkeit und seinem Energiewerte, sondern von seiner Fähigkeit ableiten, sich am Aufbau des Protoplasmas und der von ihm gebildeten Körperbestandteile zu beteiligen. Und ebensowenig kann es für unser praktisches
Handeln ohne Bedeutung sein, ob wir ein chemisch-physikalisches Verständnis für die bei der Ernährung ablaufenden Vorgänge gewinnen können
oder ob wir sie von geheimnisvollen und undefinierbaren Faktoren abhängig
sein lassen.

Dies ist aber tatsächlich der Fall, solange wir an der dualistischen Auffassung der Stoffumwandlung und Stoffzersetzung festhalten und nur einen
Teil der Nahrung dem „Metabolimus“ durch Aufbau und Zerfall von Protoplasma überlassen, während wir von einem anderen Teile annehmen, daß er
in gänzlich abweichender Weise „katabolisch“ in den Säften verbrannt oder
anderweitig umgesetzt werde. Denn vor allem können wir unmöglich verstehen, was darüber entscheidet oder wie darüber entschieden werden soll,
was von der Nahrung der progressiven und was der regressiven Umwandlung
zugeteilt wird. Von dem Eiweiß der Nahrung z. B. sagt man uns, daß ein
Teil desselben beim Kinde oder beim ausgehungerten Erwachsenen in Form
von „Organeiweiß“ oder von „lebendem Eiweiß“ angesetzt, ein anderer aber als
„zirkulierendes Eiweiß“ gespalten und in stickstoffhaltige Auswurfstoffe

(Harnstoff, Harnsäure usw.) umgewandelt wird. Aber niemand kann uns sagen, was eigentlich dabei geschieht, wenn totes Nahrungseiweiß, z. B. Kasein oder Albumin der Milch, sich in lebendes Organeiweiß verwandelt; niemand kann uns erklären, wie aus einem anderen Teil des Käsestoffes oder Milcheiweißes Serumalbumin oder Muskeleiweiß oder leimgebende Substanz hervorgeht und auf welchem Wege eine Zersetzung und Oxydation eines dritten Teiles der außerhalb des Organismus so schwer zersetzlichen und verbrennbaren Eiweißkörper zustande kommt. Diese Schwierigkeit bleibt immer die gleiche, ob man sich die Zersetzungen durch Schwingungen der Protoplasmamoleküle oder durch Elektrolyse oder — wozu jetzt die meiste Neigung besteht — durch vom Protoplasma abgegebene Fermentstoffe vollziehen läßt. Denn wenn das lebende Protoplasma wirklich auf einem dieser Wege Eiweiß zersetzen kann, dann wird man niemals verstehen können, wie ein Teil des Eiweißes in der unmittelbaren Nähe desselben Protoplasmas nicht nur der zersetzenden Wirkung entgeht, sondern sogar imstande ist, auf diesem ihm so gefährlichen Boden sich selbst in eiweiß-zersetzendes Protoplasma oder, je nach Bedarf, in leimgebendes oder elastisches Gewebe zu verwandeln.

Dieselben Schwierigkeiten ergeben sich auch bei dem stickstofffreien Teile der Nahrung. Der in den Kreislauf gelangende Zucker soll unter dem Einflusse des lebenden Protoplasmas zu Kohlensäure und Wasser verbrannt werden und man glaubt auch hier, daß diese Verbrennung, die außerhalb des Organismus nur bei sehr hoher Temperatur vor sich gehen kann, durch die Schwingungen der Protoplasmamoleküle oder durch elektrische Ströme oder durch zuckerspaltende Enzyme eingeleitet werden soll. Aber in demselben Protoplasma, das z. B. im lebenden Muskel solche Verbrennungsprozesse in ununterbrochener Folge unterhält, soll derselbe sechsgliederige Traubenzucker, der als das beste Brenn- und Heizmaterial des Muskels angesehen wird, sich durch eine mit Wasserabgabe einhergehende Synthese in das komplizierter gebaute Glykogen verwandeln; und das gleiche soll auch in der Leber geschehen, wo man außerdem noch verlangt, daß das linksdrehende Spaltprodukt des verzehrten Rohrzuckers — die Lävulose — sich direkt in das rechtsdrehende Leberglykogen verwandle. All das ist und bleibt aber vollkommen unverständlich, wenn es auch in den Schulen und in den Büchern gelehrt und als selbstverständlich hingestellt wird.

Nicht anders steht es mit der katabolischen Verwendung des Nahrungsfettes. Hier sagt man uns, daß ein Teil dieses Fettes zur Lieferung von Wärme und Energie verbrannt wird — wir erfahren aber nicht, wo und wie das geschieht — und der übrige Teil, der nicht unter die „Bedingungen des Zerfalles" gerät, soll im Fettgewebe oder im Muskel oder in der Leber oder in einem anderen Fettdepot als Reserve aufgestapelt werden. Das klingt allerdings sehr einfach, entspricht aber sicher nicht den Tatsachen. Vor allem können sich alle diese Fettdepots füllen, wenn auch gar kein oder nur wenig Fett in der Nahrung aufgenommen wird. Das Kind im Mutterleibe empfängt wahrscheinlich kein Fett durch die Plazenta und bringt doch ein ganz respektables Fettlager zur Welt; und als Thiemich eine trächtige Hündin während der ganzen Tragzeit mit einer bestimmten Fettart fütterte, zeigte sich, daß das Fett der neugeborenen Jungen eine ganz andere Beschaffenheit hatte als das an das Muttertier verfütterte. Die weidende Kuh produziert bei einer Nahrung mit wenig Eiweiß und viel Kohlehydraten massenhaft Butterfett in ihrer Milch und der Mastochse lagert bei einer ähnlichen Nahrung reichliches Fett in seinen Geweben ab. Nehmen sie aber auch Fett in ihrer Nahrung auf, dann hat das in der Milch oder in den Fettzellen enthaltene Fett eine ganz andere chemische Zusammensetzung und ganz andere physikalische Eigenschaften, als das Pflanzenfett, mit dem sie genährt oder gemästet worden sind. Auch die Annahme, daß der Chylusstrom das im Darm emulgierte Nahrungsfett in die Zirkulation überführt und durch diese an die Verbrennungsstellen oder in die Fettlager befördert, ist unhaltbar geworden, seitdem Krehl sowohl als Pflüger gezeigt haben, daß die Fettröpfchen niemals im Körper der Darmepithelzellen sichtbar werden, und seitdem man gefunden hat, daß der Chylusstrom auch bei Hunger und ganz besonders bei reichlicher, aber fettfreier Nahrung sehr zahlreiche Fettröpfchen enthält.

Auch die logische Folgerung, daß die Nahrungsstoffe, die nicht zum Aufbau oder zur Ausbesserung der Körperbestandteile verwendet werden, sondern durch ihre Verbrennung dem Körper nur Wärme und Energie zu liefern hätten, einander nach ihrem Brennwerte vertreten müssen, findet in den Tatsachen keine Bestätigung, obwohl man a priori und auf Grund einer gewaltsamen Korrektur der Versuchsresultate eine solche „Isodynamie“ der Nahrungsstoffe als eine gesetzmäßige aufzustellen versucht hat. Diesem angeblichen Gesetz widerspricht schon die fundamentale Tatsache, daß auch dem ausgewachsenen Organismus ein bedeutender Teil der Nahrung unbedingt in Form von Eiweiß dargeboten werden muß und daß diese obligaten Eiweißkalorien nicht durch die isodyname Menge von Fett oder Zucker ersetzt werden können. Diese unentbehrliche und unersetzbare Eiweißmenge ist aber bedeutend größer als diejenige, die der Organismus im Hungerzustand verbraucht, sie kann also unmöglich, wie man geglaubt hat, auf dem notwendigen Ersatz der abgenutzten Teile der Lebensmaschine oder, wie andere meinen, auf dem Ersatz abgestoßener Epidermis- oder Epithelzellen beruhen. Auch die andere Tatsache, daß man zwar durch überreichlichen Zusatz von Kohlehydraten das Eiweißminimum bedeutend herabdrücken kann, daß aber dann die Gesamtsumme der zur Erhaltung des Körpers notwendigen Nahrungskalorien auf mehr als das Doppelte erhöht werden muß, ist mit der Lehre von der Gleichwertigkeit der aus verschiedenen Nahrungsstoffen stammenden Kalorien und mit der direkten Nahrungszersetzung zum Zwecke der Energielieferung ganz und gar nicht vereinbar. Direkt widerlegt wird aber die kalorische Bewertung der Nahrungsstoffe durch die Versuche von Voit, welche gelehrt haben, daß die Leimsubstanzen, obwohl sie bei ihrer Verbrennung nur halb so viel Wärmeeinheiten liefern als die Fette, dennoch bei ihrer Verfütterung neben einer bestimmten Eiweißmenge für die Erhaltung des Körpers viel wertvoller sind als die gleich schwere Menge von Fett mit ihrem fast doppelt so großen Kaloriengehalt. Diese durch vielfache Versuche festgestellte und von niemandem bestrittene Tatsache genügt für sich allein, um die Lehre von der Verwendung der Nahrungsstoffe als Heiz- und Betriebsmaterial für die Lebensmaschine ein für allemal zu widerlegen; und dies um so mehr, als wir später zeigen werden, daß dieselbe Tatsache vom Standpunkte des Metabolismus, der alle Nahrungsstoffe zum Aufbau der lebenden Substanz verwenden läßt, ohne weiteres zu verstehen ist.

Der größte Vorwurf, den man der katabolischen Stoffwechseltheorie machen muß, ist aber der, daß sie keinen Schlüssel besitzt für die engen, man könnte fast sagen, mathematischen Beziehungen, die zwischen der Zahl und Stärke der vitalen Reize und den Stoffwechselvorgängen bestehen. Wir wissen, daß man einen Muskel durch mechanische, chemische, thermische oder elektrische Reizung in Zuckung versetzen kann, und zwar sowohl bei direkter Applikation am Muskel, als auch an dem sich in ihm verzweigenden Nerven. Wir wissen aber auch, daß eine jede Gestaltveränderung des Muskels mit einer Verbrennung einhergeht, die sich durch Lieferung von Kohlensäure und durch Abgabe von Wärme kundgibt, und daß in dem Maße, als der Muskel in Tätigkeit versetzt wird, der in ihm aufgehäufte Glykogenvorrat schwindet. Man hat es nun auf Grund der katabolischen Auffassung des Stoffwechsels für selbstverständlich gehalten, daß das Glykogen oder der aus ihm entstehende Zucker zur Heizung der Muskelmaschine verwendet wird; aber niemand vermag uns zu sagen, wieso der Zucker durch die verschiedenartigen Reize in Brand gesetzt wird; niemand hat eine Erklärung dafür, wie der auf rätselhafte Weise hervorgerufene Verbrennungsprozeß sich immer genau an die vitale Leistung des Muskels hält und den Rest des Kohlehydrats sowohl als das im Muskel enthaltene Eiweiß unverbrannt läßt; und am allerwenigsten ist jemand imstande, uns den Mechanismus zu verraten, durch den die bei der Verbrennung des Zuckers freiwerdende Energie eine Verkürzung des Muskels nach der Längsachse und seine Verbreiterung nach der Quere herbeiführt. Man kann also ruhig sagen, daß die Auffassung des lebenden Organismus als kalorische Maschine, die durch einen Teil der Nahrung aufgebaut und ausgebessert wird, während der größere Teil der Nahrung nur dazu dient, die Maschine durch ihre Verbrennung in Gang zu halten und vor Auskühlung zu bewahren, nicht nur mit einer Reihe sicherer Tatsachen unvereinbar ist, sondern sich auch unfähig erwiesen hat, die kausale Verkettung der im Körper ablaufenden Vorgänge dem Verständnisse zu erschließen.

Das alles ändert sich sofort, wenn wir uns der metabolischen Auffassung der Ernährungsvorgänge zuwenden und nicht nur einen Teil des Nahrungseiweißes, sondern alle Nahrungsstoffe ohne Ausnahme zum Aufbau der lebenden Substanz verwenden lassen. Dann verschwindet vor allem das Rätsel, wie sich das chemisch beständige und selbst durch die gewaltsamsten Eingriffe nur schwer zersetzliche Nahrungseiweiß plötzlich in die lebende Substanz verwandeln soll, deren hervorstechendste Eigenschaft gerade der außerordentlich hohe Grad von Zersetzlichkeit bildet, infolgedessen schon relativ geringfügige Eingriffe hinreichen, um ihre Zerstörung oder Ertötung herbeizuführen. Denn dieser ungemein hohe Grad von Zersetzlichkeit wird sofort verständlich, wenn man annimmt, daß die chemischen Einheiten des Protoplasmas nicht aus Eiweiß allein bestehen, sondern eine unvergleichlich kompliziertere chemische Struktur besitzen, in der an einen eiweißartigen Kern zahlreiche aus Fett oder Zucker gebildete stickstoffreie Seitenketten und außerdem Phosphor, Kalium, Kalzium, Magnesium, Eisen, Chlor und vielleicht auch noch andere, aus den unentbehrlichen anorganischen Nahrungsstoffen stammende Atome angegliedert sind, deren Unentbehrlichkeit übrigens für die energetische Auffassung der Ernährung vollkommen unverständlich geblieben ist. Jeder Chemiker weiß, daß eine Verbindung um so unbeständiger ist, je mehr Atome und Atomgruppen in ihr durch schwache Bindungen zusammengehalten werden, und ebenso weiß er, daß solche labile chemische Strukturen durch Stoß oder Schlag, durch schwache chemische Energien, durch Temperaturerhöhung, durch elektrische Spannungsdifferenzen und selbst durch Lichtschwingungen zum Zerfall gebracht werden können. In größerer Ausdehnung bedeutet aber ein solcher Zerfall der labilen Protoplasmamoleküle eine Ertötung der davon betroffenen protoplasmatischen Gebilde, weil dann eine Reparation durch assimilatorische Neubildung der zerstörten Moleküle nicht mehr möglich ist; während eine schwächere Einwirkung derselben Agenzien nur reizend wirkt, indem der durch sie hervorgerufene Protoplasmazerfall alsbald von einer Wiederherstellung der gesprengten Moleküle durch die assimilatorische Energie der erhalten gebliebenen gefolgt ist. Wenn wir also das Protoplasma sich aus allen Nahrungsbestandteilen aufbauen lassen, dann verstehen wir nicht nur, daß es durch die verschiedensten äußeren Einwirkungen, die dem Eiweiß allein nichts anhaben können, zerstört und ertötet werden kann, sondern auch, wie durch dieselben Energien in schwächerer Intensität der Stoffwechsel der gereizten Teile — durch Zerfall und Wiederaufbau ihrer Protoplasmen — gesteigert und zugleich auch ihre spezifischen Funktionen angeregt werden, die sich ebenfalls, und zwar nicht nur im Muskel, sondern in allen lebenden Teilen des Körpers, ohne Schwierigkeit auf Zerfall und Wiederaufbau ihrer chemischen Einheiten zurückführen lassen[1]).

Eine gewichtige Stütze findet diese metabolische Auffassung der Ernährung in der Tatsache, daß überall, wo ein energisches Protoplasmawachstum stattfinden soll, auch alle Hauptgruppen der Nahrungsstoffe, also Eiweiß, stickstoffreie organische Substanzen — Stärke, Zucker oder Fett — und alle mineralischen Nährstoffe in genügender Menge vorhanden sein müssen. Sie finden sich in den Pflanzensamen und in den Wurzelstöcken, bei den Tieren in den Eiern und in besonders charakteristischer Weise auch in der Milch, die für die erste Zeit das alleinige Material für Wachstum und Entwicklung des jungen Säugetiers bildet. Mit dieser nährenden Flüssigkeit haben wir uns aber hier speziell zu befassen und wir wollen nun ihre einzelnen Bestandteile auf ihrem Wege und in ihren Metamorphosen innerhalb des kindlichen Organismus verfolgen, soweit uns dies durch eine Kombination der sichergestellten Tatsachen mit der theoretischen Grundannahme einer metabolischen Verwendung der Nahrung derzeit schon möglich ist.

---

[1]) Näheres hierüber im ersten und dritten Bande meiner Allgemeinen Biologie, welche den „Aufbau und Zerfall des Protoplasmas“ und den „Stoff- und Kraftwechsel des Tierorganismus“ behandeln.

Was nun zunächst die Eiweißkörper der Milch anlangt, so bestehen sie zum großen Teil aus dem phosphorhaltigen Kasein und daneben noch aus Albumin, Globulin und einer geringen Menge anderer, weniger bekannter Körper. Der Käsestoff findet sich nur in der Milch und in keiner anderen Flüssigkeit des mütterlichen oder kindlichen Körpers und wir müssen ihn daher als ein Abspaltungsprodukt des Protoplasmas der milchabsondernden Epithelzellen betrachten, das sich aus dem Serumalbumin, dem Blutzucker und den Blutsalzen aufbaut und infolge der seinen Molekülen allein zukommenden chemischen Struktur bei deren Zerfall auch spezifische Zerfallsprodukte, Kasein, Milchzucker, ein vom Körperfett verschiedenes Butterfett und die in der Milch in ganz anderen Verhältnissen als im Blutserum enthaltenen Milchsalze abspaltet. Das Kasein wird nun im Magen durch das daselbst abgesonderte Labferment oder — wie jetzt von dem menschlichen Kasein behauptet wird — durch die bloße Magensäure in das unlösliche Parakasein verwandelt, das aber durch den pepsin- und salzsäurehaltigen Magensaft wieder größtenteils in lösliche Spaltprodukte, Albumosen und Peptone übergeführt wird. Dieser Spaltungsprozeß wird dann, soweit er nicht bereits im Magen vollzogen wurde, durch das Trypsin der Bauchspeicheldrüse unter Mithilfe des im Darme sezernierten Erepsins vollendet; aber die Produkte der Eiweißverdauung verschwinden mit großer Schnelligkeit aus dem Darminhalt, ohne jenseits der Darmwand in der Chylusflüssigkeit oder in dem Blute der Darmvenen zu erscheinen. Vielmehr findet man im Kreislaufe der mit Milch genährten Kinder, gleichviel ob diese Milch vom Menschen oder einem anderen Säugetier herrührt, immer nur Serumalbumin, und zwar stets nur ein solches, das der Spezies homo eigentümlich ist und mittels der „biologischen“ Serumreaktion als solches erkannt werden kann. Wie hat man sich nun diese Umwandlung der Spaltprodukte des Nahrungseiweißes in die ganz anders gearteten Eiweißkörper der Blutflüssigkeit zu denken? Auch das bereitet uns keine Schwierigkeit, wenn wir annehmen, daß die Produkte der Eiweißverdauung von den Epithelzellen des Darms oder auch zum Teil von dem adenoiden Gewebe der Darmwand zur assimilatorischen Synthese neuer, ihren eigenen ähnlich gebauter Protoplasmamoleküle verwendet werden und dass dann diese spezifisch gebauten Moleküle bei ihrem Zerfall auch wieder spezifische Zerfallsprodukte in den Kreislauf gelangen lassen. Also nicht durch ganz unverständliche Umsetzungen in den Säften, sondern durch eine theoretisch wohl verständliche Kombination von Protoplasmaaufbau und Protoplasmazerfall werden die als Nahrung dienenden Eiweißkörper in die ganz anders gearteten Eiweißverbindungen der Blutflüssigkeit verwandelt.

Diese neuen spezifisch gebauten Eiweißkörper des Blutserums werden nun durch die Zirkulation den verschiedenen Organen und Geweben des kindlichen Körpers zugeführt und daselbst wieder — im Verein mit den anderen zum Protoplasmaaufbau nötigen Stoffen, dem Blutzucker und den Blutsalzen — zur Neubildung oder zur Rekonstruktion der ihnen eigentümlichen Protoplasmen verwendet, deren chemische Einheiten zweifellos wieder in jedem Körperteile eine ihnen allein zukommende Strukturformel aufweisen würden, wenn es möglich wäre, ihre Struktur mit den Mitteln des

Chemikers zu analysieren. Da dies aber nicht möglich ist, so schließen wir auf den spezifischen Bau der Protoplasmen in der Leber, den Verdauungsdrüsen, den Muskeln, den Sehnen, Knorpeln und Knochen, der Schilddrüse, den Nebennieren und den blutbildenden Organen aus den spezifisch gebauten Zerfallsprodukten, die entweder als Gewebselemente und als innere Sekrete im Organismus verbleiben oder als Absonderungen nach außen abgegeben werden. Ein Protoplasma, das bei seinem Zerfall Glykogen, Gallensäuren und Gallenfarbstoffe absondert, muß in seinen Molekülen eine ganz andere Struktur besitzen als ein solches, das Ptyalin und Rodankalium, oder Pepsin und Salzsäure oder Trypsin oder Adrenalin oder Muskeleiweiß oder leimgebende Substanz oder Hämoglobin oder andere spezifisch gebaute Produkte des „intermediären" Stoffwechsels abspaltet. Dieser ganze intermediäre Stoffwechsel, von dem man jetzt so häufig spricht, bei dem man sich aber nur wenig Konkretes denken kann, so lange man sich ihn in den Säften abspielen läßt, verliert sein ganzes Mysterium, wenn man darunter die assimilatorischen Synthesen in spezifisch gebauten Protoplasmen und den Zerfall dieser Protoplasmen unter Abspaltung spezifisch gebauter Zerfallsprodukte versteht.

Bei diesem Zerfall werden aber nicht nur Produkte gebildet, welche, wie Serumeiweiß, Hämoglobin, leimgebende Substanz, Fett und Glykogen ganz oder teilweise, direkt oder nach fermentativen Spaltungen wieder zum Aufbau von neuem Protoplasma verwendet werden können, sondern auch solche, die wie Kohlensäure, Harnstoff und Harnsäure, Gallen- und Harnfarbstoffe zu einer solchen assimilatorischen Verwendung nicht mehr tauglich sind, und diese werden nun als nicht mehr verwertbare und zum Teil auch schädliche, weil protoplasmafeindliche Exkrete nach außen befördert. Bei gewissen Zersetzungen, namentlich bei denen, die der Muskelfunktion zugrunde liegen, werden vorwiegend die stickstofffreien Atomgruppen in nicht mehr assimilierbare Zerfallsprodukte — Kohlensäure und Wasser — verwandelt, während die stickstoffhaltigen Zerfallsprodukte hier größtenteils einen eiweißartigen Charakter besitzen und daher — als Muskeleiweiß — wieder synthetisch verwertet werden können. Bei anderen Arten des Protoplasmazerfalls dagegen, wie z. B. bei der Abspaltung von Glykogen oder Fett, sind es wieder die stickstofffreien Komplexe, welche in noch assimilierbarer Form aus dem Zerfall hervorgehen, während hier die stickstoffhaltigen Komplexe in größerem Maßstabe in nicht mehr assimilierbare Produkte — Harnstoff, Harnsäure usw. — übergehen, deren reichliche Ausscheidung speziell bei der glykogenabspaltenden Leber direkt nachgewiesen ist. So kommt es, daß eine Vermehrung der Muskelarbeit keine wesentliche Vermehrung der Stickstoffausscheidung, wohl aber eine proportionale Steigerung der Kohlensäureproduktion zur Folge hat, während ein Überschuß von Nahrungsstoffen und speziell von Nahrungseiweiß, der nur in den reservestoffbildenden Organen und vor allem in der glykogenbildenden Leber Verwendung finden kann, immer mit einer entsprechenden Steigerung der Stickstoffausscheidung einhergeht.

Gehen wir nun zu den Zuckerstoffen der Nahrung über, so stoßen wir auch hier sofort auf eine Tatsache, die eigentlich nur vom Standpunkte ihrer metabolischen Verwertung verständlich wird. Ich meine die ihrer Verwendung im Organismus vorhergehende Spaltung der mehrgliedrigen Kohlehydrate, des Milch- und Rohrzuckers, der Maltose und der Stärke in die sechsgliedrigen Monosaccharide — Dextrose, Lävulose und Galaktose —, sowie auch die weitere Tatsache, daß Rohrzucker und Milchzucker, wenn sie auf irgend eine Weise ungespalten in den Kreislauf gelangen, nicht der Zersetzung und Oxydation anheimfallen, sondern unverändert durch die Niere ausgeschieden werden. Bei der Stärke hat man nun als teleologischen Grund der hydrolytischen Spaltung angegeben, daß sie ohne diese Spaltung wegen ihrer Unlöslichkeit nicht resorbiert werden könnte. Dies paßt aber keineswegs auf die schon von vornherein löslichen Disaccharide, welche auch ohne weiteres resorbiert werden, wenn sie in so großer Menge eingeführt werden, daß sie nicht schnell genug in die sechsgliedrigen Bestandteile gespalten werden können. Warum werden nun die im unveränderten Zustande in den Kreislauf gelangenden Teile dieser löslichen Zucker nicht ebensogut verwertet und verbrannt, wie ihre einfacher gebauten Spaltprodukte? Dafür gibt es nur eine annehmbare Erklärung, nämlich die, daß diese großen Zuckermoleküle sich ebensowenig für eine assimilatorische Verwendung beim Aufbau der Protoplasmamoleküle eignen, wie die noch ungespaltenen Eiweißkörper der Nahrung, z. B. das Hühnereiweiß, das, in den Kreislauf gelangt, ebenso unverändert ausgeschieden wird, wie der Milchzucker und der Rohrzucker. Damit diese Stoffe verbrannt oder anderweitig zersetzt werden, müssen sie eben zuvor durch Assimilation zu Bestandteilen der Protoplasmamoleküle geworden sein, und erst, wenn die mit ihrer Hilfe gebildeten Moleküle zerfallen und die aus ihrer Verbindung losgerissenen Atomgruppen in statu nascendi der Einwirkung des allgegenwärtigen Sauerstoffs zugänglich geworden sind, dann können die aus den assimilierten Zuckerstoffen gebildeten Atomgruppen durch die Verbindung mit Sauerstoff zu Kohlensäure und Wasser verbrennen. Auch außerhalb des Organismus können ja alle diese Zuckerstoffe verbrannt werden, aber nur dann, wenn ihre Moleküle durch eine hohe Anzündungstemperatur gespalten und dadurch die sie bildenden Kohlenstoff- und Wasserstoffatome dem Angriffe des Sauerstoffes zugänglich werden. Bei der relativ niederen Temperatur der Kalt- und Warmblüter ist aber eine solche direkte Verbrennung der Zuckerstoffe einfach unmöglich und eine solche kann daher nur auf metabolischem Wege durch ihre Einfügung in hochkomplizierte Protoplasmamolekule und durch die oxydative Spaltung dieser ungemein zersetzlichen Verbindungen vor sich gehen. Da aber Rohrzucker und Milchzucker wegen ihres relativ komplexen Baues zur assimilatorischen Verwendung beim Aufbau der Protoplasmamoleküle sich nicht eignen, können sie auch nicht der vitalen Verbrennung anheimfallen.

Wo erfolgt nun die Assimilation der Spaltprodukte des Milchzuckers oder Rohrzuckers? Die hydrolytische Spaltung dieser beiden Disaccharide geschieht wahrscheinlich während ihres Durchtrittes durch die Darmwand unter Vermittlung der hier gebildeten Fermente, der Laktase und des Invertins, und die Produkte dieser Spaltung werden, wenn sie in größerer Menge gebildet werden, zweifellos zum Teil durch die Pfortader in die Leber verfrachtet. Es ist aber für die metabolische Denkungsweise ebensowenig zweifelhaft, daß ein anderer Teil der aus der Fermentspaltung hervorgehenden assimilierbaren Zuckerstoffe schon in der Darmwand selbst assimilatorisch verwendet werden kann, weil wir erstens annehmen, daß die Assimilation der Eiweißstoffe der Nahrung, die ja nach dem früher Gesagten ebenfalls in der Darmwand vor sich gehen soll, ohne eine gleichzeitige Heranziehung von stickstoffreiem Material nicht möglich ist, und weil wir alsbald auch hören werden, daß die Darmwand bei einer aus Eiweiß und Zucker — ohne Fett — bestehenden Nahrung einen fettreichen Chylus bereiten kann, in welchem Falle das vom Darmprotoplasma abgespaltene Fett nur aus dem Zucker herrühren kann, den dieses Protoplasma neben dem Eiweiß zum Aufbau seiner Moleküle verwendet hat. Wenn wir also überhaupt annehmen, daß Zucker ebenso wie Eiweiß zum Aufbau des Protoplasmas notwendig ist, dann steht auch nichts einer assimilatorischen Verwendung eines Teiles des Nahrungszuckers in der Darmwand entgegen.

Bei einer reichlichen Aufnahme von Stärke oder Zucker mit der Nahrung kann aber nicht der ganze Zucker in der Darmwand zur Verwendung kommen, und dann wird der Überschuß durch die Pfortader in die Leber gelangen müssen. Hier wird er nun nach der geläufigen Annahme in Glykogen umgewandelt und man deutet sich diese Umwandlung so, daß die sechsgliedrigen Zucker unter Abgabe von Wasser zur Synthese des komplizierter gebauten Polysaccharids verwendet werden. Aber auch hier erhebt sich die Schwierigkeit, daß dieselben einfacheren Zuckermoleküle, von denen man glaubt, daß sie unter dem Einflusse des lebenden Protoplasmas zu Kohlensäure und Wasser verbrannt werden, in demselben Protoplasma der Verbrennung entgehen und wieder unter seinem Einflusse in ein komplizierter gebautes Kohlehydrat verwandelt werden sollen, wobei man auch noch in den Kauf nehmen muß, daß bei Fütterung mit Rohrzucker sein linksdrehendes Spaltprodukt, die Lävulose, in das rechtsdrehende Glykogen übergehen soll. Dagegen scheint es mir keiner Schwierigkeit zu unterliegen, daß die assimilierbaren Zucker, wie in jedem anderen Protoplasma, auch in der lebenden Substanz der Leberzelle zusammen mit Eiweiß assimilatorisch verwendet werden. Ist aber einmal Leberprotoplasma aus dem Nahrungszucker im Verein mit Nahrungs- oder Bluteiweiß gebildet, dann können die stickstoffreien Atomgruppen seiner Moleküle ebenso als Glykogen abgespalten werden, wie in den Pflanzenzellen als Stärke oder Rohrzucker, wie in den Epithelzellen der Brustdrüse als Milchzucker oder Butterfett und wie in denselben Leberzellen unter anderen Umständen (z. B. bei der Mästung der Gänse mit massenhaften Kohlehydraten) als Leberfett. In allen diesen Fällen bilden die abgespaltenen Glykogen-, Stärke- oder Fettmoleküle eine stickstoffreie Reserve, die in einem späteren Momente wieder beim Aufbau oder Wiederaufbau von Protoplasma ihre Verwendung finden kann.

In der Leber ist uns aber der Mechanismus ziemlich genau bekannt, durch den eine Mobilisierung der Zuckerreserve genau nach Maßgabe des sich ergebenden Bedarfes bewerkstelligt wird. Wir wissen, daß der Zuckergehalt des Blutes unter den verschiedensten Verhältnissen, bei reichlicher und bei fehlender Zuckerzufuhr, bei großer und bei minimaler Muskelarbeit, also bei geringer und bei starker Inanspruchnahme des Blutzuckers sich mit bemerkenswerter Konstanz auf gleicher Höhe erhält, und wir wissen auch, daß dies mit Hilfe eines präzis funktionierenden Reflexapparates geschieht, der sein Zentrum im verlängerten Marke besitzt. Die Funktion dieses Regulierungsapparates muß man sich offenbar so denken, daß schon eine geringfügige, durch chemische Analyse nicht erkennbare Zuckerverarmung des Blutes als Reiz auf periphere Nervenendigungen wirkt; der dadurch eingeleitete Nervenprozeß gelangt dann auf einem Reflexbogen durch das Zuckerzentrum hindurch zu den Leberzellen und erregt in ihnen einen Protoplasmazerfall unter Abspaltung eines diastatischen Fermentes, welches das in denselben Zellen abgelagerte Glykogen in Zucker verwandelt und dessen Überführung in den Kreislauf veranlaßt. Sowie aber dadurch wieder das normale Niveau des Blutzuckergehaltes erreicht ist, hört das Zuströmen der Reize zum Zuckerzentrum auf und es entfällt damit auch jede weitere Produktion des verzuckernden Fermentes in den Leberzellen. Da aber das bereits vorhandene Ferment die Spaltung des Glykogens fortsetzen und dadurch eine Überflutung des Blutes mit Zucker herbeiführen würde, müssen wir weiter annehmen, daß auf irgend eine Weise das überflüssig gewordene Leberferment unwirksam gemacht wird; und dies geschieht wahrscheinlich in der Weise, daß schon ein ganz geringer Überschuß von Blutzucker das Pankreas entweder direkt oder auf dem Wege eines Nervenreflexes zur Produktion eines antidiastatischen Fermentes anregt, welches durch die Pankreasvenen und die Pfortader der Leber zugeführt wird und daselbst jede weitere Wirkung der verzuckernden Fermente verhindert. Deshalb kann eine Überproduktion von Zucker und eine Ausscheidung des Überschusses durch die Nieren — also ein Diabetes — auf zweierlei Weise experimentell herbeigeführt werden: vorübergehend durch den sogenannten Zuckerstich, der einen mehrtägigen Reizungszustand des Zuckerzentrums und während der Dauer desselben eine abnorm starke Innervation der Leberzellen mit überschüssiger Produktion des diastatischen Fermentes herbeiführt; und dann durch die Beseitigung der Bauchspeicheldrüse, welche den Fortfall der Neutralisierung des Leberfermentes und daher eine fortdauernde Überproduktion von Leberzucker zur Folge hat.

Wenden wir uns nun zu den Fetten der Nahrung, so haben wir bereits gesehen, daß eine ganze Reihe von Tatsachen ihrer korpuskulären Überführung in den Chylusstrom und in den Blutkreislauf entgegensteht. Richtig ist, daß durch Darmsekrete eine Umwandlung des Fettes in eine feine Emulsion bewirkt wird, und ebenso richtig ist es, daß sich auf der anderen Seite der Darmwand eine mit feinem Fettstaub erfüllte Flüssigkeit in die Chylusgefäße ergießt. Aber dazwischen klafft eine Lücke in dem auch auf der Höhe der Verdauung völlig fettfreien Zelleib der Darmepithelien, und diese Lücke kann auch nicht durch die Hypothese ausgefüllt werden, daß das Fett nicht als solches, sondern in Form von verseiften oder sonstwie wasserlöslich gewordenen Fettsäuren durch die Zellen hindurchtritt und sich auf der anderen Seite wieder mit Glyzerin zu den Neutralfetten des Chylus vereinigt. Dagegen spricht erstens, daß auch Fettsäuren ohne Glyzerin dieselbe nährende Wirkung entfalten wie die entsprechenden Triglyzeride und daß man daher nicht verstehen könnte, woher in diesem Falle das zur Umwandlung der Fettsäuren in Neutralfette notwendige Glyzerin bezogen werden könnte, da freies Glyzerin nirgends in den Säften zu finden ist und, wenn es vorhanden wäre, sofort zu Kohlensäure und Wasser verbrannt würde. Dagegen spricht ferner die schon erwähnte Tatsache, daß der auf der Höhe der Verdauung einer reichlichen, aber fettfreien Nahrung aus dem Darm in das Blut übertretende Chylus nicht viel weniger Fett enthält als bei reichlicher Fettfütterung; und endlich die besonders wichtige Beobachtung, daß bei der Fütterung mit Fett und Eiweiß bedeutend mehr Fett im Chylus zum Vorschein kommt, als wenn Fett allein ohne Eiweiß gegeben wird. Alles das scheint mir in entscheidender Weise dafür zu sprechen, daß die aus dem emulgierten Fett durch eine Fermentspaltung abgeschiedenen Fettsäuren in wasserlöslicher Form, die mit Hilfe der gallensauren Salze hergestellt wird, in die Darmepithelzellen gelangen und daselbst mit dem Nahrungs- oder Bluteiweiß und den übrigen zur Protoplasmabildung notwendigen Stoffen zum Aufbau von neuen Zellprotoplasmen verwendet werden. Wenn dann dieses neugebildete Protoplasma zerfällt, dann führt es nicht nur Serumeiweiß, sondern auch Fett und Salze in den Chylusstrom über, so daß dieser gewissermaßen als ein milchähnliches inneres Sekret dieser Epithelzellen angesehen werden muß. Wie also die milchabsondernden Zellen der Brustdrüsen ihr Protoplasma ebensogut bei Fütterung mit Eiweiß und Zucker wie mit Eiweiß und Fett aufbauen können und doch immer dasselbe fetthaltige Sekret nach außen abgeben, so würden auch die Zellen der Darmwand auf alle Fälle ihr fetthaltiges inneres Sekret in die Chylusgefäße befördern, wenn sie nur stickstoffhaltiges und stickstofffreies Baumaterial zur Bildung ihres Protoplasmas aus der Darmhöhle erhalten. Mit Fett allein ohne Eiweiß würden sie aber deshalb nur ein spärliches Fett liefern können, weil aus Fett ohne Eiweiß kein Protoplasma gebildet werden kann und daher das zur Protoplasmabildung notwendige Eiweiß aus den Säften entnommen werden müßte.

Das weitere Schicksal des aus der Darmwand in den Chylus abgesonderten Fettes denken wir uns so, daß die Fettröpfchen von den weißen Blutzellen aufgenommen und auf metabolischem Wege — durch Aufbau und Zerfall ihres Protoplasmas — in Glykogen umgesetzt werden, welches auch tatsächlich einen regelmäßigen Bestandteil der weißen Blutzellen ausmacht. Dieses kann dann bei eintretender Zuckerverarmung des Blutes in Blutzucker verwandelt und den arbeitleistenden Organen zur Rekonstruktion ihres Protoplasmas zur Verfügung gestellt werden. Die in den Fettzellen angesammelte Reserve würde aber in der Weise entstehen, daß sich in ihnen bei reichlicher Nahrung — mit oder ohne Nahrungsfett — gewissermaßen ein Luxusprotoplasma bildet, das dann unter Fettabspaltung zerfällt. Nur so könnte man verstehen, daß man wohl bei reichlicher Zufuhr von Kohlehydraten neben Eiweiß auch ohne Nahrungsfett eine reichliche Fettmast erzielen kann, nicht aber mit Kohlehydraten allein, weil mit diesen ohne Eiweiß kein fettabspaltendes Protoplasma gebildet werden kann. Und so erledigt sich auch in der einfachsten Weise der langjährige, zwischen Voit und Pflüger geführte Streit, ob Körperfett aus Eiweiß oder aus Zucker

gebildet wird, weil es weder von Eiweiß allein, noch von Zucker allein, sondern nur von einem Protoplasma abstammen kann, das mit Eiweiß und
Zucker oder mit Eiweiß und Fett gebildet worden ist.

Die trotz aller widersprechenden Tatsachen noch immer von vielen geteilte
Meinung, daß das Körperfett einfach durch Deponierung von Nahrungsfett in den
Fettzellen gebildet wird, stützt sich auf einzelne Versuche, in denen es gelungen ist,
durch reichliche und ausschließliche Verfütterung eines fremden, tierischen oder pflanzlichen Fettes eine Änderung der normalen Beschaffenheit des Körperfettes und eine
Ähnlichkeit — aber niemals eine Identität — mit dem eingeführten Fette herbeizuführen. Diese unter ganz exzeptionellen, außer dem Laboratorium niemals verwirk-
lichten Bedingungen herbeigeführten Resultate ändern aber nichts an dem fundamentalen Gesetze, daß jede Tiergattung unter den verschiedensten Ernährungsbedingungen
mit oder ohne Nahrungsfett ihr charakteristisches, uur ihr allein zukommendes Fett
besitzt, so daß z. B. das Leberfett eines mit Kuhmilch genährten Säuglings nach
Thiemich eine ganz andere Jodzahl, also einen ganz anderen Gehalt an Olein aufweist als das Fett seiner Nahrung und daß sogar die Fettdepots in demselben Körper
eine ganz verschiedene Beschaffenheit zeigen können, so daß z. B. das Leberfett eines
Säuglings nach demselben Beobachter eine höhere Jodzahl hat als sein Hautfett und
daß dieses Hautfett nach Knöpfelmacher in verschiedenen Regionen eine verschiedene
Beschaffenheit zeigt — lauter Tatsachen, die mit einer Ablagerung des Nahrungsfettes
in den Fettzellen ebensowenig in Einklang zu bringen sind, wie die Ablagerung des
schwer schmelzenden Hammelfettes bei einer Nahrung, die nur flüssige Pflanzenfette
enthält. Die manchmal, aber keineswegs immer, durch einseitige Fütterung mit einem
fremdartigen Fett herbeigeführten Änderungen der normalen Beschaffenheit des Körperfettes müssen also darauf beruhen, daß zuerst das Protoplasma, das dieses fremdartige Fett assimiliert, eine Änderung durch die Aufnahme abgeänderter Seitenketten in seine Moleküle erfährt und dass infolgedessen bei der Spaltung dieser
abgeänderten Moleküle auch abgeänderte Zerfallsprodukte zum Vorschein kommen.
Wie vorsichtig man übrigens gegenüber den Angaben vom Übergange fremdartiger
Fette in die Milch oder in das Körperfett sein muß, zeigt die Mitteilung von
Denoel (zitiert bei Moll, Arch. f. Kinderheilkunde, 48. Band, S. 174), daß er bei
16 Kühen, die er mit Sesamölkuchen gefüttert hatte, kein einziges Mal in dem
Butterfette die Baudouin'sche Reaktion auf Sesamöl erhalten konnte, so daß er
die von anderen angegebenen positiven Resultate auf eine Verunreinigung des zur
Reaktion nötigen Furfurols zurückführt.

Bevor wir die organischen Nahrungsstoffe verlassen und uns dem
anorganischen Teil der Nahrung — den Salzen und dem Wasser — zuwenden,
müssen wir uns noch einmal mit der Frage der Isodynamie der Nahrungsstoffe beschäftigen. Wir haben gesehen, daß diese Isodynamie weder für
die Eiweißkörper, noch für die Leimsubstanzen zutrifft, weil ein großer Teil
der Eiweißnahrung durch Zucker und Fett von gleichem Brennwert nicht
ersetzt werden kann und weil die Leimstoffe im Körper mehr leisten als
die Fette mit einem fast doppelt so großen Brennwert. Nur zwischen Zucker
und Fett besteht tatsächlich das Verhältnis, daß sie einander ungefähr
nach ihrem Kaloriengehalte vertreten können, wobei sich aber immer der
Zucker als etwas wertvoller erweist als eine dem Brennwerte nach entsprechende Menge von Fett. Aber diese beschränkte Giltigkeit des im allgemeinen ungiltigen Gesetzes der Isodynamie ist vom Standpunkte des Metabolismus leicht zu verstehen, weil sowohl der Brennwert von Zucker und
Fett als auch ihr Wert als Baumaterial für die Protoplasmen von ihrem Gehalte an Kohlenstoff und Wasserstoff abhängig sind. Dieselben Mengen
beider Stoffe, die imstande sind, zur Synthese der Protoplasmamoleküle die

gleiche Menge von Kohlenstoff- und Wasserstoffmolekülen zu liefern, müssen eben wegen des gleichen Gehaltes an diesen beiden Elementen bei ihrer Verbrennung auch ungefähr die gleiche Menge von Wärme liefern. Anders verhält es sich aber mit dem Leim, der neben Kohlenstoff und Wasserstoff auch Stickstoff enthält und daher beim Aufbau des Protoplasmas nicht nur zur Konstruktion der stickstoffreien, sondern auch eines Teiles der stickstoffhaltigen Atomgruppen verwendet werden kann und daher trotz seines geringeren Brennwertes besser nährend und besser „eiweißsparend" wirkt als das keinen Stickstoff enthaltende Fett. Die tatsächlichen Verhältnisse bei der gegenseitigen Vertretung der organischen Nahrungsstoffe stehen also nur mit der metabolischen und keineswegs mit der katabolischen Auffassung des Stoffwechsels in Einklang.

Von den Etappen, die die S a l z e der Nahrung im Körper durchlaufen, wissen wir leider nicht genug, um zu entscheiden, wie weit sie sich an dem metabolischen Stoffwechsel durch Aufbau und Zerfall des Protoplasmas beteiligen. Daß dies überhaupt der Fall ist, entnehmen wir unter anderem daraus, daß die Magendrüsen unter Nerveneinfluß Salzsäure produzieren, weil wir uns eine solche Innervation nur als eine Fortleitung des Protoplasmazerfalls längs der protoplasmatischen Nervenbahn bis zu dem sezernierenden Protoplasma denken können, das also vor seinem Zerfall jedenfalls Chloratome enthalten haben muß, die es nur aus dem Chlornatrium der Nahrung entnommen haben kann. Dagegen wissen wir nicht bestimmt, wie weit der t i e r i s c h e Organismus imstande ist, Phosphor, Kalzium, Eisen und andere in den anorganischen Nährsalzen enthaltene Elemente zu seinem Protoplasmaaufbau zu verwenden; wir sind auch nicht immer in der Lage zu erkennen, was und wie viel von den anorganischen Ausscheidungen von einem Protoplasmazerfall und wieviel von unverändert durchgehenden Nahrungsbestandteilen herrührt, und wir besitzen nicht einmal eine genügende Handhabe, um zu entscheiden, ob die Kalksalze des Skelettes und des Zahnschmelzes einfach aus der Nährflüssigkeit abgelagert oder von phosphor-, fluor-, kalzium- und magnesiumhaltigen Protoplasmen abgespalten werden. Der ununterbrochene und auch beim ausgewachsenen Organismus ziemlich bedeutende Bedarf an anorganischer Nahrung rührt offenbar daher, daß für diese nur eine geringe Möglichkeit ihrer Aufstapelung als Reserve besteht, so daß ein in der Nahrung aufgenommener oder durch reichlichen Protoplasmazerfall entstehender Überschuß bald wieder ausgeschieden wird und daher ein neuerlicher Bedarf wieder hauptsächlich durch die Nahrung gedeckt werden muß.

Zum Schlusse müssen wir uns noch mit einem wichtigen Teile der Ernährung, nämlich mit der Aufnahme von W a s s e r beschäftigen. Da der größte Teil des Körpers — beim Neugeborenen 72 % des Gesamtgewichtes — aus Wasser besteht und da fortwährend große Mengen von Wasser durch die Nieren, die Darmentleerungen, die Haut und die Respirationsfläche ausgeschieden werden, die nur zum geringsten Teile aus den vitalen Oxydationen abstammen, so folgt daraus, daß mindestens ebenso große Wassermengen durch die Schleimhaut des Nahrungskanals aufgenommen werden müssen; und tatsächlich enthält die Milch, die die ausschließliche Nahrung in den ersten Lebensmonaten bilden soll, nicht weniger als 86—88 % Wasser, so daß das saugende Kind, wenn es täglich ein Sechstel seines Gewichtes an Milch verzehrt, in derselben Zeit nicht weniger als ein Siebentel seines Gewichtes an Wasser in sich aufnehmen muß. Diese bedeutende Wasserresorption, welche zugleich auch die Vorbedingung für die Resorption und Assimilation der anderen Nahrungsstoffe bildet, erfolgt aber nicht, wie man früher glaubte, auf dem Wege der Osmose, sondern sie ist eine vitale Funktion, die nur von den lebenden und unversehrten Epithelzellen des Nahrungskanals vollzogen werden kann. Von den vielen Tatsachen, die bloß in diesem Sinne gedeutet werden können, sei hier nur die eine erwähnt, daß eine schwache Salzlösung viel rascher resorbiert wird als destilliertes Wasser, obwohl nach den Gesetzen der Osmose gerade das Gegenteil erwartet werden müßte[1]. Die vitale Tätigkeit der wasserresorbierenden Zellen kann aber nach unserer Grundannahme nur in einem Protoplasmaaufbau unter Aufnahme von Quellungswasser aus der Darmhöhle in die neugebildeten Teile des ultramikroskopischen Protoplasmanetzes und dann wieder in einem Zerfall von Protoplasma unter Abgabe seines Quellungswassers an die Kapillaren und Chyluswege bestehen; und diese vitale Tätigkeit in ihrem ganzen physiologischen Ausmaße kann naturgemäß nur von gesunden Epithelzellen geleistet werden. Welche enorme Bedeutung aber diese sicherlich wohl begründete Deduktion für die Pathologie der Ernährung im frühen Kindesalter besitzt, das werden wir später noch zur Genüge erfahren.

---

[1] Die übrigen Beweise sind im elften Kapitel des ersten und im zweiten Kapitel des dritten Bandes der Allgemeinen Biologie zusammengestellt.

Die Mutterbrust.

Milch als einzig mögliche Nahrung der Neugeborenen. Stillfähigkeit. Vorteile des Selbststillens für die Mutter. Vorbereitungen während der Schwangerschaft. Schonung der Brustwarzen. Diät der Säugenden. Das Ammenbier. Milchtreibende Mittel. Das erste Anlegen. Fünf Mahlzeiten. Volumetrische Methode. Der Energiequotient. Größe der Einzelmahlzeit. Schrunden und Abszesse. Fieberhafte Erkrankungen. Milchmangel und Intoleranz.

Der dem frühen Kindesalter entwachsene Mensch kann seinen Bedarf an Eiweiß, Zucker, Fett und Mineralsalzen auf die verschiedenste Weise decken. Er kann sein Eiweiß aus Fleisch, Eiern, Käse oder Pflanzengeweben, seinen Zucker aus Brot, Mehlspeisen, Gemüse oder Obst, sein Fett aus Butter, Speck, Eidotter oder Pflanzenöl beziehen und in jedem der üblichen Nahrungsgemische bekommt er auch die notwendige Menge von Salzen. Alles das ist aber für das Kind im Säuglingsalter von vornherein ausgeschlossen. Dieses kann die meisten dieser Speisen nicht einmal verschlingen und wenn es selbst bei einigen derselben gelänge, sie in seinen Magen zu befördern, blieben sie unverdaut und unausgenützt und würden mit Sicherheit schwere Krankheitserscheinungen hervorrufen. Die einzige Substanz, die dem Säugling seine Nahrung in einer von ihm verwendbaren Form darbietet, ist die Milch, weil sie Eiweiß, Zucker, Fett und Salze nicht nur in der richtigen Proportion, sondern auch in der richtigen physikalischen und chemischen Beschaffenheit enthält. Diese Flüssigkeit kann er mit Hilfe des ihm angeborenen Saugreflexes ohne Schwierigkeit seinen Verdauungsorganen übergeben und hier sind alle notwendigen Bedingungen vorhanden, um die einzelnen nährenden Stoffe ihrer physiologischen Verwendung entgegenzuführen. Diese einzig geartete Substanz ist aber, wenn man von Ausnahmefällen absieht, immer auch vorhanden, weil ihre Absonderung in der mütterlichen Brustdrüse entweder unmittelbar nach der Geburt oder in der nächsten Zeit beginnt; und man sollte daher glauben, daß, wie für jedes andere neugeborene Säugetier, auch für das neugeborene Menschenkind vorläufig alles auf das Beste bestellt ist.

Wer sich aber einem solchen Optimismus hingeben würde, der hätte zwar mit der Natur, aber nicht mit ihrem Gegenstücke, mit der Kultur gerechnet. Die Kultur hat leider neben ihren vielen Lichtseiten auch manche dunkle Punkte aufzuweisen und zu diesen gehört die Tatsache, daß mit dem Fortschreiten der Kultur immer mehr Kinder der Wohltat beraubt worden sind, von ihrer eigenen Mutter ihre naturgemäße Nahrung zu empfangen. Das Luxusleben der Reichen, deren Frauen sich nicht durch eine ihnen so niedrig erscheinende Leibesfunktion in ihren Vergnügungen stören lassen wollen; die Nachahmungssucht des Mittelstandes; die aus der steigenden Nachfrage nach Ersatzammen sich entwickelnde Ammenindustrie und die daraus resultierende Gewöhnung, die Kinder der fahnenflüchtig gewordenen Mütter mit Surrogaten zu ernähren; die dabei gewonnene Erfahrung, daß man seine Kinder, wenn auch unter Opferung einer Anzahl derselben, auch ohne Mutterbrust schlecht und recht aufziehen kann; dann die fortschreitende Industrialisierung der Kulturländer mit der Heranziehung auch der weiblichen Bevölkerung zur Fabrikarbeit — all das und noch manches andere hat das traurige Resultat gezeitigt, daß nicht nur in den Großstädten, sondern fast überall, selbst in den ländlichen Bezirken, die Hälfte oder ein noch größerer Teil der Kinder nicht mehr auf natürlichem Wege ernährt wird; und daraus hat sich das ungeheure Heer von ernährungskranken Kindern mit dem Gefolge jener außerordentlichen Säuglingssterblichkeit entwickelt, die endlich auch das öffentliche Gewissen aufzurütteln beginnt.

Wir werden später Gelegenheit haben, die Mittel zu erwägen, durch die eine Besserung dieser traurigen Verhältnisse herbeigeführt werden könnte. Zuvor müssen wir aber die natürliche Ernährung selbst und die richtige Methode ihrer Durchführung genauer kennen lernen; und dabei werden wir auch immer Gelegenheit haben, eine ganze Reihe von Vorurteilen zu bekämpfen, die sich der weiteren Verbreitung dieser Ernährungsweise entgegenstellen.

Zunächst handelt es sich natürlich darum, ob die junge Mutter zur Erfüllung ihrer physiologischen Funktion tauglich ist; und da ist es vor allem wichtig zu konstatieren, daß eine wirkliche und definitive Untauglichkeit jedenfalls zu den Seltenheiten gehört. Allerdings kann ich nicht mit jenen übereinstimmen, die in ihrem jedenfalls lobenswerten Eifer behaupten, daß jede Mutter ihr Kind stillen kann, wenn sie es nur ernstlich will; aber ebenso bestimmt kann man sagen, daß ein großer Teil der Mütter, die angeblich nicht stillen können, bei ernsthaftem Willen und einiger Geduld dazu sicherlich befähigt wäre. Aber leider fehlt es häufig an beiden Voraussetzungen. Die jungen Mütter in den gebildeten Kreisen sind jetzt allerdings häufiger als früher im Prinzipe geneigt, ihre Mutterpflicht zu erfüllen; aber sie gehen an ihre Erfüllung zumeist mit einer übergroßen Ängstlichkeit und Sorge, ob es ihnen auch möglich sein wird, ihre Absicht durchzuführen; und diese Besorgnis wird von ihrer Umgebung gewöhnlich eher gesteigert als beschwichtigt. Die Mutter und die anderen weiblichen Verwandten, zumal die ledigen Tanten, sind fast immer in der Opposition und werden nicht müde, ihre Bedenken geltend zu machen. Die junge Frau ist zu zart und zu schwach; sie ist blutleer; sie wird vom Stillen zu sehr angegriffen werden; sie ist in ihrer Freiheit zu sehr beschränkt; sie darf dann nicht mehr alles essen, was ihr schmeckt; sie kann weder Theater noch Gesellschaften besuchen; und übrigens weiß man ja gar nicht, ob sie Milch haben, ob sich die Brust nicht entzünden wird — und all das trägt natürlich nicht dazu bei, ihre Zuversicht zu erhöhen; und wenn ich auch nicht davon überzeugt bin, daß diese Mutlosigkeit, wie manche glauben, direkt ungünstig auf die Milchsekretion einwirken kann, so ist es doch sicher, daß sich auf diese Art jene kleinen Schwierigkeiten, die sich ja nicht selten, namentlich bei dem ersten Kinde, ergeben, leicht in ernsthafte Hindernisse verwandeln und die besten Absichten zu vereiteln drohen.

Wir wollen nur die genannten Bedenken der Reihe nach prüfen, um zu sehen, wie weit sie berechtigt sind.

Zunächst ist es für die meisten Fälle sicherlich unrichtig, daß die Gesundheit der Mutter durch das Stillen beeinträchtigt wird; man kann vielmehr ruhig behaupten, daß das Gegenteil die Regel ist. Wie oft sieht man zarte und blasse Frauen während der Laktation förmlich aufblühen; sie bekommen eine rosige Gesichtsfarbe, erfreuen sich eines vorzüglichen Appetites, nehmen an Gewicht und an Umfang zu und sind glücklich und zufrieden. Das Gegenteil, mit dem wir uns ja auch zu befassen haben werden, gehört zu den Seltenheiten und wird immer seltener, je mehr die richtigen Prinzipien der Lebenshaltung durchgreifen und die eingenisteten Vorurteile verdrängen. Anstatt also die natürliche Zaghaftigkeit durch grundlose Befürchtungen zu vermehren, soll man durch energische Betonung dieser günstigen Erfahrungen das Selbstvertrauen zu heben trachten; und dem ängstlichen und schwankenden Familienrate kann man auch die Erfahrungen der Frauenärzte entgegenhalten, die dahin gehen, daß stillende Frauen durch die kräftigen Zusammenziehungen der Gebärmutter, die der Saugreiz auslöst, häufiger von den lästigen Folgezuständen einer mangelhaften Rückbildung dieses Organs verschont bleiben. Auch die größere Seltenheit des Brustkrebses in den stillfreundlichen Bezirken, die von einigen Statistikern behauptet wird, kann vielleicht als Argument vorgebracht werden und mag in manchen Fällen die Wagschale nach der Seite der richtigen Entscheidung sinken lassen. Besonders wirksam pflegt aber der Hinweis des Arztes auf günstige Erfahrungen in der eigenen Familie zu sein, und ich glaube, daß es mir speziell damit nicht selten gelungen ist, Proselytinnen für das Selbststillen zu gewinnen.

Sehr wichtig ist es auch, wenn man gleich von vornherein mit aller Bestimmtheit betont, daß von der stillenden Mutter niemals mehr als fünf Mahlzeiten in 24 Stunden verlangt werden. Das ist nach zwei Seiten hin von größtem Vorteil. Man kann der Kandidatin die Beruhigung geben, daß sie auch während des Stillens ihre gewohnte Lebensweise fortsetzen kann, weil sie in den vierstündigen Pausen Theater und Gesellschaften besuchen oder im Geschäft oder im Kontor tätig sein oder ihre Lektionen absolvieren kann; und daß auch ihre Nachtruhe durch keine nächtliche Stillpflicht unterbrochen sein wird. Auf der anderen Seite ist aber damit gleich von vornherein dasjenige Verhalten auf das Bestimmteste normiert, das man als das günstigste für die Gesundheit und das Gedeihen des Kindes erkannt hat. Auch hier wie bei allen ärztlichen Anordnungen soll man sich nicht auf Unterhandlungen und Kompromisse einlassen, sondern seine

Meinung und seinen Willen energisch zu vertreten und durchzusetzen bemüht sein.

Nicht genügend prominente Brustwarzen soll die Schwangere in den letzten Monaten früh und abends mit gründlich gereinigten Fingern hervorzuziehen trachten, dagegen das vielfach empfohlene Bürsten der Warzen mit Alkohol oder mit adstringierenden Lösungen lieber unterlassen, weil dadurch leicht kleine Rhagaden entstehen können, die beim Saugen noch weiter aufgerissen werden und nicht nur Schmerzen verursachen, sondern auch zur Ausbildung der mit Recht gefürchteten Abszesse führen können. Diese Gefahr wird aber noch bedeutend vergrößert, wenn der meiner Ansicht nach gefährliche Rat erteilt und befolgt wird, die Warzen vor und nach dem Säugen mit Seife und Wasser oder gar mit desinfizierenden Flüssigkeiten zu reinigen. Ich behaupte nämlich nicht nur auf Grund von naheliegenden Erwägungen, sondern gestützt auf vielfache Erfahrung, daß diese Manipulationen mindestens so überflüssig und schädlich sind, wie dies jetzt bereits von den Mundwaschungen der Kinder fast allgemein anerkannt ist. Von vornherein ist es nämlich klar, daß das häufige Waschen der zarten Bedeckung der Warze diese ebenso vulnerabel und ebenso für Infektionen zugänglich machen muß, wie dies bereits von der Mundschleimhaut des Kindes sichergestellt ist; und hier kommt außerdem noch hinzu, daß man diese überflüssige Manipulation nicht selten denselben Händen überträgt, die durch die berufsmäßige Beschäftigung mit dem Genitalapparat der Wöchnerin für die Übertragung der Eiterbakterien in die mißhandelte Brustwarze geradezu prädestiniert erscheinen. Und was will man eigentlich mit diesen Waschungen bezwecken oder verhüten? Ich habe mir Mühe gegeben, eine Antwort auf diese Frage in der wissenschaftlichen und populären Literatur über die Pflege von Mutter und Kind herauszufinden; aber umsonst. Ich fand immer nur das strenge Gebot, aber nirgends seine Begründung. Soll das Kind vor der Ansteckung durch die Warze beschützt werden? Das hat deshalb keinen Sinn, weil wir jetzt wissen, daß Eiterbakterien in den Drüsengängen ganz gesunder Frauen nisten, ohne ihnen oder den säugenden Kindern irgend einen Schaden zu bringen, und weil es natürlich auch durch die gründlichste Waschung nicht möglich ist, den in den Ausführungsgängen verborgenen Bakterien an den Leib zu rücken. Wollen wir aber die Warze selbst und die Brustdrüse der Mutter vor Ansteckung bewahren, so lehrt uns die Erfahrung, daß wir damit viel eher das Gegenteil herbeiführen. Hat man doch auch in einigen Musterställen das Einseifen und Abwaschen der Euter vor jedem Melken wieder aufgegeben, weil sich Reizungszustände und Abszedierungen eingestellt haben; und dies geschah ja doch nur dreimal des Tages, während die viel zartere Bedeckung der menschlichen Warze von denen, die anfangs sieben- oder achtmal oder noch öfter im Tage trinken lassen wollen, fast kontinuierlich der Gefahr der Läsion ausgesetzt wäre. Tatsächlich habe ich schmerzhafte Rhagaden und Drüsenabszesse immer nur bei peinlich gereinigten Brustwarzen eintreten gesehen, und besonders ist es mir aufgefallen, daß die stillenden Mütter der ärmeren Schichten fast immer von diesen störenden Ereignissen verschont geblieben sind, während die sorgfältig gepflegten Damen, die sich zum Stillen ihrer Kinder entschlossen, so häufig ihre guten Absichten schmerzlich büßen mußten. Ebenso belehrend erscheint mir aber auch die Beobachtung, daß gemietete Ammen, solange sie zuhause ihr eigenes Kind gestillt hatten und noch nicht dem Reinlichkeitsfanatismus in die Hände gefallen waren, gesunde Warzen und Brüste behielten und dann, nachdem sie ihr Engagement angetreten hatten, nicht selten bald eine „böse Brust" bekamen. Das alles zusammen hat mich überzeugt, daß auch hier wie bei der Reinigung des kindlichen Mundes die gut gemeinte prophylaktische Maßregel nur nachteilige Folgen mit sich bringt; und ich habe daher schon ziemlich lange sowohl in meiner eigenen Familie als auch in der Praxis darauf verzichtet. Das schließt natürlich die übliche Reinigung durch Baden und Waschen nicht aus; aber das schablonenmäßige Desinfizieren der Warze vor und nach jedem Saugakt habe ich schon seit Jahren ausdrücklich untersagt, und alle Beteiligten sind dabei vortrefflich gefahren.

Auch die sonderbaren Anordnungen, die früher die stillenden Mütter und Ammen in bezug auf ihre Diät über sich ergehen lassen mußten, haben bei den Sachverständigen allmählich alle Geltung verloren, weil diejenigen, die nicht von vorgefaßten Meinungen ausgehen, sondern nur die Erfahrung gelten lassen, zu der Überzeugung gekommen sind, daß eine stillende Frau am besten handelt, wenn sie die ihr sonst zusagende Kost auch während des Stillens beibehält. Das von „weisen" Frauen noch immer für selbstverständlich gehaltene Verbot von sauren Speisen, von Obst und Salat und ganz besonders von „blähender" Kost ist ebenso sinnlos, wie der Glaube an die milchbereitende Eigenschaft des Bieres. Die beiden Säuren, die bei den sauren Speisen hauptsächlich in Frage kommen, sind Essigsäure und Milchsäure, und von beiden weiß man, daß sie im Organismus zu Kohlensäure und Wasser verbrennen und nicht in die Milch übergehen, wo sie übrigens selbst dann, wenn es in geringem Maße der Fall wäre, keinerlei Schaden anrichten könnten. Bei Obst und Salat kommt zu der geringen Menge von Pflanzensäuren auch noch die Zellulose hinzu, die unverändert bleibt und höchstens einer allfälligen Obstipation bei der Amme entgegenwirken kann. Die bei den Laien herrschende Befürchtung, daß blähende Gase von der Amme auf den Säugling übergehen und diesem Koliken verursachen, ist zu lächerlich, um ernsthaft kritisiert zu werden; und doch ist es nicht überflüssig, davon zu sprechen, weil es Sache der Ärzte wäre, solchen unsinnigen Vorstellungen mit Entschiedenheit und, wenn nötig, mit scharfer Satyre entgegenzutreten. Durch alle diese schrullenhaften Sonderbarkeiten wird die Stillperiode der Frau mit einem gruselnden Gefühle besonderer Gefährlichkeit und Bedenklichkeit verquickt und man muß sich daher alle Mühe geben, das Säugen wieder als das hinzustellen, was es tatsächlich ist: eine normale und physiologische Funktion, deren regelmäßige Ausübung nur Vorteile für Mutter und Kind mit sich bringt.

Und nun zu der Frage des Ammenbieres. In den Bierländern hat sich allmählich der Aberglaube herausgebildet, daß eine Amme, um reichlich Milch zu geben, auch viel Bier trinken müsse, und manche haben von einer Amme eine dunkle Vorstellung wie von einem lebenden Apparat, in dem das eingegossene Bier in Form von Milch wieder zum Vorschein kommt.

Dabei vergißt man ganz, daß die Frauen in Ländern, wo nur wenig oder gar kein Bier getrunken wird, vortreffliche Ammen abgeben, wie in Italien oder Ägypten, wo speziell die aus religiösen Gründen alkoholfrei lebenden Fellachinnen als Ammen berühmt sind. Man denkt auch nicht daran, daß in den jetzigen Bierländern noch vor wenigen Generationen das Bier nur in Ausnahmefällen getrunken wurde und daß in demselben Maße, als der Bierkonsum gestiegen ist und auch die Frauen sich immer mehr dem Genusse des „Nationalgetränkes" hingeben, die Zahl der ihre Kinder selbst stillenden Mütter in auffallendem Maße abgenommen hat. Damit will ich nicht einmal sagen, daß zwischen beiden Erscheinungen ein ursächlicher Zusammenhang besteht; aber keinesfalls spricht dieses umgekehrte Verhältnis zugunsten der leider so populär gewordenen Anschauung. Vom physiologischen Standpunkte aber ist es ganz unverständlich, wie der dauernde Genuß größerer Quantitäten einer narkotischen Substanz — in einem Liter Bier sind 30—40 Gramm absoluten Alkohols enthalten — irgend eine vitale Leistung, also hier die absondernde Tätigkeit der Milchepithelzellen befördern soll, da man doch weiß, daß alle Lebensfunktionen bei einzelligen und vielzelligen, bei pflanzlichen und tierischen Organismen durch die narkotische Wirkung von Alkohol, Äther, Chloral und dergl. in eminentem Maße beeinträchtigt werden. Sieht man aber von diesem giftigen Bestandteile des Bieres ab, so bleiben selbst in großen Quantitäten nur ganz geringe Mengen von nährenden Stoffen, die man sich nebst dem Hauptbestandteil, dem Wasser, ohne Beigabe des Narkotikums auf unschädliche und zugleich wohlfeilere Weise verschaffen kann. Dabei darf man aber nicht übersehen, daß man mit der wissenschaftlich nicht gerechtfertigten Empfehlung des Bieres als milchtreibenden Mittels möglicherweise eine bis dahin alkoholfrei lebende Person dem chronischen Alkoholismus ausliefert, wie es ja notorisch ist, daß ein großer Teil der alkoholkranken Frauen ihre krankhafte Sucht einer ärztlichen Empfehlung des Alkohols als Roborans verdankt; und auch daran muß man denken, daß man mit einer solchen Verordnung, wie mit einer jeden ärztlichen Empfehlung alkoholischer Getränke, dem ebenso unsinnigen wie verderblichen Alkoholaberglauben Vorschub leistet. Die Frage kann also eigentlich auf Grund unserer Kenntnisse über die toxischen Eigenschaften des Alkohols nicht mehr so gestellt werden, ob man Bier als milchförderndes Mittel empfehlen soll, sondern höchstens, wie man sich zu verhalten hat, wenn Frauen, die an Alkoholgenuß von früher gewöhnt sind, ihr Kind an der Brust nähren wollen. Ich glaube nun, daß man unter Berufung auf den sicher nachgewiesenen Übergang, wenn auch geringer Alkoholmengen in die Milch (Rosemann bei der Ziege, Nicloux beim Menschen) und auf die ebenso zweifellos bestehende übergroße Empfindlichkeit des kindlichen Organismus gegen die Giftwirkung des Alkohols jedenfalls berechtigt ist, die Fortsetzung der Alkoholzufuhr während der Stillperiode mindestens zu widerraten. Auch für die Gesundheit der stillenden Frau und für ihre Funktion als Nahrungsspenderin kann es ja nicht gleichgiltig sein, ob sie Tag für Tag eine größere Dosis eines narkotischen Giftes zu sich nimmt, und ich glaube, daß wir Ärzte in diesem Falle, wie in manchen anderen, die bisher geübte Toleranz oder Gleichgiltigkeit gegen die als schädlich erkannte Trinksitte

aufzugeben verpflichtet wären. Wir müssen ja nicht gerade eine Kabinettsfrage daraus machen, ob die ihr Kind säugende Frau ihren für mäßig gehaltenen Alkoholgenuß auch während der Laktationsperiode fortsetzt; aber
wir sollen nicht unterlassen, mit Bestimmtheit zu betonen, daß wir davon
niemals günstige, sondern immer nur schädliche Wirkungen erwarten
können. Bei den gemieteten Ammen habe ich aber schon seit Jahren
jede Art von Alkoholgenuß direkt untersagt und bin bei ihnen niemals
auf Widerstand, sondern im Gegenteil, wenn ich die Auszahlung des Äquivalents in klingender Münze empfohlen habe, nur auf dankbare Zustimmung
gestoßen.

Ein jedenfalls unschuldiges Vorurteil, aber doch immerhin ein Vorurteil ist es auch, wenn man glaubt, die Milchsekretion der Amme durch die
Zufuhr größerer Portionen von Milch befördern zu können. Da die Milch
bei ihrem großen Wassergehalt eigentlich nur einen mäßigen Nährwert
besitzt, so müßte man, um eine nährende und in zweiter Linie eine milchtreibende Wirkung zu erzielen, sehr große Quantitäten davon einführen,
und diese würden durch Füllung des Magens eher störend als fördernd auf
Appetit und Verdauung einwirken. Deshalb bin ich auch nicht besonders
entzückt darüber, daß man ärmeren Frauen quasi als Stillprämie größere
Milchdeputate zukommen läßt, weil man das dafür aufgewendete Geld für
die Anschaffung anderer, dem erwachsenen Menschen besser angepaßter
Nahrung verwenden könnte. Die üblichen Rationen von Milchkaffee mit
reichlichem Gebäck und die großen Butterbrote werden jedenfalls eine
bessere Wirkung erzielen und sich auch bei den stillenden Frauen eines
größeren Beifalls erfreuen, als wenn man ihnen die pure Milch literweise
einzugießen sucht.

Das beste „Galaktagogum" bleibt also jedenfalls eine gute, schmackhafte, gemischte Kost, welche die stillende Frau ohne Nötigung zu verzehren
bereit ist. Dagegen könnte eine günstige Wirkung von Somatose, Laktagol
und anderen mit den üblichen Künsten des Geschäftsreklame angepriesenen
Mitteln zur Beförderung der Milchsekretion höchstens in den Bilanzen der sie
produzierenden Firmen zutage treten, wenn wir Ärzte uns dazu hergeben
würden, ihnen bei der Vertreibung ihrer Fabrikate behilflich zu sein.

Wir wollen nun, nachdem die hauptsächlichen Vorfragen, soweit sie
die Mütter betreffen, erledigt sind, uns dem Verhältnis zwischen dem Säugling und der Säugenden zuwenden.

Wann soll das Kind zum ersten Male an die Brust gelegt werden?
Darauf gibt es keine andere Antwort, als daß dies geschehen kann, wenn es
das Befinden der Mutter und des Kindes gestattet. Ist beiderseits alles in
Ordnung, dann steht einem ersten Versuche nichts mehr im Wege. Freilich,
der Erfolg wird anfangs, namentlich bei Erstgebärenden, nicht gerade großartig sein. Die Brust entleert auch auf Druck nur wenige kolostrumartige
Tropfen und das Kind wird, wenn es sich auch sofort zum Saugen entschließt,
kaum wägbare Mengen von Flüssigkeit in sich aufnehmen. Bei Mehrgebärenden und besonders bei Frauen, die schon gestillt haben, kann die Wage
auch schon sofort eine Differenz von 20—30 Gramm zeigen, wenn das Kind
vor und nach dem Trinken — zusammen mit seiner Kleidung — gewogen

wird. Man darf sich aber auch über einen anfänglichen Mißerfolg nicht im mindesten aufregen, weil bei Erstgebärenden manchmal Tage vergehen, bevor nennenswerte Mengen getrunken werden; und auch der anfängliche Gewichtsverlust, der durch den Mangel an Nahrung und durch Abgang von Harn und Mekonium herbeigeführt wird, hat, da er nur in wenigen Fällen ausbleibt, in prognostischer Beziehung nichts zu bedeuten. Größere Milchmengen kommen meistens erst nach dem sog. Einschießen der Milch zum Vorschein, wenn die bis dahin weiche Brust plötzlich hart und gespannt wird, was manchmal schon am zweiten Tage, oft aber erst einige Tage später erfolgt. Läßt aber eine ausgiebigere Sekretion mit einem Gewinn von 30—50 Gramm Milch per Mahlzeit länger auf sich warten, so daß das Kind auch am dritten Tage nur minimale Mengen aufnimmt, dann wird man sich zu einer Nachhilfe mit verdünnter und versüßter Kuhmilch entschließen; aber doch immer nur in der Weise, daß das Kind jedesmal zuerst an die Brust gelegt und an derselben durch eine Viertelstunde belassen wird. Erst wenn das — womöglich mit der Wage kontrollierte — Resultat nicht befriedigt, wird eine Ergänzung der Mahlzeit mit der Flasche nach den später zu besprechenden Prinzipien einzutreten haben, was aber, wie ich ausdrücklich betone, nur in selteneren Fällen notwendig wird. Eine Verabreichung von Zuckerwasser oder gar — wie neuerlich geraten wurde — von mit Saccharin versüßtem Tee in den ersten Tagen halte ich für überflüssig. Durch 24—36 Stunden wird ein vollständiger oder fast vollständiger Nahrungsmangel ohne jeden Schaden vertragen und wenn dann die Brust noch nicht ordentlich funktioniert, dann muß das Kind eben eine wirkliche Ersatznahrung bekommen und soll nicht bloß mit etwas, was unmöglich nähren kann, getäuscht werden.

Sehr wichtig ist es aber, daß die Ordnung der Mahlzeiten, die man später einzuhalten beabsichtigt, gleich von Anfang an strenge eingehalten wird. Häufig erteilen auch diejenigen, die im Prinzipe für längere Nahrungspausen eintreten, den Rat, damit erst in den späteren Wochen oder gar Monaten zu beginnen und das Kind anfangs acht- oder gar zehnmal in 24 Stunden an die Brust zu legen. Ich halte das für ein verfehltes und eigentlich unbegreiflich inkonsequentes Vorgehen. Warum ist man von der berühmten oder berüchtigten Zweistundenordnung allmählich abgekommen und zu den Drei- oder — noch besser — Vierstundenpausen übergegangen? Doch nur deshalb, weil die Erfahrung gelehrt hat, daß bei dem früheren Regime nur wenige Kinder ganz gesund geblieben sind und sich früher oder später fast immer leichtere oder auch ernstere Störungen eingestellt haben; und weil andererseits die genaue Beobachtung und systematische Wägung von Kindern, die man auf fünf Mahlzeiten per Tag oder selbst auf eine noch geringere Zahl eingestellt hat, regelmäßig gezeigt hat, daß sie dabei vortrefflich gedeihen und viel befriedigendere Zunahmen zeigen als bei den leider noch immer üblichen häufigeren Mahlzeiten. Besonders belehrend war in dieser Beziehung der Vergleich zwischen den Erfolgen der häufigeren und selteneren Trinkmahlzeiten in den Anstalten, wo eine größere Zahl von Säuglingen verpflegt wird, weil hier eine Verminderung der Mahlzeitenzahl regelmäßig eine allgemeine Besserung und ein Rückfall in die frühere Gewohnheit immer wieder eine Verschlimmerung herbeigeführt hat. Wenn aber damit sonnenklar bewiesen ist, daß der Säugling eine Vermehrung der Mahlzeiten und eine Verkürzung der Trinkpausen im allgemeinen nicht gut verträgt, dann ist es sicherlich nicht ratsam, diese zweifellose Schädlichkeit gerade den jüngsten Kindern zuzumuten, von denen wir wissen, daß sie viel weniger widerstandsfähig sind als die älteren. Diesem so wenig rationellen Vorgehen liegt immer derselbe Irrtum und dasselbe Vorurteil zugrunde, dem wir noch öfter in der Frage der Kinderernährung werden entgegentreten müssen, nämlich die Angst vor der Inanition oder wenigstens vor der Unterernährung des Säuglings. Am drastischesten ist mir diese Besorgnis entgegengetreten, als ein viermonatlicher, mit prächtigem Fettpolster ausgestatteter Säugling an fieberhafter Bronchitis erkrankt war und mir der Ordinarius am dritten Krankheitstage offenbar zu meiner Beruhigung mitteilte, er habe dem Kinde wegen schwachen Saugens bereits zweimal Nährklysmen verordnet. Man muß nur gesehen haben, wie lang und wie gut während einer protrahierten Wanderpneumonie die nahezu völlige Karenz auch von einem Säugling vertragen wird und wie groß die Lebenszähigkeit selbst bei schwer athrophischen Kindern zu sein pflegt, um zu beurteilen, wie wenig berechtigt die so weit verbreitete und tief eingewurzelte Furcht von dem Hungertode im Säuglingsalter ist[1]). Wenn man von ganz außer der Norm liegenden kriminellen Fällen absieht, verhungert ein Kind niemals aus Mangel, sondern viel eher infolge eines seine Verdauungs- und Assimilationskraft übersteigenden Übermaßes von Nahrung, das endlich dahin führt, daß die durch dieses Übermaß geschädigten Organe die Fähigkeit zu verdauen, zu resorbieren und zu assimilieren vollständig einbüßen. Und da die Gefahr einer solchen Störung bei den jüngsten Säuglingen um vieles größer ist als bei den älteren, so ist es klar, daß wir bei ihnen um so gewissenhafter alles hintanhalten müssen, was ihre Fähigkeit zur Verwertung ihrer Nahrung gefährden könnte.

Die Vernachlässigung dieser wichtigen und, wie man glauben sollte, jedermann einleuchtenden Prinzipien führt leider häufig dazu, daß die besten Intentionen der Mütter, ihre Kinder selbst zu nähren, vereitelt werden. Oft genug mußte ich hören, daß eine Mutter ihr Kind nach wenigen Wochen von der Brust abgesetzt hat, und zwar nicht aus Mangel an Milch, sondern weil das Kind schlechte Stühle bekam und die Hebamme oder der Arzt erklärt hatten, daß das Kind diese Milch nicht vertrage. Fragt man dann, wie oft das Kind an die Brust gelegt wurde, so hört man fast immer dieselbe ominöse Phrase von den zwei Stunden. „Ihr laßt den Armen schuldig werden, dann überlaßt ihr ihn der Pein.“ Denn nicht die Milch war schlecht, sondern die Art ihrer Benützung und am schlechtesten war der Rat, dem verdauungskrank gewordenen Kinde die Mutterbrust zu entziehen und es allen Widerwärtigkeiten und Fährlichkeiten einer künstlichen Ernährung zu überantworten. Die Probe auf das Exempel, der Beweis für die fehlerhafte Beurteilung der Situation wird aber in jenen glücklichen Fällen geliefert, wo es noch gelingt, die fast erloschene Milchsekretion durch Wiederanlegen des Kindes in Gang zu bringen und mit täglich vier- oder fünfmaliger Verabreichung

---

[1]) „On croit toujours, que le nourrisson meurt de faim.“ (Lesage).

der für gesundheitsschädlich erklärten Muttermilch die Genesung und ein gutes Gedeihen des Kindes zu erzielen. Ich glaube nicht zu irren, wenn ich behaupte, daß ein guter Teil der so sehr beklagten Stillungsnot beseitigt werden könnte, wenn die befugten und unbefugten Berater nicht so leicht bereit wären, das Kind mit dem Bade auszuschütten. Einem Kinde seine Mutterbrust zu entziehen, bevor man den ernsthaften Versuch gemacht hat, ob sie nicht bei einer geringeren Zahl von Mahlzeiten besser vertragen wird, ist heutzutage schon mehr als ein Fehler, es ist ein Verbrechen.

Natürlich ist es noch wichtiger, den Fehler gleich von vornherein zu vermeiden und das Kind überhaupt nie mehr als fünfmal am Tag an die Brust zu legen. Für gewöhnliche bürgerliche Verhältnisse ist die Einteilung am besten so zu treffen, daß in der Nacht keine Nahrung gegeben wird, sondern früh morgens, am Vormittag, zu Mittag, nachmittags und abends; aber unter anderen Umständen, z. B. bei Fabrikarbeiterinnen oder sonstwie beruflich gebundenen Frauen kann ein anderer Turnus eingeführt werden. Verschläft das Kind eine Trinkzeit, so hat es nichts zu bedeuten, wenn gelegentlich oder auch öfter nur vier Mahlzeiten herauskommen, weil vielfach auch bei vier Mahlzeiten glänzende Zunahmen beobachtet worden sind. Aber vor einem Überschreiten der Fünfzahl ist auf alle Fälle dringend zu warnen. Ich habe sowohl in der Familienpraxis als auch in der Säuglingsberatungsstelle die Erfahrung gemacht, daß man bei den Müttern kaum jemals auf Widerstand stößt, wenn man ihnen nur mit der notwendigen Entschiedenheit und mit verständlicher Begründung diesen Modus empfiehlt. Aber auch die Kinder finden sich fast immer ohne jede Schwierigkeit in diese vernünftige Ordnung, besonders wenn sie gleich von Anfang an durchgeführt wird; und man überzeugt sich dabei immer mehr, daß Geschrei und Unruhe fast niemals durch Hunger, sondern viel eher durch das Gegenteil, nämlich durch Verdauungsbeschwerden infolge von Überfütterung hervorgerufen werden. Natürlich kann eine nächtliche Störung des Schlafes auch durch Nässe der Windeln verursacht sein und ist dann durch Beseitigung der Ursache leicht zu beheben; aber auch darin stellt sich sehr häufig bei normaler Verdauung bald eine gewisse Ordnung ein, so daß gar nicht selten über eine von seiten des Kindes nicht mehr gestörte Nachtruhe berichtet wird.

Was nun die Größe der Einzelmahlzeit anlangt, so ist es nicht möglich, darüber eine bestimmte Norm oder eine für alle Fälle passende Tabelle aufzustellen. Alle Versuche in dieser Richtung sind fehlgeschlagen, weil die individuellen Schwankungen in Größe und Gewicht der Neugeborenen, die verschiedene Wachstumsintensität, das wechselnde Verhältnis zwischen den ernährungsbedürftigen Protoplasmen und des keiner Nahrung bedürftigen Fettes eine für alle Fälle giltige Schablone absolut nicht zulassen. Man hat z. B. die Kapazität des Säuglingsmagens an der Leiche zu bestimmen gesucht und wollte darauf eine volumetrische Methode der Mengenbestimmung für die Einzelmahlzeiten begründen; hat aber dabei übersehen, daß der Magen schon während des Trinkens nicht zu bestimmende Mengen seines Inhaltes durch den Pylorus passieren läßt. Dann hat man wieder durch Stoffwechselversuche den „Energiequotienten" zu bestimmen gesucht, d. h. die Zahl der Nahrungskalorien, welche ein Kilo Säugling per Tag zu seiner

Erhaltung und zum normalen Ansatze benötigt. Aber abgesehen davon, daß es sich nach unseren früheren Auseinandersetzungen nicht um den Brennwert der Nahrung, sondern nur um ihre Leistungsfähigkeit beim Protoplasmaaufbau handeln kann, ist diese Methode aus vielen Gründen in der Praxis nicht verwendbar. Vor allem wechselt die Zusammensetzung der Frauenmilch und besonders ihr kalorimetrisch stark in die Wagschale fallender Fettgehalt nicht nur bei verschiedenen Frauen, sondern auch bei derselben Frau und sogar in den einzelnen Teilen derselben Mahlzeit so bedeutend, daß es unmöglich ist, ein für allemal den Brennwert einer bestimmten Gewichtseinheit der Muttermilch festzustellen, und man in dem Einzelfalle niemals wissen kann, wie weit sich die produzierte Milch von einem willkürlich angenommenen Durchschnittswerte nach oben oder nach unten entfernt. Dann geht es aber auch nicht an, den „Energiebedarf" eines Kindes durch Multiplikation seines Gewichtes mit dem tatsächlich unbestimmbaren Energiequotienten zu bestimmen, weil ein bei der Geburt kleineres und fettärmeres Kind zur Erlangung des normalen Durchschnittsgewichtes jedenfalls mehr Nahrung per Kilogramm benötigen wird, als ein anderes mit bedeutend größerem Anfangsgewicht und reichlicherem Fettpolster. So wuchs eines meiner Kinder [1]) im Laufe des ersten Jahres von 3680 auf 12010, das andere von 4700 auf 10710 Gramm, und zwar beide von derselben Mutter ernährt und beide bei völliger Gesundheit. Folglich betrug die Zunahme im Laufe dieses Jahres, auf ein Kilo des Anfangsgewichtes berechnet, bei dem einen 2263, bei dem anderen nur 1278 Gramm, also um volle 44 Prozent weniger. Hätte man beiden Kindern, anstatt sie nach ihrem natürlichen Bedürfnisse trinken zu lassen, eine von vornherein nach dem Energiequotienten bestimmte Milchmenge aufoktroieren wollen, dann wäre, die Durchführbarkeit einer solchen Zwangsmaßregel vorausgesetzt, das eine der Kinder sicherlich zu kurz gekommen, das andere aber wäre wahrscheinlich dyspeptisch geworden, wenn es sich die nach demselben Schlüssel berechnete Quantität hätte aufnötigen lassen. Aber auch andere, die gegen die theoretische Grundlage dieser Methode nichts einzuwenden haben, sind praktisch zu demselben Resultate gelangt, da sie statt der von Heubner und Rubner berechneten 100 bis 120 Kalorien pro Kilo und Tag mit der Hälfte ausgekommen sind und dabei ein gutes Gedeihen der Kinder beobachtet haben. Man muß also auch auf diese Rechnungsmethode verzichten und sich — extreme Fälle abgerechnet — auf den natürlichen Instinkt des Säuglings und auf die Akkommodationsfähigkeit der mütterlichen Sekretion an ihre Inanspruchnahme von seiten des Kindes verlassen.

Trotzdem hat es seine Vorteile zu wissen, wieviel ein gesundes Kind an einer genügend produzierenden Brust in einem Tage zu trinken pflegt. Die ersten Tage sind, wie gesagt, noch gar nicht maßgebend, da manchmal, besonders bei Erstgebärenden, nur minimale, in anderen Fällen aber schon ziemlich ausgiebige Mengen getrunken werden. Von der zweiten Woche an kann man im allgemeinen ein Sechstel des Körpergewichtes, also bei einem

---

[1]) Vergl. die Tabellen im Anhange meiner „Vorlesungen über Kinderkrankheiten im Alter der Zahnung". Wien 1892.

drei Kilo schweren Kinde ca. 500 Gramm pro Tag annehmen, wird aber nichts Besonderes daran finden, wenn um 100 Gramm weniger herauskommt. Die Größe der Einzelmahlzeit wird sich dabei anfangs zwischen 50 und 120 Gramm bewegen, und namentlich die erste Mahlzeit nach einer durchschlafenen Nacht wird gewöhnlich die höheren Ziffern zeigen. Mit der Zunahme des Körpergewichts steigt dann auch ziemlich proportional die Menge der getrunkenen Milch. Nach 5—6 Monaten hat das gut gedeihende Kind gewöhnlich sein Anfangsgewicht verdoppelt und konsumiert noch immer an Milch ungefähr ein Sechstel seines Gewichtes, also ca. 900—1000 Gramm pro Tag. Die Einzelmahlzeit schwankt dabei zwischen 150 und 250 Gramm, kann aber auch gelegentlich auf 300 und selbst auf 400 Gramm ansteigen. Und jetzt hält auch die Steigerung der täglichen Milchmenge nicht mehr gleichen Schritt mit der Zunahme des Gewichtes, so daß sie auch bei acht und neun Kilo schweren Kindern nur selten und nie bedeutend über einen Liter hinausgeht.

Die Dauer einer Mahlzeit beträgt gewöhnlich 12—15 Minuten. Längeres Saugen an der Brust hat keinen Zweck, weil die größte Portion in den ersten 5—10 Minuten getrunken wird und dann nur noch kleinere Mengen hinzukommen. Was in dem Falle zu geschehen hat, wenn die getrunkene Menge weit hinter dem normalen Maße zurückbleibt, werden wir später zu besprechen haben. Eine gewaltsame Abkürzung der Trinkzeit wegen zu großen Überflusses wird bei Kindern, die von der eigenen Mutter genährt werden, unter normalen Verhältnissen kaum jemals notwendig, weil auch durch Rationen von 300 und selbst 400 Gramm, wenn nur vier- bis fünfmal im Tage getrunken wird, fast niemals Störungen hervorgerufen wurden. Gewöhnlich findet man nämlich die hohen Ziffern nur einmal des Tages und es erfolgt ein Ausgleich durch kleinere Ziffern bei den anderen Mahlzeiten, so daß auch bei sehr ergiebigen Brüsten das Tagesmittel von einem Liter nur selten stark überschritten wird.

Ob eine Mahlzeit nur an einer oder an beiden Brüsten absolviert werden soll, läßt sich nicht ein für allemal, sondern nur im Einzelfalle bestimmen. Bei reichlicher Sekretion wird eine Brust für eine Mahlzeit ausreichen. Das längere Zurückhalten der Milch in der ruhenden Brust ist mit keinerlei nachteiligen Folgen verbunden.

Wir kommen nun zu den Störungen, welche den normalen Ablauf der Laktation alterieren können. In dieser Beziehung war früher bei den Ärzten und ist heute noch bei den meisten Laien das Erscheinen der Menses ganz besonders gefürchtet, und der Arzt wird selbst bei wirklichen Erkrankungen nicht immer in so drängender Form herbeigerufen, als wenn bei der stillenden Mutter (oder Amme) dieses Ereignis eingetreten ist. Man glaubte nämlich früher, daß die Kinder, wenn sie auch nach dem Eintreten der Periode noch weiter an der Brust bleiben, alle möglichen Zustände: Fieber, Erbrechen und Diarrhöe bekommen müssen, und auch jetzt noch kann man in Vierordt's Monographie über Rachitis (im Handbuche von Nothnagel) lesen, daß die Menstruation bei den Kindern zuerst periodisch wiederkehrende akute Dyspepsien, dann chronischen Magenkatarrh und schließlich Rachitis verschulden kann. Alles das hat sich aber sowohl bei Einzelbeobachtungen,

als auch bei systematisch angestellter Prüfung an einem größeren Material
in Findelhäusern und ähnlichen Anstalten als ebenso grundlos erwiesen,
als die früher verbreitete Annahme, daß die stillenden Frauen während der
Laktation nur ausnahmsweise menstruieren. Dieser Irrtum wird zum Teil
noch dadurch unterhalten, daß die gemieteten Ammen, da sie wissen, daß
sie der Eintritt der Periode ihre Stellung kosten kann, sie so lange als möglich geheim zu halten suchen. Die stillenden Mütter aber haben nicht nur
keinen Grund zu dieser Verheimlichung, sondern sie pflegen gewöhnlich den
Arzt von dieser, wie sie glauben, dem Kinde schädlichen Störung sofort zu
verständigen und dadurch sowohl als durch die Kontrolle in den Anstalten
hat sich herausgestellt, daß weit mehr als die Hälfte der stillenden Frauen
regelmäßig menstruiert und daß die Kinder davon in keiner Weise zu leiden
haben. Ich selbst habe niemals etwas gesehen, was auf eine ungünstige Beeinflussung der Milchbildung oder des kindlichen Befindens hätte schließen
lassen und es kann daher dieses vermeintliche Hindernis, das auch jetzt noch
nicht selten als ein Vorwand für das frühzeitige Abstillen gelten muß, als
nicht existierend angesehen werden.

Ein wirkliches Hindernis kann natürlich durch verschiedene Krankheiten der Mutter und vor allem durch eine Erkrankung der Brust gesetzt
werden. Schmerzhafte Rhagaden können, wie wir früher gesehen haben,
durch Ausschaltung der überflüssigen und schädlichen Waschungen meistens
vermieden werden. Sind sie einmal vorhanden, dann heilen sie nach meiner
Erfahrung immer besser unter Salbenverbänden, als unter Umschlägen mit
Bleiwasser oder Burow, und am besten hat sich mir die Präzipitatsalbe
(0,3 auf 30) bewährt, welche vor dem Anlegen des Säuglings mit Watte sanft
weggewischt wird. Aber selbst eine Abszedierung der einen Brustdrüse muß
nicht unbedingt ein Aufgeben des Stillens zur Folge haben, weil man manchmal einstweilen mit der einen Brust auskommt, und auch die kranke
Seite nicht selten nach Eröffnung der Eiterhöhle ihre Funktion wieder
aufnimmt.

Eine schwere akute Krankheit, eine kruppöse Lungenentzündung
oder ein Typhus der Mutter ist natürlich ein ausreichender Grund, das Stillen
für diesmal aufzugeben. Rasch vorübergehende fieberhafte Krankheiten,
wie Angina oder Grippe, können überwunden werden, weil das Fieber der
Mutter an sich dem trinkenden Kinde nicht schadet und weil die Gefahr
der Ansteckung durch Anhauchen oder Anhusten für den Säugling nicht
viel größer ist als für die anderen Kinder und Hausgenossen. Die Mutter
muß eben dahin belehrt werden, daß sie sich während ihres Unwohlseins
mit dem Säugling außer der eigentlichen Stillzeit nicht abgeben darf und
daß sie ihn, während er an der Brust liegt, mit einem Tuche bedecken soll.
Übrigens ist es auch ganz gut möglich, das Stillen während einiger Tage
ganz zu unterbrechen und sich während dieser Zeit mit Surrogaten nach den
später zu besprechenden Prinzipien zu behelfen. Nach den sich immer mehr
häufenden Erfahrungen ist die Relaktation, die Wiederaufnahme des Stillens
selbst nach einer längeren Unterbrechung oft ganz gut möglich. Jedenfalls
sollte man auch in solchen Fällen mit dem Abstillen in den ersten Monaten
nicht leichtfertig vorgehen.

Ernsthaftere Hindernisse ergeben sich leider nicht gar so selten durch einen relativen oder absoluten Mangel an Milch. Man geht zwar, wie bereits erwähnt wurde, in neuerer Zeit im berechtigten Eifer für die Förderung der natürlichen Säuglingsernährung von mancher Seite so weit zu behaupten, daß eine jede Frau, die ihr Kind stillen soll, es auch wirklich stillen kann, und man liest auch demgemäß hie und da von hundert Prozent stillungsfähiger Wöchnerinnen; aber in Wirklichkeit ist das Verhältnis keineswegs so günstig, wie man es gerne haben möchte. Meinen sehr zahlreichen guten Erfolgen steht doch auch eine, wenn auch bedeutend kleinere Zahl von Mißerfolgen gegenüber, die nicht durch äußere Umstände oder durch Mangel an gutem Willen, sondern einzig und allein durch das Versagen der Sekretion herbeigeführt wurden. Als Schulbeispiel will ich eine junge, blühende und kerngesunde Dame anführen, die sich unter meiner Kontrolle mit ihren drei Kindern, die in drei aufeinanderfolgenden Jahren erschienen waren, jedesmal wochenlang abquälte und dabei niemals über eine minimale, kaum nennenswerte Produktion hinauskam, so daß endlich die Versuche aufgegeben werden mußten. Brüste und Warzen waren gut entwickelt und es konnte absolut kein Grund für den Mißerfolg ausfindig gemacht werden — nicht einmal der von Bunge beschuldigte Alkoholismus der Eltern, der in diesem Falle mit Sicherheit ausgeschlossen werden konnte. In einem anderen Falle ging es anfangs leidlich gut, aber nach wenigen Wochen hörte die Milchsekretion trotz ungestörter Gesundheit von Mutter und Kind vollständig auf, so daß man, wie in dem früheren Falle, zur künstlichen Ernährung übergehen mußte, die jedesmal mit gutem Erfolge durchgeführt wurde. Es gibt aber auch Fälle, wo zwar die Milch nicht versiegt, wo aber das Befinden der stillenden Mutter allmählich ein derartiges wird, daß man eine Änderung eintreten lassen muß. Während in der großen Mehrzahl der Fälle der Zustand der stillenden Frauen sowohl subjektiv als objektiv ein glänzender ist, stellen sich bei einzelnen Frauen im zweiten oder dritten Monat oder auch etwas später Anzeichen von Müdigkeit, Appetitlosigkeit und Blässe ein, und besonders ominös sind in solchen Fällen eigentümliche Schmerzen, die sich während und nach dem Säugen von der Brust nach dem Rücken hinziehen. Diese Erscheinungen habe ich auch hin und wieder bei wahren Prachtexemplaren von gemieteten Ammen gesehen, so daß sie schließlich trotz guten Befindens der Kinder entlassen werden mußten. Bei den stillenden Müttern ist es mir einige Male gelungen, durch Einschiebung von zwei Kuhmilchrationen und Reduktion der Brustmahlzeiten auf drei die unangenehmen Erscheinungen wieder zum Schwinden zu bringen; in anderen aber mußte man sich nolens volens zum Abstillen entschließen. Auch hier fehlte es nicht am guten Willen der Frauen, die im Gegenteil über die Störung der ihnen liebgewordenen Funktion aufrichtig betrübt waren und auch bei ihnen konnte ich den Bunge'schen Faktor mit Sicherheit ausschließen, was ich bei aller werktätigen Sympathie für die Stillpropaganda sowohl als für die Abstinenzidee dennoch der Wahrheit gemäß betonen muß.

Kein genügender Grund für das Abstillen ist das Zurückbleiben der Kinder hinter der erwarteten Gewichtsziffer. Da die in den Lehrbüchern und populären Schriften publizierten Gewichtstabellen ziemlich willkürlich zusammengestellt sind und demgemäß auch untereinander stark differieren, ist es nur wenig gerechtfertigt, aus einem etwa sich herausstellenden Minus auf eine ungenügende Fähigkeit der Mutter (oder Amme) zu schließen und etwa daraus die Nötigung zum Abstillen oder zum Wechseln der Amme abzuleiten. Wer es erlebt hat, daß gelegentlich ein ganz gesundes Kind bei einer reichlich produzierenden Brust der Mutter oder Amme es mit einem halben Jahre nicht weit über vier und am Schlusse des Jahres glücklich auf sechs oder sieben Kilo gebracht hat, wird über die viel kleineren Differenzen, die die Mütter oft tief unglücklich machen, gerne hinweggehen; natürlich immer nur unter der Voraussetzung, daß an dem Kinde sonst keine krankhaften Erscheinungen wahrzunehmen sind. Namentlich die Eifersucht auf die kolossalen Zunahmen bei dem gleichalterigen Kinde der Freundin oder Schwägerin kann dem Arzt unter Umständen schwere Stunden bereiten. Hier hilft nur ruhige Festigkeit und allenfalls ein wenig Ironie, wenn man nicht auf den Leidensweg des ewigen Ammenwechsels mit schließlich doch nicht besserem Erfolge gedrängt werden will.

Ausdrücklich und mit starker Betonung muß aber hier zum Schlusse noch gesagt werden, daß es sich vor allem um die ersten Monate handelt, für die man jedem Kinde, wenn nur irgend möglich, die Brust seiner eigenen Mutter zu gewinnen und zu erhalten bestrebt sein soll. Ist das Kind einmal über diese kritische Zeit hinaus, dann ist die Hauptschlacht gewonnen und das Weitere bereitet bei nur halbwegs rationellem Vorgehen keine besonderen Schwierigkeiten. Jeder gewonnene Monat erhöht aber um ein Bedeutendes die Chancen des weiteren Gelingens, und wenn dann auch aus irgend einem Grunde die Laktationsperiode abgekürzt werden muß, so haben doch Mutter und Arzt das beruhigende Gefühl der erfüllten Pflicht. Noch schöner ist es allerdings, wenn die Mutter sich das große Vergnügen, ihr Kind selbst zu nähren, durch neun oder zehn Monate gönnen kann und wenn der Arzt dann endlich in die Lage kommt, ihr ein „Quousque tandem" zurufen zu müssen.

Die Ersatzmittel.

Vorteile und Nachteile der Ammenernährung. Rücksichten auf das Ammenkind.
Milchuntersuchung. Ernährung mit Kuhmilch. Sterilisierung derselben. Unbegründete
Furcht vor Barlow. Verdünnung. Rohrzucker oder Milchzucker? Milchkonserven
und Kindermehle. Ziegenmilch.

Ist dem Kinde aus irgend einem Grunde die Mutterbrust versagt,
dann kann es entweder von einer Amme oder mit tierischer Milch ernährt
werden. Die Ammenernährung hat große Vorzüge vor der künstlichen, sie
hat aber auch manche Schattenseiten. Wir wissen aus tausendfältiger Erfahrung, daß die Menschenmilch von Kindern im großen und ganzen besser
vertragen wird, als die Milch der Kühe oder eines anderen Säugetiers, und daß
die mit Menschenmilch genährten seltener erkranken und im Durchschnitt
auch besser gedeihen als die Flaschenkinder; wenn wir auch, wie wir alsbald sehen werden, noch keineswegs haarscharf die Gründe angeben können,
warum dies der Fall ist. Auf der anderen Seite lehrt uns aber wieder die
Beobachtung, daß dieses Verhältnis sich viel weniger in jenen Bevölkerungsschichten geltend macht, die in der Lage sind, eine Amme zu mieten, als
in jenen, wo diese Art des Ersatzes der Mutterbrust aus finanziellen Gründen
fast gar nicht in Frage kommt. Wenn ich meine eigenen Erlebnisse in der
Praxis überblicke, so kann ich ruhig behaupten, daß ich in wohlhabenden
Familien, wenn die künstliche Ernährung von einer intelligenten Mutter oder
einer verläßlichen Pflegerin genau nach meinen Vorschriften durchgeführt
wurde, eher seltener mit Störungen zu kämpfen hatte, als wenn dem Kinde eine
Amme genommen wurde; und hier bin ich auch in der Lage, ziemlich genau
die Gründe für diese Erfahrungstatsache zu formulieren.

Die häufigste Quelle dieser Störungen ist die Inkongruenz zwischen
Bedarf und Saugkraft des Kindes auf der einen und der Milchproduktion
der Amme auf der anderen Seite. Man trachtet selbstverständlich aus Furcht
vor dem baldigen Versiegen der Milch eine besonders milchreiche Amme zu
bekommen und gibt — ceteris paribus — unter mehreren Kandidatinnen
derjenigen den Vorzug, deren Brüste die Milch in vielen und mächtigen
Strahlen entleeren. Das neugeborene oder wenige Tage alte Kind ist aber
entweder noch saugschwach; dann versiegt binnen kurzem die Milch in den

zu wenig in Anspruch genommenen Brüsten; oder es saugt schon von Anfang an ziemlich kräftig, dann entnimmt es den milchreichen Brüsten der
Elite-Amme so bedeutende Mengen, daß seine Verdauungskräfte dafür nicht
ausreichen, und dies wird um so weniger der Fall sein, je mehr die Fünfzahl
der Mahlzeiten überschritten wird. Es können sich aber auch beide Unannehmlichkeiten zu gleicher Zeit geltend machen. Die anfangs strotzenden
Brüste der Amme werden immer schlaffer und immer weniger ergiebig, weil
das Kind anfangs des Guten zu viel getan hat und die infolgedessen eingetretenen dyspeptischen Störungen seine Trinklust und seine Saugkraft
herabsetzen. Die Folge von alledem ist aber, daß man es fast für einen un-
verhofften Glücksfall ansieht, wenn gleich die erste Amme sich dauernd als
tauglich erweist, und daß es fast zur Regel geworden ist, daß eine zweite
und dritte herbeigeschafft werden muß. Gar nicht selten muß aber das
arme Kind auch die Bekanntschaft einer fünften und sechsten machen und
manchmal gelangt es mit seiner Ernährung erst dann in ein ruhigeres Fahr-
wasser, wenn man, des ewigen Wechselns müde, sich zu dem Versuche mit
künstlichen Ersatzmitteln entschließt.

Eine wirksame Förderung für diese Kalamitäten liegt in dem Vorurteil, daß man für ein neugeborenes Kind eine möglichst „junge", d. h.
eine vor kurzem entbundene Amme wählen müsse und daß überhaupt die
Laktationsdauer der Amme möglichst zu dem Alter des zu säugenden Kindes
stimmen soll. Daß dieses Verlangen keinerlei Berechtigung besitzt, davon
habe ich mich, ebenso wie andere, in zahlreichen Fällen überzeugen können.
Am besten bin ich noch immer mit den Ammen ausgekommen, die ich aus
der hiesigen Findelanstalt entnehmen konnte, wo sie erst nach drei Monaten
abgegeben werden. Sie waren eben längere Zeit in ärztlicher Beobachtung,
ich konnte mich von dem guten Gedeihen und der Unverdächtigkeit ihres
Kindes — puncto Lues — mit eigenen Augen überzeugen; die Amme mußte
keine längere Eisenbahnfahrt durchmachen, die, wie ich glaube, nicht selten
ungünstig auf ihre Tauglichkeit einwirkt; es war auch die Möglichkeit gegeben, in den ersten Tagen ihre Milch von ihrem eigenen Kinde oder von
einem anderen kräftigeren Säugling abtrinken zu lassen; und da damit ein
Teil der schädigenden Momente beseitigt war, konnte man deutlich ersehen,
daß die „zu alte" Milch vortrefflich vertragen werden kann. Noch schlagender war dies aber bewiesen, als eine Amme, die sich bei dem einen Kinde
trefflich bewährt hatte, auch bei dem 11 Monate später geborenen Kinde
derselben Mutter probeweise verwendet wurde und auch dieses durch weitere
acht Monate mit ausgezeichnetem Erfolge nährte. Ein andermal erfuhr man
erst nachträglich, daß eine Amme, die, zu einem neugeborenen Kinde aufgenommen, sich bei diesem durch die übliche Zeit vortrefflich bewährte,
bereits dieselbe Funktion nach ihrer Entbindung bei einem anderen Kinde
durch acht Monate vollzogen hatte. Daraus ziehen wir aber die Lehre, daß
wir auch bei einem neugeborenen Kinde, vor die Wahl zwischen einer kürzlich entbundenen und einer „älteren" Amme gestellt, dieser unbedingt den
Vorzug geben sollen. Ihre Milchsekretion ist weniger labil als bei der vor
kurzem entbundenen; man hat an dem Gedeihen ihres eigenen Kindes einen
guten Maßstab für ihre Leistungsfähigkeit als Amme, man kann durch

genaue Untersuchung ihres Kindes mit viel größerer Sicherheit eine latente Syphilis ausschließen, und als sehr erwünschte Beigabe kommt noch hinzu, daß man ihrem bereits kräftig herangewachsenen Kinde mit etwas besserem Gewissen seine bisherige Nahrungsquelle entziehen kann, als wenn man den zwei- oder dreiwöchentlichen Säugling den Gefahren einer unter ungünstigen Verhältnissen durchzuführenden Flaschenernährung überantwortet. Leider hat man bei dem Entschlusse, einem Kinde eine Amme zu nehmen und bei der Auswahl einer solchen fast immer nur das Wohl des ammebedürftigen Kindes im Auge und interessiert sich viel zu wenig für das Schicksal des anderen Kindes, dem man seine natürliche Nahrung entzieht. Ich weiß nur, daß sich bei mir immer ein wenig das Gewissen geregt hat, wenn, wie dies so häufig der Fall ist, nach einiger Zeit die Nachricht von dem Tode des eigenen Kindes der Amme einlangte und die besorgte Mutter des von der Amme gestillten Kindes an mich die Frage richtete, ob die Erregung der Amme durch diese Nachricht ihrem Kinde nicht schaden werde. Denn ich mußte mir sagen, daß das Kind meiner Klientin nach den vielen in dieser Richtung gesammelten Erfahrungen sich wahrscheinlich auch ohne Amme ebensogut befunden hätte und ebensogut gediehen wäre, daß aber das Kind der Amme höchstwahrscheinlich noch am Leben wäre, wenn man es bei seiner Mutterbrust belassen hätte — was allerdings auch dann nicht der Fall gewesen wäre, wenn ein anderer Arzt sie für eine andere Familie ausgesucht hätte. Trotz dieser Milderungsgründe haben aber doch diese Erwägungen mit manchen anderen dazu beigetragen, daß ich immer mehr davon abgekommen bin, die Ammenernährung zu empfehlen und durch meine Beihilfe zu fördern. Ich tue mein möglichstes, um jede Mutter zum Stillen ihres Kindes zu überreden. Gelingt es mir aber nicht oder ergeben sich andere Hindernisse, dann erkläre ich mich gerne damit einverstanden, daß das Kind künstlich genährt werde, weil ich nach meinen Erfahrungen in wohlhabenden Kreisen eines guten Erfolges nahezu sicher bin und ich mich nicht gerne zum Mitschuldigen mache an der ernsten Gefährdung des seiner Mutterbrust beraubten Bauern- oder Proletarierkindes.

Ich weiß nicht, ob dieselben Erwägungen und Bedenken auch bei den Anglo-Amerikanern eine große Rolle gespielt haben, aber das eine weiß ich, daß bei ihnen die Kinder entweder von der eigenen Mutter gestillt oder mit der „bottle" ernährt werden und daß das Mieten einer „wet nurse", d. h. einer milchgebenden Amme auch in den reichsten Familien zu den Seltenheiten gehört. Das Resultat, das wir an den rosigen Babies und an der sportfreudigen Jugend dieser Länder beobachten, spricht jedenfalls nicht zu ungunsten dieser Maxime.

Wir haben also unsere Bemühungen dahin zu richten, daß möglichst viele Mütter, reiche sowohl als arme, ihre Kinder selbst ernähren und daß die gut situierten Frauen es nicht nur ihrem eigenen Kinde zuliebe tun, sondern damit auch den ärmeren ein nachahmungswürdiges Beispiel geben. Wenn aber Frauen, die sich eine Amme bezahlen können, aus irgend einem Grunde nicht selber stillen, dann sollen wir Ärzte, die wir Propaganda für das Selbststillen treiben, uns nicht selbst widersprechen, indem wir gerade den am meisten gefährdeten Kindern ihre natürliche Nahrung entziehen.

Für die relativ seltenen Fälle, wo die Beschaffung einer Amme eine
Indicatio causalis zu erfüllen hat, z. B. bei dem lebensschwachen Kinde
einer kranken oder zum Stillen unfähigen Mutter, gibt es einen Modus, den
man ohne jedes Bedenken anwenden und dabei auch noch dem ammen-
bedürftigen Kinde erhebliche Vorteile verschaffen kann, nämlich die Aufnahme der Amme mitsamt ihrem eigenen Kinde. Dieser Modus war offenbar
in früheren Zeiten gang und gebe, da wir ja in den Märchenbüchern so häufig
von dem Milchbruder und der Milchschwester des Königssohnes oder der
Prinzessin gelesen haben; und ich kann nicht gut einsehen, warum wir nicht
im wirklichen Notfalle zu dieser alten Sitte zurückkehren sollen. Beide
Teile würden dabei profitieren. Das kräftige, am besten nicht unter drei
Monate alte Ammenkind kann anfangs neben dem schwächeren Säugling
von seiner Mutter allein oder mit einigen eingeschobenen Fläschchen und
endlich auch in dem wohlgeregelten Hause ohne jede Gefährdung seines
Lebens über die kritische Zeit hinaus schon künstlich genährt werden; und
dem saugschwachen oder auch bei der Amme anfangs auf knappe Diät
zu setzenden verdauungskranken Kinde, für das die Amme genommen werden
mußte, ist durch die anfängliche Mitarbeit seines Milchbruders oder seiner
Milchschwester eine nicht versiegende Brust garantiert. Das unbekümmerte
und kraß egoistische Hinwegsehen über das Schicksal des Ammenkindes,
das unserem sozialen Empfinden nicht mehr entspricht, sollte von ärztlicher
Seite keine Förderung mehr zu erwarten haben.

Wenn man, wie ich wünschen möchte, es künftighin ablehnen wird,
eine Amme ohne ihr Kind aufzunehmen, wird auch jeder Vorwand für diejenigen entfallen, die mit salbungsvoller Miene Belehrungen darüber erteilen,
wie man unter dem Mikroskop eine gute Ammenmilch von einer schlechten
unterscheiden kann. Eine solche Unterscheidung ist in Wirklichkeit nicht
möglich, weil man in dem mikroskopischen Bilde höchstens die Anwesenheit
von Kolostrumkörperchen und Eiterzellen, niemals aber die Bekömmlichkeit
oder Unbekömmlichkeit einer Milch erkennen kann; und diese Unterscheidung ist auch so ziemlich überflüssig, weil die in genügender Quantität
abgesonderte Milch einer gesunden Frau von einem gesunden Kinde fast
immer gut vertragen und ausgenutzt wird. Wenn man Ihnen erzählen wird,
daß ein Kind die Milch der einen Amme schlecht und die einer anderen
gut vertragen hat, so können Sie ziemlich sicher sein, daß die Besserung
auch bei der früheren Amme durch Einschränkung der Zahl und Größe
der Mahlzeiten zu erzielen gewesen wäre; und wenn Sie wieder hören, daß
dieselbe Amme, bei der das eine Kind schlechte Stühle gehabt hat, bei einem
anderen gute Dienste leistet, so dürfen Sie daraus wieder nichts anderes
schließen, als daß auch die beste Milch von einem verdauungskrank gewordenen Kinde nur in stark eingeschränkten und seltenen Mahlzeiten vertragen wird.

Was endlich die nicht selten auftauchende Frage betrifft, ob das
schlechte Gedeihen eines Brustkindes durch Milchmangel der Amme oder
durch andere Gründe bedingt ist, so kann sie mit voller Sicherheit nur durch
das Wägen des Kindes vor und nach den Mahlzeiten beantwortet werden.
Auffallend spärliche Durchnässung der Windeln ist natürlich an und für

sich verdächtig, ebenso auch die nur in größeren Intervallen hörbaren Schluck-bewegungen, sowie das ungeduldige Schreien des Kindes nach mehreren ver-geblichen Saugbewegungen, das ganz anders klingt als dasjenige, das durch Kolikschmerzen hervorgerufen wird. Ganz unzweideutig ist aber das Er-gebnis der Wägungen, und wenn dieses weit hinter den früher angegebenen Ziffern zurückbleibt, dann muß unbedingt Abhilfe geschaffen werden und es wird von den Umständen abhängen, ob dies durch einen Ammenwechsel oder durch die gemischte Ernährungsweise oder durch Übergang zur künst-lichen Ernährung geschehen soll.

Und nun stehen wir vor der großen Frage nach den Ersatzmitteln der Mutter- oder Ammenmilch.

Nach dem, was im Eingange dieser Vorlesung gesagt wurde, kommt eigentlich nur eine andere Säugetiermilch und für die gewöhnlichen Ver-hältnisse vor allem die Kuhmilch in Betracht. Wenn wir uns aber weiter fragen, inwieweit die Kuhmilch diese Aufgabe erfüllt, so können wir die Antwort in zwei Sätzen zusammenfassen, die wohl von jedem erfahrenen und objektiv urteilenden Beobachter ihrem vollen Inhalte nach ratifiziert werden dürften. Sie lauten:

Erstens: Es ist möglich, mit einer rationell durchgeführten Kuhmilch-ernährung ein gutes und nicht selten sogar ein ausgezeichnetes Gedeihen des Kindes zu erzielen.

Zweitens: Bei Außerachtlassung der zahlreichen dabei gebotenen Kautelen ist die Gesundheit des künstlich genährten Kindes in unvergleich-lich höherem Maße gefährdet als die des gleichalterigen Brustkindes; und diese höhere Gefährdung findet ihren Ausdruck in der hohen Mortalität der ohne Menschenmilch aufgezogenen Säuglinge.

. Wir wollen uns nun zunächst mit der Begründung des ersten Satzes beschäftigen, wobei ich vor allem meine eigenen Erfahrungen verwerten will, die ich in einer über mehrere Dezennien ausgedehnten praktischen Tätig-keit gewonnen habe.

Die erste Sorge ist natürlich die Beschaffung einer möglichst zuver-lässigen Milch. Diese ist jetzt in den meisten Großstädten und auch in Wien für zahlungsfähige und selbst für weniger bemittelte Familien mit keiner besonderen Schwierigkeit verbunden, weil die zahlreichen großen Molkereien ein auch strengen Anforderungen genügendes Produkt zu relativ mäßigen Preisen liefern. Ich halte es daher nicht für notwendig, hier auf die Einzelheiten der Milchhygiene einzugehen, zumal wir Ärzte nur wenig Gelegenheit haben, in dieser Beziehung unseren Einfluß direkt geltend zu machen, und höchstens in dem Sinne wohltätig wirken können, daß wir trachten, durch kommunale Einrichtungen oder gemeinnützige Vereine den Bezug einer möglichst guten Milch auch für ärmere Familien zu ermöglichen oder zu erleichtern. In kleineren Orten und auf dem Lande, wo eher ein Einblick in die Milchgewinnung möglich ist, wird man leichter in die Lage kommen, beratend und belehrend einzuwirken, und man wird natürlich unter allen Umständen jener Bezugsquelle den Vorzug geben, wo die meisten Garantien für die Gesundheit der Tiere und die peinlichste Reinlichkeit bei der Milchgewinnung gegeben sind. In solchen Fällen wird es sich am besten empfehlen, die Milch womöglich ohne Zwischenhändler direkt von dem Produzenten zu beziehen und sie möglichst bald den häuslichen Sicherungsmaßregeln zu überantworten.

Von diesen ist noch immer die Sterilisierung der trinkfähigen Einzelportionen nach dem Prinzipe von Soxhlet mit den in neuerer Zeit üblich gewordenen Modifikationen am meisten zu empfehlen. Es wird also die für die nächsten 24 Stunden benötigte Nahrung in der für richtig gehaltenen Verdünnung und Versüßung in einem graduierten Mischkrug hergestellt, dann zu gleichen Teilen in fünf Fläschchen gefüllt und diese werden zusammen durch zehn Minuten der Siedehitze ausgesetzt. Es hat sich nämlich gezeigt, daß die Ausdehnung der Sterilisierung auf 40 Minuten nach der ursprünglichen Vorschrift keine nachweisbaren Vorzüge besitzt, weil auch hier die hitzebeständigen Bakterien nicht vollständig vernichtet werden, während die reduzierte Siedeperiode hinreicht, um mindestens für die nächsten 24 Stunden ein Verderben der Milch durch Bakterienwucherung zu verhindern; namentlich dann, wenn für eine rasche Abkühlung und für ein Kühlhalten der Fläschchen durch Aufbewahren an der kühlsten Stelle der Wohnung oder in häufig gewechseltem kalten Wasser oder noch besser im Eiskasten gesorgt wird. Von der Abkürzung der Sterilisierung erwartet man manche wirkliche und außerdem auch noch einige wahrscheinlich imaginäre Vorteile. Zu den ersteren rechne ich die verminderte Mühe und die geringeren Kosten für die Wärmequelle, dann das Vermeiden der Karamelisierung des Zuckers und der Zerstörung der Milchkügelchen, welche ein Zusammenfließen des Milchfettes und damit jedenfalls eine Erschwerung der Ausnützung des Fettgehaltes der Milch zur Folge hat. Dagegen kann ich ein anderes Bedenken nicht gelten lassen, welches gleichwohl, wie mir scheint, noch mehr als die genannten Übelstände zur Abkürzung der Sterilisierungszeit geführt hat. Als nämlich in England, in Nordamerika und besonders im nördlichen Deutschland die Fälle von Barlow'scher Krankheit oder von „infantilem Skorbut" in größerer Häufigkeit beobachtet oder öfters diagnostiziert wurden, hat man mit einem Male den Verdacht gefaßt, daß dieser krankhafte Zustand durch die Ernährung mit sterilisierter Milch herbeigeführt werde, hat aber dabei keine Rücksicht darauf genommen, daß diese Krankheit in anderen Ländern, wo ebenfalls die Milchsterilisierung nach Soxhlet zu großer Verbreitung gelangt ist, entweder gar nicht oder nur in ganz seltenen Fällen zum Vorschein kommt. Hier in Wien z. B. wurde bis vor wenigen Jahren noch allgemein durch volle 40 Minuten sterilisiert und obwohl dieser Usus durch 20 Jahre nicht nur bei fast allen Wohlhabenden, sondern auch bei einem Teile der ärmeren Bevölkerung eingebürgert war und zum Teile auch jetzt noch besteht, ist hier die Barlow'sche Krankheit — mit der wir uns später noch beschäftigen werden — dennoch eine große Rarität, die mir in der Familienpraxis noch niemals und in der Sprechstunde, Konsiliarpraxis und in dem von 20 000 Kindern jährlich besuchten Ambulatorium nur in ganz wenigen Fällen vorgekommen ist. Ein Übersehen der Krankheit ist sowohl bei mir als bei den anderen, an unserer Anstalt tätigen Ärzten vollkommen ausgeschlossen, weil wir förmlich nach ihr fahnden, und es steht also fest, daß sie trotz eifrigen Sterilisierens in Wien ebenso selten ist, wie in München, Genf, Leipzig, Graz, Budapest, Rom und in vielen anderen Städten, wo zuverlässige und erfahrene Kinderärzte (v. Ranke, d'Espine, Lange, Escherich, Bókay, Concetti u. a.) ausdrücklich auf den Widerspruch zwischen stark verbreiteter Milchsterilisierung und fast völligem Fehlen der Krankheit aufmerksam gemacht haben. Auch die von mehreren Seiten behauptete oder befürchtete Beförderung der Rachitis durch zu langes Sterilisieren der Milch ist eine bloße Fabel, denn wir werden bei der eingehenden Besprechung dieser Krankheit den Beweis erbringen können, daß bei ihr ein Zusammenhang mit der Art der Ernährung überhaupt nicht besteht. Also auch in dieser Richtung kann man vollständig beruhigt sein, w rd sich aber gleichwohl aus den angegebenen Gründen mit dem abgekürzten Verfahren begnügen.

Wir wenden uns nun zu dem Inhalte der für die Einzelmahlzeiten bestimmten Fläschchen. Die weit überwiegende Majorität der Kinderärzte ist darüber einig, daß die Kuhmilch, wenn sie für die Ernährung des Säuglings in den ersten Wochen und Monaten bestimmt ist, mit Wasser verdünnt werden soll, und als hauptsächlicher Grund für diese Maßregel wird der im Vergleiche mit der Frauenmilch dreimal so große Gehalt der Kuhmilch an Eiweißstoffen angeführt. Früher hat man als weiteres Argument auch noch die schwerere Verdaulichkeit des Kuhkaseins im Vergleiche mit den Eiweißstoffen der Menschenmilch vorgebracht, und diese Ansicht wurde auch durch die spätere Konstatierung bestärkt, daß das Kuhmilcheiweiß zum weitaus größten Teil aus dem gerinnungsfähigen Käsestoff besteht, während von dem Eiweiß der Menschenmilch fast die Hälfte auf die nichtfällbaren Albumine entfällt. Neuerdings wird nun allerdings die Schwerverdaulichkeit des Kuhkaseins mit großem Eifer bestritten und man beruft sich dabei hauptsächlich auf den Nachweis, daß die früher für unverdaute Kaseinreste gehaltenen Milchbröckel des Säuglingsstuhles und die sog. Kaseinstühle nicht aus Eiweiß, sondern aus Fettseifen und Kalksalzen bestehen; und außerdem will man gefunden haben, daß die Eiweißkörper der Kuhmilch nicht nur von gesunden, sondern auch von leicht verdauungskranken Kindern nicht weniger gut ausgenützt werden als die Eiweißstoffe der Menschenmilch. Trotzdem scheint mir die neue Lehre von der Leichtverdaulichkeit des fremdartigen Käsestoffes noch recht angreifbar zu sein und wir werden bald Gelegen heit haben, die Gründe kennen zu lernen, die dafür sprechen, daß nur der völlig gesunde Verdauungsapparat des Säuglings eben noch imstande ist, der ihm bei der Ernährung mit Kuhmilch gestellten Aufgabe gerecht zu werden, daß aber schon leichtere Störungen eine Insuffizienz der Verdauung und Assimilation, speziell gegenüber dem Käsestoff der Milch herbeiführen können. Jedenfalls scheinen aber die Vertreter der Leichtverdaulichkeit des Kuhkaseins für den menschlichen Säugling ihrer Sache doch nicht ganz sicher zu sein, weil sie in der Praxis zumeist eine, meiner Ansicht nach viel zu weit gehende Verdünnung der Kuhmilch für notwendig halten. Diese Verdünnung kann sich ja doch nur gegen die Eiweißkörper und nicht gegen die anderen organischen Bestandteile der Kuhmilch richten, weil ihr Fettgehalt sich fast gar nicht von dem der Menschenmilch unterscheidet und ihr Gehalt an Zucker sogar ziemlich weit hinter dem der letzteren zurückbleibt (4,5 gegen 6,7 %). Nur der Gehalt an mineralischen Bestandteilen ist bei der Kuhmilch bedeutend größer (0,7 gegen 0,2); aber da ich niemals gehört habe, daß die Verdünnung gegen den Überschuß an Salzen gerichtet ist, so bleibt ja doch eigentlich nur der höhere Gehalt an Eiweißstoffen als Motiv für den ziemlich allgemein für notwendig gehaltenen Zusatz von Wasser.

Mit Rücksicht auf den dreimal so großen Gehalt an Eiweißstoffen in der Kuhmilch wird also von vielen für den Anfang ein Zusatz von zwei Teilen Wasser zu einem Teil Milch für notwendig gehalten, weil dadurch ungefähr der Eiweißgehalt der Muttermilch erreicht wird. Andere aber richten ihr Augenmerk nicht auf das Gesamteiweiß, sondern auf den Gehalt an fällbarem Kasein und da dieses in der Kuhmilch fünf- bis sechsmal so groß ist als in der Menschenmilch, raten sie zu einer entsprechend starken Verdünnung, also zu einem Zusatz von vier oder fünf Teilen Wasser zu einem Teil Milch. Sehen wir aber von diesen Übertreibungen ab, bei denen das Kind eine Art Spülicht bekommen würde, und untersuchen wir, wie es sich mit der „Drittelmilch" verhält, so hat diese zwar ungefähr so viel Eiweiß wie die Muttermilch, aber nur 1,2 % Fett (statt der 3,5 der Menschenmilch) und 1,5 % Zucker (statt der entsprechenden 6,7), also ganz unzulängliche Mengen von stickstoffreier Nahrung. Man kann nun zwar die Mischung mit Zucker anreichern und so das Zuckerdefizit ausgleichen, aber es bleibt noch immer das große Manko an Fett, welches bei dem bedeutenden Nährwerte des Fettes, der sich zu dem des Zuckers ungefähr wie 9 : 4 verhält, um so schwerer ins Gewicht fällt. Wollte man aber diesen bedeutenden Mangel durch einen größeren Zuckerzusatz ausgleichen, dann bekäme man wieder eine zu starke Zuckerkonzentration, welche, namentlich bei Verwendung des schwerer verdaulichen Milchzuckers, fast sicher eine abführende Wirkung erzielen würde. Würde man dagegen den Fehler, wie manche vorschlagen, durch ein größeres Nahrungsquantum ausgleichen, dann wäre wieder die eigentliche Absicht der stärkeren Verdünnung, nämlich die Vermeidung eines Plus von Eiweiß, vereitelt, weil das Wasser resorbiert wird und dann doch wieder die größere Eiweißmenge zurückbleibt.

Ist denn aber die Furcht vor diesem geringen Überschuß an Eiweiß wirklich gerechtfertigt? Das kann nicht durch theoretische Erwägungen, sondern nur durch die Erfahrung entschieden werden, und diese lehrt uns, daß eine Mischung von gleichen Teilen Wasser und Milch mit einem ergänzenden Zusatz von Zucker von dem neugeborenen Kinde vortrefflich toleriert wird; aber nur unter der Bedingung, daß man ihm niemals mehr als fünf Mahlzeiten in 24 Stunden bewilligt. Diese Erfahrung habe ich selbst in Hunderten von Fällen gemacht, weil ich niemals stärkere Verdünnungen gegeben habe, und sie ist auch gar nicht überraschend, weil ja von einigen Beobachtern auch über gute Erfolge mit Vollmilch berichtet wird. Da ich aber mit versüßter Halbmilch nicht nur eine gute Toleranz, sondern auch in den ersten 6—8 Wochen gute Gewichtszunahmen der Kinder gesehen habe, so fehlt für mich jede Veranlassung, den Kindern schon von Anfang an mehr als 1,5 % Eiweiß zuzumuten, und ich bin daher immer erst allmählich zu stärkeren Konzentrationen übergegangen. In der 6.—8. Woche bekamen die Kinder drei Teile Milch mit zwei Teilen Wasser, vom vierten Monate an Zweidrittel Milch und am Ende des ersten Halbjahres konnte fast immer schon zur Vollmilch übergegangen werden.

Ich kann dieser von mir so vielfach erprobten Abweichung von der usuellen stärkeren Verdünnung in den ersten Monaten darum keine nur nebensächliche Bedeutung zuschreiben, weil nur auf diese Weise die von mir und einigen anderen als unumgänglich notwendig erkannte Beschränkung auf fünf Mahlzeiten schon von Anfang an wirklich durchgeführt werden kann. Ein Kind, das bei einer dreifachen oder noch stärkeren Verwässerung der Milch nur fünf Mahlzeiten bekäme, könnte niemals wirklich gesättigt und befriedigt sein und wird daher sicher sein Hungergefühl schon nach kurzer Zeit durch Unruhe oder Geschrei zu erkennen geben. Ersetzt man aber den zu geringen Nährwert der Einzelmahlzeit durch eine häufigere, also, wie von manchen geraten wird, acht- bis zehnmalige Fütterung, so legt man in den meisten Fällen gleich von Anfang an den Grundstein zu einer chronischen Dyspepsie und führt also dasjenige herbei, was man durch die stärkere Verdünnung vermeiden wollte. Dann wird die künstliche Ernährung als solche beschuldigt, während es doch nur die unrichtige Anordnung ist, die das Übel herbeiführt. Mit der nur zur Hälfte verdünnten und nach den gleich zu besprechenden Maximen versüßten Milch ist aber das Kind in den ersten Wochen für mehrere Stunden und selbst für die längere nächtliche Pause völlig gesättigt, und da es diese Nahrung fast immer ganz gut verträgt und dabei meistens auch gut zunimmt, so habe ich keine Veranlassung gehabt, von dieser vielfach erprobten Methode nach der einen oder der anderen Seite abzuweichen.

Das Volumen der bei jeder Mahlzeit zu verbrauchenden Flüssigkeit kann bei der Flaschenernährung ebensowenig schablonenmäßig im voraus bestimmt werden, wie bei der Ernährung an der Brust. Man kann ein Kind unmöglich dazu zwingen, jedesmal gerade so viel Milch zu sich zu nehmen, als man ihm im voraus berechnet hat, weil das Nahrungsbedürfnis bei den verschiedenen Individuen, aber auch bei demselben Kinde an verschiedenen Tagen und selbst zu verschiedenen Stunden desselben Tages in ziemlich weiten Grenzen schwankt. Was nützt die Berechnung, wenn das Kind nach Einnahme eines bestimmten Quantums zu trinken aufhört? Soll man ihm weitere Mengen gewaltsam aufnötigen? Das wäre, wenn überhaupt ausführbar, in hohem Maße verkehrt und würde nur das herbeiführen, was wir, besonders bei künstlich genährten Kindern, um jeden Preis vermeiden wollen, nämlich eine Insuffizienz der verdauenden und assimilierenden Kräfte. Man läßt also das gesunde Kind in den ersten Wochen aus einer 100 Gramm Halbmilch enthaltenden Flasche so viel trinken, als es spontan trinken will und beseitigt selbstverständlich den übrig gebliebenen Rest. Trinkt das Kind dann später jedesmal oder fast jedesmal die ganze Flasche aus, dann wird man — natürlich wieder nur bei gutem Befinden und völlig ungestörter Verdauung — zunächst mit der Menge und erst später auch mit der Konzentration in die Höhe gehen. Über 200 Gramm Flüssigkeit für die Mahlzeit möchte ich aber nicht gerne hinausgehen. Wenn fünfmal

200 Gramm Vollmilch nicht mehr zur Sättigung ausreichen, dann ist es Zeit, an das Hinzufügen einer Beikost zu denken.

Zur Deckung des durch die anfängliche Verwässerung der Milch herbeigeführten Ausfalles an stickstofffreier Nahrung verwende ich in der Regel nicht Milchzucker, sondern Rohr- oder, genauer gesagt, Rübenzucker, und zwar in der Weise, daß ich für jedes Soxhletfläschchen, gleichviel welche Mischung es enthält, einen Würfel Rübenzucker (mit dem ungefähren Gewichte von 5,5 Gramm) oder einen starken Kaffeelöffel voll Staubzucker zusetzen lasse. Dabei kommt zwar die Exaktheit ein wenig zu kurz, weil dann der gesamte Zuckergehalt der Mischung zwischen 6 und 7 % schwankt, aber man tauscht dafür den nicht zu unterschätzenden Vorteil ein, daß diese Anordnung von jedermann leicht ausgeführt werden kann, während man bei jeder komplizierteren Vorschrift darauf gefaßt sein muß, daß sie über kurz oder lang nachlässig oder unrichtig befolgt wird. Man darf ja nicht nur die reiche Familie im Auge haben, wo allenfalls eine genaue Wägung des Zuckers durch die Mutter oder eine verläßliche Stellvertreterin durchgesetzt werden könnte, sondern auch den kleinen Mittelstand und besonders die ärmeren Klassen, für die es überdies nicht gleichgiltig ist, ob sie den teuren und nicht überall in guter Qualität erhältlichen Milchzucker oder den überall leicht und wohlfeil zu beschaffenden Würfel- oder Staubzucker verwenden. Dabei trifft es sich aber vortrefflich, daß für den Rohrzucker nicht nur die bisher angeführten, mehr äußerlichen Umstände, sondern auch gute physiologische Gründe ins Feld geführt werden können. Freilich, wem es nur darauf ankommt, die Ersatznahrung in doktrinärer Weise der Muttermilch möglichst ähnlich zu machen, der wird sich darauf berufen, daß die „Natur" dem Kinde nicht Rohrzucker, sondern Milchzucker darbietet und daß man sich daher diesem deutlichen Gebote nicht entziehen dürfe. Diesem Bedenken könnte man allerdings — in gleich doktrinärer Weise — entgegenhalten, daß der käufliche, aus Kuhmilch gewonnene Milchzucker mit dem Zucker der Menschenmilch keineswegs chemisch identisch ist und dementsprechend auch ein geringeres optisches Drehungsvermögen besitzt, und daß andererseits in den oben angegebenen Mischungen neben der zugesetzten Saccharose immer auch noch der originäre Milchzucker der verwendeten Kuhmilch enthalten ist. Viel wichtiger ist es aber, daß vergleichende Versuche über die Ausnutzung der verschiedenen Zuckerarten unzweideutig ergeben haben, daß Milchzucker im Darm viel schwerer in seine einfacheren Komponenten zerlegt wird als Rohrzucker, daß infolgedessen auch viel leichter ein Übergang des ungespaltenen Milchzuckers in den Harn zustande kommt (Laktosurie) und daß namentlich bei dyspeptischen Kindern, selbst wenn ihre Verdauungsstörung nur geringgradig ist, die Assimilationsgrenze für den Milchzucker sehr stark herabgesetzt erscheint. Damit hängt auch die dem Milchzucker nachgerühmte abführende Wirkung zusammen, die aber kein gutes Zeugnis für seine Ausnützbarkeit abgibt, weil sie ja nur auf einer Reizung der Schleimhaut durch die von ihr nicht zerlegten Reste des Zuckers beruhen kann. Von dieser abführenden Wirkung habe ich manchmal Gebrauch gemacht, indem ich bei obstipierten Säuglingen für einige Zeit den Rohrzucker durch Milchzucker — einen starken Kaffeelöffel voll per Flasche — ersetzt habe.

Auf die Dauer ist es aber nicht ratsam, eine Nahrung deshalb zu wählen, weil sie nur mangelhaft ausgenützt wird, und man muß daher trachten, lieber auf gründlichere Weise, z. B. durch Wechsel der Milch oder durch eine andere Modifikation der Nahrung — siehe später — Abhilfe zu schaffen.

Hier wäre auch eine gute Gelegenheit, die Frage zu besprechen, ob und inwieweit man auch von den Milchkonserven und milchhaltigen Nährmehlen Gebrauch machen kann, weil einer der vielen Vorwürfe, die gegen diese Präparate erhoben werden, auch auf ihrem reichlichen Gehalt an Rohrzucker beruht. Andere weisen wieder mit Emphase auf die schädlichen Einflüsse hin, die sich nach ihrem längeren Gebrauch sowohl in dem Allgemeinbefinden der Kinder als auch in deren Verdauungsorganen bemerkbar machen sollen. Die mit diesen Präparaten genährten Kinder sollen besonders häufig von Rachitis, Skrofulose und Skorbut und außerdem auch mitten in scheinbarem Wohlbefinden von akuten Verdauungsstörungen gefährlicher Art heimgesucht werden; und endlich macht man ihnen zum Vorwurf, daß sie nicht eigentlich zum Wohle der Kinder, sondern nur zum Zwecke des Geschäftsgewinnes hergestellt und dementsprechend auch mit den üblichen Mitteln der Geschäftsreklame angepriesen werden.

Ich glaube aber, daß hier Dinge miteinander verquickt werden, die gar nicht zueinander gehören. Uns kann ja hier nur interessieren, ob die Dauerpräparate wirklich wegen ihrer Schädlichkeit in Bausch und Bogen zu verdammen sind oder ob sie doch unter gewissen Umständen mit Vorteil verwendet werden können; und diese Frage kann, wie alle Fragen des ärztlichen Handelns, nur auf Grund von Erfahrungen und nicht durch vorgefaßte Lehrmeinungen entschieden werden. Was nun zunächst die Milchkonserven anlangt, die aus eingedickter Milch mit einem Zusatze von Rohrzucker hergestellt und als Schweizermilch oder Büchsenmilch in den Hand l gebracht werden so war ich in früheren Jahren, als es hier in Wien mit dem Bezuge von frischer Milch noch ziemlich schlecht bestellt war, in der Lage, reichliche Erfahrungen über ihre Verwendbarkeit zu sammeln und diese sind durchwegs zu ihren Gunsten ausgefallen. Da damals — vor dreißig Jahren — hier noch keine größeren Molkereien und keine Anstalten zur Gewinnung von Kindermilch existierten, war man auf die in der Stadt befindlichen Kuhställe und die gewöhnliche Marktmilch angewiesen und dabei ließen die Erfolge der künstlichen Ernährung, wie leicht begreiflich, auch bei aller sonstigen Vorsicht manches zu wünschen übrig. Auch war damals das Soxhletverfahren noch nicht eingeführt und man hatte daher, namentlich im Sommer, nicht selten mit bedenklichen Störungen zu tun. Unter solchen Umständen war es naheliegend, von den damals in Betrieb gesetzten Milchkonserven Gebrauch zu machen, und ich tat dies sowohl bei Kindern, die bei der Marktmilch krank geworden waren, als auch, nachdem ich bei ihnen gute Erfahrungen gemacht hatte, bei neugeborenen Kindern die künstlich ernährt werden mußten; und auch hier waren die Erfolge so gut, daß ich in nicht wenigen Fällen die ganze Ernährung während des ersten Halbjahres und dann noch einige Monate neben der Beikost mit der kondensierten Milch durchführen konnte. Ich verwendete bei ganz jungen Säuglingen eine zwölffache und in den späteren Monaten eine zehnfache Verdünnung und ich besitze noch Aufschreibungen aus jener Zeit, aus denen hervorgeht, daß die Nahrung gut vertragen wurde und daß dabei gute Zunahmen resultierten. Da ich sie damals sehr häufig in der Familienpraxis verwendete, konnte ich die Kinder auch später in Evidenz halten — viele von ihnen kenne ich jetzt noch als erwachsene Menschen und zum Teil als Mütter einer neuen Generation — und ich kann mit aller Bestimmtheit behaupten, daß auch späterhin niemals etwas zum Vorschein gekommen ist, was die von mancher Seite ausgesprochenen Befürchtungen gerechtfertigt hätte. Ich sah bei den so genährten Kindern niemals einen Fall von Barlow und auch die Rachitis, auf die ich stets mein besonderes Augenmerk gerichtet hatte, hielt sich, wenn sie überhaupt zum Vorschein kam, stets in jenen bescheidenen Grenzen, die ich auch bei Brustkindern und bei den mit frischer Milch genährten Flaschenkindern der wohlhabenderen Familien zu sehen gewohnt war.

Späterhin, als bereits gute Kindermilch zur Verfügung stand, hatte ich keine Veranlassung mehr, von den Konserven Gebrauch zu machen, und ich habe sie in den letzten 20 Jahren eigentlich ganz aufgegeben, aber — wie ich ausdrücklich betone — nicht wegen schlechter Erfahrungen, sondern nur deshalb, weil keine Nötigung mehr vorhanden war, zu diesen Dauerpräparaten zu greifen. Überdies hatte ich seither in den sog. Kindermehlen (nach dem Typus Nestlé) Surrogate kennen gelernt, die mir in den besonderen Fällen, wo aus irgend einem Grunde ein vorübergehender Ersatz der frischen Milch wünschenswert erschien, vortreffliche Dienste leisteten und mir auch aus gewissen später zu besprechenden Gründen vor der nur mit Zuckerzusatz eingedickten Milch Vorzüge zu besitzen schienen. Obwohl ich also schon seit längerer Zeit die Konservenmilch nur ausnahmsweise — für längere Reisen und besonders Seereisen — zu empfehlen in die Lage kam, ist es mir doch erfreulich, wenn hin und wieder Autoren den Mut finden, dem ihnen drohenden Bannstrahl zu trotzen und über günstige, mit meinen damaligen Erfahrungen ganz übereinstimmende Erfolge mit der kondensierten Milch — namentlich in den heißen Sommermonaten — zu berichten.

Die sog. Kindermehle, welche aus einer in der Hitze getrockneten Mischung von Kuhmilch, Rohrzucker und Zwiebackmehl bestehen [1]), habe ich anfangs nur gelegentlich als Beikost bei älteren Säuglingen in Anwendung gezogen, wenn ich es für angezeigt hielt, die bisherige reine Milchdiät durch einen Zusatz von Kohlehydraten zu vervollständigen. Sie als „Ersatz der Muttermilch" zu verwenden, wie es die Fabrikanten gerne haben möchten, fiel mir natürlich nicht ein und ich habe auch niemals den Versuch gemacht, Kinder von der Geburt an mit derartigen Kindermehlen aufzuziehen, weil man es damals, als diese Präparate eingeführt wurden, noch für ausgemacht hielt, daß Kinder in den ersten Lebensmonaten noch nicht imstande sind, Stärke in Zucker zu verwandeln und in ihrem Stoffwechsel zu verwerten. Zum ersten Male wurde ich in dieser Auffassung wankend, als ich zufällig bei einem Kollegen, der mich wegen der akuten Erkrankung eines seiner Kinder

---

[1]) Vor komplizierteren Mischungen, die überflüssigerweise auch Eidotter, überschüssige Salze und andere Zusätze enthalten, muß dringend gewarnt werden.

konsultierte, nebenbei sah, wie ein wenige Wochen alter Säugling aus der Saugflasche die bekannte bräunliche Flüssigkeit zu trinken bekam und als mir dann auf meine verwunderte Frage, warum das Kind schon so früh mit Nestle-Mehl genährt werde, die Antwort zuteil wurde, daß auch die früheren vier Kinder, die mir in vortrefflichem Ernährungszustande vorgeführt wurden, von ihrer Geburt an in derselben Weise aufgezogen worden sind. Da man bald darauf durch Heubner und seine Schüler erfuhr, daß Mehlabkochungen auch in den ersten Lebensmonaten vertragen und gut ausgenützt werden können, sah ich mich veranlaßt, auch bei jüngeren Säuglingen von diesen Präparaten aushilfsweise Gebrauch zu machen, und habe mich dabei immer mehr davon überzeugt, daß sie nicht nur von gesunden Kindern sehr gut vertragen wurden, wenn ich sie bei schwieriger Milchbeschaffung vorübergehend in Anwendung zog, sondern daß sie auch von Kindern, die entweder durch Überfütterung oder durch den Genuß einer nicht tadellosen Milch dyspeptisch geworden waren, gut toleriert wurden und eine rasche Besserung der Verdauung und des Zuwachses herbeiführten. Diese Erfahrung stimmt sehr gut mit den zahlreichen Mitteilungen anderer Beobachter, welche ebenfalls gute Wirkungen von dem Zusatze von Mehlabkochungen zur Kuhmilch gesehen haben; aber ich gebe für die oben bezeichneten Fälle den fertigen milchhaltigen Kindermehlen unbedingt den Vorzug vor den im Hause bereiteten Mischungen, weil die jedesmalige frische Bereitung der Mahlzeit durch Kochen des Kindermehles in Wasser eine bedeutende Garantie für möglichste Keimarmut der Nahrung gewährt. Dabei muß ausdrücklich betont werden, daß es keinen Sinn hat, die milchhaltigen Nährmehle in Milch aufzukochen, wie das manchmal mißverständlicherweise geschieht, weil beispielsweise eine Abkochung von Nestle-Mehl mit zehn Teilen Wasser die für einen Säugling notwendigen Nährstoffe in ausreichender Menge enthält, und weil überdies der ganze Vorteil, der in der Unmöglichkeit der Bakterienwucherung in den getrockneten Nährpräparaten gelegen ist, wieder verloren geht, wenn man sie überflüssigerweise mit einer Milch von unbekannter oder zweifelhafter Beschaffenheit versetzt.

Trotz meiner guten Erfahrungen mit den aushilfsweise verwendeten Kindermehlen habe ich sie doch niemals dauernd in Anwendung gezogen; aber nicht etwa aus Furcht vor Rachitis, Skrofulose und Skorbut, die ich für ganz unbegründet halte, sondern nur deshalb, weil ich jetzt keine Veranlassung habe, gesunde Kinder mit Konserven aufzuziehen, da ich in der Lage bin, dasselbe mit frischer Milch zu erreichen. Für wichtig hielt ich es aber, dem bei vielen Ärzten und speziell einigen Autoritäten bestehenden Vorurteil gegen den Gebrauch dieser Präparate entschieden entgegenzutreten, weil ich überzeugt bin, daß infolgedessen manchen Kindern eine Ernährungsmöglichkeit vorenthalten wird, die für sie unter gewissen Umständen von unschätzbarem Werte sein kann [1]).

---

[1]) Wenn z. B. ein Satz in der Belehrung der New Yorker Gesundheitsbehörde lautet: „Nähre das Kind nicht mit kondensierter Milch und mit präparierten Kindernährmitteln", so fürchte ich, daß diese Belehrung in der Stadt der mörderischen Sommerdiarrhöen manchem Kinde das Leben kosten wird, das die gefährlichen Sommermonate mit frisch bereiteten Verdünnungen von kondensierter Milch oder von Kindermehlen leicht überstehen könnte.

Von anderen Ersatzmitteln der natürlichen Ernährung bin ich sowohl für das gesunde als für das kranke Kind aus Gründen, die später ausgeführt werden sollen, vollkommen abgekommen; höchstens daß ich unter gewissen Umständen für die Verwendung der Ziegenmilch an Stelle der Kuhmilch plädiere. An Orten, wo keine verläßliche Kuhmilch zu haben ist, und bei Leuten, die nicht imstande sind, die für sie zu teure Kindermilch zu bezahlen, die aber durch äußere Umstände in die Lage versetzt sind, eine Ziege halten zu können, kann die Ziegenmilch mit großem Vorteil verwendet werden. Frisch gemolken könnte sie auch unabgekocht, aber selbstverständlich nur mit gekochtem Wasser verdünnt, zur Verwendung kommen, weil Ziegen nur äußerst selten von Tuberkulose befallen werden. Aber auch die frisch gemolkene und sofort abgekochte Ziegenmilch hat große Vorteile vor der erst in größerer Entfernung vom Produktionsorte verwendeten Kuhmilch, weil dabei die später zu besprechenden Gefahren der bakteriellen Infektion und besonders der Vergiftung mit den Stoffwechselprodukten der Bakterien gänzlich entfallen. Leider ist es in unseren Großstädten nicht Sitte und wahrscheinlich auch nicht gut ausführbar, daß die vom Lande hereingetriebenen Ziegen, wie in Neapel und Palermo, in den Wohnungen der Konsumenten gemolken werden.

Achtes Kapitel

Die Gefahren der künstlichen Ernährung.

Die Eiweißkörper der Kuhmilch. Eiweißfäulnis. Tiefe Spaltung der Albumosen und Peptone. Artfremdes und arteigenes Eiweiß. Möglichkeit eines guten Gedeihens bei künstlicher Ernährung. Die Mineralsalze. Bakteriengehalt. Fermente und Schutzstoffe. Überfütterung. Ungeeignete Zusätze. Fleischbrühe. Eidotter. Fettmilch. Vorverdautes Eiweiß. Molkenmilch. Das Einfachste ist das Beste.

Ich habe Ihnen in der letzten Vorlesung gezeigt, auf welche Weise es in zahlreichen Fällen gelungen ist, Kinder von der Geburt an mit Ersatzmitteln der Muttermilch bei guter Gesundheit zu erhalten und einem normalen oder selbst einem vorzüglichen Gedeihen entgegenzuführen. Es darf aber nicht verschwiegen werden, daß es nicht ausnahmslos in allen Fällen so glatt gegangen ist, sondern daß sich doch auch hin und wieder — wenn auch in meiner eigenen Praxis nur selten — unangenehme Zwischenfälle eingestellt haben, welche beweisen, daß man sich eigentlich bei jeder noch so sorgfältig geleiteten künstlichen Ernährung — wie bei einer schwierigen Bergbesteigung — auf einer Schneide bewegt, die man nur bei ununterbrochener Anwendung der größten Vorsicht ohne Unfall übersetzen kann. Jeder Fehler, jedes noch so geringfügige Vergehen gegen die strikten Gebote der Mäßigkeit und der peinlichsten Reinlichkeit kann sich bei einem künstlich genährten Kinde durch Auftreten von Störungen rächen, die nur durch rasches und energisches Eingreifen daran gehindert werden können, zu einer ernsthaften Bedrohung der Gesundheit und des Lebens zu führen. Ich darf allerdings hinzufügen, daß es mir bei allen unter meiner dauernden Kontrolle stehenden Kindern gelungen ist, durch rechtzeitig getroffene Maßregeln das äußerste zu verhüten und schließlich eine vollständige Reparation zu erzielen; aber diese erfreuliche Tatsache ändert nichts an meiner auf eigenen und fremden Erfahrungen fußenden Überzeugung, daß ein Säugling, der in seinen ersten Lebensmonaten auf die natürliche Ernährung verzichten muß, nur durch die größte, niemals erlahmende Sorgfalt vor den aus seiner unnatürlichen Ernährungsweise ihm erwachsenden Gefahren bewahrt werden kann.

Es wird nun unsere Aufgabe sein zu untersuchen, worauf der große Unterschied zwischen natürlicher und künstlicher Ernährung beruht, der am besten so zu formulieren ist, daß erstens die künstlich genährten Kinder häufiger von Verdauungs- und Ernährungsstörungen befallen werden als die Brustkinder, und daß weiters die einmal vorhandenen Störungen bei der künstlichen Ernährung leicht einen bedrohlichen Charakter annehmen, während eine solche Steigerung der auch bei der natürlichen Ernährung nicht fehlenden Störungen nur in seltenen Fällen beobachtet wird.

Wenn wir nun zunächst rein theoretisch die Unterschiede zwischen den beiden Ernährungsarten ins Auge fassen, die allenfalls für unsere praktische Frage von Bedeutung sein könnten, so wären folgende Momente zu berücksichtigen.

1. Die Differenzen in der chemischen und physikalischen Beschaffenheit der Menschen- und der Kuhmilch, und zwar sowohl in bezug auf die einzelnen Komponenten als auch auf den verschiedenen Gehalt an ihren Bestandteilen.
2. Der Unterschied in bezug auf den Gehalt an Mikroparasiten und die Gelegenheit zu ihrer Vermehrung.
3. Die Veränderungen, die die Tiermilch durch das zur Vernichtung dieser Parasiten unumgänglich notwendige Kochen erleidet.
4. Die größere Leichtigkeit der Überfütterung bei der künstlichen Ernährung.
5. Die Möglichkeit, daß die Modifikationen, die an der Ersatznahrung in der Absicht sie zu verbessern, vorgenommen werden, die gegenteilige Wirkung herbeiführen.

Wir wollen nun die hier aufgeführten Momente der Reihe nach analysieren und untersuchen, wie weit sie theoretisch berechtigt und durch die Erfahrung gestützt sind.

Was nun zunächst die von der Frauenmilch abweichende Zusammensetzung der zumeist in Betracht kommenden Kuhmilch anbelangt, so wissen wir bereits, daß die einschneidendsten Differenzen sich bei den Eiweißkörpern geltend machen und zwar sowohl in der Quantität als in der Qualität. Die Kuhmilch hat dreimal so viel eiweißartige Bestandteile als die Menschenmilch und von ihrem dreimal so großen Eiweißgehalt entfällt sieben- bis zehnmal so viel auf das im Magen herausfallende Kasein als auf die gelöst bleibenden Albumine, während der dreimal geringere Eiweißgehalt der Frauenmilch sich ungefähr zu gleichen Teilen aus dem fällbaren Kasein und den nichtfällbaren Eiweißarten zusammensetzt. Auf das gleiche Volumen kommt also bei der Kuhmilch vier- bis fünfmal so viel fällbares Kasein als bei der Menschenmilch.

Es lag nun sicherlich nahe, daran zu denken, daß der große Überschuß an Eiweißstoffen überhaupt und das stark verschobene Verhältnis zwischen gerinnbaren und nichtgerinnbaren Bestandteilen die Verdaulichkeit und Bekömmlichkeit der Kuhmilch für das menschliche Kind beeinträchtigen. Denn wenn man auch durch stärkere Verdünnung den Gesamtgehalt der Eiweißkörper ungefähr auf den Gehalt der Frauenmilch reduzieren wollte, so bliebe doch immer noch ein mindestens doppelt so großer Gehalt an fällbarem Kasein; und selbst wenn man alle Einwände gelten lassen wollte, die in neuerer Zeit gegen die von Biedert noch immer mit großer Wärme verteidigte Schwerverdaulichkeit des Kuhkaseins vorgebracht werden, so wäre damit doch nichts an der Tatsache geändert, daß das Kind bei der Ernährung mit Kuhmilch einen bedeutenden Teil seines Stickstoffbedarfes mit einem Eiweißkörper decken muß, den es erst zur Gerinnung und dann wieder durch peptische und tryptische Fermente in Lösung bringen muß; während das an der Brust genährte Kind diese verwickelte Prozedur nur mit der Hälfte seiner Eiweißnahrung vornehmen muß und die andere Hälfte ohne das Zwischenstadium der Gerinnung der Fermentspaltung unterziehen kann. Kommt alsdann noch hinzu, daß die Gefahr der Überfütterung, wie wir später sehen werden, bei dem künstlich genährten Kinde entschieden größer ist als bei dem Brustkinde, so wird daraus resultieren, daß Magen- und Darmkanal des künstlich genährten Kindes unter allen Umständen mit einer erheblich größeren Menge noch nicht gelösten Kaseins belastet sind als beim Brustkind, in dessen Magen- und Darminhalt die absolut geringere Menge von geronnenem Eiweiß überdies reichlich mit flüssig bleibenden Eiweißstoffen durchsetzt ist. Daß aber ein Inhalt, der zum größten Teil aus festen Partikeln besteht, viel leichter eine schädigende Wirkung auf die beim jugendlichen Säugling sicherlich besonders empfindlichen Protoplasmen der Epithelzellen ausüben wird, ist nicht nur von vornherein wahrscheinlich, sondern wird auch durch vielfache Erfahrungen bestätigt, welche uns lehren, daß selbst kleine Mengen von festen Nahrungsbestandteilen, wie von Fleisch, rohem Obst und anderen zellulosereichen Substanzen auch bei älteren Säuglingen und mitunter sogar noch im zweiten Lebensjahr Erbrechen und Durchfall hervorzurufen imstande sind. Ähnliche Erscheinungen, wenn auch meist in geringerem Grade, beobachten wir aber auch beim überfütterten Brustkinde und von diesem wissen wir, daß es selbst bei sonst anscheinend noch ungestörter Gesundheit nicht selten geronnene Massen nebst einer schleimigen Absonderung der Magenschleimhaut durch den Brechakt entleert oder wenigstens, wie Aushebungsversuche lehren, einen solchen Inhalt viel länger in seinem Magen beherbergt als das nicht überfütterte und daher normal verdauende Brustkind. Daß aber analoge Erscheinungen bei künstlich genährten Kindern viel häufiger und auch viel intensiver auftreten, ist allgemein bekannt und ebenso bekannt ist es, daß bei ihnen trotz scheinbar noch ungestörter Gesundheit im ausgeheberten Mageninhalt viel länger noch geronnene Milchreste gefunden werden als bei ganz gesunden Brustkindern. Wenn wir also auch vorläufig die Frage in suspenso lassen, ob das Kuhkasein wegen seiner besonderen chemischen und physikalischen Eigenschaften schwerer verdaulich ist als das Menschenkasein, so könnte es doch nicht zweifelhaft sein, daß eine größere Menge von geronnenem Kasein schwerer zu bewältigen ist und daher auch leichter zu abnormen Reizungszuständen im Magen und Darmkanal führen kann. Damit hängt es wahrscheinlich zusammen, daß auch bei scheinbar gesunden Flaschenkindern häufig oder, wie manche glauben, sogar regelmäßig geringe Zeichen von Eiweißfäulnis bemerkbar werden und zwar sowohl durch das Auftreten von Indikan und anderen Fäulnisprodukten im Harn, als auch durch einen leichten Fäulnisgeruch der Darmentleerungen, während all das beim normal verdauenden Brustkinde fehlt. Auch hier mag es ja vorläufig noch unentschieden bleiben, ob wir als Substrat der Fäulnis unausgenützt bleibende Reste der Eiweißnahrung oder nur eiweißhaltige Darmsekrete anzusehen haben. Aber selbst wenn man die zweite Alternative akzeptiert, so beweist uns doch wieder das Fehlen dieser Zeichen von Eiweißfäulnis beim gesunden Brustkinde und ihr fast regelmäßiges Vorkommen bei noch nicht krank erscheinenden Flaschenkindern, daß bei diesen irgend eine Ursache vorhanden sein muß, warum die Darmsekrete um so vieles häufiger einer beginnenden Fäulnis anheimfallen und diese begünstigende Ursache scheint mir doch am ehesten in der größeren Menge von geronnenem Käsestoff zu liegen, die die Schleimhäute des Magens und Darmkanals bei der künstlichen Ernährung über sich ergehen lassen müssen [1]).

Es besteht aber vielleicht noch eine andere Möglichkeit für die Schädigung des künstlich genährten Kindes durch den bedeutend größeren Kaseingehalt der Kuhmilch. Die noch im ungelösten Zustande in den Darm ge langenden Gerinnsel werden nämlich hier in lösliche Albumosen und Peptone verwandelt und von diesen nehmen wir an, daß sie von den Protoplasmen der Darmepithelzellen assimiliert und zum Aufbau neuer Moleküle verwendet werden. Die diese Spaltung vermittelnden Fermente besitzen aber die Fähigkeit, bei längerer Einwirkung eine noch tiefere Spaltung in kristallinische Aminosäuren vorzunehmen und diese Umwandlung wird wahrscheinlich unter normalen Verhältnissen nur dadurch vermieden, daß die noch eiweißartigen Spaltprodukte sofort nach ihrer Bildung in der Darmwand assimilatorisch verwertet werden. Sind aber die assimilierenden Kräfte der Darmepithelzellen durch den krankhaften Reiz der im Überschusse vorhandenen Milchkoagula — vielleicht im Vereine mit der später zu besprechenden Wirkung der Bakteriengifte — geschwächt, so sind diejenigen Teile der Spaltprodukte, welche infolgedessen der assimilatorischen Verwendung entgehen, den weiter spaltenden Einflüssen der Darmenzyme preisgegeben und es kann daher zur Bildung der tieferen, nicht mehr assimilierbaren Spaltprodukte kommen, welche dann durch den Pfortaderkreislauf in die Leber gelangen und daselbst in Harnstoff umgewandelt werden. Da wir aber nicht die direkte Oxydation, sondern die Protoplasmabildung als die Funktion der Nahrungsstoffe ansehen, so müssen wir diejenigen Teile des Nahrungseiweißes, die im Darm in nicht mehr assimilierbare Substanzen umgewandelt werden, ohne früher zum Aufbau von Protoplasma verwendet worden zu sein, als für den Organismus verloren betrachten und wir dürfen uns daher auch nicht wundern, wenn verdauungskranke Säuglinge auch bei scheinbar guter Ausnutzung ihres Nahrungseiweißes nur schlecht zunehmen und unter Umständen der Atrophie anheimfallen. Denn die gute Ausnutzung kann dadurch vorgetäuscht werden, daß in den Darmentleerungen viel weniger Stickstoff zum Vorschein kommt als mit der Nahrung eingenommen wurde; und doch wäre die Ausnutzung nur eine scheinbare, wenn ein ansehnlicher Teil des Nahrungsstickstoffes durch die Nieren ausgeschieden würde, ohne früher durch Aufnahme in den Bestand eines lebenden Protoplasmas nährend gewirkt zu haben.

---

[1]) In letzter Zeit wird wieder behauptet, daß die Milchbröckel der Säuglingsstühle aus einem Eiweißgerüst — wahrscheinlich Kasein oder seinen Derivaten — mit einem Einschluß von Milchfett bestehen.

In der letzten Zeit wird nun allerdings von einigen Physiologen die Ansicht vertreten, daß die tiefe Spaltung des gesamten Nahrungseiweißes oder wenigstens eines großen Teiles desselben ein physiologischer Vorgang sei. Sie glauben, daß ein Teil der durch diese tiefe Spaltung entstehenden Aminosäuren in der Leber oxydiert, ein anderer Teil aber in der Darmwand oder im „intermediären Stoffwechsel" synthetisch verwertet, d. h. in zirkulierendes oder Organeiweiß verwandelt wird. Diese neue Lehre scheint mir aber aus verschiedenen Gründen nicht haltbar. Vor allem wäre es nicht zu verstehen, welchen biologischen Wert es für den Organismus haben soll, wenn ein Teil seiner unentbehrlichen Eiweißnahrung in Leucin und ähnliche niedere Stickstoffverbindungen verwandelt wird und diese dann in der Leber in Harnstoff umgesetzt werden. Die höchst geringe Menge von Wärme, die bei dieser Umwandlung in der Leber gebildet wird, kann doch unmöglich die ganze biologische Leistung des in dieser Weise „abgebauten" Nahrungseiweißes vorstellen; und wenn das doch der Fall wäre, könnte man erst recht nicht verstehen, wie diese in der Leber erzeugte Wärme dem Nahrungsbedürfnisse der Muskeln, der Drüsen, des Gehirns usw. zugute kommen soll. Daß aber andererseits so niedere Stickstoffverbindungen im tierischen Organismus synthetisch verwertet werden können, ist deshalb im höchsten Grade unwahrscheinlich, weil wir dann nicht begreifen könnten, warum Harnstoff, Harnsäure und andere stickstoffhaltige Auswurfstoffe unbenützt nach außen abgegeben und nicht lieber ebenfalls wieder in Eiweiß umgewandelt werden. Zudem erfolgt aber diese tiefe Spaltung bei der künstlichen Pankreasverdauung so langsam und so unvollständig, daß es kaum denkbar ist, daß sie unter normalen Verhältnissen im Darm eine Rolle spielt und daß die assimilatorische Verwertung der noch eiweißartigen Spaltprodukte — man möchte fast sagen — absichtlich hinausgeschoben wird, um nur ja noch ihre tiefere Spaltung zu ermöglichen. Die Versuche aber, die für die synthetische Verwertung dieser niederen Spaltprodukte einer lange fortgesetzten Pankreasverdauung sprechen sollen, scheinen mir aus mehreren Gründen nicht beweisend. Erstens ist ein Teil dieser Versuche vollkommen mißlungen, da die Versuchstiere infolge der Einführung dieser Zersetzungsprodukte schwer erkrankten. Dann beweist das Fehlen der Biuretreaktion in den als Nahrung eingeführten Verdauungsprodukten keineswegs, daß tatsächlich eine tiefe Spaltung bis zu den Aminosäuren stattgefunden hat, weil auch die „Polypeptide", die eine Verbindung mehrerer Aminosäuren repräsentieren und daher den Peptonen noch nahestehen, diese Reaktion nicht mehr geben. Und endlich wäre noch in Betracht zu ziehen, daß die in großer Menge vorhandenen Darmbakterien vorzüglich befähigt sind, niedere Stickstoffverbindungen zu ihrem Wachstum und zum Aufbau ihres Protoplasmas zu verwenden und daß sie dann die eiweißartigen Spaltprodukte ihres Protoplasmas in einer Art von Symbiose ihrem Wirtsorganismus zur Verfügung stellen könnten. Jedenfalls müssen wir noch beweisendere Experimente verlangen, bevor wir uns entschließen, das Prinzip der Unentbehrlichkeit des Eiweißes für den tierischen Organismus fallen zu lassen, das seinerzeit L u d w i g als das Fundament der jetzigen Ernährungslehre bezeichnet hat; und wir halten daher vorläufig daran fest, daß eine Umwandlung des Nahrungseiweißes in Aminosäuren, wenn sie unter abnormen Verhältnissen in größerem Ausmaße stattfinden würde, als ein Verlust von wertvollen Nahrungsbestandteilen angesehen werden müßte.

Man hat auch versucht, die Minderwertigkeit der Kuhmilch als Nahrung für den menschlichen Säugling im Vergleiche mit der natürlichen Ernährung darauf zurückzuführen, daß ihm in der Muttermilch a r t e i g e n e s, in der Kuhmilch dagegen a r t f r e m d e s Eiweiß zugeführt wird. Das artfremde Eiweiß soll aber auf die Epithelzellen des Säuglings giftig einwirken und außerdem soll seine Umwandlung in arteigenes Eiweiß eine größere Arbeit verlangen, die bei der Ernährung mit arteigenem Eiweiß erspart werden kann. Diese Hypothese ist aber nicht annehmbar, weil sie sowohl in ihrem empirischen als in ihrem theoretischen Teile auf unrichtigen Voraussetzungen beruht. Denn vor allem ist es nicht richtig, daß die Kuhmilch, wenn sie von einem gesunden und gesund bleibenden Organismus als Nahrung verwendet wird, im Vergleiche zu der Muttermilch minderwertig ist. Sie ist nur deshalb eine schlechtere Nahrung, weil sie häufiger zu Verdauungsstörungen führt als die Menschenmilch. Werden aber diese Störungen vermieden, dann gedeiht das mit Kuhmilch genährte Kind gerade so gut wie das Brustkind. Das kann nicht eindringlich genug und nicht oft genug wiederholt werden, weil die entgegengesetzte, nicht auf Beobachtung, sondern auf theoretischer Voreingenommenheit basierende Ansicht sowohl praktisch als theoretisch zu irrtümlichen Schlußfolgerungen führt. Ich will Ihnen daher einige Beispiele aus meiner Erfahrung mitteilen, um die Richtigkeit meiner Behauptung zu beweisen.

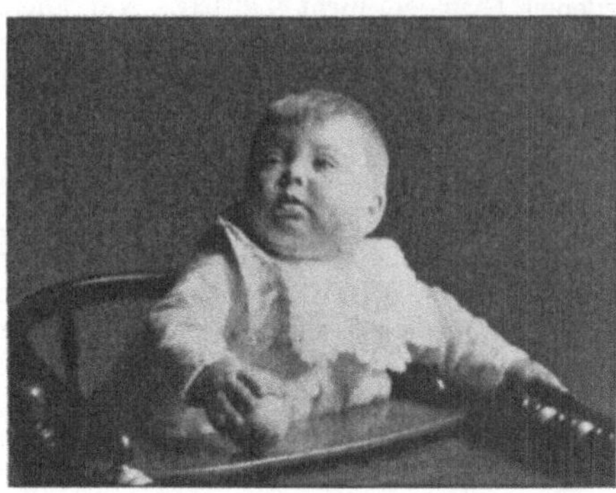

Fig. 4.
Sieben Monate altes Mädchen, von Anfang an künstlich genährt.

Sie erinnern sich noch an die beiden Fälle, wo bei leichter angeborener Cyanose in den ersten Lebenstagen Anfälle von expiratorischem Atemstillstand aufgetreten waren. Eines dieser Kinder mit einem Anfangsgewicht von 3100 Gramm wurde, da die ältere Schwester unter Ammenkalamitäten sehr zu leiden hatte, von Anfang an mit Kuhmilch nach den früher entwickelten Prinzipien genährt. Dabei erfolgte in der ersten Woche, wo die genannten Zufälle auftraten, eine Abnahme von 80 und in der zweiten Woche eine Zunahme von 90 Gramm. Dann aber wurden in vierwöchentlichen Intervallen folgende Zunahmen verzeichnet: 630, 580, 660, 890, 1050, 930, 640 und 570 Gramm. Im Alter von nicht ganz acht Monaten wog das Mädchen 9030 Gramm, hatte also schon das Gewicht eines mittelschweren einjährigen Knaben erreicht. Dabei erfreute sich das Kind, nachdem die anfänglichen Störungen der Zirkulation und Respiration geschwunden waren, fortwährend einer tadellosen Gesundheit, es hatte eine vortreffliche niemals gestörte Verdauung, spontane Stuhlentleerungen von normaler Beschaffenheit, einen ruhigen Schlaf, ein blühendes, rosiges Aussehen, und zeigte — eine ziemliche Seltenheit bei so raschem Wachstum — niemals auch nur das geringste Zeichen von Rachitis. Jetzt ist das Kind sechs Jahre alt, wird wegen seiner Schönheit allgemein bewundert und niemand würde bei seinem Anblick daran denken, daß es ohne Brust aufgezogen wurde.

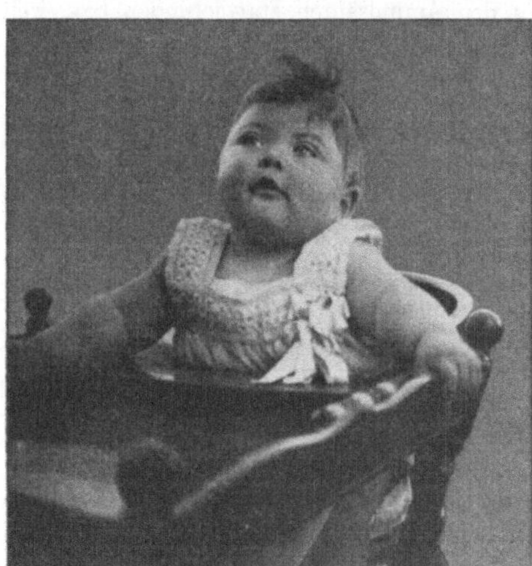

Fig. 5.
Dasselbe Kind wie in Fig. 4 mit zehn Monaten.

Als zweites Beispiel will ich Ihnen das erstgeborene Mädchen jener jungen Mutter vorführen, von der ich Ihnen erzählte, daß ihre dreimalige Bemühung, ihre Kinder zu stillen, wegen Milchmangel fehlgeschlagen ist. Dieses Kind wog bei der Geburt nur 2500 Gramm, nahm in der ersten Woche unter den vergeblichen Bemühungen, es an der Brust zu nähren, um 20 Gramm ab und zeigte dann, wieder in vierwöchentlichen Intervallen, Zunahmen von 925, 975, 1075 und 1195 Gramm. Mit vier und einhalb Monaten wog es 7015 Gramm, also mehr als das halbjährige Musterkind nach der Tabelle von Bouchaud, und auch später entwickelte es sich bis auf ganz leichte Zeichen von Kraniotabes, die unter geeigneter Behandlung rasch verschwanden, durchaus normal, ebenso wie die später in derselben Weise genährten zwei Geschwister. Sie sind bis auf den heutigen Tag vollkommen gesund und verraten in keiner Weise, daß sie auf die natürliche Ernährungsweise verzichten mußten. Die drei Bilder aus dem 7., 10. und 11. Monat des ältesten Kindes geben dafür einen sprechenden Beweis (Fig. 4—6).

Aber nicht nur in den reichen und wohlhabenden Familien, denen diese und noch viele andere unter meiner steten Aufsicht künstlich ernährten Kinder angehörten, können so gute Resultate erzielt werden, sondern es ist auch bei den Kindern des unteren Mittelstandes und in der Arbeiterbevölkerung der Großstadt wenigstens die Möglichkeit eines guten Gedeihens der künstlich ernährten Kinder gegeben.

Natürlich sind hier die Störungen, wie bereits wiederholt hervorgehoben wurde, ganz unvergleichlich häufiger und sie führen auch — abgesehen von den häufigen Todesfällen — im Vereine mit anderen unter diesen Umständen wirksamen Schädlichkeiten oft genug zu einem mittelmäßigen oder auch ganz schlechten Ernährungszustand der ohne Brust aufgezogenen Kinder. Wenn aber die Störungen ausbleiben oder rasch

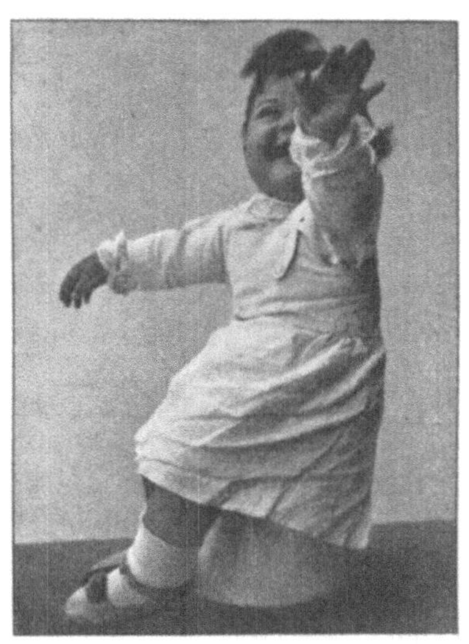

Fig. 6.

Dasselbe Kind wie in Figur 4 und 5 mit elf Monaten
(Gewicht 12250 Gramm).

vorübergehen und wenn die anderweitigen Schädigungen, die durch den Pauperismus bedingt sind, entweder fehlen oder nur in geringem Maße vorhanden sind, dann unterscheidet sich auch hier die Körperbeschaffenheit der mit gutem Erfolge künstlich genährten Kinder in keiner Weise von der eines gut gedeihenden Brustkindes. Davon kann man sich leicht überzeugen, wenn man Gelegenheit hat, ein größeres Material von gesunden Säuglingen der ärmeren Bevölkerungsschichten zu beobachten, und eine solche Gelegenheit ist sowohl in den Säuglingsberatungsstellen als auch besonders in stärker frequentierten Impfstationen gegeben. Ich habe beide Gelegenheiten nach dieser Richtung ausgenützt und will Ihnen eine kleine, wie ich glaube, sehr lehrreiche Statistik vorführen, die ich vor längerer Zeit angelegt habe, als ich die Impfungen an unserer Anstalt noch selbst vornahm, und zwar in der Weise, daß ich durch mehrere Wochen bei allen zur Impfung überbrachten Kindern Aufzeichnungen über die Art ihrer Ernährung und über ihren gegenwärtigen Ernährungszustand machte. In ersterer Beziehung teilte ich die Kinder in drei Rubriken, nämlich: A. über drei Monate gestillte Brustkinder; B. Kinder, die weniger als drei Monate an der Brust waren; und C. künstlich genährte Kinder. Den Ernährungszustand aber bezeichnete ich, da bei dem großen Andrang von Impflingen an eine Wägung nicht zu denken war, nach den Ergebnissen der Inspektion als: 1. vorzüglich, 2. gut, 3. mittelmäßig und 4. schlecht. Dabei ergaben sich folgende Verhältnisse:

Ernährungszustand.	1. Vorzüglich	2. Gut.	3. Mittel	4. Schlecht	Summe
Über 3 Monate gesäugt	23 (33,3 %)	26 (37,6 %)	18 (26,1 %)	2 (2,9 %)	69
Weniger als 3 Monate gesäugt	3 (27,3 %)	7 (63,3 %)	1 (9,1 %)	—	11
Ohne Brust	11 (32,3 %)	10 (29,4 %)	9 (26,4 %)	4 (11,8 %)	34

Sehen wir also von den viel zu kleinen Zahlen der mittleren Reihe ab (die höchstens insoweit von Interesse sind, als die Resultate trotz der kurzen Stillungsdauer doch entschieden besser erscheinen als bei den nur künstlich genährten), so fällt der Vergleich der länger gestillten Brustkinder mit den nur künstlich genährten, wie nicht anders zu erwarten war, bedeutend zugunsten der ersteren aus, wobei natürlich nicht zu vergessen ist, daß zur Impfung nur momentan gesunde Kinder gebracht werden und daß die große Mortalität der künstlich genährten in diesen Ziffern nicht zum Ausdrucke gelangt. Gleichzeitig sehen wir aber doch, daß nicht weniger als 32,3 % der ohne Brust genährten sogar einen vorzüglichen Ernährungszustand darboten, als Beweis dafür, daß selbst unter weniger günstigen äußeren Verhältnissen eine ganze Reihe von Kindern mit Ersatzmitteln der Muttermilch aufgezogen werden kann, ohne dabei einen nachweisbaren Schaden an Gesundheit und am Wachstum zu erleiden. Bleiben also die künstlich genährten Kinder von ernsthaften Verdauungsstörungen verschont, dann unterscheiden sie sich auch hier in keiner Weise von gut gedeihenden Brustkindern und auch die in allen diesen Fällen gemachten Aufzeichnungen über den Zustand des Skelettes puncto Rachitis haben keinen gesetzmäßigen Unterschied zwischen den natürlich und künstlich ernährten Impflingen ergeben.

Damit ist aber der Theorie von der durch das artfremde Eiweiß bedingten Minderwertigkeit der künstlichen Ernährung jede tatsächliche Grundlage entzogen. Minderwertig im Sinne dieser Theorie wäre die Ernährung mit artfremdem Eiweiß nur dann, wenn auch die von Verdauungsstörungen freibleibenden Kinder, weil sie ihren Eiweißbedarf aus artfremdem Eiweiß decken, an ihrer Ernährung Schaden leiden müßten. Die bedeutenden Gewichtszunahmen und der glänzende Ernährungszustand einer ganzen Reihe künstlich ernährter Kinder geben uns aber den sicheren Beweis, daß das artfremde Eiweiß der Kuhmilch unter günstigen Bedingungen dieselbe nutritive Wirkung entfalten kann, wie das arteigene der Mutter- oder Ammenmilch.

Aber auch theoretisch steht die Lehre von der Minderwertigkeit des artfremden Eiweißes auf schwachen Füßen. Richtig ist nur, daß artfremdes Eiweiß, wenn es — wie bei der Injektion antitoxischer Sera — unverändert und ungespalten in den Kreislauf gelangt, giftige Wirkungen entfalten kann; aber davon ist ja bei der Einführung einer fremdartigen Milch in den Magendarmkanal unter normalen Verhältnissen keine Rede, weil das fremdartige Eiweiß ebensogut peptonisiert wird wie das arteigene der Muttermilch und weil die einfacher gebauten Spaltprodukte der Eiweißmoleküle in beiden Fällen assimiliert, d. h. zum Aufbau neuer Protoplasmamoleküle in den Epithelzellen oder in anderen Teilen der Darmwand verwendet werden, wobei eine Giftwirkung, die nur in einer Zerstörung von Protoplasma bestehen kann, völlig ausgeschlossen ist. Daß die Eiweißkörper der Kuhmilch möglicherweise dadurch schädlich wirken können, daß sie in einem größeren Anteile der Labwirkung unterliegen und daher vielleicht bei einer unzureichenden oder verzögerten Wirkung der spaltenden und lösenden Fermente auch die assimilatorische Verwertung der Eiweißkörper verzögert und dadurch das Eintreten bakterieller Zersetzungen erleichtert werden kann, das haben wir früher auseinandergesetzt. Aber das würde ja nicht auf der fremdartigen chemischen Struktur der Eiweißmoleküle beruhen, weil auch ein Teil der arteigenen Eiweißkörper der Gerinnung durch das Labferment oder die Magensäure unterliegt, sondern nur auf dem größeren Gehalt der Kuhmilch an fällbarem Kasein. Wenn sich aber auch unsere Annahme bestätigen würde, daß eine Nahrung, die mehr gerinnungsfähige Eiweißkörper enthält, der Verdauung größere Schwierigkeiten bereitet als eine andere, in der mehr lösliche und gelöst bleibende Albumine enthalten sind, dann dürfte man doch nicht von einer größeren Verdauungsarbeit in dem Sinne sprechen, daß der Organismus als Ganzes dafür einen größeren Aufwand von Energie entfalten müßte und daher bei gleichem Nährwert seiner Nahrung einen geringeren Teil derselben zu seinem Anwuchse verwenden könnte. Denn erstens erfordert die Produktion von Fermenten an sich schwerlich eine so große Arbeit, daß sie sich in der Energiebilanz des Körpers bemerkbar machen könnte, weil ja das Charakteristische der Katalyse darin besteht, daß Minima der katalytisch wirkenden Stoffe fast unbegrenzte Mengen des Materials zu zerlegen imstande sind. Sind aber einmal die Fermente aus den Protoplasmen der sezernierenden Drüsen abgespalten, dann verläuft die Fermentspaltung, also die eigentliche „Verdauungsarbeit" genau so wie in einem Reagenzglase ohne jede weitere Lebensarbeit des Organismus; und es wäre daher — ganz abgesehen von dem widersprechenden Ergebnisse der Beobachtung — schon aus diesem Grunde verfehlt zu glauben, daß das mit Kuhmilch genährte Kind deshalb zu kurz kommen muß, weil das artfremde Eiweiß bei seiner Spaltung von dem Organismus einen wesentlich größeren Aufwand von Arbeit verlangt. Daß aber gar die Assimilation der aus dem artfremden Eiweiß gewonnenen Spaltprodukte mehr Arbeit in Anspruch nimmt, als die Assimilation der auf analoge Weise aus dem arteigenen Eiweiß gewonnenen Protoplasmabildner, das wäre eine Annahme, die weder theoretisch noch empirisch zu begründen ist.

Wichtig ist dagegen der relativ große Gehalt an Mineralsubstanzen und speziell an Kalksalzen, der der Kuhmilch im Vergleiche mit der Menschenmilch zukommt (Gesamtasche rund 0,7 gegen 0,2, Kalziumoxyd 0,19 gegen 0,03 g auf 100 g Milch). Dieses Mißverhältnis kann auf zweierlei Weise ungünstig wirken. Erstens wird die freie Salzsäure des Magens durch den größeren Salzgehalt der Kuhmilch schon bei gleichen Quantitäten der Nahrung stärker gebunden als bei der Frauenmilch, und dieser Übelstand, der eine geringere antiseptische Wirkung gegen die auf saurem Nährboden schlecht oder gar nicht fortkommenden Spaltpilze zur Folge haben muß, wird sich bei der zu häufigen Darreichung zu großer Kuhmilchrationen selbstverständlich noch stärker geltend machen. Außerdem können sich aber die überschüssigen Kalksalze der Kuhmilch mit den aus den Neutralfetten abgespaltenen Fettsäuren, wenn diese infolge einer krankhaft verringerten Assimilationskraft der Epithelzellen nicht rasch genug aus dem Chymus entnommen werden, zu unlöslichen Fettseifen verbinden, wodurch jene trockenen farblosen Fettseifenstühle zustande kommen, mit denen wir uns noch später bei der Besprechung der verschiedenen Formen der Dyspepsie zu beschäftigen haben werden.

Verlassen wir nun die chemischen und physikalischen Differenzen, die die Ernährung mit Kuhmilch im ungünstigen Sinne beeinflussen können, und wenden wir uns zu den anderen in demselben Sinne wirksamen Eigentümlichkeiten der künstlichen Ernährung, so müssen wir eine sehr große und wahrscheinlich alles andere weit überragende Bedeutung dem Umstande zuschreiben, daß die Muttermilch nahezu keimfrei in den Magen des Säuglings gelangt und daß die wenigen Keime, die aus den Milchgängen mitgerissen werden, noch keine Gelegenheit gehabt haben, die Milch durch ihre Stoffwechselprodukte zu vergiften; während selbst die idealste „Sanitätsmilch" nach den Untersuchungen von Backhaus zwischen 23 000 und 231 000 Bakterien in einem Kubikzentimeter beherbergt und diese schon recht stattlichen Zahlen in der gewöhnlichen Berliner Marktmilch auf 839 200 bis 1 098 720 ansteigen können. Je mehr Keime aber infolge mangelhafter Reinlichkeit schon in der frisch gemolkenen Milch enthalten sind, je mehr Zeit zwischen der Gewinnung der Milch und ihrer Abkochung oder Sterilisierung verfließt und je höher die Temperatur ist, die während dieser Zeit auf die Milch einwirken kann, desto rascher erfolgt die Vermehrung dieser Lebewesen; denn die Kuhmilch enthält nicht nur alle für das Protoplasmawachstum des Kalbes notwendigen Substanzen in vorzüglicher Beschaffenheit, sondern sie eignet sich vermöge ihrer günstigen Zusammensetzung auch in außerordentlichem Maße für das Protoplasmawachstum der Bakterien, und dieses Wachstum wird um so lebhafter vor sich gehen, je mehr sich die Temperatur der optimalen annähert. Nun ist es ja richtig, daß diese Bakterien durch die Siedehitze zum allergrößten Teile abgetötet werden, und wenn die abgekochte oder sterilisierte Milch sofort getrunken oder bei niederer Temperatur nicht allzu lange aufbewahrt wird, so ist die Wahrscheinlichkeit sehr gering, daß lebende Bakterien in nennenswerter Anzahl in den Magen des Kindes gelangen. Aber die Schädlichkeit der bakteriellen Verunreinigung der Milch liegt nicht allein und wahrscheinlich nicht einmal vorwiegend in ihrem Gehalte an lebenden und noch vermehrungsfähigen Bakterien, denn diese Schädlichkeit kann ja durch die Erhitzung der Milch nahezu beseitigt werden, sondern vor allem in den giftigen Stoffwechselprodukten, die von den noch lebenden und sich intensiv vermehrenden Saprophyten vor ihrer Abtötung an die Milch abgegeben worden sind, weil die protoplasmafeindlichen Eigenschaften dieser giftigen Produkte durch die Siedehitze keineswegs beseitigt werden. Außerdem ist es denkbar, daß die abgetöteten Bakterienleiber auch noch „Endotoxine" von sich geben, also giftige Produkte, die von den lebenden Bakterien noch in ihrem Innern zurückgehalten werden. Der Schaden, den diese Gifte an den protoplasmatischen Gebilden im Magendarmkanal der künstlich genährten Kinder anrichten können, wird aber um so größer sein, je mehr Zeit und Gelegenheit den verderblichen Parasiten zu ihrem Wachstum gegeben war und je größere Quantitäten der durch ihre Stoffwechselprodukte vergifteten Milch in den Nahrungskanal der Kinder gelangen; und umgekehrt wird er um so geringfügiger sein, je ärmer an Bakterien die frisch gemolkene Milch infolge aseptischer Vorkehrungen und je ungünstiger infolge geeigneter Kühlvorrichtungen die Temperatur für das Bakterienwachstum gewesen ist, je rascher ferner die Abtötung der dennoch vorhandenen Bakterien erfolgt und je strenger die Überschreitung des unumgänglich notwendigen Nahrungsquantums vermieden wird. Aber ganz zu vermeiden ist weder die bakterielle Infektion der Milch, noch ihre Verunreinigung durch giftige Bakterienprodukte; und deshalb ist eigentlich jedes künstlich genährte Kind in steter Gefahr, durch seine Nahrung geschädigt zu werden. So erfreulich es also auf der einen Seite ist, daß die Möglichkeit, dieser Gefahr zu entgehen tatsächlich besteht, so notwendig ist es, dabei niemals außer acht zu lassen, daß jede Nachlässigkeit und jedes Versäumnis imstande ist, ihr dennoch die Tore zu öffnen.

Von mancher Seite wird nun die Befürchtung ausgesprochen, daß der Kochprozeß, den wir nicht nur wegen der eben besprochenen Saprophyten, sondern auch zum Schutze vor allenfalls vorhandenen Krankheitserregern der Tuberkulose, des Typhus, des Scharlach usw. für unerläßlich halten, für die Ernährung und die Gesundheit des Kindes dadurch schädlich sein könnte, daß er gewisse Stoffe vernichtet, die entweder wegen ihrer katalytischen Wirkung für die Ernährung notwendig sind oder das Kind als „Immunstoffe" vor gewissen Krankheiten schützen könnten.

Was nun zunächst die Fermente anlangt, die in der „lebenden" Milch vorhanden sein und in der gekochten unwirksam werden sollen, so beweist uns schon die einfache Tatsache, daß wir in zahlreichen Fällen mit gekochter Kuhmilch genährte Kinder vortrefflich gedeihen sehen, daß durch das Kochen der Milch nichts zerstört wird, was für den normalen Ablauf des Stoffwechsels unentbehrlich ist. Damit soll ja nicht die Existenz solcher Fermente geleugnet werden; aber wir können nicht gut einsehen, welchen Nutzen beispielsweise die in der ungekochten Milch enthaltene Amylase dem Kinde gewähren soll, das ja normalmäßig noch keine Stärke in seiner Nahrung erhält; und ebensowenig können wir verstehen, was der Säugling mit der Peroxydase anfangen sollte, die die Fähigkeit besitzt, Wasserstoffsuperoxyd in Wasser und Sauerstoff zu zerlegen. Was dagegen die Schutzstoffe betrifft, so kann ich nach meinen Erfahrungen mit künstlich genährten Kindern keineswegs zugeben, daß sie, wenn ihre Ernährung mit gekochter Kuhmilch gelingt, häufiger und schwerer von Infektionskrankheiten befallen werden. Freilich, wenn ihre Verdauung dauernd gestört ist und sie sich infolgedessen in einem schlechten Ernährungszustand befinden, dann erkranken sie zweifellos leichter und gefährlicher an Grippe, Lungenentzündung und Tuberkulose, als gut gedeihende Brustkinder. Aber dasselbe gilt auch von Brustkindern, die entweder von Haus aus eine schwächliche Konstitution besitzen oder durch elende Wohnungsverhältnisse und schlechte Pflege in ihrer Ernährung herabkommen; und deshalb muß man wohl sagen, daß die Hypothese von der Zerstörung wichtiger Fermente oder Immunstoffe durch das Kochen der Kuhmilch vorläufig, bevor beweisende Tatsachen geliefert werden, noch völlig in der Luft schwebt.

Dagegen ist es sicher, daß durch das Kochen der Milch gelöstes Albumin zur Gerinnung gebracht wird, und es ist daher immerhin denkbar, daß dadurch die Schwierigkeiten der Verdauung einer im Übermaß eingeführten Kuhmilch noch ein wenig gesteigert werden. Bei dem geringen Gehalte der Kuhmilch an löslichen Albuminen kann aber dieses Moment keine besondere Rolle spielen, sobald in bezug auf Zahl und Größe der Mahlzeiten das richtige Maß eingehalten wird.

Leider ist die Verführung zu einer Überschreitung dieses Maßes bei der Ernährung mit der Flasche eine recht große, und ich zweifle nicht daran, daß darin — neben der Vergiftung durch die Bakterienprodukte — die häufigste Ursache der gestörten Verdauung bei den künstlich genährten Kindern gelegen ist. Bei dem Brustkinde ergibt sich auch dann, wenn man nicht geneigt ist, die Zahl der Mahlzeiten so sehr einzuschränken, wie ich es für wünschenswert halten muß, eine sozusagen automatische Einschränkung sowohl durch die Ermüdung des Kindes bei der Saugarbeit als auch durch die doch immerhin beschränkte Leistungsfähigkeit der Milchdrüse, namentlich in den besonders kritischen ersten Wochen und wenn das Kind von seiner eigenen Mutter gestillt wird. Während also hier, wenn man von dem früher besprochenen Mißverhältnis zwischen Kind und Lohnamme absieht, ein starkes Übermaß ziemlich ausgeschlossen ist, kann das Kind aus der Flasche, wenn ihm die Milch fast ohne sein Zutun zufließt, leicht zu große Mengen auf einmal bekommen; und wenn man dann, wie so häufig, die durch Verdauungsbeschwerden hervorgerufene Unruhe als Zeichen von Hunger ansieht und diesen durch eine neue Flasche zu befriedigen sucht, dann ist auch schon jene Störung herbeigeführt, von der manche irrigerweise behaupten, daß sie bei künstlich genährten Kindern in den ersten Wochen unvermeidlich ist. Das sind eben dieselben Autoren, die in den ersten Wochen 7—8 Mahlzeiten für notwendig halten, und sie führen also durch ihre eigene Anordnung dasjenige herbei, was sich leicht vermeiden läßt, wenn man nur fünf Mahlzeiten gestattet und außerdem die Vorsicht gebraucht, die Öffnung in dem Saughütchen — nur ein solches und nicht ein mit Schlauch versehenes

Mundstück ist zu gestatten — nicht zu groß anlegt, indem man zum Durchbohren des Gummis eine feine (heiß gemachte) Nadel verwendet. Jedenfalls stimmt auch die Tatsache, daß das künstlich genährte Kind dasselbe Nahrungsquantum mit geringerer Muskelanstrengung in sich aufnehmen kann als das Brustkind, nicht gut mit der Behauptung überein, daß der Energiebedarf eines Flaschenkindes ceteris paribus größer ist als der eines Brustkindes.

Als die letzte Quelle der mit der künstlichen Ernährung verbundenen Gefahren haben wir jene Schädigungen genannt, welche unter Umständen gerade durch die Versuche, die künstliche Nahrung zu verbessern, herbeigeführt werden können.

Das kann z. B. geschehen, wenn man den von manchen gegebenen Rat befolgt, die Kuhmilch statt mit Wasser mit Fleischbrühe oder mit einer aus Kalbsfüßen gewonnenen Leimlösung zu verdünnen. Man denkt dabei offenbar an die Zufuhr von Salzen, die viele noch immer für notwendig halten, um der drohenden Rachitis entgegenzuarbeiten, und zwar auf Grund der alten, ganz unhaltbar gewordenen Annahme, daß die Rachitis infolge von kalkarmer Nahrung entsteht. Später werden Sie hören, daß die Kalkarmut der rachitischen Knochen auch bei überreicher Kalkzufuhr zustande kommt, wenn die Ablagerung der Kalksalze durch den verstärkten Saftstrom verhindert wird, der von den krankhaft vermehrten und erweiterten Blutgefäßen in die knochenbildenden Gewebe ausgesandt wird. Während man also durch Hinzufügen der Abkochungen von Fleisch oder Knorpel niemals das erreichen kann, was man damit bezweckt, wird man in vielen Fällen etwas bewirken, was man sicherlich nicht beabsichtigt, nämlich einen Magen- und Darmkatarrh, der durch die aus dem Fleische und den Knochen extrahierten Bakteriengifte früher oder später fast mit Sicherheit hervorgerufen wird. Wir werden später hören, daß selbst ältere Säuglinge, denen man bei der Entwöhnung Fleischsuppe verabreichen zu müssen glaubt, namentlich im Sommer fast regelmäßig an Darmkatarrh erkranken, und ich zweifle nicht daran, daß dies deshalb geschieht, weil Fleisch und Fleischbouillon vorzügliche Nährböden für alle Arten von Mikroorganismen, ganz besonders aber für Fäulnisbakterien abgeben und weil das kochende Wasser zwar die Bakterien vernichtet, aber die Produkte ihres bisherigen Lebens- und Wachstumsprozesses nicht nur nicht unschädlich macht, sondern sie im Gegenteil aus ihrem Nährboden extrahiert. Die kindlichen Verdauungsorgane oder — genauer gesagt — die Protoplasmen ihrer zelligen Gebilde besitzen aber offenbar einen ganz besonders hohen Grad von Empfindlichkeit gegenüber diesen Ptomainen, weil die Erfahrung uns darüber belehrt, daß sie mitten in voller Gesundheit durch dieselbe Fleischbouillon erkranken, deren Genuß von Erwachsenen entweder schadlos vertragen oder höchstens mit einer leichten Magenindisposition beantwortet wird. Begreiflicherweise ist aber diese Überempfindlichkeit gegen die Produkte einer beginnenden Fäulnis bei ganz jungen Säuglingen noch um vieles größer und es treten daher auch bei ihnen die früher geschilderten Folgen mit solcher Regelmäßigkeit ein, daß mehrere Beobachter — zuerst Gregor und dann Czerny und Keller — sich veranlaßt gesehen haben, sie als „Leimnährschaden" besonders zu behandeln. Der Schaden wird aber kaum durch den Leim als solchen angerichtet, weil ja nicht gut abzusehen ist, warum reine Leimpeptone nicht gerade so assimiliert werden sollen, wie die aus Kasein und Albumin gewonnenen Spaltprodukte; sondern es sind — wie auch schon Gregor richtig vermutet hat — offenbar die „Zersetzungsprodukte des Leims", welche schwere Darmerscheinungen (Entleerung schleimiger und blutiger Massen neben gelbgrünlichen wässerigen Sekreten) hervorrufen. Man muß daher dem von diesen Autoren ausgesprochenen Wunsche aus vollem Herzen zustimmen, daß die Empfehlung von Leimlösungen als Heilmittel bei Darmerkrankungen aus den Lehrbüchern und Abhandlungen endlich verschwinden möge.

Ebenso dringend muß man auch vor einem Zusatz von Eidotter zur Säuglingsnahrung warnen, der von einigen Autoren aus rein theoretischen Gründen empfohlen wird, weil der angeblich zu geringe Gehalt an organisch gebundenem Phosphor und an Eisen eine künstliche Ergänzung verlange. Natürlich muß man sich vor allem fragen, wie es denn kommt, daß das ausschließlich von Kuhmilch lebende Saugkalb trotz seines viel rapideren Wachstums doch ohne diese Ergänzung auskommen kann, und ebenso muß man auch hier wieder betonen, daß ein mit verdünnter Kuhmilch genährtes Kind, wenn es von Magen- und Darmkrankheiten verschont bleibt, auch mit dem Phosphor- und Eisengehalt der Kuhmilch vortrefflich gedeihen kann. Auf der anderen Seite ist aber wieder zu bedenken, daß auch die Eier und besonders der Dotter einen ausgezeichneten Boden für Fäulnisbakterien abgeben, wovon sich jeder, der mit einem etwas empfindlicheren Geruchsorgan ausgestattet ist, auch an nicht faulen, sondern noch genießbaren Eiern überzeugen kann, die aber doch schon ein klein wenig nach Schwefelwasserstoff riechen. Während aber der Erwachsene ein solches nicht mehr ganz unverdorbenes Ei vielleicht noch ohne sichtbaren Schaden verzehren kann, reagiert der Magen und Darm eines jungen Säuglings darauf ganz präzis mit Erbrechen und Durchfall, und ich kann nur sagen, daß selbst von den älteren Kindern, die mir wegen solcher Störungen vorgeführt wurden, recht viele ganz sicher durch überflüssigerweise verabreichte Eier krank geworden sind. Es müssen daher solche auch theoretisch schlecht fundierte Experimente unter allen Umständen unterlassen werden, und dieselbe Warnung gilt auch für alle Eidotter enthaltenden Nährpräparate, die unter den verschiedensten Namen in Handel gebracht und in der leider üblichen Weise auch von Ärzten auf Grund vereinzelter, zum Teil recht übel ausgefallener Versuche zur Säuglingsernährung empfohlen werden. Jedenfalls halte ich mich für berechtigt, auf Grund meiner Erfahrungen an mit Fleischbrühe und Eiern genährten Säuglingen zu den Gefahren der künstlichen Ernährung auch solche schon von Haus aus verfehlte Verbesserungsversuche zu rechnen.

Während ich mich bisher gegen die besprochenen Vorschläge aus den erwähnten Gründen von vornherein ablehnend verhalten mußte, habe ich andere Modifikationen der Kuhmilchernährung, gegen die keine prinzipiellen Bedenken erhoben werden konnten, mit wechselndem Erfolge nachgeprüft; bin aber doch immer wieder zu der Verwendung von unveränderter Kuhmilch in der früher besprochenen einfachen Zubereitung zurückgekehrt, weil Versuche mit jenen Präparationen, mit denen eine Reihe von Kindern gut auszukommen schien, noch immer häufiger fehlschlugen als die vielfach erprobte einfache Behandlung. Am meisten habe ich noch die verdünnte und nach Gärtner mit Fett angereicherte Milch verwendet, weil mir das Prinzip von vornherein plausibel erschien, das durch die Verdünnung entstehende Defizit an stickstofffreien Substanzen nicht nur durch einen Zusatz von Zucker, sondern auch durch einen Überschuß von Fett zu ersetzen, indem nicht Kuhmilch mit dem gewöhnlichen Fettgehalt, sondern eine solche, deren Fettgehalt durch Zentrifugieren verdoppelt war, mit Wasser und Zucker versetzt wird. Es gelang mir nun tatsächlich in nicht wenigen Fällen, die Ernährung von jungen Säuglingen durch längere Zeit mit dieser von der Molkerei in trinkfertigen Einzelportionen gelieferten Nahrung durchzuführen. In nicht wenigen anderen Fällen mußte sie aber wieder aufgegeben und durch einfach verdünnte und versüßte Milch ersetzt werden, und ich konnte mich dem Eindrucke nicht verschließen, daß das überschüssige und infolge des Zentrifugierens nicht mehr so fein wie früher emulgierte Butterfett in diesen Fällen nicht gut genug ausgenutzt werden konnte und daher entweder in Form von Fettseifen oder auch als unverändertes Neutralfett im Stuhle entleert wurde. Die relativ guten Erfolge im Vergleiche mit den früheren Resultaten bei gewöhnlicher Marktmilch muß ich daher, in Übereinstimmung mit anderen Autoren, auf die gute Beschaffenheit und relative Keimarmut des bei der Großfabrikation der Fettmilch verwendeten Rohmaterials zurückführen. Da wir aber jetzt in der Lage sind, ein ebenso gutes Material in der von guten Molkereien gelieferten „Kindermilch" zu bekommen, und die Resultate mit der einfacheren Behandlung derselben entschieden konstanter waren als mit der auf künstlichem Wege fettreicher gemachten Milch, so habe ich schon seit längerer Zeit von der Verwendung der letzteren sowohl als des nach demselben Prinzipe schon früher von Biedert empfohlenen Rahmgemenges Abstand genommen.

Andere Versuche, die Kuhmilch zur Ernährung des menschlichen Säuglings geeigneter zu machen, gehen von der Absicht aus, die für schwerverdaulich gehaltenen Eiweißkörper entweder einem künstlichen Verdauungsprozeß durch das Pankreasferment zu unterziehen (Backhaus u. a.) oder den Gehalt an Kasein durch Verdünnung herabzusetzen und durch Zusatz von Molke einen größeren Gehalt an löslichem Albumin zu erzielen (Monti). Ich habe beide Modifikationen teils selber verwendet, noch häufiger aber ihre Verwendung durch andere zu beobachten Gelegenheit gehabt und kann auch hier nur sagen, daß neben guten Resultaten recht häufig auch schlechte zum Vorschein gekommen sind. Die guten Erfolge dürften also auch hier schwerlich auf das Konto der theoretisch ausgedachten Modifikation zu setzen sein, sondern viel eher, wie in dem früheren Falle, der Durchführung einer guten Milchhygiene in dem Großbetriebe der Erzeugungsstellen und nicht zum geringsten dem bewährten Prinzipe der trinkfertigen Einzelportionen zuzuschreiben sein, das den Gefahren der bakteriellen Verderbnis und zu gleicher Zeit auch in gewissem Maße den quantitativen Exzessen entgegenarbeitet. Die Mißerfolge erkläre ich mir aber bei der peptonisierten Milch in der Weise, daß die Darmepithelzellen zwar befähigt sind, kleine Mengen von Peptonen in dem Maße, als sie im Darme gebildet werden, sofort zu assimilieren, daß sie aber nicht darauf eingerichtet sind, mit diesen Spaltprodukten des Eiweißes überschwemmt zu werden und daher durch die Berührung mit dem nicht sofort assimilierbaren Überschuß in ungünstiger Weise beeinflußt werden. Daß dies tatsächlich der Fall ist, sehen wir an der schlechten Toleranz des Darmkanals selbst erwachsener Menschen gegenüber der vielgerühmten Somatose, die auch aus vorverdautem Eiweiß besteht und, sobald man über kleinere, für die Ernährung kaum in Betracht kommende Mengen hinausgeht, fast regelmäßig eine direkt abführende Wirkung entfaltet. Bei der Molkenmilch wieder kann der große Überschuß an Mineralsalzen aus den früher angegebenen Gründen kaum gleichgiltig sein und hat wahrscheinlich einen nicht geringen Anteil an den häufigen Verdauungsstörungen, die ich bei Kindern gesehen habe, die diese „Säuglingsmilch" als Nahrung erhielten.

Von anderen noch komplizierteren Zubereitungen, wie Liebigsuppe, Keller's Malzsuppe, Buttermilch usw. habe ich, offen gestanden, nur in vereinzelten Fällen Gebrauch gemacht, weil mir die Ratio für ihre Zusammensetzung nicht einleuchten konnte und weil mir das, was ich bei ihrer Anwendung durch andere gesehen habe oder aus den objektiven Schilderungen in der Literatur entnehmen konnte, keineswegs besonders aufmunternd erschien. Sie sind übrigens auch nach der Meinung ihrer Erfinder oder Gewährsmänner nicht als Normalnahrung gedacht, sondern sollen nur vorübergehend bei Magendarmerkrankungen der Säuglinge in Anwendung gezogen werden und in solchen Fällen habe ich, wie später noch zur Sprache kommen wird, mit viel einfacheren Mitteln ein gutes Auslangen gefunden. Hier will ich nur ein einziges Beispiel anführen, das Ihnen beweisen soll, wie wenig mit dem wahllosen Herumprobieren erreicht wird und wie man gerade durch den Verzicht auf alle gekünstelten Präparationen noch am besten zum Ziele gelangt.

Es wurde mir vor längerer Zeit das erste, acht Monate alte Kind eines Großindustriellen aus einer Provinzhauptstadt vorgestellt, das dort seit seiner Geburt unter fortwährender Aufsicht eines renommierten Kinderarztes gestanden hatte und, nachdem es zuerst von drei Ammen und durch zwei Monate mit einer fast endlosen Reihe von Ersatzmitteln (Rahmgemenge, Liebigsuppe, Fettmilch, Backhausmilch, Malzsuppe, Hygiama, Odda) genährt und außerdem mit Magenspülung, adstringierenden Medikamenten und Klysmen behandelt worden war, unter fortwährender Abgabe von halbflüssigen, schleimigen und übelriechenden Stühlen in einen geradezu kläglichen Ernährungszustand geraten war, so daß das Kind sehr reicher Eltern das Bild eines athreptischen Proletarierkindes darbot. Es wog bei normaler Körperlänge nur wenig über fünf Kilogramm, konnte noch nicht sitzen und hatte — ohne sonstige Zeichen von Rachitis — noch keine Zähne. Ich riet, das Kind einige Zeit in Wien zu lassen und verordnete — kein Medikament, sondern zunächst vier Fläschchen täglich zu 150 Gramm einer mit Rohrzucker versüßten Zweidrittelmilch, durch 10 Minuten nach Soxhlet gekocht; ging dann nach wenigen Tagen, da die Nahrung gut vertragen wurde, zu fünf Flaschen über; nach 10 Tagen bekam das Kind fünfmal täglich 200 Gramm derselben Mischung und in der vierten Woche dreimal 200 Gramm Vollmilch und zweimal ein Tellerchen Milchbrei aus feinem Weizengries in Vollmilch gekocht. Bei dieser Kost hatte das Kind eine bis zwei normale Entleerungen, schlief die ganze Nacht, konnte bald allein sitzen und ein wenig stehen, nahm in fünf Wochen um

1200 Gramm zu und bekam, den ganzen Tag im Freien gehalten, ein gesundes und frisches Aussehen. Auch nach der Heimkehr blieb das Kind bei demselben Regime gesund und entwickelte sich, wie ich mich bei späteren Vorstellungen überzeugen konnte, vollkommen normal.

Und nun möchte ich diese Auseinandersetzungen über die Gefahren der künstlichen Ernährung damit schließen, daß ich Ihnen als sicherstes Mittel zu ihrer Vorbeugung und Bekämpfung die Trinität: Reinlichkeit, Mäßigkeit und Einfachheit empfehle.

Entwöhnung und spätere Ernährung.

Erhöhtes Nahrungsbedürfnis älterer Säuglinge. Zusatz von Kohlehydraten in Form von Milchspeise. Einfache Methode der Entwöhnung. Weizen- oder Hafermehl? Warnung vor Fleischbrühe, Eiern und Fleisch bei der Delaktation. Eiweißfanatismus kontra Wissenschaft. Der Schwindel mit den Eiweißpräparaten. Die Kost der älteren Kinder. Gemüse und Obst. Milch als Mastmittel. Roborierende Kost. Fieberdiät.

Hat das Brustkind sein erstes Halbjahr zurückgelegt, dann ist es, selbst bei noch reichlicher Sekretion der Mutter- oder Ammenbrust, an der Zeit, eine Änderung eintreten zu lassen und mit der Verabreichung einer Beikost zu beginnen. Die Gründe, warum wir es nicht mehr viel länger bei der bloßen Brustnahrung bewenden lassen, entnehmen wir zugleich der theoretischen Erwägung und der praktischen Erfahrung. Das Nahrungsbedürfnis des Kindes wird naturgemäß mit seinem fortschreitenden Wachstum immer größer, und die Leistungsfähigkeit der Milchdrüse kann nicht ad infinitum mit dem wachsenden Bedürfnisse Schritt halten. Niemand hält es für möglich, daß ein gesundes Kind auch noch in seinem zweiten Jahre mit der Brustnahrung allein auskommt und es erscheint daher nicht ratsam, die schließlich doch in jedem Falle notwendigen Vorkehrungen erst dann zu treffen, wenn bereits ein offenkundiger Mangel eingetreten ist. Wir haben aber ganz spezielle Gründe dafür, gerade in dieser Zeit, also im siebenten oder achten Monate, an eine Ergänzung der bisher ausreichenden Nahrung zu denken, weil dies die Zeit ist, in der ein gesundes Kind seine Muskulatur in eine stärkere Tätigkeit zu versetzen pflegt, als es bis dahin der Fall war. In den ersten Monaten schläft das Kind den größten Teil des Tages und unterbricht seinen Schlaf nur, um Nahrung einzunehmen. Jetzt aber haben sich bereits die Perioden des Wachseins bedeutend verlängert, das Kind interessiert sich für seine Umgebung, es läßt seine Blicke von einem Gegenstand zum andern wandern, es beginnt zu lallen und seine Glieder energischer zu bewegen, es hebt den Kopf und sucht ihn im Gleichgewicht zu halten, endlich kann es sitzen und versucht es auch schon mit vorläufig noch ungeschickten Gehbewegungen. Nun bedingt aber nach den Untersuchungen von Pettenkofer und Voit der Zustand des Wachseins allein schon ein Plus von 22 % der Kohlensäureausscheidung gegenüber dem Gaswechsel im Schlafe, und die nun lebhafter werdenden

Muskelaktionen für die Erhaltung des Gleichgewichtes und die Weiterbewegung müssen den Stoffwechsel unbedingt in derselben Richtung beeinflussen. Freilich steht dem gegenüber, daß der Stoffwechsel und speziell die auf ein Kilogramm entfallende Kohlensäureausscheidung mit der Zunahme der Körperdimension abnehmen muß, weil alle alternierenden Bewegungen, besonders aber die Kontraktionen und Dilatationen des Herzens und die inspiratorischen und exspiratorischen Bewegungen wegen der zunehmenden Länge der im verlängerten Mark kulminierenden Reflexbogen nach und nach ein etwas langsameres Tempo einschlagen müssen [1]). Aber dieses im entgegengesetzten Sinne wirksame Moment kann nur ganz allmählich zur Geltung gelangen, während die Steigerung der vitalen Oxydationsprozesse durch die jetzt einsetzende lebhaftere Arbeit der Stamm- und Extremitätenmuskeln unbedingt auch ein stärkeres Nahrungsbedürfnis des Gesamtorganismus zur Folge haben muß.

Diesen theoretischen Erwägungen entspricht nun auch die Erfahrung, daß Kinder, die auch im zweiten Halbjahr noch ausschließlich an der Brust genährt werden, selbst bei noch reichlich zufließender Milch von ihren Mahlzeiten nicht mehr so befriedigt erscheinen wie sonst, und auch in der Gewichtskurve, wenn auch nicht gerade einen Stillstand, so doch ein bedeutend retardiertes Tempo des Anwuchses wahrnehmen lassen, der alsbald wieder von einem lebhafteren Anstiege abgelöst wird, wenn die Ergänzung der bisherigen Nahrung in der richtigen Weise eingeleitet und durchgeführt wird.

Um aber hier das Richtige zu finden, wenden wir uns zunächst wieder an die Theorie und dann wollen wir sehen, wie sich die Praxis zu dem Ergebnisse der theoretischen Erwägung verhält.

Durch die grundlegenden Stoffwechselversuche von Pettenkofer und Voit wurde ein für allemal und in unwiderleglicher Weise festgestellt, daß eine verstärkte Muskelarbeit nicht, wie Liebig geglaubt hatte, mit einer Vermehrung der Eiweißzersetzung, sondern, wenn man von extremen Fällen absieht, nur mit einer vermehrten Ausscheidung von Kohlensäure einhergeht. Diese Forscher glaubten nun daraus den Schluß ziehen zu sollen, daß der Muskel wie eine kalorische Maschine arbeitet, in der Kohlehydrate und Fette zum Behufe der Energielieferung verbrannt werden, während wir jetzt auf Grund der metabolischen Auffassung des Stoffwechsels annehmen, daß durch die Kontraktionsreize Muskelprotoplasma zerstört wird, welches zu seinem Aufbau stickstoffhaltige und stickstoffreie Nahrungsstoffe verwendet hat, aber bei seinem Zerfalle vorwiegend stickstoffreie Atomgruppen verbrennen läßt, während die stickstoffhaltigen Komplexe zum großen Teil unversehrt aus dem Reizzerfall hervorgehen und bei der folgenden Rekonstruktion der zersprengten Moleküle wieder zum Protoplasmaaufbau verwendet werden können. Wie immer man sich aber auch den Stoffwechsel im arbeitenden Muskel theoretisch zurechtlegen mag, so bleibt doch für alle Fälle die Tatsache bestehen, daß jede, auch die geringste Vermehrung der Muskelarbeit von einer entsprechend vermehrten Ausscheidung von Kohlen-

---

[1]) Vergl. meine darauf bezüglichen Auseinandersetzungen im 67. Bande des Jahrbuchs für Kinderheilkunde.

säure gefolgt ist, und ebenso sicher ist es auch, daß man einen angestrengt arbeitenden Tierorganismus am besten dadurch im Stoffwechselgleichgewicht hält, daß man ihm bei gleichbleibender oder nur wenig erhöhter Eiweißzufuhr eine reichliche Aufbesserung seiner stickstoffreien Nahrung gewährt. Von den stickstoffreien Nahrungsstoffen haben sich aber die Kohlehydrate den Fetten in zweierlei Richtung überlegen gezeigt, indem erstens die Zuckerstoffe, kalorimetrisch berechnet, mehr leisten als Fette mit der gleichen Zahl von Wärmeeinheiten, und außerdem die kraftspendende Wirkung des Zuckers viel rascher und auffallender zutage tritt, indem der ermüdete Muskel, wie mannigfache Versuche am Ergographen und am überlebenden Herzen gezeigt haben, schon durch eine geringe Zufuhr von Traubenzucker fast momentan seine Leistungsfähigkeit wieder erlangt. Nach alledem ist es also klar, daß auch das seine Muskulatur stärker in Anspruch nehmende Kind nicht eine stärkere Zufuhr von Eiweißstoffen, sondern eine vermehrte Zufuhr von stickstoffreier Nahrung verlangt; und ebenso klar ist es, daß wir uns auch jene Versuchsergebnisse zunutze machen sollen, die zugunsten der Kohlehydrate im Vergleiche mit den Fetten ausgesagt haben.

Hier kommt uns aber wieder die praktische Erfahrung zu Hilfe, die uns lehrt, daß eine Vermehrung des Fettgehaltes in der kindlichen Nahrung nur schwer durchzuführen wäre und daß namentlich jede noch so geringe Beeinträchtigung der Verdauung und Assimilation sich zuerst und am auffälligsten gegenüber der Fettnahrung geltend macht. Später, im dritten oder vierten Jahre, ist bei einem gesunden Kinde die Verdauung und die Assimilationsfähigkeit für die Fette schon so weit gekräftigt, daß ihm auch schon ein Stück Butterbrot vortrefflich bekommen kann; aber in der kritischen Zeit der Entwöhnung sind solche Experimente, abgesehen von der noch nicht entwickelten Fähigkeit, feste Nahrung zu kauen und zu schlucken, von vornherein ausgeschlossen und es bleibt daher nichts anderes übrig, als dem gesteigerten Bedarf nach stickstoffreier Nahrung mit einer reichlichen Zufuhr von Kohlehydraten zu begegnen. Hier haben wir dann wieder die Wahl zwischen den Zuckerstoffen und den Mehlsubstanzen, deren Amylum durch die Fermente des Speichels und der Bauchspeicheldrüse in Zucker verwandelt wird; und diese Wahl ist von vorneherein zugunsten der Amylaceen entschieden, weil eine größere Menge von Milch- oder Rohrzucker erfahrungsgemäß nicht vertragen wird und teils direkt durch Wasserentziehung, teils auch indirekt durch abnorme Gärungsprozesse zu Durchfällen führt, während die Stärke nur nach und nach in kleinen Mengen verzuckert wird und die auf diese Weise im Verdauungskanal gebildeten kleinen Portionen sofort von den Darmzellen assimiliert oder weiter gegen die Leber befördert werden können.

Es trifft sich nun gut, daß gerade die Nahrung, die wir auf Grund von theoretischen Erwägungen als die allein richtige und wissenschaftlich gerechtfertigte ansehen müssen, auch in der Praxis sich vortrefflich bewährt, indem sie nicht nur sehr gut vertragen wird, sondern auch das, was wir beabsichtigen, nämlich ein gutes Gedeihen und regelmäßiges Wachstum des älteren Säuglings wirklich herbeiführt. Ich besitze darüber reichliche Erfahrungen, weil ich von jeher daran festgehalten habe, sowohl dem an der

Brust genährten als auch dem bisher mit Kuhmilch aufgezogenen Kinde als erste Beikost im siebenten oder achten Monat immer nur eine „Milchspeise" zu verordnen, und zwar in der Weise, daß ihm statt einer seiner fünf Milchmahlzeiten eine Speise verabreicht wird, die durch Kochen von feinem Weizengries (auch „Kindergries" genannt) in ungewässerter Kuhmilch bereitet wird. Das Kochen wird unter fortwährendem Umrühren so lange fortgesetzt, bis ein gleichmäßiger Brei zustande kommt und diesem kann noch zur Aufbesserung des Geschmackes und zur Erhöhung des Nährwertes eine mäßige Menge von Rohrzucker zugesetzt werden. Diese halbflüssige Nahrung wird dem Kinde mit dem Löffel gegeben und es befreundet sich in der Regel schon bald mit der neuen Kost. Macht es aber anfangs Schwierigkeiten, so daß nicht die ganze Portion genommen wird, dann kann man auch an der Brust oder von der Flasche ein wenig nachtrinken lassen. Manche Mütter ziehen es aber vor, anfangs mit einem größeren Milchzusatz eine mehr dünnflüssige Mischung zu bereiten, die noch aus der Flasche getrunken werden kann, wenn das Hütchen zu diesem Zwecke mit einer dickeren Nadel durchbohrt wird. In den meisten Fällen geht aber die Einnahme auch des steiferen Breies ganz flott von statten und wenn das Kind, wie fast immer, die neue Nahrung sehr gut verträgt, kann nach kurzer Zeit eine zweite Mahlzeit derselben Art zwischen zwei Milchmahlzeiten eingeschoben werden. Dann bekommt das Kind dreimal die Brust und zweimal den Brei und bei dieser Ordnung bleibt es so lange, als es überhaupt noch weiter an der Brust genährt wird. Damit ist es aber auch für die Entwöhnung vollkommen vorbereitet und diese kann jederzeit, wie es eben die Umstände verlangen, vorgenommen werden.

Die Sommerszeit, in der die Entwöhnung nach manchen nicht stattfinden darf, hat sich mir bei genauer Befolgung des hier empfohlenen Regimes stets als ungefährlich erwiesen und ich möchte sehr bezweifeln, ob diejenigen, die diesen Schreckruf ertönen lassen, wirklich in jedem Falle, wo die Mutter oder Amme eines zur Entwöhnung reifen älteren Säuglings ihre Milch im Sommer verliert oder die Amme um diese Zeit den Dienst kündigt, auf der Herbeischaffung einer neuen Amme bestehen. Andere wieder verbieten — noch im zwanzigsten Jahrhundert! — das Entwöhnen bei „starkem Zahnen", ohne uns zu verraten, was sie darunter verstehen und was zu geschehen hätte, wenn sich dieses Mißgeschick über die ganze erste Zahnperiode erstrecken würde.

Will man also oder muß man die Entwöhnung vornehmen, dann geschieht dies ganz einfach in der Weise, daß man eines schönen Tages neben den zwei Breiportionen statt der Brust drei Flaschen in der früher besprochenen Weise versüßter und kurz sterilisierter Vollmilch verabreichen läßt. Manche Kinder weigern sich aber überhaupt, aus der Flasche zu trinken und dann bekommen sie ihre Milch mit dem Löffel oder trinken sie aus dem Schiffchen oder aus einem Glase. Nur in sehr seltenen Fällen hungern sie lieber einige Tage, bevor sie sich entschließen, die fremdartige Flüssigkeit zu trinken; aber schließlich bequemen sie sich immer auch dazu und nun sind sie für die nächsten Monate vollkommen versorgt, weil vorläufig keine Veranlassung gegeben ist, in der Qualität der Mahl-

zeiten etwas Wesentliches zu ändern. Nur das Quantum wird allmählich
entsprechend dem Verlangen des Kindes gesteigert, indem man auf 250 g
Vollmilch pro Mahlzeit und einen vollen Teller Milchspeise hinaufgeht. Auf
diese Weise bin ich sowohl mit meinen eigenen Kindern als mit den sehr
zahlreichen anderen, die unter meiner Kontrolle aufgezogen wurden, immer
vortrefflich ausgekommen. Die Kinder nehmen ihre Mahlzeiten mit großer
Lust, nehmen dabei häufig geradezu glänzend zu — so daß ich einige Male
selbst nach vollendetem ersten Jahre monatliche Zunahmen von einem

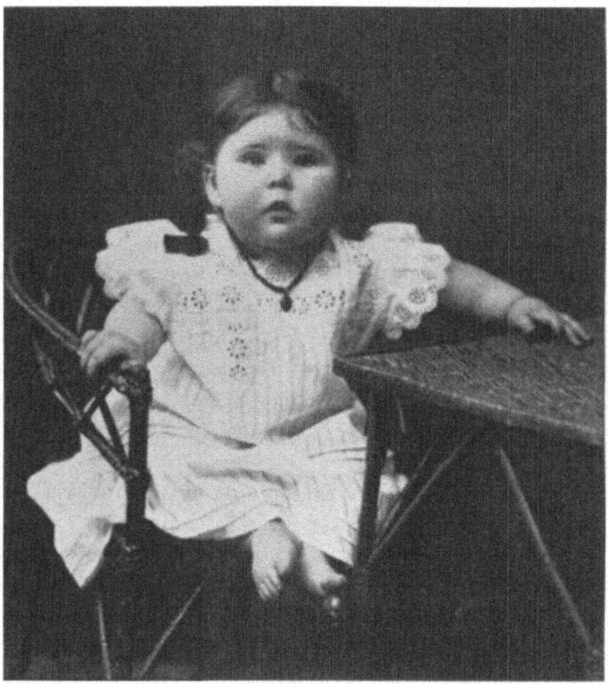

Figur 7.

Zehn Monate altes Mädchen, im ersten Halbjahr täglich 5 Flaschen Kuhmilch, seitdem
Milch und Milchspeise. *)

Kilo und darüber verzeichnen konnte — und bleiben, was noch viel wichtiger
ist, dabei vollkommen gesund, so daß ich bei den in dieser Weise genährten
Kindern niemals mit den so gefürchteten „Zahndiarrhöen" zu tun bekam.
Auch die in neuester Zeit so häufig ausgesprochene Befürchtung, daß die
zu eintönige Nahrung zur Entwicklung der Barlow'schen Krankheit führen

---

*) Die Eltern des Kindes, dem besseren Arbeiterstande angehörig, hatten in
den volkstümlichen Universitätskursen meine Vorträge über Gesundheitslehre des
Kindesalters gehört und hatten sich entschlossen, ihr Kind nach der dort vor-
getragenen Methode zu ernähren.

könnte, hat sich bei den Hunderten so genährter Kinder auch nicht ein einziges Mal verwirklicht. Diese Eintönigkeit kann übrigens schon bald nach vollendetem ersten Jahre durch ein Biskuit, ein Cake oder ein Stückchen Semmel unterbrochen werden, an dem das bereits mit Zähnen versehene Kind allmählich das Kauen und Verschlucken von festen Nahrungspartikeln lernt. Aber eine durchgreifende Änderung erfährt die Kost des Kindes, wenn es nach meinem Willen geht, erst nach zurückgelegten drei Lebenssemestern. Damit werden wir uns aber erst beschäftigen, wenn wir die Einwände besprochen haben werden, die gegen diese, von der üblichen ziemlich abweichende Methode der Ernährung des Kindes während und nach der Entwöhnung erhoben werden können.

Zunächst wird man sich vielleicht daran stoßen, daß nicht mit der Gewöhnung des Kindes an Kuhmilch allein neben der Brustnahrung begonnen wird und daß dieser schwierige Übergang bis zu der eigentlichen Delaktation verschoben wird. Aber auch hier sprechen sowohl theoretische als praktische Gründe für den von mir vorgeschlagenen Modus.

Wir haben gesehen, daß die größere Inanspruchnahme der Muskulatur gegen Ende des ersten Jahres eine stärkere Zufuhr von stickstofffreier Nahrung und speziell von Kohlehydraten verlangt, während eine Steigerung der Eiweißzufuhr allein den Prinzipien der Ernährungsphysiologie direkt widersprechen würde. Ersetzt man nun die eiweißarme und zuckerreiche Brustmilch durch Kuhmilch mit einem dreimal so großen Eiweiß- und einem geringeren Zuckergehalt, so bekommt das Kind plötzlich viel mehr Eiweiß als bisher, und sein Bedürfnis nach einer Vermehrung seiner stickstofffreien Nahrung bliebe auch dann unbefriedigt, wenn man durch Zusatz von Milch- oder Rohrzucker den Zuckergehalt der Milch ungefähr auf die Höhe der Frauenmilch bringen würde. Der plötzliche Überschuß an Eiweiß ist aber nicht nur außerstande, das natürliche Bedürfnis nach einem Mehr von stickstofffreier Nahrung zu befriedigen, sondern er müßte auch einen direkt ungünstigen Einfluß auf den Ernährungszustand ausüben, weil die Stoffwechselversuche gelehrt haben, daß man einen Körperansatz niemals mit einer eiweißreichen und fett- und zuckerarmen Nahrung herbeizuführen vermag. Ganz im Gegenteil wissen wir, daß man einen fettreichen Körper durch ein Übermaß von Eiweiß direkt entfetten kann, und das ist auch vom Standpunkte des Metabolismus durchaus verständlich, weil das Protoplasma nach dieser Auffassung des Stoffwechsels nicht aus Eiweiß allein sondern nur aus einer Kombination von Eiweiß mit Fett oder Zucker gebildet wird und daher das Nahrungseiweiß, das seine Ergänzung nicht, wie gewöhnlich, in der Nahrung selbst findet, genötigt ist, die stickstofffreien Komponenten aus den Reserven des Körpers, dem Glykogen und dem Körperfett zu beziehen. Will man also dem Kinde nicht eine Entfettungskur nach Banting's Methode zumuten, dann darf man als Beikost nicht die eiweißreiche Kuhmilch allein, sondern nur mit einem reichlichen Zusatz von Kohlehydraten verwenden. Die Schwierigkeiten aber, die allenfalls mit dem Übergang von der Brust zur Flasche verbunden sein könnten, sind jedenfalls bei dem älteren Kinde geringer, als wenn man ihn schon einige Monate vor der Entwöhnung bewerkstelligen will; und sie lassen sich, wenn sie überhaupt auftreten, in allen Fällen auf die eine oder die andere Weise überwinden.

Andere werden vielleicht darüber verwundert sein, daß ich gerade Weizengries und nicht das in neuerer Zeit so vielfach angepriesene Hafermehl oder die Hafergrütze verwende. Ich habe aber für meine Wahl auch hier wieder theoretische und praktische Gründe. Den etwas reicheren Gehalt an Salzen, der für den Hafer ins Feld geführt wird, halte ich nämlich angesichts des überreichen Salzgehaltes der Kuhmilch und des tadellosen Gedeihens der in der früher beschriebenen Weise genährten Kinder für gänzlich überflüssig, und außerdem müßte man dafür den großen Reichtum von unverdaulicher Zellulose mit in den Kauf nehmen, der wahrscheinlich daran Schuld trägt, daß von so vielen Seiten über das schlechte Vertragen des Hafermehls geklagt wird. Nur bei Obstipation der Kinder habe ich — und nicht einmal immer mit dem gewünschten Erfolge — für kurze Zeit das Hafermehl statt des Weizenmehls verwendet, sowie ich auch bei älteren Kindern aus demselben Grunde das ebenfalls zellstoffreiche Grahambrot zur besseren Anregung der Peristaltik empfehle. Zur regelmäßigen Ernährung eignet sich aber weder das eine noch das andere.

Mit noch größerer Entschiedenheit muß man sich aber gegen die von Laien und Ärzten so stark favorisierte Fleischbrühe aussprechen, und zwar sowohl als selbständige Nahrung als auch gegen die von manchen empfohlene Verwendung zur Verdünnung der Milch. Die Mütter wundern sich, daß ihren Kindern die „kräftigende“ Suppe vorenthalten bleiben soll, die sie für „konzentriertes Fleisch“ halten, und auch viele Ärzte halten daran fest, daß die Kinder Suppe wegen ihres Salzgehaltes und wegen ihrer appetitanregenden Eigenschaften bekommen sollen und berufen sich dabei auf die fast einstimmige Empfehlung in der Fachliteratur. Und doch muß ich dabei bleiben, daß Fleischbouillon für Kinder in der Zeit der Entwöhnung nicht nur überflüssig ist, sondern direkt gefährlich werden kann. Überflüssig ist sie deshalb, weil die Kinder, wie bereits mehrfach gesagt wurde, mit dem reichen Salzgehalte der Kuhmilch und dem nicht zu unterschätzenden Salzgehalte der Mehlsubstanzen erfahrungsgemäß gut auskommen, und weil es, wie wir später sehen werden, nicht zutrifft, daß sie infolge von Salzmangel rachitisch werden. Dann aber ist es auch ein Irrtum, wenn man der Bouillon einen großen Nährwert zuschreibt, denn in Wirklichkeit ist sie arm an Eiweiß und selbst ziemlich arm an Leim, was schon daraus hervorgeht, daß sie in der Regel nicht gerinnt, was unbedingt der Fall wäre, wenn sie mehr als ein Prozent Gelatine enthielte. Am meisten geht man aber fehl, wenn man glaubt, dem — nicht bestehenden — Kalkmangel der Nahrung durch Fleischbrühe abhelfen zu können, weil das Fleisch (nach Bunge) sogar weniger Kalk enthält als Kartoffeln und in der Asche des Fleischextraktes nur 0,23 % Kalziumoxyd gefunden werden. Wer Lust hat, mag daraus berechnen, welche homöopathische Dosis von Kalk in einer Suppe der üblichen Konzentration enthalten sein mag. Dagegen ist die krankmachende Fähigkeit der Fleischbrühe für Säuglinge aus den bereits früher erwähnten Gründen eine sehr bedeutende, und ich könnte Ihnen dafür aus meinen Aufzeichnungen eine ganze Reihe von unzweideutigen Belegen mitteilen.

So konsultierte mich vor wenigen Jahren ein Arzt wegen seines einjährigen, gut aussehenden Kindes, das jedesmal Durchfall bekommt, wenn man ihm — wie dem armen Suppenkaspar — Suppe aufnötigt. Die Durchfälle sollen zwar bald wieder aufhören, wenn die Suppe weggelassen wird; er sei aber dennoch besorgt, weil er glaube, daß Suppe wegen ihres Salzgehaltes für Kinder unentbehrlich sei. Ich beruhigte ihn mit der Versicherung, daß ich den Kindern in diesem Alter niemals Suppe geben lasse, sondern erst dann, wenn sie an der ganzen Mahlzeit ihrer Eltern teilnehmen; und von nun an blieb das Kind von seinen Durchfällen verschont.

Ein ander Mal wurde mir ein vierzehn Monate alter gutgenährter Knabe vorgestellt, der zuerst bei der Brust und dann bis vor einem Monate bei Milch und Milchspeise ganz gesund gewesen war. Dann aber bekam er auf Anordnung des Arztes täglich einmal Fleischbrühe und bald darauf hat sich nach Angabe der Mutter Erbrechen und Diarrhöe eingestellt und sich jedesmal wiederholt, wenn sie sich wieder entschloss, die Anordnung des Arztes zu befolgen. Ein Versuch mit Eidotter, der an Stelle der Suppe gegeben werden sollte, habe dieselben Folgen gehabt. Jetzt sei das Kind wieder gesund, seitdem es die frühere Kost — ohne Suppe und Ei — bekomme. Sie frage nun, ob sie den Versuch noch einmal machen solle. Natürlich verneinte ich dies und bei einer abermaligen Vorstellung nach einem Monate wurde über das gänzliche Wegbleiben der Durchfälle berichtet[1]).

Daß es in solchen Fällen mit der beabsichtigten Anregung des Appetites nicht besonders gut bestellt ist, versteht sich wohl von selbst. Ich habe aber gefunden, daß bei Kindern in diesem Alter eine Anregung des Appetites fast niemals notwendig ist und daß sie, wenn sie vielleicht notwendig gewesen wäre, durch Fleischbouillon niemals erzielt werden konnte. In den meisten Fällen rührt aber der vermeintliche Appetitmangel nur daher, daß man den Kindern Speisen aufnötigen will, die sie nicht mögen und auch nicht vertragen, während man ihnen gerade das verbietet, was ihnen von Rechts wegen gebührt und was sie auch ganz gut vertragen würden. Darauf werden wir später noch zurückkommen müssen.

Noch häufiger sind die Erkrankungen der Säuglinge nach Eiern und Fleisch, welche in Büchern und Schriften als Beikost für die entwöhnten Kinder so vielfach empfohlen werden; und ich glaube nicht zu weit zu gehen, wenn ich behaupte, daß die so gefürchtete „Diarrhoea ablactatorum" viel häufiger durch solche, auf ärztliche Anordnung oder auf eigene Faust unternommene Experimente, als durch verdorbene Milch herbeigeführt wird. Auch hier werden kurze Notizen aus meiner Erfahrung deutlicher sprechen, als lange theoretische Exkurse.

Ein neun Monate altes Kind, das bei sterilisierter Milch vortrefflich gediehen war und nur ein wenig blaß aussah, bekam auf ärztliche Anordnung Suppe und gehackten Schinken. Schon am nächsten Tage heftiger Durchfall, der sich bis zu zehn Entleerungen an einem Tage steigerte.

In der Vorlesung wird ein 11 Monate altes Kind vorgestellt, das bis vor einer Woche vollkommen gesund war. Auf den Rat einer Freundin gab ihm die Mutter täglich ein wenig Fleisch. Darauf Erbrechen und heftige Diarrhöe, die auch jetzt noch, trotz Weglassen des Fleisches, fortdauert.

---

[1]) Daß nicht etwa in dem großen Salzgehalt der Suppe die Schädlichkeit gelegen ist, wie man nach der Finkelstein'schen Lehre vom Salzfieber glauben könnte, muß ich daraus schließen, daß die üblen Folgen sich nicht jedesmal und auch nicht einmal bei allen dyspeptischen Kindern einstellen, wohl aber im Sommer häufiger als im Winter. Fieber habe ich aber bei den Störungen, die ich der Fleischbrühe zuschreiben mußte, überhaupt nicht beobachtet.

Eine Advokatenfrau aus einem entfernten Vororte, die früher Bonne bei Kindern gewesen war, die ich ständig beaufsichtigte, bringt ihr Kind von achteinhalb Monaten, das sie sieben Monate selbst gestillt und dann mit Milch und Milchspeise genährt hat, wie sie es nach meiner Anordnung bei ihren früheren Pfleglingen gewohnt war. Dabei war das Kind gesund, bis es auf den Rat eines Arztes Fleischbrühe mit etwas gehacktem Fleisch bekam. Zugleich wurde die Milchspeise verboten. Da aber das Kind die neue Kost immer ausspuckte, bekam es gehacktes Fleisch in einem Saugbeutel und außerdem täglich einige Löffelchen Eigelb. Darauf Erbrechen und Durchfall; und nun wurde auch die Milch verboten, was die Mutter veranlaßte, meinen Rat einzuholen. Mit anfänglichen kleinen Milchportionen und später mit Milch und Milchspeise wurde und blieb das Kind wieder ganz gesund.

Bei einem fünf Monate alten mit Milch genährten Kinde, das bisher normal verdaut hatte und nur ein wenig blaß war — es war im Winter fast nie ins Freie gebracht worden — ruft eine einzige Mahlzeit mit einigen Löffelchen Eigelb schon am nächsten Tage einen heftigen Durchfall hervor, der auf knappe Milchdiät wieder verschwindet.

Ein dreizehn Monate altes Kind war sechs Monate bei der Brust und wurde bis zum zehnten Monate mit Milch und in Milch gekochten Semmelstückchen genährt, wobei es sich wohl befunden haben soll. Nun verbietet der Arzt die Semmel, das Kind bekommt täglich zwei Liter Milch, in der zwei Eidotter verrührt wurden. Seitdem hat es fortwährend flüssige Stühle und öfters auch Erbrechen. Es ist jetzt hochgradig anämisch, hat eine weit offene Fontanelle, schwitzt stark am Hinterhaupt, kann weder sitzen noch stehen. Es wird durch knappe Milchdiät von seinem Darmkatarrh befreit, weiter mit Milch und Milchspeise genährt und verliert nach und nach unter dem Gebrauch von Phosphorlebertran seine rachitischen Erscheinungen.

Ein einjähriges Kind, das mit neun Monaten entwöhnt worden war, bekam auf Anordnung eines Kinderarztes weiche Eier, Suppe mit Eidotter, Spinat und passierte Karotten. Seit sechs Wochen Darmkatarrh, deswegen Malzsuppe, aber noch immer Suppe mit Ei. Fortdauernde Diarrhöe und ziemlich starke Abmagerung. Rasche Heilung und Erholung bei anfänglichen kleinen Nestleportionen, dann reine Milchdiät und endliche Zugabe von Milchspeisen.

Ein fünfzehn Monate altes Kind mit leichter Rachitis wird vorgestellt, weil es mehreremal in der Woche erbricht. Es bekommt weiche Eier, Milch mit Ei, Milchspeise mit Ei. Auf meine Bemerkung, daß das Erbrechen wahrscheinlich von den Eiern herrühre, erwiderte die Mutter, daß es immer ausgeblieben sei, wenn sie die Eier mehrere Tage ausgesetzt habe.

Ein elf Monate altes Kind mit geringer Rachitis wird aus der Provinz überbracht, weil es mehreremal am Tage erbricht. Es bekommt Haferschleimsuppe mit Ei verrührt, Scott's Emulsion und Somatose.

Ein prächtiges dickes Kind von neun Monaten bekommt seit einigen Tagen wegen leichter Rachitis zu seiner bisherigen Milchnahrung auch „Fleischsaft Puro". Es weigert sich zwar, wird aber dazu gezwungen. Seit gestern Erbrechen und Durchfälle.

Ein dreizehn Monate altes Kind bekommt Eier, gehackten Schinken und Sanatogen, erbricht öfters und hat flüssige, sehr übelriechende Stühle. Mit Milch und Milchspeise wird es bald gesund und bleibt es auch während mehrmonatlicher Beobachtung.

Diese Kasuistik, die noch lange fortgesetzt werden könnte, zeigt Ihnen die traurigen Folgen der „roborierenden" Diät, die, auf falschen Voraussetzungen fußend und ohne Rücksicht auf die Intoleranz der kindlichen Verdauungsorgane durchgeführt, das gerade Gegenteil der beabsichtigten Wirkung erzielt.

Falsch und nach dem jetzigen Stande der Ernährungslehre vollkommen unhaltbar ist nämlich die Voraussetzung, daß ein Überschuß von Eiweiß stärkend und eine Zugabe von mehlhaltiger Nahrung zu dem notwendigen

Eiweißquantum schädlich wirkt, und es lohnt sich wohl, angesichts der schwerwiegenden praktischen Konsequenzen dieser Irrlehre, ihrem Ursprunge nachzugehen und die dabei unterlaufenden Denkfehler aufzudecken.

Der die ganze praktische Diätetik noch immer beherrschende „Eiweißwahn“ basiert auf der irrigen Annahme, daß das Protoplasma aus Eiweiß besteht und daß daher nur das Nahrungseiweiß imstande ist, neues Protoplasma zu bilden und das vorhandene auf seinem Stande zu erhalten. Für die meisten ist Eiweiß noch immer das „plastische“Nahrungsmittel Liebig's, während Fett und Kohlehydrate als bloß „respiratorische“ Stoffe für die Bildung und Erhaltung des Körpers nur nebensächliche Bedeutung besitzen sollen. Aber seither ist eine ganze Reihe von Tatsachen bekannt geworden, die mit dieser theoretischen Auffassung ebensowenig vereinbar sind, wie die praktische Erfahrung in der Diätetik des Kindesalters.

Auf Grund zahlreicher Ernährungsversuche belehrt uns Voit in seiner „Physiologie des Stoffwechsels und der Ernährung“, daß man einen Eiweißansatz am Körper bedeutend besser mit einer mittleren Menge von Eiweiß und viel stickstoffreier Substanz bewerkstelligen könne als mit einer großen Eiweißmenge und wenig stickstoffreier Substanz; und bei gleichbleibender Eiweißmenge kann eine bloße Steigerung der Zufuhr von Mehl und Zucker nicht nur das Gleichgewicht erhalten, sondern sogar einen Eiweißansatz erzielen. Durch weitere Vermehrung der Eiweißzufuhr hingegen wird das Gleichgewicht, also die Erhaltung des Körperbestandes, viel schwerer erzielt als durch eine Vermehrung der stickstoffreien Nahrung. Aber alles das ist für die Eiweißfanatiker rein in den Wind gesprochen. Sie wollen nicht nur schwächliche, sondern auch ganz gesunde Kinder mit „Milch, Eiern und Fleisch“, also mit lauter eiweißreichen Nahrungsstoffen stärken, obwohl dies, wie wir eben von autoritativer Seite gehört haben, ganz und gar unmöglich ist; und sie verbieten ihnen außerdem dieselben Amylacea, von denen wir wieder gehört haben, daß sie allein als Zugabe zu einer mäßigen Eiweißmenge einen Eiweißansatz, d. h. also eine Stärkung des Körpers herbeiführen können. Und worauf stützen sie dieses Verbot? Weil sich um die Mitte des vorigen Jahrhunderts herausgestellt hat, daß die armen schlesischen Weber, die sich fast nur von Kartoffeln genährt haben, besonders stark von Skrofulose und Tuberkulose heimgesucht waren. Und deshalb verbietet man den Kindern, wenn sie auch in der Kuhmilch überreiche Mengen von Eiweiß erhalten, einen Zusatz von Mehlsubstanzen zur Milch und hält auch bei älteren Kindern Brot, Kartoffeln und Mehlspeisen neben Milch und Fleisch für das sicherste Mittel, um bei ihnen Rachitis, Skrofulose und Tuberkulose zu erzeugen. Und das alles im Zeitalter der exakten Wissenschaft, die mit Verachtung auf die „rohe Empirie“ herabsieht.

Eine weitere Folge der wissenschaftlich ganz unbegründeten Überschätzung der Eiweißnahrung ist auch jene Überflutung des Publikums mit sogenannten Eiweißpräparaten, die nachgerade groteske Formen und Dimensionen anzunehmen beginnt. Somatose, Nutrose, Plasmon, Tropon, Hämatogen, Sanguinal, Roborat, Eukasin, Eulaktol, Puro, Visvit, Odda, Sanatogen, Bioson .... Wer zählt die Mittel, nennt die Namen!

Und die Herolde eines jeden neuen Wundermittels schicken regelmäßig ihren Lobpreisungen den „wissenschaftlichen" Nachweis der Unverdaulichkeit und Nutzlosigkeit der bisherigen Präparate voraus, verschweigen aber mit großer Konsequenz die Hauptsache, daß nämlich vom wirklich wissenschaftlichen Standpunkte nicht das geringste Bedürfnis vorhanden ist, Eiweiß in anderer Form in den Körper einzuführen, als es uns in den natürlichen Nahrungsstoffen, in der Milch, im Fleisch, in frischen Eiern und in den meisten Mehlen dargeboten ist. Ein kranker Magen, der nicht einmal Milch oder Milch mit Biskuit oder Milchspeisen verträgt, wird auch von den zumeist schlecht schmeckenden und nur in den kleinsten Mengen zur Not tolerierten Fabrikaten keinen Nutzen ziehen können; und für gesunde Verdauungsorgane besteht auch nicht der entfernteste Grund, auf die natürlichen Kraftquellen zugunsten der geschäftsmäßig angebotenen und unverhältnismäßig kostspieligen „Kraftmittel" zu verzichten. Aber man scheut auch nicht vor der Verkehrtheit zurück, die eiweißreiche Kuhmilch noch mit Somatose zu versetzen oder auch mit Sanatogen, das zu 95 % aus Kasein besteht, dem noch eine kleine Dosis von glyzerinphosphorsaurem Natron als Extraspeise für die Ganglienzellen zugesetzt ist. Ich habe aber auch erlebt, daß man einem älteren Kinde zu seinen drei reichlichen Fleischmahlzeiten jedesmal auch noch „Fleischsaft Puro" hinzugefügt hat, von dem jetzt sicher erwiesen ist, daß der Inhalt des Fläschchens nicht, wie auf der Etikette gerühmt wird, aus drei Kilogramm besten Beefsteaks ausgepreßt, sondern aus käuflichem Eieralbumin und amerikanischem Fleischextrakt zusammengemengt ist. Das Traurige dabei ist aber, daß nicht nur das Publikum den raffinierten Lockungen der Reklame hier geradeso folgt, wie bei den Haarwuchs-, Schönheits- und Verjüngungsmitteln, sondern daß auch Ärzte und Gelehrte eine überraschend geringe Widerstandskraft gegen die faustdicken Übertreibungen zeigen, mit denen die Erfinder und industriellen Ausbeuter ihre Fabrikate in die Welt senden. Ich will gar nicht von jenen Bedauernswerten sprechen, die des Lebens Notdurft dazu zwingt, sich als professionelle und den Eingeweihten wohlbekannte Soldschreiber zu prostituieren. Aber geradezu deprimierend wirkt es, wenn man sieht, wie offene und geheime Sanitäts- und Medizinalräte und sogar namhafte Professoren sich nicht für zu gut halten, dieselben Mittel, die an allen Straßenecken als Erzeuger athletisch vorgewölbter Armmuskeln und als Helfer für alle, „die sich matt und elend fühlen", angepriesen werden, auch noch mit dem Nimbus der Wissenschaft zu umgeben und über rapide Zunahme des Körpergewichts, Verschwinden „nervöser Schwächezustände", über Beseitigung von Blutarmut und körperlicher Erschöpfung, über unerwartete Erfolge in verzweifelten Fällen, ja selbst über direkte Auffütterung mangelhaft ernährter Nervenzellen zu berichten. Gegen die beschämende Zumutung, solche Münchhausen-Geschichten ernst zu nehmen, sollte jeder selbstbewußte Arzt durch konsequente Ablehnung dieser irrationellen und nutzlosen Verordnungen remonstrieren, und er wird dabei die Genugtuung haben, zugleich seine eigene Würde und das Wohl derer zu wahren, die sich seiner ärztlichen Kunst und seiner Gewissenhaftigkeit anvertrauen. —

Und nun wollen wir uns auch mit der Ernährung des Kindes im zweiten Lebensjahre und in den späteren Perioden der Kindheit beschäftigen.

Ich habe Ihnen bereits empfohlen, die Kinder nach der Entwöhnung noch längere Zeit mit Milch und Milchspeisen zu nähren und habe Sie davor gewarnt, Fleisch, Fleischsuppe und Eier dem kürzlich entwöhnten Kinde zuzumuten. Gegen Ende des dritten Halbjahres kann man aber schon allmählich versuchen, Fleisch, Gemüse und Mehlspeisen in das Menü des verdauungskräftiger gewordenen Kindes einzufügen. Aber auch jetzt liegt keine dringende Veranlassung vor, diese Neuerungen zu forcieren, und speziell ist kein genügender Grund vorhanden, das nicht seltene Widerstreben des Kindes gegen Fleischspeisen gewaltsam zu überwinden. Ich habe recht häufig gesehen, daß ganz gesunde Kinder noch bis zum vollendeten zweiten Jahre Fleisch in jeder Form zurückwiesen, und konnte in solchen Fällen niemals einen daraus abzuleitenden Mangel in dem Aussehen und dem Befinden des Kindes entdecken. Man braucht nur an die recht zahlreichen Vegetarier zu denken, die nicht nur gesund, sondern mitunter selbst zu außerordentlichen Kraftleistungen, wie Dauermärschen usw. befähigt sind, um einzusehen, daß weder die Deckung des Eiweißbedarfes ohne Muskeleiweiß, noch der Verzicht auf die Extraktivstoffe mit Nachteilen verbunden ist. Dabei bin ich weit davon entfernt, die vegetarische Ernährung zu befürworten, die ich einmal — unter erbittertem Protest der fleischhassenden Anhänger der „natürlichen" Lebensweise — als eine Marotte bezeichnet habe. Vielmehr teile ich mit der überwiegenden Mehrheit der Ärzte die Ansicht, daß ein mäßiger Fleischgenuß für ein gesundes älteres Kind ebenso unbedenklich und zuträglich ist wie für einen Erwachsenen. Dies kann mich aber nicht abhalten, immer wieder zu betonen, daß es nicht ratsam ist, Kindern vor Ablauf des dritten Halbjahres Fleisch aufzudrängen, daß es aber direkt sinnlos und verkehrt ist, wenn von gewisser Seite verlangt wird, man müsse einem jeden neunmonatlichen Kinde, wenn nötig mit Gewalt, Fleisch und Eidotter beibringen, obwohl in derselben Schrift auch gesagt wird, daß Eidotter sehr häufig bei Kindern Urtikaria hervorruft. Also so weit kann der doktrinäre Fanatismus getrieben werden, daß man trotz eigener übler Erfahrungen und im Kampfe mit dem gesunden Instinkte der Kinder dasjenige gewaltsam durchzusetzen befiehlt, wofür man nicht einmal eine wissenschaftliche Begründung vorzubringen für notwendig hält.

Eier lasse ich auch älteren Kindern nicht gerne geben, weil ich auch bei solchen öfters Appetitlosigkeit und selbst Durchfälle beobachtet habe, namentlich dann, wenn mehrere des Tages gegeben wurden. Einmal klagte mir eine besorgte Mutter, daß ihr zweijähriges Kind nichts essen wolle und an Gewicht nicht zunehme. „Und ich stopfe ihm doch den ganzen Tag die Eier hinein". Und ein achtjähriges Kind aus Triest, das wegen häufiger Koliken und Diarrhöen vorgestellt wurde, bekam täglich drei weiche Eier zur Stärkung. Der Verzicht auf Eier bringt dem Kinde jedenfalls keinen Nachteil und erspart die unangenehmen Wirkungen, die man davon so häufig beobachtet.

Das bedeutet aber keineswegs, daß Eier bei der Bereitung der Speisen für ältere Kinder nicht verwendet werden sollen. Denn es ist nicht dasselbe, wenn das Kind die Eier im ganzen verzehrt und dabei möglicherweise die gesamten Produkte einer beginnenden Bakterienfäulnis auf einmal in seinen Intestinaltrakt einführt, und wenn auf der anderen Seite mehrere Eier zur Bereitung einer Torte oder einer anderen Mehlspeise verwendet werden, wo dann in einer einzelnen Portion nur ganz geringe Mengen von Ei mit Mehl, Butter, Milch, Zucker und anderen Ingredienzien vermengt sind. Von einer solchen eihaltigen Speise habe ich, wenn sie nicht im Übermaß genommen wird, auch bei Kindern keine üblen Folgen beobachtet und ich erkläre mir dies eben dadurch, daß selbst in dem Falle, daß zufällig ein nicht ganz tadelloses Ei verwendet wurde, die schädlichen Stoffe in einem Teile der Speise nur in minimalen Quantitäten enthalten sein können. Aber dieselben Fanatiker, die selbst ganz jungen Kindern Eier gewaltsam aufdrängen wollen, sind zugleich Feinde der Mehlspeisen, die sie als vermeintliche Erreger von Skrofulose und Rachitis streng verbieten, weil sie neben dem Ei auch noch von den verpönten Amylacea enthalten. In Wirklichkeit ist aber eine Torte oder eine gute Wiener Mehlspeise für ältere Kinder eine geradezu ideale Stoffkombination, die auch von einem Stoffwechselphysiologen nicht sinnreicher ausgedacht werden könnte. Denn sie enthält neben einer mäßigen Menge von Eiweiß viel Kohlehydrate und Fette, also gerade jenes Verhältnis von stickstoffhaltiger und stickstoffreier Nahrung, das die „rohe Empirie" in völliger Übereinstimmung mit dem wissenschaftlichen Experiment als das günstigste erkannt hat. Daß aber eine solche Kombination außerdem auch noch die Eigenheit besitzt, daß sie von jedem gesunden Kinde mit Wonne angenommen wird, das kann ihr nur in den Augen jener Katone zum Nachteil gereichen, die den Kindern alle „Süßigkeiten" als ungesund und unmoralisch verbieten wollen, was sie aber nicht hindert, gelegentlich aus der Rolle zu fallen und selbst gesunden Säuglingen „Eidotter mit Zucker verrührt" als besonderes Kräftigungsmittel zu verordnen.

Bekommen die Kinder schon Fleisch, dann gibt man ihnen dazu mit Vorteil Kartoffel oder Kartoffelpüree und andere weichgekochte Gemüse, wobei dann wieder ganz instinktiv das wissenschaftlich beglaubigte Verhältnis zwischen stickstoffhaltigen und stickstoffreien Nahrungsbestandteilen hergestellt wird. Ich sehe aber keinen Vorteil und keine Räson darin, wenn man jetzt auch schon Säuglingen Gemüse und Obst aufzunötigen gebietet, weil sie sie häufig unausgenützt in diarrhoischen Stühlen von sich geben und weil sogar Fälle in der Literatur verzeichnet sind, wo die Barlow'sche Krankheit, gegen die diese Verordnung hauptsächlich gerichtet ist, bei Kindern während einer solchen „antiskorbutischen" Diät aufgetreten ist.

Rohes Obst vertragen Kinder auch im zweiten Jahre nicht besonders gut und ich habe Fälle gesehen, wo zwei oder drei Kirschen oder ein Viertel Apfel eine heftige „Delaktationsdiarrhöe" hervorgerufen haben. Da der Nährwert des Obstes ein geringer ist, so tut man gut daran, mit seiner Darreichung bis nach Ablauf des zweiten oder dritten Jahres zu warten. Gekochtes Obst wird meistens schon früher vertragen und es ist nicht viel dagegen einzuwenden, wenn man es einem zweijährigen Kinde, das daran Vergnügen findet, gewährt. Ein besonderer Vorteil ist davon aber kaum zu erwarten.

Ein vierjähriges Kind kann an der Mahlzeit seiner Eltern teilnehmen und darf alles bekommen, was an einer bürgerlichen Tafel üblich ist, natürlich mit Ausschluß aller Alkoholika, mit denen wir uns noch ausführlich befassen werden. Man braucht dem Kinde nichts zu verbieten, soll aber auch nichts gewaltsam übertreiben. Namentlich hat es keinen Sinn, den Kindern neben und außer den gewöhnlichen Mahlzeiten auch noch größere Mengen von Milch aufzunötigen. Ein älteres Kind kann zum Frühstück und zur Vesper Milch allein oder mit einem schwachen Zusatz von Tee, Kakao oder Kaffee — niemals mit Kognak oder Rum — nebst irgend einem Gebäck bekommen und für das Nachtmahl ist ein Teller Milchspeise noch für lange das Beste. Zwingt man es aber außerdem, noch größere Mengen Milch zu sich zu nehmen, was nicht selten behufs besonderer Kräftigung geschieht, dann vermindert man die Eßlust für andere ausgiebigere Speisen und erreicht wieder das Gegenteil von dem, was man beabsichtigt, nämlich statt der gewünschten Mästung einen schlechten Zustand der Ernährung, was ich einige Male direkt beobachtet habe. Das stimmt mit mehreren neueren Publikationen überein, in denen eine reine Milchdiät als Entfettungskur angeraten wird, und zwar ausdrücklich auf Grund der erwarteten Unterernährung und einer vermehrten Diurese. In letzterer Beziehung verfüge ich über eine interessante Beobachtung. In einer Familie, in der ich die Kinder von der Geburt an beaufsichtigte, wurde geklagt, daß der achtjährige Knabe und das sechsjährige Mädchen seit einiger Zeit zur Nacht mehrere Male durch Harndrang geweckt wurden, während sie früher die ganze Nacht durchschliefen. Zufällig sah ich dann bei einer Abendvisite, daß jedes der beiden Kinder einen großen Humpen Milch vor sich hatte, den sie jetzt an jedem Abend leeren mußten, weil die Mama mit dem übrigens vortrefflichen Aussehen der Kinder nicht zufrieden war und auf eigene Faust eine Art Mastkur unternehmen wollte. Die Beseitigung dieser Extranahrung hatte zur Folge, daß die Belästigung wieder vollständig verschwand.

Und nun noch einige Bemerkungen über die Diät bei Kranken und Fiebernden.

Von den Kranken wollen wir hier die Dyspeptischen und Diarrhoischen übergehen, weil die für sie passende Diät bei den betreffenden Krankheiten ausführlich besprochen werden wird. Auch die Diät der Diabetiker kommt hier nicht in Betracht, weil wir für das kindliche Alter nichts anderes sagen könnten als für die Erwachsenen. Bleiben also von den nicht fieberhaften Krankheiten nur die verschiedenen Formen der Anämie, die Skrofulose und die Rachitis; und hier können wir nur das wiederholen, was wir von der Diät der Gesunden gesagt haben, höchstens daß wir noch einmal ausdrücklich betonen, wie verkehrt es wäre, gerade bei den nicht ganz normalen Kindern von jenen Prinzipien abzuweichen, die sich bei gesunden Kindern theoretisch und empirisch als die richtigen ergeben haben. Leider wird aber in diesem Punkte häufig gesündigt. Die bei solchen Zuständen so oft empfohlene „Regelung der Diät" bedeutet in Wirklichkeit meistens nichts anderes, als daß an die Stelle einer regelrechten Diät gewaltsam eine unrichtige gesetzt wird; und die roborierende oder gar die „stark roborierende" Diät, von der man manchmal liest, hat, wie wir gesehen haben, nur zu oft eine schwächende oder selbst eine stark schwächende Wirkung. Es gibt nämlich keine bessere als eine gute Diät, und wenn irgendwo, so trifft hier das Sprichwort zu, welches das Bessere als einen Feind des Guten bezeichnet. Die so beliebte Vermehrung des Eiweißgehaltes der Nahrung ist, wie noch einmal ausdrücklich betont werden muß, so wenig eine Verbesserung der Diät als eine Herabminderung oder gar eine Entziehung der Kohlehydrate: und selbst die Begünstigung der Fette gegenüber den Mehl- und Zuckerstoffen ist, abgesehen von der Schwierigkeit ihrer Durchführung, kaum jemals von einem sichtbaren Erfolge begleitet. Im Prinzipe ist ja nicht viel dagegen einzuwenden, wenn man Skrofulösen mehr Fett in einer bekömmlichen Form zuzuführen versucht. Aber so wenig man imstande ist, eine annehmbare Begründung für eine solche Maßregel vorzubringen, so wenig tritt ein Erfolg derselben zutage, wenn sie wirklich durchgesetzt werden kann. Eine Aufbesserung der Ernährung kann auf diätetischem Wege nur dadurch erzielt werden, daß man dem Geschmacke der Kinder möglichst Rechnung trägt und durch richtige Kombination und Variation eine reichlichere Aufnahme und eine bessere Ausnützung der Nahrung zuwege bringt. Dieses Ziel wird aber niemals durch einen Überschuß von Eiweiß und kaum jemals durch eine Vermehrung der Fette auf Kosten der Kohlehydrate erreicht. Zum Glück besitzen wir aber bei den genannten Krankheiten auch noch andere Behelfe, die bessere Wirkungen zu entfalten vermögen, als die viel leichter befohlene als in die Tat umzusetzende „Regelung der Diät".

Fiebernde Kranke sind schwer zur Aufnahme größerer Mengen von Eiweiß und Fett zu bewegen; dagegen ist es leicht, ihnen nicht ganz unbeträchtliche Mengen von Kohlehydraten und namentlich von Zucker neben mäßigen Mengen von Eiweiß und Fett beizubringen, indem man ihnen öfters süßen Tee mit Milch nebst ein wenig Cakes oder Biskuit und außerdem Zucker in süßen Limonaden, Fruchtsäften, Fruchteis usw. anbietet. Auch hier begegnet sich der Geschmack der Kranken mit dem theoretischen Postulate, weil sich gezeigt hat, daß man das Körpereiweiß viel besser durch Kohlehydrate als selbst durch homodyname Mengen von Fett zu schützen vermag (Kayser). Noch wichtiger ist aber die Tatsache, daß man die Stickstoffausscheidung eines Kaninchens bei künstlich erzeugtem Infektionsfieber durch reichliches Gewähren von Traubenzucker um 15—46 % herabdrücken kann (May). Wenn man dann doch wieder in einer neueren Abhandlung über Diphtherie zu lesen bekommt, daß die Diät in dieser Krankheit eine „roborierende sein müsse" und daß sie daher aus Bouillon, Milch, Eiern, Fleisch und Wein zusammengesetzt sein soll, und wenn andere wieder schwerkranke Kinder mit „Beeftea", also mit etwas Eiweiß, Leim und Salzen bei Kräften und am Leben erhalten wollen, so kann man nur wieder mit Bedauern konstatieren, daß die vielgerühmten und mit Recht bewunderten Fortschritte, die die Ernährungsphysiologie im letzten halben Jahrhundert gemacht hat, an manchen spurlos vorübergegangen sind.

Mit der Bedeutung des Alkohols für die Diät gesunder und kranker Kinder wollen wir uns in der nächsten Vorlesung beschäftigen.

Alkohol im Kindesalter.

Nahrung und Gift. Wertlose Kalorien. Besondere Empfindlichkeit des kindlichen
Organismus gegen die Giftwirkung des Alkohols. Große Verbreitung des Alkohol-
genusses im Kindesalter. Fälle von alkoholischer Manie. Krämpfe. Gastrische Störungen.
Leberzirrhose. Der Arzt und der Alkohol. Falsche Indikationen. Medizinalweine.
Direkte und indirekte Prophylaxe.

Wie wir bei der Besprechung der Ernährung und des Stoffwechsels
gesehen haben, dürfen wir nur solchen Substanzen eine nährende Wirkung
zuerkennen, die zum Aufbau des lebenden Protoplasmas verwendet werden
können. Der Alkohol ist aber eine zweifellos giftige Substanz, mit der man
jedes Protoplasma, sei es nun tierischer oder pflanzlicher Natur, zuerst betäuben
und lähmen und bei fortgesetzter Einwirkung auch töten kann; und eine
solche protoplasmafeindliche Wirkung kann nur auf der Zersetzung der
labilen chemischen Einheiten des Protoplasmas beruhen. Eine Substanz
aber, die das Protoplasma, mit dem sie in Berührung kommt, schädigt und
zerstört, kann unmöglich zum Aufbau desselben Protoplasmas verwendet
werden, und das um so weniger, als offenbar auch die Moleküle des Alkohols
in dem Augenblicke, wo sie mit den Protoplasmamolekülen zusammenstoßen,
selbst dissoziiert werden und die sie zusammensetzenden Kohlenstoff-
und Wasserstoffatome der oxydierenden Wirkung des Sauerstoffes überantworten. Diese Verbrennung des Alkohols, die mit einer Zerstörung protoplasmatischer Teile einhergeht, bringt also dem Organismus keinerlei Nutzen
und man kann daher dem Alkohol ebensowenig als einem anderen Gifte
einen Nährwert zugestehen. In der Tat ist es auch noch niemandem eingefallen,
Äther, Chloroform, Chloral und andere dem Alkohol verwandte narkotische
Gifte aus der Fettreihe, obwohl sie sicherlich alle im Körper verbrannt werden,
als nährende oder stärkende Substanzen zu verwenden, und nur dem Alkohol
hat man die Ehre erwiesen, ihn trotz seiner zweifellos giftigen Eigenschaften auf Grund der kalorischen Theorie der Ernährung zu den Nahrungsstoffen zu rechnen. Ja man ist sogar soweit gegangen, bei der Berechnung
des Kostmaßes die Kalorien des giftigen Stoffes als gleichwertig mit denen
zweifelloser Nahrungsstoffe einzurechnen.

Daß man damit einem verhängnisvollen Irrtum anheimgefallen ist,
wird mit jedem Tage klarer, je mehr man sich dazu versteht, die Tatsachen

selbst, ohne vorgefaßte theoretische Lehrmeinung, ins Auge zu fassen. Man weiß heutzutage ganz genau, daß jede sportliche Kraftleistung schon durch die geringste Zufuhr von Alkohol in auffallender Weise geschädigt wird und daß der, wenn auch noch so schwach alkoholisierte Bewerber gegenüber den alkoholfreien Konkurrenten sicher unterliegen muß. Dann haben wir auf wissenschaftlicher Seite durch die berühmten Versuche von Chauveau erfahren, daß ein Hund, der Monate hindurch bei einer bestimmten Ration von Fleisch und Zucker Tag für Tag in einer Lauftrommel einen Weg von vielen Kilometern zurückgelegt und dabei noch an Körpergewicht zugenommen hatte, sofort unfähig wurde, die gewöhnliche Arbeit zu leisten, wenn man ihm ein Drittel seiner Zuckernahrung durch die kalorisch gleichwertige Menge von Alkohol ersetzte, und daß er außerdem trotz des gleichen Kaloriengehaltes der Gesamtnahrung und der bedeutend verringerten Arbeitsleistung nicht mehr wie früher an Körpermasse gewann, sondern im Gegenteil bedeutend verlor. Wir wissen aber auch durch die Versuche von Backman am überlebenden Kaninchenherzen, daß die infolge der Ermüdung allmählich abnehmende Höhe der Zuckungskurve durch einen geringen Zusatz von Traubenzucker zu der Durchspülungsflüssigkeit sofort wieder ansteigt, während jede noch so kleine Menge von Alkohol, wenn sie überhaupt eine Wirkung entfaltet, immer nur ein noch stärkeres Absinken der Kurve herbeiführt. Nach alledem kann von einer Umwandlung der Kalorien des verbrennenden Alkohols in Muskelkraft nicht mehr die Rede sein und es ist also klar, daß die vermeintliche Stärkung nur auf einer Betäubung des Ermüdungsgefühls durch die narkotische Wirkung des Giftes beruhen kann.

Leider ist aber der Glaube an die nährende und stärkende Wirkung des Alkohols, obwohl sie theoretisch und empirisch unhaltbar geworden ist, doch immer noch bei Ärzten und Laien ungemein verbreitet, und so kommt es, daß die meisten Erwachsenen und sehr viele Kinder das narkotische Gift regelmäßig in sich aufnehmen, wobei man sich mit überraschender Leichtigkeit über die Schädigungen hinwegsetzt, die notwendigerweise mit einer solchen dauernden Intoxikation verbunden sein müssen. Diese Schädigungen treten aber bei Kindern in unvergleichlich stärkerem Maße hervor, indem scheinbar mäßige Dosen, die, selbst entsprechend vergrößert, von Erwachsenen noch ohne sichtbaren Schaden vertragen werden, bei ihnen schwere Krankheitserscheinungen und Organveränderungen hervorrufen können; und so kam es, daß bei einer Umfrage, die vor einigen Jahren bei den ersten Klinikern Deutschlands veranstaltet wurde, sich — trotz mancher Divergenzen in bezug auf den erlaubten Alkoholgenuß der Erwachsenen — doch alle einstimmig gegen die Verabreichung von Alkohol an Kinder ausgesprochen haben. In der Praxis hat aber diese einstimmige Ablehnung vorläufig noch keine sichtbare Wirkung gehabt und zwar weder im Publikum, noch bei den Ärzten. Jeder, der sich dafür interessiert, kann sich ohne Schwierigkeit überzeugen, wie gewöhnlich man Kinder jeglicher Altersstufe öffentlich und im Kreise der Familie an dem Alkoholgenusse der Erwachsenen teilnehmen läßt; und in voller Übereinstimmung damit haben auch die Erhebungen an den Volksschulen an allen Orten, wo sie vorgenommen wurden — in Wien, Bonn, München, Braunschweig usw. — in gleicher Weise ergeben, daß der Prozentsatz der alkoholfrei lebenden Kinder und selbst derjenigen, die nicht täglich Alkohol in der einen oder anderen Form zu sich nehmen, ein auffallend geringer ist. Ich selbst habe in meiner Sprechstunde und, solange ich noch eine Abteilung an unserer Anstalt versorgte, auch in dem dortigen Material in dieser Richtung nachgeforscht und auch diese Nachforschungen haben ein überaus trauriges Resultat zutage gebracht. Denn nur wenige Eltern antworten auf die Frage, ob ihre Kinder Wein oder Bier bekommen, mit einer bestimmten Verneinung oder gar mit der Bemerkung, daß sie wohl wissen, daß Kinder keinen Alkohol bekommen dürfen. In den meisten Fällen lautet die Antwort bejahend und sehr häufig wird noch hinzugefügt, daß den Kindern von ärztlicher Seite Rotwein oder ein „schwarzes" Bier oder Kognak in Milch u. dergl. verordnet wurde; und zwar nicht für einige Tage während einer Krankheit, sondern ohne zeitliche Begrenzung als dauernder Bestandteil ihrer täglichen Kost. Und in derselben Richtung entfalten mitunter auch öffentliche Krankenanstalten, Kinderspitäler und Ambulatorien eine nicht sehr erfreuliche Tätigkeit. So sollte ein $2\frac{1}{2}$ jähriges Kind nach seiner Entlassung aus dem Spitale auch weiterhin täglich ein Achtel Wein bekommen, und wir wurden von der Mutter befragt, was sie tun solle, da das Kind nicht dazu zu bewegen sei, so viel Wein zu sich zu nehmen. In einem anderen Spitale bekamen zwei Kinder von 2 und 4 Jahren, die die Masern glatt überstanden hatten, während ihrer Rekonvaleszenz Tag für Tag eine größere Ration Wein und waren dann so daran gewöhnt, daß sie auch zu Hause danach verlangten. Man fragt sich vergebens, welche Indikationen bei Kindern nach überstandener Krankheit durch die lange fortgesetzten und mitunter recht ansehnlichen Gaben von Alkohol erfüllt werden sollen. In einer vor mehreren Jahren veröffentlichten Krankengeschichte war zu lesen, daß ein fünfjähriges Kind, das einen Scharlach durchgemacht hatte, drei Tage nach der Entfieberung mit folgenden exorbitanten Alkoholdosen bedacht wurde:

Morgens $2^{3}/_{4}$ Uhr: ein Glas Portwein; 7 Uhr: Zwei Glas Mosel; 9 Uhr: ein halbes Glas Mosel; $10\frac{1}{2}$ Uhr: ein Glas Mosel; $2\frac{1}{2}$ Uhr: ein halbes Glas Mosel; 5 Uhr: ein halbes Glas Mosel; 8 Uhr: ein Glas Mosel; und so ging es tagelang fort und noch am 15. Tage nach der Entfieberung wurden drei Gläser Wein pro Tag verzeichnet[1]).

Das Kind braucht aber nicht einmal eine fieberhafte Krankheit überstanden zu haben und kann dennoch eine Alkoholordination mit auf den Weg bekommen. Ein zehnjähriges kräftiges und ganz gesundes Mädchen, das von einem berühmten, seither verstorbenen Orthopäden wegen einer angeborenen Hüftgelenksluxation unblutig operiert worden war, sollte nach der Entlassung aus der Anstalt täglich Porterbier zur Kräftigung bekommen, was aber die Mutter, die meine Grundsätze in dieser Beziehung kannte, sofort mit Entschiedenheit ablehnte. Und ungefähr ebenso angezeigt ist es, wenn Kinder in Seehospizen und Ferienheimen unter ärztlicher Aufsicht regelmäßig Rotwein oder Bier zu den Mahlzeiten bekommen und so — wie ich wiederholt erlebt habe — auf öffentliche Kosten oder aus mildtätigen Beiträgen zu jungen Alkoholikern herangebildet werden, die

---

[1]) Jahrbuch für Kinderheilkunde, 47. Band, S. 211—213.

ihre so erworbene Alkoholgewöhnung nur in den seltensten Fällen wieder aufgeben, wenn sie zufällig in die Hände eines alkoholgegnerischen Arztes geraten. Auch Erziehungsanstalten und Pensionate werden, selbst wenn sie unter ärztlicher Aufsicht stehen, nur ausnahmsweise alkoholfrei geführt, und alles das hat nach zwei Richtungen die bedauerlichsten Konsequenzen. Das Publikum wird, anstatt gewarnt zu werden, durch die ärztliche Autorität in seinem ohnedies tief eingewurzelten Alkoholwahn bestärkt; und außerdem werden einzelne Kinder durch die Beteiligung an den allgemeinen Trinksitten auf das schwerste und manchmal sogar in irreparabler Weise geschädigt, was ich ihnen an den nun folgenden kurz skizzierten Krankengeschichten demonstrieren werde.

In einer sehr wohlhabenden Bäckerfamilie erkrankte ein siebenjähriges Kind an Masern, zu denen sich eine lobäre Lungenentzündung gesellte. Bei einer Temperatur von 40,5 wurde das Kind sehr unruhig, begann zu phantasieren und wollte aus dem Bette springen. Gegen Mitternacht trat aber plötzlich ein beängstigender Zustand ein, der den Hausarzt veranlaßte, mich herbeirufen zu lassen. Ich fand das für sein Alter gut entwickelte Kind mit schwachem und sehr frequentem Puls, kühlen Extremitäten, sehr beschleunigter oberflächlicher Respiration. Durch eine Kampferinjektion gelang es, den Kollapszustand zu beseitigen. Nun aber entwickelte sich das typische Bild des Delirium potatorum. Die Kranke springt fortwährend in die Höhe und kann nur mit Gewalt im Bette zurückgehalten werden; dabei spricht und schreit sie ununterbrochen und abwechselnd in drei Sprachen; sieht Ratten und Mäuse und dann wieder Hühner; manchmal lacht sie in greller übertriebener Weise. Die Hände zittern, sie hält sie vor sich hin und betrachtet sie verwundert. Endlich bringt ein Klysma mit Chloralhydrat einen ruhigen Schlaf. In den nächsten Tagen klingen die Erscheinungen langsam ab; am 6. Tage solenne Krise, gefolgt von ungestörter Rekonvaleszenz. Die Erkundigungen ergaben, daß der Vater des Kindes, der selbst viel trank und vor einem halben Jahre nach kurzer Krankheit gestorben war, darauf bestanden hatte, daß das Mädchen seit ihrem dritten Jahre täglich zu Mittag 1—2 Gläser Wein, abends ein Glas Bier und noch etwas Wein bekam. Nach dem Tode des Vaters wurde dieselbe Gepflogenheit von der französischen Gouvernante, die selbst gerne trank, fortgesetzt, und die Mutter, die in ihrem Geschäfte gebunden war, ließ sie gewähren. Auf Landpartien im Sommer wurde noch mehr getrunken und in der letzten Zeit gab es aus Anlaß des Karnevals auch öfters Punsch. Der Hausarzt scheint davon nichts gewußt zu haben; jedenfalls hat er es nicht verhindert. Ich riet die Gouvernante zu entfernen, und das nunmehr streng alkoholfrei erzogene Kind befand sich seitdem vollkommen wohl.

Nicht so günstig war der Verlauf in einem zweiten Fall, den ich bald darauf während der ersten großen Influenzaepidemie zu sehen bekam.

Ich wurde von einem Kollegen in eine weit entfernte Vorstadt zu dem neunjährigen Knaben eines Gastwirtes gerufen, der seit drei Tagen fieberte. Ich fand ihn tief somnolent, leise vor sich hinmurmelnd, mit den Händen auf der Bettdecke suchend, dann wieder unter Geschrei abwehrend, als ob er sich vor etwas fürchtete. Temperatur 39,8, Puls 120, sehr klein, die Füße kühl. Außer einem mäßigen Lungenkatarrh nichts Positives. Da aber mehrere Familienmitglieder gleichzeitig an Influenza erkrankt waren, konnte über die Natur der Grundkrankheit kein Zweifel sein. Aber auch für die ungewöhnlichen Begleiterscheinungen fand sich eine ausreichende Erklärung, als mir auf meine Frage bezüglich der Trinkgewohnheiten sofort die Auskunft zuteil wurde, daß der Knabe seit Jahren jede freie Stunde am Schanktische des väterlichen Wirtshauses zubringt und nicht nur für die Gäste einschenkt, sondern auch selber sehr fleißig „Gespritzten" (Wein mit Sodawasser) zu trinken pflegt. Nach einer Mitteilung des Hausarztes starb der Knabe am nächsten Tage unter den Erscheinungen des Lungenödems.

Einige Jahre später sah ich einen hierher gehörigen Fall bei der Tochter eines höheren Militärs in einer kleinen Stadt Niederösterreichs.

Das elfjährige Mädchen war bis vor einer Woche scheinbar gesund gewesen, erkrankte dann plötzlich unter Erbrechen und Fieber, nach dessen Ablauf sich die Erscheinungen der akuten Manie einstellten, die bis zu meiner Ankunft fortdauerten. Ich fand die Kranke im Bette sitzend, mit ängstlichem wirrem Blicke. Sie erkennt ihren Vater nicht, den sie mit dem Doktor verwechselt, sie sieht auf der Bettdecke Kröten und Schlangen; plötzlich springt sie aus dem Bett, läuft schreiend umher, verkriecht sich unter dem Bett, soll auch schon Teller und anderes Geschirr zertrümmert haben. Dabei ist sie jetzt fieberfrei, zeigt einen guten Appetit, schläft auch einen großen Teil der Nacht ruhig, erwacht aber des Morgens unter schreckhaften Träumen. Der Vater, der ein auffallend gerötetes Gesicht und stark ausgedehnte Venen in der Wangenhaut zeigt, gibt zu, daß das Kind im letzten Sommer durch mehrere Monate am Quarnero viel von sehr starkem Fiumaner Wein getrunken habe. Seit drei Monaten ist sie wieder zuhause und trinkt auch hier ungefähr ein viertel Liter dieses sehr alkoholreichen Weines. Ich riet zu Chloralhydrat und zu vollständiger Enthaltung von Alkohol. Später hörte ich, daß das Kind genesen ist.

In allen diesen Fällen handelte es sich zweifellos um Alkoholdelirien, die durch eine fieberhafte Krankheit ausgelöst wurden; und ähnliche Fälle sind auch in der Literatur berichtet (Demme, Coulon, Moreau, Delobel, Förster). In der folgenden Beobachtung gesellten sich die Delirien zu einer fieberlosen Krankheit, nämlich zu einer Chorea minor.

Der neunjährige Knabe eines Wiener Kaufmanns wird in einem Institut in Dresden erzogen, von wo er vor einigen Tagen wegen Veitstanz und ungebärdigem Benehmen abgeholt werden mußte. Ich fand einen mittelmäßig genährten Knaben mit den Erscheinungen einer Chorea stärkeren Grades. Kein Herzgeräusch. Die Mutter erzählt, daß ihr Knabe sich seit seiner Rückkehr wie verrückt benimmt, von Zeit zu Zeit ein sinnloses Geschrei erhebt, im Zimmer umherrennt, sich vor Ratten fürchtet, die er am Boden herumlaufen sieht u. dergl. In der Erziehungsanstalt bekam er nach seiner Angabe mittags und abends je ein Glas Bier, auf Verlangen auch mehr. Ich riet zu großen Dosen Bromkalium und selbstverständlich zu vollständiger Entziehung des Bieres, das ihm auch zuhause, wenn auch in etwas geringerer Quantität, gewährt worden war. Nach einer Woche sah ich ihn wieder; er war bald ruhig geworden, die Chorea unter Bettruhe bedeutend gebessert. In die mit Bier so freigebige „Erziehungsanstalt" wurde er auf meinen Rat nicht mehr gesandt.

Außer diesen eklatanten Fällen sah ich dann noch einige abortive Formen von alkoholischer Geistesstörung, die ich vielleicht nicht als solche erkannt hätte, wenn ich nicht durch die ersten drei Fälle auf dieses ätiologische Moment aufmerksam geworden wäre.

In der Familie eines Fabrikanten wurde ich zu der Erkrankung des jüngsten vierjährigen Knaben zugezogen, der offenbar infolge einer Influenza seit 24 Stunden fieberte, die ganze Zeit nahezu schlaflos geblieben war und herumgetragen werden mußte, weil er sich vor Tieren und schwarzen Männern fürchtete. Ich fand ihn noch mit weit aufgerissenen Augen starr vor sich hinblickend, die Wangen lebhaft gerötet, Rektumtemperatur 40,3. Auf Rumpfumschläge und Bromkalium trat Beruhigung ein. Meine Erkundigung wegen Alkohols ergab auch hier wieder ein positives Resultat. Seit nahezu zwei Jahren bekommt das Kind zu den beiden größeren Mahlzeiten ein halbes Glas Wein, seine beiden etwas älteren Brüder bekommen das doppelte Quantum. Als ich mich darüber wunderte, sagte mir die Mutter, man könne doch zu fetten Speisen kein Wasser trinken. Ich belehrte sie eines Besseren, erinnerte daran, daß Löwen und Tiger nach einem fetten Hammel auch mit Wasser auskommen müssen, und erteilte den Rat, den Durst des Kindes nur mit unserem köstlichen

Hochquellwasser zu stillen. Der Rat wurde befolgt und bei späteren fieberhaften Krankheiten, zu denen ich auch gelegentlich wieder beigezogen wurde, war von solchen Aufregungszuständen nicht mehr die Rede.

Während in den bisherigen Fällen die alkoholischen Getränke entweder ohne Wissen der Ärzte oder höchstens mit ihrer stillschweigenden Einwilligung gegeben worden waren, wurden sie in den folgenden Fällen auf ärztliche Anordnung verabreicht.

Ein elf Monate altes Kind hatte eine kruppöse Lungenentzündung durchgemacht, die zwei Tage, bevor ich das Kind sah, mit einer Krise abgeschlossen hatte. Es wurde darüber geklagt, daß das Kind die letzten 48 Stunden fast ununterbrochen geschrieen und nie länger als einige Minuten geschlafen habe. Keine Kraniotabes, die noch anderthalb Zentimeter offene Fontanelle nicht gespannt, die Temperatur normal. Der Arzt hatte während des Fiebers ein Infusum Digitalis mit 10 Gramm Kognak verschrieben, und diese Dosis war in den letzten drei Tagen der Krankheit dreimal verbraucht worden.

Ein sechsjähriger Knabe ist am achten Tage eines unkompliziert verlaufenden Scharlachs. Exanthem noch sichtbar, mäßige Angina, Herztöne rein, kein Eiweiß im Harn. Seit zwei Tagen große Unruhe, Jaktation, zeitweise wache Delirien. Der Kranke bekam während der ganzen Krankheit viel Malaga und Kognak, als Nahrung nur Beeftea. Ich empfahl Aussetzen der Alkoholika, Milch und Zwieback, Milchspeisen. Darauf baldige Beruhigung, obwohl das Fieber noch einige Tage andauerte.

Ich wurde in eine ungarische Provinzstadt zu einem 16 jährigen Kranken gerufen, der sich am neunten Tage eines Scharlachs befand, aber trotz abgelaufenen Fiebers über unerträgliche Schmerzen im Hinterhaupt klagte. Dabei war er sehr aufgeregt und ängstlich und verbrachte die Nächte nahezu schlaflos. Der Arzt fürchtete Meningitis. Ich brachte aber in Erfahrung, daß dem Kranken, „um der Herzschwäche vorzubeugen", von Beginn der Krankheit fortwährend schwere ungarische Weine und Kognak gegeben worden waren. Der Appetit fehlte vollständig, dagegen verlangte der Kranke, der früher nicht an Alkohol gewöhnt war, fortwährend nach den stärkenden Getränken. Wie ich später von einem Verwandten, der mich in Wien aufsuchte, vernahm, trat infolge der angeordneten Alkoholenthaltung alsbald völliges Wohlbefinden ein, und die Rekonvaleszenz nahm einen ungestörten Verlauf.

Ein Knabe im dritten Jahr mit einem gutkompensierten Herzfehler bekommt seit einigen Monaten „zur Stärkung" täglich ein sechzehntel Liter Wein als Medizin, außerdem aber vom Vater noch Wein und Bier und öfters auch etwas Kognak in Tee oder Milch. Seit einigen Wochen hat das Kind schreckhafte Träume, benimmt sich auch manchmal in wachen Zuständen „wie verrückt", schreit stundenlang, fürchtet sich vor schwarzen Männern usw. Außerdem erbricht es jetzt öfters und ist nur schwer zur Nahrungsaufnahme zu bewegen. Auch hier hat die Beseitigung des Alkohols schon nach einer Woche einen vollständigen Szenenwechsel herbeigeführt. Das Kind ist ruhig, schläft gut und das Erbrechen hat ganz aufgehört.

Ein dreijähriges Mädchen, das vor 14 Tagen die Masern überstanden hat, ist sehr aufgeregt, weinerlich, will Tag und Nacht herumgetragen werden und weigert sich zu essen. Seit Beginn der Krankheit bekommt es in jeder Schale Milch einen Löffel Kognak. Nachdem dies eingestellt wurde, wird das Kind ruhig und erholt sich vollkommen bei zunehmendem Appetit.

Ich schließe hieran zwei Fälle, in denen durch Alkohol habituelle Konvulsionen hervorgerufen wurden.

Ein einjähriges blasses Mädchen mit mäßigen Erscheinungen von Rachitis leidet seit zwei Monaten an Konvulsionen, die zwei- bis dreimal in der Woche auftreten. In Anbetracht der Geringfügigkeit der rachitischen Erscheinungen und namentlich wegen der Jahreszeit (Herbst), in der die Krampfformen auf rachitischer Basis fast niemals vorkommen, war ich wenig geneigt, die Krämpfe zur Rachitis in Beziehung zu bringen, und suchte daher nach einer anderen Ursache. Endlich stellte sich heraus, daß das Kind wegen angeblicher Blutleere dreimal täglich ein kleines Gläschen Wein und außerdem 10 Tropfen Kognak in jeder Portion Milch bekommt. Außerdem nur Fleisch und Eier, die fast immer erbrochen werden. Ich verordne die übliche Milchdiät (Milch und Milchspeise) und völlige Enthaltung von Alkohol, vorläufig ohne jedes Medikament. Nach zwei und vier Wochen wurde das Kind wieder vorgestellt. Es hat keinen Anfall gehabt und zeigt, da auch das Erbrechen ganz aufgehört hat, einen besseren Ernährungszustand. Die Mutter, über die rasche Heilung ihres Kindes hoch erfreut, versicherte, daß sie ihm Wein und Kognak nur ungern gegeben habe, daß sie aber glaubte, der ärztlichen Anordnung Folge leisten zu müssen.

Ein vierjähriges Mädchen von mittelmäßiger Ernährung leidet seit anderthalb Jahren an Krampfanfällen mit Bewußtlosigkeit, welche 2—3 mal im Monate auftreten. Es sind schon Bromsalze in größeren Gaben ohne Erfolg angewandt worden. Das Kind ist appetitlos und weigert sich speziell, gebratenes Fleisch zu essen, das ihm zweimal des Tages angeboten wird. Die Erkundigung nach Alkohol ergibt folgendes: Das Kind bekommt seit seinem zweiten Jahre wegen Schwäche und Blutleere zu jeder Mahlzeit Bier oder Wein in einem eigenen Gläschen, manchmal aber auch außer den Mahlzeiten, wenn es durstig ist. Bei völliger Abstinenz von Alkohol schwanden die Anfälle vollkommen und bei gemischter Kost lassen Appetit und Ernährung nichts mehr zu wünschen übrig.

Aus den bisherigen Mitteilungen geht schon deutlich hervor, daß infolge des Alkoholgenusses neben den zerebralen Erscheinungen häufig auch Appetitmangel aufgetreten ist. In den nun folgenden Fällen stehen die gastrischen Erscheinungen im Vordergrund.

Ein achtjähriges, blasses und schlecht genährtes Mädchen hat seit mehreren Monaten Anfälle von Gastralgie ohne andere nachweisbare Ursache, als daß es seit längerer Zeit täglich Bier und Wein zu trinken bekommt, in den letzten Monaten aber eine besonders starke Weinsorte (Karlowitzer) in ziemlich großen Quantitäten, manchmal auch zwei volle Weingläser zu jeder Mahlzeit. Der Arzt ist damit einverstanden, daß man dem schwachen Kinde mit kräftigen Weinen nachhilft. Der Ernährungszustand ist aber nach Angabe der Mutter eher schlechter als besser geworden. Nach völligem Aussetzen aller alkoholischen Getränke hören zunächst die Magenschmerzen auf und der Appetit sowie die Ernährung heben sich in der kürzesten Zeit.

Ein elend aussehender schwer rachitischer Knabe bekommt seit Monaten auf Anordnung eines Arztes Wein zur Stärkung, und zwar anfangs ein Achtel pro Tag, später auch mehr. Seitdem will das Kind nichts mehr essen, verlangt aber öfters nach Wein, der ihm gezuckert gegeben wird. Das Kind wird aber nach Angabe der Mutter immer schwächer und sieht noch schlechter aus als zuvor. Bei alkoholfreier Ernährung und Phosphorlebertran wird es rasch gesund, entwickelt einen guten Appetit und läuft munter umher.

Ein zweijähriges Mädchen hat seit einigen Wochen den Appetit vollständig eingebüßt. Es sieht noch immer gut aus, soll aber ziemlich stark abgenommen haben. Die Untersuchung ergibt, daß die leicht palpable Leber zwei Fingerbreit über den Rippenbogen vorragt. Das Kind bekommt vom Vater, der selbst ziemlich viel trinkt, täglich mehrere Male Bier oder Wein oder auch beides bei derselben Mahlzeit. Bei völliger Enthaltung von Alkohol ist die Leberschwellung nach sechs Wochen geschwunden und das Kind hat seinen normalen Appetit wieder erlangt.

Die letzte Beobachtung bildet den Übergang zu jenen Fällen, die sowohl in meiner Kasuistik als auch bei anderen Autoren (Demme, Emmerich, Lanceraux, Abrahams, Dickinson, Wunderlich, Gerhardt, Maggiorani u. a.) die erste Stelle einnehmen, nämlich zu den Fällen von Leberzirrhose infolge von Alkoholgenuß. Es ging kaum ein Semester zu Ende, in dem ich nicht in der Lage war, den Hörern einen oder mehrere Fälle

zu demonstrieren, und auch in der Sprechstunde und in der Fremdenpraxis
sah ich gar nicht selten derartige Fälle. Hier sollen nun einige besonders
markante Beispiele kurz gekennzeichnet werden.

Ein achtjähriger Knabe aus Rußland mit hochgradiger Rachitis tarda und
auffallend unbehilflichem Gang wird mir von einem hiesigen Arzt vorgeführt. Der
Gang rührt teils von den rachitischen Verbildungen, teils von der enormen Ausdehnung des Abdomens her und diese beruht wieder auf einer kolossalen Leber- und
Milzschwellung, von denen die erstere fast bis zur Crista ilei reicht, während die Milz den
vergrößerten linken Leberlappen nahezu berührt. Der Knabe war abgezehrt und im
Wachstum bedeutend zurückgeblieben. Auf mein Befragen wurde sofort berichtet,
daß er seit seiner frühesten Kindheit Wein, Tee mit Rum und Kognak und in den
letzten Jahren auf ärztliche Anordnung auch Malaga, Pepsinwein und Chinaeisenwein
bekommen hatte. Nach einem mehrmonatlichen Aufenthalte in Ischl bei völliger
Alkoholenthaltung und fleißigem Gebrauch der Solbäder ragte die Leber nur etwa
Handbreit über den Rippenbogen; die Milz war fast zur Norm zurückgekehrt. So
reiste er in seine Heimat zurück, kam aber im nächsten Sommer wieder in schlechtem
Zustand nach Wien. Leber und Milz hatten die früheren Dimensionen nahezu erreicht;
dabei war Aszites vorhanden; im Harn deutliche Spuren von Eiweiß. Der Knabe
hatte in Rußland auf ärztlichen Rat wieder Kognak und verschiedene Medizinalweine
bekommen und war bald wieder zu den früheren Gewohnheiten zurückgekehrt. Er
wurde wieder nach Ischl und von dort in andere Badeorte geschickt, ist aber noch in
demselben Sommer unter hydropischen Erscheinungen gestorben.

Dieser Fall ist besonders bemerkenswert durch die auffallende Besserung
einer so hochgradigen Affektion infolge der Alkoholenthaltung und durch
die Rezidive nach Wiedereinführung des Alkohols zu vermeintlich therapeutischen Zwecken. Auch in den beiden folgenden Fällen ist das Übersehen
des klar zutage liegenden ätiologischen Momentes zu beachten.

Eine auf der Durchreise nach einem Badeorte begriffene russische Familie
konsultierte mich wegen eines sechsjährigen Knaben, der seit einem halben Jahre infolge
einer beiderseitigen Spitzeninfiltration nach Masern fortwährend fiebert. Außerdem
hat er schon seit längerer Zeit eine bedeutende Leberschwellung, wegen deren in
Rußland schon zweimal eine Leberpunktion gemacht worden war, weil man einen
Leberabszeß vermutete; jedoch beidemal ohne Erfolg. Schon vor den Masern war
viel Wein und Tee mit Rum oder Kognak gegeben worden; während der Krankheit
aber außerdem noch Portwein, Malaga, Kognak, Chinaeisenwein und zuletzt auch
größere Mengen Kefir. Ich entließ die Eltern mit dem strengen Verbot, dem Kinde
Alhohol in irgend einer Form zu geben, habe aber den Patienten nicht wieder gesehen.

Der sechsjährige Knabe eines Branntweinschänkers aus Nordungarn zeigte einen
enorm ausgedehnten Bauch, der ihn zu einer lordotischen Körperhaltung zwang. Es
handelte sich um eine ganz enorme Leber- und Milzschwellung; beide reichten bis zur
Crista ilei und berührten einander links von der Mittellinie. Freie Flüssigkeit war in
der Bauchhöhle nicht nachzuweisen, es bestand aber Ödem an den Malleolen.
Im Harn etwas Eiweiß. Der Vater gibt auf Befragen sofort zu, daß der Knabe schon
lange auf eigene Faust im Laden öfters kleine Mengen Branntwein zu sich nimmt, ist
aber sehr erstaunt, daß das die Ursache der Krankheit sein soll, weil die bisher be-
fragten Ärzte zwar Verschiedenes verordnet hatten (Kalomel, Karlsbader Wasser etc.),
aber nach dem Branntwein noch niemals gefragt worden sei. Ob mein strenges Verbot
des Branntweingenusses etwas gefruchtet hat, weiß ich nicht, weil ich die Leute seitdem nicht mehr zu sehen bekam.

Ich lasse nun noch einige Fälle von Leberschwellung folgen, die nicht
durch Branntwein, sondern in soliderer Weise durch Bier, höchstens mit
Unterstützung von etwas Rum und Kognak zustande gekommen sind.

Knabe von 18 Monaten. Rachitis mäßigen Grades. Appetit fehlt vollständig, Sklera leicht ikterisch. Die Leber ragt drei Finger breit über den Rippenbogen vor. Mehrere Male täglich Bier, ferner Tee mit einem Löffelchen Rum. Alkoholverbot. Nach einem Monat hat die Leber normale Ausdehnung, Aussehen und Appetit bedeutend gebessert.

Acht Jahre altes Mädchen, blaß, appetitlos. Die Leber ragt vier Querfinger über den Rippenbogen, auch die Milz ist deutlich palpabel. Das Kind bekommt seit dem ersten Jahre täglich Bier und Wein „so viel es will", und außerdem bei seinen häufigen Katarrhen auf Anordnung des Arztes ein bis zwei Kaffeelöffel Kognak in Milch. Ich rate dringend, keine geistigen Getränke mehr zu geben, und als ich die Kleine zwei Monate später untersuchte, hatte die Leber nahezu den normalen Umfang.

Ein vierjähriges Mädchen wird von dem behandelnden Arzt mit der Diagnose: Peritonitis tuberculosa geschickt. In der Lunge nichts Abnormes. Das stark ausgedehnte Abdomen enthält freie Flüssigkeit, aber auch die Leber ist stark vergrößert und deutlich als resistente Geschwulst palpabel. Das Kind bekommt seit seinem 10. Monat Wein und Bier in mäßigen, aber täglich wiederholten Gaben; in den letzten Monaten auf ärztliche Anordnung auch Rotwein wegen der Blutleere. Milchdiät, vollkommene Alkoholenthaltung, zwei Wochen Bettruhe, später Landaufenthalt bringen in 10 Wochen Genesung.

Kolossale Leberschwellung bei einem sechsjährigen Knaben, der seit Jahren täglich einen halben Liter Bier, an Sonntagen auch noch mehr zu trinken bekam. Nach sechs Wochen vollständiger Abstinenz ragt die Leber nur noch zweifingerbreit hervor. Die Mutter erzählt, der Arzt hätte gemeint, man könne dem Kinde jetzt wieder ein wenig Bier geben, was ich aber entschieden widerriet.

Von sonstigen Alkoholschädigungen bei Kindern habe ich einmal Tremor, einmal Neuritis bei einem vierjährigen Mädchen und einmal chronische Nephritis ohne vorausgegangenen Scharlach bei einem dreijährigen Knaben beobachtet. Aus der Literatur wäre noch Zwergwuchs bei zwei Geschwistern (Lanceraux) und Arteriosklerose (Chiari) zu erwähnen.

Was für praktische Konsequenzen sind nun aus diesen eigenen und fremden Beobachtungen zu ziehen? Ich denke, keine anderen, als daß wir Kindern unter keinerlei Umständen Alkohol verordnen, und daß wir keine Gelegenheit vorübergehen lassen, warnend und belehrend auf das Publikum und vor allem auf die angehenden Ärzte einzuwirken. Leider bleibt aber gerade in dieser Richtung fast alles zu wünschen übrig. Jedesmal, wenn ich in meinen Kursen die Alkoholfrage behandelte, wurde mir von den Hörern, die nicht selten schon an mehreren Universitäten herumgekommen waren, versichert, sie hätten bisher noch keinen Vortrag über dieses Thema gehört, und auch in den Lehr- und Handbüchern der Kinderheilkunde findet man darüber entweder nichts oder Ausführungen und Ratschläge, die viel eher geeignet sind, den noch vielfach bestehenden Enthusiasmus für Alkoholdiät und Alkoholtherapie zu unterstützen. Aber selbst die wenigen Autoren, die die Notwendigkeit einsehen, den Alkoholismus im Kindesalter zu bekämpfen und die Schädigungen der Kinder durch die Alkoholintoxikation in helles Licht zu setzen, geben zumeist für die Praxis so schwankende und so verklausulierte Direktiven, daß man sich gar nicht darüber wundern darf, wenn ihre wohlgemeinten Bestrebungen ohne greifbaren Erfolg geblieben sind.

Typisch in dieser Beziehung ist die vielzitierte Schrift von Demme, in der zuerst auseinandergesetzt wird, daß der Alkohol auf die Entwicklung des Kindes direkt schadenbringend, die Gesundheit untergrabend und die sittliche Bildung beeinträchtigend wirkt, und außerdem treffend bemerkt wird, daß seine schädlichen Wirkungen auch bestehen, wenn sie uns noch nicht sichtbar und greifbar entgegentreten; und dann wird wieder demselben Alkohol nachgerühmt, daß er als therapeutisches Agens bei der Rachitis, der Skrofulose und Tuberkulose, sowie überhaupt bei den chronischen Schwächezuständen des Kindesalters von hohem Werte sein könne. Es soll also das als eminent schädlich und heimtückisch charakterisierte Mittel gerade bei den chronischen Krankheiten und Schwächezuständen angewandt werden, wo natürlich nur von einem protrahierten Gebrauche die Rede sein kann; man erwartet also von dem schwächlichen und kränklichen Organismus, daß er der schädigenden Wirkung des Alkohols größeren Widerstand entgegensetze als der gesunde und kräftige; und von den laienhaft urteilenden Eltern, denen man dieses schädliche und heimtückische Mittel zur Kräftigung ihrer Kinder in die Hand gibt, verlangt man dasjenige, was man überhaupt für unmöglich erklärt hat, nämlich daß sie die nicht sichtbaren und greifbaren, aber dennoch bestehenden Schädigungen rechtzeitig erkennen und den Gebrauch dieses bedenklichen Kräftigungsmittels sistieren. Aber solche Widersprüche sind solange unvermeidlich, als man sich nicht entschließt, klipp und klar zu verkünden, daß die Kinder unter allen Umständen vor diesem gefährlichen und tückischen Gifte bewahrt werden müssen.

Ein anderer Autor, der ausdrücklich auf die Gefahren des Alkohols bei Nierenerkrankungen hinweist, empfiehlt gleichwohl „größere Dosen" bei Scharlach und Diphtherie, obwohl jedermann weiß, daß die toxischen Produkte der betreffenden Krankheitserreger eine spezifisch schädigende Wirkung in den Nieren entfalten und obwohl mehrfach nachgewiesen wurde, daß ein Gläschen Kognak bei gesunden Erwachsenen Albuminurie und Zylindrurie hervorrufen kann. Oder man liest in einer Arbeit über den Alkoholismus im Kindesalter, daß sich die Schädigungen in einer Herabsetzung der Lebenstätigkeit, der Intelligenz, des Willens und des moralischen Sinnes kundgeben, daß das Nervensystem des Kindes gegen Alkohol noch viel empfindlicher ist als das des Erwachsenen und daß die geistigen Funktionen des Kindes schon früh durch denselben gestört werden können. Aber dann folgt nicht das erwartete strenge Verbot des Alkohols für Kinder überhaupt, sondern es wird nur gewünscht, daß die Abstinenz bis zum sechsten Jahre durchgeführt werden soll, womit also wieder gesagt wird, daß ein Kind nach dem sechsten Jahre, also gerade um die Zeit, wo es anfangen soll, seine geistigen Fähigkeiten in ernsthafter Weise zu betätigen, diese die geistigen Fähigkeiten so eminent schädigende Substanz getrost in sich aufnehmen darf. Wir aber behaupten, unter Berufung auf die bekannten Versuche der Kräpelin'schen Schule und auf die Resultate der Erhebungen in den Volksschulen, bei denen sich regelmäßig ein größerer Prozentsatz der schlechten Lehrerfolge bei den an Alkohol gewöhnten Kindern ergeben hat, daß für Lernende jeden Alters und jeder Kategorie der Verzicht auf die Alkoholnarkose durch die Logik und die Erfahrung in gleicher Weise geboten erscheint.

Wenn wir nun die verschiedenen Indikationen für die therapeutische Verwendung des Alkohols kritisch analysieren, so zerflattert die vielgerühmte roborierende Wirkung des Alkohols in nichts, wenn wir uns an die Ergebnisse des Chauveau'schen Versuches und an die Erfahrungen bei sportlichen Wettkämpfen erinnern; seine angebliche Wirkung als „Herztonikum" wird durch die Versuche am überlebenden Kaninchenherzen in ihr Gegenteil verwandelt; und die Vermehrung der Atemgröße, die für die Anwendung des Alkohols bei Erkrankungen der Respirationsorgane ins Feld geführt wird, erklärt sich ganz einfach so, daß die Verbrennungsprodukte des nutzlos im Körper oxydierten Alkohols neben den durch das Fieber vermehrten Produkten der eigentlich vitalen Verbrennungen auf der eingeengten Respirationsfläche nach außen befördert werden müssen, so daß also — abgesehen von der Betäubung der Respirationszentren — den ohnedies überangestrengten Respirationsorganen eine überflüssige Mehrarbeit aufgeladen wird. Die Erfahrungen am Krankenbette stimmen aber mit diesen theoretischen Erwägungen vollkommen überein, worauf wir bei der Therapie der Bronchitis und Pneumonie noch einmal zurückkommen werden.

Welche üble Wirkung die den Kindern zur Hebung des Appetites verabreichten Alkoholika in bezug auf ihre Ernährung hervorbringen können, haben wir deutlich genug aus verschiedenen früher mitgeteilten Beobachtungen entnehmen können, und ich kann Ihnen daher nur dringend empfehlen, in jedem Falle, wo über Appetitlosigkeit eines Kindes geklagt wird, auf die Gepflogenheiten in bezug auf den Alkohol zu inquirieren. Sie werden dann sicher in manchen Fällen die Genugtuung erleben, daß Sie durch die bloße Beseitigung der chronischen Narkotisierung der sezernierenden Epithelzellen und ihrer Nerven die normale Eßlust wieder herstellen werden. Auch hier besteht eine gute Übereinstimmung mit den Ergebnissen der künstlichen Verdauungsversuche und den Experimenten an lebenden Menschen und Tieren, weil diese fast ausnahmslos zu ungünstigen Resultaten in bezug auf die Alkoholwirkung gelangt sind.

Sollen wir nun auch noch von der blutbildenden Eigenschaft des Alkohols, von Milch mit Kognak als Heilmittel der Anämie oder gar von der Bevorzugung des „Rotweins" als Mittel gegen Blutleere sprechen, die nicht nur im Gerede unwissender Laien, sondern nicht selten auch in medizinischen Büchern und Schriften eine Rolle spielen? Glaubt jemand im Ernste daran, daß das narkotische Gift sich in Blutkörperchen oder in Blutfarbstoff verwandeln kann oder daß es durch seine narkotische Wirkung imstande ist, die blutbildenden Organe zu einer besseren Arbeit anzuspornen? Muß man erst beweisen, daß zwischen der roten Farbe des Weines und der des Blutes ein wissenschaftlicher Zusammenhang in keiner Weise herzustellen ist? Oder genügt es vielleicht, darauf aufmerksam zu machen, daß eine Verminderung des Appetites und der Verdauungskraft, eine entzündliche Reizung der Leber und eine krankhaft alterierte Nerven- und Gehirnfunktion nicht die richtigen Mittel sind, um die Blutbildung zu befördern? Ich glaube, von allen, leider so zahlreichen Indikationen für die Alkoholverordnung ist es gerade diese, welche beweist, wie viel dabei auf das Konto der Gedankenlosigkeit und der leeren Schablone gesetzt werden muß.

Eine starke Förderung erfährt auch der Alkoholismus im Kindesalter durch die sogenannten Medizinalweine; denn manche Kinder, in deren Mahlzeiten Wein und Bier keine Rolle spielen, aber auch solche, die ohnedies schon genügend mit Alkohol traktiert werden, bekommen Pepsinwein, Chinaeisenwein, Kondurangowein, Sagradawein, Kolawein u. dgl.; und bei den geschäftsmäßigen Anpreisungen der bereits Legion gewordenen Eiweißpräparate wird regelmäßig auf die bequeme Einführung dieser Mittel in Wein hingewiesen, was leider auch nicht selten von „Autoritäten“ befürwortet wird. Damit Sie aber nicht glauben, daß meine Gegnerschaft gegen die Alkoholverordnungen im Kindesalter rein individuell oder übertrieben ist, will ich Ihnen die Äußerungen zweier Nervenärzte von anerkannter Bedeutung zitieren, die an Schärfe und Entschiedenheit nur schwer übertroffen werden können.

„Heutzutage sollte sich jeder Arzt schämen, der einen „Medizinalwein“ empfiehlt oder gar Kindern Wein zur Stärkung geben läßt“ (Moebius).

„Es ist geradezu ein Verbrechen, wenn man Kindern täglich ein bestimmtes Maß von Alkohol geben läßt“ (Ziehen).

Aber damit, daß Sie diese Warnungen befolgen, haben Sie noch nicht alles getan, wozu jeder gewissenhafte und mit dem Rüstzeuge der modernen Wissenschaft ausgestattete Arzt in der Relation „Kind und Alkohol“ verpflichtet wäre. Wenn wir das Wohl des Kindes in diesem Punkte sichern wollen, dann dürfen wir auch den Alkoholismus der Eltern nicht aus dem Auge lassen; denn auch dieser schädigt das Kind, und zwar in zweifacher Beziehung. Vor allem ist es zweifellos, daß die Alkoholisierung der Eltern auf die Nachkommenschaft ungünstig einwirken kann; und wenn es auch nur auffällig ist, daß die Kinder ausgesprochener Potatoren in jeder Beziehung minderwertig ausfallen, so ist es doch kaum anders denkbar, als daß auch die nicht exzessive, sondern nur regelmäßige und reichliche Durchspülung des Organismus mit Alkohol ihre schädliche Wirkung auf die Keimzellen und die aus ihnen hervorgehenden neuen Individuen ausüben muß. Wie viele schwächliche und degenerierte Sprößlinge hünenartiger Väter mögen ihr klägliches Dasein der scheinbaren Toleranz gegen große Alkoholdosen verdanken, deren sich ihre Erzeuger gerühmt haben; und wenn die Jugendbildner in gesegneten Weinländern behaupten, daß jedesmal, wenn ein auffallend schlechtes Schülermaterial einrückt, sieben Jahre früher ein vorzügliches Weinjahr verzeichnet wurde, oder wenn auf die französischen Departements, die den größten Alkoholkonsum aufweisen, auch der größte Prozentsatz von Militäruntauglichen entfällt, so folgt daraus immer wieder das gleiche, nämlich daß wir die Prophylaxe gegen die Schädigungen durch den Alkohol nicht allein auf die Kinder beschränken dürfen, sondern auch auf die frühere Generation ausdehnen müssen. So wie aber alkoholisierte Eltern ihre Nachkommenschaft auf dem Wege der Keimvergiftung schädigen, so gefährden sie auch ihre schon geborenen und heranwachsenden Kinder durch die Fortsetzung ihrer eigenen Trinkgewohnheiten. Denn wenn es ein Verbrechen ist, Kindern täglich ein bestimmtes Maß von Alkohol zu gewähren, dann wird dieses Verbrechen fast unvermeidlich, wenn die Eltern selbst Tag für Tag ein bestimmtes — oder auch unbestimmtes —

Quantum desselben Stoffes nicht entbehren können. Alkoholfreundliche Eltern und alkoholfreie Kinder — das ist ein Verhältnis, das auf die Dauer nicht aufrecht zu halten ist. Schließlich muß sich doch immer ein Teil dem anderen anpassen; und wenn wir, als professionelle Schützer der kindlichen Gesundheit, die Alkoholfreiheit des Kindes verteidigen wollen, dann bleibt uns nichts anderes übrig, als daß wir auch die Alkoholfreiheit der Eltern anstreben. Das können wir aber nur tun, indem wir die langsam, aber sicher fortschreitende Abstinenzbewegung in jeder nur möglichen Weise, vor allem aber durch das persönliche Beispiel unterstützen.

Dyspepsie und Darmkatarrh.

Überfütterte Brustkinder. Verzögerte Entleerung des Magens. Schleimproduktion im Magen. Colica flatulenta und dyspeptische Entleerungen. Pyloruskrampf. Infektiöser Darmkatarrh. Kindercholera. Einfluss der Sommerhitze. Wasserverarmung des Organismus. Störung der Wasserresorption. Pädatrophie. Saugpolster. Enteritis follicularis. Störung der Fettresorption.

Wir gelangen nun zu einem der wichtigsten und schwierigsten Kapitel in der ganzen Pathologie des Kindesalters, nämlich zu den Störungen der Verdauung, Assimilation und Resorption der Nahrungsstoffe. Die Wichtigkeit dieser Störungen beruht auf ihrer außerordentlichen Verbreitung und der häufigen Gefährdung der von ihnen befallenen Kinder; die besondere Schwierigkeit des Gegenstandes liegt aber darin, daß der kausale Zusammenhang zwischen den bewirkenden Schädlichkeiten und den durch sie hervorgerufenen Krankheitserscheinungen noch größtenteils im Dunkeln liegt und daher bis auf den heutigen Tag den Gegenstand mit großer Leidenschaftlichkeit geführter Kontroversen bildet. Natürlich werde auch ich nicht imstande sein, Ihnen eine abschließende Lösung dieser dornigen Fragen zu bieten. Ich will mich aber bemühen, den Komplex von Tatsachen möglichst objektiv darzustellen, und Ihnen dann sagen, wie ich mir den Zusammenhang zwischen ihnen vorstellen möchte.

Die leichteste und relativ ungefährlichste Störung ist die durch Überfütterung herbeigeführte **Dyspepsie der Brustkinder.** Diese Störung ist außerordentlich verbreitet, weil ihre Ursache, das zu häufig, in zweistündlichen oder noch kürzeren Pausen erfolgende Anlegen an die Brust, nahezu die Regel bildet. Kinder, die von einer Amme gesäugt werden, haben darunter öfter zu leiden als die von der eigenen Mutter gestillten, und zwar nicht nur infolge des früher gekennzeichneten Mißverhältnisses zwischen Milchreichtum der Amme und noch unzureichender Verdauungsfähigkeit des kürzlich geborenen Kindes, sondern auch wegen der häufigen Disziplinlosigkeit der gemieteten Ammen, die meistens geneigt sind, jede Unruhe des Kindes auf Hunger zu beziehen und — selbst gegen den Willen der Mutter und gegen das ausdrückliche Verbot des Arztes — als Anlaß zu neuerlichem Anlegen an die Brust zu benützen. Die nächste Folge davon ist, daß die Kinder bald nach beendeter Mahlzeit und oft schon während derselben

einen Teil der überschüssigen Nahrung durch eine Art Aufstoßen wieder
entleeren. Es ist kein eigentliches Erbrechen, sondern ein einfaches Aus-
gießen, das durch die eigentümliche Konformation des Säuglingsmagens —
relativ flacher Fundus und steile Lagerung des Längsdurchmessers — bedeutend erleichtert ist. Diese Erscheinung wird von den meisten noch nicht
als abnorm angesehen und der Volksglaube ist sogar geneigt, ihr eine
günstige Bedeutung beizulegen (Speikinder — Gedeihkinder). In der Tat
spricht sie ja für einen Milchreichtum der Amme und, so lange die Verdauungskraft und Assimilationsfähigkeit des Kindes ausreicht, um das nicht
Entleerte zu bewältigen und auszunützen, kann ein solcher Milchüberfluß
immerhin zu einer das Mittel übersteigenden Gewichtszunahme, also einem
guten Gedeihen des Kindes führen. Und doch ist das sich häufig wiederholende Ausschütten der Milch schon als ein abnormer Zustand aufzufassen,
weil es bei Kindern, die nur fünfmal in 24 Stunden zu trinken gewöhnt
sind, auch dann nicht beobachtet wird, wenn sie in einigen Einzelmahlzeiten recht große Quantitäten zu sich nehmen. Solche Kinder gedeihen
dann mindestens ebensogut wie die „Speikinder", aber sie haben sicherlich
eine geringere Anwartschaft auf die Entwicklung ernsthafterer Unregelmäßigkeiten als jene, welche genötigt sind, jedesmal oder häufig einen nicht
mehr zu bewältigenden Überschuß von sich zu geben. Der abnorme Zustand hat wahrscheinlich darin seinen Grund, daß Kinder, die in sehr kurzen
Pausen an die Brust gelegt werden, nachgewiesenermaßen (Czerny und
Keller) ihren Magen nicht, wie ganz gesunde Brustkinder, nach eineinhalb
bis zwei Stunden vollständig entleeren, sondern erst viel später oder überhaupt nicht vor der Einnahme der nächsten Mahlzeit. Dieses längere Verweilen der Nahrung beruht aber nicht, wie früher geglaubt wurde, auf einer
verringerten Motilität des Magens, sondern im Gegenteil auf einer reflek-
torischen Zusammenziehung der ringförmigen Muskulatur des Pylorus,
welche bei abnormer Füllung des Dünndarms dem Mageninhalte noch nicht
den Durchgang gestattet. Durch diese krampfhafte Zusammenziehung des
Schließmuskels wird der Inhalt des Magens nicht nur länger, sondern
auch in größeren Quantitäten zurückgehalten als unter normalen Verhältnissen. Nun reichen aber für die größeren Mengen von alkalischer Milch
die desinfizierenden Kräfte der normalmäßig produzierten Salzsäure nicht
aus, und es haben daher die etwa im Magen schon vorhandenen oder aus
der Mundhöhle mitgeschleppten Bakterien nicht nur mehr Zeit sich zu vermehren und die zu ihrer Ernährung dienenden Teile des Mageninhaltes zu
verändern, sondern sie sind auch während dieses längeren Zeitraums durch
die nicht ausreichenden Salzsäuremengen weniger in ihrem Lebensprozesse
und in ihrem Wachstum behindert. Die verzögerte Entleerung des Magens
hat dann aber weiter zur Folge, daß die neu zugeführte Milch immer noch
Reste der früheren Mahlzeiten vorfindet, und da diese bereits in lebhafter
Gärung begriffen sind, können sie die reichlich vorhandenen Gärungserreger
auch sofort in großer Menge an die neu hinzutretenden Milchportionen
abgeben.

Das Wachstum der Mikroorganismen findet zunächst wohl hauptsächlich auf Kosten des Zuckergehaltes der Nahrung statt und liefert vor-

erst hauptsächlich Milchsäure als Gärungsprodukt, wodurch der erbrochene oder durch Ausheberung gewonnene Mageninhalt einen säuerlichen Geruch annimmt, während der in den allerersten Stadien der Dyspepsie entleerte Überschuß dem Geruchsinne noch keine vorgefallene Änderung verraten hat. Die Entleerung dieser säuerlich riechenden Flüssigkeit erfolgt aber dann nicht mehr durch einfaches Überlaufen des Magens, sondern es gehen ihr schon gewisse Zeichen des gestörten Befindens voraus. Das Kind liegt einige Zeit nach dem Trinken auffallend ruhig, aber nicht wie in völlig gesunden Zeiten langsam atmend, sondern zeigt eine eigentümliche schnelle Respiration; und dann entleert es plötzlich, wie mit einem Ruck, einen förmlichen Strom einer säuerlich riechenden Milch, die auch schon Milchgerinnsel enthalten kann. Wird aber dieser schon deutlich krankhafte Zustand nicht durch entsprechende Maßregeln beseitigt, dann wiederholt sich das Erbrechen nach jeder Mahlzeit oder auch mehrere Male zwischen zwei Mahlzeiten und nun findet man neben den Milchbestandteilen und neben den Produkten der Gärung auch schon schleimige Beimengungen als deutliches Zeichen eines Reizungszustandes der Magenschleimhaut, der teils mechanisch durch das ungewöhnlich lange Verweilen der Milchgerinnsel, teils auch als toxische Wirkung jener Gärungsprodukte hervorgerufen wurde, die unterdessen durch Bildung von flüchtigen Säuren, zum Teil wohl auch auf Kosten des Milchfettes, einen weniger indifferenten Charakter angenommen haben. Ist aber einmal Schleim vorhanden und dem übrigen Mageninhalte beigemengt, dann ist auch wieder Gelegenheit zur Ansiedelung und Wucherung der mannigfaltigsten, zum Teil virulenten Bakterien gegeben, die ihrerseits durch ihre Stoffwechselprodukte reizend und schädigend auf die Magenschleimhaut wirken und selbst ernstere und bedrohliche Erscheinungen hervorrufen können. Doch sind diese bei Brustkindern relativ selten und wir werden uns erst später — bei der Besprechung des Pyloruskrampfes und der Kindercholera — mit ihnen beschäftigen.

Einstweilen wenden wir uns zu den Wirkungen, welche die im Magen über Gebühr zurückgehaltene und verdorbene Milch hervorruft, wenn ihr endlich der Übertritt in den Dünndarm gestattet wird. Die äußerlich wahrnehmbaren Folgen dieses Übertrittes sind: vermehrte Gasbildung mit Auftreibung der Gedärme und des Abdomens, verstärkte und nicht selten schmerzhafte Peristaltik und infolge dessen gehäufte und abnorm beschaffene Entleerungen. Während das normal verdauende Brustkind zwei- bis dreimal des Tages einen goldgelben, gleichmäßig salbenartigen Stuhl ohne jede Beschwerde und ohne gasige Beimischung produziert, entleert das dyspeptische Kind sechs- bis zehnmal und noch öfter einen aus gelblichen oder weißlichen Bröckeln und einer grünlichen, teils wässerigen, teils schleimigen Umhüllung bestehenden, säuerlich riechenden Stuhl, der nach vorausgegangener Unruhe des Kindes wegen reichlicher Beimengung von Gasen geräuschvoll entleert wird. Auch zwischen den reichlicheren Entleerungen kommt es zu kolikartigen Anfällen, bei denen unter großem Geschrei laute Blähungen abgehen, die manchmal nur ganz wenig Stuhl mit sich reißen. Diese Anfälle treten zumeist bald nach den Mahlzeiten, oft auch schon während des Trinkens auf; dann kommen aber wieder längere Pausen, in denen das

in seinem Aussehen kaum veränderte Kind sich scheinbar wohl befindet
und auch die Wägungen können noch immer einen guten, vielleicht ein
wenig schwankenden Körperansatz anzeigen. Damit ist aber bewiesen, daß
trotz aller abnormen Erscheinungen noch immer ein großer Teil der Nahrung regelrecht verdaut und assimiliert wird und daß auch in der wichtigen
Funktion der Wasserresorption noch keine Störung eingetreten ist; denn
wenn dies der Fall wäre, wäre weder die Quellung der neugebildeten protoplasmatischen Teile möglich, noch könnten so reichliche Flüssigkeitsmengen
durch die Nieren entleert werden, wie dies bei dieser Form der Dyspepsie
der Brustkinder noch immer der Fall ist. Nur ein Teil der überschüssigen
Nahrung wird durch abnorme Bakterientätigkeit dem Organismus entzogen;
die flüssigen und gasförmigen Produkte dieser bakteriellen Zersetzungen
wirken reizend auf die Magen- und Darmschleimhaut, sie erregen durch Reizung der sensiblen Nerven des Darmes eine vermehrte und schmerzhafte
Kontraktion der Muskelhaut, sie verändern auch in einer noch nicht ganz
verständlichen Weise die normalen Gallenfarbstoffe; sie regen die schleim-
bildenden Zellen zu einer verstärkten Schleimproduktion an und bereiten
damit auch den Boden für eine beginnende Darmfäulnis vor; aber diese
hält sich noch in bescheidenen Grenzen, ihre Produkte sind nicht reichlich
und vielleicht auch nicht giftig genug, um Fieber und andere schwerere
Störungen des Allgemeinbefindens hervorzurufen; und es bleiben noch
genug assimilierbare Nahrungsstoffe und unversehrte assimilierende und
resorbierende Elemente der Darmschleimhaut übrig, um nicht nur das Material
zum Ersatz der durch die Lebensreize zerstörten Protoplasmen, sondern
auch für die dem Wachstum dienende Protoplasmabildung zu beschaffen.

Diese relativ günstigen Verhältnisse bleiben bei der überwiegenden
Zahl der dyspeptischen Brustkinder erhalten und so kommt es, daß die meisten
ihren pathologischen Zustand in der einen oder anderen Weise überwinden,
sei es infolge einer rechtzeitigen Einschränkung der Mahlzeiten oder durch
einen Ammenwechsel, der dem Kinde eine weniger fettreiche oder auch nur
eine etwas spärlichere Milchquelle oder eine folgsamere Amme verschafft;
möglicherweise aber auch durch die Zunahme der verdauenden und assimilierenden Fähigkeiten des Kindes. Nicht selten erklären sich aber diese geringen und
relativ unschädlichen Grade der Dyspepsie während der ganzen Dauer der
Laktation in Permanenz und schwinden erst bei dem Übergang zu der künstlichen Ernährung — eine scheinbar paradoxe Erscheinung, die wohl am ehesten durch die nun eingehaltene größere Regelmäßigkeit und die Verringerung
der Mahlzeiten zu erklären ist, weil die räsonableren Mütter und Pflegerinnen
dem schon entwöhnten älteren Säugling nur fünf oder höchstens sechs Mahlzeiten zu gewähren pflegen. Diesen günstigen Fällen stehen aber auch andere
gegenüber, in denen das bei der Brust dyspeptisch gewordene und dyspeptisch
gebliebene Kind sich infolge des abnormen Zustandes seiner Verdauungsorgane der neuen und nicht immer rationellen Nahrung nicht gewachsen
zeigt; und diese nicht gar so seltene Konstellation liefert dann das Material
für die gefürchteten Ablaktationsdiarrhöen, durch die ein Teil der Brustkinder noch nachträglich denselben Fährlichkeiten ausgesetzt ist, von denen
die künstlich genährten gleich von Anfang an bedroht sind.

Es gibt aber auch seltenere Vorkommnisse, die bewirken, daß an der Brust genährte Kinder infolge einer abnormen Beschaffenheit oder Funktion der mit der Nahrungsaufnahme betrauten Organe bedenklich erkranken, und mit diesen Fällen wollen wir uns hier zunächst beschäftigen, weil bei ihnen die Verhältnisse durch den Ausschluß der mit der künstlichen Ernährung zusammenhängenden Schädlichkeiten relativ einfach liegen und uns dadurch den Einblick in den pathogenetischen Zusammenhang erleichtern.

Hierher gehört jenes Krankheitsbild, welches in den letzten Jahren unter dem Titel **Angeborene Pylorusstenose** trotz seiner Seltenheit eine wahre literarische Hochflut hervorgerufen hat. Es handelt sich dabei um ganz junge Säuglinge in den ersten Lebenswochen oder Monaten, welche den größten Teil ihrer Nahrung fast unmittelbar nach der Einnahme durch eine plötzliche Brechbewegung wieder von sich geben und infolgedessen immer mehr herabkommen, wenig urinieren und nur äußerst seltene und spärliche Stuhlentleerungen zutage fördern. Durch die dünnen fettlosen Hautdecken sieht man eine lebhafte Peristaltik, manchmal geradezu ein Aufbäumen des Magens. Der anfängliche Verdacht, daß es sich dabei um eine angeborene organische Veränderung des Pylorus handle, stützte sich auf den frühen Beginn der Erscheinungen, auf die Unabhängigkeit von der Art der Ernährung — weil Brustkinder ebensogut erkranken können wie Flaschenkinder —, besonders aber auf die mitunter durch die Palpation eruierbare Gegenwart eines harten, haselnußgroßen Tumors in der Gegend des Pylorus, wo auch bei den letal endigenden und bei den operierten Fällen eine namhafte Hypertrophie der muskulösen Schichten und der Schleimhaut gefunden wurde. Gegen die angeborene Bildung spricht aber die Tatsache, daß die Erscheinungen in vielen Fällen nicht unmittelbar nach der Geburt, sondern erst einige Wochen später beginnen, und ebenso schwer vereinbar mit dieser Annahme ist auch die in der Mehrzahl der Fälle schließlich erzielte Heilung. Allen Tatsachen gerecht wird dagegen die Annahme, daß man es nicht mit einer ursprünglichen anatomischen Anomalie, sondern mit einer funktionellen Störung zu tun hat, nämlich mit einem tonischen Krampf des Schließmuskels, der sich bei gewissen Neugeborenen infolge einer angeborenen Disposition herausbildet, wenn die so sehr verbreitete Schädlichkeit der zu rasch aufeinander folgenden Mahlzeiten durch längere Zeit auf sie eingewirkt hat. Während also die meisten Kinder auf diese Schädigung nur mit jenen leichteren Krankheitserscheinungen antworten, die, wie wir gesehen haben, ebenfalls eine verspätete Entleerung des Mageninhaltes, also eine über Gebühr verlängerte Kontraktion des Pylorus in sich schließen, sind eben infolge der supponierten angeborenen Übererregbarkeit des dabei in Frage kommenden Reflexapparates alle sonst in engeren Schranken verbleibenden Krankheitssymptome auf das höchste gesteigert, die krampfhafte Kontraktion läßt den Mageninhalt entweder gar nicht oder nur in minimalen Mengen in den Darm übertreten, der zurückgehaltene Mageninhalt unterliegt den unvermeidlichen Gärungen und bakteriellen Zersetzungen, die sich auch auf den in größerer Menge produzierten Magenschleim übertragen und sich durch penetrant üblen Geruch des Erbrochenen zu erkennen geben; und alles das zusammen garantiert die Fortdauer des Krampfes und die nahezu völlige Intoleranz des Magens gegen jede Art von Nahrung, die sofort nach ihrem Eintritte den abnormen Zersetzungen anheimfällt. Die permanente Kontraktion führt aber schließlich zu einer Hypertrophie der Muskelschicht und der sie bekleidenden Schleimhaut und kann sowohl auf dem Operationsfelde als auch post mortem um so eher eine geschwulstartige Bildung vortäuschen, als (nach Kundrat) überhaupt bei jedem chronischen Magenkatarrh eine bedeutende Verdickung der Muskelschicht am Pylorusanteil des Magens bei der Obduktion nachweisbar ist.

In guter Übereinstimmung mit dieser hypothetischen Ausdeutung der Erscheinungen steht auch die von mehreren Autoren (Heubner, Pfaundler, Rosenhaupt u. a.) mitgeteilte Wiederholung desselben Krankheitsbildes bei zwei Geschwistern, denen ich eine eigene Beobachtung bei drei Brüdern anreihen kann.

Den ältesten Knaben sah ich erst in seinem sechsten Monate, nachdem das Erbrechen schon in den ersten Wochen aufgetreten war und bei mehrmaligem Ammenwechsel, bei Liebigsuppe und anderen Ersatzmitteln fortwährend angedauert hatte. Dabei hartnäckige Obstipation und hochgradige Abmagerung. Durch anfängliche Magenspülungen und konsequente Einschränkung der Zahl und Größe der Mahlzeiten wurde ein allmähliches Aufhören des Erbrechens und eine langsame Gewichtszunahme erzielt. Der zweite Knabe erkrankte schon in der dritten Woche bei einer milchreichen Amme, die die vorgeschriebenen fünf Mahlzeiten absolut nicht einhalten wollte und dem Kinde trotz des Verbotes auch des Nachts einige Male die Brust reichte, unter den unverkennbaren Symptomen des Pyloruskrampfes und konnte nur mühsam durch eine über mehrere Monate ausgedehnte Behandlung mit Magenspülungen und äußerster Einschränkung der Brustnahrung wieder zur Norm zurückgebracht werden. Der dritte Knabe sollte auf ausdrücklichen Wunsch der Mutter, welche behauptete, „daß in ihrer Familie die Kinder keine Brust vertragen", künstlich ernährt werden und befand sich auch die ersten zwei Monate bei fünf Flaschen Halb- und Zweidrittelmilch vollkommen wohl. Sobald aber auf Drängen der zu Besuch angelangten Großmutter dem nach ihrer Meinung hungernden Kinde eine sechste Flasche des Nachts gewährt wurde, begann es sofort, wie seine Brüder, in stürmischer Weise zu erbrechen und es gelang nur durch eine vierundzwanzigstündige Nahrungsentziehung und darauf folgende weitgehende Einschränkung der drei- bis viermal des Tags gereichten Nahrung eine Toleranz des Magens und eine allmähliche Genesung herbeizuführen. Alle drei Knaben entwickelten sich später normal.

Diese Beobachtung bestärkt mich in der auch von anderer Seite mehrfach ausgesprochenen Vermutung, daß es sich in den meisten und vielleicht in allen Fällen von „angeborener Stenose des Pylorus" nicht eigentlich um eine solche, sondern nur um eine angeborene Übererregbarkeit des Pylorusreflexes und eine dadurch gegebene Neigung zu einer krankhaften Kontraktion des Pylorusmuskels handeln mag; daß aber zur wirklichen Auslösung des Reflexkrampfes dieselben Schädlichkeiten notwendig sind, die bei anderen, weniger disponierten Kindern nur zu der schon lange bekannten Retention des Mageninhaltes führt. In keiner der vielen kasuistischen Beschreibungen, die zu meiner Kenntnis gelangt sind, konnte ich mich von der Abwesenheit solcher auslösender Schädlichkeiten überzeugen; niemals wurde ausdrücklichst festgestellt, daß die in dieser Weise erkrankten Brustkinder nicht in der üblichen Weise mit zweistündigen oder achtmaligen Mahlzeiten regaliert wurden — einmal wird als therapeutische Maßregel die „Reduktion" der Mahlzeiten auf sechsmal in 24 Stunden angeordnet — und bei den künstlich

Genährten wurden, abgesehen von der fehlenden Ausschließung allzu reichlicher Mahlzeiten, solche Nahrungsmittel ausdrücklich angegeben, die ich, wie z. B. Haferschleim mit einem Drittel Milch, nach meinen Erfahrungen unbedingt als besonders geeignet zur Herbeiführung dyspeptischer Zustände ansehen muß. Während sich diese aber in den meisten Fällen nur in den üblichen Erscheinungen gestörter Verdauung (mit Einschluß der verlängerten Retention des Mageninhaltes) äußern, denke ich mir, daß sie bei den besonders Disponierten einen hartnäckigen Abschluß des Magens mit den geschilderten Folgezuständen herbeiführen.

Ganz andere Ursachen sind offenbar bei den akuten Magendarmerkrankungen wirksam, die überall gehäuft vorkommen können, wo zahlreiche Kinder im Säuglingsalter gedrängt nebeneinander gehalten werden, also besonders in Findelanstalten, Säuglingsheimen und Kinderspitälern. Diese Krankheiten befallen gar nicht selten auch Brustkinder, bei denen also eine infizierte oder verdorbene Nahrung als ursächliches Moment ausgeschlossen werden kann und daher eine Ansteckung auf anderem Wege, namentlich durch die Hände und Finger der mit kranken Kindern und ihren Entleerungen beschäftigten Pflegerinnen angenommen werden muß. Nach unseren jetzigen Vorstellungen kann es sich dabei aber nur um die Übertragung von krankmachenden Mikroorganismen handeln, die sich im Inhalte des Magens und des Darmes vermehren und durch ihre giftigen Stoffwechselprodukte zunächst eine Reizung der Schleimhäute mit Erbrechen und Durchfall, dann aber auch direkt entzündliche Prozesse mit Absonderung von Schleim, Eiter und Blut hervorrufen können. Durch Übergang der toxischen Produkte ins Blut und durch Reizung der Wärmezentren entsteht in solchen Fällen auch Fieber, und selbst Krampferscheinungen können durch Vergiftung der motorischen Zentren hervorgerufen werden. Aber auch bei Säuglingen, die einzeln in der Familie gehalten werden, kommen solche mit schweren Erscheinungen einhergehende Erkrankungen hin und wieder vor, sei es, daß sie neben der Brust verunreinigte Nahrungsstoffe aufnehmen, oder von älteren leicht erkrankten Hausgenossen angesteckt werden. Diese Infektionen verlaufen nun allerdings bei Brustkindern in der Regel günstiger als bei künstlich genährten Säuglingen, weil sie erstens im Momente der Infektion viel häufiger über gesunde Verdauungsorgane verfügen als die nur selten völlig verdauungsgesunden Flaschenkinder; und weil sie außerdem infolge der Keim- und Giftfreiheit ihrer Nahrung nicht so leicht einer Summierung der Schädlichkeiten ausgesetzt sind wie ihre in diesem Punkte weniger gut situierten Leidensgenossen. Aber auch die direkt der Brust entnommene und daher keim- und giftfreie Milch ist für ein schwer erkranktes Kind keineswegs immer eine unschädliche Nahrung; sie wirkt auf die kranken Schleimhäute des Verdauungskanals, die ihre verdauende und assimilierende Fähigkeit größtenteils oder vollständig eingebüßt haben, geradezu wie ein Fremdkörper, und so erklärt es sich, daß wir auch bei Brustkindern gelegentlich von jenen „Katastrophen" überrascht werden, denen die künstlich genährten Kinder, namentlich in den heißen Sommermonaten, in so erschreckender Häufigkeit zum Opfer fallen.

Diese ungünstige Wendung, die bei jedem verdauungskranken Säugling plötzlich hereinbrechen kann, kündet sich regelmäßig durch gewisse

Veränderungen in dem Aussehen und dem Benehmen des Kindes an, die von
dem mit ihnen Vertrauten auf den ersten Blick erkannt werden. Was vor
allem in die Augen fällt, ist das Einsinken der Bulbi, die von einem dunklen
Hofe, wie von einer schwarzen Schminke umrändert sind. Diese tiefen Schat-
ten und der auffallend ernste, fast drohende Blick — der Aspectus minax
der älteren Autoren — geben dem Gesicht ein eigenümtliches überaus
charakteristisches Gepräge. Dazu kommt eine auffallende Blässe der Wangen,
ein Zugespitztsein des Näschens und eine stärkere Akzentuierung der Falten
zwischen Nase, Mund und Kinn, lauter Zeichen eines plötzlich schwindenden
Turgors der Haut und des subkutanen Gewebes. Hat das Kind noch eine
offene Fontanelle, dann fühlt man, daß sie ihre normale Fülle und Spannung
verloren hat und manchmal sogar schon zu einer tiefen Grube eingesunken
ist. Beim Befühlen der Wangen mit dem Rücken der Hand erschrickt man
förmlich über ihre eisige Kälte und auch der in den Mund eingeführte Finger
überzeugt sich von der ungewohnten Kühle der Mundschleimhaut und des
Atems. Auch Füsse und Hände sind auffallend kalt und ihre Haut zeigt
eine bläuliche Färbung. Der Puls ist schwach und nicht leicht zu fühlen,
die Respiration außerordentlich schwankend, namentlich im Schlafe, wo
ruhiges Atmen mit einer Frequenz von 60—80 in der Minute wechselt. Gewöhnlich hört man dann, daß das Kind ein oder mehrere Male reichliche
Flüssigkeit erbrochen hat und daß viele wässrige Stühle entleert werden.
In den Windeln findet man auch nicht mehr, wie in den früheren Tagen,
größere Mengen einer halbweichen, bröckeligen und schleimigen Entleerung,
sondern einen kleinen gelblichen oder grünlichen Fleck, der von einem Hofe
ungefärbter Flüssigkeit umgeben ist. Dieser rührt aber nicht, wie man auf
den ersten Blick glauben möchte, von beigemengtem Harn, der nur selten
und in geringer Menge entleert wird, sondern bildet einen Teil der plötzlich mit ziemlicher Gewalt hervorgespritzten Entleerung.

Eigentümlich und charakteristisch ist in diesem Stadium das Benehmen des Kindes gegen die ihm dargebotene Nahrung. An der Brust oder
aus der ihm gereichten Flasche macht es ein paar gierige Züge, um sofort
wieder vom Trinken abzustehen. Bietet man ihm aber mit dem Löffelchen
kaltes Wasser, dann schlürft es den Inhalt mit großer und schwer zu befriedigender Gier. Es fehlt also jedes Nahrungsbedürfnis bei stark gesteigertem
Durst.

Diese Erscheinungen, die wegen des noch ungetrübten Sensoriums
dem Laien und dem noch nicht erfahrenen Arzt noch wenig Sorgen verursachen, sind aber nur die Vorboten eines viel schwereren Krankheitsbildes, dessen Entwicklung in der Regel nicht lange auf sich warten läßt.
Das Kind liegt dann mit halbgeschlossenen Augen und mit fliegendem oder
keuchendem Atem da, nimmt nicht mehr die Brust und saugt auch nicht
mehr an der Flasche. Nur wenn man ihm kaltes Wasser auf die Lippen oder
den Zungenrücken fließen läßt, schlürft es einige Male mit großer Gier,
um dann wieder in seine Betäubung zu verfallen. Lippen und Zunge sind
trocken und mit einem bräunlichen Belage bedeckt, die Haut ist kalt und
spröde, die Zyanose an Händen und Füßen ist sehr verstärkt. Auch die
Innentemperatur ist um einige Grade gesunken und es entwickelt sich —

als Signum mali ominis — in der früher besprochenen Weise die skleremartige Verhärtung des Zellgewebes. Zugleich werden aber die Symptome der Wasserverarmung und Austrocknung der Gewebe in stärkerem Maße ausgeprägt. Die Fontanelle ist grubig eingesunken, die Kopfknochen schieben sich übereinander, so daß die Seitenwandbeine die Ränder des Frontale und Occipitale bedecken. Nicht selten ist Nackensteifheit, manchmal sogar Opisthotonus vorhanden. Die Extremitäten sind in den Gelenken gebeugt, die Muskeln starr, die Finger um die eingeschlagenen Daumen gekrümmt. Von Zeit zu Zeit wird ein durchdringender Schrei ausgestoßen, später wird die Stimme durch Vertrocknen der Stimmbänder heiser und tonlos. Die Ausscheidung des Harns hat vollständig aufgehört und kann tagelang ausbleiben. Der ganze Zustand hat die allergrößte Ähnlichkeit mit dem Stadium algidum der asiatischen Cholera und es wird daher kaum gelingen, die eingebürgerte Bezeichnung der Krankheit als **Cholera infantum** durch eine andere zu verdrängen.

In diesem Stadium, das sich über mehrere Tage ausdehnen kann, erfolgt in den meisten Fällen der Tod nach vorausgegangenen Konvulsionen. Wird es überstanden, dann droht noch eine weitere Gefahr in dem sogenannten Reaktionsstadium oder Typhoid, das sich dadurch charakterisiert, daß an die Stelle der subnormalen Temperatur eine fieberhaft erhöhte Körperwärme tritt und die fahle Blässe von einer Fieberröte der Wangen abgelöst wird. Die nervösen Erscheinungen, die man wegen ihrer großen Ähnlichkeit mit dem Bilde der Meningitis auch als Hydrocephaloid zu bezeichnen pflegt, dauern noch fort; aber das Erbrechen und die wässerigen Stühle haben aufgehört und es wird auch schon wieder Harn entleert, der aber durch seinen Eiweißgehalt und durch Harnzylinder das Ergriffensein der Nieren verrät. Wird aber, was nicht selten der Fall ist, auch dieses Stadium überwunden, dann tritt das Kind in eine langsame und zögernde Rekonvaleszenz, in der noch die größte Vorsicht nötig ist, um Rückfälle in den früheren Zustand zu verhüten.

Indem wir uns die Prophylaxe und Therapie dieser eminent gefährlichen Zufälle für später aufsparen, wollen wir uns jetzt der Frage zuwenden, wie wir uns ihre Entstehung vorzustellen haben. Bei jedem Erklärungsversuche muß aber auf die Tatsache Rücksicht genommen werden, daß dieses charakteristische Krankheitsbild fast ausschließlich in den heißen Sommermonaten und besonders in den überfüllten Quartieren der Proletarier zur Entwicklung gelangt. Vereinzelte Fälle kommen ja auch in der kühleren Jahreszeit und in wohlhabenden Familien vor, aber bei großer und besonders bei trockener Hitze tritt diese Krankheit unter dem Proletariat in so enormer Häufigkeit auf, daß jede Erklärung von vornherein als unzureichend oder verfehlt angesehen werden muß, die diese frappierende Tatsache außer acht läßt. Wenn man also die hier geschilderten Erscheinungen auf eine Säurevergiftung oder auf eine Verarmung der Säfte an Alkalien oder auf eine „alimentäre Intoxikation" zurückführen will, so bleiben diese Erklärungsversuche so lange unbefriedigend, als man uns nicht sagt, wie die erhöhte Außentemperatur eine Vermehrung der Säuren oder eine Verminderung der Alkalien herbeiführen oder die nährende Eigenschaft der

Milch in eine toxische verwandeln kann. Aber auch denjenigen der bisher versuchten Erklärungen, welche die außerordentliche Förderung dieses krankhaften Zustandes durch die sommerliche Hitze nicht ignorieren, ist es noch nicht gelungen, den ganzen Komplex von Tatsachen in einen verständlichen Zusammenhang zu bringen. Denn wenn man uns sagt, daß durch die hohe Außentemperatur eine Virulenzsteigerung der im Darmkanal des gesunden Kindes schmarotzenden Bakterien herbeigeführt wird, so hat man dabei vergessen, daß der Mensch zu den Warmblütern gehört, deren Innentemperatur, solange die Wärmezentren normal funktionieren, sich unabhängig von der Umgebungstemperatur auf dem normalen Stande erhält; und ebensowenig hat man bedacht, daß dann eine tatsächliche Erhöhung der Innentemperatur, wie sie den fieberhaften Krankheiten zukommt, jene Virulenzsteigerung und die von ihr abgeleiteten choleriformen Erscheinungen hervorrufen müßte, wovon aber in der Wirklichkeit nicht das Mindeste wahrzunehmen ist.

Viel größere Berechtigung hat jedenfalls die Annahme, daß die hohe Sommertemperatur die Entstehung der choleriformen Erscheinungen in der Weise befördert, daß sie das Bakterienwachstum in der zur künstlichen Ernährung der Kinder verwendeten Kuhmilch begünstigt. Aber auch darin kann unmöglich die eigentliche oder die alleinige Ursache der die Kindercholera charakterisierenden Erscheinungen gelegen sein. Denn erstens wird von vielen Seiten auch eine sommerliche Häufung choleraartiger Erkrankungen in Städten, wo fast alle Kinder an der Brust genährt werden (wie z. B. in Kairo), sowie auch bei den an der Brust genährten Insassen der Findelanstalten und Säuglingsheime gemeldet; und dann hat sich herausgestellt, daß die an manchen Orten in größerem Maßstabe durchgeführte Verteilung von sterilisierter Milch bester Qualität keineswegs imstande war, die Todesfälle infolge von Sommerdiarrhoe wesentlich zu vermindern, geschweige denn völlig zu beseitigen. Es muß also unbedingt noch eine andere kausale Beziehung zwischen der erhöhten Außentemperatur und der mit ihr parallel gehenden Häufung von choleraartigen Krankheitsfällen im Säuglingsalter bestehen; und dieser wahre Zusammenhang kann nur dann gefunden werden, wenn man sich bemüht herauszubringen, auf welche Weise die plötzliche Wasserverarmung des erkrankten Organismus zustande kommen kann, die wir als die Grundlage des ganzen plötzlich hereinbrechenden Symptomenkomplexes der Kindercholera ansehen müssen.

Diese plötzliche Wasserverarmung ist nicht nur während des Lebens durch die früher geschilderten Kennzeichen — Tiefliegen der Augäpfel, Einsinken der Fontanelle, Übereinanderschieben der Kopfknochen, Trockenheit der Schleimhäute, enorm erhöhter Durst, Stehenbleiben der Hautfalten, Pulslosigkeit, Sauerstoffhunger, Versagen der Nierentätigkeit und rapider Gewichtssturz [1]) — sicher bewiesen, sondern sie wird auch durch den Sektionsbefund bestätigt, der eine hochgradige Trockenheit des Binde- und Fettgewebes und des Muskelfleisches, eine Klebrigkeit der serösen

---

[1]) Das kranke Kind kann in 24 Stunden 100—300 Gramm, im Laufe einer Woche ein Fünftel seines Gewichtes einbüßen.

Häute und eine auffallende Dickflüssigkeit des teerartigen, dunklen, also sauerstoffarmen Blutes konstatiert. Diese förmliche Austrocknung des ganzen Organismus kann aber unmöglich allein durch die Wasserverluste infolge des Erbrechens und der wässrigen Stuhlentleerungen zustande kommen. Dagegen spricht vor allem die Tatsache, daß die Anzeichen, die auf eine bereits vorhandene Wasserverarmung hindeuten, auch schon nach einmaligem Erbrechen oder auch ohne dieses und nach wenigen flüssigen Entleerungen plötzlich auftreten können; und auf der anderen Seite die noch häufiger gemachte Beobachtung, daß öfters wiederholtes Erbrechen und längerdauernde Diarrhöen ohne das geringste Anzeichen einer bedrohlichen Austrocknung des Organismus verlaufen. Es muß also irgend eine Veränderung plötzlich eintreten können, die imstande ist, diese bedrohlichen Symptome mit größter Raschheit hervorzurufen; und diese Veränderung muß einerseits an eine bereits vorhandene Erkrankung des Magendarmkanals gebunden sein — weil sie niemals bei voller Gesundheit der kindlichen Verdauungsorgane zustande kommt — und außerdem muß sie von der Art sein, daß sie durch die Erhöhung der Außentemperatur in hohem Maße begünstigt wird.

Wenn wir uns nun fragen, welchen Effekt die Erhöhung der Umgebungstemperatur bei einem Kinde hervorrufen kann, das schon seit einiger Zeit einen Teil seines Wassergehaltes in den wässerigen Entleerungen seines kranken Verdauungskanals von sich gibt, so kann die Antwort, wie ich glaube, nur dahin lauten, daß bei ungewöhnlich hoher Sommertemperatur und namentlich bei großer Trockenheit der Luft eine vermehrte Abgabe von Wasser sowohl auf der Haut als auch auf der Respirationsfläche stattfinden muß. Die Wasserabgabe durch Haut und Lunge bildet schon unter normalen Verhältnissen bei dem Säugling einen sehr respektablen Faktor für die Wasserbilanz des Organismus. Heubner und Rubner fanden in ihren Stoffwechselversuchen beim Brustkind eine Ausscheidung von 179 g Wasser durch Haut und Lunge gegen 322 durch die Nieren, und beim Flaschenkind stellten sich die gefundenen Werte sogar auf 324 (Haut und Lunge) gegen 424 (Niere) [1]. Bedenkt man nun, daß der Wassergehalt des gewöhnlichen flüssigen Stuhles zehnmal so groß ist als der des normalen, daß die Wasserausscheidung durch die Haut bei profuser Schweißbildung enorm in die Höhe geht und daß bei trockener Luft auch mehr Wasser durch die Lunge ausgeschieden werden muß als unter normalen Bedingungen, so kann man ohne weiteres einsehen, daß die Kombination: „Kranker Magendarmkanal und hohe Außentemperatur" besonders günstige Bedingungen für eine Wasserverarmung des Organismus schaffen muß. Aber das allein genügt noch immer nicht, um die Plötzlichkeit und die große Gefährlichkeit der eintretenden Veränderungen zu erklären. Hier muß unbedingt noch etwas hinzukommen, was den katastrophalen Umschwung in dem Krankheitsbilde des an Brechdurchfall leidenden Kindes herbeiführt, und dieses Etwas kann nur in einem plötzlichen Versagen der Wasserresorption durch die Epithelzellen des Darmkanals gelegen sein.

---

[1] Nach einer Berechnung von Camerer bei Czerny und Keller S. 300.

Solange der vermehrten Ausscheidung von Wasser durch die abnormen Entleerungen des Magens und Darmkanals und der gesteigerten Wasserabdunstung auf der Haut- und Lungenfläche eine entsprechende oder nahezu entsprechende Wasserresorption durch die Darmepithelzellen gegenübersteht, kann eine Bedrohung des Organismus und seiner vitalen Funktionen durch eine allgemeine Wasserverarmung nicht eintreten. Freilich befindet sich der Säugling und speziell der kranke Säugling in bezug auf die Befriedigung seines erhöhten Wasserbedarfes in einer wenig günstigen Lage. Vor allem ist schon das Wasserbedürfnis des gesunden Säuglings im Vergleiche mit dem des Erwachsenen besonders groß, denn er braucht (nach Camerer) für ein Kilo seines Gewichtes 140 g Wasser gegen 35 beim Erwachsenen. Dazu kommt aber noch, daß er für gewöhnlich auf den Wassergehalt seiner Milchnahrung angewiesen ist, weil man leider in Laienkreisen in dem beklagenswerten Vorurteil befangen ist, daß man Säuglingen kein Wasser geben dürfe, und weil dieser Aberglaube auch noch von manchen Ärzten gestützt wird, die nicht bedenken, daß gerade in den gefährlichen Sommermonaten das Löschen des vermehrten Durstes durch vermehrte und vergrößerte Milchquantitäten mit den größten Gefahren verbunden ist [1]). Dieser Übelstand wird noch dadurch verschärft, daß der Säugling noch nicht, wie das ältere Kind, seinem Verlangen nach durststillenden Getränken Ausdruck geben oder gar sich das Gewünschte und dringend Benötigte selber verschaffen kann. Er langt also um so gieriger nach der Brust oder der Milchflasche und erreicht dadurch, wenn sein Durst durch wässrige Ausleerungen verursacht ist, wieder nur eine Steigerung seiner Krankheit, weil die großen Quantitäten von Milch, die schon einen gesunden Verdauungsapparat krank machen können, selbstverständlich nur eine verschlimmernde Wirkung auf eine bereits bestehende Erkrankung ausüben können. Auf diese Weise muß sich allmählich ein Mißverhältnis zwischen Wasserabgabe und Wasserzufuhr und eine Wasserverarmung des Blutes und der Säfte herausbilden. Wie aber die Austrocknungs- und Verdurstungsversuche an Kalt- und Warmblütern gelehrt haben, übt eine solche Wasserverarmung einen hochgradig deletären Einfluß auf alle lebenden Protoplasmen aus und wenn sich nun dieser Einfluß auch auf das Protoplasma der wasserresorbierenden Darmzellen erstreckt, das durch die Grundkrankheit ohnedies schon in Mitleidenschaft gezogen wird, dann ist damit allerdings ein Moment gegeben, das eine völlige Unterbindung der Wasserzufuhr zur Folge haben kann.

In der Tat ist die Ähnlichkeit des choleraartigen Zustandes mit den Erscheinungen wie sie bei verdurstenden Menschen und Tieren geschildert werden, in hohem Maße frappant. Die beschleunigte und mit Ächzen und Stöhnen verbundene Atmung, die heisere Stimme, die rapide Gewichtsabnahme, die trockene Haut, ja selbst das eitrig-schleimige Sekret in den Augenwinkeln — alles das findet man gerade so bei den Verdurstenden

---

[1]) In dem für Laien bestimmten Buche: „Das Kind" dekretiert Gernsheim kurz und bündig: „Erst im zweiten Jahre darf der Durst des Kindes mit Wasser gestillt werden." Dieses ohne jede Begründung erlassene Verbot kann, wenn es strikte befolgt wird, manchem Kinde verhängnisvoll werden.

wie bei den Cholerakranken. Aber bei beiden läßt sich schwer bestimmen, wieviel von den krankhaften Erscheinungen auf die direkte Wirkung der Wasserverarmung und wieviel auf die Zurückhaltung der Zersetzungs- produkte infolge der stockenden Nierenfunktion bezogen werden muß, die um so schwerer ins Gewicht fällt, als die Eiweißzersetzung in beiden Fällen bedeutend gesteigert ist. Man kann also denen, die wenigstens einen Teil der Erscheinungen bei der Kindercholera als urämische auffassen möchten, nicht widersprechen; muß aber hinzufügen, daß das Primum movens unbedingt in einer Verdurstung des Organismus und seiner protoplasmatischen Gebilde gesucht werden muß.

Während aber die zelligen Gebilde im Status choleriformis verdursten, fallen sie bei der **Atrophie** einem chronischen Inanitionszustande anheim.

Das Bild des atrophischen Säuglings ist so charakteristisch und so bekannt, daß seine detaillierte Beschreibung kaum notwendig erscheint. Es schwindet nicht nur das Fett nahezu vollständig, sondern es atrophiert auch die Haut und die Muskulatur und nur das Knochensystem beteiligt sich nicht an dem allgemeinen Schwunde, sondern zeigt sogar im Gegensatz zu den häufigen rachitischen Veränderungen gut gedeihender und rapid wachsender Kinder eine auffällige Härte und eine normale Konfiguration der Nähte und Fontanellen. Diese harten Knochen stecken aber in einer durch den Schwund des Unterhautfettgewebes zu weit gewordenen, geradezu schlotternden Haut, die Konturen der Kopf- und Gesichtsknochen sind scharf markiert (Greisengesicht, Face de Voltaire), die Augen liegen tief und die Wangen sind eingefallen. Nur an einer umschriebenen Stelle der Wange sieht und fühlt man eine sonderbare Vorwölbung, eine ungefähr taubeneigroße Geschwulst, die sich elastisch, fast fluktuierend anfühlt und infolgedessen, wie es mir bei der Demonstration solcher Fälle häufig be- gegnet ist, von Unerfahrenen für eine Zystenbildung gehalten wird. In Wahr- heit handelt es sich aber um die sogenannten Saugpolster, eine auch beim normalen Säugling anatomisch scharf charakterisierte und leicht zu prä- parierende Ansammlung von Fettläppchen, die aber bei gut genährten Kindern wegen ihrer Einbettung in das sonstige reichliche Fettgewebe nicht sichtbar ist. Ob dieses Gebilde wirklich, wie sein Name besagen will, auch eine mechanische Funktion zu verrichten hat, indem es dazu dient, der Lücke zwischen Jochbogen und Unterkiefer eine stärkere Resistenz zu ver- leihen und dadurch die Aspiration der flüssigen Nahrung beim Saugen zu erleichtern, will ich nicht entscheiden, obwohl die auffällige Resistenz dieser Fettansammlung gegen den Inanitionszustand und die dadurch bedingte Unfähigkeit, als Nahrungsreserve zu dienen, eher für diese Auffassung zu sprechen scheint. Sonst ist aber der Fettschwund, wenigstens in den im Leben sichtbaren Fettlagern, bei den höheren Graden der Atrophie eine nahezu vollständige und führt im Verein mit dem Schwund des Turgors der übrig bleibenden Weichgebilde und dem Stillstande des Wachstums zu einer ganz kolossalen Abnahme des Gesamtgewichtes, so daß diese im Laufe von Wochen oder Monaten bis zu einem vollen Drittel des früher erreichten Bestandes betragen kann und daher den durch einen Choleraanfall bedingten Verlust noch weit hinter sich läßt. Daß aber der zu einem so enormen Körperschwunde führende Zustand um so viel besser und vor allem um so viel länger vertragen wird, als der weitaus geringere Schwund im Kollapszustande des Brechdurchfalls, erklärt sich ganz einfach dadurch, daß wir es bei der Atrophie zwar unbedingt mit einer Störung der assimilierenden Funktion der Darmepithelien zu tun haben, daß aber die Wasserresorption entweder intakt ist oder doch wenigstens so weit ausreicht, um den unvermeidlichen Wasserverlust durch Niere, Haut und Lunge zu decken. Die auffallend trockene Haut verliert zwar sicherlich weniger Wasser, und auch die Abdunstung durch die Lunge dürfte bei der geringen Agilität dieser jämmerlichen Wesen eine geringe sein; aber die Harnsekretion geht ungestört vor sich und es fehlen auch die anderen Symptome des Verdurstens, die bei der Cholera so charakteristisch in den Vordergrund treten und die akute Gefahr dieses Zustandes bedingen. Auch hier sehen wir also die alte Erfahrung bestätigt, daß Hunger besser und länger vertragen wird als Durst.

Wir haben früher gesagt, daß der kolossale Körperschwund und besonders die exzessive Verarmung an Reservefett nur durch eine hochgradige Schwächung der assimilierenden Tätigkeit der Darmepithelzellen erklärt werden kann und es erscheint eigentlich überflüssig, diese Annahme noch ausdrücklich zu begründen. Da das atrophische Kind in den meisten Fällen nicht fiebert und nur minimale Muskelarbeit leistet, kann es sich nicht um verstärkten Zerfall und eine dadurch bedingte größere Inanspruchnahme der Reserven handeln. Auch die Verluste durch Erbrechen und Durchfall geben keine ausreichende Erklärung für den Körperschwund, weil diese Kinder entweder gar nicht oder nur selten erbrechen und auch die Darmentleerungen keineswegs so beschaffen sind, um dafür verantwortlich gemacht zu werden. Richtig ist allerdings, daß sich der atrophische Zustand häufig an einen akuten Magendarmkatarrh anschließt und daß manchmal auch noch halbflüssige, schleimige und selbst blutige Entleerungen fortdauern, wie sie der sogenannten **Enteritis follicularis** zukommen. Diese chronische Darmaffektion der Säuglinge kommt nämlich zustande, wenn der entzündliche Katarrh sich auf den Dickdarm fortpflanzt, und ist allerdings imstande, durch fortdauerndes Fieber, Tenesmus und starke Beeinträchtigung der Nahrungsaufnahme eine fortschreitende Verschlimmerung des Ernährungszustandes herbeizuführen. Aber nicht jeder chronische Darmkatarrh führt zur Atrophie, und auf der anderen Seite kann sich ein hochgradiger Körperschwund herausbilden, ohne daß überhaupt flüssige und schleimige Entleerungen vorhanden waren oder nachdem sie schon lange aufgehört haben. Daraus kann man aber wieder zweierlei schließen. Es kann eine katarrhalische Entzündung der Schleimhaut mit verstärkter Peristaltik oder mit häufigen schleimigen Entleerungen bestehen und doch können die Darmepithelzellen ihre Fähigkeit der Assimilation und Resorption der Nahrungsstoffe behalten; und es kann wieder diese Funktion in hohem Grade darniederliegen, ohne daß die Symptome der Schleimhautentzündung im Leben vorhanden sind und ohne daß der Befund post mortem grob anatomische Veränderungen wahrnehmen läßt. Die in solchen Fällen sicher vorhandene Beeinträchtigung der assimilierenden Funktion der Darmepithelien muß also auf einer schwer nachweisbaren Veränderung ihres Protoplasmas beruhen, die vielleicht auf eine chronische Vergiftung oder eine Veränderung der ultramikroskopischen Struktur ihres protoplasmatischen Netzwerkes zurückzuführen ist.

Auf diese Weise ist wahrscheinlich auch der sich seit Jahren hinziehende Streit zu schlichten, der sich darum dreht, ob die Pädatrophie eine anatomische Grundlage besitzt oder nur auf einer funktionellen Störung beruht. Eine funktionelle Störung ohne jede Veränderung des Protoplasmas, dem die betreffende Funktion obliegt, wäre aber kaum zu verstehen und es kann sich also eigentlich nur darum handeln, ob wir Mittel besitzen, die der Funktionsstörung zugrunde liegende Alteration der assimilierenden Protoplasmen zur Ansicht zu bringen oder nicht. Da wir aber immer nur abgestorbene Epithelzellen der Untersuchung unterziehen können, ist es sehr fraglich, ob sich die dadurch gegebenen Schwierigkeiten jemals überwinden lassen werden.

Die Möglichkeit, daß sich eine hochgradige Atrophie und die ihr zugrunde liegende Insuffizienz der assimilierenden Tätigkeit der Darmepithelzellen auch ohne klinisch und anatomisch in die Augen fallende Erkrankung der Magen- und Darmschleimhaut entwickelt, tritt am auffälligsten in jenen Fällen zutage, wo Kinder ohne Erbrechen und ohne Durchfall mit hochgradiger Obstipation und seltener Entleerung von festen, grauweißen und höchst übelriechenden Stühlen dem atrophischen Zustand anheimfallen. Da man jetzt weiß, daß diese eigenartigen Stühle nicht, wie man früher glaubte, aus unverdautem Kasein bestehen, sondern neben Fettsäurenadeln und Bakterien hauptsächlich K a l k s e i f e n enthalten, kann man nicht daran zweifeln, daß in diesen Fällen vorwiegend die Assimilation der Fettsäuren und Fettseifen defizient geworden ist. In der Tat findet man in den Darmentleerungen fast niemals Zucker und — wenn man von dem Eiweißgehalt der Darmsekrete absieht — auch keine nennenswerten Reste des Nahrungseiweißes, wohl aber flüssiges Fett (bei der sogenannten Fettdiarrhöe) und unlösliche Seifen und Fettsäuren. Wahrscheinlich hängt dies damit zusammen, daß die löslichen Zucker und Salze und die löslichen Produkte der Eiweißverdauung ohne Schwierigkeit mit dem Wasserstrome in das feine protoplasmatische Netzwerk, in dem die Assimilation der Nahrung vor sich geht, eindringen können, während die Fette erst emulgiert, dann verseift und endlich wieder als Seifen in einen wasserlöslichen Zustand versetzt werden müssen. Bei den mit Kuhmilch überfütterten Kindern ist aber die Überführung der Seifen in den wasserlöslichen Zustand durch den großen Überschuß von Kalksalzen in der Kuhmilch und die dadurch gegebene Möglichkeit der Bildung unlöslicher Kalkseifen jedenfalls erschwert; und dazu kommt nun noch bei den dyspeptischen Kindern die Schädigung der assimilierenden Protoplasmen, welche in ihrem krankhaften Zustande der Bewältigung der auf diese Weise geschaffenen Schwierigkeiten noch weniger gewachsen sind. Diese Schädigung erfolgt wahrscheinlich auf chemischem Wege durch giftige Produkte abnormer Gärungs- und Fäulnisprozesse. Zunächst mögen es wohl die Kohlehydrate sein, die in der früher besprochenen Weise durch längere Retention der Nahrung im Magen giftige Produkte zutage fördern; in geringerem Maße beteiligen sich aber sicher auch die Eiweißstoffe an den bakteriellen Zersetzungen und auch ihre Produkte können den Darmkanal nicht ohne schädliche Folgen passieren. Sind aber einmal die assimilierenden Protoplasmen so weit geschädigt, daß sie die Fettseifen und Fettsäuren nicht mehr auszunützen vermögen, dann bilden diese mit der nie fehlenden Beimengung von eiweißartigen Bestandteilen der Nahrung und der Darmsekrete ein Substrat für bakterielle Zersetzungen, das sich nicht viel von jenen Substanzgemischen unterscheidet, die man zur Bereitung besonders pikanter Käse benützt. Daher auch der Geruch nach faulendem Käse, den diese eigentümlichen Dejekte verbreiten.

Diese übelriechenden Produkte wirken aber ihrerseits wieder als Gifte auf die Epithelzellen, mit denen sie in Berührung geraten und unterhalten auf diese Weise jene krankhafte Beschaffenheit ihrer Protoplasmen, die wir als die Ursache ihrer Unfähigkeit zur Aufnahme und Verwertung des Nahrungsfettes und seiner Verdauungsprodukte ansehen müssen. Diesem fehlerhaften Zirkel kann man aber nur entrinnen, wenn man das Fett aus der Nahrung möglichst eliminiert und den dadurch entstehenden Mangel an stickstoffreier Nahrung durch die leichter assimilierbaren Kohlehydrate ersetzt. Damit und mit den anderen prophylaktischen und therapeutischen Maßnahmen, die uns gegen die mannigfaltigen Erkrankungen des Verdauungsapparates im Kindesalter zu Gebote stehen, wollen wir uns in der nächsten Vorlesung beschäftigen.

Prophylaxe und Therapie der Verdauungskrankheiten.

Die Fünfmahlzeitenordnung. „Zahndiarrhöen". Gefährliche Experimente. Verhütung der Wasserverarmung. Diätetische Behandlung. Durststillung. Keine Alkalien, keine Opiate, keine Brechmittel. Magenspülungen. Relaktation. Fettarme und kohlehydratreiche Nahrung. Adstringentia. Desinfizierende und abführende Mittel. Kalomel. Darmspülungen. Behandlung der Kindercholera. Darmkatarrhe bei älteren Kindern.

Das Wichtigste über die verschiedenen Maßnahmen zur Vorbeugung der Magendarmerkrankungen im Säuglings- und frühen Kindesalter ist in den letzten Vorlesungen vielfach zur Sprache gekommen, und es genügt daher, wenn wir sie noch einmal kurz zusammenfassen und in einigen Punkten ergänzen.

In erster Linie steht die möglichste Beförderung und Begünstigung der Ernährung an der Mutterbrust. Gutes Beispiel von seiten der materiell begünstigten Mütter für die ärmeren, Unterstützung dieser durch Stillprämien, Milchkassen und Fabrikskrippen, eventuell auch Ersatz der bloß künstlichen Ernährung durch die gemischte, alles das zusammen würde, in größerem Maßstabe durchgeführt, sicherlich nach und nach eine Verminderung der Zahl der Verdauungskrankheiten und eine Abnahme der Säuglingssterblichkeit herbeiführen.

Nicht dringend genug kann ferner die Einschränkung der Zahl der Mahlzeiten, und zwar in gleicher Weise für die an der Mutterbrust und die mit der Flasche genährten Säuglinge, befürwortet werden. Ich hege die feste Überzeugung, daß ein großer Teil aller Verdauungskrankheiten der Säuglinge und nicht nur die leichten und ungefährlichen, mit einem Schlage beseitigt werden könnte, wenn es gelänge, die Fünfmahlzeitenordnung ganz allgemein, bei reich und arm, bei Brustkindern und bei Flaschenkindern von der Geburt an konsequent durchzuführen. Und warum soll das eigentlich nicht gelingen? Sobald es einmal durch zahlreiche Beobachter sichergestellt ist, daß die Säuglinge bei diesem System nicht nur gut auskommen, sondern viel besser gedeihen als bei der bisherigen Systemlosigkeit, kann man nicht gut verstehen, warum der alte Schlendrian beibehalten werden soll, der niemandem nützt, aber sicher die Quelle zahlreicher Dyspepsien und Darmkatarrhe bildet und mittelbar auch viele schwere Erkrankungen und Todesfälle verschuldet, weil ein noch so leicht dyspeptisches Kind gegenüber ernsteren Schädigungen weniger widerstandsfähig ist als ein solches mit

vollkommen normaler Verdauung. Damit aber dieses System, das so große
Vorteile bietet, zu allgemeiner Verbreitung und Durchführung gelange,
müßte es auch in den wissenschaftlichen und populären Schriften über Säuglingsernährung energisch empfohlen werden und es dürfte nicht mehr
vorkommen, daß aus purer Gewohnheit oder Neuerungsfeindlichkeit in Beratungsstellen oder in Säuglingsheimen, in denen Kinderpflegerinnen ausgebildet werden, der alte schädliche Gebrauch immer noch gehätschelt und
propagiert wird. Die mehrfach hervorgehobene und beklagte Tatsache, daß
die Einrichtung von Milchküchen und die in großem Stile betriebene Verteilung von tadelloser Milch an die unbemittelten Mütter nicht den erwarteten
Erfolg in einer auffällig verminderten Säuglingssterblichkeit herbeigeführt
hat, findet meiner Überzeugung nach, zum Teile wenigstens, darin ihre Erklärung, daß man nicht diese vortreffliche Gelegenheit benützt, um mit der
Verbesserung der Qualität der Nahrung zugleich auch die Schädlichkeit
der überflüssigen Mahlzeiten zu beseitigen. Man versuche es doch einmal
ernstlich, jeder Mutter der man sterilisierte Milch für ihren Säugling umsonst
oder zu erschwinglichen Preisen verabreicht, die Vorteile der Fünfflaschen-
methode einzuprägen und diese Belehrung durch die Tat zu unterstützen,
indem man ihr unter keiner Bedingung mehr als fünf Portionen für 24 Stunden
ausfolgen läßt, und man wird sich sofort überzeugen, welche vortrefflichen
Wirkungen auf diese Weise erzielt werden können. Ich kann nur nach meiner
vielfachen Erfahrung in der Praxis und in der Beratungsstelle versichern,
daß die Mütter dieser wohltätigen Neuerung nicht nur keine Schwierigkeiten bereiten, sondern sich bald in überzeugte Anhängerinnen dieser
Methode verwandeln.

Viel Böses kann auch dadurch verhütet werden, daß man die Mütter
bei jeder Gelegenheit darüber belehrt, daß eine noch so geringe Störung
in der Verdauung des Säuglings eine ernste Sache sei, die, sich selbst überlassen, schwere Folgen herbeiführen kann. Wir haben gesehen, daß die
Kindercholera niemals verdauungsgesunde Säuglinge befällt; sie kann sich
aber plötzlich mit allen ihren Schrecken bei einem Kinde herausbilden, das
bis dahin nur leichte und scheinbar unbedenkliche Störungen dargeboten
hat. Hier spielt der noch immer außerordentlich verbreitete Glaube an die
„Zahndiarrhöen" eine verhängnisvolle Rolle. Solange dieser kindische Aberglaube besteht, wird es immer auch Mütter geben, die die Durchfälle ihrer
Kinder als eine notwendige oder gar nützliche Erscheinung ansehen und
infolgedessen nicht daran denken, nach ihrer wahren Ursache zu forschen
oder ärztlichen Rat und Hilfe in Anspruch zu nehmen. Wer will aber einer
armen und unwissenden Mutter daraus einen Vorwurf machen, wenn es
noch immer Ärzte, Gelehrte und autoritative Schriftsteller gibt, die es,
ohne sich auf eine wissenschaftliche Begründung einzulassen, einfach als
selbstverständlich betrachten, daß der „Zahnprozeß" flüssige und schleimige
Stuhlentleerungen herbeiführen kann. Oder will man etwa verlangen, daß
diese Mütter das Kunststück zuwege bringen, an dem noch jeder Forscher
und Gelehrte gescheitert ist, zwischen einer „Diarrhoea e dentitione" und
einer „ex ingestis" oder „ex infectione" zu unterscheiden? Solange man
also nicht jede Gelegenheit ergreift, um dieser verhängnisvollen Irrlehre bei

Ärzten und Laien energisch entgegenzutreten, wird man sich nicht darüber wundern dürfen, daß trotz Milchküchen und Beratungsstellen die Säuglingssterblichkeit noch immer erschreckend hoch geblieben ist.

Welche Bedeutung ferner die skrupulöseste Reinlichkeit für die Prophylaxe der Säuglingskrankheiten überhaupt und besonders der Verdauungskrankheiten des frühen Kindesalters besitzt, braucht nach den früheren Auseinandersetzungen nicht noch einmal bewiesen zu werden. Also peinlichste Sauberkeit der Saugflaschen und Saughütchen, Verbot der schwer zu reinigenden Schläuche; aber auch möglichste Asepsis der Hände der Pflegerinnen, der Mundspateln und Thermometer, Beseitigung und strenges Verbot jeder Art von Lutschbeuteln und Gummischnullern; mit einem Worte: Möglichste Ausschaltung aller Gelegenheiten für das Eindringen von Infektionsträgern in den Verdauungskanal der Säuglinge. Damit werden nicht nur die schweren Infektionen vermieden werden, die schon an sich das Leben des Säuglings gefährden können, sondern auch relativ leichte Störungen, die aber den Boden für schwere und lebensgefährliche Affektionen vorbereiten.

Ein ebenso scharfes Augenmerk muß auf unverdauliche und verdorbene Nahrungsstoffe gerichtet werden, die den überaus empfindlichen Verdauungsorganen des Säuglings teils aus Unverstand, teils aber auch auf Grund von gut gemeinten, aber schlecht begründeten Indikationen zugemutet werden. Sie wissen schon, daß ein paar Löffel einer aus nicht ganz frischem Fleische bereiteten Bouillon, ein wenig Eidotter, eine kleine Menge geschabten Fleisches, einige Kirschen oder ein Stückchen Apfel bei einem Säugling den Grund zu mehr oder weniger ernsten Erkrankungen des Verdauungstraktus legen können, und Sie haben auch gehört, daß unter begünstigenden Umständen, unter denen die Sommerhitze in erster Linie steht, jeder noch so leichte Magendarmkatarrh plötzlich in einen lebensgefährlichen Brechdurchfall übergehen kann. In einigen Fällen von Cholera infantum ist mir der Nachweis gelungen, daß bei den scheinbar tadellos genährten und gepflegten Kindern eine solche Schädlichkeit, z. B. in Form der Beteilung des Säuglings mit einigen Bissen aus der Mahlzeit der Amme, vorhergegangen ist. Daß aber solche Fehltritte bei den weniger gut gehüteten Proletarierkindern zu den alltäglichen Dingen gehören, wird jeder bestätigen, der in diesen Kreisen Beobachtungen zu machen Gelegenheit hat. Hier kann das moderne Institut der Fürsorgestellen eine segensreiche Wirkung entfalten, aber nur dann, wenn immer und überall mit der größten Entschiedenheit vor solchen gefährlichen Experimenten gewarnt und auch auf die Anordnung bedenklicher Kräftigungsmittel und fragwürdiger „Antiskorbutika" verzichtet wird.

Die Vertiefung unserer Einsicht in den Entstehungsmechanismus des choleriformen Zustandes gibt uns auch einige wertvolle Fingerzeige für seine Verhütung. In erster Linie steht natürlich wieder die Verhinderung und die möglichst rasche Beseitigung jeder noch so harmlos erscheinenden Störung der Verdauung, namentlich bei hoher Außentemperatur. Da wir aber zu dem Schlusse gelangt sind, daß die Gefährlichkeit der Sommerhitze bei den magendarmkranken Kindern in dem gesteigerten Wasserverlust auf der Haut- und Respirationsfläche beruht, so ist es von der größten Wichtigkeit, der dadurch möglicherweise herbeigeführten Wasserverarmung des Organismus vorzubeugen, und dies kann sowohl durch möglichste Einschränkung der Wasserabdunstung als auch durch vermehrte Wasserzufuhr angestrebt werden. Also: ausgiebige Ventilation der Wohnräume, Aufenthalt im Freien in der kühleren Tageszeit, Feuchthalten der Zimmerluft durch Aufhängen nasser Tücher und durch Aufstellen von offenen Wasserbehältern, möglichst leichte Bekleidung, am besten mit bloßem Hemdchen, Entfernung von Häubchen und gestrickten Leibchen, von Steckkissen und Federpolstern; kühle Waschungen und kühle Bäder, häufiges Verabreichen von kühlem Getränk, am besten von frischem Wasser oder, wenn kein verläßliches Trinkwasser zu haben ist, von abgekochtem und wieder abgekühltem, eventuell mit ein wenig Kohlensäure wieder schmackhaft gemachtem Wasser. Diese Vorkehrungen werden es auch in einer Proletarierwohnung oder in einem stark besetzten Findelhaus oder Säuglingsheim möglich machen, jenen Komplex von Faktoren auszuschalten, den wir als bestimmend für die Ausbildung des choleriformen Zustandes erkannt haben.

Wenden wir uns nun zu der Behandlung der bereits vorhandenen Störungen, so stehen auch hier wieder diätetische Maßregeln im Vordergrunde, während wir immer mehr dahin gelangen, der medikamentösen Therapie der Verdauungskrankheiten eine mehr nebensächliche und im besten Falle auxiliatorische Bedeutung zuzuerkennen. Wenn jemand glaubt, eine Dyspepsie oder einen Darmkatarrh unter Belassung der bisherigen Ernährungsweise mit einem noch so fein ausgedachten Rezept beseitigen zu können, so beweist er nur, daß er sich über die Ursachen der Störung und über den Mechanismus ihrer Entstehung nicht klar geworden ist. Die erste Bedingung einer erfolgreichen Behandlung ist hier immer die Beseitigung der Ursache und erst wenn dies geschehen ist, kann man auch daran denken, ob es möglich ist, durch andere therapeutische Maßnahmen die vorhandenen krankhaften Veränderungen zu bekämpfen.

Ist also ein Brustkind dyspeptisch geworden, so handelt es sich wenigstens neunmal unter zehn Fällen um eine Überfütterungsdyspepsie, die nur durch eine energische Reduktion der Zahl und Größe der Mahlzeiten beseitigt werden kann. In ganz leichten Fällen wird es vielleicht genügen, das Kind auf die normale Zahl von fünf Mahlzeiten zu setzen. Sicherer aber ist es in jedem Falle, für einen oder zwei Tage bis auf vier oder drei Brustmahlzeiten herabzugehen und auch bei diesen die Trinkzeit ein wenig abzukürzen. Erst wenn das Erbrechen ganz aufgehört hat, die Kolikanfälle geschwunden sind und die Stühle wieder die normale Beschaffenheit annehmen, kann man mit der Zahl und Größe der Mahlzeiten wieder zur Norm zurückkehren.

In den verlängerten Pausen lasse ich gewöhnlich den Kindern eine schwache Salzsäurelösung löffelweise verabreichen, und zwar habe ich gefunden, daß eine Mischung von 0,4 g Acid. hydrochlor. dil. mit 80 g Wasser und 20 g Sirup von den Kindern meistens ohne Widerstreben oder auch gerne genommen wird. Das Kind kann, wenn es durstig ist, mehrere Löffelchen nacheinander bekommen und kann die ganze Dosis in 24 Stunden verbrauchen. Die kleine Menge Zucker ist, wie ich mich in zahllosen Fällen überzeugt habe, vollkommen unschädlich; von einer Temperatursteigerung, die der Zucker nach Finkelstein bei dyspeptischen Kindern hervorrufen soll, habe ich bei dieser Dosierung nie etwas beobachtet; die Salzsäure aber ist, trotz der geringen Dosis, wahrscheinlich nützlich, indem sie die im Magen selbst produzierte Säure in ihrer antiseptischen Wirkung unterstützt und vielleicht auch anregend auf die Produktion des sauren Magensaftes, sowie auch der Galle und des Pankreassekretes wirkt. Dagegen halte ich den Zusatz von Pepsin für überflüssig, weil zahlreiche Untersuchungen des Mageninhaltes (durch Wohlmann, Toch u. a.) gelehrt haben, daß auch bei dyspeptischen Kindern Pepsin in genügender Menge abgesondert wird. Auch die Verordnung von Pankreatin hat keinen Zweck, weil das Trypsin (nach Neumeister) durch den Magensaft zerstört wird. Der größte Vorteil der hier empfohlenen Methode, dem Kinde über die verlängerten Nahrungspausen hinwegzuhelfen und seinen Durst auf diese einfache Weise zu stillen, liegt aber meiner Ansicht nach in ihrer vollkommenen Unschädlichkeit, während ich nicht ganz sicher bin, ob dies auch von den beliebten Teeaufgüssen gesagt werden kann. Jedenfalls dürfen solche immer nur unmittelbar nach ihrer Bereitung gegeben werden, und man muß strenge gegen die Unsitte vorgehen, dem Kinde die mit Tee gefüllte Saugflasche in seinem warmen Bettchen permanent zu belassen, wo Gärungen und bakterielle Zersetzungen sicher nicht lange auf sich warten lassen.

Die von den Praktikern häufig verwendeten alkalischen Mittel (Bicarb. sodae, Aqua calcis, Magisterium Bismuthi, Karlsbader Wasser) sind wenig rationell. Sie können zwar die durch die abnormen Gärungen entstandenen Säuren neutralisieren, aber diese bekämpfen wir viel gründlicher, indem wir durch Einschränkung oder zeitweilige Entziehung der Nahrung das Substrat der abnormen Gärungsprozesse beseitigen und indem wir durch Zufuhr von Salzsäure die Gärungserreger schwächen, während wir durch Alkalisierung des Mageninhaltes eher günstige Bedingungen für das Wachstum der Spaltpilze schaffen. Mit diesen theoretischen Erwägungen stimmt auch die Erfahrung überein. Ich habe zwar selbst die alkalischen Mittel bei den Verdauungsstörungen des Säuglings schon lange aufgegeben, habe aber bei ihrer Verordnung durch andere niemals eine günstige Wirkung beobachtet.

Auch die Kolikschmerzen werden am besten und gründlichsten durch die Einschränkung der Nahrung oder durch zeitweiliges Fasten bekämpft. Es hat keinen rechten Sinn, die Kinder weiter trinken zu lassen und ihnen gegen ihre Schmerzen Opiate zu verschreiben. Kinder im Säuglingsalter zeigen schon im allgemeinen eine sehr geringe Toleranz gegen Opium und Morphin, und überdies stößt man noch bei einzelnen Individuen auf eine mitunter hochgradige Idiosynkrasie gegen diese Substanzen, so daß man selbst vor schweren Intoxikationserscheinungen nicht sicher ist. Ich sah vor wenigen Jahren eine schwere Vergiftung mit Zyanose, Kollaps und Myosis bei einem vier Monate alten Kinde, nachdem es von einer ihm von seinem Arzte verschriebenen Mixtur, die vier Tropfen Opiumtinktur enthielt, im Laufe zweier Stunden zwei Löffelchen genommen hatte. Freilich war das eine Dosis, die bei dem zarten Alter des Kindes viel zu hoch gegriffen war;

aber auch bei geringeren Gaben kann man unangenehme Überraschungen erleben. Ich selbst habe die Verschreibung von Opiaten für Säuglinge schon seit langem aufgegeben und möchte Ihnen ebenfalls raten, davon Abstand zu nehmen. Man kommt bei richtigem diätetischem Vorgehen auch ohne sie aus.

Gegen die Anwendung von trockener oder feuchter Wärme auf das Abdomen zur Bekämpfung der schmerzhaften Peristaltik ist natürlich nichts einzuwenden, nur dürfen die Umschläge nicht so heiß sein, daß sie eine Hautverbrennung herbeiführen, und die feuchtwarmen Kompressen dürfen nicht mit Guttaperchapapier oder Billrothbatist bedeckt werden, weil man sonst in kürzester Zeit mit einem Ekzem der Bauchhaut zu tun hat. Ob geröstete Kamillen oder Umschläge mit Kamillentee wirksamer sind als trockene warme Tücher und in warmes Wasses getauchte Kompressen und ob Kamillenbäder die Koliken rascher beseitigen als einfache warme Bäder, wage ich nicht zu entscheiden und erkläre mich auch inkompetent, die vielfach aufgeworfene Frage zu beantworten, ob große oder kleine Kamillen vorzuziehen sind. Werden aber die genannten Kautelen beobachtet, dann ist gegen die Verwendung dieser überaus populären Droge nichts einzuwenden.

Dauert trotz Einschränkung oder zeitweiliger Entziehung der Nahrung das Erbrechen schleimiger Massen und unverdauter Milchreste noch fort, dann taucht die Frage auf, ob man nicht den Magen auf künstlichem Wege von seinem abnormen Inhalt befreien soll. Daß dazu keine Brechmittel verwendet werden dürfen, die in früherer Zeit zu diesem Zwecke vielfach in Anwendung gezogen wurden, versteht sich heutzutage von selbst, da man weiß, daß Tartarus emeticus oder brechenerregende Dosen von Ipecacuanha den ohnedies vorhandenen Reizungszustand der Magenschleimhaut nur verstärken, und da wir in der mechanischen Entleerung des Magens mittels des Magenschlauches ein sicheres und ganz unschädliches Mittel zur Erreichung desselben Zweckes besitzen. Seine Anwendung ist leicht und sollte von jedem Praktiker beherrscht werden. Das Instrumentarium besteht aus einem kleinen Glastrichter, über dessen zylindrischen Teil ein Drainrohr gestülpt ist, das wieder mittels eines Glasröhrchens mit einem Nelatonkatheter von geeigneter Stärke (etwa Nummer zehn) in Verbindung steht. Ein Gehilfe, eine Wärterin oder auch die Mutter übernimmt den Trichter und das Eingießen der Flüssigkeit; dann wird der zuvor in warmes Wasser getauchte Katheter unter Leitung des linken Zeigefingers über den Zungengrund möglichst rasch in den Ösophagus gestoßen, was meistens ohne Schwierigkeit und unter geringem Widerstand des in die Rückenlage gebrachten Kindes gelingt. Dann wird der Katheter so lange vorgeschohen, bis das Emporsteigen des flüssigen und gasförmigen Mageninhalts durch das Glasrohr den Eintritt des Fensters in die Magenhöhle anzeigt. Jetzt wird die aus schwach angesalzenem Wasser bestehende Spülflüssigkeit in den Trichter gegossen und einige Zeit ruhig abgewartet, daß sich dieser durch die Schwere der Flüssigkeit entleert. Häufig ist dies aber nicht sogleich der Fall; im Gegenteil steigt das Niveau durch die Wirkung der Bauchpresse und wird zeitweilig durch aufsteigende Luftblasen noch mehr in die Höhe getrieben. Wartet man aber noch weiter ab, dann beginnt plötzlich das Niveau zu sinken und es erfolgt die Entleerung entweder rasch oder in Absätzen. Will sich aber die Flüssigkeit noch immer nicht entleeren, dann zieht man den Katheter so weit heraus, bis das Fenster nicht mehr im Magen, sondern ziemlich hoch oben in der Speiseröhre sitzt und dadurch der Wirkung der Bauchpresse entzogen wird, worauf dann die Entleerung meistens ganz prompt vor sich geht. Dann schiebt man das Ende des Katheters wieder in den Magen, senkt den Trichter nach abwärts und entleert den Mageninhalt in ein tiefer stehendes Gefäß, worauf man wieder in der früher beschriebenen Weise Wasser in den Magen fließen läßt. Das wird so lange fortgesetzt, bis die Spülflüssigkeit ohne Schleim und ohne Milchreste herauskommt. Ein Verstopfen des Fensters ist selten und verlangt das Herausziehen des Schlauches und das Freimachen seines Abflusses.

Die Wirkung einer solchen Magenspülung ist in den meisten Fällen eine auffallend gute. Das Erbrechen hört gewöhnlich auf und man kann meistens schon nach einer einzigen Spülung kleine Nahrungsmengen ohne üble Folgen einführen. Nur in den ausgesprochenen Fällen von Pyloruskrampf kann sich eine häufigere Wiederholung der Prozedur als notwendig erweisen, und zwar ist die Indikation für die Wiederholung hauptsächlich durch das Vorhandensein von Schleim und durch die ungebührlich lange Retention des Mageninhaltes gegeben. Deshalb soll die Spülung immer mehrere Stunden nach der letzten Mahlzeit vorgenommen werden.

Handelt es sich um künstlich genährte Kinder, dann kompliziert sich die Behandlung der Dyspepsie noch wesentlich durch die Frage, ob die bisherige Nahrung beibehalten oder durch eine andere ersetzt werden soll. Bei ganz jungen oder bei kürzlich entwöhnten Säuglingen, die bei der Ersatznahrung schwer dyspeptisch geworden sind, wird jedenfalls die Frage der Beschaffung einer Brustnahrung oder der Rückkehr zu dieser zu erwägen sein. Leider sind manche Kinder, nachdem sie bereits einige Zeit aus der Flasche getrunken haben, entweder gar nicht oder nur nach langen Bemühungen zum Saugen an der Brust zu bewegen. Manchmal erlebt man aber wieder die Überraschung, daß die Sekretion der scheinbar schon versiegten Mutterbrust durch kräftiges Saugen wieder in Gang gebracht wird. Jedenfalls soll bei solchen Versuchen die Hoffnung auf einen endlichen Erfolg nicht zu früh aufgegeben werden.

Hat man Grund, die Dyspepsie des Flaschenkindes auf Überfütterung zurückzuführen, dann wird man es natürlich, wie bei dem Brustkinde, vor allem mit einer starken Reduktion der Mahlzeiten, eventuell mit stärkeren Verdünnungen versuchen. Auch sollten alle Arten von Beimengungen zur Milch, wie Reiswasser, Hafer- oder Graupenschleim, Fleischbrühe, Gelatinelösungen u. dergl. beseitigt werden, weil sie oft wesentlich zur Intoleranz des Kindes gegen seine Nahrung beitragen. Häufig vertragen aber dyspeptisch gewordene Kinder auch mit Wasser verdünnte und sonst tadellose Milch nicht gut, und zwar, wie man jetzt annimmt, hauptsächlich wegen der Schwierigkeiten, die die Ausnützung des Fettes einer nicht normal funktionierenden Darmschleimhaut verursacht. Deshalb bevorzugt man jetzt bei verdauungsschwachen und verdauungskranken Säuglingen alle Nahrungsgemenge, die — wie Liebigsuppe, Malzsuppe oder Buttermilch — nur wenig Fett und dafür mehr Kohlehydrate enthalten. Ich habe aber bereits gesagt, daß ich von diesen schwer zu bereitenden und nicht immer leicht zu beschaffenden Kompositionen nur wenig Gebrauch gemacht habe, weil ich für solche Fälle in den milchhaltigen Kindernährmehlen eine Nahrung kennen gelernt habe, die sowohl theoretisch als empirisch meistens allen Anforderungen entspricht. Da z. B. Nestle's Kindermehl 4,5 % Fett enthält, so beträgt der Fettgehalt einer Abkochung mit zehn Teilen Wasser kaum ein halbes Prozent neben weniger als einem Prozent Eiweiß, dagegen etwa vier Prozent von löslichen und etwas weniger von unlöslichen Kohlehydraten. Nimmt man aber für den Anfang eine zwölffache Verdünnung, so wird der Fettgehalt noch stärker herabgedrückt und die Nahrung besitzt noch immer einen ziemlich bedeutenden Nährwert. Dazu kommt aber der große Vorteil, daß sie jedesmal unmittelbar vor der Einnahme ohne jede Schwierigkeit und ohne einen anderen Zusatz als Wasser frisch bereitet werden kann und daß dabei jede Bakterienwirkung und jede Schädigung durch Bakterienprodukte ausgeschlossen ist. Diese Vorteile sind namentlich in der Armenpraxis so in die Augen springend, daß ich dahin gelangt bin, in der Beratungsstelle jeder Mutter eines künstlich genährten Kindes direkt vorzuschreiben, daß sie bei der geringsten Verdauungsstörung die bisher gebrauchte Milch oder Milchverdünnung sofort aussetzt und durch eine viermal des Tages verabreichte Abkochung des Kindermehles ersetzt. Das hat dann auch meistens zur Folge, daß die Störung rasch wieder vorübergeht und daß mir bei der Vorstellung des Kindes zu gleicher Zeit von der eingetretenen Störung und ihrer raschen Besserung oder vollständigen Beseitigung berichtet wird. Aber gerade diese Möglichkeit des augenblicklichen Einschreitens, ohne die vielleicht erst in einigen Tagen zu erreichende ärztliche Ordination abzuwarten, garantiert fast den Erfolg, der nur schwer zu erreichen ist, wenn erst nach längerer Dauer der Störung schwierige und umständliche Bereitungsarten und eine schwer durchzuführende aseptische Aufbewahrung der für 24 Stunden im Vorrat bereiteten Nahrung verlangt werden. Wahrscheinlich ist auch der häufige Mißerfolg bei den früher aufgezählten fettarmen Präparationen trotz ihrer Fettarmut und ihres Kohlehydratreichtums auf die hier erörterten Mängel zurückzuführen.

Ob die günstige Wirkung der von mir jetzt regelmäßig verwendeten Aushilfsnahrung nicht nur auf ihrer Fettarmut, sondern in einer noch nicht bekannten Weise auch auf ihrem Reichtum an Kohlehydraten beruht, ist schwer zu entscheiden. Tatsache ist aber, daß man fast immer eine günstige Umstimmung beobachtet und ich kann Ihnen daher nur die Befolgung dieser von mir vielfach erprobten Methode empfehlen. Dauert die Besserung mehrere Tage an, dann kann man wieder allmählich zu der früheren Ernährungs.weise mit frischer Milch zurückkehren.

Einfache Mehlabkochungen oder Abkochungen von nicht milchhaltigen Kindermehlen werden von den Kindern ungern genommen und haben sich mir niemals als vorteilhaft erwiesen. Will man dyspeptische Kinder auf Hungerdiät setzen, dann gebe man nur indifferente Flüssigkeiten, die keinen Anspruch an Verdauungs- und Assimilationsarbeit stellen. Will man aber wieder zur Nahrung zurückkehren, dann sind die milchhaltigen Kindermehle, die auch immer gerne genommen werden, als Übergang zu der normalen Kost allen anderen vorzuziehen. Bedingung ist aber, daß sie außer eingedickter Milch, Zwiebackmehl und Zucker keine überflüssigen Zusätze, speziell keinen Überschuß an Salzen („für die Knochenbildung") enthalten.

Auch bei den atrophischen Kindern — mit und ohne Kalkseifenstühle — bin ich, wenn keine Brust zu beschaffen war, mit kleinen und seltenen Portionen von wässrigen Abkochungen milchhaltiger Nährmehle noch am besten ausgekommen.

So gelang es mir vor kurzem, ein Kind, das bei irregulärer und häufig geänderter künstlicher Ernährung dyspeptisch geworden und am Ende seines fünften Monats von einem Anfangsgewicht von 3500 bis auf 2910 herabgekommen war, durch tägliche fünf Nestlemahlzeiten in langsam steigender Dosis von seiner Dyspepsie zu befreien und eine langsame Gewichtszunahme zu erzielen. Beim Übergang zu verdünnter Milch traten einige Male kleine Rückfälle ein, die durch Einschiebung von ein bis zwei Wochen mit Kindermehl wieder beseitigt wurden. So kamen wir auf ein Gewicht von 4520 Gramm am Ende des achten Monats, aber auf 9100 Gramm am Schlusse des ersten Jahres. Der respektable Gewinn von 4580 Gramm im Verlaufe des letzten Jahresdrittels erfolgte bei nur vier Mahlzeiten täglich (zweimal 250 Vollmilch und zwei große Teller Milchspeise), da das Kind die ihm anfangs noch angebotene dritte, Flasche verschmähte. Am Ende des ersten Jahres waren alle Schneidezähne vorhanden und die Fontanelle hatte nur einen Zentimeter im größten Durchmesser.

Natürlich ist auf einen so guten Erfolg bei der Behandlung der Pädatrophie nicht in allen Fällen zu rechnen. Ich möchte aber doch meine Meinung dahin abgeben, daß man bei der auf dyspeptischer Grundlage entstandenen Atrophie — natürlich abgesehen von einer vorsichtig dosierten Ammenmilch — noch immer die besten Bedingungen für eine Wiederherstellung schafft, wenn man den insuffizient gewordenen verdauenden und assimilierenden Kräften des kranken Säuglings für den Anfang recht kleine und seltene Dosen einer jedesmal frisch bereiteten wässrigen Abkochung eines milchhaltigen Nährmehles darbietet. Nur muß man anfangs schon mit einem Stillstand der Abnahme zufrieden sein und sich dann noch ziemlich lange mit geringen Gewichtszunahmen befreunden.

Auch für die diätetische Behandlung der Darmkatarrhe künstlich genährter Kinder eignen sich diese Präparate aus den mehrfach angegebenen Gründen vortrefflich. Bei akuter Enteritis für den Anfang völlige Nahrungsentziehung, Salzsäurelösung, frisch bereiteter schwach gezuckerter Tee; wenn dann der Sturm vorüber ist, drei- bis viermal des Tages eine halbe Flasche einer frischen Abkochung von Nestle oder einem ähnlichen Präparate, und erst bei normalen Stuhlgängen langsame Rückkehr zur Milch oder — bei älteren Säuglingen — zu Milch und Milchspeise. Alle anderen, wie wir früher gesehen haben, ziemlich zweifelhaften diätetischen Experimente halte ich meinen Erfahrungen zufolge mindestens für entbehrlich.

Adstringierende Medikamente sind bei richtigem diätetischem Verfahren nicht unbedingt notwendig, können aber immerhin bei hartnäckiger Diarrhöe und besonders bei schleimiger Beschaffenheit der Stühle in Anwendung gezogen werden. Früher habe ich häufig mit gutem Erfolg ein

Decoctum ligni campechiani (von 30 auf 120) mit Tinctura catechu (2,0) und 20 g Syr. cort. aurant. verwendet. Diese ziemlich wohlschmeckende Medizin erfreute sich großer Beliebtheit sowohl bei den Kindern als bei den Müttern, und die letzteren nahmen keinen Anstoß daran, daß die Windeln durch den roten Farbstoff, der auch mit dem Harn ausgeschieden wird, dunkelrot gefärbt wurden. Jetzt verwende ich aber lieber das viel bequemere Tannigen, welches mehrere Male des Tages messerspitzweise in etwas Wasser oder Milch gegeben werden kann. Auch Tannalbin, Tannopin, Tannoform und ähnliche Präparate können wahrscheinlich mit demselben Erfolg verwendet werden. Doch muß noch einmal betont werden, daß alle diese Mittel für sich allein ohne die unerläßlichen diätetischen Maßregeln fast immer versagen.

Das früher für unentbehrlich gehaltene Decoctum Salep kommt glücklicherweise immer mehr aus der Mode. Für seine Indikation — Bedeckung der wundgewordenen Darmschleimhaut mit einer schleimigen Hülle — besitzen wir jetzt nicht mehr das genügende Verständnis; wohl aber wissen wir, daß die Pflanzenschleime einen vorzüglichen Nährboden für alle Arten von Mikroorganismen abgeben, die wir ja von dem kranken Verdauungstrakt möglichst fernhalten und nicht mit der Uhr in der Hand Stunde für Stunde zuführen sollen. Sterilisierung der Milch und dann wieder Anordnung schleimiger Medikamente, die wohl auch in offener Flasche der Sommerwärme ausgesetzt sind, lassen sich nicht gut in Einklang bringen. Dasselbe gilt aber auch von Reisschleim, Haferschleim und Graupenschleim, die ich wegen ihrer Schwerverdaulichkeit und leichten Zersetzlichkeit niemals verwende.

Von der innerlichen Verabreichung desinfizierender Mittel kann ich ebensowenig einen Nutzen erwarten wie von den Laxantien. Wird die Nahrungszufuhr stark eingeschränkt oder zeitweilig unterbrochen und werden die Überreste der früheren Mahlzeiten zusammen mit den Darmsekreten durch die verstärkte Peristaltik entleert, dann fehlt es auch an einem ausgiebigen Material für weitere bakterielle Zersetzungen, während es schwer denkbar ist, daß diese durch dem Kinde unschädliche Mengen antiseptischer Medikamente vermindert werden. Vor einigen dieser Stoffe, z. B. vor Resorzin, ist direkt zu warnen, weil auch ohne Überschreitung der üblichen Dosen schwere und selbst tödliche Vergiftungen beobachtet worden sind. Auch die bei vielen noch immer in hohem Ansehen stehende Kalomelmedikation ist meiner Ansicht nach mindestens entbehrlich. Die kleinen, nicht abführenden Dosen können unmöglich eine irgendwie ins Gewicht fallende antibakterielle Wirkung entfalten; die größeren, abführend wirkenden Gaben aber müssen, wie alle Laxantien, auf die ohnehin kranke Schleimhaut reizend einwirken und können daher eher schaden als nützen. Namentlich in der kritischen Zeit des Hochsommers muß aus den früher angegebenen Gründen vor jedem Mittel gewarnt werden, das wässrige Ausscheidungen der Darmschleimhaut hervorzurufen imstande ist. Ich für meinen Teil bin bei allen Formen des Darmkatarrhs auch ohne Kalomel, Rizinusöl und Aqua laxativa Viennensis ganz gut ausgekommen.

Sprechen schleimige und blutige Entleerungen für die Beteiligung des Dickdarms, dann kann man Darmspülungen mit physiologischer Kochsalzlösung oder mit dünnflüssigen schleimigen Dekokten (z. B. von Leinsamen) oder mit schwach adstringierenden Lösungen (Tannin 5 : 1000) in Anwendung ziehen. Zu diesem Zwecke muß aber immer ein weiches Darmrohr oder ein Nelatonkatheter bis über den inneren Sphinkter eingeführt werden, was leicht zu erzielen ist, wenn man mit dem Ende des Katheters so lange einen Druck auf den geschlossenen Sphinkter ausübt, bis dieser sich plötzlich öffnet und das Rohr hindurchtreten läßt. Die Flüssigkeit braucht aber nicht im Darm zu verweilen, sondern kann auch sofort wieder abfließen. Nicht dringend genug kann aber davor gewarnt werden, diese Prozedur, namentlich mit adstringierenden Flüssigkeiten, zu oft zu wiederholen, weil auch damit mehr geschadet als genützt werden kann. Ich habe einige Male Gelegenheit gehabt, eine durch mehrere Wochen und selbst Monate fortdauernde schleimige und schmerzhafte Diarrhöe einfach dadurch zu kupieren, daß ich die durch ebenso lange Zeit fortgesetzte Applikation von Tannin- oder Alaunklistieren aufzugeben riet. Die adstringierenden Lavements waren eben gegen einen krankhaften Zustand gerichtet, der durch sie selbst unterhalten und vielleicht sogar hervorgerufen worden war. Wenn man nämlich, wie dies nicht selten geschieht, einen Dünndarmkatarrh mit adstringierenden Eingießungen bekämpfen will, was natürlich verkehrt ist, dann ruft man auf der noch gesunden Dickdarmschleimhaut einen Reizungszustand und eine Schleimsekretion hervor; und wenn man nun die so entstandenen schleimigen Ausleerungen als eine Indikation für die Fortsetzung einer solchen unzweckmäßigen Therapie ansieht, gerät man damit in einen fehlerhaften Zirkel, der nur durch eine abrupte Unterbrechung dieses „Heilverfahrens‟ durchbrochen werden kann.

Auch bei der Kindercholera kann durch ungeeignete Maßregeln mehr geschadet als genützt werden. Hier ist vor allem das Vorurteil zu bekämpfen, als ob man bei Brechdurchfall eines vor kurzem von der Brust abgesetzten Kindes nichts Eiligeres zu tun hätte, als ihm wieder eine Ammenbrust zu verschaffen. Das kann unter Umständen das drohende Verderben nur um so rascher herbeiführen. Denn sobald sich die Wasserverarmung des Organismus auch nur durch die ersten Anzeichen — Einsinken der Fontanelle und der Bulbi, Kühle der Wangen und der Mundschleimhaut, verminderte Harnausscheidung — verrät, wirkt jede Art von Nahrung, und sei es auch die beste Ammenmilch, geradezu als Gift, weil ihre Bestandteile weder verdaut noch assimiliert werden können und daher wieder nur reizend und krankmachend auf die protoplasmatischen Elemente der Magen- und Darmschleimhaut einwirken. Hier gibt es nur ein mögliches Verhalten, das ist der vorläufige absolute Verzicht auf jede Art von Nahrung im Verein mit dem Bestreben, auf jede nur mögliche Art Wasser in den Kreislauf zu bringen.

Vor allem muß also ein Getränk gefunden werden, das von dem Kinde gern genommen und in kleinen, aber oft wiederholten Gaben auch behalten wird. Auch hier hat sich mir die Salzsäuremixtur in eiskaltem Zustande gut bewährt, ebenso aber auch kleine Mengen eiskalten Sodawassers oder auch eine Mischung von beiden. Namentlich die aus ungefähr gleichen Teilen Sodawasser und Salzsäurelösung bestehende Brauselimonade kann ich für diesen Zweck empfehlen. Die ganz geringe Menge von Zucker, die dabei eingeführt wird, scheint nach meinen vielfachen Erfahrungen ganz unschädlich zu sein, sie korrigiert aber den sauren Geschmack so gut, daß das Getränk bei den Kindern auf keinen Widerstand stößt. Wenn jemand aber sehr rigoros vorgehen wollte, so könnte er auch den Syrup durch kleine Dosen von Saccharin ersetzen. Ich habe aber keine Veranlassung gehabt, von meiner vielfach erprobten Methode abzugehen.

Häufig wird Eiweißwasser als Getränk bei der Cholera infantum empfohlen und verwendet. Es schmeckt aber fad, wird von den Kindern ungern genommen und hat auch meiner Ansicht nach keine richtige Indikation, weil die minimale Menge von Eiweiß, selbst wenn sie peptonisiert und ohne stickstoffreie Ergänzung assimiliert würde — was mindestens zweifelhaft ist — wegen ihrer Geringfügigkeit für die Ernährung nicht in Betracht kommen könnte. Bei der übergroßen Empfindlichkeit der kindlichen Verdauungsorgane gegen den Inhalt der Hühnereier und gegen die geringsten Mengen von Fäulnisprodukten, deren völlige Abwesenheit in keinem Ei garantiert werden kann, steht dem unmöglichen Nutzen des Eiweißwassers jedenfalls die Möglichkeit eines Schadens gegenüber und deshalb würde man gut daran tun, diese unrationelle Verordnung der verdienten Vergessenheit zu übergeben.

Nichts Besseres verdient das von mancher Seite empfohlene „Kognakeiweißwasser". Alkohol wirkt immer und überall schädigend auf das lebende Protoplasma, und da wir es bei dem geringsten Anzeichen einer Wasserverarmung des Organismus für unsere dringendste Aufgabe ansehen müssen, die Wasseraufnahme durch die Darmzellen möglichst zu fördern, und eine solche nur durch die Lebenstätigkeit dieser zelligen Gebilde und des in ihnen enthaltenen Protoplasmas möglich ist, dürfen wir uns nicht den Luxus gestatten diesen Zellen mit der zu resorbierenden Flüssigkeit immer zugleich auch das protoplasmafeindliche Narkotikum zuzuführen, das ihre vitalen Leistungen und natürlich auch ihre Fähigkeit Wasser zu resorbieren beeinträchtigen muß. Auch die Verordnung des Alkohols in anderer Form als Stimulans oder Roborans ist speziell bei der Kindercholera aus theoretischen und empirischen Gründen zu widerraten. Da er, wenn er die gewünschte Wirkung entfalten soll, mit dem Wasser, in dem er gelöst ist, die Epithelzellen passieren muß, so ist es bei eingeschränkter oder ganz aufgehobener Wasserresorption überhaupt fraglich, ob er in die Lage kommt, die von ihm — mit Unrecht — erwarteten Wirkungen zu entfalten. Wird er aber doch in irgend einer Menge aufgenommen, dann kann er nur nachteilig wirken, weil er erwiesenermaßen selbst in geringer Dosis den Herzmuskel schwächt und außerdem, wie das Tierexperiment gelehrt hat, durch Narkotisierung der Wärmezentren die Wärmeregulierung stört und die ohnedem bedrohte Erhaltung der normalen Körperwärme erschwert. In der Tat habe ich von der Alkoholtherapie bei der Kindercholera nur üble Wirkungen gesehen.

Von medikamentösen Stimulantien könnte man, da von einer Einführung per os abgesehen werden muß, nur die Injektion von Kampferöl (1 : 10) empfehlen, weil es sicher nicht schädlich ist, möglicherweise aber doch anregend auf das Zirkulationszentrum wirkt. Viel zuversichtlicher kann man sich aber über die Wirkung der heißen Bäder mit danach folgender Einpackung aussprechen, weil man hier, wenigstens im Vorbotenstadium, häufig recht auffallende Wirkungen beobachtet. Sobald also die schon mehrfach geschilderten Erscheinungen auch nur andeutungsweise bemerkbar werden, dürfen Sie nicht einen Augenblick zögern, neben dem energischen Verbot jeder Nahrungszufuhr, auch die Bereitung eines heißen Bades von 32⁰ R. (40⁰ C.) anzuordnen. In diesem wird das Kind durch fünf Minuten belassen und dann in unterdes en gewärmte Flanelltücher mit bloßer Freilassung des Gesichtes eingewickelt und außerdem noch mit einem Polster bedeckt. Man bemerkt dabei meistens eine günstige Veränderung in der Art, daß die aschgraue Gesichtsfarbe einer lebhafteren Färbung der Wangen Platz macht, und dabei ist das Kind auch immer bereit, von dem ihm dargebotenen Getränk einige Löffelchen aufzunehmen. In dieser warmen Einwickelung verbleibt das Kind wenigstens eine Stunde; es kann aber die ganze Prozedur im Bedarfsfalle auch einige Male im Tag wiederholt werden, wobei man nicht selten auch findet, daß in der Einpackung eine Entleerung der Blase stattgefunden hat.

Manche legen einen großen Wert darauf, die Wärme des Bades mit der Reizung der Haut durch die Extrakte des Senfes zu kombinieren, indem sie eine Handvoll Senfmehl in einen Leinenbeutel füllen und diesen in dem heißen Bade durch einige Minuten hin- und herschwenken. Dagegen ist selbstverständlich nichts einzuwenden und man wird bei starker Ausprägung der Erscheinungen gut daran tun, auch dieses Hilfsmittel heranzuziehen. In dem frühen Stadium der Krankheit bin ich mit dem früher geschilderten einfachen Verfahren meistens ausgekommen.

Wird die per os eingeführte Flüssigkeit trotz vorsichtiger Dosierung wieder erbrochen, dann wird man unbedingt den Versuch machen müssen, der drohenden Wasserverarmung durch Enteroklysmen entgegenzuwirken. Die Aussichten für die Aufnahme des Wassers auf diesem Wege sind von vornherein nicht ungünstig, weil ja die Schleimhaut des Dickdarms in der Regel wenig oder gar nicht beteiligt ist und daher der im normalen Zustande sicher möglichen Wasserresorption kein absolutes Hindernis entgegensteht. Freilich gilt dies wieder nur für die frühen Stadien; denn wenn einmal die Wasserverarmung so weit gediehen ist, daß sie bereits schädigend auf die verschiedenen protoplasmatischen Gebilde des verdurstenden Organismus einwirken kann, dann können auch die bisher gesunden Epithelzellen des Dickdarms ihren Dienst versagen. Der Versuch soll aber, wenn das Erbrechen der Flüssigkeiten fortdauert, auf alle Fälle gemacht werden, indem man ein Viertel Liter auf Körperwärme gebrachter physiologischer Kochsalzlösung mittels eines weichen, über den inneren Sphinkter vorgeschobenen Rohres entweder einspritzt oder eingießt. Das kann zwei- bis dreimal des Tages, aber, um die Reizung des Darms zu vermeiden, nicht öfter wiederholt werden. Geht aber die Flüssigkeit immer wieder ab, dann wird man zur Hypodermoklyse schreiten müssen. Natürlich ist auch hier der Erfolg nicht von vornherein sicher, weil man nicht weiß, ob nicht auch jene protoplasmatischen Elemente, die bei der Aufsaugung der unter die Haut gespritzten Flüssigkeit in die Aktion treten müssen, durch die schon weit vorgeschrittene Wasserverarmung ernsthaft geschädigt sind. Aber immerhin soll bei vorgeschritteneren Fällen auch dieser Versuch nicht unterlassen werden; und zwar wird man gut daran tun, nicht zu viel an einer Stelle, sondern lieber kleine Mengen an mehreren Stellen der Haut mittels Hohlnadel, Gummischlauch und Spritze (oder Trichter) einzuführen. Auch damit hat man, selbst im ausgebildeten Stadium algidum, noch manchmal Erfolg; doch soll noch einmal betont werden, daß die Aussichten zur Überwindung dieses gefährlichen Zustandes nur dann noch relativ gut sind, wenn man schon bei den ersten Zeichen der drohenden Katastrophe energisch eingreift.

Ist das Ärgste überstanden, hat das Erbrechen seit einigen Tagen aufgehört und ist die Diurese wieder im Gang, dann darf man auch wieder an die Nahrungsaufnahme denken. Wenn es die Umstände gestatten, wird man das Kind wieder an die Brust bringen; es dürfen aber zunächst nur kleine Mengen gestattet werden und man müßte, wenn sich Erbrechen einstellt, sofort wieder aufhören. Steht keine Amme zur Verfügung, dann beginne ich immer zunächst in der bereits besprochenen Weise mit kleinen Mengen einer dünnen Abkochung eines milchhaltigen Nährmehles, die meistens besser vertragen wird als die bloße Milchverdünnung, zu der man erst dann übergehen soll, wenn sich das Kind wieder als vollkommen verdauungs- und assimilationsfähig erwiesen hat. Fieberhafte Reaktion ist in der üblichen Weise mit kühlen Stammumschlägen — ohne antifebrile Medikamente — zu behandeln und verlangt außerdem besondere Vorsicht bei der Wiederaufnahme der Ernährung. —

Und nun hätten wir nur noch die Therapie der **Darmkatarrhe im späteren Kindesalter** zu besprechen.

Erkrankt ein Kind, das schon an die Kost der Erwachsenen gewöhnt war, an akuter Diarrhöe, dann ist jede feste Nahrung sofort zu verbieten und eine sogenannte Milchdiät anzuordnen, die entweder aus gekochter und etwas versüßter Milch oder noch besser aus einer Mischung von Tee und Milch bestehen soll. Am zweiten Tage kann dann auch eine Zugabe von Zwieback oder Cake und bei deutlicher Besserung auch schon Milchspeise gestattet werden. Bei leichteren Fällen genügt auch schon das bloße Weglassen von Fleisch, Gemüse und Obst, die nur wieder gestattet werden dürfen, wenn durch mehrere Tage Stuhlverstopfung oder normaler Stuhlgang besteht. Diese diätetische Therapie führt in der Regel auch ohne Medikamente zum Ziel; man kann aber zur größeren Sicherheit auch einige Prisen Tannigen verwenden. Das adstringierende Mittel mit der Nahrung zu kombinieren, wie dies so häufig durch die Verordnung von Eichelkaffee oder Eichelkakao geschieht, halte ich nicht für vorteilhaft, weil man damit überflüssigerweise eine lästige Obstipation herbeiführen kann. Ist aber eine solche einmal eingetreten, dann soll sie nicht mit Laxantien, sondern durch Irrigationen bekämpft werden.

Auf diese einfache Weise gelingt es nach meiner Erfahrung fast immer, einen akuten Darmkatarrh zu beseitigen und seinen Übergang in einen chronischen Zustand zu verhindern. Man kann sich auch, wenn man in der Praxis mit einer seit Wochen oder Monaten bestehenden Diarrhöe zu tun bekommt, fast immer überzeugen, daß sie durch eine ungeeignete Nahrung unterhalten wurde. Viele Laien und auch manche Ärzte glauben nämlich, daß man eine chronische Diarrhöe am besten durch Weglassen der Milch und durch Beschränkung auf Schleimsuppen, Beefsteak und Reis behandelt; und die armen Patienten müssen diesen sonderbaren Irrtum mit Tag und Nacht sich wiederholenden geräuschvollen, dünnflüssigen oder auch schleimigen Entleerungen büßen, in denen unverdaute Fleischstücke und Reiskörner zum Vorschein kommen. Daneben machen sie gewöhnlich die ganze lange Reihe der verschiedenen „Stopfmittel" durch; dann versucht man es wieder mit Laxantien, dann schickt man sie nach Karlsbad oder in eine Kaltwasserkur und vielleicht auch endlich — wie ich es einmal erlebt habe — nach Meran; aber alles bleibt erfolglos, so lange sie ihre Kost beibehalten, die ja für gesunde Verdauungsorgane ganz vortrefflich sein mag, von einem katarrhalisch affizierten Darm aber immer mit krankhafter Sekretion und vermehrter Peristaltik beantwortet wird.

In solchen Fällen bietet sich Ihnen eine ausgezeichnete Gelegenheit zur Vollziehung einer „Wunderkur", indem Sie den Kranken sofort auf eine strenge Milchdiät setzen. Streng genommen ist es aber eine Flüssigkeitsdiät, denn er darf zunächst neben Milch, Kakao, Schokolade und falschen Suppen aus Wasser, Mehl und etwas Fett bereitet) keinerlei konsistente Nahrung zu sich nehmen. Dabei hört die Diarrhöe fast immer schon am ersten oder zweiten Tage auf und nun können Sie auch schon Zwieback oder anderes Gebäck und Milchspeise gestatten. Dann wird das Menü mit Kartoffelpüree, Spinat und anderen passierten Gemüsen bereichert und wenn die Besserung schon eine Woche anhält, können Sie es mit einem fein gehackten Beefsteak versuchen, das aber nicht in rohem, sondern in gebratenem Zustande haschiert und dann wieder mit etwas Fett in eine Form gebraten wird. Endlich kehrt man wieder zu der normalen Kost zurück; aber immer nur mit dem Vorbehalte, daß bei dem ersten flüssigen Stuhl wieder jede konsistente Nahrung für einen oder zwei Tage weggelassen wird. Dabei werden Sie meistens die Genugtuung erleben, daß der Kranke von seinem lästigen Übel, das ihn so lange gequält hat, fast mit einem Schlage befreit wird.

Mund und Rachen.

Stomatitis aphthosa. Das bedenkliche Kali chloricum. Mundfäule. Verdickte Oberlippe. Faule Ecken. Zungenbändchengeschwür. Landkartenzunge. Verschiedene
Anginen. Drüsenfieber. Infektion oder Erkältung? Fieberbehandlung und Lokalbehandlung. Gurgeln. Rachenabszesse.

Es gibt noch eine ganze Reihe von Erkrankungen des Verdauungs-
traktes und der mit ihm zusammenhängenden Organe, die nicht als Verdauungskrankheiten angesehen werden können und daher eine spezielle Besprechung erfordern. Zunächst wollen wir uns mit einigen Krankheiten
des Mundes und des Rachens beschäftigen.

Von großer praktischer Bedeutung ist die **Aphthenkrankheit** (Stomatitis aphthosa). Sie ist eine spezielle Kinderkrankheit, weil sie nicht nur
im Kindesalter unvergleichlich häufiger auftritt als bei Erwachsenen, sondern
auch bei Kindern Begleiterscheinungen aufweist, die bei den Erwachsenen
fast immer vermißt werden. Dazu gehört besonders das prodromale Fieber,
welches 24—48 Stunden mit großer Heftigkeit andauern kann, bevor im
Munde etwas wahrnehmbar wird, was einen Schluß auf die Natur der sich
vorbereitenden Krankheit gestatten würde.

Wie bei jeder akuten fieberhaften Krankheit des frühen Kindesalters
können auch hier stürmische Erscheinungen den Reigen eröffnen. Das bisher gesunde Kind wird matt und schlummersüchtig, es kann ein- oder zweimal erbrechen und auch ein initialer Krampfanfall ist nicht ganz ausgeschlossen. Dabei überzeugen Sie sich sofort durch Betasten einer bedeckten
Hautpartie, am besten des Abdomens, daß die Temperatur erhöht ist, und
durch das Einführen eines gut eingefetteten Thermometers in das Rektum,
und zwar wieder bis über den inneren Sphinkter, konstatieren Sie eine Temperatur von 39—40⁰ C oder auch etwas darüber. Bei dieser Gelegenheit
möchte ich Ihnen dringend empfehlen, bei Kindern, und zwar nicht nur
bei Säuglingen, sondern auch bei älteren, die Temperaturmessung niemals
in der Achselhöhle, sondern immer nur im Mastdarm vorzunehmen, weil
die Messung in axilla wegen der kleinen Dimensionen, der langen Dauer
der Messung und wegen der Unruhe der Kinder, wie ich mich oft genug
überzeugen konnte, leicht zu falschen Resultaten und darauf basierenden
irrigen Schlußfolgerungen führen kann. Wissen Sie nun, daß das Kind

hoch fiebert, so stehen Sie vor der Aufgabe, den geängstigten Eltern die Ursache des Fiebers anzugeben, und diese Aufgabe ist gerade hier nicht selten mit besonderen Schwierigkeiten verbunden, weil am Anfang noch keine Anzeichen vorliegen, die Ihnen bei anderen Krankheiten zu Hilfe kommen und Sie auf die richtige Spur verweisen. Sie werden es sich also jedenfalls zur Regel machen müssen, bei jeder fieberhaften Erkrankung eines Kindes eine genaue Inspektion der ganzen sichtbaren Mund- und Rachenschleimhaut vorzunehmen, weil Sie bei der enormen Häufigkeit der anginösen und grippösen Affektionen im Kindesalter vielleicht neun- unter zehnmal an den Gaumenbögen und den Tonsillen eine Veränderung wahrnehmen können, die Ihnen eine Frühdiagnose der Fieberursache gestattet. Bei der Aphthenkrankheit finden Sie aber in den ersten Stunden der Krankheit nichts anderes als jene leichte und diffuse Rötung der ganzen Mundschleimhaut, die fast bei keiner fieberhaften Krankheit gänzlich vermißt wird. Sie werden also, wenn Sie in diesem frühen Stadium zu Rate gezogen werden, in der unangenehmen Lage sein, die Diagnose vorläufig noch in suspenso lassen zu müssen, werden aber gut daran tun, immer auch die Möglichkeit einer sich vorbereitenden infektiösen Stomatitis im Auge zu behalten und die abermalige Untersuchung der Mundschleimhaut nicht zu unterlassen. Diese zeigt Ihnen nun in manchen Fällen eine auffallende Zunahme der Rötung und Schwellung der Schleimhaut, besonders am Zahnfleisch, welches gewulstet ist und beim Darüberstreifen mit der Lippe leicht blutet; am Zungenrücken zeigt sich öfter schon ein auffallend dicker Belag; manchmal sind die Ränder des Lippenrotes mit einer dünnen bräunlichen Kruste bedeckt und endlich finden Sie an der Zungenspitze oder am Zungenrande oder an einer weniger leicht zugänglichen Stelle der Lippen- oder Wangenschleimhaut einige gelbliche oder weißliche Effloreszenzen, die Ihnen sofort eine vollständige Klarheit über das Wesen der Krankheit und — was für die Eltern das Wichtigste ist — über den mit Sicherheit zu erwartenden günstigen Verlauf derselben gestatten. Denn die Aphthenkrankheit ist zwar mit manchen Widerwärtigkeiten für das Kind und seine Umgebung verbunden, aber sie geht nach ein- bis zweiwöchentlicher Dauer in vollständige Genesung über, und ich habe es immer für die erfreulichste Seite der Kinderpraxis angesehen, daß der versierte Arzt so oft in die Lage kommt, die durch die unverhältnismäßig schweren Anfangssymptome in große Bestürzung versetzten Eltern mit einem erlösenden Worte zu beruhigen.

Der weitere Verlauf gestaltet sich nun gewöhnlich so, daß sich die Zahl der Effloreszenzen rasch vermehrt und daß im Verlaufe des Tages zehn bis zwanzig und auch mehr teils vereinzelt stehende, teils in Gruppen angeordnete Fleckchen von Hanfkorn- bis Linsengröße aufschießen. Sie bestehen aus einem fibrinösen Exsudate, das sich zwischen die Strata der Epithelzellen und zum Teil auch in die oberflächlichen Lagen des subepithelialen Gewebes ergossen hat und dadurch eine mäßige Erhöhung des Niveaus der Schleimhaut verursacht. Versucht man, die Auf- oder Einlagerung gewaltsam zu entfernen, so legt man eine blutende Fläche bloß, die sich in kurzer Zeit wieder mit einer ähnlichen Ausschwitzung bedeckt. Die Aphthen sitzen zumeist an den Lippen oder auf der Zunge, seltener auf der Wangen- und Gaumenschleimhaut und nur ausnahmsweise und dann ganz vereinzelt an den Gaumenbögen. In der Regel ist aber die Affektion, die in allen Fällen auch eine Schwellung und Auflockerung der ganzen Mundschleimhaut umfaßt, auf diese begrenzt, so daß das Freibleiben der Rachengebilde selbst bei stark ausgeprägter Affektion der Mundschleimhaut als besonders charakteristisch bezeichnet werden kann.

Ist einmal die Krankheit entwickelt, dann fehlt auch niemals ein starker Foetor, der allerdings nicht jene Intensität erreicht, wie bei der später zu besprechenden Mundfäule, sich aber doch in allen Fällen bei der Untersuchung des Mundes in unangenehmer Weise bemerkbar macht und über den sich auch die Umgebung des Kindes fast immer beklagt. Ebenso konstant ist die Anschwellung der submaxillaren Lymphdrüsen, die nicht nur palpabel, sondern meistens auch sichtbar ist, aber meines Wissens niemals in Eiterung übergeht. Auch Speichelfluß ist manchmal bei der stärker ausgeprägten Mundaffektion vorhanden. Außerdem besteht aber immer eine starke Empfindlichkeit gegen warme Speisen und Getränke, die von den Kranken entschieden abgelehnt, im ausgekühlten Zustande aber gerne genommen werden, namentlich wenn unterdessen das Fieber und die damit verbundene Prostration geschwunden sind. Dabei können die Aphthen noch ein wenig an Zahl zunehmen; aber nach wenigen Tagen beginnt ihre allmähliche Abstoßung und meistens sind sie nach einer Woche, längstens in zehn Tagen mit Hinterlassung einer kleinen, etwas stärker geröteten Depression, die sich bald ausgleicht, verschwunden. Auch die Drüsen schwellen gewöhnlich bald ab und damit ist der Status quo ante wieder hergestellt.

Die Ursache der Erkrankung ist noch nicht festgestellt. Daran, daß sie auf einer Infektion beruht, ist freilich nicht zu zweifeln. Dafür spricht nicht nur das Fieber und namentlich das Prodromalfieber, sondern auch die sichere Beobachtung, daß ein an Aphthen erkranktes Kind seine Geschwister und manchmal auch die Erwachsenen in seiner Umgebung ansteckt. Ich habe z. B. einmal beobachtet, daß die drei Kinder eines Kollegen im Alter von vier bis sechs Jahren nacheinander erkrankten und zwar in der Weise, daß jedesmal ein Intervall von einer Woche zwischen zwei Erkrankungen eingeschoben war. Parallel mit dem zweiten und dritten Fall bekamen die Mutter und die Erzieherin der Mädchen einige Aphthen ohne jedes Fieber und mit nur geringen Beschwerden, und auch ein Freund des Hauses, der eines der Kinder geliebkost hatte, bekam eine ziemlich reichliche Eruption auf der Zunge. Ähnliche Fälle sind von mir und anderen wiederholt gesehen worden. Für den ersten Fall in einer Familie ist freilich die Infektionsquelle fast niemals zu eruieren; nachdem ich aber einmal eine auf Tag und Stunde gleichzeitige Erkrankung zweier Geschwister gesehen habe, zweifle ich nicht daran, daß es sich dabei um eine Einschleppung eines vorläufig noch unbekannten Infektionserregers handelt. Zwar findet man, wie bei allen Affektionen der Mund- und Rachenschleimhaut, die mannigfaltigsten Mikroorganismen in und auf den krankhaften Produkten, aber keiner derselben zeigt eine solche Konstanz, daß man berechtigt wäre, gerade ihn als den spezifischen Erreger der Krankheit anzusehen; und auch

12*

die Hervorrufung der Krankheit mittels einer außerhalb des Organismus gezüchteten Mikrobe ist meines Wissens noch niemals gelungen.

Vielfach hat man einen Zusammenhang mit der Maul- und Klauenseuche der Rinder und die Übertragung durch die Milch erkrankter Kühe angenommen; von anderer Seite wird aber dieser Entstehungsmodus bestritten. Immerhin ist mir aufgefallen, daß öfters kleine Endemien in den Sommerfrischen vorkommen, wenn die städtischen Familien ihre Milch direkt aus einem der Kuhställe beziehen.

Ganz ungerechtfertigt ist es, wenn man mangelhafte Mundpflege als die Ursache der Aphthenkrankheit beschuldigt. Ich habe diesen Mundausschlag trotz musterhafter Wartung bei Kindern von Professoren, Großindustriellen und Bankdirektoren gesehen und glaube daher, daß man mit demselben Rechte auch Masern, Scharlach und Diphtherie von ungenügender Reinlichkeit herleiten könnte.

Ebensowenig Sinn hat es, die Aphthenkrankheit mit dem Durchbruch der Zähne in einen ursächlichen Zusammenhang zu bringen. Richtig ist nur das eine, daß das gelegentliche Auftreten dieser und der anderen Formen der Stomatitis in der Periode der ersten Dentition das ihrige dazu beigetragen haben mag, um die durch ihr Alter geheiligte Lehre von der Entstehung aller möglichen Krankheiten infolge des Zahndurchbruches bei kritiklosen Beobachtern zu befestigen. Denn da dieser Mundausschlag, wie nicht anders denkbar, manchmal auch bei einem Kinde zum Vorschein kommen kann, bei dem ein Zahn dem Durchbruche nahe oder vor kurzem durchgebrochen ist, hatte man endlich tatsächlich jene schmerzhafte Mundaffektion vor sich, die nach den Angaben phantasievoller Autoren die schuldlosen Kinder bei jedem einzelnen Zahndurchbruch befallen und peinigen soll. Sieht man aber die Sache ohne vorgefaßte Meinung an, dann trifft man auf eine ganze Reihe von Tatsachen, die mit der alten Tradition in keiner Weise übereinstimmt. Sicher ist es vor allem, daß die übergroße Mehrzahl der Kinder, obwohl sie zwanzig Milchzähne und dann noch eine ganze Reihe von bleibenden Zähnen bekommen, von dieser Krankheit niemals befallen wird, und ebenso sicher ist es, daß die wenigen Kinder, die diese Krankheit akquirieren, sie fast immer nur einmal bekommen und daher die gute Gelegenheit, die ihnen angeblich jeder einzelne Zahndurchbruch dazu beschaffen soll, unbenutzt vorübergehen lassen. Auch kann sich jeder, der sich in seinem Urteil nicht durch die Familientradition bestimmen läßt, sondern nur seine eigene Beobachtung zu Rate zieht, leicht davon überzeugen, daß dort, wo Gelegenheit zur Infektion gegeben ist, die Kinder vor dem Beginne der Dentition und nach vollendetem Durchbruch der Milchzähne gerade so gut erkranken, wie diejenigen, die sich mitten in der Dentition befinden. Auch von einer neuerlichen Zunahme der Fälle während des Zahnwechsels im Vergleich zu der vorausgegangenen mehrjährigen Dentitionspause ist nicht das Geringste wahrzunehmen, vielmehr ist die Krankheit in dieser Altersperiode schon eine ziemliche Seltenheit, so daß in einer sich über zehn Jahre unserer Ambulanz erstreckenden Statistik im siebenten, achten und neunten Jahre zusammen nur 17 Fälle gegen 72 im vierten, fünften und sechsten Jahre figurieren[1]). Befindet sich aber das kranke Kind wirklich in der Dentitionsperiode, dann läßt sich in seiner Mundhöhle nicht der geringste Anhaltspunkt dafür entdecken, daß die Krankheit durch die Zahnung hervorgerufen oder auch nur befördert werde, weil man die krankhaften Produkte bei den zahnenden Kindern genau so angeordnet findet, wie bei den nicht zahnenden. Davon, daß die Krankheit von der Stelle des Zahndurchbruches ihren Ausgang nimmt und sich von dort aus auf die übrige Schleimhaut verbreitet, habe ich nichts wahrnehmen können und ich muß ernsthaft bezweifeln, ob jemand anderer etwas Derartiges gesehen hat. Aber immerhin könnte man noch begreifen, daß jemand rein theoretisch der durch die Tatsachen allerdings nicht gerechtfertigten Anschauung huldigt, daß die Krankheitserreger neben dem durchbrechenden Zahn leichter Eingang finden könnten als auf der übrigen Schleimhaut. Wenn aber in einem „Standard work", in dem man den neuesten Standpunkt der Wissenschaft zu finden erwartet, ohne den Versuch einer wissenschaftlichen Begründung gelehrt wird, daß die Aphthen außer durch Infektion und Kontagion auch noch durch „erschwertes Zahnen" hervorgerufen werden können, dann muß ich gestehen, daß ich einem solchen Gedankenfluge nicht zu folgen vermag.

Wenden wir uns nun der Prophylaxe und Behandlung zu, so werden wir für alle Fälle den Genuß ungekochter Milch verbieten und bei Ausbruch der Krankheit die anderen Kinder der Familie vor der Ansteckung zu schützen trachten, indem wir nicht nur den gemeinsamen Gebrauch von Eßgeräten widerraten, sondern womöglich eine vollständige Separation der gesunden Kinder von den erkrankten während der Dauer der Krankheit anordnen. Was aber die Therapie anlangt, so besitzen wir kein spezifisches Mittel, das den Verlauf der Krankheit abkürzen und das weitere Erscheinen der Effloreszenzen verhindern könnte. Früher hat man das Kali chloricum für eine Panazee bei allen Krankheiten der Mund- und Rachenhöhle gehalten und man hat dieses Salz nicht nur zu Mund- und Rachenspülungen verwendet, sondern es auch zu innerlichem Gebrauch verschrieben, und auch jetzt noch findet diese Methode nicht nur in der Praxis Verwendung, sondern wird auch in den Lehr- und Handbüchern empfohlen. Aber vergeblich sucht man nach einer wissenschaftlichen Begründung dieser Therapie. Was kann man von diesem Salze bei innerlichem Gebrauche erwarten? Wir wissen nur, daß es wegen seiner Fähigkeit, die roten Blutkörperchen ihres Farbstoffes zu berauben, als eines der gefährlichsten Gifte angesehen werden muß und daß es schon in zahllosen Fällen, wenn die unschädliche Dosis irrtümlicherweise oder in selbstmörderischer Absicht überschritten wurde, seine todbringende Wirkung entfaltet hat[2]). Dagegen ist seine antiseptische und bakterizide Wirkung außerordentlich gering, und ich habe

---

[1]) Vergl. meine Vorlesungen über Kinderkrankheiten im Alter der Zahnung. 1892. S. 108.

[2]) Nach Tappeiner können die Blutveränderungen schon eintreten, wenn das Salz in den Säften eine Konzentration von 0,025 Prozent erreicht. Das Aussehen der Leiche ist so charakteristisch, daß die Diagnose der Kali chloricum-Vergiftung schon vor der Sektion gemacht werden kann.

mich früher, als ich das Mittel noch der Schulvorschrift gemäß verordnete, jedesmal davon überzeugt, daß man selbst bei kombinierter innerlicher und äußerlicher Anwendung nicht einmal imstande ist, den üblen Geruch zu beseitigen, geschweige denn den Ablauf der Krankheit zu beschleunigen. Ich habe daher die theoretisch verfehlte und empirisch als unwirksam erkannte Therapie seit langem aufgegeben und möchte nur wünschen, daß dies auch allgemein geschehe, weil es sich nicht nur um eine unwirksame, sondern auch um eine gefährliche Substanz handelt, deren Gebrauch als Hausmittel und deren freien Verkauf in den Apotheken und Drogerien man unerklärlicherweise gestattet. Anstatt also die unverdiente Popularität dieses Mittels auch noch durch seine ärztliche Verordnung zu stützen, sollte man jede Gelegenheit benützen, um seine Unwirksamkeit zu betonen und auf seine eminente Gefährlichkeit aufmerksam zu machen.

Der Verzicht wird uns um so leichter fallen, als wir in dem übermangansauren Kali ein völlig unschädliches Mittel besitzen, das uns bei den Entzündungen der Mund- und Rachengebilde in gewisser Beziehung gute Dienste leisten kann. Natürlich können wir auch von ihm keine heilende Wirkung erwarten, auf die wir ja auch gerne verzichten, weil wir mit Sicherheit auf eine Selbstheilung der Krankheit nach wenigen Tagen rechnen können; aber es leistet das, was wir von einer Behandlung einer solchen Krankheit billigerweise erwarten können, indem es eines der unangenehmsten Symptome, nämlich den üblen Geruch, bei richtiger Anwendung ziemlich prompt beseitigt. Wir lassen also Kinder, die schon gelernt haben, ihren Mund auszuspülen, diese Prozedur mit einer dunkelweinroten — aber nicht blauroten — Lösung dieses Salzes vornehmen; bei jüngeren Kindern wird man die kranken Teile öfters mit einer konzentrierteren (einprozentigen) Lösung pinseln oder betupfen. Wenn man außerdem darauf sieht, daß die Kinder immer nur gut ausgekühlte, flüssige oder breiige Nahrung bekommen, wenn man für eine ausgiebige Lüftung des Krankenzimmers sorgt und die Kinder in der wärmeren Jahreszeit sehr bald ins Freie bringen läßt, so hat man alles getan, was ihnen wirklich zum Vorteile gereichen kann.

Es gibt aber noch eine andere Gruppe von entzündlichen Mundaffektionen, die mit der eben besprochenen in manchen Punkten übereinstimmen, sich aber von ihr dadurch unterscheiden, daß sie keine herdartigen Produkte liefern, sondern primär nur eine diffuse Schwellung und Auflockerung der Mundschleimhaut hervorrufen. Hierher gehört die **Stomatitis catarrhalis** und die **Stomatitis ulcerosa** (auch Stomacace oder Mundfäule genannt); aber die letztere ist nicht als eine besondere Krankheit, sondern nur als eine Steigerung der sogenannten katarrhalischen Mundschleimhautentzündung anzusehen. Auch die **Cheilitis** und **Gingivitis** stellen nur Modifikationen derselben Grundkrankheit dar, die durch ihre vorwiegende Lokalisation auf den Lippen und dem Zahnfleische ein eigenartiges Gepräge erlangen.

Alle diese Formen der Stomatitis haben mit der Aphthenkrankheit das ein- bis zweitägige Prodromalfieber, die Anschwellung der benachbarten Lymphdrüsen, die Empfindlichkeit gegen warme Speisen und Getränke und den sich bald einstellenden üblen Geruch gemein, der aber hier manchmal einen besonders hohen Grad erreicht. Zunächst zeigt sich auch hier eine diffuse Schwellung und Auflockerung der Schleimhaut, welche leicht zu Blutungen führt, die man sofort hervorrufen kann, wenn man die Lippen über dem Zahnfleisch hin- und herschiebt. Infolge dieser Blutungen sind die Lippen häufig mit schwärzlichen Krusten bedeckt. Sehr oft bilden sich aber auch Geschwüre am Zahnfleisch an der Umwallung der Zähne, dann an den Lippen, wo diese dem Zahnfleisch anliegen und am Zungenrande und der Wangenschleimhaut, besonders an Stellen, die der Verletzung durch scharfe Spitzen und Ränder kariöser Zähne ausgesetzt sind. Diese Geschwüre nehmen besonders bei schlecht genährten Individuen, bei mangelhafter Pflege und bei Häufung der Krankheitsfälle in geschlossenen Anstalten größere Dimensionen an und verbreiten dann einen geradezu unerträglichen Geruch, dem die Krankheit ihre ominöse Bezeichnung als Mundfäule verdankt. Dabei kann das in gewöhnlichen Fällen rasch vorübergehende Fieber sich durch längere Zeit in Permanenz erklären, die Anschwellung der Drüsen kann größere Dimensionen annehmen und auch der starke Speichelfluß kann die Qual der Kranken vermehren. Aber diese Steigerung der Symptome läßt sich durch fleißige Reinigung, Spülung und Pinselung mit übermangansaurem Kali in den besprochenen Konzentrationen mit ziemlicher Sicherheit hintanhalten; wenigstens habe ich sie in keinem der Fälle gesehen, die ich gleich von Anfang an in die Behandlung bekam. Im schlimmsten Falle bildeten sich an den Lippen einige flache Geschwürchen, die in kurzer Zeit der Heilung entgegengeführt wurden. Aber auch in den vernachlässigten Fällen kommt man durch die lokale Antisepsis, wenn sie nur mit der nötigen Konsequenz durchgeführt wird, binnen wenigen Tagen zum Ziele.

Was die Entstehung der Krankheit anlangt, so läßt sich auch hier nicht mehr sagen, als daß es sich zweifellos um eine Infektion handelt, die möglicherweise durch die Milch kranker Kühe vermittelt wird. Der Bacillus fusiformis wird zwar öfters, aber keineswegs in allen Fällen gefunden und seine pathogenetische Bedeutung für diese spezielle Affektion wird auch dadurch zweifelhaft, daß man denselben Bazillus auch in manchen exsudativen Anginen findet, während eine Beteiligung des Rachens bei der Stomatitis ulcerosa ebenso regelmäßig vermißt wird, wie bei den Aphthen. Daß eine Übertragung von kranken Individuen auf gesunde möglich ist, müssen wir aus der manchmal beobachteten endemischen Häufung der Erkrankungen schließen. In der Familienpraxis habe ich aber eine Kontagiosität nicht mit derselben Sicherheit konstatieren können, wie bei den Aphthen, wozu aber auch die im Vergleiche mit den Aphthen relative Seltenheit der Affektion in den wohlhabenderen Familien beitragen mag. Ich habe sie aber dennoch bei wohlgepflegten Kindern und selbst bei eleganten Modedamen auftreten gesehen und ich kann daher die von manchen Autoren beschuldigte mangelhafte Mundpflege höchstens als Ursache der bösartigen Steigerung und Verschlimmerung der bereits bestehenden Krankheit, keineswegs aber als primäre Krankheitsursache gelten lassen. Ausdrücklich möchte ich aber noch betonen, daß ich niemals die diffuse Form der Stomatitis durch Ansteckung von einer aphthösen entstehen gesehen habe und ebensowenig eine umgekehrte Übertragung, so daß man auch aus diesem Grunde beide Formen als selbständige Krankheitsindividuen ansprechen muß.

Bemerkenswert ist das häufige Vorkommen beider Formen der infektiösen Stomatitis im unmittelbaren Anschlusse an die Masern. Offenbar werden durch die bei dieser Krankheit niemals fehlende Beteiligung der Mundschleimhaut, die sich sowohl durch das Enanthem als auch durch die Koplik'schen Flecken manifestiert, besonders günstige Bedingungen für die Ansiedelung der noch unbekannten Erreger dieser Affektionen geschaffen. Der Verlauf derselben unterscheidet sich aber auch hier in keinem wesentlichen Punkte von demjenigen der selbständig auftretenden Entzündungen.

Auch das **Noma** oder der Wasserkrebs, der in kurzer Zeit eine brandige Zerstörung eines großen Teils der affizierten Wange mit Bloßlegung der Mundhöhle herbeiführt, kommt manchmal im Anschluss an die Masernerkrankung vor. Glücklicherweise gehört aber diese furchtbare Krankheit, die (nach Matzenauer) mit dem Spitalsbrand identisch sein soll, zu den allergrößten Seltenheiten. Ich selbst habe sie in einer mehr als vierzigjährigen Tätigkeit an unserem großen Beobachtungsmaterial nicht ein einziges Mal zu sehen bekommen.

Abgesehen von diesen spezifischen Erkrankungen ist die Mundschleimhaut fast bei allen fieberhaften Krankheiten mehr oder minder beteiligt, was sich in Rötung und Schwellung, in Borkenbildung an den Lippen und in einem Zungenbelag von verschiedener Stärke und Anordnung äußern kann. Während aber diese Veränderungen in der Regel nach Beendigung der Grundkrankheit wieder verschwinden, sehen wir manchmal nach Ablauf der akuten Grippe eine Anschwellung der Lippen und besonders der Oberlippe zurückbleiben, die eine Entstellung des Gesichtes zur Folge hat und in der Regel als ein Zeichen des „skrofulösen Habitus" angesehen wird. Nun ist es ja richtig, daß die rüsselförmig verdickte Oberlippe öfters bei Kindern vorkommt, die durch chronische Ekzeme des Naseneingangs, durch Phlyktänen am Hornhautrand und durch Anschwellung der Halsdrüsen ein Anrecht auf dieses Prädikat erworben haben. Aber ebenso richtig ist es auch, daß man hie und da diese Veränderung auch bei sonst ganz gesund erscheinenden Kindern antrifft. Hier hört man dann gewöhnlich, daß die entstellende Anschwellung der Lippen nach einem öfters rezidivierenden Schnupfen zurückgeblieben ist, und bei näherer Untersuchung findet man fast immer auch eine Rhagade in der Medianlinie, von der dann berichtet wird, daß sie seit Wochen oder Monaten besteht und daß sich die Verdickung der Lippe erst nachträglich zu ihr hinzugesellt habe. Es ist daher von großer Wichtigkeit, solche Rhagaden gleich von vornherein sorgfältig zu behandeln, und dies geschieht, wenn ich meine Erfahrungen berücksichtige, am besten, wenn man sie tagsüber öfters mit einer Präzipitatsalbe bestreicht und sie dann vor dem Einschlafen mit einem Stückchen Goldschlägerhäutchen bedeckt, wodurch verhindert wird, daß die in der Heilung begriffenen Schrunden bei den Bewegungen des Mundes immer wieder aufgerissen werden. Die nach der Heilung der Rhagade manchmal zurückbleibende ödematöse Schwellung der Lippe kann man durch systematische Massage zwischen beiden eingefetteten Zeige- und Mittelfingern allmählich zum Schwinden bringen.

Eine eigentümliche, in ihrem Wesen noch unbekannte Affektion bilden die „faulen Ecken", die man manchmal bei älteren Kindern, und namentlich bei Schulkindern gehäuft beobachten kann. Es sind bräunliche oder auch graubelegte Wucherungen in einem oder in beiden Mundwinkeln, die die Kinder nur wenig belästigen, sie aber in unangenehmer Weise entstellen. Sie haben weder eine Beziehung zur Syphilis, noch zur Aphthenkrankheit, obwohl sie eine oberflächliche Ähnlichkeit mit Aphthen oder Schleimpapeln zeigen. Man kann sie meistens durch Bepinseln mit Jodtinktur oder mit Tanninglyzerin (1 : 10) ziemlich rasch zum Schwinden bringen.

Hier wäre auch das **Zungenbändchengeschwür** der krampfhustenkranken Kinder zu erwähnen, das ebenfalls ein wenig an eine aphthöse Bildung erinnert. Von den italienischen Beobachtern wird dieser Affektion unter dem Titel „Produzione sotto-linguale" eine selbständige Existenz zugeschrieben; ich habe sie aber trotz eifrigen Suchens immer nur bei Kindern gesehen, die entweder noch mit Keuchhusten behaftet waren oder die Krankheit vor kurzem überstanden hatten. Man findet dann am Frenulum linguae eine etwa hanfkorngroße, weißlich belegte Anschwellung, die sich nur in seltenen Fällen zu einem zuckererbsengroßen, pilzartig überwuchernden Geschwülstchen heranbildet. Da man diese Bildung nur bei Kindern findet, die schon die unteren Schneidezähne besitzen, so liegt es nahe, sich ihre Entstehung in der Weise zu denken, daß die während des Keuchhustenanfalls durch venöse Stauung anschwellende Schleimhaut über den scharfen Zähnen gescheuert und ihres schützenden Epithels beraubt wird, worauf sich dann der Substanzverlust in der üblichen Weise mit einem Wundbelage bedeckt. Durch die bei jedem Anfall sich wiederholende Stauung und Läsion wird dann eine Wucherung des darunter liegenden Gewebes herbeigeführt. Hören die Anfälle auf, dann heilen die kleineren und flacheren Geschwülste spontan; die pilzartig gewucherten können länger persistieren, man kann sie aber durch Bestreichen mit Höllenstein ziemlich rasch zum Schwinden bringen — auch ohne die von gewisser Seite empfohlene Entfernung der Zähne, die ein wenig an die berühmten Kuren des Doktor Eisenbart erinnern würde.

Am Zungenrücken findet man manchmal eine sonderbare Veränderung, die früher als Pityriasis linguae oder Glossitis desquamativa beschrieben wurde, jetzt aber meistens als **Landkartenzunge** (Lingua geographica) bezeichnet wird. Da die Affektion den Kindern keinerlei Beschwerden verursacht, wird sie von den Eltern selten beachtet und bildet nur ausnahmsweise den Gegenstand einer ärztlichen Konsultation. Meistens wird sie nur gelegentlich entdeckt, wenn der Mund aus anderen Gründen untersucht wird. Man sieht sie auch nur selten in den ersten Monaten, viel häufiger im zweiten oder dritten Jahre. Später aber wird sie immer seltener und jenseits des zehnten Jahres wird sie nur ausnahmsweise gefunden. Wahrscheinlich entwickelt sie sich überhaupt nur im frühesten Kindesalter und schwindet nach einigen Jahren spontan.

Hat man Gelegenheit, ihre Entwicklung zu beobachten, dann kann man sich überzeugen, daß sich immer zuerst an irgend einer Stelle des Zungenrückens oder des Randes ein rundlicher graulicher Fleck herausbildet, in dem das Epithel gelockert und verdickt ist. Dieser Fleck vergrößert sich dann langsam und verliert dabei in der Mitte die verdickte Epithellage, so daß eine lebhafter gerötete, mit einer dünneren Epithellage bedeckte, aber niemals wunde Schleimhautfläche zutage liegt, die von einem nach außen verwaschenen, nach innen aber scharf absetzenden graulichweißen Rande begrenzt ist. Indem nun diese Veränderung an mehreren Stellen gleichzeitig oder rasch nacheinander platzgreift, müssen sich die nach außen fortschreitenden Ränder endlich begegnen und zu einer landkartenförmigen Zeichnung konfluieren, die durch das fortwährende Weiterschreiten des Prozesses auch unaufhörlich ihre Gestalt verändert. Endlich kann die Zunge wieder für einige Zeit ihr normales Aussehen erlangen; aber meistens beginnt der Prozeß bald wieder aufs neue, und dieser ewig wechselnde Zustand kann sich über mehrere Jahre erstrecken, bis endlich die Epithelabstoßung immer seltener wird und schließlich vollkommen aufhört.

Das Wesen des Prozesses liegt noch vollständig im Dunkeln. Die so nahe liegende Suche nach einem lebenden Krankheitserreger blieb bisher erfolglos und der Versuch von Parrot, diese eigentümliche Abstoßung des Zungenepithels in den Symptomenkomplex der Syphilis einzureihen, ist mit Recht von allen Seiten zurückgewiesen worden. Wir müssen im Gegenteil den Anfänger auf das Dringendste vor einer Verwechslung dieser Schleimhautaffektion mit den syphilitischen Schleimpapeln warnen, die allerdings bei nur irgendwie aufmerksamer Untersuchung ganz leicht zu vermeiden ist. Bei Parrot hat dieses ungerechtfertigte Zusammenwerfen zweier grundverschiedener Prozesse auch noch zu anderen irrtümlichen Schlußfolgerungen geführt. Da nämlich bei der enormen Verbreitung der Rachitis die Landkartenzunge selbstverständlich auch öfters bei rachitischen Kindern angetroffen wird, glaubte er darin eine Bestätigung seiner Lehre von der Identität der Rachitis und der angeborenen Syphilis zu finden — jedenfalls ein merkwürdiges Beispiel von doktrinärer Verirrung bei einem sonst verdienstvollen Forscher.

Vielfach wurde behauptet, daß die Landkartenzunge den Verdacht auf Tuberkulose oder Skrofulose rechtfertige und jetzt wird sie von Czerny in den vielgestaltigen Komplex seiner ,,exsudativen Diathese'' eingereiht. Wenn ich meine Erfahrungen zu Rate ziehe, muß ich allerdings konstatieren, daß diese eigentümliche Veränderung öfter bei schwächlichen Kindern zum Vorschein kommt als bei kräftigen und völlig gesunden, und ich muß hier besonders auf das relativ häufige Vorkommen bei angeborener Zyanose und bei der mongoloiden Mißbildung hinweisen. Ich habe aber die Affektion auch bei gesunden und später gesund gebliebenen Kindern gesehen und von einer auffallenden Koinzidenz mit Prurigo, Ekzem, Asthma bronchiale, adenoiden Wucherungen und den anderen Charakteren der neuen Czerny'-schen Krankheitsindividualität habe ich nichts wahrnehmen können. Ich glaube daher, daß wir uns lieber eingestehen sollen, daß uns die Ursache dieses Prozesses noch unbekannt ist.

Eine lokale Behandlung der unschuldigen Affektion ist überflüssig und nach den bisherigen Erfahrungen auch aussichtslos. —

Unvergleichlich häufiger als im Munde entstehen entzündliche Affektionen in den Rachengebilden. Hier wollen wir uns nur mit der **Angina simplex, follicularis** und **lacunaris** beschäftigen und die Rachendiphtherie einer gesonderten Behandlung vorbehalten.

Diese Affektionen sind keine eigentlichen Kinderkrankheiten, denn sie befallen Erwachsene in derselben Weise und mit denselben örtlichen Erscheinungen wie die Kinder; sie sind aber doch für die Kinderpraxis von der größten Bedeutung, sowohl wegen ihrer außerordentlichen Häufigkeit als auch deshalb, weil sich aus dem kindlichen Alter besondere Schwierigkeiten in bezug auf die Diagnose und zum Teil auch in therapeutischer Hinsicht ergeben.

Jeder beschäftigte Arzt hat es erlebt, daß seine Praxis zu gewissen Zeiten von den anginösen Erkrankungen der Kinder geradezu beherrscht wurde, und zwar tritt die Krankheit fast immer in Form von kleinen Familienendemien auf, indem die erste Erkrankung nach 3—4 Tagen von einer zweiten oder gleichzeitig von mehreren neuen gefolgt ist; und so kommt nach und nach fast jedes Familienmitglied und jeder Hausgenosse an die Reihe. Natürlich ist dann die Diagnose in den späteren Fällen mit keinerlei Schwierigkeiten verbunden, besonders wenn man sich zur Regel macht, in einem solchen Falle den Rachen der anderen, namentlich aber der jüngeren, Tag für Tag zu untersuchen. Handelt es sich aber um den ersten Fall und betrifft dieser einen Säugling oder ein Kind in den ersten Jahren, dann wird nur der vor einem diagnostischen Irrtum bewahrt bleiben, der es sich zum Prinzipe gemacht hat, bei jeder fieberhaften Krankheit eines Kindes vor allem die Rachenuntersuchung vorzunehmen; denn im Beginn der Erkrankung deutet nichts darauf hin, daß sie im Rachen ihren Sitz hat. Das Kind zeigt die gewöhnlichen Erscheinungen der akuten fieberhaften Erkrankung, es ist mißlaunig oder schlummersüchtig; es bekommt fieberhaft gerötete Wangen; hin und wieder, wenn auch im ganzen selten, stellt sich Erbrechen ein und noch seltener kommt es zu allgemeinen Krämpfen. Die innere Temperatur kann dabei auf 40° oder noch höher ansteigen. Man hat also ein ziemlich schweres Krankheitsbild vor sich, dessen richtige Deutung aber nicht nur im Beginne, sondern auch im weiteren Verlaufe ohne die Rachenuntersuchung unmöglich ist, weil dasjenige, was beim Erwachsenen sofort auf die richtige Fährte leitet, nämlich die Klage über Halsweh und Schlingbeschwerden, nicht nur bei dem noch nicht sprechfähigen Kinde, sondern auch im ganzen frühen Kindesalter entfällt. Selbst intelligente Kinder unter sechs Jahren und manche auch darüber hinaus haben nämlich die Eigentümlichkeit, daß sie sich niemals spontan über Schluckschmerzen beklagen und daß sie sogar die direkt darauf gerichtete Frage verneinend beantworten, selbst wenn schon die deutlichen Zeichen der Entzündung und selbst ausgedehntere Exsudationen auf den Tonsillen vorhanden sind. Nicht selten antworten Kinder in einem solchen Falle auf die Frage, ob sie denn nichts verspüren, mit der Angabe, daß sie Schmerzen im Bauche haben, was offenbar daher rührt, daß sie jenes unangenehme Gefühl von Abgeschlagenheit und Kreuzweh, das wohl jeder schon bei einer Halsentzündung empfunden hat, in den Unterleib verlegen. Aber auch die objektiven Zeichen der Schlingbeschwerden, die beim Erwachsenen in der bekannten schmerzlichen Grimasse beim Schlingakte deutlich zutage treten, fehlen bei den jüngeren Kindern, die auch bei den schwereren Affektionen ohne sichtbare Beschwerden trinken und breiige Speisen zu sich nehmen können; und man ist daher zur Konstatierung der Rachenentzündungen immer wieder auf die Inspektion der Rachengebilde angewiesen.

Diese ist beim Kinde nicht immer leicht durchzuführen und manchmal kostet es einen förmlichen Kampf, sie auch nur zum Öffnen der Kiefer zu bewegen. Vor allem muß man für eine gute Lichtquelle sorgen; man nehme also die Untersuchung entweder mit einem hellen Fenster oder mit einer lichtstarken Lampe im Rücken vor; eventuell ist ein Reflektor mit Stirnbinde zu verwenden. Dann müssen bei noch nicht dazu dressierten Kindern der Kopf fixiert und die Arme festgehalten werden und nun trachtet man, mit dem Spatel oder in Ermangelung eines solchen mit dem Stiele eines starken Löffels — die gewöhnlich angebotenen kleinen Löffelchen sind dazu ganz ungeeignet — möglichst rasch zwischen die Zahnreihen hindurch über den kräftig niedergedrückten Zungenrücken so weit nach rückwärts zu gelangen, bis das Ende des Spatels das Zäpfchen berührt und dadurch eine Würgbewegung hervorruft, während deren man einen raschen Überblick über Gaumenbögen, Tonsillen, Uvula und hintere Rachenwand zu gewinnen sucht. Allenfalls muß die Prozedur wiederholt werden, weil kleine und widerspenstige Kinder selbstverständlich nicht dazu zu haben sind, durch längere Intonierung eines A einen bequemen Einblick zu gewähren. Manchmal schließen aber die Kinder ihre Kiefer mit solcher Kraft, daß es unmöglich ist, den Spatel zwischen die Zahnreihen zu schieben, und dann wird der kleine Gewaltakt eines zeitweiligen Verschlusses der Nase, der sie zum Öffnen des Mundes zwingt, kaum zu umgehen sein. Sehr vorteilhaft ist es daher, wenn die Mutter ihre Kinder schon im gesunden Zustande dazu dressiert, sich in den Rachen sehen zu lassen, weil dann auch der Widerstand gegen die ärztliche Untersuchung nie solche Dimensionen annimmt. Bei Säuglingen, die noch keine oder nur wenig Zähne besitzen, ist die Untersuchung für den Geübteren meist mit wenig Schwierigkeiten verbunden.

Ist nun das Fieber durch eine Angina bedingt, dann sieht man meistens schon am ersten Tage eine deutliche Rötung der Gaumenbögen und des Zäpfchens, das meistens auch bald deutlich vergrößert und verlängert ist. Bei Kindern, die noch keine Anginen durchgemacht haben, sind die Tonsillen noch unsichtbar, und man kann daher etwaige Veränderungen ihrer Oberfläche noch nicht leicht erkennen. Sind sie aber sichtbar, dann bemerkt man auch immer eine lebhafte Rötung der sie bedeckenden Schleimhaut, und in einem großen Teil der Fälle sieht man auch weißliche oder gelbliche Fleckchen, die dadurch entstehen, daß sich in den Lakunen Epithelschollen ansammeln, die auch mit einer fibrinösen Ausschwitzung durchsetzt sein können (A. lacunaris); manchmal ragen aber die geschwollenen Follikel über das Niveau hervor und sind an ihrer Kuppe mit einer ähnlichen Auflagerung bedeckt (A. follicularis). Man sieht also das eine Mal die vergrößerten Mandeln mit zahlreichen kleinen weißlichen Fleckchen wie besät; das andere Mal findet man nur wenige größere Plaques, die nicht viel von der geröteten Schleimhaut freilassen; und zwischen diesen Extremen gibt es wieder zahlreiche Übergänge, so daß eine scharfe Trennung zwischen der lakunären und follikulären Form nicht möglich ist. Dabei bleiben aber Gaumenbögen, Uvula und hintere Rachenwand, zum Unterschiede von der Diphtherie, von solchen Auflagerungen gänzlich verschont.

Der weitere Verlauf gestaltet sich nun so, daß das Fieber nach wenigen Tagen kritisch abfällt oder sich in einer treppenförmigen Kurve mit immer geringeren abendlichen Exazerbationen allmählich verliert. Doch gibt es auch etwas hartnäckigere Fälle, wo das Fieber erst nach 8—9 Tagen oder noch später schwindet, und zwar kann dies auch in unkomplizierten Fällen ohne auffällige Beteiligung der Drüsen und bei einer einfachen erythematösen Angina ohne Ausschwitzungen auf die Oberfläche der Schleimhaut vorkommen. Die Regel ist aber die, daß das Fieber nur wenige Tage dauert und daß mit dem Schwinden des Fiebers auch die lokalen Erscheinungen zurückgehen; und zwar geschieht dies auch ohne lokale und ohne antiseptische Behandlung, also auf dem Wege der Selbstheilung; und es besteht für mich nicht der geringste Zweifel, daß viele Anginen bei Säuglingen und ganz jungen Kindern unerkannt ablaufen und daß die meisten sogenannten Dentitionsfieber nichts anderes sind als nicht diagnostizierte Anginen bei zahnenden — oder auch bei nichtzahnenden — Kindern.

Bei manchen anginösen Erkrankungen treten die Drüsenschwellungen stark in den Vordergrund, und zwar sowohl durch ihre ungewöhnlich starke Entwicklung als auch dadurch, daß sie auch nach Rückgang der Erscheinungen im Rachen längere Zeit persistieren und sich dabei auch das Fieber in die Länge zieht. Es kann aber auch vorkommen, daß die entzündlichen Erscheinungen im Rachen ganz unbedeutend sind und sich dennoch unter stärkerem Fieber bedeutendere Anschwellungen der Halsdrüsen herausbilden; und das sind vielleicht jene Fälle, die von einigen Autoren (namentlich von Pfeiffer) als **Drüsenfieber** beschrieben worden sind. In den Fällen wenigstens, die ich gesehen habe, war immer auch eine, wenn auch mäßige Rötung der Rachengebilde deutlich wahrnehmbar, und einige Male war auch die Provenienz der Erkrankung zu eruieren, weil Personen, die mit den Kranken in Berührung kamen, mit gewöhnlichen Halsentzündungen behaftet waren.

Alle anginösen Erkrankungen entstehen nämlich durch Infektion und wahrscheinlich durch Übertragung der Krankheitskeime von Erkrankten auf Gesunde. Gerade bei den ganz jungen Kindern ist dieser Entstehungsmodus der Krankheit fast immer nachzuweisen, weil sie gewöhnlich nur mit ihren Hausgenossen in Kontakt kommen und es daher meistens gelingt, bei einem derselben oder bei mehreren das Bestehen einer Angina zu konstatieren; oder es läßt sich noch nachträglich sicherstellen, daß vor wenigen Tagen ein Verkehr mit einem Besucher stattgefunden hat, der seitdem in ähnlicher Weise erkrankt ist. Ist aber einmal eines der Kinder in einer Familie befallen, dann kann man fast mit Sicherheit darauf rechnen, daß in den nächsten Tagen auch die anderen nachfolgen werden; und auch die Erwachsenen, die mit den Kranken zu tun haben, bleiben nur selten von der Ansteckung verschont. Dagegen habe ich mich niemals davon überzeugen können, daß eine Angina durch Erkältung hervorgerufen worden ist, und ich muß nach allem, was ich in dieser Richtung gesehen habe, diesen Entstehungsmodus der Entzündung ernsthaft in Zweifel ziehen. Ich sah unzählige Male Kinder an Angina erkranken, die wegen der rauhen Jahreszeit ihre Wohnung seit Wochen nicht verlassen hatten und innerhalb derselben mit übertriebener Sorgfalt vor jedem Lüftchen geschützt worden waren, und es ist mir, wie gesagt, in solchen Fällen meistens gelungen, die

Ansteckungsquelle zu eruieren. Bei den die Schule besuchenden Kindern ist wieder die Gelegenheit zur Ansteckung in reichlichem Maße vorhanden, und auch hier kann man häufig erfahren, daß vor- und nachher einige Schulgenossen in ähnlicher Weise erkrankt sind. Die Erwachsenen aber, die an Halsentzündung erkranken, behaupten zwar oft genug, daß sie genau wissen, wann sie sich erkältet haben; wenn man aber näher inquiriert, stellt sich fast immer heraus, daß sie das initiale Frostgefühl beim Fieberanstieg als den Moment der Erkältung angeben, während es doch klar ist, daß um diese Zeit die Erkrankung nicht entstanden ist, sondern bereits in voller Entwicklung begriffen war. Ich glaube daher, daß auch der jetzt beliebte Kompromiß zwischen Erkältung und Infektion und die Annahme, daß die Ansiedelung oder Vermehrung der lebenden Krankheitserreger durch die Erkältung erleichtert oder befördert wird, den Tatsachen nicht gerecht wird und daß bei der Entstehung der infektiösen Anginen die Erkältung ebensowenig eine Rolle spielt wie bei Masern, Scharlach, Blattern oder Diphtherie.

Die wahren Erreger der infektiösen Anginen sind noch unbekannt, obwohl man in den Abstrichpräparaten der Tonsillen immer verschiedene Mikroorganismen, am häufigsten Streptokokken, aber auch Staphylokokken, Pneumokokken und gar nicht selten auch Löfflerbazillen — bei völligem Fehlen aller klinischen Erscheinungen der Diphtherie — nachweisen kann. Aber von diesem Nachweis bis zur Sicherung der pathogenetischen Bedeutung dieser Bakterien für die in Rede stehende Krankheit ist noch ein weiter Weg. Gegen diese Bedeutung spricht vor allem die Tatsache, daß alle diese Kleinlebewesen, namentlich die Streptokokken, aber auch die anderen, häufig auch im Rachen ganz gesunder Individuen zu finden sind; und wenn man dagegen sagen wollte, daß zur Entstehung der Krankheit außer der Anwesenheit der Erreger auch noch eine besondere Disposition des Organismus oder eine Schwächung seiner Widerstandskräfte (z. B. durch die berühmte Erkältung) erforderlich sei, so bliebe in dieser Erklärung gerade dasjenige unberücksichtigt, was nicht auf einer bloßen Hypothese, sondern auf täglicher Beobachtung beruht, nämlich die hochgradige Kontagiosität der Krankheit, die unmöglich auf einem immer zur richtigen Zeit eintretenden Versagen der Widerstandsfähigkeit beruhen kann, sondern nur auf einem Eindringen der Krankheitskeime in einen Organismus, der bis dahin den spezifischen Erreger der Angina noch nicht beherbergt hat. Auch der Umstand, daß es bisher noch nicht gelungen ist, eine konstante Beziehung zwischen den verschiedenen Formen der Angina und den verschiedenen Arten der im Rachen wuchernden Bakterien ausfindig zu machen, spricht sehr gegen ihre pathogenetische Wertigkeit und für die schon vielfach ausgesprochene Vermutung, daß es sich dabei nur um einen Nosoparasitismus handelt, also um eine Wucherung von bereits früher vorhanden gewesenen Keimen, die auf der entzündeten Schleimhaut und in ihren Produkten einen guten Nährboden und andere günstige Bedingungen für ihre Entwicklung gefunden haben. Man muß also eigentlich denen Recht geben, welche annehmen, daß die wahren Erreger der anginösen Entzündungen noch unbekannt sind und daß die so häufig vorhandenen Eiterkokken nur insofern eine Bedeutung für den Krankheitsverlauf erlangen können, als sie durch Eindringen in die tiefer liegenden Gewebe und in die Lymphwege gelegentlich zu Abszedierungen in den Tonsillen oder in den Lymphdrüsen führen können.

Die Therapie kann auf die allgemeinen und die lokalen Erscheinungen gerichtet sein. Viele Ärzte und alle Laien ohne Ausnahme legen ein großes Gewicht auf die Bekämpfung des Fiebers, und man muß daher schon der Umgebung zuliebe in dieser Richtung Anordnungen treffen, auch wenn man selbst überzeugt ist, daß das Fieber an sich, namentlich wenn es so rasch vorübergeht, wie bei den meisten Anginen, keinerlei Gefahren in sich schließt. Nur bei jenen, namentlich jüngeren Kindern, die bei jedem stärkeren Temperaturanstiege in Krämpfe zu verfallen pflegen, kann eine energischere Antipyrese von wirklichem Nutzen sein. Aber zur Beruhigung der Umgebung wird man gut daran tun, auch in allen anderen Fällen eine hydriatische Behandlung gegen das Fieber einzuleiten, und das geschieht am leichtesten und am schonendsten durch die sogenannten Stammumschläge. Man breitet also zuerst auf dem Bette eine trockene Lage aus, zu der sich bei kleinen Kindern ein grobwolliges Handtuch am besten eignet; darauf kommt eine etwas schmälere vierfache Lage eines in Wasser von 16⁰ R. (oder 20⁰ C.) getauchten und halb ausgewundenen Lakens; dann wird das nackte — oder noch besser mit einem über den Kopf zurückgeschlagenen Hemdchen bekleidete — Kind mit dem bloßen Rücken auf das feuchte Tuch gelegt; dieses wird vorne übereinander geschlagen, so daß es den Rumpf unter den Achseln und über der Schenkelbeuge umschließt; in derselben Weise wird auch die trockene Lage geschlossen und mit Sicherheitsnadeln versorgt, worauf dann das Hemdchen herabgezogen und das Kind in seine Ruhelage gebracht wird. Die Bedeckung mit einem undurchlässigen Stoffe, die man leider so häufig antrifft, ist nicht nur überflüssig, weil das Bettchen des Kindes bei richtiger Ausführung auch ohne ihn trocken bleibt, sondern es ist direkt widersinnig und schädlich, weil die feuchte Umhüllung wegen verhinderter Verdunstung binnen wenigen Minuten in einen heißen und dampfenden Umschlag verwandelt wird, der statt der beabsichtigten Abkühlung eine Wärmestauung bewirkt; und weil überdies infolge der fortgesetzten Mazeration der Haut binnen kurzem ein Ekzem oder eine Follikulitis mit Sicherheit zu erwarten ist.

Der kühlende Umschlag kann bei fortdauernd hoher Fiebertemperatur alle halben Stunden gewechselt werden, und zwar in der Weise, daß man das Kind erst ausschält, wenn der zweite Umschlag schon bereit liegt, so daß sich der Wechsel in weniger als einer Minute vollziehen kann. Man kann aber auch ohne Rücksicht auf das Ergebnis der Temperaturmessung für alle Fälle einen drei- oder viermaligen Wechsel anordnen und das Kind im letzten Umschlage noch länger belassen, weil die ungehinderte Wasserverdunstung immer noch eine schwach abkühlende Wirkung erzielt. Diese tritt aber auch während des Wechselns der Umschläge nicht in besonders auffälliger Weise hervor, ja man kann nicht einmal ein weiteres Ansteigen des Fiebers mit Sicherheit verhindern. Trotzdem ist die Wirkung eine befriedigende. Das Kind wird nicht nur durch das Anlegen des Umschlages aus seinem Fieberschlummer geweckt, sondern bleibt auch noch etwas länger munter und augenscheinlich erfrischt; man kann ihm leichter kühles Getränk und auch flüssige Nahrung beibringen, und es ist wohl keine Selbsttäuschung, wenn man glaubt, auf diese Weise mit Unterstützung häufig gewechselter kalter Umschläge auf den Kopf — nicht nur auf die Stirne — die schwereren nervösen Erscheinungen hintanhalten zu können. Eine nicht minder beruhigende Wirkung übt aber diese Maßregel auf die Umgebung, von der sie meistens mit großem Eifer und ebensogroßem Vertrauen durchgeführt wird. Die Kinder aber setzen ihr nur einen geringen und bei öfterer Wiederholung gar keinen Widerstand entgegen, was nicht wenig zu ihrer großen Beliebtheit bei den Laien beiträgt.

Fieberwidrige Medikamente sind bei der Angina ebenso überflüssig und entbehrlich wie bei den anderen rasch verlaufenden akuten Krankheiten. Eine ausgiebige Herabsetzung der Temperatur wäre höchstens mit größeren Dosen für wenige Stunden durchzusetzen; aber diese würde den Verlauf der Krankheit keineswegs günstiger gestalten und es stünde dem fehlenden Nutzen die Aussicht auf unangenehme Kollapserscheinungen gegenüber. Ich habe mich daher immer nur dann zum Verschreiben eines solchen Mittels entschlossen, wenn ich glaubte, dadurch den durch die Ergebnisse der Temperaturmessung erschreckten Müttern eine gewisse Beruhigung zu gewähren; aber dann wählte ich auch die Dosis so, daß ich von ihr zwar keine wesentliche Herabsetzung der Temperatur, aber auch sicher keine unangenehmen Wirkungen erwarten konnte, also z. B. je nach dem Alter 0,5 oder 1,0 g Antipyrin mit 70,0 Wasser und 10,0 Sirup, stündlich oder zweistündlich kaffeelöffelweise zu geben. Neben ihrer sicheren Unschädlichkeit hat diese Medikation auch den Vorteil des Wohlgeschmacks, was von den noch vielfach verordneten Chininpulvern und Chininlösungen sicher nicht gilt. Da das Chinin als Antipyretikum bei nicht Malariakranken keinerlei Vorteil vor dem in versüßter Lösung gar nicht schlecht schmeckenden Antipyrin besitzt und da die Verabreichung in Oblaten bei kleinen Kindern unmöglich ist, halte ich es für eine überflüssige Grausamkeit, die armen fiebernden Kinder mit dem intensiv bitteren Mittel und die Mutter oder Pflegerin mit dem gewaltsamen Eingießen desselben zu behelligen.

Sehr häufig habe ich das Antipyrin, von dem ich für das kranke Kind keinen Vorteil erwarten konnte, durch die bereits öfters erwähnte Salzsäuremixtur ersetzt. Da bei den Laien fast allgemein noch die Meinung herrscht, daß man ohne Medizin nicht gesund werden kann, ist man noch immer genötigt, irgend etwas zu verschreiben; und da ich aus vielfacher Erfahrung weiß, daß die säuerliche Medizin von den Kindern gerne genommen wird, habe ich in der letzten Zeit meistens an die Stelle der Scheinbehandlung mit kleinen Antipyrindosen die bei den Kindern so beliebte Salzsäuremixtur treten lassen. Da das Fieber bei der Angina fast immer nach wenigen Tagen verschwindet, hat sich bei den Müttern allmählich die Meinung festgesetzt, daß die Salzsäure ein ausgezeichnetes Mittel gegen das Fieber sei, und ich habe es nicht für notwendig befunden, ihnen diese Illusion zu benehmen.

Auch von der Lokalbehandlung kann man bei einer Krankheit, die in den meisten Fällen in wenigen Tagen spontan zur Heilung gelangt, höchstens eine Linderung der Beschwerden erwarten. Diesen Zweck erfüllt bei Erwachsenen und älteren Kindern die Verabreichung von Fruchteis in öfters wiederholten kleinen Dosen in vorzüglicher Weise, denn es werden dadurch die Schlingbeschwerden und die anderen lästigen Empfindungen in den entzündeten Teilen entschieden gemildert; und außerdem hat diese Verordnung noch den Vorteil, daß man sich dadurch die Gunst der Kinder erwirbt. Oft erzählten mir die Mütter, daß das an Halsentzündung erkrankte Kind meine Berufung dringend betrieb, weil ich ihm wieder die gute Medizin und „Gefrornes" verordnen werde; wie denn überhaupt das „jucunde", namentlich in der Kinderpraxis nicht gering geachtet werden sollte. Aber auch äußerlich kann die Kälteapplikation bei starker Schwellung der Rachengebilde und namentlich bei stärkerer Beteiligung der Lymphdrüsen gute Dienste tun, und zwar in Form von kalten Kompressen oder als Eiskrawatte, die aber niemals direkt auf die Haut, sondern immer nur auf einen feuchten Umschlag gelegt werden darf.

Neben dem Fruchteis oder den nur bei größeren Kindern verwendbaren Eispillen gewährt auch das Gurgeln mit sehr kaltem Wasser eine große Erleichterung, wovon ich mich oft genug bei mir selbst überzeugen konnte. Ich kann aber auch in anderer Beziehung nicht mit denen übereinstimmen, die das Gurgeln deshalb als nutzlos erklären, weil die Flüssigkeit nicht mit der Oberfläche der Tonsillen in Berührung kommt. Man braucht nur die nach dem Gurgeln entleerte Flüssigkeit und den Rachen vor und nachher genau anzusehen, um sich zu überzeugen, daß man damit mindestens eine gründliche Reinigung der erkrankten Teile erzielt. Auch die Beseitigung des mitunter wahrnehmbaren üblen Geruches gelingt durch fleißiges Gurgeln mit einer weinroten — nicht bloß rosaroten — Lösung von übermangansaurem Kali ziemlich sicher; und da diese Desodorisierung wohl kaum auf einer bloßen Zerstörung der Riechstoffe, sondern viel eher auf einer Abtötung der sie ausscheidenden Bakterien beruht, so kann man schon aus diesem Grunde nicht in das Verdammungsurteil gegen das Gurgeln einstimmen. Jedenfalls gibt es Verordnungen, die mit größerem Recht als nutzlos bezeichnet werden können, und zu diesen ist sicherlich auch hier die des Kali chloricum zu rechnen, gleichviel, ob man es in der üblichen Weise zum Gurgeln verwendet oder es gar in den Magen einführen läßt. Aber zu der Nutzlosigkeit gesellt sich hier noch in stärkerem Maße als bei den Mundentzündungen die Bedenklichkeit, weil auch schon durch ungeschicktes und in übertriebenem Maße forciertes Gurgeln gefährliche Vergiftungen zustande gekommen sind. Wer das „non nocere" als ein Grundprinzip alles ärztlichen Handelns anerkennt, wird auf die mindestens zweifelhafte Heilwirkung dieses Mittels auch bei den anginösen Erkrankungen gerne verzichten.

Auch die prophylaktische Wirkung des systematischen Gurgelns mit übermangansaurem Kali möchte ich nicht ohne weiteres ablehnen. Namentlich bei Kindern, die sehr oft von Anginen heimgesucht werden und infolgedessen auch schon vergrößerte Tonsillen besitzen, die sich häufig unter Fieberbewegungen mit lakunären Ausschwitzungen bedecken, scheint mir das mehrmals im Tage vorgenommene Gurgeln mit diesem unschädlichen

Salze mindestens gerechtfertigt. Die bräunliche Verfärbung der Zähne läßt sich durch ein gutes Zahnpulver leicht hintanhalten. Man kann aber in solchen Fällen auch öfteres Bepinseln der Mandeln mit Jodglyzerin (1 : 10) versuchen. Noch wirksamer ist allerdings das Abkappen der vorragenden Partien, durch die ich in vielen Fällen eine definitive Befreiung von den ewig wiederkehrenden Rezidiven gesehen habe. Daß in manchen Fällen auch nach der Tonsillotomie noch Anginen vorkommen können, ist nicht zu bestreiten; aber ebenso sicher ist es, daß nicht selten Kinder, die fast kontinuierlich an fieberhaften Mandelentzündungen laborierten, nach einer gut gelungenen Tonsillotomie von diesen für immer befreit bleiben können. Da aber die vergrößerten Tonsillen neben der großen Neigung zur Infektion mit den Erregern der Angina und der Diphtherie, vielleicht auch des Scharlachs, auch noch andere unangenehme Folgen durch Behinderung der Nasenatmung herbeiführen können, so soll man bei stark vergrößerten Tonsillen, auch wenn es noch nicht zur Einklemmung der Uvula gekommen ist, diesen befreienden Eingriff nicht zu lange hinausschieben.

Ein chirurgischer Eingriff wird auch bei den im Kindesalter allerdings recht seltenen Tonsillarabszessen notwendig und wird am besten mit einer spitzen Drainzange ausgeführt, die in geschlossenem Zustande auf die fluktuierende Stelle direkt eingestoßen wird, worauf dann behufs Erweiterung der Öffnung die Branchen ein wenig voneinander entfernt werden. Derselbe Handgriff kommt auch bei den unvergleichlich häufigeren **Retropharyngealabszessen** zur Verwendung, die aber keineswegs immer in ätiologischer Beziehung zu einer Angina stehen, sondern, wie mir scheint, noch häufiger im Gefolge einer Rhinitis zustande kommen, indem in ähnlicher Weise, wie die Drüsen im Kieferwinkel die Eitererreger aus der entzündeten Rachenschleimhaut beziehen, die retropharyngealen Lymphdrüsen von der erkrankten Nasenschleimhaut her infiziert werden. Da aber der auf diese Weise entstehende Abszeß in der hinteren Rachenwand sitzt und die durch ihn hervorgerufenen Beschwerden hauptsächlich auf der Raumbeschränkung im Rachen beruhen, so soll diese wichtige Affektion an dieser Stelle besprochen werden.

Die Krankheit ist am häufigsten im ersten und schon weit seltener im zweiten und dritten Lebensjahre. Später sind nur vereinzelte Fälle zu verzeichnen, wenn man, wie es sich gebührt, die Senkungsabszesse infolge von Spondylitis cervicalis als nicht dazu gehörig ausschließt. Zum Teil infolge des jugendlichen Alters sind die Symptome der Krankheit ziemlich dunkel und es ist daher die Diagnose für denjenigen, der noch keinen Fall gesehen hat, mit ziemlichen Schwierigkeiten verbunden; daher die häufigen Fehldiagnosen auch bei sonst erfahrenen Ärzten. Hat man aber einen oder mehrere Fälle gesehen, dann erkennt man die Krankheit auf den ersten Blick oder, richtiger gesagt, bei dem ersten Ton, weil das Weinen der Kinder einen eigentümlichen gaumigen Charakter bekommt, der bei keiner anderen Affektion zu hören ist und der es mir nicht selten ermöglicht hat, die Diagnose beim Passieren des Warteraums zu machen und durch die Digitaluntersuchung zu bestätigen. Aber auch der Anblick des Kindes ist ziemlich charakteristisch, weil es, trotz Freibleibens der Wirbelsäule, die Drehbewegungen des Kopfes in ähnlicher Weise vermeidet, wie bei der Spondylitis cervicalis, und weil außerdem manchmal eine gewisse Gedunsenheit des Gesichtes und eine leichte Protrusion der Bulbi vorhanden ist. Die Schlingbeschwerden sind auch hier meistens nicht sehr auffallend, aber das Trinken wird nach einigen Zügen wegen Behinderung der Luftpassage unterbrochen. Auch klagt die Mutter, daß das Kind im Schlafe das Atmen längere Zeit unterbricht und dann unter starkem Schnarchen nach Atem ringt. Auch im wachen Zustande läßt es manchmal beim Inspirium einen kurzen schnarchenden Ton vernehmen, der mit Einziehen des Jugulum und der Gruben ober und unter dem Schlüsselbein verbunden sein kann.

Alle diese Symptome verlangen dringend nach einer Untersuchung mittels des rasch gegen die hintere Rachenwand vordringenden Zeigefingers, den man bei vorhandenem Gebiß mit einem sogenannten „Fingerschützer" vor dem Gebissenwerden bewahrt. Man findet dann meistens schon eine deutlich fluktuierende Geschwulst, die sich ein wenig rechts oder links von der Mittellinie zwischen den Gaumenbögen vorwölbt; viel seltener ist sie nur prall elastisch, aber ohne deutliche Fluktuation; aber in jedem Falle wird man sich ohne weitere Umschweife zur Eröffnung des Abszesses anschicken. Dies geschieht am besten ohne Hilfe des Gesichtssinnes, indem man unter der Leitung des linken Zeigefingers, der mit seiner Kuppe die prominenteste Stelle der Geschwulst markiert, die früher erwähnte spitze Drainzange vorschiebt und recht energisch neben dem Zeigefinger einsticht. Gewöhnlich stürzt dann der Eiter im Schwalle hervor und wird durch Senken des Kopfes nach außen entleert. Bei den derberen Tumoren kommt oft vorwiegend Blut zum Vorschein, aber die eitrige Befleckung der Branchen gewährt die Beruhigung, daß man in die Eiterhöhle eingedrungen ist.

In den meisten Fällen sind durch diesen Eingriff alle Beschwerden wie mit einem Schlage beseitigt; nur selten dauern sie noch einige Zeit in geringem Grade fort, und manchmal wird es auch notwendig, den Eingriff zu wiederholen, wenn sich die Öffnung vorzeitig geschlossen hat. In diesem Falle wird man lieber zum Messer greifen und entweder ein mit Heftpflaster bis nahe an die Spitze umwickeltes Bistouri oder ein Tenotom zu einer ausgiebigen Inzision verwenden. Der Geübtere wird auch lieber gleich von Anfang an mit dem schneidenden Instrumente vorgehen; aber die Drainzange kann auch von jedem Anfänger ohne Bedenken und Zögern verwendet werden. Jeder sollte die Gelegenheit benützen, diese Eingriffe einzuüben, weil das Kind unter Umständen durch Verlegung des Larynxeinganges oder durch Aspiration des Eiters bei einer spontanen Eröffnung ersticken könnte, bevor ein Operateur zur Stelle ist.

In den sehr zahlreichen Fällen, die ich gesehen und operiert habe, ist immer völlige Heilung eingetreten.

Der Verdauungskanal und seine Adnexa.

Erbrechen aus verschiedenen Ursachen. Invagination. Entzündung des Wurmfortsatzes. Obstipation. Megacolon congenitum. Fissuren. Polypen und Vorfall des
Mastdarms. Oxyuren, Askariden und Bandwürmer. Peritonitis serosa und tuberculosa. Leberzirrhose. Infektiöser Ikterus.

Das **Erbrechen,** beim erwachsenen Menschen ein relativ seltenes Vorkommnis, gehört im Kindesalter zu den allerhäufigsten Krankheitserscheinungen, und es ist daher von großem praktischen Nutzen, wenn man darüber
orientiert ist, bei welchen Krankheiten es auftritt und welche Anhaltspunkte wir besitzen, um seine semiotische Bedeutung im Einzelfalle richtig
zu beurteilen.

Von der größten Wichtigkeit ist die Unterscheidung zwischen gastrischem und zerebralem Erbrechen. Sie ist für den Erfahrenen in den meisten
Fällen leicht, der Ungeübte aber begeht häufig den Fehler, das initiale Erbrechen bei Meningitis für das Symptom eines „Gastrizismus' zu halten.
Diese Verwechslung, die den Arzt später zu einem peinlichen Frontwechsel
zwingt, läßt sich aber leicht vermeiden, wenn man sich daran erinnert, daß
das gastrische Erbrechen, besonders in seiner akuten Form, fast immer
bald von flüssigen Darmentleerungen gefolgt ist, während die Hirnhautentzündung, namentlich die so häufige tuberkulöse Form derselben, in den
meisten Fällen eine hartnäckige Verstopfung verursacht. Ist die Fontanelle
noch offen, dann findet man sie beim gastrischen Erbrechen fast immer
weniger gespannt oder selbst eingesunken, dagegen bei der Hirnreizung
stärker gespannt oder schon vorgewölbt. Ferner ist das Abdomen bei der
akuten Dyspepsie, die für die Differentialdiagnose hauptsächlich in Betracht
kommt, entweder normal gewölbt oder meteoristisch aufgetrieben, dagegen
ist bei den meningealen und zerebralen Affektionen sehr bald die Tendenz zur
Erschlaffung der Bauchdecken und zum kahnförmigen Einsinken des Unter-
leibes ersichtlich. Dem gastrischen Erbrechen geht ferner meistens Übelkeit und Blässe voraus und es wird unter anstrengendem Würgen der unverdaute Mageninhalt herausbefördert; der zerebral bedingte Brechakt hingegen entleert meistens ohne Vorboten von seiten des Magens urplötzlich
einen Guß von wässriger Flüssigkeit, der höchstens etwas Schleim, aber,
wenn nicht unmittelbar vorher die Nahrung aufgenommen wurde, keine

Speisereste beigemengt sind. Sehr maßgebend ist endlich auch der Erfolg der Therapie; denn das gastrische Erbrechen hört meistens bald auf, wenn die Nahrung entzogen wird, während das zerebrale Erbrechen trotz Fasten und Salzsäure sich immer wiederholt und bald durch das Hinzutreten der anderen Erscheinungen der Hirnreizung und des Hirndruckes seinen wahren Charakter enthüllt.

Das peritoneale Erbrechen, das im Kindesalter am häufigsten als Begleiterscheinung der Entzündung des Wurmfortsatzes oder der Invagination, aber auch bei der tuberkulösen und der Pneumokokkenperitonitis vorkommt, ist als solches durch spontane Schmerzen und durch Druckempfindlichkeit des aufgetriebenen Bauches, in den schwereren Fällen durch Blässe des hippokratisch entstellten Gesichtes, durch ängstliche Unbeweglichkeit, kleinen und sehr frequenten Puls und auffallende Trockenheit der Zunge charakterisiert.

Ungemein häufig ist das Erbrechen im Kindesalter ein Prodromalsymptom einer akuten fieberhaften Krankheit. Es fehlt fast niemals bei Scharlach und krupöser Lungenentzündung, bedeutet bei der Diphtherie und bei manchen Fällen von Purpura eine besonders schwere Erkrankung und tritt, wenn auch seltener, bei Angina, Stomatitis, Morbillen, Influenza und Typhus auf. Es begleitet überhaupt sehr gerne einen plötzlichen Anstieg der Temperatur, der dann im Verein mit dem baldigen Aufhören des Erbrechens auf dessen Bedeutung als Anfangssymptom einer akuten Infektionskrankheit hinweist.

Sehr hartnäckiges Erbrechen bei geringem oder fehlendem Fieber geht manchmal um einen oder zwei Tage einem infektiösen Ikterus vorher.

An urämisches Erbrechen wird man in der Rekonvaleszenz nach Scharlach oder im Verlaufe der Diphtherie zu denken haben und sich sofort durch die Konstatierung der Harnmenge und durch die Harnuntersuchung Gewißheit zu verschaffen suchen. Plötzlich auftretendes Erbrechen mit Albuminurie wird aber auch an die Möglichkeit eines übersehenen Scharlachs denken lassen und Anlaß geben, nach den Zeichen der Abschuppung, besonders an den Kuppen der Finger und Zehen zu suchen.

Anfälle von Erbrechen und heftigem, meist halbseitigem Kopfschmerz ohne Fieber treten manchmal auch bei jüngeren Kindern in größeren Intervallen auf und sind, wenn in der Zwischenzeit keine anderen als allgemein nervöse Erscheinungen aufzufinden sind, trotz der frühen Jugend als **Migräne** zu deuten. Fast immer sind auch die Eltern nervös oder direkt mit Hemikranie behaftet.

Bei älteren Kindern läßt sich wiederholtes Erbrechen häufig in keines der bekannten Krankheitsbilder einfügen, und dann ist immer der Verdacht auf nervöses oder hysterisches Erbrechen gerechtfertigt. Manche sonst ganz gesunde, aber nervöse und verzärtelte Kinder erbrechen absichtlich, wenn man sie zum Essen zwingen will. Andere wieder erbrechen Tag für Tag, bevor sie zur Schule gehen sollen, aber niemals am Sonntag und in den Ferien. Darauf werden wir später noch zurückkommen müssen.

Wird Ihnen aber ein älteres Kind vorgeführt, mit der Angabe, daß es nach jeder Mahlzeit alle festen Bestandteile derselben wieder unter Würgen von sich gibt, dann liegt der Verdacht auf eine **Verengung der Speiseröhre** vor, wie sie leider so häufig durch Verätzung mit konzentrierter Ätzkalilösung (Laugenessenz) zustande kommt; und dieser Verdacht wird sich durch die Anamnese und die Sondenuntersuchung in Gewißheit verwandeln. Die Kinder trinken nämlich in einem unbewachten Augenblick die unvorsichtigerweise ihnen zugänglich gemachte wasserhelle Flüssigkeit und ziehen sich Verätzungen des Ösophagus zu, die zur Ausbildung von membranösen oder schwieligen Strikturen führen, welche dann den Gegenstand einer mehr oder weniger erfolgreichen chirurgischen Behandlung bilden. Man sollte aber auch prophylaktisch zu Werke gehen und alle Bestrebungen unterstützen, die auf das Verbot des Verkaufes dieser im Haushalte keineswegs unentbehrlichen und unersetzlichen Flüssigkeit gerichtet sind.

In den tieferen Abschnitten des Verdauungskanals kommt eine Undurchgängigkeit durch die **Invagination** zustande, indem sich ein oberes Stück des Dünndarmes in ein unteres oder ein unterer Teil des Dünndarms in den Blinddarm oder dieser in den Dickdarm oder ein oberer Teil des Dickdarms in einen unteren Teil desselben einstülpt. Warum dies manchmal geschieht, ist keineswegs klar und im Einzelfalle kaum jemals zu eruieren. Jedenfalls müssen die Bedingungen hierfür im Säuglingsalter viel günstiger liegen, weil die überwiegende Zahl der Fälle im ersten Lebensjahr vorkommt. Gewöhnlich tritt mitten in der Gesundheit plötzlich Erbrechen mit Kollapserscheinungen auf, gefolgt von blutigen oder blutig-schleimigen Entleerungen, und es gelingt dann manchmal, durch die Bauchdecken hindurch eine Geschwulst zu palpieren, die der dreifachen Lage der Schleimhaut an der Invaginationsstelle entspricht. Bei tiefem Sitz der Invagination kann man manchmal mit dem tief ins Rektum vorgeschobenen Finger das untere Ende mit dem dem Darmlumen entsprechenden Grübchen erreichen und in ganz seltenen Fällen kommt dieses Ende sogar durch die Aftermündung zum Vorschein. In jedem Fall wird man dann eine Reposition durch Eingießen von Wasser unter hohem Druck versuchen. Bleibt dies aber ohne Erfolg, dann wird man mit der Vornahme der Laparotomie nicht zu lange zögern dürfen, weil in diesem Stadium die Wahrscheinlichkeit für eine spontane Befreiung des eingestülpten und durch die venöse Stauung verdickten und eingeklemmten Darmstückes, aber auch für die hin und wieder vorkommende brandige Abstoßung desselben nur sehr gering ist und weil die Chancen für das Gelingen der Lösung in einem früheren Stadium jedenfalls besser sind als in einem späteren. Denn nur wenn die Lösung der Invagination nach der Eröffnung der Bauchhöhle leicht gelingt, besteht eine gewisse Hoffnung auf einen günstigen Verlauf.

Gegenüber diesem immerhin seltenen Ereignis kommt der **Entzündung des Wurmfortsatzes** eine unvergleichlich größere, von Jahr zu Jahr sich erhöhende Bedeutung zu. Ich stimme zwar nicht mit jenen überein, welche annehmen, daß die Krankheit in den letzten Jahren durch eine Änderung des Genius epidemicus eine zahlenmäßige Zunahme erfahren habe, sondern glaube vielmehr mit vielen anderen, daß sie immer in der gleichen Weise bestanden hat, daß aber die leichteren gutartig verlaufenden Fälle als Koliken oder auch, wie aus der älteren Literatur ersichtlich ist, als „Rheu-

matismus der Bauchmuskeln", die schweren und tödlich endigenden dagegen
als „eitrige Bauchfellentzündung" eingeschätzt worden sind, von der man
glaubte, daß sie selbständig entstehe und dann auf den Wurmfortsatz
übergreifen könne. Das Neue an der Sache ist also nicht eine Zunahme
der Fälle, sondern nur die genaue anatomische Kenntnis der Vorgänge
infolge der häufigen operativen Eingriffe und der sorgfältigeren Obduktionen,
und in weiterer Folge wieder die häufigere Diagnose intra vitam, die wieder
ihrerseits wegen der Unmöglichkeit einer sicheren Prognose und im Vertrauen auf die Fortschritte der operativen Technik immer häufiger eine
operative Behandlung herbeiführt. Alle diese Umstände bringen es aber
mit sich, daß man auch immer häufiger in die Lage kommt, bei dieser Krankheit in bezug auf Diagnose und Therapie die wichtigsten Entscheidungen
zu treffen, und deshalb sowohl als wegen der besonderen Häufigkeit dieser
Prozesse im frühen Kindesalter erscheint es notwendig, sich mit ihnen eingehender zu befassen.

Die große Häufigkeit dieser Entzündungen bei Kindern hängt wohl
mit der relativen Größe des Organs in diesem Alter zusammen, dessen Länge
sich nach Ribbert zu der des Dickdarms beim Neugeborenen wie 1 : 10,
beim Erwachsenen wie 1 : 20 verhält. Außerdem ist der Wurmfortsatz beim
Kinde besonders reich an lymphoidem Gewebe, und wir wissen von einem
anderen, ebenfalls an Lymphfollikeln besonders reichen Organ, der Tonsille, daß dieses Gewebe nicht nur überhaupt sehr leicht der Entzündung
durch Infektion anheimfällt, sondern auch, daß diese Entzündungen beim
Kinde unvergleichlich leichter und häufiger zustande kommen als beim Erwachsenen. Denken wir uns nun den Wurmfortsatz gewissermaßen als eine
röhrenförmig eingestülpte Tonsille, versetzen wir dann alle jene Veränderungen, die wir so häufig auf der Oberfläche und in der Tiefe der Mandeln
ablaufen sehen, in die enge röhrenförmige Höhlung des Wurmfortsatzes
und bedenken wir weiter, wie leicht infizierende Keime aus dem Darm in
diese Höhle gelangen und dort ihre krankmachende Wirkung entfalten
können, so muß man zu dem Schlusse kommen, daß die Bedingungen für
das Zustandekommen krankhafter Veränderungen in den verschiedenen
Stratis dieses Fortsatzes besonders günstig liegen und daß es gar nicht der
so häufig als Krankheitsursache angesehenen Fremdkörper — Obstkerne oder
Eingeweidewürmer — bedarf, um krankhafte Veränderungen in seinen
Wänden hervorzurufen. Während aber in den Tonsillen die entzündliche
Infiltration, die lakunäre Exsudation, die Hypertrophie der Follikeln, die
narbigen Einziehungen und die Abkapselung von Konkrementen nur vorübergehende Krankheitserscheinungen oder mäßige bleibende Funktionsstörungen hervorrufen, die sich dann durch eine wenig eingreifende Operation
leicht beseitigen lassen, bringt es die röhrenförmige Konformation der „Wurm-
fortsatztonsille" mit sich, daß sich hier aus geringfügigen Anfängen unter
Umständen tiefgreifende Veränderungen und endlich auch die schwersten
das Leben bedrohenden Krankheitserscheinungen herausbilden können. Denn
dieselbe Narbenbildung, die als Residuum wiederholter Entzündungen höchstens eine gewisse Entstellung der Mandeln zur Folge hat, wird in dem röhren-
förmigen Wurmfortsatz eine Stenosierung seiner Höhle bewirken und jede

Verengerung wird wieder eine Retention normaler oder krankhafter Sekrete und eine Schwierigkeit oder Unmöglichkeit der Entleerung eingedrungenen Darminhaltes herbeiführen können. In diesem stagnierenden Inhalte können sich aber wieder Kalksalze ablagern, die ihm eine größere Konsistenz und nach seiner weiteren Ausbildung zum „Kotstein" auch die Fähigkeit verleihen, durch mechanischen Druck die sie umschließende Schleimhaut zu ulzerieren und zu nekrotisieren. Eiteransammlung in einem abgeschlossenen Teile der Höhle (Empyem des Wurmfortsatzes), Durchbruch des Eiters in eine abgesackte Abszeßhöhle oder direkt in den Bauchraum, Perforation eines Kotsteines und Austritt putrider Stoffe in das Peritoneum sind dann die verhängnisvollen Folgen der in ihren Anfängen fast minutiös erscheinenden Veränderungen.

Die klinischen Begleiterscheinungen der initialen Veränderungen sind dunkel oder können auch vollständig fehlen. In seltenen Fällen kann sich aber die Latenz sogar bis unmittelbar zu den schwersten, die Perforation anzeigenden Erscheinungen erstrecken. In einer meiner Beobachtungen behauptete der dem Kindesalter bereits entwachsene Kranke, an dem die Laparotomie in fast hoffnungslosem Zustande ausgeführt wurde, nachträglich auf wiederholtes Befragen immer wieder, er habe sich bis wenige Stunden vor der Operation für gesund gehalten. Ein andermal wurde ein sechsjähriges Mädchen wegen hartnäckiger Obstipation in die Sprechstunde gebracht, und ich fand eine faustgroße Geschwulst in der Blinddarmgegend, die sich bei der am selben Abend vorgenommenen Operation als ein abgesackter Abszeß um den Wurmfortsatz erwies. Trotzdem hatte sich das Kind noch am Vormittag mit Schnurspringen belustigt. Sieht man aber von solchen Ausnahmefällen ab, so sind fast immer schon durch längere Zeit dumpfe oder auch kolikartige Schmerzen vorausgegangen, die aber wieder durch Wochen oder Monate von völligem Wohlsein unterbrochen sein können. Die Schmerzen sind meistens in der Blinddarmgegend lokalisiert, sie können aber auch in die Nabel- oder Blasengegend verlegt werden. Druckempfindlichkeit in der Gegend des Blinddarms oder in dessen näherer Umgebung ist fast immer vorhanden und hier ist es namentlich die von Mac Burney angegebene Stelle — zwischen dem lateralen und mittleren Drittel einer Linie, die den Darmbeinstachel mit dem Nabel verbindet — die auch bei mäßigerem Druck empfindlich zu sein pflegt. Eine allzugroße Bedeutung darf allerdings gerade diesem Momente nicht beigemessen werden; dagegen gehört die Druckempfindlichkeit in der Tiefe der rechten Darmbeingrube sicherlich zu den verläßlichsten Hilfsmitteln der Diagnostik.

Durch Palpation von außen und zugleich vom Rektum aus kann man nur größere Exsudate oder fluktuierende Geschwülste auffinden, während eine bloße Verlängerung und Verdickung des Wurmfortsatzes auf diese Weise kaum festgestellt werden kann. Gegen besonders feinfühlige Finger bin ich etwas mißtrauisch geworden, seitdem es mir einige Male begegnet ist, daß die wulstartigen Körper und fluktuierenden Tumoren, die man mir vordemonstrieren wollte, sich bei der Operation in geringfügige Verlängerungen oder Torsionen eines normal schlanken Processus verwandelt hatten. Bei vorgeschrittenen Fällen ist übrigens die Palpation gewöhnlich durch eine starke Spannung der Bauchmuskeln erschwert. Aber gerade diese Spannung, namentlich wenn sie auf die rechtsseitige Bauchhälfte beschränkt ist, gewährt wieder einen Anhaltspunkt, der der Diagnose zustatten kommt.

Neben der Druckempfindlichkeit ist die Erhöhung der Temperatur eines der häufigsten Symptome. Wahrscheinlich ist sie zu irgend einer Zeit immer vorhanden; aber oft beträgt sie nur wenige Zehntel und ist dabei sehr wechselnd, so daß sie nur bei häufiger Messung sichergestellt werden kann. Sie erhöht aber, wenn sie vorhanden ist, sehr wesentlich die diagnostische Bedeutung der Druckempfindlichkeit für die Anfangsstadien der Krankheit.

Ein- oder mehrmaliges Erbrechen neben spontanen Schmerzen in der rechten Unterbauchgegend, deutliche Druckempfindlichkeit in der Blinddarmgegend und Temperatursteigerung bilden zusammen einen Symptomenkomplex, der auch ohne palpable Veränderung einen ziemlich sicheren Schluß auf das Vorhandensein eines entzündlichen Prozesses im Wurmfortsatz gestattet und die Erwägung einer eingreifenden Therapie in die allernächste Nähe rückt.

Die peritonealen Erscheinungen, die den sich vorbereitenden oder bereits vollzogenen Durchbruch begleiten, sind so bekannt und so charakteristisch, daß ihre weitläufige Schilderung unterbleiben kann. Ungeheure Schmerzhaftigkeit des aufgetriebenen Bauches, ängstliche Vermeidung jeder Bewegung, schwarz umränderte Augen, spitze Nase, kühle Wangen, trockene Zunge, fortwährende Brechneigung oder Erbrechen, Singultus, kleiner und sehr schneller Puls bilden einen jammervollen Zustand, der das nahende Ende verkündet.

Dazu muß und darf es aber nicht kommen, wenn der das Kind beobachtende Arzt die Frühdiagnose der Affektion zu machen imstande ist und aus ihr jene Konsequenzen zieht, die nach dem jetzigen Stande unserer Kenntnisse aus ihr gezogen werden müssen. Denn wenn einmal ein entzündlicher Prozeß im Wurmfortsatz sichergestellt ist, dann kann niemand genau bestimmen, was sich in diesem Organ dermalen abspielt und welche Dimensionen die Krankheit in der allernächsten Zeit annehmen wird. Dagegen wissen wir ganz genau, daß die sogenannte „interne Behandlung‟ dieses Prozesses vollkommen machtlos ist und daß sie weder die Ausbildung eines dekubitalen Geschwüres an der Berührungsstelle etwa vorhandener Konkremente, noch die Vermehrung des abgekapselten Eiters und ganz sicher nicht die das Leben bedrohende Perforation zu verhindern imstande ist. Wie unsäglich kindisch erscheint uns jetzt der alte und niemals ganz ausgefochtene Streit, ob die Blinddarmentzündung kalt oder warm zu behandeln ist; wie naiv und zugleich gefährlich erscheint uns das Bestreben, die vorhandene Obstipation als vermeintliche Ursache der Schmerzen, des Fiebers und des Erbrechens mit Laxantien und forcierten Eingießungen zu bekämpfen; und wie klar ist es uns jetzt, daß wir durch die sicherlich eher zu billigende Ruhigstellung des Darms mittelst opiumhaltiger Medikamente oder Suppositorien den weiteren Verlauf der Krankheit nicht beeinflussen und die vielleicht in nächste Nähe gerückte Katastrophe nicht verhindern können. Gerade wir Älteren, die wir die voroperative Zeit durchgemacht haben und unsere damaligen Erfolge mit den jetzigen vergleichen können, müssen dringend vor dem Beharren bei der inneren oder expektativen Methode warnen. Es ist gar nicht zu bestreiten, daß wir bei derselben nicht selten die Kranken wieder für einige Zeit oder auch dauernd haben genesen sehen. Aber ebenso richtig ist es, daß andere fort und fort an ihrem kranken „Blinddarm" laborierten, daß der schließlichen Heilung manchmal monatelanges Siechtum vorhergegangen ist, bis es endlich dem Eiter beliebte, sich in den Darm oder die Blase zu entleeren, und daß auch von den diagnostizierten und lege artis behandelten Fällen immer wieder der eine oder der andere dem schrecklichen Tode durch Perforation und allgemeine Peritonitis anheimfiel.

Wie steht es dagegen heute? Da wir wissen, daß der Verlauf des einmal vorhandenen Prozesses ganz und gar unberechenbar ist und durch nicht operative Behandlung in keinem wesentlichen Punkte beeinflußt werden kann, und da wir uns immer wieder davon überzeugen, daß die regelrecht vollzogene Entfernung eines zwar kranken aber äußerlich noch wenig veränderten Wurmfortsatzes mit keiner Gefahr verbunden ist, und auch die gefürchtete herniöse Ausweitung der Narbe durch die zickzackförmige Durchtrennung der Schichten vermieden werden kann, so ziehen wir daraus die logische Folgerung, daß eine jede sichergestellte Entzündung des Processus vermiformis, wenn sie auch noch so geringfügige Erscheinungen hervorruft, möglichst bald der operativen Behandlung durch einen verläßlichen Chirurgen zugeführt werden soll. Wir lassen uns von dieser Maxime auch dadurch nicht abbringen, daß dabei immer auch eine Reihe von Wurmfortsätzen mit geringen, gerade noch nachweisbaren Veränderungen unter das Messer kommen. Wir sehen sie manchmal nur etwas verlängert und um ihre Achse gedreht, wir sehen sie durch dünne Pseudomembranen als Residuum früherer Entzündungen an das Cöcum fixiert, wir finden sie geknickt und die Schleimhaut an der Knickungsstelle blutig suffundiert, wir finden sie stellenweise ampullenartig erweitert und ein kleines Konkrement einschließend; wir sehen aber auch schon unter einem größeren Kotstein die Schleimhaut exulzeriert und die Serosa nahezu bloßgelegt, oder wir finden schon einen kleinen abgeschlossenen Eiterherd an dem blinden Ende des Fortsatzes. Aber abgesehen davon, daß wir durch die Radikaloperation alle von dieser Seite drohenden Gefahren gründlich beseitigen, erleben wir auch in den ganz leichten, in den allerersten Stadien befindlichen Fällen die große Genugtuung, die Kranken von ihren lästigen Beschwerden gründlich und definitiv befreit zu haben. Wenn z. B. eine meiner letzten Patientinnen, ein zwölfjähriges, sonst ganz gesundes Mädchen durch drei Vierteljahre Tag für Tag von Koliken gequält und dadurch im Verfolge ihrer Studien behindert war; wenn die Familie aus Furcht vor einer plötzlichen schlimmen Wendung auf die gewohnte Ferienreise verzichten mußte, und wenn dann durch die auf meinen Rat vorgenommene Operation zwar nur ein etwas verlängerter und torquierter, mit einem fäkulenten Inhalt erfüllter, aber sonst kaum veränderter Processus entfernt, zugleich aber völlige Gesundheit und absolute Schmerzfreiheit erzielt wurde, so glaube ich, daß damit die Berechtigung des Eingriffes zur Genüge erwiesen war.

Den gleichen Effekt habe ich auch bei einem meiner Söhne und in zahlreichen anderen Fällen erzielt; daneben aber auch immer wieder Gelegenheit gehabt, die traurigen Folgen der allzulangen Zögerung zu beobachten.

Nicht dringend genug kann man ferner davor warnen, Kinder, die auch nur im leisesten Verdachte einer vorhandenen oder für abgelaufen gehaltenen Entzündung des Wurmfortsatzes stehen, einem noch so geringen Trauma z. B. in Form von Turnen oder einer anderen sportlichen Übung auszusetzen. Ich sah ein Mädchen an einer foudroyanten Peritonitis zugrunde gehen, das aus einer Provinzstadt nach Wien gekommen war, um sich wegen einer minimalen Skoliose einer orthopädischen Behandlung zu unterziehen. Schon in der ersten Turnstunde erkrankte sie mit heftigen Schmerzen und Erbrechen und sie ging in wenigen Tagen an der sich unmittelbar anschließenden eitrigen Peritonitis zugrunde. Zu spät hatte man sich daran erinnert, daß sie vor einem Jahre eine kleine Blinddarmentzündung durchgemacht hatte, von der sie durch interne Behandlung scheinbar geheilt worden war. Ähnliche Fälle sind auch in der Literatur zu finden und beweisen nur aufs neue, daß man sein ärztliches Gewissen nicht mit einer scheinbaren Heilung der Entzündung in diesem so gefährlichen Organe beruhigen darf.

Bis zur Operation muß sich der Kranke selbstverständlich vollkommen ruhig verhalten und da es nicht unsere Sache sein kann, eine etwa vorhandene Eiterung noch zu befördern, sondern wir im Gegenteil wünschen müssen, den Entzündungsprozeß, so weit es in unserer Macht steht, einzuschränken, werden wir nicht warme Umschläge, sondern einen Eisbeutel auf die Blinddarmgegend applizieren. Die häufig, aber nicht immer vorhandene Obstipation darf während des Reizungsstadiums nicht mit Purganzen bekämpft werden, weil sie nicht Ursache der Krankheitserscheinungen, sondern durch die Krankheit bedingt ist, und wir bei der Unmöglichkeit, die Einzelheiten des verborgenen Prozesses zu erkennen, es nicht verantworten könnten, durch eine künstlich erzeugte Peristaltik möglicherweise eine schützende Adhäsion zu lösen oder den drohenden Durchbruch des Eiters zu beschleunigen. Heftige Schmerzen und Brechreiz verlangen eine dem Alter entsprechend dosierte Morphineinspritzung oder die Anwendung von Stuhlzäpfchen mit Opium oder Morphin; die manchmal auf diese Weise erzielte Beruhigung ändert aber nichts an der Indikation für die radikale Behandlung.

Eine zielbewußte Prophylaxe ist — abgesehen von der im unbedrohlichen Stadium der Krankheit vorzunehmenden Operation — aus dem Grunde nicht möglich, weil wir nicht wissen, welche Faktoren bei der Entstehung der Krankheit wirksam sind. Die sehr verbreitete Meinung, daß sie durch eine habituelle Stuhlverstopfung begünstigt wird, dürfte kaum der Wahrheit entsprechen und wird durch die Anamnese nur in wenigen Fällen scheinbar bestätigt. Eher wäre es verständlich, daß katarrhalische und enteritische Prozesse sich vom Blinddarm auf die Schleimhaut des Fortsatzes ausbreiten; aber auch dieses Moment tritt in der Anamnese nur selten deutlich hervor. Jedenfalls wird man aber gut daran tun, beide Arten von gestörter Darmfunktion, wenn sie vorhanden sind, in angemessener Weise zu behandeln; und da über die Therapie der akuten und chronischen Durchfälle bereits das Nötige gesagt wurde, wollen wir uns nunmehr auch mit den Maßnahmen gegen die **Stuhlverstopfung** beschäftigen.

Viele sonst gesunde und normal verdauende Brustkinder weichen insofern vom normalen Zustande ab, als sie nicht, wie die anderen, zwei- bis dreimal täglich ihren Darm entleeren, sondern, wenn man sie gewähren läßt, nicht einmal jeden Tag einen Stuhl produzieren. Sie leiden darunter meistens gar nicht oder sie zeigen nach einiger Zeit eine gewisse Unruhe, die durch die künstlich hervorgerufene Entleerung sofort beseitigt wird. Man soll es aber nicht so weit kommen lassen und instruiert daher die mit der Pflege des Kindes betraute Person dahin, daß sie nach 24 stündiger Verhaltung ein Wasserklysma mittelst Spritze oder Kanne appliziert. Es darf nur ein weiches, gut eingefettetes Rohr verwendet und dieses soll ziemlich weit eingeführt werden, weil das Wasser sonst den inneren Sphinkter nicht passieren und ohne Resultat entleert werden könnte. Manchmal genügt aber schon der Reiz des eingeführten Röhrchens, um die Entleerung des unmittelbar über dem After liegenden Stuhles zu bewirken. Wiederholt man diese Prozedur regelmäßig um dieselbe Stunde, dann wird sie meist bald überflüssig, weil endlich durch Gewöhnung eine spontane Entleerung um dieselbe Zeit zustande kommt. Innerliche Mittel haben bei diesem Zustande keinen Zweck; doch habe ich gelegentlich ein Löffelchen Syrupus mannatus oder Hydromel infantum ohne Nachteil anwenden gesehen. Bei künstlicher Ernährung kann zeitweilig Milchzucker statt Rohrzucker wegen seiner gelind abführenden Wirkung verwendet werden.

Später werden wir hören, daß die Stuhlverstopfung zu dem Symptomenkomplex gewisser kretinistischer Bildungen (Myxödem und Mongolismus) gehört und daß gerade dieser Teil des Krankheitsbildes durch die spezifische Behandlung mit Schilddrüsenpräparaten in auffallender Weise beeinflußt wird. Es wäre aber ganz verkehrt, diese Therapie auch gegen die Obstipation nicht kretinistischer Kinder in Anwendung ziehen zu wollen, wie dies von einigen empfohlen wurde.

Bei älteren Kindern hat die Stuhlverstopfung, wenn man von den seltenen anatomischen Ursachen absieht, entweder eine alimentäre oder eine psychische oder auch eine aus beiden kombinierte Grundlage. Man trifft sie nicht selten bei Kindern, die eine besonders ausgesuchte, leicht verdauliche, wenig Schlacke enthaltende Kost bekommen und hauptsächlich mit Milch, gebratenem Fleisch und feinen Mehlspeisen genährt werden, während ihnen gröbere Gemüse, Salat, rohes Obst, Schwarzbrot mit Butter und Ähnliches aus Ängstlichkeit entzogen wird. Hier hilft schon eine vernünftige Änderung der Diät oder auch eine planmäßige Zugabe von Speisen, die durch einen größeren Gehalt von unverdaulichen Bestandteilen einen stärkeren mechanischen Reiz auf die Darmschleimhaut ausüben und auf diese Weise die Peristaltik anregen, deren Schnelligkeit nach O. Cohnheim geradezu eine Funktion des Zellulosegehaltes der Nahrung ist. In dieser Richtung ist besonders Grahambrot von guter Wirkung, das mit einer dicken Butterlage meistens gerne genommen wird; aber auch Kraut, Kohl, Karotten, rohes Obst, besonders aber reichliche Portionen Erdbeeren, während gekochtes Obst nicht immer die gewünschte Wirkung hervorbringt. Also alles, was wegen des großen Gehaltes an unverdaulichen Teilen bei vorhandener Neigung zu flüssigen Entleerungen verpönt ist, ist aus demselben Grunde bei träger Peristaltik von Vorteil.

Nicht selten sind aber bei der habituellen Verstopfung auch psychische Momente beteiligt. Die verzärtelten Kinder, denen infolge ihrer ausgesuchten Kost der notwendige Anreiz zu den Entleerungen fehlt, sind zugleich auch zu bequem und zu willensschwach, um die etwa vorhandene Schwierigkeit durch etwas mehr Anstrengung zu überwinden. Hören sie dann vielleicht noch von älteren Familiengliedern, daß auch sie nur auf künstlichem Wege zu einem Stuhle gelangen können, dann wird die Sache besonders kritisch, weil sich bei den Kindern die Überzeugung festsetzt, daß auch sie unfähig sind, aus eigener Kraft ihre Pflicht zu erfüllen. Hier sieht man manchmal wunderbare Wirkungen von einer im richtigen Sinne angewandten Suggestion. So hatte ich mich bei den zwei Töchterchen einer nervösen Mutter längere Zeit vergeblich abgemüht, die Tag für Tag sich wiederholende Schwierigkeit der Stuhlentleerung zu bekämpfen. Da kam eine stramme norddeutsche Erzieherin ins Haus, die den Kindern mit der größten Entschiedenheit erklärte, daß sie täglich vor dem Frühstück ihren Stuhl haben „müssen"; und sofort war das Spiel gewonnen. Die Kinder müssen also in einem solchen Falle förmlich kommandiert werden; sie müssen zunächst unter Aufsicht und immer zur selben Stunde ihre Entleerung zustande bringen und wenn sie einmal die Überzeugung gewonnen haben, daß es gehen kann und gehen muß, dann entschließen sie sich auch zu jenem geringen Plus von Kraftleistung, das sie bisher nicht aufzubringen vermochten.

Von der vielgerühmten und vielfach verordneten Bauchmassage habe ich nur selten eine deutliche Wirkung gesehen. Gewöhnlich war sie bei den Kindern, die mir wegen ihrer habituellen Verstopfung vorgeführt wurden, schon durch längere Zeit ohne Erfolg angewandt worden und nicht selten gelang es mir in solchen Fällen, durch eine Kombination diätetischer und pädagogischer Maßregeln, zu denen auch Turnen, Schwimmen, Radfahren, Ballspielen u. dergl. zu rechnen sind, den beklagten Übelstand zu beheben.

Für vorübergehende Stuhlverhaltung sind Abführmittel und Klysmen nicht immer zu entbehren. An Laxantien und Purgantien ist bekanntlich eher Überfluß als Mangel. Ich habe bei Kindern meistens Tamar indien oder Feigensirup — beide sennahaltig — verwendet, kann aber auch den Faulbaumrindentee (Cortex rhamni frangulae) als ein nicht schlecht schmekkendes und schmerzlos wirkendes Mittel für ältere Kinder empfehlen. Auch ein kleines Klysma mit reinem Glyzerin oder ein mit Glyzerin gefülltes Stuhlzäpfchen erzielt meistens die gewünschte Wirkung.

Ausdrücklich möchte ich aber hervorheben, daß ich bei den gewöhnlichen, nicht anatomisch bedingten Stuhlverhaltungen, auch wenn sie mehrere Tage anhielten, niemals Erscheinungen beobachtet habe, die ich auf eine Aufnahme schädlicher Substanzen in die Zirkulation, also auf eine sogenannte Autointoxikation vom Darme her hätte beziehen können, und ich glaube daher, daß man mit der Anwendung dieses Terminus etwas vorsichtiger sein sollte. Damit soll natürlich nicht geleugnet werden, daß ungeheuere Stuhlansammlungen, wie sie z. B. bei dem sogenannten „Megacolon

congenitum" Hirschsprung beobachtet worden sind, — Concetti hat
einmal zwölf Kilo schwere Massen auf einmal herausbefördert — neben
lokalen Beschwerden auch allgemeine Krankheitserscheinungen hervorzurufen
imstande sind; aber gerade der Umstand, daß auch diese extremen Fälle von
Obstipation durch längere Zeit ohne allgemeine Erscheinungen und speziell
ohne Fieber verlaufen können, mahnt uns zur Vorsicht, damit wir nicht wieder
in den Fehler früherer Zeiten verfallen, wo man ohne weiteres bereit war,
ein ätiologisch nicht sofort klassifizierbares Fieber von der Stuhlverstopfung
abzuleiten und mit Purgiermitteln zu behandeln. Nichtsdestoweniger werden
wir unter allen Umständen bemüht sein, eine aus welchem Grunde immer
entstandene Koprostase mit den uns zu Gebote stehenden Mitteln zu bekämpfen.

Das lange Verweilen der Kotmassen im Dickdarm soll auch schon
aus dem Grunde nicht geduldet werden, weil sie durch Wasserresorption
immer konsistenter werden und durch Zusammenballen auch einen größeren
Querdurchmesser erlangen. Die auf diese Weise entstehenden harten und
umfangreichen Kotballen dehnen dann beim endlichen Passieren durch den
After diesen zu stark aus und rufen leicht kleine Einrisse in der Schleimhaut
hervor, die dann als „**Mastdarmfissuren**" oder richtiger gesagt als Rhagaden
an der Aftermündung bei jeder nachfolgenden Entleerung wieder auseinander gerissen werden und dabei heftige Schmerzen verursachen. Dadurch werden die Kinder veranlaßt, ihren Stuhl möglichst lange zurückzuhalten und es entwickelt sich dann ein eigentümliches Benehmen der
Kinder, das dem Kundigen sofort die wahre Sachlage verrät. Zunächst,
wenn sich der Stuhldrang geltend macht, zeigen sie ein sonderbares, zappeliges
Wesen; dann, wenn der Stuhl nicht mehr zurückgehalten werden kann,
erfolgt die Entleerung unter schmerzlichem Geschrei und nach vollendeter
Entleerung sind sie auffallend rasch zufrieden und beruhigt, bis sich am
nächsten Tage dieselbe Szene wiederholt. Man muß sich also jedesmal,
wenn über die Stuhlverhaltung eines jungen Kindes geklagt wird, danach
erkundigen, ob das Kind bei der Stuhlentleerung Schmerzen äußert, und wenn
dies bejaht wird, muß sofort eine Untersuchung des Afters vorgenommen
werden. Man zieht mit den beiden Daumen die Aftermündung auseinander und
sucht eine Falte nach der andern ab, bis man in einer oder auch in mehreren
eine lebhaft rote radiäre Linie findet, die sich von der blässeren Schleimhaut
scharf abhebt. Tiefere, mit einem Wundbelag bedeckte Einrisse kommen
bei jüngeren Kindern fast niemals vor; aber schon diese oberflächlichen
Läsionen genügen, um die geschilderten Erscheinungen hervorzurufen. Zum
Glück ist ihre Heilung auch ohne blutigen Eingriff und ohne Ätzmittel
leicht zu erzielen, und zwar in der Weise, daß man zweimal täglich eine
ausgiebige Wasserirrigation — mit mindestens einem Viertel Liter — vornehmen läßt und dadurch ein Herausschwemmen des aufgeweichten Kotes
ohne stärkere Dehnung des Afters erzielt. Das Kind soll also im Laufe einiger
Tage womöglich keinen Stuhl spontan absetzen, sondern durch die Irrigationen
allein entleert werden; und nach jeder Entleerung kann man noch eine
Präzipitatsalbe möglichst weit in den After hineinstreichen lassen. Auf
diese Weise ist es mir bei Säuglingen und bei jüngeren Kindern fast immer

gelungen, den schmerzhaften Zustand in wenigen Tagen zu beseitigen. Bei älteren Kindern sind solche Fissuren recht selten; die Diagnose ist aber viel leichter, weil die Patienten angeben können, was sie empfinden; und die Behandlung ist dann dieselbe wie bei Erwachsenen.

Während bei den Fissuren nur selten spärliche Blutstreifen an den entleerten Skybala sichtbar werden, findet man manchmal bei Kindern neben dem Kote große hellrote Blutstropfen in dem Geschirr, und solche Blutungen wiederholen sich dann fast bei jedem Stuhlgang. Wird Ihnen diese Tatsache berichtet, so können Sie daraus fast mit Sicherheit auf das Vorhandensein eines **Mastdarmpolypen** schließen. Setzt man das Kind auf den Topf und fordert es zum Drängen auf, so kann es gelingen, den sich herausdrängenden dunkelroten, bohnen- bis haselnußgroßen Körper zur Ansicht zu bringen. Viel expeditiver ist es aber, mit dem gut eingefetteten Zeigefinger in den Mastdarm einzugehen und die Wände der Ampulle abzusuchen, wobei man fast immer ohne weiteres den an einem Stile hängenden Polypen entdeckt. In den etwa 20 Fällen, die ich im Laufe der Jahre gesehen und behandelt habe, ist mir bei dem Versuche, den Polypen behufs Unterbindung und Abtragung herauszuziehen, jedesmal der Stil abgerissen, so daß ich den Begleitern das Corpus delicti sofort präsentieren konnte; und in allen Fällen war damit die Sache erledigt, weil sich die Blutungen nicht mehr wiederholten. Wem aber dieser Vorgang nicht schulgerecht erscheint, der mag die Unterbindung und Abtragung mit Hilfe des Spekulums vornehmen. Das Gebilde besteht aus Schleimhaut und aus adenoidem Gewebe. Warum es gerade an dieser Stelle und gerade nur im frühen Kindesalter entsteht, ist vorläufig unbekannt. Hauptsache dabei ist die richtige Diagnose, die auch schon die richtige Behandlung in sich schließt. In einigen meiner Fälle waren, weil die Ursache der Blutungen nicht erkannt worden war, wochen- und monatelang Klysmen mit Eiswasser oder mit adstringierenden Flüssigkeiten, natürlich ohne jeden Erfolg, angewandt worden.

Keinerlei diagnostische Schwierigkeit bereitet dagegen die Diagnose des bei Kindern ziemlich häufigen **Vorfalls des Mastdarms.** Meistens jüngere Kinder im Alter von zwei bis vier Jahren, selten ältere drücken bei jedem Stuhlgang den unteren Teil des Mastdarms in Form eines mehrere Zentimeter langen Zapfens hervor, an dessen kuppenförmigem Ende ein medianes Grübchen dem Darmlumen entspricht. Im Anfang des Leidens geht dieser Vorfall meistens von selber zurück; bei öfterer Wiederholung bleibt er auch draußen und muß zurückgedrängt werden, wozu man entweder ein eingefettetes Läppchen oder noch besser einen Gazetampon benützt. Die Kinder scheinen dabei keine Schmerzen zu empfinden; die Sache sieht aber erschreckend aus und versetzt die Umgebung in große Aufregung. Zur Heilung ist es vor allem notwendig, eine etwa bestehende Obstipation nach den früher besprochenen Grundsätzen zu beseitigen; nur darf man hier dem Kinde auf keinen Fall erlauben, längere Zeit auf dem Topfe zu sitzen und zu pressen, sondern man wird lieber trachten, den Stuhl durch Wassereingießungen auf der Leibschüssel herauszubefördern. Kommt es später, bei der üblichen Art der Entleerung, doch wieder zum Prolaps, dann kann man den zur Reposition verwendeten Tampon mit Tanninpulver bestreuen und auf diese Weise eine adstringierende Wirkung auf die Schleimhaut versuchen. Wenn der Vorfall auch ohne Stuhl, z. B. bei Hustenanfällen heraustritt, wird man dies durch einen breiten, quer über die aneinandergepreßten Nates dicht oberhalb der Aftermündung befestigten Heftpflasterstreifen verhindern können. Mit diesen relativ einfachen Mitteln ist es mir immer gelungen, eine endliche Heilung herbeizuführen, womit aber nicht gesagt ist, daß nicht in Ausnahmefällen auch eingreifendere Maßnahmen (Thermokauter, Resektion) notwendig werden könnten.

Der Mastdarm ist häufig auch der Sitz eines Schmarotzers, der den Kindern manchmal nicht geringe Beschwerden verursacht. Ich meine den **Oxyuris vermicularis,** auch Spring- oder Fadenwurm genannt. Die Tiere sind meistens in großer Zahl vorhanden und verursachen ein lästiges Jucken, das besonders am Abend, wenn die Kinder zu Bett gebracht werden, sehr heftig wird und manchmal die sonderbarsten Abwehrbewegungen hervorruft. So sah ich einmal ein kleines Mädchen, das sich jeden Abend trotz aller Abmahnungen in ihrem Bettchen unter Weinen und Wimmern auf den Kopf zu stellen suchte, bis man endlich erriet, daß sie durch heftiges Jucken im After dazu veranlaßt wurde, und durch Abtöten der Würmer ihre sonderbare Gewohnheit beseitigte. Noch häufiger ist das Bohren mit dem Finger in der Analgegend und auf diese Weise werden die hier von den auswandernden Weibchen in großer Menge abgelagerten Eier leicht wieder in den Mund befördert, wodurch der Darmkanal immer wieder infiziert wird. Auf irgend eine Weise gelangen die Eier aber auch in einen neuen Wirtsorganismus, und so kommt es, daß oft auch mehrere Hausgenossen an demselben Übel laborieren.

Hat man nun einmal den Verdacht auf die Anwesenheit dieser Würmchen gefaßt, dann kann man sich dadurch volle Gewißheit verschaffen, daß man eine reichliche Wassereingießung vornimmt und das ausfließende Wasser in einer dunkeln Schale auffängt. Man sieht dann zahlreiche, sich lebhaft bewegende, etwa einen Zentimeter lange, weiße Fädchen, das sind die Weibchen des Schmarotzers, während die kleineren, hakenförmig gekrümmten Männchen immer in viel geringerer Anzahl vorhanden sind. Diese bequeme Untersuchungsmethode macht das umständliche Suchen nach den Eiern in den Fäzes umso überflüssiger, als es selbst bei sicherer Anwesenheit der Würmchen nicht immer zum Ziele führt.

Ist aber die Diagnose gesichert, dann steht man vor der keineswegs leichten Aufgabe, die lästigen Schmarotzer gründlich zu beseitigen. Dazu dienen vor allem häufig wiederholte Ausspülungen des Mastdarms mit kaltem Wasser, also gewissermaßen eine rein mechanische Reinigung. Außerdem hat man aber auch die verschiedensten giftig wirkenden Flüssigkeiten benutzt, von denen die abscheulich riechenden Knoblauchklistiere die größte Popularität erlangt haben. Ob diese auch verdient ist, möchte ich nicht mit Bestimmtheit behaupten, weil auch nach der Anwendung des Mittels öfters Rezidiven vorkamen, so daß man sich genötigt sah, zu Sublimat, Lysol und anderen nicht ganz unbedenklichen Mitteln zu greifen. Ich selbst habe in den letzten Jahren mit der Eingießung von frisch bereitetem Kalkwasser sehr gute Resultate erzielt, indem Kranke, die trotz der verschiedensten Mittel — auch Santonin interne — seit Jahren von diesem Ungeziefer geplagt waren, in einigen Wochen bei anfangs täglich und dann immer seltener wiederholten Eingießungen definitiv befreit wurden. Aber neben den rektalen Eingießungen ist immer auch auf häufiges Baden, Wechseln der Wäsche und Bettwäsche und besonders auf gründliche Reinigung der Finger und Fingernägel Gewicht zu legen, weil nur auf diese Weise die neuerliche Infektion durch die 10 000 Eier, die jedes einzelne Weibchen produziert, vermieden werden kann.

Nicht so häufig wie die Oxyuren, aber immerhin noch häufig genug beherbergt der Darm der Kinder, und zwar diesmal der Dünndarm, eine andere Nematode, den Ascaris lumbricoides oder den **Spulwurm.** Er ist wegen seiner Größe (20—30 Zentimeter) auch den Laien wohlbekannt und wir können daher auf seine nähere Beschreibung verzichten. Zumeist ist er nur in wenigen Exemplaren vorhanden, es sind aber auch schon 30—50, ja sogar mehr als 100 Würmer in kurzer Zeit abgegangen oder bei der Obduktion gefunden worden. Wenn sie in solchen Massen auftreten, können sie auf mechanischem Wege schwere und tödliche Erscheinungen hervorrufen, z. B. Darmverschluß, Erstickung durch einen im Ösophagus steckenden und die Trachea komprimierenden Knäuel usw. Auch einzelne Würmer können durch Verschluß des Kehlkopfes, Eindringen in den Gallengang, Austritt durch ein Darmgeschwür in den Peritonealraum verhängnisvoll werden. Ob aber gewisse Ausscheidungen der Parasiten auf chemischem Wege Krankheitserscheinungen, namentlich in der Nervensphäre, hervorrufen können, ist noch immer nicht entschieden. Theoretisch ist eine solche Wirkung sicherlich möglich, weil man mit dem Safte zerquetschter Würmer bei Tieren Vergiftungserscheinungen hervorrufen konnte. Aber auch die Skepsis hat eine gewisse Berechtigung und zwar aus zweierlei Gründen. Erstens verfügt ein jeder beschäftigte Arzt über zahlreiche Beobachtungen, in denen vollständig gesunde Kinder spontan oder auf wurmtreibende Mittel einzelne oder auch zahlreiche Würmer entleert haben; und dann wirkt auch noch die sicherlich berechtigte und wohltätige Opposition gegen die frühere Lehre von der pathogenetischen Allmacht der „Verminosis“ nach, weil es durch die Fortschritte der Diagnostik und der anatomischen Kenntnis der Kinderkrankheiten möglich geworden ist, die „Wurmkrämpfe“, die „Febris vorminosa“ und das übrige Heer von Wurmkrankheiten in gleicher Weise wie die „Zahnkrämpfe“, das „Zahnfieber“ und die anderen „Krankheiten der Zahnung“ als die Äußerungen jetzt wohlbekannter und anatomisch scharf definierbarer Erkrankungen zu entlarven. Es ist also immerhin möglich, daß diejenigen wieder in das andere Extrem verfallen, welche allgemeine Erscheinungen infolge der Anwesenheit von Spulwürmern im Darmkanale leugnen und darauf hinweisen, daß die Spulwürmer bei Erkrankungen der Kinder oft spontan abgehen und dadurch den Anschein erwecken können, als ob die Krankheit von den Würmern herstamme, während die Würmer nur durch die Krankheit vertrieben werden. Wenn ich aber selbst mich darüber äußern soll, so kann ich nur, ohne ein definitives Urteil zu fällen, auf Grund meiner Erfahrungen behaupten, daß ich — außer dem Abgang der Würmer — niemals Erscheinungen beobachtet habe, die ich mit ihrer Anwesenheit im Darmkanal in einen ursächlichen Zusammenhang hätte bringen können. Das von manchen noch immer als pathognomonisch angesehene Bohren in der Nase kommt bei askarisfreien Kindern sicher noch häufiger vor als bei wurmkranken und es fehlt bei wohlerzogenen Kindern auch dann, wenn sie Spulwürmer in ihrem Darm beherbergen.

Trotz dieser relativen Unschädlichkeit werden wir jedesmal, wenn der Abgang eines Spulwurms den Verdacht auf das Vorhandensein weiterer Exemplare erweckt, ohne Zögern zu einer gegen sie gerichteten Behandlung schreiten. Man kann ja auch eine Untersuchung des Stuhles auf Askarideneier vorausschicken, die leicht ausführbar ist, indem man mittels der Jehle'schen Sonde Stuhlpartikel aus dem Mastdarm hervorholt und diese unter dem Mikroskop untersucht. Da ein Weibchen (nach Leuckart) mehrere Millionen Eier produziert, so ist die Untersuchung nach Abgang eines Wurms in den meisten Fällen erfolgreich. Allerdings weiß man dann noch immer nicht bestimmt, ob noch andere Würmer zurückgeblieben sind. Man wird also auf alle Fälle, ohne Rücksicht auf das Resultat der Untersuchung oder auch ohne eine solche ein Wurmmittel verordnen, und zwar hält man sich am besten an das aus den Zittwersamen bereitete Santonin, das auch in den in der Apotheke vorrätigen Wurmzeltchen, und zwar zu 0,025 g in einem jeden, enthalten ist. Man gibt also an drei aufeinanderfolgenden Tagen früh und abends eine solche Pastille und läßt am Schluß ein Abführmittel folgen. Da aber ein längeres Verweilen des Mittels im Darm überflüssig und möglicherweise durch Resorption des für den Menschen auch nicht ganz indifferenten Santonins schädlich sein könnte, ist es noch richtiger, dieses zugleich mit einem Abführmittel zu geben, also z. B. Kalomel und Santonin, je 0,2—0,3 mit 3 g Zucker in 6 Dosen, früh und abends ein Pulver; oder für kleine Kinder, die weder Zeltchen noch Pulver schlucken können, eine weiche Pasta aus 0,2 g Santonin und je 20 g Rizinusöl und gepulvertem Zucker, in drei Tagen zu verbrauchen[1]). Diese Kur genügt in den meisten Fällen, um vorhandene Würmer zu beseitigen.

Prophylaktisch ist es wichtig, die Beschmutzung der Finger mit Erde zu verhindern oder, wenn eine solche stattgefunden hat, sie gründlich zu reinigen. Die Infektion erfolgt nämlich in der Weise, daß sich die mit den Ausleerungen in die Erde gelangten Eier daselbst weiter entwickeln und dann mit dem in der Entwicklung begriffenen Embryo in den Mund und in den Darmkanal gelangen, wo sie zu geschlechtsreifen Würmern heranwachsen (Epstein). Daher auch die unvergleichlich größere Häufigkeit dieser Parasiten bei den Landbewohnern im Vergleiche mit den städtischen Kindern.

Viel seltener als diese beiden Arten von Rundwürmern werden im Kindesalter **Bandwürmer** angetroffen, aber sie fehlen auch hier in keinem, selbst noch so frühen Lebensalter. Vor einigen Dezennien hat man sogar die Taenia saginata bei kleinen Kindern förmlich gezüchtet, indem man ihnen, wenn sie verdauungskrank geworden waren, aus Gründen, die uns jetzt kaum mehr verständlich sind, fein gehacktes rohes Rindfleisch als Nahrung verabreichte, wodurch man zwar ihre Dyspepsie nicht beseitigte,

---

[1]) In einigen neueren Lehrbüchern ist die Dosierung des Santonins entschieden zu niedrig gegriffen. Ich habe von obigen Dosen nie einen Schaden gesehen.

ihnen aber dafür fast sicher einen Bandwurm prokurierte. Für unsere Gegend
kommt außer dieser Rindertänie ohne Hakenkranz eigentlich nur noch
die mit einem Hakenkranz versehene Taenia solium in Betracht, die das
Schwein als Zwischenwirt bewohnt. Da die Finnen durch Kochen abgetötet
werden, kann die Bandwurmkrankheit sicher vermieden werden, wenn man
sich des Genusses von rohem Fleische enthält. Ist aber die Taenia einmal
vorhanden, dann verursacht sie in der Regel auch keine Beschwerden, und
ihre Anwesenheit wird nur durch den Abgang der Proglottiden bemerkt.
Ich kenne einen fast vierzig Jahre alten Herrn, der seit seinem zehnten
Jahre einen Bandwurm in seinem Darm beherbergt, weil er nach einer einmal mißlungenen Kur sich nicht zu einer Wiederholung derselben entschließen
kann. Es gehen immer noch Glieder ab, aber er erfreut sich dabei einer gänzlich ungetrübten Gesundheit und eines blühenden Aussehens.

Die Bandwurmkur, die bekanntlich auch beim Erwachsenen nicht
immer leicht von statten geht, ist bei Kindern noch mit besonderen Schwierigkeiten verbunden, weil man ihnen die meist schlecht schmeckenden Mittel
weder in Oblaten (Kamala, Koussin, Pelletierinum tannicum), noch in
Kapseln (Extr. filicis maris aethereum) beibringen kann. Das letztgenannte
Mittel habe ich niemals in Anwendung zu ziehen gewagt, weil in der Literatur
nicht wenige Fälle von totaler Erblindung und von tödlicher Vergiftung
bei den gewöhnlich angewendeten Dosen dieses Extraktes existieren — erst
vor wenigen Jahren ist in Wien ein Todesfall vorgekommen — und weil
ich nicht einsehen kann, wie man trotzdem dieses gefährliche Mittel in aller
Seelenruhe verordnen und empfehlen kann. Der Verzicht fällt aber um so
leichter, als wir in der Granatwurzelrinde ein verläßliches Mittel besitzen,
das, in der richtigen Weise angewandt, auch im Kindesalter meistens den
gewünschten Erfolg herbeiführt. Früher, als man die Rinde nicht nur durch
24 Stunden mazerierte, sondern dann auch noch kochte („dein coque!“),
wurde das Dekokt wegen seines abscheulichen Geschmackes auch von stand-
haften Leuten fast immer erbrochen und es bedeutete daher einen großen
Fortschritt, als man, wie ich glaube, durch Niemeyer erfuhr, daß die Mazeration allein auch ohne Abkochung ein ebenso wirksames Präparat liefert,
das aber wegen des Fehlens der gegen den Wurm unwirksamen harzigen
Bestandteile gar nicht schlecht schmeckt und daher von Erwachsenen und
von älteren Kindern, wie ich mich oft überzeugen konnte, ohne besonderen
Widerwillen getrunken und auch behalten wird. Kleine Kinder sind dazu
allerdings nicht zu haben; man kann aber das Mittel trotzdem auch bei
ihnen verwenden, indem man es mit dem Magenschlauch eingießt, der aber
in diesem Falle nicht durch den Mund, sondern durch ein Nasenloch eingeführt werden soll, weil man dadurch den Brechreiz und das Würgen vollkommen umgeht. Auch soll, um den Widerstand der Bauchpresse zu vermeiden, das Ende des Schlauches nicht bis in den Magen, sondern nur in
den unteren Teil der Speiseröhre vorgeschoben werden. Gebraucht man
dabei noch außerdem die Vorsicht, nicht die ganze Portion auf einmal einzugießen, wobei die Überfüllung des Magens leicht zu einem Regurgitieren
des Überschusses führt, sondern die Eingießung in zwei durch eine Viertelstunde getrennten Etappen vorzunehmen, dann gelingt es fast immer, die

Eingießung glücklich zu beenden und diese ist dann auch ziemlich regelmäßig von dem Abgange der vollständigen Würmer gefolgt. Seitdem ich
diese Methode angenommen habe, hatte ich nur selten über Mißerfolge zu
klagen und es ist mir gelungen, ein kleines Museum von Bandwurmköpf-
chen — mit und ohne Hakenkranz — anzulegen.

Für Kinder verschreibe ich ein Mazerationsinfusum von 50 g Rinde
auf 150 Kolatur. Sie bekommen am Vortage ein Abführmittel (Aqua laxativa viennenis oder Faulbaumrindentee), am Vorabend und am Morgen nur
flüssige Nahrung, und einige Stunden nach dem Frühstück wird die Eingießung in der beschriebenen Weise vorgenommen. Ein abermaliges Laxans
hat sich selten als notwendig erwiesen. In einigen Fällen kam zwar der
ganze Wurm mit Einschluß der ganz dünnen Glieder, aber ohne den Kopf
zum Vorschein. Trotzdem sind Jahre hindurch keine Glieder abgegangen
und auch die Untersuchung des Stuhles auf Tänieneier hatte später keinen
Erfolg. Das Fehlen des Kopfes bedeutet also nicht in allen Fällen ein Miß-
lingen der Kur. —

Im Anschluß an diese Krankheiten, die sich im Darmkanal selbst
abspielen, wollen wir auch einige für die Praxis wichtige Affektionen seiner
Adnexa besprechen und wenden uns zunächst an das Bauchfell.

Von den Entzündungen des Bauchfells haben wir schon diejenigen
flüchtig erwähnt, die bei Kindern zu der Invagination des Darmes und
zur Entzündung des Wurmfortsatzes hinzutreten. Es gibt aber auch Formen
der Peritonitis, bei denen ein Zusammenhang mit einer anderen primären
Erkrankung nicht deutlich hervortritt und die man daher als idiopathische
Bauchfellentzündungen beschrieben hat. Dazu gehört vor allem die im frühen
Kindesalter ziemlich häufige **Peritonitis serosa** oder die „aszitesähnliche
Bauchfellentzündung“, die ein ziemlich scharf umschriebenes Krankheitsbild darstellt. Man beobachtet nämlich nicht selten, daß bei einem bisher
für gesund gehaltenen, höchstens ein wenig blassen Kinde sich der Unterleib allmählich vergrößert, so daß das Kind die für die Bauchwassersucht
charakteristische lordotische Rumpfhaltung annimmt; und wenn man nun
den Bauch des Kindes — nach Entleerung der Blase und des Mastdarms —
untersucht, findet man die bekannten Erscheinungen der Flüssigkeitsan-
sammlung im freien Bauchraum, also Undulation und Schallwechsel, indem
bei Änderungen der Lage der Perkussionsschall immer an den abhängigen
Stellen leer und an den höher gelegenen tympanitisch erscheint. Öfters
waren in meinen Beobachtungen zugleich mit dem Aszites auch flüssige
Stuhlentleerungen aufgetreten und dauerten noch immer fort; dagegen fehlt
das Fieber entweder ganz oder es beschränkt sich auf ganz geringe abend-
liche Temperaturerhöhungen.

Dieser Zustand kann, wenn man die Kinder weiter herumgehen oder
vielmehr herumwanken läßt und ihnen ihre gewöhnliche Kost gestattet,
monatelang unverändert bleiben, wobei der Ernährungszustand nicht auffallend zu leiden braucht. Bringt man sie aber zu Bett und gestattet ihnen,
ob Diarrhöen vorhanden sind oder nicht, nur flüssige oder breiige Kost,
wie wir dies beim Darmkatarrh älterer Kinder besprochen haben (S. 175),
so verschwinden auch hier zunächst die Durchfälle; allmählich nimmt der

Bauchumfang ab, die Flüssigkeit im Bauchraume wird immer geringer und endlich gar nicht mehr nachweisbar; das normale Aussehen und der rege Appetit kehren zurück und endlich vertragen sie auch die normale Kost und den aufrechten Gang, ohne daß dadurch wieder Diarrhöe und Exsudation hervorgerufen wird; mit einem Wort: man kann sie als geheilt betrachten und sie bleiben auch dauernd gesund, wie ich mich in mehreren Fällen zu einer viel späteren Zeit zu überzeugen Gelegenheit hatte.

Neben der diätetischen Behandlung und der Liegekur habe ich auch Prießnitzumschläge und verschiedene Einreibungen in die Bauchhaut, in den letzten Jahren besonders Schmierseife (oder eine weniger schlechtriechende Mischung von Spiritus saponis kalinus und Glyzerin) angewandt, bin aber nicht sicher, ob ich damit die Heilung wesentlich gefördert habe. Resorbierende Einreibungen allein führen nicht zum Ziel, wie ich mich an Kindern überzeugen konnte, die mir nach längerer Anwendung von solchen vorgeführt wurden; dagegen sah ich auch Heilungen ohne Jodsalbe und ohne Schmierseife, z. B. bei einem zweijährigen, ziemlich stark rachitischen Töchterchen eines Kollegen, dessen Bauchexsudat so bedeutend war, daß der Vater schon bereit war, in die ihm von anderer Seite vorgeschlagene Punktion einzuwilligen. Auf meinen Rat wurde damit noch zugewartet, das Kind blieb dauernd im Bette, bekam Milchdiät und Phosphorlebertran, war nach einigen Wochen von seiner Bauchwassersucht und nach einigen Monaten von der Rachitis geheilt und ist auch jetzt, zwölf Jahre alt, gesund und kräftig geblieben.

Sie werden nun nicht wenig verwundert sein zu hören, daß diese Affektion trotz ihres auch von anderen in gleicher Weise beobachteten gutartigen Verlaufes doch jetzt ziemlich allgemein als **tuberkulöse Peritonitis** angesehen wird und daß auch ich geneigt bin, mich dieser Anschauung anzuschließen. Man hat nämlich mit dem Exsudate solcher aszitesähnlicher Bauchfellentzündungen bei Meerschweinchen Tuberkulose hervorrufen können; man hat ferner einige Male Gelegenheit gehabt, solche Fälle zu obduzieren und hat Tuberkeln im Bauchfell gefunden; man hat auch denselben Befund bei dem zu kurativen Zwecken vorgenommenen Bauchschnitt erheben können und endlich hat man den Übergang einer scheinbar gutartigen Form der serösen Peritonitis in eine knollig-tuberkulöse beobachtet. Dagegen kann die von mir und anderen so häufig beobachtete Heilung nicht mehr als Gegenbeweis angesehen werden, seitdem man gesehen hat, daß selbst schwere Formen der Bauchfelltuberkulose ausheilen können. Hat man doch solche Kinder laparotomiert und sich später bei einer zweiten Laparotomie überzeugen können, daß die früher in Massen vorhanden gewesenen Tuberkeln vollständig geschwunden waren.

Ich selbst kam in die Lage, einen fünfjährigen Knaben einer an Phthise verstorbenen Mutter wegen Ileus infolge von konstringierenden tuberkulösen Schwarten des Peritoneums laparotomieren zu lassen. Der Operateur mußte den ganzen Dünndarm durch die Finger passieren lassen, um an zahlreichen Stellen das Debridement der geknickten Darmschlingen vorzunehmen. Trotzdem erfolgte Genesung und der Knabe ist noch heute, nach acht Jahren, gesund und kräftig.

Natürlich ist der Verlauf nicht in allen Fällen von tuberkulöser Peritonitis so günstig, wie in diesem und in zahlreichen anderen, von den verschiedensten Beobachtern geschilderten Fällen, wo die Laparotomie ebenfalls rasche Heilung herbeigeführt hat. Häufig flackert die Tuberkulose entweder im Bauchfell selbst oder in anderen Organen wieder auf und führt namentlich häufig zum Tode durch Meningitis. Ich glaube aber doch, daß der so häufig gemeldete, auffallend günstige Erfolg des Bauchschnittes dazu aufmuntern sollte, diese Operation nicht nur da vornehmen zu lassen, wo sie, wie in dem geschilderten Falle, durch eine dringende Indicatio vitalis vorgeschrieben ist, sondern jedesmal, wenn das Leben durch andauerndes Fieber und Zunahme der peritonitischen Erscheinungen bedroht erscheint. Dieselbe Indikation scheint mir auch für jene Fälle zu gelten, wo eitriges Exsudat entweder in der freien Bauchhöhle oder in einem abgesackten Raume vorhanden ist, gleichviel ob die Eiterung durch den Tuberkelbacillus oder den Pneumococcus oder einen anderen Eitererreger hervorgerufen und unterhalten wird. So wenig wir es heute noch darauf ankommen lassen, daß sich ein Empyem der Pleura wieder aufsaugt oder nach außen durchbricht, so wenig gerechtfertigt erscheint es jetzt noch, sich bei einer chronischen eitrigen Peritonitis auf die Vis medicatrix naturae zu verlassen. Dagegen ist es nach den vielfachen Erfahrungen über den günstigen Verlauf der serösen Form der chronischen Bauchfellentzündung ganz selbstverständlich, daß wir an eine operative Behandlung derselben auch dann nicht denken, wenn wir sie im Verdacht haben, auf tuberkulöser Basis entstanden zu sein, und wenn dieser Verdacht, wie es in einigen unserer Beobachtungen der Fall war, durch den positiven Ausfall der Pirquet'schen Reaktion noch bestärkt wurde.

Eine auffällige Vergrößerung des Abdomens kann — außer dem peritonitischen Exsudat und der symptomatischen Bauchwassersucht — auch noch durch Vergrößerung der Leber oder der Milz oder durch eine Kombination von beiden zustande kommen, wie wir sie bei der Anaemia splenica der schwer Rachitischen kennen lernen werden. Die häufigsten Ursachen stärkerer **Lebervergrößerung** sind: angeborene Syphilis und chronische Alkoholvergiftung. Die ziemlich große Häufigkeit der Alkoholleber, namentlich unter den Kindern der ärmeren Bevölkerung, haben wir bereits hervorgehoben und es muß noch einmal betont werden, daß im kindlichen Alter relativ kleine Quantitäten von Bier oder Wein, wenn sie nur regelmäßig oder sehr häufig gegeben werden, schon hinreichen, um eine Anschwellung der Leber zu bewirken, die sich aber, wenn der Alkohol weggelassen wird, meistens wieder rasch zurückbildet. Da aber nicht alle Kinder eine Leberschwellung bekommen, wenn sie täglich ein geringes Quantum eines alkoholischen Getränkes zu sich nehmen, muß man vielleicht annehmen, daß eine besondere Empfindlichkeit des Lebergewebes dazu erforderlich ist; und da wir auf der anderen Seite sehen, daß manche Kinder auch ohne Alkohol nach einer Infektionskrankheit, besonders nach Scharlach oder Masern, eine mehrere Monate andauernde Lebervergrößerung bekommen, so könnte man daran denken, daß möglicherweise die Leber eines Kindes, das kurz zuvor eine Infektionskrankheit durchgemacht hat, durch die Giftwirkung des Alkohols leichter erkrankt als eine vollkommen normale, und daß in solchen Fällen die immer wieder neu zugeführten Alkoholdosen nur die Rückbildung der Schwellung verhindern. Jedenfalls erwächst uns aber auch daraus die Pflicht, wenigstens die eine der konkurrierenden Schädlichkeiten, so weit es in unserer Macht steht, auszuschalten.

Den Übergang in das Stadium der Schrumpfung habe ich trotz der häufigen Beobachtung von hypertrophischer Leberzirrhose bei Alkohol genießenden Kindern in keinem einzigen Falle beobachtet; es sind aber in der Literatur auch solche Fälle verzeichnet. Wahrscheinlich sind dazu größere Dosen erforderlich, als sie bei uns üblich sind.

Während die hier besprochenen Leberschwellungen fast immer ohne Zeichen von Gelbsucht auftreten und verlaufen, gibt es eine andere, viel häufigere Leberaffektion, bei der gerade die Gelbsucht im Vordergrunde des Krankheitsbildes steht. Ich meine den Icterus catarrhalis, der aber eigentlich als **Icterus infectiosus** bezeichnet werden sollte.

Diese Krankheit verläuft so, daß nach kurzen, manchmal aber auch mehrtägigen Prodromen, die auf eine Magenstörung hinzuweisen scheinen — Appetitlosigkeit, Übelkeit, Erbrechen, belegte Zunge — eine Gelbfärbung der Haut und der Skleren sichtbar wird, wobei der Harn durch Beimengung von Gallenfarbstoffen eine dunkle, dem bayrischen Bier ähnliche Färbung bekommt, während die acholischen Stühle eine graue oder weißliche Färbung zeigen. Die Lebergegend ist dabei meistens auf Druck empfindlich; manchmal, aber nicht immer, ist auch eine mäßige Schwellung der Leber nachweisbar. Sowie die Gelbfärbung deutlich geworden ist, verschwinden gewöhnlich die allgemeinen Erscheinungen und das manchmal vorhandene Fieber, und auch die Magenstörungen klingen bald ab, so daß die Patienten sich leidlich wohlbefinden und nur das gelbe Kolorit sie noch als krank erscheinen läßt. Aber auch dieses verschwindet meistens bald und dauert, namentlich bei Kindern, nur selten länger als eine oder zwei Wochen, um dann ohne Zurücklassung irgend einer Störung zu verschwinden.

Der Grad der Gelbsucht ist sehr verschieden und schwankt zwischen einer eben nachweisbaren Gelbfärbung der Haut und der blässeren Stellen des Gaumens bis zu einer gesättigten Zitronenfarbe der Haut. Doch sind auch hier die geringeren Grade bei Kindern häufiger als die stärkeren.

Im Gegensatze zu der früheren Anschauung, welche dieses Krankheitsbild von einem Fortschreiten eines primär entstandenen Gastrointestinalkatarrhs auf die Gallenwege ableitete, befestigt sich jetzt immer mehr die Überzeugung, daß man es mit einem infektiösen Prozeß zu tun hat, dessen unbekannter Erreger in irgend einer Weise auf die Leber einwirkt und ihre Zellen veranlaßt, ihre Produkte — Gallensäure und Gallenfarbstoff — nicht in die Gallengänge, sondern in die Blutwege zu entleeren (Paracholie); und zwar liegt das hauptsächliche Motiv für diese geänderte Auffassung, welche die Verdauungsstörungen nicht als die Ursache der Gelbsucht, sondern nur als Begleitsymptome derselben ansieht, in den sich immer mehr häufenden Beobachtungen eines epidemischen oder endemischen Auftretens der Krankheit. In der Tat muß es einem jeden auffallen, der über ein größeres ambulatorisches Kindermaterial verfügt, daß er oft durch längere Zeit nicht einen einzigen Fall zu sehen bekommt und daß dann plötzlich nacheinander eine ganze Reihe von ikterischen

Kindern vorgestellt wird. Auch liegen mehrfache Berichte über epidemisches Auftreten der Gelbsucht in manchen Städten und selbst in ganzen Ländern vor. Ich selbst verfüge aber auch über einige recht bezeichnende Fälle aus der Familienpraxis.

Ich wurde von einem Kollegen zu Rate gezogen, weil zwei Geschwister, Mädchen von 7 und 9 Jahren, gleichzeitig von heftigem Erbrechen befallen worden waren. Ich sah sie am dritten Tage der Erkrankung und fand bei der jüngeren, bei der das Erbrechen nur einen Tag gedauert hatte, schon deutliche Zeichen von Gelbsucht, während die ältere noch fort und fort erbrach und in der Zwischenzeit sehr matt und etwas schlummersüchtig dalag. Ich glaubte, die Eltern und den Arzt, der an Meningitis dachte, mit Hinweis auf die bei der einen Kranken schon deutlich deklarierte Gelbsucht beruhigen zu können; und in der Tat kamen auch bei ihr, nachdem das Erbrechen volle fünf Tage angedauert hatte, nebst einem Herpes labialis alle Erscheinungen des Ikterus zum Vorschein. Der weitere Verlauf war dann in beiden Fällen normal. — Ein andermal sah ich im Verlaufe von zwei Wochen zwei Geschwister und ihre Mutter an Gelbsucht erkranken.

Das gleichzeitige Auftreten der Krankheit im ersten Falle spricht für eine gemeinsame Infektionsquelle, während das Aufeinanderfolgen mehrerer Fälle in mehrtägigen Intervallen sogar an die Möglichkeit einer kontagiösen Übertragung denken läßt, welche in dem folgenden Falle sogar einen ziemlich hohen Grad von Wahrscheinlichkeit erreicht.

Ein achtjähriges Mädchen erkrankt an hohem Fieber (Abendtemperatur nahe an 40°), Appetitlosigkeit und Magenschmerzen. Nach fünftägiger Dauer des Fiebers kommen die gewöhnlichen Erscheinungen des „katarrhalischen" Ikterus zum Vorschein, der in der üblichen Weise verläuft. Es konnte aber eruiert werden, daß sechs Tage vor Beginn des Fiebers eine Gespielin zu längerem Besuche anwesend war, die am nächsten Tage an Gelbsucht erkrankte.

In all den zahlreichen Fällen, die ich im Laufe der Jahre gesehen habe, war der Verlauf günstig, und ich möchte daher bezweifeln, ob der Übergang einer so häufigen und gutartigen Erkrankung in die so seltene und immer zum Tode führende **gelbe Leberatrophie** vorkommen kann. Wahrscheinlich ist bei dieser eine andere Krankheitsursache im Spiel.

Daraus, daß der infektiöse Ikterus nach einer kurz befristeten Krankheitsdauer immer günstig verläuft, geht hervor, daß wir bei dieser Krankheit mit jeder Therapie billige Triumphe feiern können. Ich habe bei Salzsäure und bei Karlsbader Wasser, bei Cremor tartari und bei Rheum die etwas schwereren Symptome noch mehrere Tage andauern gesehen und bei denselben Mitteln oder auch ohne sie rasches Schwinden der eben angedeuteten Symptome beobachtet. Neben einem indifferenten Stomachicum genügt die Bettruhe während der Dauer des Fiebers, Milchdiät (am besten Tee mit Milch und etwas leichtes Gebäck) und ein schwaches Abführmittel bei vorhandener Verstopfung.

Knochenwachstum und Rachitis.

Wachstumsenergie des Fötus und des geborenen Kindes. Inneres und appositionelles Wachstum. Periostale und endochondrale Ossifikation. Äußere und innere Resorption. Der physiologische Gefäßreichtum der knochenbildenden Gewebe und seine pathologische Steigerung. Kraniotabes. Die Fontanelle mit und ohne Rachitis. Caput natiforme. Verspätung des Zahndurchbruches. Rosenkranz und Hühnerbrust. Skoliose und Kyphose. Verbildungen der Extremitäten. Gestörte Steh- und Gehfunktion.

Die vor der Geburt durch den plazentaren Kreislauf und nachher im Verdauungskanal aufgenommene Nahrung verwendet der heranwachsende Organismus zunächst zur Wiederherstellung der bei den Lebensfunktionen fortwährend der Zerstörung anheimfallenden protoplasmatischen Teile und außerdem auch zu seinem Wachstum, d. h. zur Neubildung von Protoplasmen und zur Anbildung von Formbestandteilen und Reservestoffen. Dieser Zuwachs ist verhältnismäßig am größten während des fötalen Lebens, indem z. B. das Gewicht in zwei Fötalmonaten mehr als verdoppelt wird; das geborene Kind braucht schon fünf Monate zur Verdoppelung seines Geburtsgewichtes und eine abermalige Verdoppelung nimmt sogar schon ein ganzes Jahr in Anspruch. Dementsprechend ist auch das Längenwachstum in den Fötalmonaten am lebhaftesten. Der Zuwachs beträgt in den letzten drei Monaten 40 %, sinkt im ersten Vierteljahr des extrauterinen Lebens schon auf 20, im zweiten Quartal auf 10 und in den beiden letzten Quartalen des ersten Jahres gar auf 4 5 %. Später ist die Zunahme noch viel geringer. Während das ganze erste Jahr zusammen doch noch eine Zunahme der Anfangslänge um 56 % liefert, beträgt der Gewinn im zweiten Jahre nur noch 14 und im dritten 10 % der jeweiligen Anfangszahl; und dann wird das Wachstum mit jedem weiteren Jahre geringer, so daß der Zuwachs im 11. Jahre nicht mehr 2 cm ausmacht. Mit dem Eintritt der Geschlechtsreife wird das Wachstum für einige Zeit wieder lebhafter und bringt eine jährliche Zunahme der Länge um 4—5 cm, um im 18. Jahre wieder auf 2 cm und dann noch tiefer herabzugehen.

Diese Verhältnisse haben, wie wir alsbald sehen werden, eine eminente Bedeutung für gewisse Wachstumsstörungen des Skelettes, zu deren Verständnis sie in hohem Maße beitragen. Aber ebenso wichtig ist es auch zu wissen, daß die harten Teile des Skelettes sich auch in bezug auf den Modus ihres Wachstums in fundamentaler Weise von den Weichgebilden unterscheiden.

Alle weichen Teile des Tierkörpers wachsen ziemlich gleichmäßig in allen ihren Bestandteilen, und zwar geht dieses „interstitielle“ oder „expansive“ Wachstum mit einer über das ganze Organ gleichmäßig verteilten Zellteilung einher, deren Produkte dann durch das Anwachsen der Interzellularsubstanz auseinander weichen. Diese Vorgänge sind am besten an den allseitig wachsenden, unverkalkten Knorpeln, z. B. am Rippenknorpel oder an den Chondroepiphysen der Röhrenknochen in einiger Entfernung von der Knochengrenze zu verfolgen, wo man deutlich sehen kann, wie die Teilung der Zellen und die darauf folgende Distanzierung durch Anwachsen der Grundsubstanz gleichmäßig nach allen Richtungen des Raumes vor sich geht. Diese Art des Wachstums wird aber in dem Augenblicke unmöglich, wo ein Teil der bindegewebigen oder knorpeligen Anlage des Knochens durch Ablagerung von Kalk und anderen Mineralsubstanzen zwischen den Bindegewebs- und Knorpelfibrillen starr und unausdehnbar wird. Denn wenn auch diese starren Teile keineswegs leblos sind, vielmehr in ihren Gefäßkanälen, in den Knochenkörperchen und deren Fortsätzen und sicherlich auch in ihrer Grundsubstanz lebende protoplasmatische Teile einschließen, so sind sie doch durch ihre dichte Imprägnierung mit mineralischen Substanzen unfähig geworden, sich durch inneres Wachstum zu vergrößern. Die Knochensubstanz widersteht (nach Rauber) der Dehnung ebenso stark wie Messing und übertrifft in ihrem Widerstand gegen Pressung den Granit noch um das Doppelte. Eine so starre Masse kann also unmöglich durch inneres Wachstum weicher protoplasmatischer Gebilde ausgedehnt werden, sondern es können höchstens in ihrem Innern durch Verschluß einzelner Markräume und durch Ausbildung neuer Gefäßkanäle Umbauten vor sich gehen, die aber so wenig zu einer Vergrößerung eines starren Skeletteiles führen können, als ein Gebäude durch Einreißen von Zwischenwänden oder durch Aufführung neuer Wände in seinem Innern vergrößert werden kann. Eine solche Vergrößerung kann nur durch Aufführung von Zubauten bewerkstelligt werden, und in der Tat finden wir jedesmal, wenn ein Knochen heranwächst, an seiner Oberfläche die unverkennbaren Zeichen der Apposition, indem hier weiche Gewebsteile neugebildet werden und dann ebenfalls durch Ablagerung von Mineralsalzen erstarren.

Die der Erstarrung vorausgehenden Vorgänge sind verschieden, je nachdem die knöchernen Teile in einer bindegewebigen oder in einer knorpeligen Grundlage heranwachsen. Das erstere ist der Fall bei den Schädeldeckknochen, den Seitenwandbeinen und den Schuppen des Frontale und Occipitale. Diese wachsen dadurch, daß sich in den mit Blutgefäßen versehenen Naht- und Fontanellmembranen zwischen den Blutgefäßen bindegewebige Faserbündel herausbilden, die sich durchkreuzen und einen geflechtartigen Wurzelstock bilden, der sich dann durch Aufnahme von Kalksalzen in ein osteoides Gewebe verwandelt. Diese anfangs noch lockere, „spongoide“ Textur bildet sich dann in eine kompakte Knochenmasse um, indem sich die plumpen Zellhöhlen in kleine Knochenkörperchen verwandeln und die in der Rückbildung begriffenen Gefäße sich mit konzentrischen Knochenlamellen umgeben.

Nach demselben Modus der periostalen Apposition wachsen auch die Rippen und die anderen knorpelig präformierten Röhrenknochen nach der Dicke, während das Längenwachstum durch Anbildung und Verknöcherung knorpeliger Teile an der Grenze zwischen Diaphyse und Chondroepiphyse erfolgt. Der Knorpel, der in größerer Entfernung von dieser Grenze in der früher besprochenen Weise gleichmäßig nach allen Richtungen wächst, gerät in der Nähe dieser Grenze in ein einseitiges, nach der Längsachse des Knochens orientiertes Wachstum, das sich zunächst in der Proliferationszone durch das Erscheinen großer Haufen übereinandergeschichteter platter Zellen zu erkennen gibt; und indem nun jede einzelne dieser Zellen zu einer großen, ungefähr kubischen Zelle heranwächst, entstehen hohe Zellsäulen, die breite Züge von knorpeliger Grundsubstanz zwischen sich lassen; während die einzelnen Zellen in jeder Säule nur durch dünne Scheidewände von einander geschieden sind, die sich auf dem Längsschnitte als dünne Querbälkchen präsentieren. (Vgl. Fig. 9 bei Seite 226.)

In dem Augenblicke nun, wo die untersten Zellen dieser hypertrophischen Zone ihre definitive Größe erreicht haben, verkalken die Zwischenwände und bilden damit die Schichte der provisorischen Knorpelverkalkung. Aber diese bleibt immer nur auf wenige übereinander geschichtete Zellen beschränkt, weil aus dem Innern des Knochens, aus seiner mit reichlichen Gefäßen versehenen Markhöhle junge Gefäßsprosse in die Zellsäulen vordringen und durch ihre Plasmaströmung eine Einschmelzung der Querbälkchen bewirken. Dadurch entstehen fingerförmige Markräume, die zunächst noch von verkalkter Grundsubstanz umgeben sind; aber nach und nach verwandelt sich diese durch Metaplasie in echte knöcherne Grundsubstanz, die sich unter dem Mikroskop durch ihre lebhafte Karmin- oder Eosinfärbung von der knorpeligen Grundsubstanz unterscheidet; und erst später füllen sich auch diese Markräume mit neoplastischer Knochensubstanz, indem sich die in Rückbildung begriffenen Gefäße mit konzentrischen Knochenlamellen umkleiden.

Aber neben dieser äußeren und inneren Neubildung von Knochensubstanz gehen immer auch äußere und innere Einschmelzungen einher, indem sich starres Knochengewebe wieder in weiches und blutreiches Mark- oder Bildungsgewebe verwandelt. Die äußeren Einschmelzungen sind deshalb notwendig, weil gekrümmte Knochen ohne sie ihre typische Gestalt nicht bewahren könnten. Würde z. B. das Scheitelbein nur durch Randapposition in den Nähten und Fontanellen wachsen, dann würde der ältere Teil seine starke Krümmung auch später beibehalten, woraus eine Mißgestalt des Knochens und ein Mißverhältnis zu dem unterdessen herangewachsenen Gehirn resultieren würde. Damit aber der Knochen trotz seiner Vergrößerung seine typische Gestalt behalten könne, muß ein Teil des harten Knochens an der Innenfläche und später besonders an der Kuppe der Impressiones digitatae beseitigt werden und mit dieser Resorption an der Innenseite muß immer auch eine Apposition an der konvexen Außenfläche einhergehen; und in der Tat findet man überall, wo die Knochen-

resorption sich theoretisch als notwendig erweist, auch die deutlichen Zeichen
derselben in Form der grübchenartigen Lakunen, in denen die Plasmaströmung
der durch das wachsende Gehirn dem Knochen angenäherten Blutgefäße
des Endokraniums die Kalksalze des Knochens und seine Fibrillen beseitigt
hat, während an der Außenfläche neue Knochensubstanz durch Umwandlung von knochenbildenden Zellen entsteht. Analoge Vorgänge spielen sich
aber auch an den Rippen und an anderen gekrümmten Röhrenknochen
ab, weil die scharfe Krümmung der fötalen Rippen sich in die flachere
der kindlichen nur in der Weise verwandeln kann, daß auf der pleuralen
Seite stärkere Einschmelzungen stattfinden, durch die hier der endochondral
gebildete Knochen beseitigt wird, während sich auf der äußeren Seite dichte
Lagen von periostal gebildetem Knochen anlagern müssen.

Aber mit diesen äußeren Einschmelzungen und Anbildungen ist die
Sache noch keineswegs erledigt, weil der Knochen nicht nur seine äußere
Gestalt, sondern auch seine typische innere Architektur beibehalten muß.
Sowie aber die äußere Resorption durch die Annäherung des gefäßreichen
Periosts an die Knochenoberfläche bedingt ist und die äußere Apposition
dadurch zustande kommt, daß sich das Periost mitsamt seinen Gefäßen
durch sein eigenes expansives Wachstum und das der umgebenden Weichgebilde von der Knochenoberfläche entfernt, so adaptieren sich auch die
inneren Mark- und Gefäßräume des Knochens fort und fort dem wachsenden
Gefäßnetz, indem jedes einzelne Gefäßchen und jeder neue von ihm aus-
gesandte Gefäßsproß durch seine Plasmaströmung die seinem Vordringen entgegenstehenden Knochenteile beseitigt und auf der anderen Seite sich wieder
überall neue Knochensubstanz bildet, wo das Markgewebe durch die Ortsveränderung der Gefäße dem Bereiche ihrer Plasmaströmung entrückt wird.
Die Folge davon aber ist, daß mit der äußeren Apposition und Resorption
immer auch innere Umbauten einhergehen, und auch diese sind auf dem
mikroskopischen Bilde an der vielfachen Unterbrechung der konzentrischen
Lamellen durch buchtige Einschmelzungsräume und an der Ausfüllung
dieser buchtigen Begrenzungen mit neuen konzentrischen Lamellen deutlich
erkennbar.

Eine weitere Folge dieses exzeptionellen, nur dem Knochen allein
zukommenden Wachstumsmodus ist die Hyperämie und die massenhafte
Neubildung von jungen wandungslosen oder zartwandigen Gefäßsprossen
an den räumlich beschränkten Orten der Apposition. Auch jedes andere
Organ oder Gewebe, das in lebhafterem Wachstum begriffen ist, muß das
Material für die Bildung neuer Protoplasmen und neuer Gewebteile auf dem
Blutwege beziehen und es muß auch, wenn es an Masse zunimmt, sein
Gefäßnetz entsprechend vergrößern und erweitern. Da aber seine Bestandteile weich und nachgiebig sind und es daher in seiner ganzen Ausdehnung
und in jedem seiner einzelnen Teile ziemlich gleichmäßig wachsen kann,
wird sowohl die Zufuhr der Ernährungssäfte, als auch die Gefäßneubildung
sich gleichmäßig über seine ganze Ausdehnung verteilen. Ganz anders verhält es sich aber bei den appositionell wachsenden Knochen und namentlich
dort, wo das appositionelle Wachstum in einem lebhaften Tempo vor sich
geht. Hier muß ein sehr großer Teil der zugeführten Ernährungssäfte zu

jenen räumlich beschränkten Stellen dirigiert werden, wo eine rapide Anbildung neuer knochenbildender und knöcherner Teile erfolgt, und auch
die Bildung neuer zartwandiger Gefäßsprosse wird an dieser Stelle in ungleich größerem Maßstabe erfolgen müssen, als dies jemals an irgend einer
Stelle eines expansiv wachsenden Gewebes unter normalen Verhältnissen
der Fall sein wird. Dieser Unterschied zwischen expansivem und appo-
sitionellem Wachstum tritt uns bei den knorpelig präformierten Knochen
besonders deutlich vor Augen, weil wir hier beide Arten des Wachstums
nebeneinander beobachten können. Während der allseitig wachsende Knorpel
nur ein sehr gefäßarmes faseriges Perichondrium ohne weiche Zellenlage
besitzt, umgibt den einseitig wachsenden Knorpel ein sehr gefäßreiches
Perichondrium, ganz ebenso wie das Periost, das aus einer reichlich mit
Blutgefäßen versehenen Zellschicht neues knochenbildendes Gewebe heranwachsen läßt. Der einseitig wachsende Knorpel selbst ist entweder
gefäßlos oder er zeigt in den massigeren Chondroepiphysen hin und
wieder einen vereinzelten Gefäßkanal. Dagegen dringen in den später ossi-
fizierenden, einseitig wachsenden Knorpel immer aus dem gefäßreichen
Perichondrium zahlreiche Gefäßsprosse ein und bilden daselbst auch unter
normalen Verhältnissen Knorpelkanäle mit vielen anastomosierenden
Gefäßchen. Besonders massenhaft ist aber die Bildung neuer Gefäße in den
endochondralen Markräumen der energisch wachsenden Knochenenden,
und hier kann man sogar die verschiedenen Stadien der Neubildung zunächst noch wandungsloser Bluträume in den noch geschlossenen oder
kürzlich eröffneten Knorpelzellhöhlen beobachten. Es bestehen also in
den energisch wachsenden Knochen in bezug auf Gefäßbildung und peri-
vaskuläre Saftströmung ganz eigenartige Verhältnisse, wie sie an keiner
anderen Stelle des wachsenden Körpers auch nur annäherungsweise vorgefunden werden.

Es wäre nun im höchsten Grade verwunderlich, wenn diese besonderen
Verhältnisse an den Orten der lebhaftesten Knochenapposition nicht auch
in der Pathologie des Kindesalters zur Geltung gelangen würden, und in
der Tat sehen wir, daß gerade in der Zeit des lebhaftesten Knochenwachstums und gerade an jenen Knochenteilen, wo ein besonders rapider Knochen-
anwuchs stattfindet, sich überaus häufig ein krankhafter Prozeß herausbildet, dessen Wesen geradezu in einer Übertreibung der
physiologischen Vaskularisation und des normalen Blutreichtums der knochenbildenden Gewebe gelegen ist.
Denn das Primäre der rachitischen Knochenerkrankung ist zweifellos eine
gesteigerte Gefäßneubildung in der Zone der einseitigen Knorpelproliferation
und der endochondralen Markraumbildung, sowie auch in der Matrix der
periostalen Knochenbildung, weil die deutlichsten Anzeichen dafür auch
in den allergeringsten Graden der Krankheit vorhanden sind und weil alle
anderen Erscheinungen der rachitischen Osteochondritis, wie man im An-
klang an Virchow's „Periostitis rachitica" die krankhaften Veränderungen
am treffendsten charakterisiert, sowohl in ihrer Entwicklung, als auch
in ihrem Rückgange stets gleichen Schritt halten mit der Steigerung der krankhaften Hyperämie und Gefäßneubildung und mit ihrer endlichen Involution.

Diese anderen Erscheinungen beruhen bei dem periostal wachsenden Knochen und besonders bei den der Untersuchung leicht zugänglichen Knochen der Schädeldecke auf einem längeren Verweilen der neugebildeten Knochenteile im Stadium des osteoiden Gewebes und auf einer Verzögerung der Kalkablagerung in diese lockere Textur. Infolgedessen erlangen die an die Fontanelle und die Nähte grenzenden Knochenränder nicht ihre normale Starrheit, sondern geben dem Fingerdrucke nach, wodurch die geringeren Grade der „Kraniotabes“ zustande kommen. Es ist nun für den Praktiker von der allergrößten Wichtigkeit, sich bei jedem Kinde, das in dem Alter steht, wo die Rachitis so überaus häufig vorhanden zu sein pflegt, über die Ossifikationsverhältnisse am Schädel mit einigen Griffen rasch zu orientieren, weil es im Verlaufe dieser Besprechungen klar werden wird, wie mächtig die Rachitis überhaupt und namentlich die der Schädelkapsel die ganze Nosologie des Kindes beeinflußt und wie eng die Beziehungen sind, die zwischen der rachitischen Knochenaffektion und vielen anderen krankhaften Symptomen dieses Alters bestehen. So leicht aber diese Untersuchung für diejenigen ist, die sie gewohnheitsmäßig bei allen Kindern dieses Alters vornehmen, so wenig wird sie bedauerlicherweise in der Praxis wirklich geübt und das hat, wie ich mich häufig genug überzeugen konnte, zur Folge, daß Kinder für nicht rachitisch oder für wenig rachitisch erklärt werden, die tatsächlich mit ausgebreiteter Kraniotabes und anderen sicheren Symptomen der Schädelrachitis behaftet sind. Sie sollten also niemals unterlassen, den Schädel eines Kindes in den ersten Lebensjahren, das ihnen aus irgend einem Grunde vorgestellt wird, in der Weise zu untersuchen, daß Sie ihn von vorne zwischen ihre Handflächen nehmen und mit den Fingern alle Fontanellen und sämtliche Nähte der Reihe nach sorgfältig betasten, wobei Sie auch nicht versäumen dürfen, sich durch einen mit den Fingern ausgeübten Druck über den Grad der Starrheit oder Nachgiebigkeit der Knochen zu informieren. Sie werden dann finden, daß zwischen der absoluten Unnachgiebigkeit der Knochen und ihrer Ränder und der ausgedehnten membranartigen Beschaffenheit derselben alle möglichen Grade und Übergänge aufzufinden sind. Deshalb wäre es verfehlt, einen Schädel für rachitisfrei zu erklären, der nicht membranartige Stellen an den Nahträndern oder in der Kontinuität der Knochen aufweist, weil auch schon ein stärkeres Federn des noch ziemlich resistenten Knochens oder ein Knittern bei stärkerem Fingerdruck — der übrigens dem Kinde weder Schmerzen noch irgend einen anderen Schaden verursacht — schon als ein sicheres Zeichen einer krankhaften Beschaffenheit und einer Texturveränderung der Knochen angesehen werden kann, deren rachitische Natur und deren kausale Beziehung zu der abnormen Hyperämie und Vaskularisation dieser Knochen keinem Zweifel unterliegt. Aber neben der Konsistenzverminderung der Knochen, deren Entstehungsmodus wir alsbald näher analysieren wollen, geht fast immer auch eine Verzögerung der Anbildung von neuem Knochengewebe an den Fontanell- und Nahträndern einher, als deren Ursache sich wieder ein abnormer Gefäß- und Blutreichtum der Fontanell- und Nahtmembran nachweisen läßt. Da aber das Gehirn und die Schädelkapsel in ihrem Wachstum fortschreiten, so resultiert aus der verzögerten Anbildung von neuer Knochensubstanz eine abnorme Größe der Fontanellen und ein Klaffen der Nähte, die dann entweder von hartem oder von nachgiebigem Knochen begrenzt sein können.

Infolge dieser Verhältnisse ist die Weite der Fontanellen und namentlich die der Stirnfontanelle von großer Bedeutung für die Diagnose der Rachitis im allgemeinen und der rachitischen Affektion des Schädels im besonderen; und deshalb ist es wichtig zu wissen, wie sich die Verhältnisse bei vollkommen rachitisfreien Kindern gestalten. Ich habe deshalb vor Jahren an einem großen Material in dieser Richtung Untersuchungen angestellt und habe dabei konstatiert, daß die bis dahin giltigen Anschauungen dadurch getrübt waren, daß man bei den Messungen keine scharfe Trennung zwischen gesunden und rachitischen Kindern vorgenommen hat. Da aber in dem zu diesen Untersuchungen verwendetes Material die rachitischen Kinder immer in überwiegender Mehrzahl sind, so konnte das Resultat unmöglich für das normale Verhalten maßgebend sein. Früher wurde gelehrt, daß die Fontanelle von der Geburt an bis zum neunten Monat sich vergrößere und dann erst im Laufe des zweiten Jahres sich schließe. Scheidet man aber die rachitischen Kinder aus und nimmt man die Messungen nur an rachitisfreien vor, dann zeigt es sich mit der größten Deutlichkeit, daß sich die Stirnfontanelle von der Geburt an stetig verkleinert und daß sie manchmal schon gegen Ende des ersten Halbjahres, meistens aber zu Ende des ersten Jahres vollkommen verstrichen ist. Ein Offenbleiben bis in das zweite Jahr ist schon ein wenig verdächtig, wenn auch nicht in Abrede gestellt werden soll, daß das Zurückbleiben einer kleinen Lücke in den ersten Monaten des zweiten Jahres hin und wieder auch bei Kindern vorkommt, an denen momentan keine anderen Zeichen von Rachitis wahrnehmbar sind. Meistens ist aber auch eine so unbedeutende Retardation des Fontanellschlusses mit leichten Anschwellungen der Rippenknorpel und mit verspätetem Zahndurchbruch verbunden und sollte als genügender Grund für die Einleitung einer prophylaktischen Behandlung angesehen werden, weil man sonst später leicht durch eine Krümmung der Tibien unangenehm überrascht werden könnte.

Ist aber schon ein längerer Stillstand in der Involution der Fontanelle verdächtig, so kann man aus der Vergrößerung derselben und überhaupt aus dem Vorhandensein einer sehr weiten Fontanelle zu irgend einer Zeit mit Sicherheit auf das Bestehen einer Schädelrachitis schließen, weil solche Kinder nicht nur immer auch an anderen Teilen des Skelettes untrügliche Zeichen der Rachitis darbieten, sondern auch häufig von den mannigfachen Erscheinungen der nervösen Übererregbarkeit heimgesucht werden, mit denen wir uns später noch eingehend zu beschäftigen haben. Daß wir aber ein Recht haben, eine Vergrößerung der Fontanelle als ein Symptom der Rachitis anzusehen, wird in besonders schlagender Weise durch die Mitteilung von Schütz bekräftigt, daß Hündchen, die normalmäßig mit geschlossener Fontanelle geboren werden, eine solche nachträglich bekommen, wenn sie von der Rachitis befallen werden. Man kann also nicht daran zweifeln, daß die Anbildung neuer Knochensubstanz an den Rändern der Schädelknochen durch die Rachitis behindert oder erschwert wird, und deshalb haben wir auch ein Recht, das Klaffen der Schädelnähte bei einem neugeborenen oder etwas älteren Kinde nicht nur als eine „Irregularität des Schädelwachstums“, sondern direkt als ein Symptom der Rachitis anzusehen.

Dasselbe gilt auch von der hinteren und den vier seitlichen Fontanellen, die bei normalen Neugeborenen entweder verstrichen oder nur als minimale Lücken zu fühlen sind. Sind sie in größerem Umfange offen oder gar von nachgiebiger Knochensubstanz umgeben, dann fehlt es auch niemals an anderen Anomalien der Ossifikation und ist daher auch diese Verzögerung der normalen Knochenbildung sicherlich eine Folge der rachitischen Affektion der betreffenden Schädelknochen.

Neben der Verzögerung der Randapposition und der abnormen Beschaffenheit der hier neu apponierten Knochensubstanz findet man häufig auch die **Kraniotabes** im engeren Sinne, nämlich die nachträgliche Erweichung von normalmäßig gebildeten und erhärteten Teilen des Schädelgewölbes. Diese kommt dadurch zustande, daß das Gehirn durch sein normales Wachstum und zum Teil auch durch seine Schwere, da es in dem Arachnoidealraume gewissermaßen ballotiert, das abnorm gefäßreiche Endokranium der Innenfläche der Schädelknochen annähert und dadurch, namentlich über den Kuppen der Hirnwindungen, eine Einschmelzung der harten Knochentextur herbeiführt. Wird dann auch das auf der Außenfläche apponierte Knochengewebe infolge der Hyperämie des Perikraniums nicht in der normalen Weise gebildet und mit Kalk imprägniert, dann bleibt der Knochen an dieser Stelle nachgiebig und es kann seine abnorme Konsistenz durch den tastenden Finger erkannt werden. Da das bereits geborene Kind fast immer auf dem Hinterhaupte liegt, kommt die Druckatrophie am ehesten an dieser Stelle zur Wirkung und zwar meistens auf der einen Seite stärker als auf der anderen, je nach der gewohnheitsmäßigen Lagerung des Kopfes. Wird aber das Kind schon mit einer Erweichung des Schädelknochens geboren, dann sitzt diese angeborene Kraniotabes, wie Wieland ganz richtig hervorgehoben hat, oft mehr an der Kuppe des Schädels zu beiden Seiten der Sagittalnaht; und zwar wahrscheinlich aus dem Grunde, weil bei der Kopflage des Kindes in utero das Gehirn hauptsächlich auf dieser Stelle des Schädelgehäuses lastet. Doch ist eine scharfe Trennung zwischen Kuppenweichheit und weichem Hinterkopf keineswegs durchführbar, weil beide oft nebeneinander vorhanden sind und — wie histologisch leicht nachgewiesen werden kann — auf demselben der Rachitis zugehörigen Vorgang beruhen.

Bei den schwereren Graden der Erkrankung findet man neben den Erweichungsprozessen auch noch äußere periostale Osteophytbildungen, also eine krankhaft gesteigerte Neubildung von lockerem, spongoidem Knochen in einem enorm blutreichen Bildungsgewebe, dessen Blutreichtum nicht nur die normalmäßige Verdichtung, sondern auch die rechtzeitige Verkalkung der Auflagerungen verhindert. Diese können in ihrer Ausdehnung zwischen einem dünnen, florähnlichen Belag und einer mächtigen Knochenneubildung variieren, die sich in einigen Fällen, die ich in Museen zu Gesichte bekam, als über zentimeterdicke bimssteinartige Polster auf beiden Seitenwandbeinen und den beiden Hälften des Stirnbeins präsentierte. Aber diese Auflagerungen sind nicht die einzige Ursache der bekannten Vierhügelform schwer rachitischer Schädel (Fig. 8), denn sie kann auch bei geringer oder ganz fehlender Osteophytbildung entstehen, weil sie der Hauptsache nach auf einer Ausbauchung der erweichten Knochenschalen durch das wachsende Gehirn beruht. Die Gestaltveränderung betrifft also bei fehlender Osteophytbildung die innere Begrenzung der Knochen ebenso wie die äußere und kann nur manchmal durch eine mäßige äußere Auflagerung noch auffälliger werden.

Nur in den höchsten Graden der Krankheit sind auch am Gesichtsschädel und am Unterkiefer durch Auflagerungen und Verbiegungen äußerlich erkennbare Veränderungen vorhanden, die dem Gesichte der Kinder einen eigentümlich häßlichen Ausdruck verleihen. Viel häufiger macht sich aber die rachitische Affektion beider Kiefer in der **Verspätung des Zahndurchbruches** bemerkbar, die offenbar darauf beruht, daß die neu apponierten Teile der Zahnwurzel, durch deren Verlängerung die Zahnkronen gegen das Zahnfleisch vorrücken, infolge der Hyperämie der knochenbildenden Matrix nicht in der normalen Weise erhärten, so daß die für die Druckatrophie des Zahnfleisches notwendige Vis a tergo nicht aufgebracht wird. Meistens kommen infolge des frühen Beginnes der Rachitis schon die ersten Zähne zu spät: statt mitte des ersten Jahres gegen Ende desselben oder noch später; manchmal erscheinen aber die ersten Zähne rechtzeitig oder nur wenig verspätet und dann kommt eine lange Pause, die gewöhnlich mit einer Verschlimmerung der übrigen Symptome der Krankheit zusammenfällt. Aber auch bei mäßigen Graden derselben ist eine Beeinflussung der Dentition in retardierendem Sinne meistens deutlich erkennbar und wahrscheinlich genügen schon ganz geringe

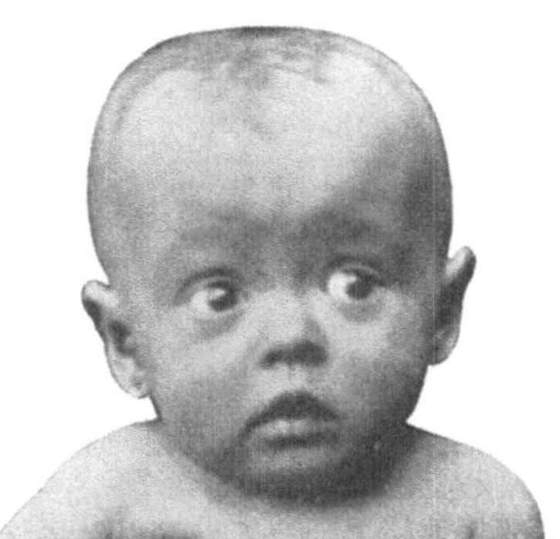

Fig. 8.
Caput natiforme bei einem hereditär syphilitischen Kinde.

Veränderungen an der wachsenden Zahnwurzel, um diese auch der Laienbeobachtung leicht zugängliche Erscheinung herbeizuführen. Wir werden später sehen, daß gerade dieses Symptom der Rachitis zu den sonderbarsten Irrungen in der Beurteilung der kindlichen Erkrankungen Anlaß gegeben hat.

Die endlich hervorkommenden Zähne zeigen öfters Anomalien der Bildung in Form von Schmelzdefekten, die sich aber nicht nur im Milchgebiß, sondern manchmal auch an den bleibenden Zähnen bemerkbar machen können. Sie sind aber keineswegs für die Rachitis charakteristisch, da sie auch bei hereditärer Syphilis und bei Skrofulose beobachtet werden. Dagegen habe ich das starke Überragen der Eckzähne über die übrige Zahnreihe, das dem Gesicht einen eigentümlichen tierähnlichen Ausdruck verleiht, nur bei Kindern beobachtet, die eine besonders schwere Rachitis durchgemacht haben.

Wenden wir uns nun zu den Störungen des e n d o c h o n d r a l e n K o c h e n w a c h s t u m s, so treten uns hier die niemals fehlenden Zeichen einer krankhaften Steigerung der Vaskularisation nebst ihren unmittelbaren Folgen noch deutlicher vor Augen als bei den Vorgängen im Periost. Die weiche zellenreiche Kambiumschicht des Perichondriums ist in der Höhe der Proliferationszone bedeutend verbreitert und reichlich mit Blutgefäßen versehen, und von hier aus dringen zahlreiche Gefäßchen in den Knorpel ein, so daß dieser statt der vereinzelten Knorpelkanäle der normalen Bildung zahlreiche nach allen Seiten hin verlaufende Markkanäle zeigt, die in ihrem erweiterten Lumen blutüberfüllte Gefäßschlingen enthalten. (Vgl. Fig. 9 und 10 auf beistehender Tafel.) Infolge dieser reichlichen Versorgung mit Blut geraten die Knorpelzellen dieser Zone in eine krankhaft gesteigerte Proliferation, so daß die Zellhaufen in der axialen Richtung bedeutend erhöht sind und die aus ihnen hervorgehenden Zellsäulen manchmal geradezu enorme Dimensionen annehmen. Dieses abnorm beschleunigte Wachstum hat aber wieder zur Folge, daß der Knorpel seine normale Starrheit einbüßt, weil die Bildung der Fibrillen, die der Knorpelgrundsubstanz ihre Elastizität und Druckfestigkeit verleihen, dem rapiden Anwachsen der weichen interfibrillären Substanz nicht folgen können. Außerdem ist aber die Ablagerung der Kalksalze in diesem saftreichen und in rapidem Wachstum begriffenen Gewebe erschwert, so daß an Stelle der homogenen glasartigen Verkalkung eine krümelige und bröckelige Beschaffenheit derselben tritt. In den höheren Graden sieht man dann nur isolierte verkalkte Inseln und der größere Teil des Knorpels bleibt bis zu seiner ossifikatorischen Umwandlung vollkommen frei von sichtbarer Kalkablagerung — ein Zustand, der sich in den höchsten Graden über die ganze sonstige Verkalkungszone erstreckt. All das hat aber zur Folge, daß das weiche sukkulente Gewebe dem inneren Wachstumsdruck und den äußeren Druckwirkungen nicht mehr genügenden Widerstand leisten kann und daher wulstartig vorgebaucht wird, wodurch die knopfförmigen Auftreibungen an der Grenze zwischen Knorpel und Rippe — der rachitische Rosenkranz — und die Auftreibungen an den Enden anderer Röhrenknochen — besonders auffallend an den karpalen Enden des Radius und der Ulna — entstehen.

In den höheren Graden der Krankheit ist auch die Vaskularisation im Innern der Knochen bedeutend gesteigert und die Folge davon ist zunächst ein unregelmäßiges und beschleunigtes Vordrängen der gefäßreichen Markräume gegen den Knorpel und außerdem eine verstärkte innere Einschmelzung der starren Knochentextur, die nicht, wie bei den viel bescheideneren Resorptionsvorgängen im Innern des normalen Knochens, durch neue verkalkte Knochenschichten, sondern entweder durch weiches blutreiches Markgewebe oder durch schlecht oder gar nicht verkalkten Knochen ersetzt wird. Dadurch verliert aber auch das Knochengewebe seine normale Starrheit, es kann durch äußere mechanische Einwirkungen entweder geknickt werden oder kann auch ohne sichtbare Infraktionen eine langsame Gestaltveränderung erleiden. Durch jede solche Gestaltveränderung werden aber neue örtliche Beziehungen zwischen den Blutgefäßen und dem Knochengewebe geschaffen; es erfolgen also wieder durch die Annäherung der Gefäße innere Einschmelzungen, welche die noch vorhandenen widerstandsfähigen Teile des Knochens beseitigen und durch nachgiebige Teile ersetzen; und durch diesen Circulus vitiosus kann schließlich der ganze Knochen geradezu extreme Grade der Weichheit erlangen, so daß ich an herauspräparierten Rippen manchmal die Konsistenz einer

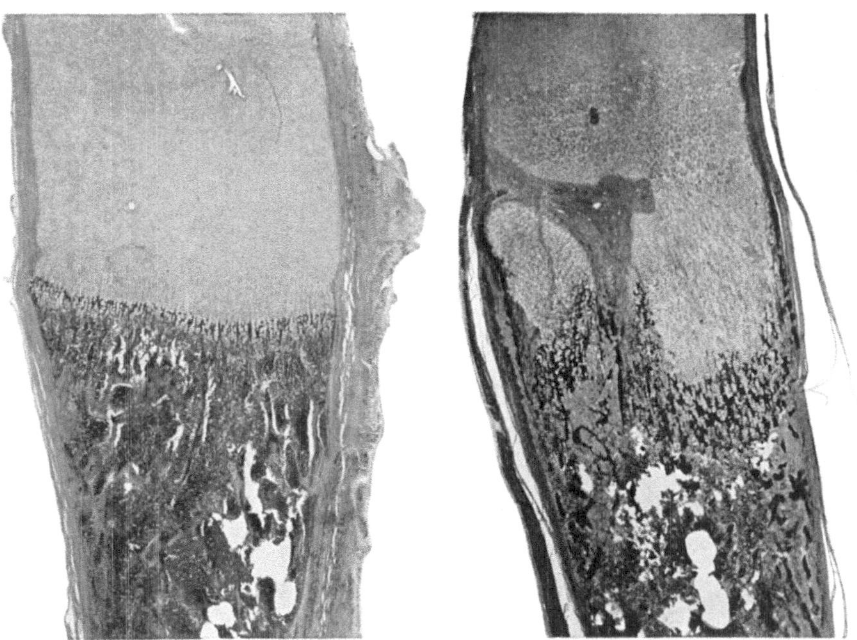

Fig. 9.   Fig. 10.

Fig. 9. Längsschnitt durch die Rippe eines 15 Tage alten Kindes. Gefäß-
armer Knorpel. Niedere Proliferationszone. Regelmäßige Verkalkungsgrenze.
(Normaler Befund.)

Fig. 10. Längsschnitt durch die Rippe eines 10 Tage alten Kindes. Großer,
vom Perichondrium eindringender und gegen die Verkalkungsgrenze absteigender
Gefäßkanal. Auf das sechsfache erhöhte Proliferationszone. Unregelmäßig begrenzte und von unverkalkten Knorpelinseln unterbrochene Verkalkungszone.
(Angeborene Rachitis.)

Verlag von Julius Springer in Berlin.

elastischen Schlundsonde gefunden habe und die Tibien eines schwer rachitischen Kindes ohne besondere Gewaltanwendung beliebig nach rechts oder links verbogen werden konnten.

Die zunehmende Weichheit der knorpeligen und knöchernen Teile der Rippen kann eine bedeutende Deformation des Thorax und eine schwere Beeinträchtigung der Atemfunktion zur Folge haben. Bei jeder Inspiration wird der Brustraum erweitert und dadurch wird, wie beim Ausdehnen eines Blasebalges, ein negativer Luftdruck geschaffen, der bei normaler Starrheit der Rippen durch das Einströmen der Luft in die Lunge ausgeglichen wird. Sind aber die knöchernen Rippen und die einseitig wachsenden Teile der Rippenknorpel erweicht, dann erfolgt der Ausgleich nur zum Teil durch das Einströmen der Luft, zum anderen Teile aber durch das Einsinken der nachgiebig gewordenen Thoraxwände; und die Folge davon ist zunächst die bekannte Gestaltveränderung des rachitischen Thorax, sein Einsinken an der Flanke und die Einknickung der Rippen an der weichsten Stelle des wachsenden Knorpels oder in den jüngsten Teilen der knöchernen Rippen, wo sich sogar in den höchsten Graden ein echter Kallusknorpel in der Tiefe des Knickungswinkels herausbilden kann. Manchmal sind aber die Rippen außerdem noch in ihrer Kontinuität an verschiedenen Stellen geknickt und nach innen eingesunken, wodurch wieder das Brustbein kielartig nach vorn und oben herausgebaucht wird und die sogenannte Hühnerbrust (oder Pectus carinatum) entsteht. Diese Einbiegungen und Einknickungen nach innen betreffen aber nur die oberen Rippen, während die unteren sich infolge der inspiratorischen Vorwölbung des Abdomens in der entgegengesetzten Richtung nach außen aufkrämpen, wodurch der Thorax eine miederähnliche Gestaltung bekommt und sich bei jeder Inspiration die Harrison'sche Furche zwischen dem nach innen einsinkenden oberen und dem nach außen vorgetriebenen unteren Anteil des Thorax akzentuiert[1]). Noch wichtiger aber als die anatomische Seite dieser Verunstaltung sind die Folgen derselben in funktioneller Beziehung. Da nämlich die Differenz zwischen innerem und äußerem Luftdrucke im Stadium der Inspiration infolge der Nachgiebigkeit der Thoraxwandungen nur zum Teil durch das Einströmen der Luft in die Lunge ausgeglichen wird, ist der Luftwechsel in hohem Grade beeinträchtigt und dies hat schon bei normaler Beschaffenheit der Bronchialschleimhaut einen gesteigerten Lufthunger zur Folge, der sich durch ein beschleunigtes dyspnoisches und — infolge der Schmerzhaftigkeit der Bewegungen — manchmal auch kreissendes Atmen zu erkennen gibt. Ist aber die Schleimhaut der Luftwege katarrhalisch affiziert und angeschwollen, dann kann die Atemnot ganz extreme Grade erreichen und die hochgradig erschwerte Lüftung der bronchitisch erkrankten Lunge kann infolge der Stauung der Sekrete zu Atelektasen und zur Bildung bronchopneumonischer Herde führen. So bildet der höhere Grad der Thoraxrachitis eine sehr bedenkliche Komplikation aller mit Schwellung der Bronchialschleimhaut einhergehenden Affektionen und es muß daher ein großer Teil der infantilen Mortalität infolge

---

[1]) Der Zug der Lunge wird dabei mit Unrecht beschuldigt, weil sich die Lunge beim Inspirium nicht verkleinert, sondern vergrößert.

von Grippe, Masern und Keuchhusten auf das Konto der Rachitis gesetzt werden.

Bei jedem etwas höheren Grade der Rachitis ist auch die Wirbelsäule beteiligt und zwar dadurch, daß sowohl die knorpeligen als die knöchernen Teile der Wirbelkörper durch die Hyperämie der wachsenden Bildungsgewebe ihre natürliche Starrheit einbüßen. In den allerschwersten Fällen kann die Knochenerweichung dahin führen, daß man an der Leiche die Wirbelkörper auch ohne künstliche Entkalkung mit dem Skalpel durchschneiden kann. Es genügen aber schon viel geringere Grade der Erweichung, um eine sichtbare Abweichung der Wirbelsäule nach hinten oder nach der Seite herbeizuführen, weil sich schon ganz geringe Gestaltveränderungen der einzelnen Wirbel zu einer merklichen Abweichung der ganzen Säule summieren können. Bei schwer rachitischen Kindern ist häufig die kyphotische Krümmung mit der skoliotischen kombiniert, oder es erreicht die Kyphose einen so hohen Grad, daß sie bei oberflächlicher Betrachtung sogar zu einer Verwechselung mit einer spondylitischen Abknickung führen kann. Man hütet sich aber vor diesem Irrtum, indem man das Kind in die Bauchlage bringt und durch Hochheben der unteren Extremitäten die Wirbelsäule überstreckt, wobei sich ‘auch die hochgradigste rachitische Verkrümmung ausgleicht, während dies bei der spondylitischen Abknickung, die auf kariöser Zerstörung der Wirbelkörper beruht, natürlich nicht möglich ist.

Die stärkeren seitlichen Verkrümmungen werden im frühen Kindesalter zumeist durch das habituelle Tragen der Kinder auf demselben Arme herbeigeführt, während die **Skoliose der Adoleszenten** durch einseitige Haltung beim Schreiben oder bei den weiblichen Handarbeiten entstehen oder stärker ausgebildet werden kann. Diese Schädlichkeiten können aber eine solche Wirkung niemals bei normaler Beschaffenheit der Wirbel erzielen, sondern es gehört dazu, auch bei den später entstehenden Krümmungen, der mit der infantilen Rachitis identische Erweichungszustand der knorpeligen und knöchernen Teile, deren Entstehung auch hier durch eine gesteigerte Wachstumsenergie in hohem Maße befördert zu werden scheint. Der enge Zusammenhang zwischen diesen Erweichungsprozessen und der Lebhaftigkeit des Wachstums tritt aber hier besonders deutlich in der größeren Gefährdung des weiblichen Geschlechtes zutage, weil das Längenwachstum der Mädchen in der Pubertätszeit viel stürmischer vor sich geht als bei ihren männlichen Altersgenossen. Die Mädchen sind nämlich, wie zahlreiche Messungen ergeben haben, bis zum 11. Jahre durchschnittlich kleiner, laufen aber in den nächsten Jahren den Jünglingen den Rang ab und bleiben dann erst nach dem 18. Jahre wieder hinter den heranwachsenden Männern zurück. Es drängt sich also ein förmliches Aufschießen der Mädchen in diese wenigen Jahre zusammen und es kann wohl darüber kein Zweifel sein, daß diesem Faktor die größere Bedeutung zukommt, während die mehr sitzende Lebensweise vieler Mädchen und ihr längerer Aufenthalt in geschlossenen Räumen in der später zu besprechenden Weise als auxiliäre Momente hinzutreten können.

Von den Knochen der Extremitäten sind besonders häufig die Schlüsselbeine ergriffen, und zwar entweder durch starke Krümmung oder in den schwereren Fällen durch Infraktionen, die besonders gerne und häufig symmetrisch auf beiden Seiten an der Grenze zwischen innerem und mittlerem Drittel zustande kommen und dadurch eine typische Verunstaltung erzeugen. Bei der hochgradigen Rarefizierung des harten Knochengewebes durch die inneren Resorptionen genügt schon das Aufstützen auf die Hände beim Versuche sich aufzusetzen, um die Einknickung des ganzen Knochens herbeizuführen. Ähnliche Infraktionen finden nicht gar so selten auch an den V o r d e r a r m k n o c h e n statt, und zwar entweder am Radius allein oder zugleich an der Ulna. Es können sich aber auch ohne Infraktionen bedeutende Krümmungen des Vorderarms ausbilden, womit dann auch meistens eine starke Behinderung der Supination verbunden ist.

An den unteren Extremitäten sind begreiflicherweise die Krümmungen, Infraktionen und Gelenksdeformitäten viel häufiger als an den oberen, weil hier die Belastung durch das ganze Körpergewicht als deformierender Faktor in Aktion tritt; und dazu kommt außerdem noch die B e h i n d e r u n g d e r G e h - u n d S t e h f u n k t i o n , die die Eltern am häufigsten veranlaßt, den ärztlichen Rat wegen einer rachitischen Erkrankung in Anspruch zu nehmen.

Die anatomische Grundlage dieser Störungen liegt in dem Übergreifen der vaskularisierenden Entzündung von den rachitisch affizierten Wachstumstellen an der Knochenkorpelgrenze auf die sich daselbst inserierenden Gelenksbänder und Gelenkskapseln, durch welche zweierlei bewirkt wird: erstens eine Lockerung des Bandapparates und zweitens eine Schmerzhaftigkeit desselben bei allen Stellungen und Bewegungen, die mit einer Anspannung der Kapseln und Gelenksbänder verbunden sind.

Durch das Vordringen der Blutgefäße in die sonst gefäßarmen fibrösen Strukturen werden die Fasern, die diesen Gebilden ihre normale Zugfestigkeit verleihen, stark rarefiziert und es tritt an ihre Stelle ein weiches zellenreiches Gewebe, das dem Zuge und der Spannung nur wenig Widerstand entgegensetzt; und die Folge davon ist die Möglichkeit der Überdehnung der Gelenke und die Ausführbarkeit von Bewegungen, die unter normalen Verhältnissen absolut ausgeschlossen sind. Am leichtesten läßt sich dies am Kniegelenk demonstrieren, weil man bei schwer rachitischen Kindern die Unterschenkel durch Überstreckung in einen stumpfen Winkel zum Oberschenkel bringen, aber auch in gestreckter Stellung Seitenbewegungen des Unterschenkels ausführen kann, durch die sich abwechselnd ein Genu varum und valgum herstellen läßt. Daß diese abnorme Beweglichkeit nicht auf Muskelschwäche beruhen kann, wie in der letzten Zeit behauptet wurde, liegt klar auf der Hand, weil man diese Bewegungen auch an einem der Muskeln ganz beraubten Präparate nicht ausführen kann, so lange Knochen, Knorpel und Bänder ihre normale Beschaffenheit besitzen. Auch der rachitische Plattfuß beruht, gleich dem rachitischen Genu varum und valgum, auf der Nachgiebigkeit der Knorpel, Knochen und Bänder, die die Fußwölbung bilden, und hier tritt bei den Adoleszenten auch schon ganz deutlich das Moment der Schmerzhaftigkeit hinzu, die nicht in den Knochen und knorpeligen Teilen, sondern ausschließlich in den entzündeten Gelenksbändern und Gelenkskapseln ihren Sitz hat. Denn daß die knöchernen Teile selbst, auch wenn sie durch den rachitischen Prozeß ihre Starrheit eingebüßt haben, bei der Belastung nicht schmerzen, sehen wir deutlich an jenen Kindern, die sich nach und nach ihre Schienbeine krumm laufen, während so viele andere trotz gerader und starrer Diaphysen, bei guter Ernährung und praller Muskulatur sich nicht zum Stehen und Gehen entschließen können oder diese Funktion, nachdem sie sie schon erlangt hatten, wieder aufgeben, weil eben ihre Bandapparate sich an den entzündlichen Vorgängen ihrer Insertionsstellen beteiligen und dadurch schmerzempfindlich geworden sind. Man braucht nur daran zu denken, wie heftige Schmerzen bei einer Verstauchung oder einer geringfügigen rheumatischen Erkrankung derselben faserigen Gebilde durch jeden Versuch, die betreffenden Gelenke zu belasten und anzuspannen, hervorgerufen werden, um zu verstehen, daß ein Kind, dessen Gelenke auch nur in geringem Maße an den rachitischen Veränderungen beteiligt sind, keine Lust verspüren kann oder jede Lust verlieren muß, sich durch Steh- und Gehversuche solche Schmerzen zu bereiten. Man sieht auch ganz deutlich, daß das Überstrecken der Gelenke den Kindern in den Anfangsstadien der Rachitis Schmerzen bereitet, während man dieselben Versuche bei gesunden Kindern ziemlich weit treiben kann, ohne daß Zeichen von Schmerzhaftigkeit hervortreten. Auch lassen die rachitischen Kinder, die im zweiten oder dritten Jahre noch nicht auf die Beine zu bringen sind, diese nicht etwa herabhängen, wenn man sie aufzustellen versucht, obwohl man dies doch erwarten müsste, wenn es sich bloß um Muskelschwäche handelte, sondern sie ziehen sie immer rasch in die Höhe, weil sie instinktiv die Belastung ihrer schmerzenden Gelenke vermeiden. In den Fällen sehr lange protrahierter Rachitis, von denen wir später sprechen werden, kann man auch schon von den sprechfähigen Kindern bestimmt hören, daß sie beim Stehen Schmerzen in den Knie- und Sprunggelenken verspüren, während sie niemals über Schmerzen in den Schenkelknochen oder Schienbeinen klagen und diese auch keine Druckempfindlichkeit wahrnehmen lassen.

Während also völlig rachitisfreie Kinder meistens schon vor dem Ende des ersten Jahres sich auf die Beine stellen und einzelne sogar im 7.—8. Monat die Kunst des Alleingehens erlernen, diese Fähigkeit aber von gesunden Kindern nahezu regelmäßig in den ersten Monaten des zweiten Jahres erlangt wird, kann sich die Unfähigkeit, diese Funktionen auszuüben, bei rachitischen Kindern noch bis ins dritte und vierte Jahr, in Einzelfällen aber noch viel länger erhalten. Nicht selten kommt es aber vor, daß Kinder, die schon allein stehen und gehen konnten, infolge der Verschlimmerung ihrer rachitischen Affektion, wie sie besonders gerne während der Wintermonate einzutreten pflegt, diese Fähigkeit wieder einbüßen, und ich habe auch Fälle gesehen, wo sich die Besserung im Sommer und die Verschlimmerung im Winter einige Jahre nacheinander wiederholt hat.

Besonders hohe Grade von Gelenkschlaffheit kann man an manchen schwer rachitischen Kindern beobachten, bei denen es z. B. möglich ist, die Hände und Finger so weit zu überstrecken, daß sie mit ihrem Rücken der dorsalen Fläche des Vorderarms anliegen. Auch das ist bei den Rachitikern — im Gegensatz zu den mongoloiden Kretinen, die ebenfalls hohe Grade von Gelenkschlaffheit aufweisen können — fast immer mit deutlichen Schmerzensäußerungen verbunden, während die Muskulatur dabei kaum beteiligt sein kann. Nur in sehr seltenen protrahierten Fällen wird die Schmerzhaftigkeit vermißt, weil offenbar der entzündliche Prozeß im Bandapparate schon abgelaufen ist und nur noch seine Wirkungen in Form von Erschlaffung oder Verlängerung der Faserbündel und von Weichheit der knorpeligen und knöchernen Teile der Gelenksenden zurückgeblieben sind Dadurch können die schlangenmenschartigen Verschränkungen der Glieder bei manchen schwer rachitischen Kindern zustande kommen, wobei vielleicht auch der geringe Widerstand der durch Nichtgebrauch atrophisch gewordenen Muskulatur mit im Spiele sein kann. Das Wichtigste ist aber auch hier die niemals fehlende Nachgiebigkeit und Schlaffheit der knorpeligen, knöchernen und bändrigen Teile der Gelenke, die es z. B. in einigen meiner Beobachtungen möglich machten, die spitzwinkelig infrangierten Schlüsselbeine in ihren beiden Gelenken in einem Spielraum von etwa 120 Graden nach oben und nach unten zu drehen. Daß das nicht auf Muskelschlaffheit beruhen kann, sieht jedermann ein.

Die Schlaffheit und Nachgiebigkeit der Gelenksbänder spielt auch bei dem häufigen Genu valgum rachiticum neben der Abbiegung der erweichten knorpeligen und knöchernen Teile der beiden Gelenksenden eine gewisse Rolle, während das seltenere Genu varum bei Kindern meistens mehr auf einer Verkrümmung der Diaphysen beruht. Von einer Beteiligung der Muskulatur kann dabei ebensowenig die Rede sein, wie bei den analogen Deformitäten der Adoleszenten, die auf derselben anatomischen Grundlage beruhen.

Die Ursachen der Rachitis.

Die Theorien des Kalkhungers und der gestörten Kalkresorption. Widersprechende
Tatsachen. Normale Ossifikation bei atrophischen Kindern. Zeitliche Inkongruenz
in verschiedenen Skeletteilen. Die Jahreskurve der Rachitis. Stubenklima. Arm
und Reich. Die Rachitis der domestizierten Tiere. Verschiedene reizende Stoffe.
Intrauteriner Beginn. Hereditäre und erworbene Disposition.

Bevor die Anatomie und Histologie der rachitischen Knochen einem
genaueren Studium unterzogen worden waren, erblickte man das Wesen
der Rachitis in ihrem auffallendsten Symptome: der verminderten
Starrheit der knöchernen Teile, von der man wußte, daß sie durch einen
verminderten Kalkgehalt derselben bedingt sei. Man suchte also nach der
Ursache dieser Kalkarmut des Skelettes und glaubte sie am einfachsten
durch eine mangelhafte Zufuhr von Kalksalzen erklären zu können. Man
nahm entweder an, daß die Nahrung zu wenig Kalk enthalte oder daß der
Kalk nicht ordentlich resorbiert werde oder daß er zwar in die Säfte über-
gehe, daß aber seine Abscheidung in die Knochen durch einen vermehrten
Säuregehalt des Blutes oder doch wenigstens durch seine verminderte
Alkaleszenz erschwert werde. Aber alle diese Spekulationen, die ohne
tatsächliche Grundlage rein in die Luft hinein aufgebaut wurden, sind
durch die anatomische und histologische Durchforschung der rachitisch
affizierten Skeletteile hinfällig geworden. Wir wissen jetzt, daß der bloße
Mangel an Kalksalzen unmöglich eine vermehrte Bildung von Blutgefäßen
in den knochenbildenden Geweben und eine krankhafte Erweiterung derselben herbeiführen könnte; wir halten es für ausgeschlossen, daß eine verminderte Zufuhr von Kalk ein krankhaft gesteigertes Wachstum des Knorpels
und eine reichliche Osteophytbildung herbeiführen kann, weil diese Gebilde nicht nur zu ihrer Verkalkung, sondern schon zu ihrer bloßen Bildung
reichliche Mengen von Kalk in Anspruch nehmen; und wir wissen auch
von anderen mit entzündlicher Hyperämie einhergehenden Knochenkrank-
heiten, daß auf einem hyperämischen Boden nicht nur die neu apponierten
Knochenteile nicht ordentlich verkalken, sondern daß auch schon gut verkalkte und verknöcherte Teile in einem größeren Ausmaße als unter normalen Verhältnissen durch die vordringenden Gefäße wieder eingeschmolzen
werden und daß dann in den Einschmelzungsräumen, wieder infolge des krank-

haften Blutreichtums, nur abnorm gebautes und schlecht oder gar nicht verkalkendes Knochengewebe gebildet werden kann. Daß also unter solchen Umständen die rachitisch affizierten Knochenteile weniger Kalk enthalten müssen als bei normalem Wachstum, betrachten wir als selbstverständlich, und wir haben daher gar kein Bedürfnis, nach anderen Ursachen für diese Kalkarmut zu suchen. Wonach wir forschen müssen, das sind die Momente, die die abnormen Vorgänge in den osteogenen Geweben hervorrufen; wir müssen trachten zu erfahren, warum in so vielen Fällen die physiologische Hyperämie der knochenbildenden Gewebe zu einer pathologischen Höhe anwächst; und wenn wir dafür eine mit allen bekannten Tatsachen vereinbare Erklärung finden können, dann wissen wir eo ipso, wie die Kalkarmut der rachitischen Knochen zustande kommt und wir verzichten dann gerne auf alle abenteuerlichen Konjekturen, die um jeden Preis und ohne Rücksicht auf die krankhaften Veränderungen in den Knochen eine Ursache ihrer Kalkarmut außerhalb des Skelettsystems ausfindig machen wollen.

Aber die verschiedenen chemischen Theorien der Rachitis ignorieren nicht nur die grob anatomischen und die feineren histologischen Veränderungen in den rachitischen Knochen, sondern sie nehmen auch keine Rücksicht auf die äußeren Verhältnisse, unter denen wir das Entstehen der rachitischen Erkrankung beobachten; und merkwürdigerweise wird auch jetzt noch immer wieder der vergebliche Versuch unternommen, die ganze Krankheit auf einen ungestillten Kalkhunger der Knochen zurückzuführen. Da aber diese chemischen Theorien nicht nur theoretisch verfehlt sind, sondern auch das ärztliche Handeln in nachteiligem Sinne beeinflussen, dürfen wir uns die Mühe einer eingehenderen Kritik derselben um so weniger verdrießen lassen, als wir dabei auch eine ganze Reihe von positiven Tatsachen kennen lernen werden, die es uns möglich machen wird, eine plausible Erklärung für das Zustandekommen der irritativen Prozesse an den Orten der lebhafteren Knochenapposition zu gewinnen.

Was also zunächst die Annahme einer Kalkarmut der Nahrung als Ursache der Rachitis anlangt, so steht derselben schon die einfache Tatsache entgegen, daß bei jeder Art der üblichen Ernährungsmethoden neben rachitischen auch rachitisfreie Kinder gefunden werden. Es gibt zwar Ärzte, welche behaupten, daß sie durch eine bestimmte Ernährungsmethode alle Kinder frei von Rachitis erhalten können; aber schon die Widersprüche, in die diese Optimisten untereinander geraten, beweisen uns auf das Klarste, daß sie sich aus doktrinären Gründen zu einer unhaltbaren und der Beobachtung direkt widersprechenden Behauptung haben hinreißen lassen. Während nämlich die einen es als ein Dogma hinstellen, daß Brustkinder niemals rachitisch werden, wollen wieder einige neuere Autoren die Häufigkeit der Rachitis bei Brustkindern durch die Kalkarmut der Frauenmilch im Vergleich zu der Milch anderer Säugetiere erklären. Richtig ist es nun, daß die Menschenmilch nur ein Fünftel von dem Kalkgehalt der Kuhmilch besitzt und daß die Hundemilch sogar 15 mal mehr Kalk enthält als die Menschenmilch. Aber ebenso richtig ist es, daß Brustkinder zwar nicht selten bei blühendem Aussehen rachitisch werden, daß sie aber im großen und ganzen häufiger verschont bleiben als solche, die mit der 5 mal kalkreicheren

Kuhmilch aufgezogen werden; und daß die jungen Hündchen besonders häufig von exquisiter Rachitis befallen werden, wenn sie auch die enorm kalkreiche Hundemilch direkt von der Quelle beziehen. Auch jene sonderbaren Schwärmer, welche sich rühmen, daß sie durch gut sterilisierte Milch das Rachitischwerden der Proletarierkinder verhüten können, müssen wieder von anderen hören, daß gerade das Sterilisieren der Kuhmilch das Entstehen der Rachitis bei den mit ihr genährten Kindern begünstige. Tatsache ist aber, daß wir bei kurzer, normal dauernder und übermäßig in die Länge gezogener Brustnahrung, bei einfach gekochter und bei sterilisierter Kuhmilch, bei fettreicher und bei mehlhaltiger Nahrung neben gesunden auch zahlreiche rachitische Kinder sehen können, und daß ganz andere Umstände als der Kalkreichtum oder die Kalkarmut der Kost und die sonstige Zusammensetzung der Nahrung darüber entscheiden, ob der irritative Prozeß in den knochenbildenden Geweben Platz greift oder nicht.

Übrigens gibt es noch eine viel einfachere und schlagendere Widerlegung aller Theorien des Kalkhungers, nämlich die von zahlreichen älteren und neueren Autoren übereinstimmend konstatierte Unwirksamkeit kalkhaltiger Medikamente. Auch ich habe oft genug Kinder mit allen Zeichen einer floriden Rachitis gesehen, die bereits monatelang phosphorsauren Kalk, Kalkeisensirup und andere kalkhaltige Präparate eingenommen hatten. Da es aber keine völlig kalkfreie Nahrung gibt, müßte schon ein ganz geringer Zuschuß von Kalk alle Folgen des vermeintlichen Kalkmangels der Nahrung beseitigen; und da dies selbst bei reichlicher Kalkzufuhr nicht gelingt, so ist damit ein neuerlicher Beweis für die völlige Grundlosigkeit dieser Annahmen geliefert.

An die Stelle der den Tatsachen direkt widersprechenden Theorie der kalkarmen Nahrung setzen andere die Hypothese, daß Kinder zwar Kalk in genügender und sogar in überreicher Menge einführen, daß sie aber ihn nicht oder nicht in genügender Menge in ihre Säfte aufnehmen. Die Gründe dafür sehen die einen in einer ungenügenden Aufnahme von Kochsalz von seiten der säugenden Mutter, wodurch die Kinder nicht genügend Salzsäure zur Lösung der gefällten Kalksalze bilden können — als ob nur Brustkinder rachitisch würden —; andere sprechen ganz allgemein von Verdauungsstörungen, die die richtige Ausnützung des in der Nahrung enthaltenen Kalkes verhindern, während wieder andere sich bestimmter ausdrücken und direkt die Sommerdiarrhöen als hauptsächliche Ursache der Rachitis beschuldigen.

Es gibt nun wieder eine ganze Reihe von Tatsachen, die diesen Annahmen ganz direkt widersprechen.

Wenn es wahr wäre, daß die rachitischen Kinder ihre Knochen deshalb nicht in normaler Weise verkalken können, weil sie aus irgend einem Grunde zu wenig Kalk aus ihrer Nahrung in ihre Säfte aufnehmen, dann wäre es undenkbar, daß man bei einem wohlgenährten Kinde rachitisch erweichte Knochen vorfinden könnte, weil alle Gewebe ohne Ausnahme mit Einschluß des Muskelfleisches Kalk zu ihrer Bildung und ihrem Wachstum in Anspruch nehmen. Aber gerade die besonders üppig gedeihenden und energisch wachsenden Kinder zeigen häufig ausgedehnte Kraniotabes und einen stark akzentuierten Rosenkranz und bilden damit eine glänzende Widerlegung aller Rachitistheorien, die auf eine wie immer entstehende Kalkarmut der Säfte spekulieren. Aber eine solche ist auch durch direkte Kalkanalysen widerlegt, welche gezeigt haben, daß selbst bei schwer rachitischen Kindern und bei großer Kalkarmut ihrer Knochen die Weichteile ihren normalen Kalkgehalt bewahren (Brubacher, Stöltzner). Es ist also klar, daß nur in der Beschaffenheit der Knochen selbst die Ursache ihrer Kalkarmut gelegen sein kann, und wir wissen auch ganz genau, daß sie aus demselben Grunde kalkarm bleiben, wie die blutreichen Osteophyten in den entzündeten Knochen eines ausgewachsenen und normal verdauenden Menschen.

Daß aber auch kein Zusammenhang zwischen den Verdauungsstörungen der Kinder und ihrer rachitischen Knochenerweichung besteht, dafür besitzen wir wieder eine Reihe unanfechtbarer Beweise.

Dem normal oder übermäßig genährten Brustkinde mit florider Rachitis können wir als trauriges Gegenstück das bis zum Skelett abgemagerte atrophische Kind mit ideal verknöchertem Schädel, winziger hartrandiger Stirnfontanelle und unfühlbarer Grenze zwischen den Rippenknorpeln und den fest verkalkten und unnachgiebigen Rippen gegenüberstellen. Jenes resorbiert tadellos und hat dennoch kalkarme Knochen, weil infolge seines energischen Wachstums die Bedingungen für eine abnorme Blutfülle an den Wachstumsstellen seines Skelettes gegeben sind. Das schlecht verdauende und dadurch atrophisch gewordene Kind verfügt aber noch immer über genügende Kalkmengen, um seine schwach wachsenden Knochen normal zu verkalken, und diese Verkalkung kann ungehindert von statten gehen, weil infolge des trägen Wachstums nur wenig neue Gefäßsprosse an den Orten der Knochenapposition gebildet werden und daher auch keine Tendenz zu einer abnormen Gefäßneubildung an diesen Orten besteht. Seine Appositionsstellen verhalten sich also genau so, wie die auch bei normaler Wachstumsenergie des Kindes nur träge wachsenden hinteren Rippenenden, die auch bei schwerer Rachitis ihre neugebildeten Knochenteile in normaler Weise verkalken und erhärten, was wieder nicht möglich wäre, wenn die Kalkarmut der Nahrung oder der Säfte die Schuld an der rachitischen Knochenerweichung trüge.

Ebenso unvereinbar mit den chemischen und alimentären Rachitistheorien, wie die normale Verkalkung gewisser Knochenteile in einem florid rachitischen Individuum, ist auch die zeitliche Inkongruenz der rachitischen Vorgänge in verschiedenen Teilen des Skelettes. Wenn die rachitische Knochenerweichung auf einer ungenügenden Zufuhr des Kalkes oder auf einer Erschwerung der Präzipitation der Kalksalze durch eine krankhafte Beschaffenheit des Blutes basieren würde, dann müßten alle wachsenden Teile des Skelettes zu gleicher Zeit weich werden und nach Beseitigung der der Erhärtung entgegenstehenden Momente wieder zu gleicher Zeit normal verkalken und erhärten. Das ist aber keineswegs der Fall. Denn die Kraniotabes, die von allen rachitischen Knochenerweichungen am frühesten ausgebildet ist, verschwindet sehr häufig in den ersten Lebensmonaten oder gegen Ende des ersten Jahres, während sich um dieselbe Zeit und auch noch

im zweiten und dritten Jahre am Thorax, an der Wirbelsäule und an den
Extremitäten die schwersten Grade der Erweichung ausbilden können. Das
ist von unserem Standpunkte durchaus verständlich, weil die relative
Längenzunahme, die auf dem Wachstum der Wirbel und der langen Knochen
der unteren Extremitäten beruht, in den ersten drei Jahren noch 56, 14
und 10 % beträgt, während der in den letzten Fötalmonaten sehr energisch
wachsende Schädel in den drei ersten Lebensjahren nur um 27, 6 und 2 %
an Umfang gewinnt. Diese rapide Abnahme der Wachstumsenergie des Schädels
schafft aber ungünstige Verhältnisse für den rachitischen Knochenprozeß
und deshalb werden die am raschesten und am frühesten erweichten Schädelknochen um dieselbe Zeit wieder hart, wo die noch energisch wachsenden
Knochen des Rumpfes und der Extremitäten noch günstige Bedingungen
für das Fortbestehen und selbst für die weitere Ausbildung der vaskularisierenden Entzündung und der durch sie geschaffenen Knochenerweichung
darbieten. Mit einem Kalkmangel oder mit einer Kalkarmut des Blutes
oder mit einer verminderten Alkaleszenz des Blutes — die überdies nach
Stöltzner's Untersuchungen nicht besteht — sind diese Tatsachen absolut
nicht vereinbar.

Allen Theorien, die die Rachitis mit Verdauungsstörungen oder gar
mit den im Sommer in besonderer Häufigkeit auftretenden Durchfällen in
Zusammenhang bringen wollen, steht aber noch eine andere Gruppe von
Tatsachen entgegen, die nicht nur in negativem, sondern auch in positivem
Sinne für die Ätiologie der Rachitis von grundlegender Bedeutung ist, nämlich
die „mit der Regelmäßigkeit eines Gesetzes" sich Jahr für Jahr wiederholende
und überall in gleicher Weise gefundene Steigerung der Häufigkeit und der
Schwere der Rachitisfälle im Laufe des Winters bis hinein in die ersten Monate
des Frühlings, und dann wieder der ebenso regelmäßig und sicher sich ein-
stellende Abfall der Jahreskurve und die damit parallel gehende Milderung
in der Schwere der rachitischen Erscheinungen vom Beginn des Sommers
bis in den Herbst. Dieses Verhältnis habe ich zum ersten Male auf Grund
meiner Aufzeichnungen an einem großen Material kranker Kinder ziffermäßig festgestellt[1]) und es wurde dann von einer großen Zahl anderer Beobachter in anderen Städten in ganz übereinstimmender Weise bestätigt.
Auch sie fanden nicht nur, daß in den ersten sechs Monaten eines jeden
Jahres bedeutend mehr Kinder wegen ihrer Rachitis den ärztlichen Anstalten
zugeführt wurden, als im zweiten Halbjahr, sondern daß auch die Schwere
der Fälle mit der Häufigkeit derselben parallel geht. In der Tat findet man
die vorgeschrittenen Fälle von Kraniotabes fast ausschließlich gegen Ende
des Winters und auch die nervösen Erscheinungen, die Kopfschweiße, die
Respirationskrämpfe, die Tetanie und Eklampsie, von denen die rachitischen
Kinder so häufig heimgesucht werden, kommen in denselben Monaten in
auffallender Häufigkeit zur Beobachtung, während sie im Sommer und
Herbst nahezu vollständig verschwinden. Auch die schwereren Verkrümmungen der Wirbelsäule, die schon immer eine weiter vorgeschrittene Rachitis
anzeigen, werden im ersten Halbjahr gerade doppelt so häufig notiert als im

---

[1]) Die Phosphorbehandlung der Rachitis. Zeitschr. f. klin. Medizin. VII. 1884
— Pathogenese der Rachitis. 1885.

zweiten (M. Cohn bei Neumann). Es müssen also unbedingt gewisse Verhältnisse bestehen, die entweder die Entstehung der Rachitis oder eine wesentliche Verschlimmerung der bereits bestehenden Krankheit in den Wintermonaten begünstigen, und wieder andere, welche der Ausbildung der rachitischen Erscheinungen im Sommer entgegenstehen oder ihre Heilung befördern. Bevor wir aber diese Verhältnisse näher analysieren, können wir schon das eine mit Bestimmtheit behaupten, daß es unmöglich die Sommerdiarrhöen und andere Arten von Verdauungsstörungen sein können, die die Häufung der schweren Rachitisfälle herbeiführen, weil wir dann gerade den umgekehrten Verlauf der Jahreskurve für die Rachitis erwarten müßten. Denn da die Sommerdiarrhöen, wie ihr Name besagt, gerade in den heißen Sommermonaten mit besonderer Häufigkeit auftreten und da die Zahl der Darmkatarrhe im Winter auf ein Minimum herabgeht, müßten die meisten und schwersten Rachitisfälle im Spätsommer und im Herbst und die wenigsten im Winter und im Frühjahr zum Vorschein kommen, während in Wirklichkeit das Gegenteil der Fall ist. Wenn also manche noch immer an einer engeren Beziehung zwischen Rachitis und Verdauungsstörungen festhalten, so kann man ihnen den Vorwurf nicht ersparen, daß sie einem falschen Dogma zuliebe ihre Augen vor einer der markantesten Tatsachen in der ganzen Rachitislehre verschließen.

Aber nicht nur die Tatsache selbst ist durch zahlreiche übereinstimmende Beobachtungen vollkommen gesichert, sondern es hat auch die Deutung, die ich diesem gesetzmäßigen Verhalten gegeben habe, fast allgemeine Zustimmung erhalten. Und in der Tat liegt es ziemlich nahe, daß nicht das Winterklima als solches das Entstehen und die Verschlimmerung des rachitischen Prozesses begünstigt — weil ja nicht alle Kinder, die diesem Klima ausgesetzt sind, in gleicher Weise unter der Rachitis zu leiden haben —, sondern daß der durch den Winter erzwungene Aufenthalt in unhygienischen, überfüllten, schlecht ventilierten und infolgedessen übelriechenden Proletarierwohnungen diese Wirkungen hervorbringt. Namentlich die ganz jungen und noch in raschem Wachstum begriffenen Kinder haben unter den üblen Einflüssen dieses „Stubenklimas" zu leiden. Denn die bereits gehfähig Gewordenen werden doch hin und wieder ins Freie gebracht und entgehen so wenigstens für einige Stunden dieser Schädlichkeit, der die Säuglinge und die sich noch nicht selbständig bewegenden Kinder der ersten Jahre nahezu permanent ausgesetzt sind. Aber zu den undefinierbaren „Riech- und Ekelstoffen", die diese Kinder den ganzen Winter hindurch einatmen müssen, kommt bei manchen Säuglingen auch noch die Spezialatmosphäre, die sie sich selbst durch die ammoniakalische Gärung ihres Harnes in ihren Umhüllungen und in ihrem Bettzeug bereiten. Solche Kinder, die fort und fort Ammoniakdämpfe einzuatmen gezwungen sind, sind nicht nur ohne Ausnahme rachitisch, sondern sie zeigen fast immer besonders schwere Erscheinungen dieser Krankheit. Hier liegt es also recht nahe, daran zu denken, daß das giftige Gas durch die Respiration in den Kreislauf des Kindes gelangt und an den Orten des lebhaftesten Knochenwachstums eine irritierende Wirkung entfaltet; und dasselbe gilt wohl auch von den chemisch nicht definierbaren Substanzen, die den bekannten Armeleutegeruch zusammensetzen und deren Fähigkeit, auf das Protoplasma reizend zu wirken, sich deutlich genug durch die Erregung unserer Geruchsnerven verrät. Diese differenten Stoffe wirken nun sicherlich schädigend auf alle lebenden und reizbaren Teile, mit denen sie in Berührung kommen, und bewirken so das üble Aussehen, die Anämie und wahrscheinlich auch gewisse Nervenstörungen der Kinder, mit denen wir uns später beschäftigen werden. Aber an den Orten des lebhaften Knochenanwuchses müssen sie eine besonders potenzierte Wirkung entfalten, weil die mit diesen Giftstoffen beladenen Säfte eben wegen des auf eng umschriebene Stellen beschränkten Knochenwachstums zu diesen Orten in besonders reichlichen Mengen dirigiert werden müssen und weil hier auch fortwährend neue wandungslose Gefäßsprosse gebildet werden, in denen die irritierenden Substanzen in unmittelbare Berührung mit dem reizbaren Protoplasma gelangen. So denken wir uns die Entstehung und die häufige Verschlimmerung der Rachitis, die sich während des Winters und im unmittelbaren Anschlusse an denselben namentlich bei den Kindern der Arbeiterklasse in so auffallendem Maße geltend macht.

Der Eintritt der wärmeren Jahreszeit führt nun in dieser Richtung eine gewaltige Änderung herbei. Denn nun werden auch in der ärmlichsten Wohnung wieder die Fenster geöffnet, die vielleicht den ganzen Winter aus Furcht vor der Erkältung und vor dem Verlust der kostspieligen Zimmerwärme geschlossen waren; es werden auch die noch nicht gehfähigen Kinder während einiger Stunden oder auch tagsüber ins Freie gebracht, und die Folge davon ist, daß die schon ausgebildeten schweren Rachitissymptome durch den bloßen Wegfall der krankmachenden Momente bedeutend gebessert werden. Die Kinder beginnen zu stehen und zu gehen, ihr Thorax wird fester, ihre Dyspnoe verschwindet, die Krampferscheinungen bleiben aus und die Kinder werden also entweder gar nicht oder mit stark abgeschwächten Erscheinungen in die Krankenanstalten gebracht. Aus demselben Grunde bleiben aber die im Frühling und im Sommer geborenen Kinder vorläufig von der Krankheit verschont oder sie bekommen sie in so leichtem Grade, daß für die Eltern kein Anlaß vorliegt, ihretwegen ärztliche Hilfe in Anspruch zu nehmen. So kommt es auch, daß nach der Angabe des Anatomen Hansemann die Kinder, die im Frühjahr geboren werden und im Herbste sterben, bei der Obduktion frei von Rachitis gefunden werden, während die Leichen der im Herbst geborenen und im Frühjahr verstorbenen Kinder immer deutliche Zeichen der Krankheit aufweisen; und so entsteht Jahr für Jahr dieselbe charakteristische Rachitiskurve, die mehr als alles andere geeignet ist, ein helles Licht auf die Ursachen und die Entstehungsweise der Krankheit zu verbreiten.

Es gibt aber noch eine ganze Reihe von anderen Tatsachen, die nur in demselben Sinne zu deuten sind. Zu diesen gehört vor allem der große Unterschied zwischen Wohlhabenden und Armen in bezug auf Häufigkeit und Schwere der rachitischen Affektionen, der manchen Anlaß gegeben hat, die Rachitis als Proletarierkrankheit zu bezeichnen. Diese Bezeichnung ist allerdings nicht berechtigt, weil immer noch genug Kinder aus wohlhabenden Familien rachitisch werden. Aber der Gegensatz ist doch bedeutend genug, weil die Kinder des städtischen Proletariats nur selten von der Krankheit gänzlich verschont bleiben, so daß ich auf 100 ambulatorisch behandelte Kinder dieser Bevölkerungsklasse 90 zweifellos rachitische zählen konnte, während andere in nördlicher gelegenen Städten (Hamburg, Petersburg) sogar bis zu 95% gelangt sind. Dagegen habe ich bei einer systematischen Untersuchung von 100 Kindern meiner Privatpraxis — in der Zeit vor der Phosphortherapie — doch 41 Kinder ganz frei und 34 nur mit den leichtesten Graden der Krankheit gefunden, während hier die mittelschweren Fälle nur mit wenigen Prozenten und die höchsten Grade der Krankheit — Infraktionen und andere schwere Deformitäten — überhaupt nicht vertreten waren. Halten wir dem entgegen, daß unter je 100 Proletarierkindern unserer Ambulanz nicht weniger als 33 mit schweren und allerschwersten Graden der Krankheit behaftet waren, so ist auch in dieser Beziehung ein so beträchtlicher Unterschied zwischen den Kindern der Wohlhabenden und der Armen ziffermäßig festgestellt, daß man ihn bei der Erörterung der ätiologischen Verhältnisse unbedingt in Rechnung ziehen muß.

Hier kann man nun wieder mit aller Bestimmtheit behaupten, daß diese bedeutende Differenz unmöglich durch eine schlechtere Ernährung der Proletarierkinder bedingt sein kann. Es soll ja nicht in Abrede gestellt werden, daß die Ernährungsverhältnisse bei den Armen viel zu wünschen übrig lassen; aber die schlechtere Ernährung führt hier entweder einen frühen Tod an Durchfällen und schweren Dyspepsien herbei und läßt daher die höheren Grade der Rachitis gar nicht zur Entwicklung kommen; oder sie führt zur Atrophie, von der wir gesehen haben, daß sie die Ausbildung der Rachitis nicht nur nicht begünstigt, sondern sie im Gegenteil entweder verhindert oder in hohem Grade erschwert. Außerdem ist aber bei uns in Wien das Selbststillen der Kinder in den ärmeren Klassen sehr stark verbreitet. Von 1896 in bezug auf Rachitis genauer untersuchten Kindern wurden nicht weniger als 1362 (also 72%) über drei und 1208 (mehr als 62%) sogar über sechs Monate von ihrer Mutter an der Brust genährt; und doch waren auch von diesen nur wenige von der Rachitis verschont geblieben und viele von ihnen zeigten schwere und allerschwerste Grade der Krankheit. Sehen wir also auch hier wieder, daß die aus doktrinären Gründen immer noch von manchen in den Vordergrund gestellten nutritiven Schädlichkeiten als Beförderer der Rachitis zum mindesten stark überschätzt werden und daß in ihnen unmöglich die Ursache der ungleich stärkeren Beteiligung der Proletarierkinder gelegen sein kann, so ist auf der anderen Seite kaum daran zu zweifeln, daß auch hier die früher besprochenen respiratorischen Noxen stark in die Wagschale fallen, die bei den Wohlhabenden zwar nicht gänzlich entfallen, aber doch nur in stark abgeschwächtem Grade zur Wirkung gelangen. Daß sie auch noch in dieser Abschwächung wirksam bleiben, sehen wir an der auffallend günstigen Wirkung, die auch bei den Kindern gut situierter Familien durch den Eintritt des Sommers und ganz besonders durch das Beziehen einer Landwohnung herbeigeführt wird. In dieser Zeit und in dieser Umgebung verlieren sich die etwa vorhandenen Erscheinungen auch ohne spezifische Behandlung ungemein rasch und sie kommen bei Kindern, die im Beginn der guten Jahreszeit geboren werden und bis weit in den Herbst auf dem Lande verbleiben, überhaupt nicht zur

Entwicklung. Daraus müssen wir aber schließen, daß schon jene geringen Verunreinigungen der Atemluft, die offenbar in den Großstädten überhaupt nie fehlen und außerdem durch die Angst vor der Erkältung und die daraus resultierende mangelhafte Lüftung der Kinderzimmer noch eine Steigerung erfahren, schon ausreichend sind, um an den Stellen der lebhaften Knochenanbildung wenigstens jene mäßigen Veränderungen hervorzurufen, die wir bei der größeren Hälfte der wohlhabenden Großstadtkinder tatsächlich vorfinden. Übrigens hat schon der römische Arzt Soranus im zweiten Jahrhundert unserer Zeitrechnung hervorgehoben, daß die Verkrümmungen der Beine bei den Dorfkindern viel seltener vorkommen als bei den städtischen, womit auch der, wie ich glaube, ziemlich überflüssige Beweis geliefert ist, daß die Rachitis nicht erst zur Zeit ihres ersten Schilderers (Glisson) aufgetreten sein kann. Auch in unseren Breitegraden findet man völliges Freibleiben von Rachitis noch am ehesten bei auf dem Lande aufgezogenen Kindern wohlhabender Familien, während ich in hochgelegenen Gebirgsdörfern bei den Kindern armer Häusler, die den langen strengen Winter in ihren elenden Hütten zubringen müssen, recht schwere rachitische Verbildungen gesehen habe.

Allbekannt ist ferner die Tatsache, daß in den wärmeren Klimaten die Rachitis seltener und in leichterer Form auftritt als bei uns. Sie fehlt zwar auch nicht in Neapel und in Palermo, aber es ist mir doch beim Besuche dieser Städte aufgefallen, wie selten man bei der sich auf der Gasse herumtreibenden, sonst ziemlich verwahrlosten Jugend den watschelnden Gang infolge von Verkrümmung der unteren Extremitäten beobachtet, während es bei uns von solchen Kindern in den von Proletariern bewohnten Stadtteilen förmlich wimmelt. In Japan, auf den Antillen, in Peru, in Mexiko tritt die Krankheit nach übereinstimmenden Berichten sehr selten und in sehr milden Formen auf und fehlt (nach Macnamara) in Britisch-Indien bei den Eingeborenen, die Tag und Nacht im Freien zubringen, gänzlich, während sie in den feuchten Distrikten bei den Soldatenkindern, die im Winter in ihren Wohnungen eingeschlossen sind, häufig beobachtet wird. All das spricht wieder für die große Bedeutung, die den respiratorischen Noxen zugeschrieben werden muß, und gegen die Mitwirkung nutritiver Schädlichkeiten bei der Entstehung der Rachitis.

Eine starke Beweiskraft in unserem Sinne kommt auch den Mitteilungen über die Rachitis der domestizierten und in Gefangenschaft gehaltenen Tiere zu, während die im Freien und in der Wildnis lebenden nach allgemeiner Angabe völlig verschont bleiben. Affen, Bären, Wiederkäuer werden (nach Hansemann) in den Tiergärten rachitisch; bei Hündchen, die in den Laboratorien zu Versuchszwecken gehalten werden, habe ich regelmäßig einen voll entwickelten Rosenkranz gesehen, während junge Hunde, die ich in meiner mitten im Walde gelegenen Wohnung, zumeist im Freien, aufgezogen habe, keine Zeichen der Krankheit dargeboten haben. Ziegen und Schweine, die monatelang im Stalle gehalten werden, erkranken (nach Haubner) sehr häufig bei tadellosem Futter an schwerer Rachitis, die aber bei derselben Nahrung rasch verschwindet, wenn die Tiere aus dem Stalle genommen und im Freien belassen werden. Hier kann man sich doch kaum etwas anderes

denken, als daß die Verunreinigungen der Atemluft, die unsere Geruchsnerven in so offensiver Weise affizieren, durch die Lungen in den Kreislauf
der Tiere und zu den Appositionsstellen der Knochen gelangen und hier
dieselben schweren Veränderungen hervorrufen, wie die Ammoniakdämpfe
bei den schlecht gepflegten Säuglingen und die verdorbene Stubenluft bei
den Kindern der verelendeten Arbeiterfamilien.

Daß eine in den Säften zirkulierende giftige Substanz an den von der
Rachitis bevorzugten Stellen des Skelettes ganz analoge Veränderungen
hervorrufen kann, das haben mich auch meine Versuche mit kleinen Phosphorgaben bei wachsenden Tieren gelehrt. Während nämlich minimale
Dosen desselben Giftes an denselben Stellen eine kondensierende Wirkung
hervorrufen, auf die wir demnächst bei der Besprechung der Phosphortherapie der Rachitis zurückkommen werden, fand ich bei längerer Verabreichung von etwas größeren, nur krankmachenden, aber nicht tödlichen
Dosen dieselbe verstärkte Gefäßbildung und dieselbe abnorme Blutfülle
im wachsenden Knorpel und im Periost, wie bei der Rachitis; und in einigen
Fällen kam es sogar durch eine gesteigerte Einschmelzung an der Grenze
zwischen Knorpel und Knochen zu einer Ablösung der Epiphysen, wie man
sie manchmal bei der angeborenen Syphilis als die Folge der toxischen
Wirkung des syphilitischen Virus beobachtet. Aber selbst in jenen Fällen
von angeborener Syphilis, wo es nicht zu diesen schweren Folgen der toxischen
Reizung an den besonders disponierten Stellen des Skelettes gekommen ist,
findet man doch immer gewisse Veränderungen an der Ossifikationsgrenze
des Knorpels, die den initialen Erscheinungen der Rachitis zum Verwechseln
ähnlich sind. Daraus kann man aber wieder zwei wichtige Folgerungen
ableiten: zum ersten, daß rachitisähnliche Veränderungen in den knochenbildenden Geweben durch ein im Körper des Kindes zirkulierendes Gift
hervorgerufen werden; und zweitens, daß solche Veränderungen schon vor
der Geburt ausgebildet werden können, also zu einer Zeit, wo weder von
einem Kalkmangel der Nahrung noch von einer mangelhaften Kalkresorption
infolge von Krankheiten des Verdauungsapparates die Rede sein kann.

Für die letztgenannte Konklusion brauchen wir aber nicht einmal
das Zeugnis der angeborenen Syphilis, weil der Beginn der rachitischen
Knochenaffektion in den letzten Monaten des intrauterinen Lebens überaus häufig ist. Daß Kinder mit charakteristischer Kraniotabes und mit
deutlichem rachitischem Rosenkranz geboren werden können, war schon
älteren Autoren bekannt; daß aber die geringeren Grade dieser Veränderungen
bei der Mehrzahl der in den Gebäranstalten zur Welt kommenden Kinder
deutlich ausgeprägt sind und sowohl in vivo als auch durch makroskopische
und histologische Untersuchung an der Leiche wahrgenommen werden können,
das habe ich vor mehr als 20 Jahren durch eingehende Untersuchungen
festgestellt und das wurde auch durch andere, die ein ähnliches Material
zu untersuchen Gelegenheit hatten, in vollem Ausmaße bestätigt. Trotzdem
wird die Existenz und besonders die Häufigkeit der intrauterin entstandenen Rachitis noch von vielen und merkwürdigerweise auch von
solchen bestritten, die dieselben Befunde in derselben Häufigkeit gesehen und
objektiv beschrieben haben. Sie fanden dieselben klaffenden Nähte und

dieselben übergroßen Fontanellen, dieselben federnden, nachgiebigen und selbst weichen Nahtränder und auch dieselben Auftreibungen an der Grenze zwischen knorpeliger und knöcherner Rippe; aber sie wollen nicht zugeben, daß man es dabei mit den gewöhnlichen Erscheinungen der Rachitis zu tun habe, die auch unter dem Mikroskope sich von den initialen Veränderungen bei der postfötalen Rachitis in keiner Weise unterscheiden; sondern sie bemühen sich, dafür andere weniger verfängliche Bezeichnungen, wie „normale Kraniotabes" oder „physiologischer Weichschädel", oder „Irregularitäten der Ossifikation" u. dgl. zu ersinnen, obwohl auch mehrfach angegeben wird, daß diese für physiologisch gehaltenen Anomalien mit einer ungewöhnlichen Blutfülle der betreffenden Teile einhergehen. Diese Gegnerschaft gegen die nahe liegende Deutung der unbestrittenen und unbestreitbaren tatsächlichen Befunde hat aber zweierlei Ursachen. Die eine liegt in dem Umstande, daß man früher gewisse Befunde an neugeborenen und frühgeborenen Kindern als „angeborene Rachitis" beschrieben hat, die gar nichts mit der Rachitis zu tun haben, wie die später zu besprechende Mikromelie und die noch selteneren Fälle von angeborener Knochenbrüchigkeit, die man als Osteogenesis imperfecta zu bezeichnen pflegt; und dann kommt dazu als vielleicht unbewußtes Motiv der bei vielen noch immer festwurzelnde Glaube, daß die Rachitis nur durch unzweckmäßige Ernährung oder durch Störungen der Verdauung und Resorption der Nahrungsstoffe zustande kommen könne, und die vielleicht ebenso uneingestandene Besorgnis, daß man genötigt wäre, diese bequeme und gut ausgefahrene Gedankenbahn zu verlassen, wenn man nicht nur die Möglichkeit, sondern sogar die Häufigkeit des intrauterinen Beginnes der Rachitis zugeben müßte. Da wir aber jetzt unter angeborener Rachitis nur solche Veränderungen verstehen, die wir auch bei der postfötalen Rachitis vorfinden und als charakteristisch für die Rachitis erkannt haben, da wir also genau wissen, daß angeborene Mikromelie und angeborene Knochenbrüchigkeit von der Rachitis streng getrennt werden müssen, und da wir zu der Überzeugung gelangt sind, daß auch die postfötale Rachitis nicht durch alimentäre Schädlichkeiten, sondern hauptsächlich durch reizende oder giftige Stoffe hervorgerufen wird, die durch die Atemluft in die Zirkulation gelangen, so haben wir keinen Anlaß, Veränderungen in den knochenbildenden Geweben und den neu apponierten Knochen, die anatomisch und histologisch mit den Erscheinungen der postfötalen Rachitis übereinstimmen, nur deshalb für nicht rachitisch zu erklären, weil sie sich schon vor der Geburt an den intensiv wachsenden Knochenenden bis zu einem gewissen Grade herausgebildet haben.

Auch der neuestens gegen die angeborene Rachitis ins Feld geführte Umstand, daß der „angeborene Weichschädel" oft schon bald nach der Geburt wieder hart wird, während sich andere rachitische Erscheinungen erst nachträglich herausbilden, beweist nicht das Geringste gegen die rachitische Natur dieser angeblich „physiologischen Anomalie", weil wir nicht nur aus theoretischen Gründen das frühe Ausheilen der Veränderungen an den ihr Wachstum früh verlangsamenden Schädelknochen erwarten, sondern weil wir die Inkongruenz des Rachitisverlaufes an den verschiedenen

Skelettabschnitten auch tatsächlich festgestellt haben. Kommt dann noch hinzu, daß die Erhärtung des angeborenen Weichschädels durch die wärmere Jahreszeit befördert wird [1]), so wundern wir uns erst recht nicht über die frühzeitige Heilung dieses Symptomes, sondern sehen vielmehr in der günstigen Einwirkung der dadurch möglich gewordenen Freiluftbehandlung auch auf die angeborenen Knochenveränderungen, ferner in dem etwas selteneren Befunde derselben bei den in Neapel geborenen Kindern im Vergleiche zu den nördlich gelegenen Städten (Fede und seine Schüler), sowie in der von mir und anderen (Spietschka bei Epstein) konstatierten Beschleunigung der Heilung durch eine frühzeitig eingeleitete Phosphortherapie, und dann wieder in dem sicher beobachteten Übergang der angeborenen leichteren Kraniotabes in eine ausgeprägte schwere Schädelerweichung ebensoviele Beweise für die echt rachitische Natur der angeborenen rachitisähnlichen Erscheinungen am Knochensystem.

Nur so ist auch die Tatsache zu verstehen, daß die angeborene Schädelweichheit und die angeborenen Verdickungen an den Rippenknorpeln bei den Kindern der Wohlhabenden viel seltener vorkommen, als bei dem von den Gebäranstalten gelieferten Material; daß sie ferner, wie seinerzeit Schwarz an der Breisky'schen Gebärklinik konstatiert hat und ich auf Grund neuerer ausgedehnter Untersuchungen bestätigen kann, bei den Landweibern seltener auftreten als bei den Kindern der in Wien wohnenden Frauen, und daß ich ferner in derselben Untersuchungsreihe bei den im Sommer und im Herbst geborenen Kindern häufiger normale Schädel gefunden habe, als im Winter und im Frühjahr. All das beweist uns aber nicht nur, daß sich die angeborenen Anomalien in allen maßgebenden Punkten genau so verhalten wie die später sich ausbildenden rachitischen Erscheinungen, sondern es weist auch mit großer Bestimmtheit auf eine Identität der ätiologischen Momente, die wir uns auch hier als giftig wirkende Verunreinigungen der Atemluft vorstellen müssen; nur mit dem Unterschiede, daß sie nicht direkt, sondern auf dem Umwege über den mütterlichen Kreislauf in den wachsenden Organismus und zu seinen reizempfänglichen osteogenen Geweben gelangen.

Die Sache wird aber noch dadurch kompliziert, daß keineswegs alle Föten und alle geborenen Kinder, die den gleichen Schädlichkeiten ausgesetzt sind, in gleicher Weise an der Rachitis erkranken. Das lehrt uns z. B. eine Beobachtung von Ritter von Rittershain. Zwei arme Familien bewohnten dieselbe Stube und ihre Kinder hatten die gleiche Nahrung und die gleiche Pflege; und doch erkrankten alle Kinder des einen Elternpaares, während die anderen, bis auf ein leicht erkranktes, verschont blieben. Ich selbst sah einmal zu gleicher Zeit das eigene Kind einer Frau und ihr Kostkind, von denen das erstere schwer rachitisch war, während das fremde Kind, das sicher nicht besser gepflegt wurde als das eigene, nur geringe Zeichen der Krankheit zeigte. Auch in der vortrefflichen Schilderung der Hunderachitis von Schütz findet sich die ausdrückliche Angabe, daß in

---

[1]) Aus der von Wieland mitgeteilten Kasuistik über den angeborenen Weichschädel ist ersichtlich, daß seine Spontanheilung zumeist in den wärmeren Monaten stattgefunden hat.

gewissen Hundefamilien alle Jungen schwer erkranken, während sie in anderen verschont bleiben; und ähnliches wird auch von Füllen berichtet. Dasselbe lehrt aber die Beobachtung in der Kinderpraxis, weil in mancher Familie alle Kinder auch unter günstigen Verhältnissen von der Rachitis befallen werden, die sich allerdings wegen dieser günstigen Verhältnisse zumeist in mäßigen Schranken hält, während in anderen wieder alle Kinder frei bleiben oder nur unbedeutend affiziert sind. In solchen Fällen denkt man an eine Vererbung der Rachitis, und in der Tat haben sich viele Beobachter, wie Ritter, Vogel, Steiner, Uffelmann, Macewen, Townsend, Fischl und neuestens namentlich Siegert auf Grund von systematischen Nachforschungen mit großer Bestimmtheit für eine solche erklärt. Ich selbst sah einmal — in der Zeit vor der Phosphorbehandlung —, wie drei Kinder eines gesunden und kräftigen Ehepaares in guten Verhältnissen nacheinander von ausgeprägter Rachitis befallen wurden und konnte dafür keine andere Ursache ausfindig machen, als daß die Mutter in ihrer Kindheit nach ihrer eigenen Angabe an besonders hartnäckiger Rachitis gelitten hatte. Trotzdem kann man aber doch nicht gut von einer Vererbung der Rachitis sprechen, weil die Eltern zur Zeit der Zeugung schon lange von ihrer Krankheit befreit sind und daher nicht etwas vererben können, was sie selbst nicht mehr besitzen, sondern nur von einer erblichen Übertragung einer besonderen Beschaffenheit der Gewebe, infolge deren ihre Kinder auf rachitogene Reize geringeren Grades, wie sie z. B. schon durch einen langen, in der Großstadt verlebten Winter gegeben sind, viel stärker reagieren, als andere, auf die diese besondere Reizbarkeit nicht von einem der Eltern oder von beiden vererbt worden ist. Ein solcher höherer Grad von Empfindlichkeit gegen die rachitiserzeugenden Schädlichkeiten muß aber nicht einmal auf einer Keimübertragung beruhen, sondern sie kann auch durch besondere Umstände herbeigeführt werden, die auf den noch in der Entwicklung begriffenen Fötus oder das bereits geborene Kind eingewirkt haben. Nur so ist es z. B. erklärlich, daß Zwillings- und frühgeborene Kinder fast immer viel stärker von der Rachitis befallen werden als ihre Geschwister, die einzeln und am normalen Schwangerschaftsende geboren werden; und hieher gehört auch die Beobachtung, daß die Kinder einer sehr jugendlichen und zart gebauten Frau entweder schon mit den Anfängen der rachitischen Veränderungen geboren werden oder sie sehr bald nach der Geburt entwickeln, während die späteren Kinder derselben Mutter, die sich unterdessen zu einer stattlichen Frau herausgebildet hat, von der Krankheit verschont bleiben. Ähnlich sind aber wohl die einem jeden Beobachter bekannten Fälle zu beurteilen, wo ein leicht rachitisches Kind oder ein solches, dessen schwere Rachitis schon im Rückgange begriffen war, nach einer ernsteren Erkrankung (Lungenentzündung, Keuchhusten oder hartnäckiger Masernbronchitis) viel schwerere Symptome darbietet als früher. Diese Verschlimmerungen sind oft so erheblich, daß man sie nicht allein durch den längeren Aufenthalt im Krankenzimmer erklären kann, und es bleibt also, wenn man nicht an eine direkte Einwirkung der Krankheitserreger oder ihrer toxischen Produkte auf die knochenbildenden Gewebe denken will, eigentlich nichts anderes übrig, als anzunehmen, daß diese

Gewebe durch die schwere Erkrankung eine Veränderung erfahren haben, infolge deren sie gegen die rachitiserzeugenden Noxen empfindlicher geworden sind als früher. Diese größere Empfindlichkeit kann entweder vererbt oder während der fötalen oder postfötalen Entwicklung erworben sein; und insofern kann man allerdings von einer Konstitutionsanomalie der Rachitiker sprechen. Nur ist diese an sich noch keine Rachitis, weil man nur dann von Rachitis sprechen kann, wenn durch das Zusammenwirken der angeborenen oder erworbenen Disposition mit den rachitiserzeugenden Schädlichkeiten die für die Krankheit charakteristischen Veränderungen an den Wachstumsstellen des Skelettes zustande gekommen sind.

Vorbeugung und Behandlung der Rachitis.

Reine Luft für die Schwangeren und Kinder. Es gibt keine besondere Rachitisdiät. Salzbäder, Eisen und Lebertran. Wegner's Entdeckung. Ihre Anwendung auf die Rachitis. Phosphorlebertran und andere Verordnungsformen. Haltbarkeit der öligen Lösungen. Toleranz. Wirkung auf den weichen Hinterkopf, die Dentition und das Steh- und Gehvermögen. Rachitis tarda und adolescentium. Phosphorbehandlung und Orthopädie. Unwirksamkeit des chemisch gebundenen Phosphors.

Die Kenntnis der hauptsächlichsten und wirksamsten Schädlichkeit, die in einem dazu disponierten Organismus die rachitischen Skelettveränderungen und ihre Folgeerscheinungen hervorrufen kann, gibt uns zugleich einen Fingerzeig für die Maßregeln, die wir zu ergreifen haben, um die Entstehung der Krankheit zu verhindern oder auf ein möglichst geringes Maß zu reduzieren. Da wir wissen, daß die Veränderungen meistens schon im Mutterleibe beginnen, und da wir Gründe haben anzunehmen, daß die Verunreinigungen der Atemluft, die bei dem schon geborenen Kinde sicher rachitiserzeugend wirken, auch durch den mütterlichen Kreislauf zu den Stellen der lebhafteren Knochenapposition des Fötus gelangen und daselbst krankmachend wirken können, so sollen wir mit der Prophylaxe der Rachitis schon vor der Geburt des Kindes beginnen, indem wir die schwangere Mutter in möglichst günstige hygienische Bedingungen versetzen und besonders reichlichen Genuß frischer Atemluft, längeren Aufenthalt im Freien, wo möglich auf dem Lande, und gründliche Ventilation der Wohnung und namentlich der Schlafräume empfehlen. All das gilt natürlich in noch erhöhtem Maße für das schon geborene Kind. Hier tut es vor allem not, gegen eingewurzelte Vorurteile und unbegründete Ängstlichkeit anzukämpfen. Es besteht für mich kein Zweifel darüber, daß auch bei den Wohlhabenden die Rachitis zum Teile künstlich gezüchtet wird, indem man, namentlich in den ersten Wochen, durch Verhängen des Bettchens, durch Verschließen der Fenster auch in der wärmeren Jahreszeit, durch die übertriebene Furcht vor jeder Luftbewegung, durch Aufbewahren von Windeln und anderer schmutziger Wäsche im Kinderzimmer, durch unzweckmäßige Heizung und Beleuchtung, durch Nachtlämpchen u. dergl. eine Atmosphäre schafft, die die Geruchsnerven zwar nicht in so offensiver Weise belästigt, wie in einer ärmlichen Proletarierwohnung, und daher auch keine so hochgradigen Veränderungen an dem wachsenden

Skelette des Kindes hervorruft, wie wir sie so häufig unter dem Einflusse dieser potenzierten Schädlichkeit beobachten, die sich aber doch recht weit von der reinen und freien Luft entfernt, die das Kind in einer gesunden Landwohnung oder in einem Garten einatmet. Wenn wir aber auch nicht immer imstande sind, jene günstigen Bedingungen herzustellen, von denen wir wissen, daß sie die Entwicklung der Rachitis entweder verhindern oder auf ein Minimum reduzieren, so werden wir doch sicherlich durch positive Ratschläge und durch energische Abmahnungen bei arm und reich viel Gutes erzielen und manches zur Verhütung dieser so häufigen und folgenreichen Krankheit beitragen können. Deshalb ist es von größter Wichtigkeit, daß der enge Zusammenhang zwischen Rachitis und verdorbener Luft mehr als bisher in das Bewußtsein des Volkes und seiner ärztlichen Berater eindringt und daß in gleichem Maße auch die falschen Zusammenhänge allmählich den ihnen unverdienterweise gewährten Kredit verlieren.

Sehr zu wünschen wäre dies namentlich in bezug auf den leider noch wenig erschütterten Glauben an die Abhängigkeit der Rachitis von der Art der Ernährung. Direkt schadet es natürlich nicht, wenn manche noch glauben, daß man durch die Ernährung an der Mutter- oder Ammenbrust die Rachitis vermeiden könne; im Gegenteil ist jede Motivierung willkommen, die dazu beitragen kann, die natürliche Ernährung zu propagieren; und wir werden die Erreichung der erwünschten Wirkung immer mit Freuden begrüßen, wenn wir auch die Überzeugung gewonnen haben, daß gerade dieses Motiv vor dem kritischen Auge der Wissenschaft nicht standhalten kann. Aber die von manchen irrtümlicherweise gehegte Zuversicht, daß ein an der Brust genährtes Kind vor der Rachitis gefeit sei, kann doch für viele Kinder, namentlich in prophylaktischer Beziehung, von Nachteil sein, weil sie auch häufig davon abhält, bei Brustkindern oder gar bei solchen, die an der Brust in besonderer Weise florieren, nach den Anfängen der Affektion, namentlich nach der bei solchen Kindern besonders häufigen Schädelrachitis zu fahnden. Das ist aber um so mehr zu bedauern, als man durch frühzeitige Behandlung der initialen Erscheinungen nicht nur eine Weiterbildung der Knochenveränderungen, sondern auch das Hinzukommen mancher lästiger und selbst gefährlicher Folgeerscheinungen mit Sicherheit verhindern kann. Raten Sie also jedenfalls allen Müttern, daß sie ihre Kinder an der Brust ernähren; aber unterlassen Sie es nicht, auch bei Brustkindern nach weichen Stellen am Hinterhaupt und nach geringen Anschwellungen der Rippenknorpel zu suchen und gegen sie, wenn sie vorhanden sind, eine wirksame Behandlung einzuleiten.

Noch weniger unverfänglich als der irrige Glaube an die rachitisverhütende Fähigkeit der natürlichen Ernährung ist die weit verbreitete Ansicht, daß gewisse Nahrungsstoffe, besonders alle Arten von Mehlsubstanzen die Rachitis hervorrufen, während wieder andere durch ihren Eiweißreichtum sie verhüten oder heilen können. Oft genug wurde mir von der Mutter, die ihre Kinder wegen ausgeprägter Rachitis überbrachte, erzählt, der Arzt habe dem Kinde schon lange Brot und Mehlspeisen strenge verboten und man gebe sich auch alle Mühe, diesem nach seiner Anordnung kräftige Suppen gebratenes Fleisch und Eier in großen Mengen beizubringen, aber diese Bemühungen seien an dem hartnäckigen Widerstande des Kindes gescheitert. Dabei erleidet das Kind nicht nur einen indirekten Schaden, weil ihm die wirklich vorteilhaften hygienischen und therapeutischen Maßregeln nicht zugute kommen, sondern es wird auch direkt benachteiligt, weil ihm auf Grund unrichtiger Hypothesen eine Nahrung zugemutet wird, die den Grundsätzen der Ernährungsphysiologie direkt widerspricht und überdies in diesem Alter erfahrungsgemäß fast immer Verdauungsstörungen hervorruft, die wohl bei keiner Auffassung der Rachitis erwünscht sein können. Wir werden also dem rachitischen Kinde dieselbe Mischung von stickstoffhaltiger und stickstoffreier Nahrung zukommen lassen, die wir theoretisch und empirisch für alle Kinder dieses Alters als zweckmäßig erkannt haben, und ihnen nichts zumuten, was ihnen möglicherweise Schaden, aber sicherlich keinen Vorteil gewähren kann.

Manche erwarten große Vorteile von einem roborierenden oder tonisierenden Verfahren und verordnen allen rachitischen Kindern Steinsalzbäder und innerlich Eisen oder Lebertran; aber die Rachitiker sind, wie wir gesehen haben, keineswegs immer schwächlich und blaß, sondern — namentlich in den ersten Stadien der Krankheit — sehr häufig wohlgenährt und gut gefärbt. Bei den schwer affizierten Kindern findet man allerdings recht oft hohe und manchmal sogar, wie wir später sehen werden, geradezu exzessive Grade von Anämie; aber diese entwickelt sich immer erst auf dem Boden einer vorgeschrittenen Rachitis und nicht umgekehrt die Rachitis auf dem Boden der Anämie. Deshalb bleibt auch die Eisenbehandlung gegen die Anämie der schwerrachitischen Kinder vollkommen machtlos, während wir später sehen werden, daß eine wirksame Behandlung der rachitischen Grundkrankheit meistens eine rasche und ziffermäßig nachweisbare Verbesserung der Blutbeschaffenheit herbeiführt. Die rachitische Knochenaffektion selbst wird aber, gleichviel ob sie mit oder ohne Beteiligung der blutbildenden Organe verläuft, durch die Verabreichung von Eisenpräparaten in keiner Weise alteriert und diese kommen daher, wie ich glaube, bei dieser Krankheit immer mehr außer Gebrauch.

Salzbäder habe ich früher gegen die Rachitis häufig verwendet und auch jetzt habe ich noch oft Gelegenheit, Kinder zu sehen, die seit Monaten in dieser Weise behandelt worden sind und dennoch alle Zeichen der floriden Rachitis darbieten. Natürlich heilen leichte und selbst mittelschwere Fälle auch unter dieser, wie bei jeder anderen Behandlung, namentlich wenn sie an der See oder in einem Solbad vollzogen wird. Da wir aber wissen, wie wohltätig schon die bessere Jahreszeit an sich und der längere Aufenthalt im Freien auf die Rachitis einwirkt, so ist es recht schwer zu sagen, wie viel von dieser Besserung auf das Konto der Salzwirkung gesetzt werden darf, und wir überzeugen uns leicht, daß diese im besten Falle nur eine geringe sein kann, wenn wir sehen, daß bei den im Winter mit Salzbädern behandelten Kindern die rachitischen Symptome durch viele Monate unverändert bleiben oder in manchen Fällen sogar zunehmen können. Bei der zweifellos bestehenden Tendenz der Krankheit, infolge der abnehmenden Wachstumsintensität allmählich zu erlöschen und bei der unverkennbaren Heilwirkung der wärmeren Jahreszeit genügt es natürlich nicht, daß bei einer Behandlung im Laufe von vielen Monaten endlich eine langsame Besserung Platz greift, um diese der Behandlung zuzuschreiben, sondern es müßte sich diese Besserung schon nach wenigen Tagen ohne sonstige Änderung der Verhältnisse einstellen, wenn wir sie mit ihr in eine kausale Beziehung bringen sollen. Eine so rasche Besserung habe ich aber niemals bei der Anwendung der Salzbäder gesehen und alles, was ich Günstiges von ihnen sagen kann, reduziert sich darauf, daß Kinder, die im Laufe des Winters blaß und appetitlos geworden sind, manchmal nach den ersten Bädern etwas besser und frischer aussehen und eine bessere Eßlust entwickeln. Doch pflegt sich diese Wirkung, wenn nicht damit eine gründliche Veränderung der äußeren Bedingungen Hand in Hand geht, zumeist schon nach einigen Bädern zu erschöpfen[1]).

So wenig wie durch Eisen oder durch Salzbäder kann der entzündliche Zustand an den Appositionsstellen der Knochen durch die Verabreichung von Lebertran beeinflußt werden. Nach unseren jetzigen pharmakologischen Kenntnissen ist der Lebertran nichts anderes als ein fettes Öl, das infolge seines Gehaltes an freien Fettsäuren die besondere Eigenschaft besitzt, mit den alkalischen Darmsekreten eine feine und haltbare Emulsion zu bilden, die offenbar die Verdauung und Resorption des Fettes in hohem Maße erleichtert. Schüttelt man in einer Eprouvette Oliven- oder Mandelöl mit einer Sodalösung, so trennt sich binnen kurzem wieder das Öl von der wässerigen Flüssigkeit, während ein auf die Sodalösung fallender Tropfen Lebertran augenblicklich in eine feine milchähnliche Emulsion zerstiebt, die auch nach 24 Stunden noch unverändert bleibt. Dieser Eigenschaft hat es der Lebertran zu danken, daß er auch in größerer Menge gut vertragen wird, während die Pflanzenöle schon in mäßigen Dosen eine leicht purgierende Wirkung hervorrufen, weil der größere Teil den Darm unverändert passiert und dabei einen schwachen Reiz auf die Darmperistaltik ausübt. Wenn uns aber auch diese besondere Eigenschaft des Lebertrans insofern bei der Behandlung der Rachitis zugute kommen wird, als wir ihn als gutes Vehikel für eine auf den Knochen spezifisch wirkende Substanz benützen werden, so ist er doch an sich weder theoretisch noch empirisch als ein Heilmittel für die Rachitis anzusehen, weil wir erstens nicht begreifen können, wie ein kleines Plus von resorbiertem Fett die Hyperämie und Gefäßneubildung an den Knochenenden einschränken oder beheben soll, und weil auf der anderen Seite eine hundertfältige Beobachtung gelehrt hat, daß Kinder, die dieses leicht verdauliche Öl konsequent durch Monate eingenommen haben, trotzdem die schwersten Zeichen einer floriden Rachitis mit allen Folgezuständen darbieten können.

Eine wirkliche Heilung der Rachitis ist nur auf dreierlei Weise denkbar: erstens durch das Nachlassen der Wachstumsenergie, weil dadurch die besondere Disposition der knochenbildenden Gewebe für die irritativen Vorgänge allmählich verloren geht; zweitens durch Beseitigung der irritierenden Schädlichkeiten; und endlich durch eine direkte Einwirkung auf die krank-

---

[1]) Zu Hause wird das Bad bereitet, indem man ein halbes Kilo Steinsalz oder Kochsalz in einem Gefäß mit heißem Wasser löst und die Lösung dann dem warmen Bade zusetzt. Das Bad von zwanzig Minuten Dauer wird jeden zweiten Tag wiederholt.

haft affizierten Gewebe. Von diesen drei theoretischen Möglichkeiten ist
die erste bei der partiellen oder totalen Spontanheilung verwirklicht; die
zweite liegt der so häufigen Besserung oder Heilung der rachitischen Erscheinungen in der günstigen Jahreszeit zugrunde und kann auch von ärztlicher Seite als prophylaktisches und therapeutisches Agens nutzbar gemacht
werden; und auch die dritte Möglichkeit ist durch die glückliche Entdeckung
Wegner's von der verdichtenden Wirkung kleiner Phosphorgaben in den
neu apponierten Knochenteilen zur Wirklichkeit geworden.

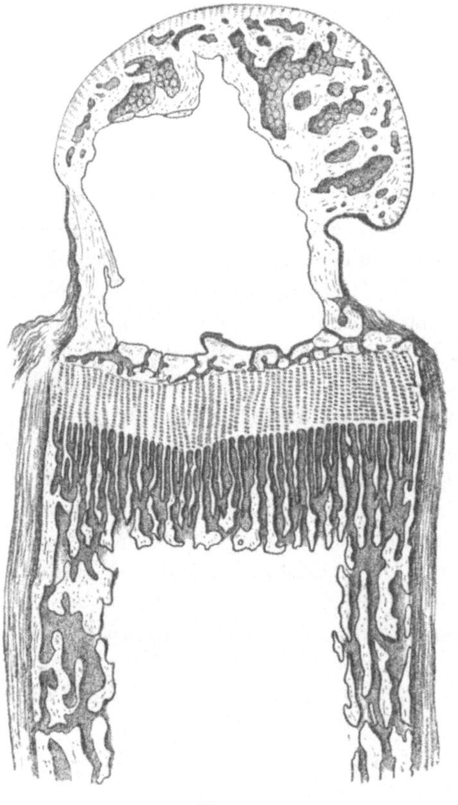

Wegner fand im Jahre 1872 bei seinen Studien über die Phos-
phornekrose ganz zufällig, daß sich bei wachsenden Tieren während
der Einnahme von ganz kleinen Phosphormengen — z. B. von
einem und einem halben Dezimilligramm für ein junges Kaninchen
— eine auffallende Veränderung in den während dieser Zeit neu
angebildeten Teilen der spongiösen Substanz vollzieht, und zwar in
der Weise, daß statt der lockeren schwammigen Struktur mit weiten,
vielfach kommunizierenden Markräumen sich eine dichte, fast kompakte Knochensubstanz mit spärlichen und engen Gefäßkanälen
bildet (Fig. 11 und 12)[1]. Ebenso auffallend wie auf dem Längsschnitte ist auch der Unterschied auf einem Querschnitte durch die
obersten Teile der Spongiosa. Im normalen Knochen weite, vielfach
zusammenfließende Markräume, die durch schmale Knorpelbälk-
chen mit schmalen metaplastischen Knochensäumen voneinander geschieden sind; in der Phos-

Fig. 11.
Längsschnitt durch die Basis metatarsi eines
jungen Kaninchens.

phorschicht dagegen kreisrunde oder biskuitförmige Durchschnitte der langen
fingerförmigen Markräume und dazwischen breite Bälkchen mit mächtigen
metaplastischen und neoplastischen Knochenlagen rings um die stark verengten
Markräume (Fig. 13 und 14). Wegner erklärte diese Veränderungen durch
einen formativen Reiz, den der Phosphor auf das wachsende Knochengewebe
ausübt, hielt es aber nicht für wahrscheinlich, daß sich diese verdichtende

---

[1] Diese und die folgenden zwei Figuren sind nach meinen eigenen Präparaten
gezeichnet.

Wirkung auch für die Behandlung der Rachitis werde verwenden lassen, weil es fraglich sei, ob der Phosphor bei seiner an sich starken Einwirkung auf das Knochengewebe mächtig genug sein werde, eine stärkere Aufnahme der anorganischen Substanzen in das Blut anzuregen oder die allzureichliche Ausscheidung derselben zu verhindern oder ihre rechtzeitige Ablagerung in die osteogenen Gewebe zu bewirken[1]). Infolge dieser wenig zuversichtlichen Äußerung blieb zunächst die praktische Verwertung dieser wichtigen Entdeckung aus und so erwiesen sich auch hier wieder die chemischen Rachitistheorien als ein Hindernis für die rationelle Behandlung dieser Krankheit.

Als ich 12 Jahre später Wegner's Versuche wiederholt und mich von der absoluten Richtigkeit seiner Angaben überzeugt hatte[2]), war es mir sofort klar, daß die Aussichten der therapeutischen Verwertung seiner Entdeckung für die Behandlung der Rachitis und der Osteomalacie viel günstiger seien als der Entdecker selbst angenommen hatte. Da ich nämlich die Überzeugung gewonnen hatte, daß neue Knochensubstanz sich nur an jenen Stellen bilden könne, wo Blutgefäße in Rückbildung begriffen sind, so war ich auch sicher, daß die Bildung der dichteren Phosphorschicht an Stelle der lockeren Spongiosa nur dadurch möglich sei, daß die im Blute zirkulierenden minimalen Phosphormengen auf die jungen Blutgefäße in dem

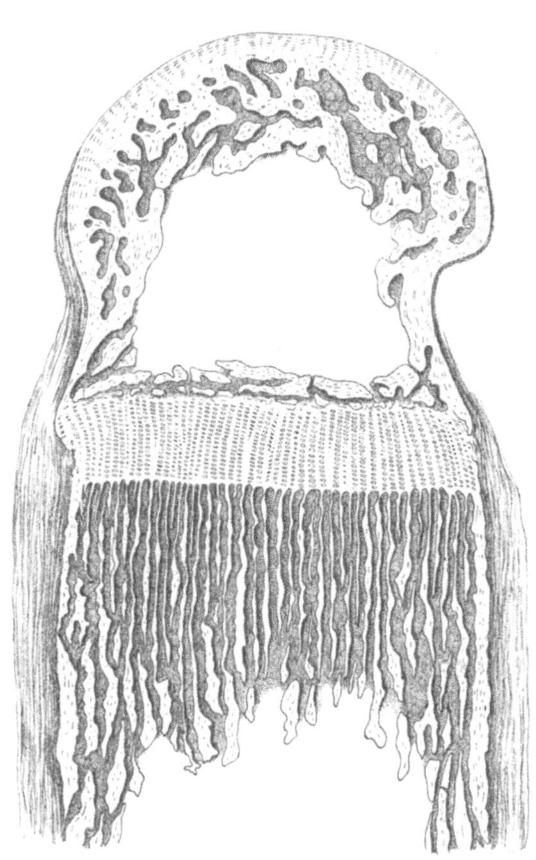

Fig. 12.

Längsschnitt durch die Basis metatarsi eines durch 34 Tage mit Phosphor gefütterten Kaninchens.

Sinne einwirken müssen, daß ihr Lumen verengt und die Bildung neuer Gefäßsprosse eingeschränkt werde; und da ich auf der anderen Seite wieder zu dem Resultate gelangt war, daß die rachitischen Veränderungen nicht auf einer verringerten Aufnahme der Kalksalze in das Blut und auch nicht auf einer vermehrten Ausscheidung derselben, sondern

---

[1]) Virchow's Archiv, 55. Band. S. 41.
[2]) Zeitschr. für klin. Medizin, VII. Band. 1884.

auf einer pathologischen Gefäßneubildung und einer abnormen Weite der
Gefäße in den knochenbildenden Geweben beruhen, so mußte ich mir sagen:
wenn der Phosphor auch im rachitischen Knochen dieselbe einschränkende
Wirkung auf die Gefäß- und Markraumbildung ausüben würde, wie im
normal wachsenden Skelette, dann hätten wir in ihm ein spezifisches Heilmittel gegen die rachitische Knochenaffektion gefunden.

Dieser Kalkül hat sich nun sowohl bei meinen eigenen Versuchen an
rachitischen Kindern, als auch bei den auf meine Anregung von den meisten
namhaften Kinderärzten und von zahlreichen Praktikern vorgenommenen
Kontrollversuchen und endlich auch bei der Behandlung der Osteomalacie
in vollem Ausmaße als richtig erwiesen. Wie günstig sich die Heilerfolge
mit diesem neuen Mittel gestaltet haben, werden Sie vielleicht am besten
aus den Worten eines prinzipiellen Gegners dieser Behandlungsmethode

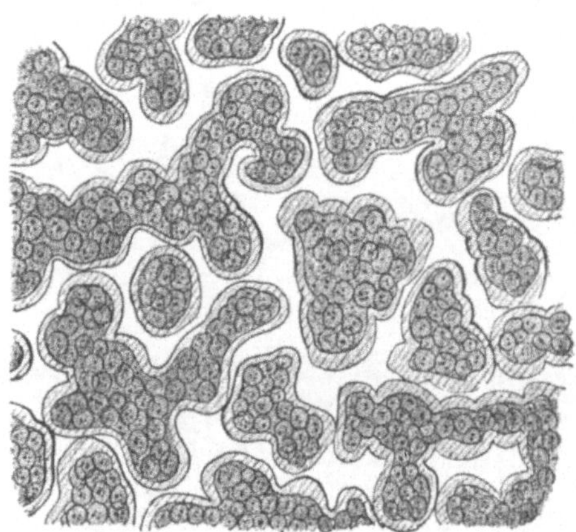
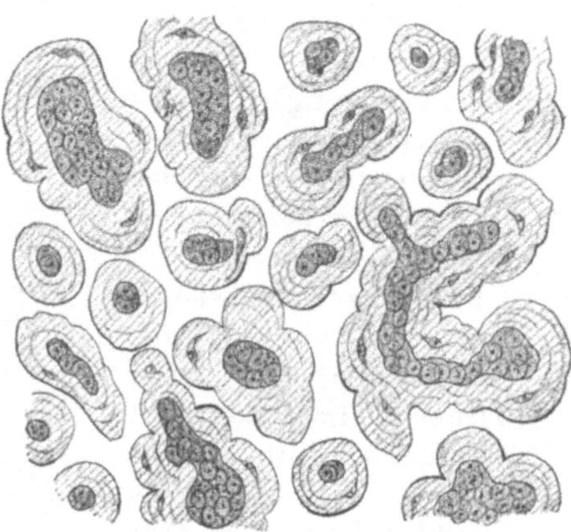

Fig. 13.

Querschnitt. Normal (siehe Fig. 11).

Fig. 14.

Querschnitt. Phosphor (siehe Fig. 12).

(Zweifel) ersehen, der sie, als Vertreter einer Theorie des Kalkmangels
in den Säften, mit großem Eifer bekämpft, der aber von den „überzeugten
lobsprudelnden Zustimmungen einer großen Zahl von berühmten Ärzten"
spricht und zugeben muß, daß die Phosphortherapie der Rachitis „in hohem
Ansehen steht und fast von allen Kinderärzten angenommen wurde". Sie
werden diese freudige Zustimmung verstehen und sich ihr anschließen,
wenn Sie selbst Gelegenheit haben werden, sie in ihrer Praxis zu verwenden.

Meine nächste Aufgabe bei der praktischen Erprobung meiner theoretischen Erwartungen war, die für den Menschen richtige Dosis herauszufinden, was vor allem deshalb von Wichtigkeit war, weil die Tierversuche
ergeben hatten, daß zu große Dosen des Giftes eine entzündungserregende
Wirkung an denselben Stellen entfalten, die durch die kleinen Dosen eine
Verdichtung erfahren. Es zeigte sich nun bei vorsichtigen Versuchen an
Kindern, daß ein halbes Milligramm pro Tag die erwünschte Heilwirkung,
namentlich eine rasche Erhärtung des weichen Hinterkopfes erzielt, daß

aber auch die Hälfte dieser Dosis noch deutlich wirksam ist, und daß auch
ein ganzes Milligramm ohne Schaden vertragen wird. Ich rate also, für
gewöhnlich die mittlere Dosis zu verwenden, sie nur bei sehr kleinen Kindern
(von drei Kilogramm und weniger) auf die Hälfte zu reduzieren und nur
bei älteren Kindern und speziell in allen Fällen von Rachitis tarda auf die
doppelte Dosis hinaufzugehen.

Da der Phosphor in allen Ölen leicht löslich ist, so verwendet man
am besten eine Lösung von einem Zentigramm Phosphor in 100 Gramm
des öligen Vehikels. Ein Kaffeelöffel davon enthält dann gerade die gewünschte Normaldosis von einem halben Milligramm, die am besten und
einfachsten einmal des Tages zu einer bestimmten Stunde verabreicht wird.
Ganz kleine Kinder bekommen einen halben Löffel, größere zwei Löffel
auf einmal.

Anfangs benutzte ich zur Lösung Olivenöl oder Mandelöl in verschiedenen Emulsionen, und ich habe mit diesen, wie aus der späteren Kasuistik hervorgehen wird, dieselben Resultate erzielt wie mit der später
zumeist verwendeten Lösung in Lebertran. Die Emulsionen haben aber
den Nachteil, daß sie, namentlich im Sommer, leicht in Gärung übergehen
und dadurch unbrauchbar werden. Aus diesem Grunde und mit Rücksicht
auf die — wie Sie früher gehört haben — theoretisch wohlbegründete Leichtverdaulichkeit des Lebertrans bin ich dann zu diesem als Vehikel übergegangen und dieser „Phosphorlebertran" (Phosphori 0,01, Olei jecoris
aselli 100,0) ist seither bei den Ärzten und im Publikum so populär geworden, daß er als „eines der am meisten verschriebenen Medikamente"
bezeichnet wird (Heiduschka). In unser Ambulatorium werden jetzt jährlich mehr als 10 000 Kinder ausdrücklich zu dem Zwecke überbracht, um den
„berühmten Lebertran" zu erhalten, und die weitaus überwiegende Mehrzahl dieser Kinder nimmt die Medizin trotz ihres schlechten Geschmackes
ohne jeden Zusatz und ohne Korrigens, was mich in meiner seit langem
vertretenen Ansicht bestärkt, daß Kinder gegen unangenehme Sinnes-
empfindungen — auch gegen Schmerz — viel weniger empfindlich sind
als Erwachsene. Für die wenigen, die den puren Phosphorlebertran hartnäckig ablehnen, — sie sind in wohlhabenden Familien häufiger als in
armen — verwende ich jetzt als Korrigens ein Zentigramm Sacharin, das
sich aber in Öl nicht löst und daher vor dem Zusetzen zu diesem „in pauxillo
alcoholis absoluti" gelöst werden muß. Dazu kommen dann noch zwei
Tropfen Zitronenöl. Außerdem gibt es für die wenigen Renitenten noch
einige andere Auswege. Man kann z. B. ein Zentigramm Phosphor (nach
dem Vorschlag von Demme) in 10 Gramm Mandelöl lösen und dem Säugling davon zweimal täglich 4—6 Tropfen in Milch beibringen; man kann
ferner eine dickliche und deshalb haltbarere Emulsion mit Lipanin verschreiben, das nach Mering's Angaben durch Zusatz von freien Fettsäuren zum Olivenöl bereitet wird und, schmackhafter als Lebertran, ebenso
leicht emulgierbar und verdaulich ist wie dieser [1]); man kann aber auch die

---

[1]) Phosphori 0,01, Lipanini 30,0, Sach. albi pulv., Pulv. gummi arab. â 15,0,
aqu. destill. 40,0. M. f. emulsio.

nach meinen Angaben bereiteten Schokoladezeltchen benützen, von denen jedes ein halbes Milligramm Phosphor enthält und durch Überziehen mit Tolubalsam vor dem Verdampfen des Phosphors geschützt ist. Diese Zeltchen werden von älteren Kindern meistens ohne Schwierigkeit genommen; für kleine Kinder kann man täglich ein Stück zerstossen und in ihre Milch verrühren.

Von großer Wichtigkeit für den Erfolg des Medikamentes ist selbstverständlich eine tadellose pharmazeutische Gebahrung bei seiner Bereitung. Nun ist aber ein genaues Abwägen von einem Zentigramm Phosphor kaum ausführbar. Er wird bekanntlich unter Wasser aufbewahrt, weil er sich an der Luft sofort entzündet. Man müßte also ein entsprechendes Stückchen unter Wasser mit der Schere abschneiden und auf die Wage bringen. Trocknet man es früher ab, so entzündet es sich, unterläßt man das Abtrocknen, dann wägt man das Wasser mit. Es bleibt also nichts übrig, als eine konzentrierte, also etwa 0,2 prozentige ölige Lösung im voraus zu bereiten und dann jedesmal fünf Gramm dieser Mutterlösung mit dem Gehalte von einem Zentigramm Phosphor dem zu bereitenden Medikament zuzusetzen.

Alle diese öligen Lösungen, sowohl die konzentrierten als auch die verdünnten, haben eine große, nahezu unbegrenzte Haltbarkeit. Ich habe die verschiedenen Konzentrationen durch 14 Jahre aufbewahrt und konnte den Gehalt an unverändertem, nicht oxydiertem Phosphor noch ganz deutlich durch die Leuchtprobe nachweisen. Wollen Sie sich versichern, daß das aus der Apotheke bezogene Medikament wirklich Phosphor enthält, dann erhitzen Sie eine kleine Menge davon im Dunkeln in einer Eprouvette über der Spirituslampe und Sie werden sofort das Aufsteigen leuchtender Dämpfe beobachten. Auch haben mehrfache quantitative Bestimmungen ergeben, daß nach vielen Wochen der ursprüngliche Phosphorgehalt nahezu unverändert bleibt. Da eine Flasche in der Regel in zwanzig Tagen verbraucht ist, ist die Befürchtung, daß die letzten Dosen keinen Phosphor mehr enthalten, vollkommen unbegründet.

Vergiftungserscheinungen habe ich in den 25 Jahren, in denen mehr als 100 000 Kinder in unserer Anstalt in dieser Weise behandelt wurden, nur ein einziges Mal gesehen, und zwar bei einem nicht von mir behandelten Kinde, das mit sechs Monaten nur etwas über drei Kilo schwer war und trotzdem auf Anordnung seines Arztes zweimal täglich einen vollen Kaffeelöffel Phosphorlebertran bekommen hatte. Es war nach einigen Tagen ikterisch und hatte eine ansehnliche Leberschwellung. Nach dem Aussetzen des Mittels schwanden die Erscheinungen in der kürzesten Zeit. Das schwächliche Kind mit einem Gewicht weit unter der Norm hätte nur die Hälfte der üblichen Dosis erhalten sollen, bekam aber statt dessen die doppelte, also viermal so viel als ihm gebührt hätte. Bei einer richtigen Dosierung ist nach meinen Erfahrungen eine Vergiftung, auch bei jahrelang fortgesetztem Gebrauch, vollkommen ausgeschlossen.

Verdauungsstörungen kommen infolge dieser Behandlung, namentlich bei der Verwendung des Lebertrans, fast niemals vor; im Gegenteil wurde von mir und von anderen Beobachtern sehr häufig eine auffallend günstige Wirkung auf den Appetit beobachtet, und diese günstige Änderung wird oft von den Müttern spontan angegeben. Auch der Sommer bildet durchaus kein Hindernis für den fortgesetzten Gebrauch des Mittels. In leichten Fällen wird man es im Sommer weglassen können, weil man auf eine günstige Wirkung der Freiluftbehandlung rechnen kann. Bei schwereren Affektionen und besonders in jenen Fällen, wo eine Unterstützung der orthopädischen Behandlung durch eine konsequent fortgesetzte Phosphorbehandlung beabsichtigt war, habe ich diese auch im Sommer nicht unterbrechen lassen.

Und nun mögen Sie die Wirkung dieser Therapie auf die einzelnen Symptome der Rachitis an der Hand von kasuistischen Schilderungen meiner eigenen und fremder Beobachtungen kennen lernen.

Am besten ist die spezifisch sklerosierende Wirkung des Phosphors an den rachitisch erweichten Schädelknochen zu beobachten. Hier erfolgt die Erhärtung der nachgiebigen oder selbst membranartigen Stellen fast immer schon binnen wenigen Wochen, also so schnell, wie sie ohne spezifische Behandlung selbst unter den günstigsten Bedingungen niemals beobachtet wird.

Drei Monate alter Knabe, Brustkind, gut genährt. Die sehr weite vordere Fontanelle geht in die weit klaffenden, von weichen Knochenrändern begrenzten Nähte über; das Hinterhaupt in großer Ausdehnung weich, die Rippen bedeutend aufgetrieben, der Thorax seitlich etwas eingesunken, die Diaphysenenden stark verdickt, die Tibien bogenförmig gekrümmt. Häuf'ge Anfälle von Stimmritzenkrampf. — Nach einem Zentigramm Phosphor (31. Mai bis 20. Juni), ist die Fontanelle allseitig gut begrenzt, größter Durchmesser 4,5 Zentimeter, Nähte geschlossen, das Hinterhaupt nur noch wenig elastisch. Kein Stimmritzenkrampf. Nach zwei Zentigramm Phosphor: Fontanelle 3,5, Occiput hart. Nach 6 Zentigramm (3. November): Fontanelle 3,0, Rippen und Thorax fast normal. Das Kind steht ganz fest (9 Monate alt). Kein Laryngospasmus. Ernährung gut (an der Brust).

Dieser Fall ist nach mehreren Richtungen beachtenswert. Vor allem deshalb, weil es sich um ein ausschließlich bei der Brust genährtes Kind handelt, das dennoch mit hochgradiger Schädelerweichung und anderen vorgeschritteneren Erscheinungen der Rachitis behaftet war; ferner weil diese schweren Veränderungen schon zu drei Monaten voll entwickelt waren und daher kaum anzunehmen ist, daß das Kind bei der Geburt noch frei von Rachitis geblieben war; und endlich wegen des raschen Verschwindens des Stimmritzenkrampfes parallel mit einer rapid vollzogenen Erhärtung der früher hochgradig erweichten Schädelknochen. Immerhin könnte aber ein hartgesottener Skeptiker in diesem Falle einwenden, daß sich die Besserung im Mai und Juni und in den folgenden Sommermonaten vollzogen hat, also zu einer Zeit, wo auch ohne spezifische Behandlung bedeutende Besserungen vorzukommen pflegen. Der folgende Fall wird aber zeigen, daß solche erstaunliche Veränderungen an den Schädelknochen unter dem Einfluß des Phosphors auch zu einer Zeit stattfinden können, wo in der Regel eher eine Verschlimmerung der Knochenaffektion und der funktionellen Störungen zu erwarten gewesen wäre.

Sechs Monate altes, ziemlich gut genährtes, männliches Brustkind. Der große Schädel (Zirkumferenz 43,0) zeigt eine auffallende Vierhügelform. Die große Fontanelle unbegrenzt, die Nähte in ihrer ganzen Ausdehnung weich; das ganze Hinterhaupt ist fast bis zum Nacken und nach vorne bis zu den Tubera parietalia völlig hautartig anzufühlen, mit Ausnahme der Gegend der Eminentia occipitalis, die wie eine Insel aufragt. Große Unruhe, häufiges Zusammenschrecken, profuse Kopfschweiße. Mahnungen von Stimmritzenkrampf beim Erwachen; kein Zahn. — Vom 23. Januar bis 6. Februar ein Zentigramm Phosphor in Linctus gummosus (ohne Lebertran) genommen. Fontanelle 3,0, scharf abgegrenzt; die Nähte hart, das Hinterhaupt nur noch in der Gegend der beiden unteren Seitenfontanellen in der Ausdehnung eines Talers weich, leicht eindrückbar. Das Kind ist viel ruhiger, kein Stimmritzenkrampf. — Am 27. Februar sind zwei Zentigramm Phosphor verbraucht. Fontanelle 2,0, die beiden weichen Stellen etwa kreuzergroß. — Am 28. März nach vier Zentigramm Phosphor: Fontanelle 1,0, Occiput hart, Schweiße völlig verschwunden. Kein Zahn.

Also wieder ein Brustkind mit den höchsten Graden der Schädelerweichung und mit schweren nervösen Erscheinungen, die mitten im Winter unter dem Gebrauche einer Phosphoremulsion — ohne Lebertran — sehr rasch geheilt wurden. Hier kann diese erstaunliche Wirkung nur der Phosphormedikation zugeschrieben werden.

Das 15 Monate alte Mädchen wurde zehn Monate von der Mutter gestillt. Das Hinterhaupt in sehr großer Ausdehnung membranartig mit wenigen inselartig auftauchenden, etwas resistenteren Stellen. Die Nähte geschlossen, tief eingesattelt. Fontanelle 3,5 : 5,0. Kein Zahn. Die beiden Schlüsselbeine spitzwinklig infrangiert, Thorax in hohem Grade verbildet, beiderseits muldenartig eingesunken. Die Vorderarme gekrümmt, an den distalen Enden stark aufgetrieben. Die Kniegelenke schlaff, in Valgusstellung. — Vom 6. September bis 19. Oktober zwei Flaschen Phosphorlebertran genommen. Die Knochen in der Hinterhauptgegend nur an einer beschränkten Stelle der Okzipitalnaht wenig elastisch, alles Übrige ganz hart. Fontanelle 2,5 : 2,0. Drei Zähne. — Am 5. November: Occiput durchaus hart. Fontanelle 1,5. Vier Zähne. Seitdem ausgeblieben.

Auch hier ist eine ungewöhnlich schwere Kraniotabes bei einem älteren Kinde unter dem Gebrauche von zwei Zentigramm Phosphor in sechs Wochen nahezu vollständig geschwunden. Zugleich sind die stark verspäteten ersten Schneidezähne rasch nacheinander hervorgekommen. Ich will nun auch einen Fall von rascher Heilung der Kraniotabes von einem anderen Beobachter schildern lassen.

Ein mit 10 Tagen in die Prager Findelanstalt aufgenommener Knabe zeigt am hinteren oberen Anteile der Scheitelbeine je einen fingerkuppengroßen Ossifikationsdefekt, die Schädelknochen hart, nur die Ränder der Scheitelbeine längs der Pfeilnaht sind weich und leicht eindrückbar. Am übrigen Körper keinerlei Zeichen von Rachitis. Im Laufe der nächsten Wochen wurden die Defekte größer und konfluierten miteinander, und am 10. Oktober (zu 6 Wochen) war bereits der ganze Hinterkopf weich und zeigte keine festen Stellen mehr. Bis zum 9. November sind auch die vorderen Anteile der Scheitelbeine bis auf den vorderen unteren Winkel erweicht, ebenso die Schläfenbeinschuppen, und auch an der linken Stirnbeinschuppe findet sich eine kronengroße weiche Stelle. An den Rippen ist auch schon ein deutlicher Rosenkranz nachweisbar und der Thorax ist seitlich abgeflacht. Am 12. November erhielt das Kind Phosphorlebertran, und nun erfolgte eine rapide Rückbildung des Prozesses bis fast zur Restitutio ad integrum. Am 23. November (am 11. Tage der Behandlung) ist die weiche Stelle am Stirnbein geschwunden, an den Scheitelbeinen treten feste Knocheninseln auf, besonders in ihren vorderen Partien. Am 2. Dezember sind die einzelnen festen Knochenherde an den Scheitelbeinen bereits miteinander verschmolzen und lassen nur einzelne weiche Stellen zwischen sich, während die Schläfenbeinschuppen bereits ganz fest geworden sind. Am 21. Dezember sind nur noch drei kleine fingerkuppengroße weiche Stellen am Hinterkopfe vorhanden, dieser als Ganzes fühlt sich fest an. Auch an den Nahträndern sind die Knochen hart, die Nähte geschlossen. Das Kind war die ganze Zeit über von der Mutter gestillt worden.

Der Beobachter (Spietschka bei Epstein) fügt dieser Schilderung hinzu, daß derartige günstige Resultate noch in einer großen Anzahl von Fällen erzielt wurden.

Auch dieser Fall bietet nach mehreren Richtungen hin das größte Interesse. Vor allem sehen Sie, daß die Kraniotabes schon bei einem zehntägigen Kinde in bedeutendem Grade entwickelt sein kann und daß sie — aus den früher angegebenen Gründen — vorläufig hauptsächlich an der Schädelkuppe ausgebildet ist; weiters zeigt die Beobachtung, daß auch hartrandige Defekte und klaffende Nähte zu dem Bilde der Schädelrachitis gehören können; daß sich ferner trotz ausschließlicher Ernährung an der Mutterbrust zu den angeborenen Anomalien binnen wenigen Wochen eine ausgebreitete Kraniotabes gesellen kann, die, wie gewöhnlich bei schon geborenen Kindern, vorwiegend am Hinterhaupte ihren Sitz hat; und daß endlich von dem Augenblicke, wo die Phosphorbehandlung eingeleitet wurde, nicht nur die bis dahin rapid fortschreitende Erweichung wie mit einem Schlag stille steht, sondern daß alle krankhaften Veränderungen, die angeborenen sowohl als die später dazu gekommenen, mitten im Winter in wenigen Wochen verschwinden. Zugleich zeigt Ihnen aber diese, von einem anderen Beobachter herrührende Darstellung, daß Besserung und Heilung der Kraniotabes sich unter dem Einfluß der Phosphorbehandlung tatsächlich mit solcher Schnelligkeit vollziehen, wie sie in meinen Mitteilungen wahrheitsgetreu geschildert wurde.

Natürlich kann die Heilung weit vorgeschrittener Veränderungen nicht binnen wenigen Wochen vor sich gehen und ist es unbedingt in allen Fällen schwererer Erkrankung dringend geboten, die Behandlung durch viele Monate und selbst über ein Jahr hinaus konsequent fortzusetzen. Aber auch in solchen Fällen sind die Veränderungen von der Art, daß sie nur der spezifischen Behandlung und nicht der Spontanheilung zugeschrieben werden können. Das wird besonders deutlich illustriert durch die Gegenüberstellung zweier Fälle, von denen der eine konsequent behandelt, der andere aber nach eingetretener Besserung der Behandlung wieder entzogen wurde.

Zwanzig Monate altes, schlecht genährtes Mädchen mit auffallend rachitischer Schädelform. Die Fontanelle geht ohne Grenze in die in großer Ausdehnung erweichten Nähte über. Sehr bedeutende Erweichung des okzipitalen Anteils der Scheitelbeine und des Hinterhauptbeins. Sieben Zähne. Beide Schlüsselbeine spitzwinklig infrangiert; Thorax bedeutend verbildet, die meisten Rippen dicht hinter der chondrokostalen Verbindung nach innen abgeknickt, in hohem Grade nachgiebig. Oberer Brustumfang 40,5. Rachitische Kyphose des unteren Anteils der Wirbelsäule. Die Vorderarmknochen sehr stark verbogen mit vorderer Konkavität, die aber infolge der großen Biegsamkeit der Knochen mit einiger Anstrengung nahezu ausgeglichen werden kann. Bedeutendes Genu valgum neben hochgradiger Schlaffheit in den Knie- und den meisten übrigen Gelenken. Schmerzhaftigkeit bei passiven Bewegungen. Die Femora stark nach vorn, die Tibien über den Knöcheln nach außen gekrümmt, sehr biegsam. Muskulatur atrophisch. Das Kind sitzt nur sehr mühsam, läßt sich aber nicht auf die Füsse stellen. — Es bekommt vom 21. April bis 24. Mai zwei Flaschen Phosphorlebertran. Die Koronarnaht hart, die Sagittalnaht noch elastisch, die Fontanelle in fazialer Richtung 3,5. Die Hinterhauptschuppe zeigt nur noch wenig ausgedehnte elastische Stellen. Nach fünf Zentigramm Phosphor ist die Fontanelle nach allen Richtungen scharf begrenzt, 3,0 weit. Okziput hart. Elf Zähne. Das Kind sitzt ausdauernd und rutscht sehr gewandt. Die Gelenke noch schlaff, aber nicht mehr schmerzhaft. Nach 12 Zentigramm ist die Fontanelle 1,5, Gelenkschlaffheit ganz geschwunden. Das Kind steht einige Minuten an die Wand gelehnt. Nach 21 Zentigramm bildet die Fontanelle eine schmale, einen Zentimeter lange Querspalte. Zwanzig Zähne, die oberen meistens zerstört, die unteren schief gestellt. Beide Schlüsselbeine an den Infraktionsstellen ziemlich abgerundet. Vorderarme noch stark gekrümmt, die Knochen nicht biegsam. Thorax mäßig gewölbt, oberer Umfang 45,5. Knorpelverbindungen der Rippen etwas aufgetrieben und winkelig. Die Wirbelsäule wenig gekrümmt. Bedeutendes konsolidiertes Genu valgum beiderseits; keine Spur von Schlottrigkeit. Das Kind sitzt anhaltend allein.

Und nun das Gegenstück.

Zehn Monate altes Mädchen; sehr mittelmäßiger Ernährungszustand. Die vordere Fontanelle sehr weit offen, nicht abzugrenzen, alle einmündenden Nähte in großer Ausdehnung weich; die Hinterhauptnaht und die angrenzenden Teile der Seitenwandbeine auf größere Strecken hautartig. Zwei Zähne. Die vorderen Rippenenden und die karpalen Enden der Vorderarmknochen bedeutend verdickt. Das Kind ist sehr unruhig, leicht gereizt, schrickt bei dem leisesten Geräusch zusammen; kann noch nicht sitzen. Nach vier Flaschen Phosphorlebertran ist die Fontanelle allseitig scharf begrenzt, 2,5 im weitesten Durchmesser. Hinterhaupt vollständig hart. Das Kind sitzt schon seit zwei Monaten ganz gut und stellt sich auf die Füße; ist ruhig und heiter. Nun wurde die Behandlung infolge Ausbleibens sistiert und das Kind erst neun Monate später wieder vorgestellt. Es ist jetzt 21 Monate alt; die Fontanelle noch immer 2,5. Vier Zähne. Das Kind kann gar nicht stehen, die Gelenke sind schlaff, die Muskulatur der unteren Extremitäten ist atrophisch.

Während also in dem einen Falle die allerschwersten Veränderungen durch konsequente Behandlung größtenteils zum Schwinden gebracht wurden und eine normale Steh- und Gehfunktion hergestellt wurde, bleibt das andere Kind nach mehrmonatlicher Behandlungspause fast auf demselben Stande, den es nach kurzer Behandlung erreicht hatte. Diese sollte also in jedem Falle so lange fortgesetzt werden, bis der normale Status, soweit überhaupt möglich, erreicht ist.

Einen guten Anhaltspunkt für die Beurteilung des Heilungsprozesses bei der infantilen Rachitis besitzen wir in der Kontrole des Fontanellschlusses und des Durchbruches der Zähne. Solange ein Kind jenseits des ersten Jahres noch eine offene Fontanelle zeigt und so lange ein älteres Kind nicht die volle, seinem Alter entsprechende Zahl von Zähnen besitzt, so lange muß man es noch als florid rachitisch betrachten und demgemäß einer fortgesetzten spezifischen Behandlung unterziehen. Nur darf man hier nicht, wie bei den anderen Erscheinungen, einen unmittelbar sichtbaren Erfolg erwarten, weil zum Verschlusse einer weit offenen Fontanelle nicht nur der normale, sondern ein die Norm übersteigender Ansatz neuer Knochensubstanz notwendig ist und weil das endliche Hervortreten der verspäteten Zähne neben einer Erhärtung der weich gebliebenen Teile der Zahnwurzel auch ein längeres Wachstum derselben verlangt. Trotzdem zeigt sich in vielen Fällen auch in diesen Punkten ein unverkennbarer Einfluß der Behandlung, wie schon aus mehreren der früheren Beispiele hervorgeht und auch durch den folgenden Fall bewiesen wird.

Achtzehn Monate altes Mädchen, war ein Jahr bei der Mutterbrust. Rachitische Schädelform, Fontanelle 4,0 mit elastischen Rändern. Kein Zahn. Linkes Schlüsselbein winklig geknickt, das rechte S-förmig gebogen. Starke Thoraxrachitis mit Auftreibung der Rippenenden und seitlicher Einbiegung. Scoliosis dorsalis sinistra. Be-

deutende Auftreibung der karpalen Diaphysenenden. Starke Schlottrigkeit der meisten
Gelenke. Respiration kreißend. Das Kind sitzt, kann aber nicht stehen. Schlecht
genährt. — Vom 18. März bis 14. April zwei Flaschen Phosphorlebertran. Zwei Zähne. —
Am 27. Juni sechs Zentigramm Phosphor verbraucht. Fontanelle 2,0, hartrandig.
Vier Zähne. Atmung normal. — 29. September. Zehn Zentigramm Phosphor verbraucht. Fontanelle 1,5. Acht Zähne. Das Kind sitzt ganz gut, macht einige
Schritte allein. Gelenkschlaffheit sehr gering. Ernährung gut. — 18. November.
13 Zentigramm Phosphor. Fontanelle 1,0. 14 Zähne. Thorax wenig verbildet. Auftreibung der Diaphysenenden gering. Skoliose wenig auffallend. Die Gelenke nicht
abnorm beweglich. Das Kind geht ganz gut allein.

Das bis zu achtzehn Monaten infolge einer schweren Rachitis zahnlos
gebliebene Kind bekommt also wenige Wochen nach Beginn der Behandlung seine ersten zwei und in den nächsten Monaten noch weitere zwölf
Zähne. Zugleich verschwindet die Dyspnoe und die Gelenkschlaffheit
und die so lange ausgebliebene Steh- und Gehfunktion wird relativ rasch
hergestellt. Das letztere zeigt sich auch sehr auffallend in folgenden
Fällen eigener und fremder Beobachtung.

Mädchen von zwei und einem halben Jahre. Rachitische Schädelform. Fontanelle 2,0.
Thorax bedeutend verbildet, hochgradige Hühnerbrust. Die Vorderarmknochen über
der Handwurzel bedeutend verdickt, die Oberschenkelknochen nach vorn und außen
gekrümmt, die Tibien fast gerade. Muskulatur der Unterschenkel atrophisch. Die
Kniegelenke erlauben in außerordentlichem Maße abnorme Seitenbewegungen unter
Zeichen von Schmerzhaftigkeit. Genu valgum. Das Kind kann weder stehen noch
gehen. Die Wirbelsäule beim Sitzen stark verkrümmt. Schlechte Ernährung. — Vom
26. Juli bis 30. August drei Zentigramm Phosphor in Mandelölemulsion genommen.
Das Kind befindet sich viel besser, kann gewandt kriechen, steht und macht mit
Unterstützung einige Schritte. — Nach sechs Zentigramm Phosphor ist das Kind viel
kräftiger, nach den Worten der Mutter „auffallend gesund". Geht einige Schritte
allein. — Nach 8 Zentigramm: Fontanelle fast geschlossen, Thorax weniger deformiert,
Rosenkranz noch stark. Die Gelenksbänder straff, keine abnormen Bewegungen ausführbar.
Mäßiges Genu valgum. Das Kind geht andauernd allein. Ganz guter Ernährungszustand.

Folgende Beobachtung entnehme ich einer Publikation von Concetti
über die Phosphorbehandlung der Rachitis.

Ein drei Jahre alter Knabe hat Darmkatarrh, Lungenentzündung, Masern und
Bronchitis überstanden. Er war mit Kalkpräparaten und Lebertranemulsion erfolglos
behandelt worden. Er ist blaß, der Bauch aufgetrieben, die Epiphysen der langen
Knochen sind verdickt und schmerzhaft, die Rippen rosenkranzartig aufgetrieben;
die Milz vergrößert, die vordere Fontanelle offen. Das Kind kann nicht stehen,
geschweige denn gehen. Es wird früh und abends ein Kaffeelöffel Phosphorlebertran
gegeben. Nach neun Tagen sind die Schmerzen geschwunden, das Kind kann stehen
und mit Unterstützung gehen. Nach einer weiteren Woche beginnt es schon ziemlich gut zu gehen. Die Fontanelle hat sich bedeutend verkleinert.

Noch mehr beweisend für die spezifische Wirkung der Phosphorbehandlung auf das gestörte oder gänzlich fehlende Steh- und Gehvermögen
sind die Beobachtungen bei älteren Kindern.

Ein sechs Jahre alter Knabe, der in seinem zweiten Jahre allein lief, kann
jetzt nicht ohne Stütze stehen und bleibt auch dann nur wenige Minuten mit dem
Ausdrucke der Ängstlichkeit auf den Füßen. Seit vier Jahren ist er nicht mehr
gelaufen. Ernährungszustand gut bis auf die atrophischen unteren Extremitäten.
Hochgradiges Genu valgum. Sehr bedeutende Auftreibung der Knochenenden. — Bekommt vom 6. Februar bis 13. April sechs Zentigramm Phosphor. Läuft seit einigen
Wochen ganz gut und ziemlich ausdauernd.

Diese Fälle bilden den Übergang zu der Spätrachitis **(Rachitis tarda)**. Als solche sind jene Fälle zu bezeichnen, wo sich die Erscheinungen der infantilen Rachitis infolge ungünstiger äußerer Bedingungen in Permanenz erklären und sich bis zu einer Zeit fortschleppen, in der sie für gewöhnlich schon längst spontan geschwunden sind. Ich lasse als Illustration für den günstigen Erfolg der Phosphorbehandlung auch in diesen Fällen eine eigene und eine fremde Beobachtung folgen, die beide auch deshalb von Interesse sind, weil durch den Fortbestand der floriden Rachitis auch das Hervorkommen der bleibenden Zähne verhindert wurde und diese in beiden Fällen bald nach Beginn der Phosphorbehandlung zum Vorschein kamen.

Das nun zehnjährige Mädchen konnte zu dreizehn Monaten allein gehen, verlor aber diese Fähigkeit nach einer Blatternerkrankung, von der sie — nicht geimpft — befallen wurde und deutliche Narben davontrug. Sie wurde einigemal mit Salzbädern und mit Eisen erfolglos behandelt. Jetzt zeigt sie hochgradige Verkrümmungen der Extremitäten. Die oberen bilden als Ganzes ein großes S, indem die Humeri nach der dorsalen, die Vorderarme schaufelförmig nach der volaren Seite gekrümmt sind. Beide stark gekrümmten Oberschenkel bilden in der habituellen Sitzstellung zusammen einen Rahmen, der sich dem ausgedehnten Abdomen angepasst hat, während die übereinander gekreuzten Unterschenkel sich mit ihren Verkrümmungen falzförmig ergänzen. Dabei hochgradiger Plattfuß mit extremer Schlaffheit der Talo-Tarsalgelenke. Das Mädchen kann höchstens einige Minuten unbehilflich stehen, wenn sie sich mit den Händen anklammern kann, und muß sich dann wegen starker Schmerzen in der Knie- und Knöchelgegend niedersetzen. Das Gesicht ist durch die nahezu völlige Zahnlosigkeit entstellt. Es sind nämlich alle Milchzähne ausgefallen und von den bleibenden sind nur drei Backenzähne vorhanden. — Sie bekommt vom 16. Januar an täglich zwei Kaffeelöffel Phosphorlebertran. Drei Wochen später macht sie die ersten selbständigen Schritte seit acht Jahren und steigt auch auf das Sofa und wieder herunter, während sie früher immer unbeweglich dagesessen hatte. Zwei Monate nach Beginn der Behandlung bekam sie im Verlaufe von acht Tagen die ersten zwei bleibenden Schneidezähne und konnte bei der Vorstellung in der Gesellschaft der Ärzte auf- und abwatscheln. Bald darauf kamen auch die übrigen Schneidezähne hervor.

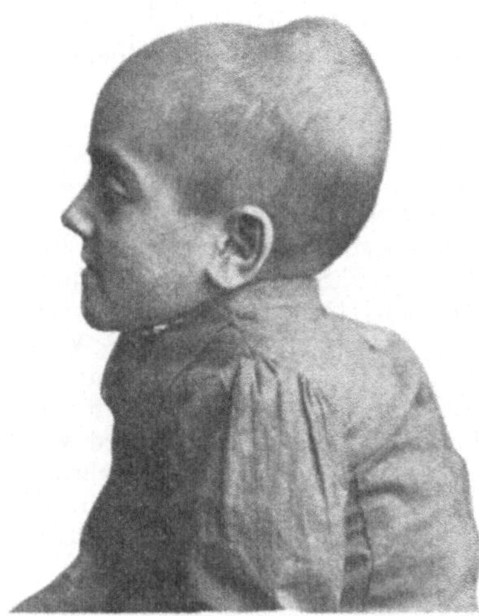

Fig. 15.

Traumatische Schädelfissur
(siehe Figur 16).

Ähnlich verlief ein Fall v. Genser's bei einem 12 jährigen Knaben.

Derselbe hatte in seinem zweiten Jahre durch einen Fall auf den Kopf eine Schädelfissur am linken Seitenwandbein akquiriert, die noch fest fortbesteht und eine faustgroße Vorwölbung bedingt, in deren Tiefe eine unregelmäßig begrenzte Knochenlücke zu fühlen ist (Fig. 15). Infolge starker Verkrümmungen ist die Gestalt zwerghaft (84 Zentimeter Körperlänge statt der normalen 134, Fig. 16). Der Knabe ist noch niemals gegangen oder gestanden. Alle Gelenke, besonders aber die Sprunggelenke zeigen eine außerordentliche Schlaffheit. Die Kiefer sind vollkommen zahnlos, da die spät erschienenen Milchzähne ausgefallen sind und kein einziger bleibender Zahn nachgewachsen ist. — Schon nach zwei Flaschen Phosphorlebertran begann der Knabe aufzustehen, nach sieben Flaschen aber steht er längere Zeit, nach 17 Monaten kann er schon den weiten Weg in die Anstalt zurücklegen. Die ersten zwei unteren Schneidezähne erschienen nach einem Monat, die anderen folgten bald nach. Mit 14 Jahren bekommt er die Eckzähne und hat eine Körperlänge von 113 Zentimetern erreicht[1]).

Solche Fälle von Kindern, die wegen schwerer Rachitis bis in ihr zweites Dezennium weder gehen noch stehen konnten und diese Fähigkeit durch die Phosphorbehandlung binnen kurzer Zeit erlangten, sind auch von Biedert und Hochsinger mitgeteilt worden.

Ähnliche Erfolge erzielt man auch bei der **Rachitis adolescentium.** Das sind Fälle, in denen rachitisähnliche Veränderungen am Skelette um die Zeit der Pubertät auftreten, nachdem die infantile Rachitis scheinbar ausgeheilt war. Ob eine solche juvenile Rachitis auch bei Individuen vorkommt, die in ihrer Kindheit von der Rachitis frei geblieben waren, läßt sich schwer bestimmen, da niemand noch dasselbe Individuum in beiden Altersperioden beobachtet hat. Die Erscheinungen, die bei Mädchen häufiger auftreten als bei Knaben, sind folgende: Es schwellen die karpalen Enden der Vorderarmknochen, die Kondylen des Femur und die Knöchel bedeutend an, die Schienbeine krümmen sich im Verlaufe von wenigen Monaten und das Gehen wird durch Schmerzen in den Knien und Sprunggelenken erschwert. Meistens bildet sich auch Plattfuß und Skoliose heraus. Auch Andeutungen von Rosenkranz sind immer vorhanden. Einen vollständigen Verlust des Gehvermögens habe ich bei meinen Fällen

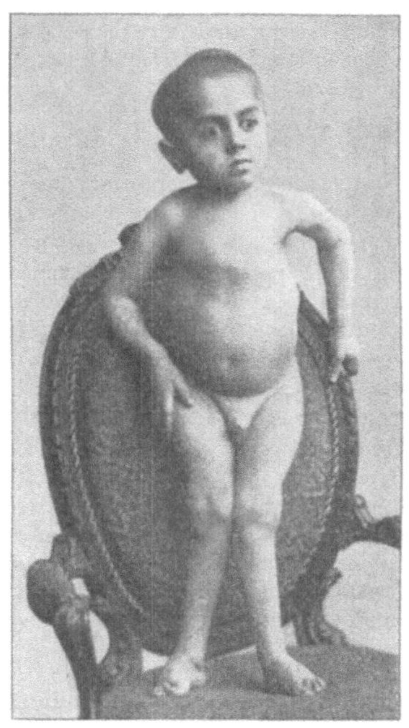

Fig. 16.

Zwölfjähriger Knabe mit Spätrachitis.

nicht beobachtet, doch ist auch dies mehrfach vorgekommen, z. B. in einem der folgenden Fälle.

Jüngling von 17 Jahren; hatte als Kind leichte Verkrümmungen der Unterschenkel, die aber später wieder schwanden. Das Gehen soll er in der gewöhnlichen Zeit erlernt haben. Zu 12 Jahren stellten sich Schmerzen in den unteren Extremitäten ein, die das Gehen und später sogar das Aufsetzen unmöglich machten. Jetzt sind die Höcker der Stirn- und Seitenwandbeine mäßig stark ausgeprägt; an den Rippen geringe Auftreibungen, Scoliosis dorsolumbalis. Bedeutende Auftreibungen der Knochenenden, besonders über den Handgelenken. Beide Oberschenkel stark nach außen gekrümmt, die Unterschenkel nach der entgegengesetzten Seite; dadurch hochgradiges Genu valgum. Im Röntgenbilde zeigen die Knorpelenden der Vorderarmknochen statt der in diesem Alter gewöhnlichen linearen Breite der Knorpelfuge eine solche von reichlich einem Zentimeter; die diaphysären und epiphysären Begrenzungen des Knorpels zeigen die für die Rachitis charakteristische unregelmäßige Gestaltung mit seitlichen Ausladungen. In den Ober- und Unterschenkelknochen

---

[1]) Aus meinen Beiträgen zur Kinderheilkunde. N. Folge IV. 1893.

zeigt das Röntgenbild vielfache feine Fissuren und Kallusmassen, zugleich eine Verdünnung der Kompakta und eine Aufhellung des Knochenschattens durch Verminderung des Kalkgehaltes. — Nach mehrfachen erfolglosen therapeutischen Versuchen
— auch Adrenalininjektionen nach Bossi zeigten keine Wirkung — wurde Phosphor
gegeben, im ganzen zehn Flaschen mit einem Gehalt von zwei Dezigramm. Die während
dieser Therapie eingetretene Besserung des Allgemeinbefindens und der Schmerzhaftigkeit
der Gliedmaßen war eine eklatante, namentlich mit Rücksicht auf die stetige Zunahme
der Erscheinungen vor dieser Medikation. Der Knabe kann sich ohne fremde Hilfe
mit Stöcken fortbewegen, die starke Druckempfindlichkeit, die wahrscheinlich durch
die vielfachen Fissuren hervorgerufen war, ist vollständig geschwunden; im Röntgenbilde erkennt man deutlich neue, in die Knorpelzone zapfenförmig hineinragende
Knochenteile (Joachimsthal).

Ebenso instruktiv ist ein Fall eines 18jährigen Mädchens, das H.
Curschmann auf der Klinik von Erb beobachtet hat.

Angeblich in der Kindheit keine Rachitis, wohl aber war eine Schwester rachitisch
und konnte erst nach zwei und einem halben Jahr allein gehen. Sie selbst hat seit
einem Jahre bei längerem Gehen Schmerzen, bekam einen watschelnden Gang, kann
nur mühsam im Zimmer herumhumpeln. Treppensteigen unmöglich. Starke Auftreibung der Rippen (typischer Rosenkranz) und aller Epiphysenenden der langen
Röhrenknochen nebst Verkrümmung der Diaphysen. Im Röntgenbilde bedeutende
Verdickung der Knorpelfugen. Nach zweiwöchentlichem Gebrauch von Phosphorlebertran — täglich drei Kaffeelöffel der gewöhnlichen Verschreibung — geht sie entschieden besser, sicherer, weniger watschelnd; nach weiteren acht Tagen kann sie die
Treppen steigen, nach vier Wochen geht sie ohne Schmerzen im Garten umher, nach
zwei und einem halben Monat ist die Schmerzhaftigkeit und die Gehstörung vollständig verschwunden, die Auftreibungen und Verkrümmungen der Knochen haben
sichtlich abgenommen, die Patientin freut sich, daß sie keine O-Beine mehr hat. Auch
die bedeutend zurückgebliebene Körperlänge hat um einige Zentimeter zugenommen,
Ernährung und Allgemeinbefinden haben sich außerordentlich gehoben, sie hat um
20 Pfund an Gewicht zugenommen. Bleibt auch nachher vollständig beschwerdefrei.

Auch ich habe in allen meinen Fällen auffallende und rasche Besserung
aller Erscheinungen, besonders aber der Schmerzhaftigkeit in den Knie-
und Fußgelenken beim Stehen und Gehen beobachtet, und gerade diese
Fälle bestärken mich in meiner, bereits früher begründeten Ansicht, daß
auch im frühen Alter die Störung der Stütz- und Lokomotionsfunktion
nur auf der Mitbeteiligung des Bandapparates der Gelenke an den irritativen Prozessen ihrer knorpeligen und knöchernen Insertionsstellen beruhen.
Da nämlich die krankhafte Hyperämie in den fibrösen Gebilden nur schwach
ausgeprägt zu sein braucht, um schmerzhafte Empfindungen bei der Spannung
der Kapseln und Gelenksbänder hervorzurufen, so kann auch schon eine beginnende Rückbildung der Gefäße an den Insertionsstellen derselben genügen, um diese konsekutive Hyperämie und die durch sie bedingte Empfindlichkeit zu beseitigen oder so weit herabzusetzen, daß eine Möglichkeit für
die Aufnahme der gestörten Funktionen gegeben ist. Gerade die rasche
Besserung, die schon vor einer auffallenden Erhärtung der biegsamen Diaphysen zutage tritt, spricht für die Richtigkeit unserer Deutung, während
die auch aus anderen Gründen unhaltbare muskuläre Theorie selbst nach dem
Eingeständnisse ihrer Verfechter mit der auch von ihnen beobachteten, fast
momentanen Besserung des Geh- und Stehvermögens unter dem Einflusse
des Phosphors nichts anzufangen weiß.

Die guten und zum Teile glänzenden Erfolge bei den seltenen Fällen
von schwerer und allgemeiner Rachitis der Adoleszenten rechtfertigen aber

sicherlich die Mahnung, auch bei den so häufigen rachitoiden Affektionen
der Wirbelsäule und der Knie- und Fußgelenke, die der Skoliose, dem Genu
valgum und dem Plattfuß der Adoleszenten zugrunde liegen, von der sklerosierenden Wirkung der kleinen Phosphorgaben Gebrauch zu machen. Daß
der Phosphor auch hier neben der mechanischen Behandlung seine heilende
Wirkung entfaltet, ist von Orthopäden ersten Ranges wie Sayre und Hoffa
ausdrücklich angegeben worden. Natürlich kann man da nicht so augen-
fällige Besserungen erwarten, wie wir sie bei der Skoliose und den Knie-
gelenksverbildungen schwer rachitischer Kinder beobachten. Diese Affektionen sieht man bei Jahre hindurch konsequent durchgeführter Phosphorbehandlung auch ohne Mieder und Gipsbett und ohne Schienenapparate
ganz oder nahezu ausheilen und es sind daher Kinderärzte und Orthopäden
so ziemlich darüber einig, daß man sich auch bei schweren Verbildungen
mit den operativen Eingriffen (Osteoklase und Keilexzision) nicht beeilen soll,
weil die natürliche Ausgleichungstendenz des wachsenden Skelettes, unterstützt von der sklerosierenden Wirkung des Phosphors, nicht selten überraschende Heilungen schwerster Verbildungen herbeiführt.

Bevor ich diese Ausführungen schließe, die in Anbetracht der außerordentlichen Verbreitung der Rachitis und der großen Wichtigkeit ihrer
mannigfachen Folgeerscheinungen etwas ausführlicher gehalten werden
mußten, erscheint es nicht überflüssig, ausdrücklich zu betonen, daß nur
der molekulare giftige Phosphor als solcher eine spezifische Wirkung auf
die wachsenden Knochen ausübt und dass keine seiner Verbindungen, seien
sie nun anorganischer oder organischer Natur, eine derartige Wirkung zu
entfalten vermag. Von dem phosphorsauren Kalk hat Wegner auf Grund
direkter Versuche ausdrücklich hervorgehoben, daß er auch bei lange fortgesetzter Anwendung keine Spur jener verdichtenden Wirkung entfaltet,
wie sie unter dem Gebrauche kleinster Quantitäten des giftigen und leuchten-
den Phosphors regelmäßig hervortreten; und dasselbe kann man auch ohne
Tierversuche von den organischen Phosphorverbindungen behaupten, weil
ja solche in allen nukleinhaltigen pflanzlichen und tierischen Nahrungsstoffen
enthalten sind und noch niemand die Ausbildung einer Phosphorschicht
infolge der Aufnahme von Nahrungsstoffen, die Phosphor in organischer
Bindung enthalten, gesehen hat. Trotzdem werden wir seit einigen Jahren von
der Nähr- und Heilmittelindustrie mit Präparaten überschwemmt, denen
ihre Erfinder und Verschleißer ausdrücklich ihren Phosphorgehalt und infolgedessen auch — selbst unter Berufung auf meinen Namen — eine heilende
Wirkung bei der Rachitis nachrühmen. Ich will es dahingestellt sein lassen,
ob diesen irreführenden Anpreisungen nur Unkenntnis[1]) oder vielleicht auch
skrupelloser Geschäftsgeist zugrunde liegt. Aber das eine muß für alle Fälle
mit der größten Entschiedenheit betont werden, daß Phytin, Protylin, Lezi-
thin, Lezithol, Glycerophosphat, Hanfsamen und alle anderen wegen ihres
Phosphorgehaltes als Mittel gegen Rachitis angepriesenen Präparate nicht die
Spur von freiem Phosphor enthalten und daher unmöglich eine spezifische
Wirkung auf das Knochensystem ausüben können.

---

[1]) Von Unkenntnis darf man wohl sprechen, wenn mir ein Autor zumutet,
ich wolle Rachitis und Stimmritzenkrampf mit einem halben Milligramm „acide
phosphorique" pro die kurieren.

Übererregbarkeit.

Schlaflosigkeit. Schreckhaftigkeit. Hyperhidrosis. Stimmritzenkrampf und exspiratorische Apnoe. Thymustod und primärer Herztod. Chronisches Asthma der Rachitiker. Stridor congenitus. Eklampsie. Manifeste und latente Tetanie. Spasmus nutans. Erfolge der Phosphorbehandlung. Rindenhyperämie als Grundursache. Autointoxikation. Kalktheorien. Epithelkörperchen.

Ein großer Teil der rachitischen Kinder, namentlich aber derjenigen, bei denen sich eine Beteiligung der Schädelknochen durch tastbare Weichheit, durch Vergrößerung oder abnorm lange Persistenz der Fontanellen und durch verspätete Zahnung manifestiert, zeigt einen mannigfaltigen Symptomenkomplex, den manche unter dem Namen „Tetania rachiticorum", andere wieder als Spasmophilie oder spasmogene Diathese zusammenfassen, für den aber diese Begriffe deshalb nicht ausreichen, weil gerade die häufigsten Störungen in der Nervensphäre der Rachitiker, ihre Schlaflosigkeit, ihre Aufgeregtheit und ihr pathologisches Schwitzen beim besten Willen weder als tetanische noch als Krampferscheinungen angesehen werden können; während es keinem Zweifel unterliegt, daß die Gesamtheit der Erscheinungen auf einer krankhaft gesteigerten Erregbarkeit des zentralen und peripheren Nervensystems beruht.

Kinder, die mit Kraniotabes, selbst allerleichtesten Grades behaftet sind, erfreuen sich nur selten eines normalen Schlafes. Sie liegen nicht stundenlang ruhig mit geschlossenen Augen und gleichmäßig atmend da, wie rachitisfreie und sonst gesunde Säuglinge, sondern sie wetzen mit dem Kopfe, verändern fortwährend ihre Lage, schrecken bei schwachen Geräuschen oder auch ohne solche zusammen, fahren schreiend aus dem Schlafe auf und sind schwer zu beruhigen und noch schwerer wieder zum Einschlafen zu bringen. Die Mütter und die Pflegerinnen sind oft ganz unglücklich über die Plage, die ihnen durch die Tag und Nacht andauernde Unruhe des Kindes verursacht wird, da sie es vergeblich durch Schaukeln und Herumtanzen zu beruhigen trachten; und gar nicht selten wird der ärztliche Rat nur wegen dieses einen lästigen Symptoms eingeholt, weil die Angehörigen die eigentliche Ursache des Zustandes nicht zu erkennen vermögen. Bei genauerer Nachfrage und eingehender Untersuchung sind aber immer auch andere Symptome der Übererregbarkeit zu eruieren.

Sehr häufig beobachtet man bei solchen Kindern auch im wachen Zustande eine besondere Schreckhaftigkeit, so daß sie bei Geräuschen oder auch bei unerwarteten Gesichtseindrücken wie konvulsivisch zusammenfahren. Auch macht sich öfters eine psychische Erregtheit bemerkbar, die namentlich bei der ärztlichen Untersuchung in unangenehmer Weise zutage tritt. Auch gesunde Kinder sind ja leider oft schwer zu untersuchen, weil sie sich vor dem Arzte fürchten und nur schwer durch gewisse kleine Kunstgriffe (Zeigen der Uhr oder eines ungewöhnlich geformten Schlüssels oder dergl.) zu beruhigen sind. Bei den Rachitikern aber, besonders bei denen, die schwere Schädelrachitis mit der bekannten Vierhügelform aufweisen, tritt manchmal an die Stelle der Angst ein besonderes wildes und bösartiges Gebahren, das sich bis zu dem Ausdrucke des wütendsten Zornes steigern kann. Dabei schwellen die auch in der Ruhe schon als blaue Stränge sichtbaren Venen der Kopfhaut bis zu Rabenfederkieldicke an, das Gesicht wird dunkel- oder blaurot und häufig kulminiert der durch den bloßen Anblick des Arztes hervorgerufene Wutanfall in einem der alsbald zu beschreibenden respiratorischen Krämpfe.

Ein sehr häufiges Symptom bei florider Schädelrachitis ist ferner das krankhafte Schwitzen der Kopfhaut, während die universelle Hyperhidrosis nur bei den schwersten Graden der Schädelrachitis beobachtet wird. Bei einem Kinde, das weiche Stellen am Hinterhaupt oder eine abnorm große Fontanelle oder beide Erscheinungen zu gleicher Zeit aufweist, werden Sie nur selten auf die Frage, ob es im Schlafe schwitze, eine verneinende Antwort erhalten; und zwar schwitzen diese Kinder auch bei kühler Zimmertemperatur und bei nicht zu warmer Bekleidung, während es in den leider so oft überheizten Zimmern und bei unvernünftiger Bedeckung mit Häubchen und Federkissen oft zu exzessiver Schweißbildung kommt, so daß der Polster unter dem Kopfe durchtränkt und der Körper, selbst im Winter, über und über mit Sudamina bedeckt ist. Das Hinterhaupt dieser schwitzenden Kinder ist häufig vollkommen haarlos, was man gewöhnlich durch das Hin- und Herwetzen des Kopfes erklären will — ob mit Recht, möchte ich nicht ganz bestimmt behaupten.

Zu diesen psychischen und sekretorischen Anomalien kommen dann noch die Erscheinungen in der motorischen Sphäre, die man in zwei Gruppen einteilen muß, nämlich in solche, die spontan zum Vorschein kommen und daher direkt als Krankheitssymptome anzusehen sind, und in andere, die man künstlich hervorrufen und für die Diagnose einer vorhandenen Übererregbarkeit verwerten kann.

In der ersten Gruppe sind diejenigen Erscheinungen am häufigsten und zugleich wegen ihrer Gefährlichkeit am wichtigsten, die man unter dem Namen **Stimmritzenkrampf** oder **Laryngospasmus** zusammenzufassen pflegt. In Wirklichkeit besteht aber nicht alles, was man so nennt, in einer krankhaften Kontraktion jener Kehlkopfmuskeln, die die Stimmritze verengern, sondern man beobachtet häufig einen vollständigen Stillstand der Respiration, und zwar in der Exspirationsstellung, also ein Ausbleiben der Inspiration; weshalb auch die Laien in einem solchen Falle ziemlich treffend von „Ausbleiben" sprechen. Also das eine Mal handelt es sich um eine kräftige In-

spirationsbewegung bei geschlossener oder stark verengter Glottis, wodurch
der bekannte krähende oder ziehende Ton hervorgerufen wird, der bei
längerer Dauer des Krampfes von den ängstlichen Gebärden der Atemnot
begleitet ist; ein andermal aber hört die Atembewegung vollständig auf,
und zwar entweder ohne vorbereitende Symptome oder indem das Kind
nach einer langgezogenen schreienden Exspirationsbewegung in der extremen
Exspirationsstellung ausharrt, ohne wieder zum Inspirium überzugehen.
Manchmal sind aber beide Formen — der Stimmritzenkrampf im engeren
Sinne und die **„exspiratorische Apnoe"** miteinander kombiniert, indem das
Kind zuerst beängstigend lange in der Exspirationsstellung verharrt, dann
aber endlich wieder zu atmen beginnt, aber zunächst bei verengter Glottis
und daher mit dem giemenden Tone inspiriert. Von diesen beiden Formen
ist aber die exspiratorische Apnoe entschieden die gefährlichere. Ich wenigstens habe noch niemals ein Kind beim Anfalle dadurch in Erstickungs-
gefahr geraten gesehen, daß es bei krampfhaft verengter Glottis inspirieren
mußte, und ich habe es daher immer als eine günstige Erscheinung begrüßt,
wenn am Ende der über Gebühr verlängerten Exspiration endlich eine
Inspirationsbewegung, wenn auch bei verengter Stimmritze, erfolgte. Wohl
aber habe ich oft die größte Mühe gehabt, Kinder aus der exspiratorischen
Apnoe wieder zum Atmen zu bringen, und es ist mir bei solchen Bemühungen
vollkommen klar geworden, daß dieser Zustand ohne sachkundiges Eingreifen sehr leicht zum Tode durch Erstickung führen kann. Am besten hat
sich mir bei einem solchen Anfalle das kräftige Anblasen des Gesichtes aus
unmittelbarer Nähe bewährt, weil dadurch häufig eine tiefe Inspirationsbewegung reflektorisch ausgelöst wird. Auch ein kräftiges klatschendes
Begießen mit Wasser hat eine ähnliche Wirkung, aber dieses ist nicht immer
zur Hand und bis es herbeigeschafft wird, kann es schon zur Lähmung des
Atemzentrums durch das sauerstoffarme und kohlensäurereiche Blut gekommen sein. Das Anblasen muß auch manchmal wiederholt werden, wenn
die reflektorisch hervorgerufene Inspiration nicht von weiteren spontanen
Inspirationsbewegungen gefolgt ist. Natürlich wird man damit, wenn nötig,
auch die künstliche Atmung verbinden, die auf alle Fälle fortgesetzt werden
muß, bis die Respiration wieder vollständig im Gang ist; und auch hier wird
man immer wieder zu den kräftigen Hautreizen greifen müssen. Dagegen
hat es keinen Sinn, eine Intubation oder gar einen Luftröhrenschnitt vorzunehmen, weil ja das Atmungshindernis bei der Apnoe nicht im Kehlkopf
sitzt, der, wie man sich bei der künstlichen Atmung leicht überzeugen kann,
für die Luft vollkommen durchgängig bleibt, sondern nur in einem ungebührlich langen Verharren der Atemmuskeln in der Exspirationsstellung,
was, wie wir später sehen werden, wahrscheinlich durch die Reizung eines
Zentrums für die Exspirationsbewegung bedingt ist. Man hat also nur die
Aufgabe, die spontan nicht einsetzende Inspiration auf künstlichem Wege
hervorzurufen und dies kann nur — wie beim asphyktischen Neugeborenen —
durch Nachahmung der Atembewegungen und durch kräftige Hautreize zuwege gebracht werden.

Eine große Zahl von plötzlichen Todesfällen bei scheinbar gesunden
Kindern wird sicherlich durch solche Anfälle von exspiratorischem Atem

stillstand hervorgerufen und ist daher auf das Schuldkonto der Schädelrachitis zu setzen. Man spricht jetzt in solchen Fällen meistens von **Thymustod** oder von Herztod infolge von **Status lymphaticus**; aber diese Auffassung scheint mir — wenigstens für die Mehrzahl der Fälle — nicht genügend begründet, weil bei den Beschreibungen die Rachitis und die Beschaffenheit der Schädelknochen fast niemals berücksichtigt wird. Diese Kinder bei finden sich fast ausnahmslos in dem Alter, wo die Rachitis in Blüte zu stehen pflegt, und wenn daher in einem solchen Falle, wie leider gewöhnlich, unterlassen wird, die Größe der Fontanelle, die Beschaffenheit der Nähte, die Zahl der Zähne und alles andere auf die Rachitis Bezügliche anzugeben, so muß ich es nach meinen Erfahrungen doch für wahrscheinlicher halten, daß der ohne frühere Vorboten plötzlich erfolgte Tod in einem Anfalle von Atemstillstand erfolgt ist, als daß die vielleicht wirklich vergrößerte Thymusdrüse, die bis dahin weder die Atmung noch die Zirkulation behindert hat, in ganz unverständlicher Weise den Tod herbeigeführt haben soll. Schwer rachitische Kinder haben, wie bei Rokitansky ausdrücklich zu lesen ist, sehr oft eine große Milz und eine große Thymus und wir dürfen uns daher nicht wundern, wenn bei Kindern, die einem Anfall von exspiratorischer Apnoe erlegen sind, bei der Obduktion manchmal eine das Mittelmaß übersteigende Thymusdrüse gefunden wird. Daß eine sehr große Thymus unter Umständen dauernde Atembeschwerden hervorrufen kann, soll nicht bezweifelt werden, weil einzelne Fälle von Behebung solcher Beschwerden auf operativem Wege mitgeteilt wurden; doch möchte ich ausdrücklich hervorheben, daß mir bei aufmerksamer Durchforschung eines großen Beobachtungsmaterials auch nicht ein einziger Fall vorgekommen ist, wo ich Veranlassung gehabt hätte, die Vergrößerung der Thymusdrüse für irgend eine Funktionsstörung verantwortlich zu machen. Ebenso muß ich aber betonen, daß ich in den vielen Fällen von exspiratorischer Apnoe, die ich bei rachitischen Kindern selbst beobachtet habe und durch meine Bemühungen zum guten Ausgange bringen konnte, niemals Grund hatte, einen primären Herztod zu befürchten, weil ich mich auch bei protrahierter Apnoe immer noch von der Fortdauer der Herzaktion überzeugen konnte. Wenn also ein solches Kind schließlich dem Herztode verfallen würde, so käme dieser nach meiner Ansicht nicht primär zustande, sondern nur als eine Folge der Lähmung des Herzzentrums durch das asphyktisch gewordene Blut.

Sehr häufig treten die Respirationskrämpfe und zwar sowohl der echte Stimmritzenkrampf, als auch die exspiratorische Apnoe im Anschlusse an psychische Aufregungszustände auf, zu denen ja diese Kinder, wie wir bereits wissen, in besonders hohem Grade geneigt sind. Nicht selten genügt aber schon das bloße Erwachen aus dem Schlaf, um einen solchen Anfall hervorzurufen. Beide Tatsachen sprechen aber in gleichem Maße dafür, daß gerade die Hirnrinde bei der Auslösung dieser Anfälle beteiligt ist, worauf wir noch später bei der Erörterung ihres Entstehungsmodus hinweisen werden.

Ein Einfluß des Schlafes und des wachen Zustandes macht sich auch bei einer anderen, im Vergleiche zu der eben besprochenen, ziemlich seltenen

Respirationsstörung geltend, die aber ebenfalls zu den Symptomen der rachitischen Übererregbarkeit gerechnet werden muß. Es lassen nämlich manche, mit weit vorgeschrittener Schädelrachitis behaftete Kinder im wachen Zustande — und nur in diesem — ein laut rasselndes oder röchelndes Atemgeräusch vernehmen, das die auffallend verlängerte Exspirationsphase begleitet und sicher in den Bronchien seinen Ursprung hat. Diese Kinder haben aber gewöhnlich keine wesentliche Deformität ihres Thorax und auch keine eigentliche Bronchitis, und diese beiden Ursachen könnten schon aus dem Grunde für das geräuschvolle Atmen nicht verantwortlich gemacht werden, weil das bronchitische Rasseln und das dyspnoische Atmen infolge von Einengung des Thoraxraumes und von Nachgiebigkeit der Brustwände im Schlafe eher zunehmen müßten, aber sicherlich niemals durch den tiefen Schlaf beseitigt werden. Das ist aber bei der hier besprochenen Störung in höchst auffallendem Maße der Fall und wird nicht nur von den Müttern auf Befragen in entschiedener Weise bestätigt, sondern oft auch spontan angegeben. Rechnet man hierzu, daß dieses scheinbar paradoxe Atmungsgeräusch in allen meinen Fällen, in denen der weitere Verlauf beobachtet werden konnte, unter der Einwirkung von Phosphor parallel mit der jedesmal vorhandenen Kraniotabes und mit anderen Zeichen von Übererregbarkeit rasch abgenommen hat und in wenigen Wochen beseitigt war, so scheint mir die Annahme gerechtfertigt, daß es sich dabei um einen Zustand handelt, den man am besten als **chronisches Asthma der Rachitiker** charakterisieren könnte. Ich denke dabei an einen Krampf der Bronchialmuskeln oder an eine vasomotorische Schwellung der Bronchialschleimhaut oder an eine Kombination beider Zustände, die man ja auch für das akute Asthma verantwortlich macht. So wie man aber bei diesem immer mehr dahin gelangt, die Wichtigkeit der psychischen Beeinflussung, also einer kortikalen Innervation anzuerkennen, so glaube ich, daß wir auch hier der Wahrheit am nächsten kommen, wenn wir auch dieses Symptom in die Gruppe der zentral bedingten Übererregbarkeitserscheinungen der Rachitiker einreihen.

Ich lasse eine kurze Skizze eines solchen Falles folgen.

Knabe von vierzehn Monaten. Im Herbst konnte er einige Schritte gehen, hat aber wieder aufgehört. Ziemlich gut genährtes Kind mit großem exquisit rachitischem Schädel (Umfang 46 cm). Fontanelle groß, ohne bestimmbare Grenzen, weiche tief eingesattelte Nähte; ausgedehnte Weichheit des Hinterhauptes. Sechs Zähne; knopfförmige Auftreibung der Rippen, Thorax nicht verbildet. Starke Epiphysenschwellung über der Handwurzel. Lautes, in der Ferne hörbares Rasseln mit stark verlängertem Exspirium; kein Zeichen von Atemnot, kein Husten. Leberdämpfung nach abwärts gerückt (Lungenblähung). Starkes Schwitzen, besonders im Schlafe. Die Haut des Rumpfes (mitten im Winter) mit Sudamina bedeckt. Deutliches Fazialisphänomen. Die Mutter versichert, daß das Kind im tiefen Schlafe ruhig und geräuschlos atmet und fügt hinzu, sie und ihr Mann hätten es oft „besprochen", daß das laute Rasseln im Schlafe aufhört. — Vom 2.—20. Februar ein Fläschchen Phosphorlebertran. Fontanelle begrenzt, 5 Zentimeter weit offen, die Nähte nicht mehr nachgiebig, am Hinterhaupt noch einige nachgiebige Stellen. Schwitzen hat aufgehört, keine Sudamina. Das Geräusch beim Atmen, das früher seit vielen Wochen bestanden hatte, ist nach Angabe der Mutter seit einer Woche geschwunden. Kein Emphysem. Fazialisphänomen undeutlich. Das Kind stellt sich wieder auf die Beine. — 5. April. Drei Zentigramm Phosphor verbraucht. Fontanelle 3,5, Okziput hart. Acht Schneidezähne; ein Backenzahn im Durchschneiden. Kein Katarrh, kein Rasseln. Fazialisphänomen nicht mehr auslösbar. Seit einer Woche geht das Kind allein.

An dieser Stelle muß aber auch eine andere Art von geräuschvollem Atmen besprochen werden, die mit der Rachitis gar nicht zusammenhängt, aber sowohl an sich als auch differenzial-diagnostisch von Interesse ist. Es handelt sich immer um Kinder in den ersten Monaten, die wegen eines eigentümlichen, Tag und Nacht fast ununterbrochen andauernden Atemgeräusches vorgestellt werden. Die Mütter sind darüber meistens in hohem Grad aufgeregt, weil sie entweder an eine ernsthafte Affektion des Kehlkopfes denken oder weil sie durch das fortdauernde, im ganzen Zimmer hörbare Geräusch irritiert sind. Meistens sind es sonst ganz gesunde und gut genährte Kinder, die keine oder nur unbedeutende Zeichen von Rachitis darbieten. Sie selbst scheinen von ihrem Zustande in keiner Weise belästigt zu sein, sie sehen munter und zufrieden aus und zeigen nicht das geringste Zeichen von Dyspnoe. Behorcht man die Kinder aufmerksam, so gelangt man zu der Überzeugung, daß die Glottis während jedes In- und Exspiriums mehrere Male für ganz kurze Zeit geschlossen wird, wodurch das sakkadierte, gleichsam meckernde Geräusch und außerdem während des Inspiriums eine rasch vorübergehende Einziehung der Gruben am Thorax herbeigeführt wird. Man kann den ganzen Vorgang imitieren, wenn man während eines absichtlich verlängerten Inspiriums und der darauffolgenden Exspiration die Stimmritze einige Male schließt und rasch wieder öffnet, wobei man nicht nur das charakteristische Geräusch hervorbringt, sondern sich auch überzeugen kann, daß dabei doch genügend Luft in die Lunge einströmt; denn man kann das Manöver ohne Atemnot beliebig lange fortsetzen. Auf der anderen Seite kann man aber auch ganz gut verstehen, daß bei einem Kinde, das diesen abnormen Atemtypus durch mehrere Monate einhält, durch die gewaltsame Aspiration des Kehldeckels an diesem gewisse Gestaltveränderungen (Einkrämpung der Ränder) zustande kommen können, die von manchen irrtümlich als das Primäre des Atemhindernisses angesehen werden, die aber unmöglich die Ursache der Störung sein können, weil sie nicht in allen Fällen gefunden werden und weil der **Stridor congenitus** — das ist die gebräuchlichste Benennung dieses Phänomens — sowohl im wachen Zustande als im Schlaf für einige Minuten durch ein normales geräuschloses Atmen abgelöst werden kann. Ja man hat sogar, wie ich in Übereinstimmung mit anderen Beobachtern bestätigen kann, den bestimmten Eindruck, als ob das Kind imstande wäre, die abnorme Innervation seiner Kehlkopfmuskeln nach Belieben für kurze Zeit zu unterdrücken. Namentlich gegen Ende des ersten Halbjahres, wo die Affektion schon bedeutend abgeschwächt zu sein pflegt, kann man das Kind durch Erregen seiner Aufmerksamkeit manchmal dazu bringen, von dieser eigentümlichen Gewohnheit für einige Minuten abzustehen. Diese Unterbrechungen beweisen aber, daß auch diejenigen auf falscher Fährte sind, die eine Vergrößerung der Thymus für diese Anomalie des Atmens verantwortlich machen wollen. Es ist ja richtig, daß der Thymusschatten bei einigen dieser Kinder auf dem Röntgenbilde vergrößert ist, aber eine größere Drüse findet sich auch öfters bei ganz normal atmenden Kindern, wie es ja schon lange auf Grund der Beobachtung an der Leiche bekannt ist, daß die Größe dieses Organs bedeutenden Schwankungen unterliegt, ohne daß es möglich wäre, irgend welche Erscheinungen während des Lebens in eine bestimmte Beziehung zu diesen Befunden zu bringen.

Wir müssen uns also vorläufig damit bescheiden, daß uns die Ursache dieses abnormen Atemtypus noch unbekannt ist und werden uns am ehesten der Meinung derjenigen anschließen, die an eine angeborene abnorme Innervation der Atemmuskeln denken, die etwa mit der angeborenen Neigung zum Stottern in eine gewisse Analogie gebracht werden könnte. Für die Praxis bleibt aber die Hauptsache, daß wir in jedem Falle mit aller Bestimmtheit versichern können, daß längstens im Verlauf des ersten Jahres, zumeist schon in den ersten sechs Monaten auf eine Spontanheilung zu rechnen ist. Leider ist die Kenntnis dieser Affektion noch nicht genügend verbreitet und so habe ich es einigemal erlebt, daß das wenige Wochen oder Monate alte Kind von den geängstigten Eltern von weither nach Wien gebracht wurde, weil man ihnen sagte, daß eine Verengung oder eine Geschwulst im Kehlkopf vorhanden sein müsse. Auch die hin und wieder in der Literatur vorkommende Bemerkung, daß man bei hartnäckigem Fortbestand des Stridor zur Intubation schreiten müsste, ist nur durch ein vollständiges Verkennen der rein nervösen Natur und der absoluten Gefahrlosigkeit dieses Zustandes verständlich. In diesem Falle ist jedes Abweichen von der streng exspektativen Methode verfehlt und das gilt auch von der — allerdings unschädlichen — Phosphorbehandlung, die wirkungslos bleibt, weil eine Beziehung zu der Rachitis mit Bestimmtheit ausgeschlossen werden kann.

Kehren wir nach dieser Abschweifung wieder zu den Symptomen der Übererregbarkeit bei den Rachitikern zurück, so reiht sich an die Erscheinungen des Stimmritzenkrampfes und der Apnoe, die nach meiner Schätzung etwa bei vier Prozent der rachitischen Kinder vorkommen dürften, die vergleichsweise viel seltenere **Eklampsie der Rachitiker.** Die so benannten Muskelzuckungen treten entweder als Komplikation des Erstickungsanfalles auf, indem auf der Höhe des Atemstillstandes manchmal auch Konvulsionen hinzutreten, oder sie entwickeln sich unabhängig von dem Respirationskrampf als selbständige Krankheitserscheinung. Dabei wird der Blick und der Gesichtsausdruck des Kindes plötzlich ohne sichtbare Veranlassung starr, die Pupillen erweitern sich, dann verziehen sich die Mundwinkel, die Gesichtsmuskeln geraten gruppenweise in zuckende Bewegung, diese greift auch auf die Extremitäten über und endlich wird der ganze Körper des Kindes von zuckenden und stossenden Bewegungen erschüttert. Manchmal verharren die Muskeln auch kurze Zeit in einer tonischen Kontraktion. Dabei ist die Respiration unregelmäßig, mitunter pressend oder stöhnend, es gesellen sich Schluckbewegungen hinzu, der Speichel tritt als Schaum vor den Mund, manchmal kommt es auch zu Entleerungen des Darms und der Blase. Und so verschieden wie die lokale Ausbreitung der konvulsivischen Bewegungen ist auch ihre Dauer, die sich über wenige Sekunden, aber auch über Stunden und — mit kurzen Unterbrechungen — über Tage ausdehnen kann. Nach dem Aufhören der Krämpfe dauert gewöhnlich die Bewußtlosigkeit oder vielmehr — da wir von dem Bewußtsein eines noch nicht sprechfähigen Kindes nichts wissen können — das Erlöschen der Reaktionsfähigkeit noch einige Zeit an und erst nach längerem Schlafe kehrt der normale Zustand zurück, um vielleicht nach kürzerer oder längerer Pause von einem neuen Anfall abgelöst zu werden.

Dieses jedem wohlbekannte Krankheitsbild der Eklampsie, das beim Säugling und im früheren Kindesalter so unvergleichlich häufiger zum Vorschein kommt als beim älteren Kinde und beim Erwachsenen, ist nun allerdings sehr häufig nicht nur zeitlich, sondern auch ursächlich mit der floriden Rachitis verknüpft; es kann aber auch eine ganz andere Bedeutung haben als die bisher besprochenen Erscheinungen der Übererregbarkeit der Rachitiker. Wenn Sie einen solchen Anfall zu sehen bekommen werden, dann müssen Sie sich vor allem darüber orientieren, ob Sie es mit einer Teilerscheinung einer organischen Gehirnerkrankung, einer Meningitis, einer Encephalitis, eines Hydrocephalus acutus, einer Gehirngeschwulst etc. zu tun haben, oder ob es sich um ein Initialsymptom einer akuten fieberhaften Infektionskrankheit handelt; und erst wenn Sie diese beiden Möglichkeiten und allenfalls eine toxische Ursache, akute Alkoholvergiftung, schwere Indigestion oder eine andere Giftwirkung ausgeschlossen haben, können Sie daran denken, daß Sie eine rachitische Eklampsie vor sich haben. Für eine solche spricht die Fieberlosigkeit, das Vorhandensein deutlicher, wenn auch keineswegs immer schwerer Symptome florider Rachitis, besonders die bekannten Zeichen einer noch nicht ausgeheilten rachitischen Schädelaffektion, und als stark unterstützendes Moment der Nachweis anderer manifester Erscheinungen der Übererregbarkeit oder auch eines jener latenten Symptome derselben, mit denen wir uns noch zu beschäftigen haben werden. Können Sie sich außerdem dessen versichern, daß das Kind vor seinem Anfall oder zwischen den Anfällen keine bleibenden Zeichen einer organischen Gehirnerkrankung aufweist, ist nach beendetem Anfall die Fontanelle nicht gespannt oder gar vorgewölbt, sind die Pupillen gleich weit, zeigen die Gesichtsmuskeln die normale symmetrische Spannung, sind Atem und Puls wieder ruhig und regelmäßig, ist der Bauch nicht eingesunken, sind an den Extremitäten keine Lähmungserscheinungen zurückgeblieben, dann können Sie nicht nur mit ziemlicher Sicherheit eine rachitische Eklampsie diagnostizieren, sondern Sie können auch eine günstige Vorhersage stellen, weil Sie es in der Hand haben, durch eine spezifische Behandlung der Grundkrankheit entweder die Wiederkehr der Anfälle zu verhindern oder wenigstens ein baldiges Aufhören derselben zu bewirken.

Noch seltener als die rachitische Eklampsie ist jene Krampfform, die die älteren Autoren als karpopedale Spasmen geschildert haben, während man sie jetzt als Tetaniestellung der Arme und Beine oder kurzweg als **Tetanie** bezeichnet. Das Charakteristische dieser Krampfform ist die Streckung der Finger an der im Karpalgelenke schwach gebeugten Hand, und zwar in der Weise, daß sich der Daumen ein wenig hinter den anderen Fingern verbirgt, woraus eine Ähnlichkeit mit der Geburtshelferhand resultiert. Nur bei schwereren Anfällen sind die Finger stärker gebeugt und umfassen den eingeschlagenen Daumen. Die unteren Extremitäten sind nicht in allen Fällen beteiligt; wenn dies aber der Fall ist, dann steht der Fuß in der Equinusstellung oder in der Stellung der Tänzerin. Dieser Krampf entwickelt sich plötzlich oder allmählich, manchmal scheinbar spontan oder infolge einer mit Schreien verbundenen psychischen Erregung; er kann sich aber auch zu einem laryngospastischen Anfalle gesellen. Das Bewußtsein ist nicht gestört, manchmal scheinen Schmerzen in den gespannten Muskeln vorhanden zu sein. Die Dauer wechselt zwischen wenigen Minuten und mehreren Stunden und selbst Tagen, der Krampf bleibt aber nicht während der ganzen Zeit auf gleicher Höhe. Auch treten manchmal kürzere oder längere Unterbrechungen auf, letztere namentlich im tiefen Schlafe. Bei längerer Dauer findet man wohl auch polsterartige Anschwellung der Hand- und Fußrücken, wahrscheinlich infolge von Kompression der Venen durch die tonisch kontrahierten Muskeln.

In den Intervallen zwischen den spontan auftretenden Anfällen läßt sich die charakteristische Handstellung fast immer auch künstlich hervorrufen und zwar durch Druck auf die Nervenstämme in der Ellbogenbeuge oder durch festes Umschnüren des Armes in derselben Höhe. Dieses Trousseau'sche Phänomen, das dieser Kliniker bei den an Tetanie leidenden Wöchnerinnen entdeckt hat, kommt aber nicht nur bei den Kindern vor, die spontane Tetanieanfälle darbieten, sondern auch bei solchen, die an anderen Krampfformen der Rachitiker — Stimmritzenkrampf, Apnoe oder Eklampsie — laborieren; hin und wieder, wenn auch ziemlich selten, findet man es auch bei Kindern, die überhaupt keine manifesten Krampferscheinungen, sondern nur eine mechanische oder galvanische Übererregbarkeit ihrer Nervenstämme, allenfalls auch Kopfschweiße und gestörten Schlaf aufweisen. Diese Kinder sind aber, geradeso wie diejenigen mit manifesten Übererregbarkeitserscheinungen, ohne Ausnahme rachitisch und die latenten Erscheinungen der Übererregbarkeit sind ebenso wie die manifesten an dieselbe Jahreszeit gebunden, in der auch die schwereren Rachitisformen gehäuft erscheinen. Nur gilt diese Regel für die manifeste und latente Tetanie und für die Eklampsie der Rachitiker noch viel strenger als für die Rachitis selbst und den Stimmritzenkrampf. Denn die Rachitiskurve kulminiert zwar genau in denselben Monaten wie Laryngospasmus, Eklampsie und Tetanie, nämlich im Februar, März und April, aber sie gelangt ebensowenig wie der Stimmritzenkrampf zu irgend einer Zeit auf den Nullpunkt, während die Eklampsie von Juni bis Oktober, die Tetanie in den meisten Jahren von Mai bis November entweder vollständig fehlt oder ausnahmsweise noch am Anfang des Sommers durch sporadische Fälle vertreten ist. Dasselbe gilt aber auch für die latenten Symptome, namentlich für das Fazialisphänomen und die galvanische Übererregbarkeit, über welche v. Pirquet die hochinteressante Tatsache mitteilt, daß die besonders empfindliche anodische Übererregbarkeit bei den in der Säuglingsanstalt der Wiener Kinderklinik verpflegten Kindern im Sommer vollständig fehlt, während sie im Winter in der Hälfte aller Fälle nachgewiesen werden kann. Wir werden nicht verfehlen, auf diese wichtige Konstatierung bei den Erörterungen über die Ursachen der Übererregbarkeit zu verweisen.

Zu den spontan auftretenden Symptomen der Übererregbarkeit bei rachitischen Kindern gehört auch eine nicht sehr häufige, übrigens ganz unschuldige motorische Störung, die man als **Spasmus nutans** oder als Nickkrampf bezeichnet. Es handelt sich wieder nur um Kinder im Alter der floriden Rachitis, also im zweiten bis vierten Halbjahr, die auch in allen von mir beobachteten Fällen mit deutlichen Zeichen der Schädelrachitis behaftet waren; und in allen Fällen beginnt die Krankheit im Winter oder im Frühjahr, und zwar in der Weise, daß die Kinder mit ihrem Kopfe wackelnde Bewegungen ausführen, die entweder wie bei einer Pagode von vorn nach hinten oder von einer Seite zur anderen gerichtet und im letzteren Falle manchmal auch mit einer drehenden Bewegung um die sagittale Achse kombiniert sind. Fast immer sind damit auch zuckende Bewegungen der Augäpfel (Nystagmus) verbunden, welche noch deutlicher werden, wenn man die Bewegungen des Kopfes verhindert. Mitunter ist dabei der Blick in eigentümlicher Weise nach einer Seite und nach oben gerichtet und das hat offenbar zu der Idee geführt, daß das Leiden nur Kinder befällt, die in einer dunklen Wohnung leben und ihren Blick auf eine seitlich und oben gelegene Lichtquelle richten. In Wirklichkeit hat aber die Wohnung dieser Kinder keineswegs immer, ja nicht einmal häufig die geschilderte Eigenschaft; vielmehr beobachtet man die Krankheit auch in ganz hellen Wohnungen und bei der üblichen Lage der Fenster; wie denn gerade dieses Symptom, gleich dem Laryngospasmus, nicht gar so selten bei Kindern gut situierter Eltern vorkommt, während ich die Tetanie immer nur bei ganz ärmlichen Proletarierkindern gesehen habe. Daß aber der Spasmus nutans im Verein mit Nystagmus trotzdem in die hier besprochene Gruppe gehört, geht auch daraus hervor, daß die davon befallenen Kinder oft auch andere manifeste oder latente Symptome der Übererregbarkeit (Stimmritzenkrampf und Fazialisphänomen) darbieten und daß auch der Nickkrampf in unverkennbar günstiger Weise durch die Phosphorbehandlung beeinflußt wird [1]).

Wir wenden uns nun zu den latenten Symptomen der Übererregbarkeit und besprechen zunächst das F a z i a l i s p h ä n o m e n das nach seinem Entdecker auch C h w o s t e k's Phänomen genannt wird. Man erzeugt es, indem man mit dem Perkussionshammer oder auch mit der Kuppe des Mittelfingers einer Stelle der Wange unter dem Jochbogen einen leichten Schlag versetzt, worauf dann die vom Fazialis versorgten Muskeln, in besonders auffallender Weise der Levator anguli oris und der Orbicularis palpebrarum in eine kurze blitzartige Zuckung geraten. Dieses Symptom der Übererregbarkeit ist, wenn man von den elektrischen Erscheinungen absieht, jedenfalls das weitaus verbreitetste und da man die Prüfung leicht und ohne Belästigung der Kinder vornehmen kann, — nur beim Schreien muß man eine kurze Pause geschickt zu benützen wissen — sollte man dieses diagnostische Hilfsmittel in keinem Falle vernachlässigen, wo ein Verdacht auf Vorhandensein der Übererregbarkeit besteht, also nicht nur in allen Fällen von Stimmritzenkrampf und Tetanie, sondern bei jedem rachitischen Kinde mit Kraniotabes und abnorm weiter und zu lange offener Fontanelle. Dieses Zeichen fehlt nur selten bei Kindern, die an Stimmritzenkrampf leiden und nur ganz ausnahmsweise bei manifester Tetanie, und auch bei jenen Kindern, bei denen

---

[1]) Eine Verwechslung dieser unschuldigen und immer heilbaren Affektion mit einem ebenfalls als Nickkrampf (oder auch als Salamkrampf) bezeichneten Äquivalent eines epileptischen Anfalles, der in einem plötzlichen Herabsinken des Kopfes unter Bewußtseinsverlust besteht, ist zwar schwer verständlich, hat aber doch hin und wieder auch in Publikationen stattgefunden.

man die Tetaniestellung nur künstlich hervorrufen kann, wird die mecha
nische Übererregbarkeit der Gesichtsnerven nur selten vermißt. Man findet
diese aber auch recht häufig bei Kindern mit florider Schädelrachitis, die
weder an Stimmritzenkrampf noch an Tetanieerscheinungen leiden, und
man hat sicherlich das Recht, bei solchen Kindern eine latente Übererregbarkeit anzunehmen, die sich vielleicht einstweilen nur durch unruhigen
Schlaf und durch Kopfschweiße zu erkennen gibt, sich aber jeden Augenblick in spontanen Krampferscheinungen äußern könnte. Für diejenigen
allerdings, die es sich zur Regel gemacht haben, bei jedem Kinde mit Zeichen
florider Rachitis die entsprechenden hygienischen und therapeutischen Maßregeln anzuordnen, ohne Rücksicht darauf, ob Symptome der latenten
Übererregbarkeit vorhanden sind oder nicht, verliert das Fazialisphänomen
viel von seiner praktischen Bedeutung, und dies um so mehr als es doch manchmal bei sicher vorhandener Übererregbarkeit fehlt und andererseits nicht
selten auch bei anderen akuten und chronischen Krankheiten gefunden
wird, bei denen keine Beziehung zur Spasmophilie der Rachitiker angenommen werden kann. Aber selbst dann, wenn man sich durch das Vorhandensein oder Fehlen dieser Erscheinung in seinem Handeln wenig beeinflussen läßt, ist es geraten, sich zu seiner Orientierung dieses leicht aus-
führbaren Behelfes zu bedienen.

Anders steht es in dieser Beziehung mit der Prüfung der galvanischen Erregbarkeit. Es ist in den letzten Jahren durch eingehende
Untersuchungen festgestellt worden, daß das Erb'sche Phänomen, d. i. die
Erregung von Muskelzuckungen durch eine bei Gesunden unwirksame
galvanische Nervenreizung, nicht nur der Tetanie der Erwachsenen
zugehört, sondern auch sehr häufig bei Kindern hervorgerufen werden
kann, die irgend eine der bisher besprochenen Erscheinungen der Übererregbarkeit darbieten; und es scheint auch aus diesen Untersuchungen
hervorzugehen, daß die galvanische Übererregbarkeit im großen und
ganzen als ein empfindlicheres Reagens für die „Spasmophilie" der
Kinder angesehen werden kann als die mechanische Übererregbarkeit des
Fazialis und anderer Nervenstämme. Aber ebenso sicher ist es, daß diejenigen über das Ziel hinausschießen, welche behaupten, daß nur solche
Kinder als übererregbar angesehen werden können, deren Muskeln unterhalb einer gewissen Stärke des galvanischen Stromes in Zuckung geraten,
und daß Übererregbarkeit ausgeschlossen werden kann, wenn unterhalb
dieser Grenze keine Zuckung erfolgt. Sind doch Fälle beobachtet worden,
wo trotz manifester Tetanie und mechanischer Übererregbarkeit der Nervenstämme die galvanische Erregbarkeit in der verlangten Höhe nicht vorhanden
war oder wo zwischen zwei Anfällen von Stimmritzenkrampf die galvanische
Erregbarkeit sich als normal erwiesen hat. Überdies wird auch die Richtigkeit der aufgestellten Grenze zwischen Normal und Pathologisch (nach
Thiemich und Mann Kathodenöffnungszuckung bei 5 Milli-Ampère) von
anderen Untersuchern angezweifelt, weil bei der Gewinnung der Normal-
zahlen keine strenge Auswahl von ganz gesunden Kindern stattgefunden
haben soll; und auch die Bevorzugung der KÖZ durch diese beiden Autoren
wird von anderen Untersuchern als nicht ganz gerechtfertigt angesehen.

Noch wichtiger und für das praktische Handeln ausschlaggebend erscheint mir aber die Schwierigkeit und die unter Umständen nicht völlige Unbedenklichkeit dieser Untersuchungsmethode. Alle Kinder ohne Ausnahme schreien und wehren sich gegen die Applikation der Elektroden und es gehört viel Geduld und Übung dazu, um die künstlich hervorgerufene Zuckung mit Sicherheit von den durch die Abwehrbewegung bedingten Muskelkontraktionen zu unterscheiden. Daß dies in den meisten Fällen doch gelingt, ist ja sicher und wir haben uns überzeugen können, daß bei Kindern mit klinischen Symptomen der Übererregbarkeit auch die Steigerung der galvanischen Erregbarkeit in den meisten Fällen vorhanden ist. Die Frage ist nur, ob die abermalige Konstatierung einer von niemandem bestrittenen Tatsache in jedem Einzelfalle mit der Quälerei der Kinder und der niemals fehlenden Aufregung der Mütter nicht zu teuer erkauft ist. Da es einmal sichergestellt ist, daß ein Parallelismus zwischen den klinischen Erscheinungen und den durch die galvanische Prüfung gewonnenen Ziffern nicht existiert, so ist ja durch diese für das praktische Handeln wenig gewonnen, weil sich niemand abhalten lassen wird, ein mit Rachitis, Laryngospasmus, Eklampsie oder Tetanie behaftetes Kind in der entsprechenden Weise zu behandeln, wenn die Zuckung erst über 5 Milli-Ampère eingetreten ist, und weil noch weniger daran zu denken ist, sämtliche Kinder im kritischen Alter — auch wenn sie keine verdächtigen Symptome zeigen — dieser peinlichen Untersuchung zu unterziehen und das weitere Handeln von dem Ergebnisse derselben abhängig zu machen. Dazu kommt aber noch, daß bei Kindern, die zu laryngospastischen oder apnoischen Anfällen neigen, ein solcher Anfall sehr häufig durch das Geschrei während der Untersuchung ausgelöst wird, und man kann dieser Gefahr nicht einmal durch die Narkose entgehen, die manche bei jeder solchen Untersuchung für notwendig halten, weil die Möglichkeit einer gefährlichen Asphyxie durch die Narkose eher gesteigert als vermindert wird. Aus allen diesen Gründen kann ich für die gewöhnliche Praxis diese Untersuchungsmethode, die hier auch aus äußerlichen Gründen mit großen Schwierigkeiten verbunden ist, nicht empfehlen. Auch in dem Großbetriebe eines ambulanten Materials ist eine allgemeine Anwendung derselben nicht durchführbar und haben wir ihre Anwendung trotz der Bereitwilligkeit des geübten Neurologen, der unserer Nervenabteilung vorstand, immer mehr einschränken müssen, nachdem wir die Überzeugung gewonnen hatten, daß uns die weitere Beobachtung der Fälle so häufig durch das Ausbleiben der Mütter unmöglich wurde, während sie sonst meistens mit großer Ausdauer und ebenso großer Dankbarkeit wiedergekehrt sind. Bei einem klinischen Material entfällt freilich dieses Bedenken; aber auch hier wird man überlegen müssen, ob nach der Konstatierung einiger Tatsachen von hohem wissenschaftlichem Interesse von der regelmäßigen Anwendung dieser Untersuchungsmethode noch viel zu erwarten ist.

Zu den positiven Tatsachen, die bereits durch diese mühevollen Untersuchungen gewonnen wurden, gehört auch die Erfahrung, daß dieses Symptom der Übererregbarkeit, wie alle anderen, durch dieselben zwei Faktoren wirksam bekämpft und schließlich beseitigt werden kann, die sich auch bei der Bekämpfung der Rachitis als souverän bewährt haben, nämlich durch

die Verbesserung der Atemluft und die spezifische Wirkung kleiner Phosphorgaben auf die wachsenden Knochen. Die Wirksamkeit des ersten Faktors
ist durch den Einfluß der Jahreszeiten und in besonders auffallender Weise
durch das völlige Verschwinden der anodischen Übererregbarkeit im Sommer
(v. Pirquet) zur Genüge erwiesen. Andererseits ist auch die heilende Wirkung
des Phosphors bei Laryngospasmus, Tetanie und Eklampsie der Rachitiker
allgemein anerkannt und wird von den verschiedenen Autoren als eine „fast
niemals versagende" oder „fast augenblickliche" oder gelegentlich auch als
eine „zauberhafte" bezeichnet. Aber auch die latenten Erscheinungen mit
Einschluß der galvanischen Übererregbarkeit werden durch dieselbe Therapie
in ähnlich günstiger Weise beeinflußt. Das alles soll durch einige kurz skizzierte Fälle eigener und fremder Beobachtung illustriert werden, und zwar
beginne ich mit einem Fall, wo bei einem ganz jungen rachitischen Kinde
die Wirkung des Phosphors auf die Schlaflosigkeit im Vordergrunde stand.

Knabe mit einem Anfangsgewicht von 3780 Gramm, von der Mutter mit ausgezeichnetem Erfolg genährt. Zu zwei Wochen klaffende Nähte, Weichheit in der
Umgebung der Hinterhauptnaht. Beim Erwachen öfters kurze Anfälle von echtem
Stimmritzenkrampf mit langgezogenem giemendem Inspirium. Häufiges Erschrecken
und Anfälle von völliger Schlaflosigkeit mit zeitweiligem entsetzlichem Geschrei und
förmlichen Wutausbrüchen, die die Nachtruhe der ganzen Familie stören. Nach Phosphorlebertran (anfangs einen halben Kaffeelöffel bis zu einem ganzen steigend) sehr
bald ruhiger Schlaf, Schwinden des Stimmritzenkrampfes. Nach einem Monat sind
die Nahtränder hart, die Fontanelle ist scharf begrenzt (2,5 cm). Ausgezeichnetes
Gedeihen. In der 34. Woche beträgt das Gewicht 10490 Gramm.

In diesem Falle ist das frühe Auftreten der rachitischen Veränderungen
am Schädel und der mit ihnen parallel gehenden nervösen Störungen bei
einem Brustkinde bemerkenswert, sowie auch der prompte Erfolg der Behandlung nach beiden Richtungen.

Einen ähnlichen raschen Erfolg bei einem älteren Kinde sehen Sie
auch in dem folgenden Falle von Hagenbach.

Elf Monate alter Knabe, aufgenommen am 7. Januar. Seit der sechsten Woche
Schlaflosigkeit, Spasmus glottidis. Sehr weit offene große Fontanelle, Frontalnaht weit
offen, weiche Stellen am Hinterhaupt, der Thorax seitlich zusammengedrückt. Anschwellung über den Handgelenken. Phosphoremulsion. — Seit dem 11. Januar kein
Anfall mehr. Appetit besser. — 4. Februar. Am Okziput keine weichen Stellen,
große Fontanelle 6 : 5. — 18. Februar. Keine Anfälle. Sitzt seit 14 Tagen frei. —
3. März. Alle Nähte geschlossen. — 17. März. Fontanelle 3 : 4,5.

Einen ebenso erfreulichen Erfolg verzeichnet derselbe Beobachter in
einem Falle von Eklampsie.

Anderthalb Jahre alter Knabe. Seit drei Wochen Konvulsionen, namentlich des
Nachts. Große Fontanelle noch offen. Anschwellung über den Handgelenken. Gekrümmte Tibiae. Hat das Gehen wieder ganz verlernt. Vom 11.—18. Februar Phosphoremulsion. Keine Anfälle mehr, nur hin und wieder Zuckungen der Extremitäten. —
18. Februar: Keine Anfälle seit der ersten Vorstellung. Kann allein stehen. —
31. März. Fontanelle fast geschlossen. Der erste Backenzahn bricht durch.

In beiden Fällen ist auch zu beachten, daß der Phosphor, wie in vielen
meiner Fälle, ohne Lebertran gegeben wurde, was gegenüber neuerlichen
Behauptungen, daß die zweifellos günstige Wirkung gegen die Krampfzustände nur bei Phosphorlebertran vorkommen soll, von Wichtigkeit ist.

Sehr belehrend sind jene Fälle, wo durch Phosphor eine prompte Heilung von Stimmritzenkrampf oder von Konvulsionen erzielt wird, wo aber die Anfälle nach frühzeitiger Unterbrechung der Behandlung wiederkehren und dann durch die wieder aufgenommene ebenso rasch und diesmal definitiv beseitigt wurden. Solche Fälle habe ich selbst beobachtet und sie sind auch von anderen Beobachtern z. B. von Heubner in ähnlicher Weise geschildert worden. Dieser erzählte auf der Magdeburger Naturforscherversammlung folgenden Fall.

Ein Kind hatte anfangs allmählich steigend und schließlich alle Tage einen oder mehrere Anfälle von Glottiskrampf, die bedrohlich waren; und nach acht- bis zehntägigem Einnehmen des Phosphoröls war der Krampf weg. Als wir wieder aufhörten, kamen, genau so wie es Herr Kassowitz angegeben hatte, die Krampfanfälle wieder; als wir das Mittel wieder gaben, gingen sie wieder weg. Das ist allerdings eine Beobachtung, die mir äußerst überzeugend gewesen ist.

Ebenso prompt wie in den meisten Fällen von Stimmritzenkrampf war die Wirkung des Phosphors auch in allen von mir beobachteten Fällen von Tetanie. Hier ein Beispiel:

Vierzehn Monate alter Knabe. Seit drei Wochen öfters Anfälle von ziehendem Atmen, seit gestern werden die Hände dabei steif. Kopfschweiße, unruhiger Schlaf. Auf Befragen wird angegeben, daß in einem Zimmer die Eltern und vier Kinder schlafen. Fontanelle 4,5, Hinterhaupt in größerer Ausdehnung nachgiebig. Vier Zähne. Klassisches Fazialisphänomen beliebig oft durch schwaches Klopfen mit dem Finger auszulösen. Durch Umschnürung des Arms mit Zeigefinger und Daumen nach ganz kurzer Zeit typische Tetaniestellung, die sich bald darauf auch an der anderen nicht umschnürten Extremität einstellt. Die unteren Extremitäten sollen nach Angabe der Mutter beim Krampfe nicht beteiligt sein, doch sind die Muskeln der Oberschenkel durch Klopfen mit dem Perkussionshammer in deutliche Zuckung zu versetzen. 4.—11. März täglich ein Kaffeelöffel Phosphorlebertran. Steifigkeit der Arme nicht wiedergekehrt, Stimmritzenkrampf schwächer und seltener. Trousseau kann nicht hervorgerufen werden. Fazialisphänomen schwächer. Bis 25. März ein Zentigramm Phosphor verbraucht. Anfälle ganz geschwunden, kein Trousseau, kein Fazialisphänomen, keine mechanische Muskelerregbarkeit. Okziput kaum mehr elastisch. Fontanelle 3,0. Das Kind stellt sich auf die Füße. — Der Fall wurde in allen Stadien den Hörern demonstriert.

Über die Wirkung der Phosphorbehandlung auf die galvanische Erregbarkeit besitze ich aus den angegebenen Gründen keine genügende Zahl von fortlaufenden Beobachtungen. Ich zitiere Ihnen dafür die Äußerungen von Finkelstein, der als Leiter eines Säuglingsspitals über solche in ausgiebigem Maße verfügt. Dieser Beobachter tritt nun, gestützt auf zahlreiche, auch elektrisch untersuchte Fälle auf Seite derjenigen, die eine spezifische Wirkung des Phosphors auf die spasmophile Diathese in allen ihren Formen vertreten. Die günstige Wirkung pflegt im Beginn der zweiten Woche einzutreten. „Ich stütze mein Urteil (so heißt es dort weiter) außer auf das Verhalten des Laryngospasmus auch auf vergleichende galvanische Untersuchung behandelter und nicht behandelter Kinder. Bei 50 der unbehandelten war innerhalb fünf Wochen der Wert für die Kathodenöffnungszuckung nur zweimal zur Norm zurückgekehrt, bei 32 der Behandelten war dies 24 mal (in 75 %) der Fall." An einer als Beispiel gebrachten Kurve wird der hohe Stand der galvanischen Erregbarkeit vor der Behandlung

und der erst langsame und dann immer steilere Abfall der Kurve nach der
Behandlung demonstriert. (Fig. 17.)

Mit Rücksicht auf diese von allen Beobachtern anerkannte spezifische
Wirkung des Phosphors ist eine symptomatische Behandlung der Übererregbarkeit durch nervenberuhigende Mittel in den meisten Fällen entbehrlich. Nur wenn sich schwere laryngospastische, apnoische oder eklamptische Anfälle in kurzen Intervallen wiederholen, wird man gut daran tun,
im Anfang, bis sich die spezifische Behandlung geltend machen kann, auch
Bromsalze oder Chloralhydrat zu verwenden. Die ersteren nützen nur, wenn
sie in größeren Dosen verwendet werden, und Sie brauchen sich nicht zu
scheuen, auch einem kleinen Kinde von einer zwei- bis dreiprozentigen
Lösung von Bromnatrium stündlich einen großen Kaffeelöffel geben zu
lassen. Vergiftungserscheinungen werden dabei niemals beobachtet, höchstens kommt später eine un-
schädliche Bromakne zum
Vorschein, die nach Aus-
setzen des Mittels wieder
verschwindet. Auch Chloralhydrat wird von den Kin-
dern gut toleriert und Sie
können daher von einer Lösung 1 : 100 stündlich oder
halbstündlich einen Kaffeelöffel geben oder ein Viertel
Gramm in wenig lauem
Wasser gelöst per rectum
einführen lassen — letzteres
namentlich bei schwerer und
langdauernder Eklampsie. —

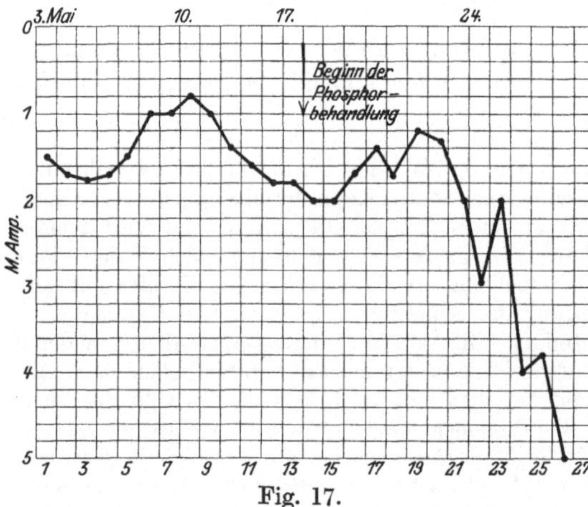

Fig. 17.

Abklingen der Übererregbarkeit unter Phosphorbehandlung [1]).

Wenn wir uns nun der
Frage zuwenden, wie wir uns
die Entstehung der verschiedenen Formen der Übererregbarkeit zu denken
haben, so müssen wir vorausschicken, daß nur eine solche Erklärung befriedigen
könnte, die zum mindesten die folgenden fundamentalen und unbestreitbaren
Tatsachen in Rechnung zieht:

1. Das ausschließliche oder fast ausschließliche Vorkommen derselben
bei Kindern, die unverkennbare Zeichen einer rachitischen Affektion der
Schädelknochen aufweisen;

2. ihr Gebundensein an das Alter der floriden Rachitis;

3. ihr vorwiegendes Auftreten im Winter und im Frühjahr und ihr
völliges oder nahezu völliges Schwinden in den späteren Sommermonaten
und im Herbst; und endlich

4. ihre „auffallend günstige" Beeinflussung durch dieselben kleinen
Phosphorgaben, die bei wachsenden Tieren eine verdichtende Wirkung auf
die Appositionsstellen der Knochen ausüben und die dieselbe verdichtende
Wirkung auch in den erweichten rachitischen Knochen hervorbringen.

---

[1]) Aus Finkelstein, Lehrbuch der Säuglingskrankheiten. Zweiter Teil. S. 260.

Faßt man das alles zusammen und bedenkt man außerdem, daß gewisse Zeichen der Übererregbarkeit wie Schlaflosigkeit, psychische Erregtheit und Überempfindlichkeit gegen Gehör- und Gesichtseindrücke ihren Sitz in den psychomotorischen Rindenzentren haben müssen, so darf man wohl die folgende Deutung als die wahrscheinlichste bezeichnen.

Die rachitisch affizierten Schädelknochen und die sie bekleidenden Häute (Peri- und Endokranium) sind, wovon Sie sich bei den Obduktionen rachitischer Kinder leicht überzeugen können, in hohem Grade hyperämisch; sie erscheinen an den weichen Stellen im durchfallenden Lichte dunkelrot, auf dem Durchschnitte quillt das Blut wie aus einem Schwamm hervor und unter dem Mikroskop erscheint die Knochentextur geradezu in ein blutreiches kavernöses Gewebe verwandelt. In der blutreichen Dura mater und im äußeren Periost der Schädelknochen verlaufen ausgedehnte Venen, die sich im Knochen weite Halbkanäle ausgeschmolzen haben, und die Hyperämie der harten Hirnhaut greift in den schwereren Fällen sichtlich auf die weichen Hirnhäute und die Hirnrinde über. Hören wir hierüber die wohl maßgebenden Ausführungen Virchow's:

„Öfter fand ich auch die Dura mater gefäßreicher und an vielen Stellen die Vertiefungen der inneren Knochenoberfläche mit einer sehr blutreichen Schicht überzogen. Elsäßer hat viele Beispiele gebracht, wo er ungewöhnliche Hyperämie, sogar Entzündungen der Hirnhäute gesehen haben will. Das letztere kann ich nicht bestätigen. Ich sah nur Ödem der weichen Hirnhaut in Verbindung mit starker, besonders venöser Hyperämie.“

Nun ist es aber klar, daß es gar nicht so extremer Grade von Blutüberfüllung der Hirnhäute bedarf, um eine abnorm gesteigerte Erregbarkeit der kortikalen Zentren herbeizuführen. Die „große Hyperämie der rachitischen Knochen“ ist nach Virchow „in allen ihren Teilen sehr auffallend“; aber die kollaterale Hyperämie der Hirnhäute und der Hirnrinde, die einer krankhaften Erregbarkeit der letzteren zugrunde liegt, muß keineswegs so bedeutend sein, daß sie auch post mortem noch stark in die Augen fällt. Es kommt aber zu alledem hinzu, daß das physiologische Experiment Beweise dafür geliefert hat, daß in der Hirnrinde Zentren vorhanden sind, deren Reizung gerade die für die Übererregbarkeit der Rachitiker besonders charakteristischen Erscheinungen hervorruft. Es haben nämlich Semon und Horsley und nach ihnen Krause durch Reizung einer umschriebenen Stelle am Stirnhirn eine komplette bilaterale Adduktionsstellung der Stimmbänder, also einen wahren Stimmritzenkrampf hervorgerufen; und an einer anderen Stelle konnten sowohl Unverricht als Preobraschensky durch elektrische Reizung mit großer Präzision den Atemstillstand in der Exspirationsstellung herbeiführen. Ebenso sind auch Zentren für die Schweißsekretion in der Hirnrinde experimentell nachgewiesen worden (Adamkiewicz und neuerdings Winkler); daß es ferner kortikale Krampfzentren gibt und daß motorische Zentren für die Finger und Zehen in der Hirnrinde sitzen, ist ebenso sicher, als daß die konsensuellen Bewegungen des Kopfes und der Augenmuskeln von der Rinde aus dirigiert werden. Wenn wir also annehmen könnten, daß durch eine fluxionäre Hyperämie dieser Zentren die betreffenden Bewegungen und Sekretionen ausgelöst werden, dann besässen wir für die wichtigsten Erscheinungen der Übererregbarkeit bei den rachitischen Kindern eine leidlich befriedigende Erklärung.

Bleibt also noch die mechanische und galvanische Übererregbarkeit der Nervenstämme. Soll man sich diese nun ganz unabhängig von der kortikalen Übererregbarkeit denken oder ist sie nicht etwa eine Folge der letzteren? Die spontan auftretende Tetaniestellung muß wohl als zentral bedingt angesehen werden, weil weder das bilaterale Auftreten des Krampfes noch dessen häufige Hervorrufung durch psychische Aufregung auf andere Weise verständlich wäre. Da es aber schwer zu denken ist, daß keinerlei kausale Beziehung bestehen soll zwischen den zentral bedingten Spontankrämpfen und der Möglichkeit, genau dieselben Muskelgruppen durch direkte Reizung der Nervenstämme zur Kontraktion zu bringen, so erscheint es noch am wahrscheinlichsten, daß infolge des chronischen Reizungszustandes der Rindenzentren auch in den Intervallen zwischen den spontanen Krämpfen oder auch schon vor ihrem Auftreten fort und fort unterminimale Reize in die peripheren Nerven gesandt werden, die zwar noch nicht ausreichen, um die manifesten Symptome hervorzurufen, die aber trotzdem nicht ohne Folgen bleiben, weil sie in den von ihnen passierten Nervenwegen eine „bahnende" Wirkung entfalten, so daß jetzt dieselben Reize, die unter normalen Verhältnissen wirkungslos bleiben, eine sichtbare Wirkung in den innervierten Muskeln hervorrufen.

Auf diese Weise sind alle auf die Übererregbarkeit der rachitischen Kinder bezüglichen Tatsachen, wie ich glaube, zwanglos unter einen Hut zu bringen. Wir verstehen, warum die manifesten und die latenten Erscheinungen der Übererregbarkeit so häufig bei Kindern mit deutlichen Zeichen einer rachitischen Schädelaffektion auftreten, warum sie fast ausschließlich in dem Alter der floriden Rachitis beobachtet werden, warum sie so häufig und zum Teil sogar ausschließlich in derselben Jahreszeit zum Vorschein kommen, in denen die Häufigkeit und die Schwere der rachitischen Erkrankungen ihren Höhepunkt erreicht, und warum sie in so auffallender Weise durch dieselbe spezifische Therapie beeinflußt werden, mit der wir die rachitische Knochenaffektion so wirksam bekämpfen. Es bliebe also noch die eine Tatsache zu berücksichtigen, die aus dieser Auffassung nicht ohne weiteres hervorgeht, daß nämlich der Tetaniekrampf niemals bei Kindern wohlhabender Familien vorkommt, obwohl auch diese sehr häufig rachitisch sind, während alle anderen Symptome der Übererregbarkeit zwar ebenfalls mit besonderer Vorliebe die Proletarierkinder befallen, aber doch nicht gar so selten auch bei den mit Schädelrachitis behafteten Kindern der wohlhabenderen Kreise auftreten. Dieses besondere Verhalten der manifesten Tetanieerscheinungen scheint mir nun darauf zu deuten, daß zur Erzeugung derselben die Anwesenheit der rachitischen Schädelaffektion allein — oder selbst im Vereine mit einer neuropathischen Veranlagung — noch nicht ausreicht und daß hier noch etwas anderes hinzukommen muß, was nur auf dem Boden des Pauperismus gedeihen kann. Nimmt man dazu aber noch die weitere Tatsache, daß die manifeste Tetanie der Kinder ebenso wie die der Erwachsenen im Sommer vollständig verschwindet und daß

Menschen, die im Freien arbeiten, wie Maurer und Zimmerleute, immer verschont bleiben, während Schuster, Schneider und andere in geschlossenen Räumen arbeitende Handwerker das eigentliche Material für die Tetanie der Erwachsenen liefern, daß endlich in den kritischen Monaten auch die Mütter der mit Tetanie behafteten Kinder manchmal ein deutliches Fazialisphänomen zeigen, so stellt sich die Sache wahrscheinlich so, daß für die Schlaflosigkeit, das Schwitzen, die Respirationskrämpfe, die Eklampsie und den Spasmus nutans schon der Bestand einer floriden Schädelrachitis nebst allem, was dazu gehört, hinreichend ist, um in den übererregbaren Rindenzentren die Auslösung der betreffenden Symptome herbeizuführen; daß aber der Tetaniekrampf viel schwerer auszulösen ist als die anderen Symptome und daß dazu auch noch als auslösendes Moment die mit der Atemluft eindringenden giftigen Stoffe gehören, die wir in den kläglichen Behausungen der Armen voraussetzen dürfen. Diese begünstigen also zuerst in der früher besprochenen Weise die Entwicklung der schwereren Formen der Rachitis und in weiterer Folge die Übererregbarkeit der Rindenzentren mit ihren mannigfaltigen Konsequenzen. Auf die durch die Nachbarschaft der hyperämischen Schädelknochen überempfindlich gewordenen Rindenzentren wirken dann aber die respiratorischen Noxen direkt irritierend und erzeugen bei den dazu besonders disponierten Individuen die Erscheinungen der manifesten Tetanie, während sie bei den erwachsenen Hausgenossen, deren Rindenzentren nicht unter dem Einflusse einer rachitisch affizierten Schädeldecke stehen, nur selten die manifesten Krampferscheinungen, wohl aber manchmal die schwächere Wirkung in Form des Chwostek'schen Phänomens hervorbringen.

Daß aber bei allen Erscheinungen der infantilen Übererregbarkeit mit Einschluß der Tetanie die rachitische Schädelaffektion als disponierendes Moment im Vordergrunde steht, schließen wir erstens daraus, daß die auf eine krankhafte Beschaffenheit der Schädelknochen hinweisenden Erscheinungen bei den übererregbaren Kindern fast niemals vermißt werden; dann aber auch aus der allgemein anerkannten Heilwirkung des Phosphors bei allen nervösen Erscheinungen der rachitischen Kinder. Freilich wird diese Beweisführung von mancher Seite angefochten, indem man zwar zugeben muß, daß die große Mehrzahl der übererregbaren Kinder deutlich rachitisch ist, dies aber dadurch abzuschwächen sucht, daß man auf die Häufigkeit der Rachitis überhaupt hinweist, infolge deren man in diesem Alter bei jeder Krankheit einen großen Prozentsatz von Rachitis herausrechnen könnte. Das ist natürlich ein Trugschluß. Wenn jemand sagen wollte, die kruppöse Lungenentzündung sei eine Folge der Rachitis, weil viele pneumoniekranke Kinder rachitisch sind, so würde man ihm einfach entgegnen, daß auch in allen anderen Altersklassen, in denen von Rachitis keine Rede mehr ist, pneumonische Erkrankungen vorkommen. Da aber Stimmritzenkrampf, fieberlose Eklampsie und manifeste Kindertetanie nach vollendetem zweiten Lebensjahr, also zu einer Zeit, wo die Rachitis in der Regel spontan ausheilt, nahezu vollständig verschwinden, so ist es klar, daß hier ein ganz anderes Verhältnis obwalten muß als bei allen anderen Krankheiten, die nichtrachitische Kinder ebenso befallen wie rachitische. Vollständig beweisend ist aber, wie mir scheint, die von mir festgestellte Tatsache, daß in 370 Fällen von Stimmritzenkrampf die Fontanelle überhaupt nur viermal — sage: viermal — geschlossen war, obwohl nicht weniger als 110 dieser Kinder das erste Jahr bereits überschritten hatten; und nicht minder bezeichnend ist die Tatsache, daß der Stimmritzenkrampf so außerordentlich häufig auch bei Kindern jenseits des ersten Halbjahres mit völliger Zahnlosigkeit vereint ist [1]). Damit entfällt auch der Einwand, daß der Stimmritzenkrampf und die anderen nervösen Erscheinungen auch ohne Kraniotabes vorkommen, weil es sich nicht um die Weichheit, sondern um die Hyperämie der rachitischen Schädelknochen handelt und man sich am Seziertische leicht überzeugen kann, daß bei Schädeln mit zu weit und zu spät offener Fontanelle und mit in den Alveolen zurückgehaltenen Zähnen auch ohne palpable Schädelweichheit hochgradige Hyperämie, Osteophytenbildung und andere Zeichen florider Schädelrachitis vorhanden sind. Es bleibt also die Tatsache zu Recht bestehen, daß bei Stimmritzenkrampf und den anderen Erscheinungen der Übererregbarkeit die Zeichen der rachitischen Schädelaffektion fast niemals vermißt werden.

Oft wird auch gefragt, warum dann nicht alle Kinder mit Schädelrachitis Laryngospasmus und andere Krampferscheinungen bekommen, wenn diese durch die Nachbarschaft der rachitischen Schädelknochen bedingt sein sollen. Aber diejenigen, die so argumentieren, vergessen ganz, daß man denselben Einwand mit demselben Recht oder vielmehr mit demselben Mangel an Berechtigung gegen jeden anderen Erklärungsversuch vorbringen könnte. Wenn z. B. die Annahme noch sehr verbreitet ist, daß der ganze Symptomenkomplex der Übererregbarkeit durch die Aufnahme gewisser toxischer Produkte aus dem Darmkanal oder durch eine gewisse Ernährungsweise hervorgerufen wird, so müßten wir auch hier vor allem fragen, warum dann nicht alle Kinder, die an Verdauungsstörungen leiden oder mit Kuhmilch ernährt werden, an Stimmritzenkrampf oder an Tetanie erkranken. Wir von unserem Standpunkte beantworten diesen Einwand ganz einfach dahin, daß zu der Schädelrachitis auch noch eine gewisse hereditär-neuropathische Anlage gehört, damit die in der Nähe der hyperämischen Knochen gelegenen Zentren in der gewissen spezifischen Weise reagieren. Noch viel näher liegt ja die Frage, warum einmal Stimmritzenkrampf, ein andermal Apnoe, ein drittes Mal Eklampsie oder Tetanie oder eine Kombination mehrerer Erscheinungsformen der Übererregbarkeit zum Vorschein kommen; und auch hier kann man ohne eine individuelle Disposition der Kinder nicht auskommen. Wie sehr dabei das hereditäre Moment mitspielt, zeigte mir eine meiner Beobachtungen, wo bei den Kindern zweier Brüder nicht nur dieselben hartnäckigen apnoischen Anfälle auftraten, sondern sich auch in beiden Familien der überaus seltene Fall ereignete, daß die Anfälle — nach rascher Beseitigung der geringen rachitischen Erscheinungen — noch lange Zeit persistierten und weder durch den fortgesetzten Gebrauch von Phosphor, noch durch große Dosen von Bromsalzen beeinflußt werden konnten.

---

[1]) Von 135 mehr als halbjährigen Kindern mit Stimmritzenkrampf hatten 118 noch keine Zähne. Vergl. die statistischen Belege in meinen Beiträgen zur Kinderheilkunde. Neue Folge IV. S. 73 und 76.

Was nun ferner die fast immer zuverlässige Wirkung des Phosphors bei allen Erscheinungen der Übererregbarkeit rachitischer Kinder betrifft, so wird gegen die Beweiskraft dieser Tatsache zweierlei eingewendet. Erstens daß die Besserung der nervösen Erscheinungen oft früher eintritt als die Erhärtung der weichen Stellen an den Schädelknochen; und dann daß der Phosphor die Heilung der nervösen Symptome nicht auf dem Wege über die Rachitis, sondern in seiner Eigenschaft als Nervinum selbständig herbeiführt. Aber auch diese Einwendungen sind leicht zu widerlegen. Wenn die krankhafte Reizbarkeit der kortikalen Zentren auf einer kollateralen Fluxion zu den weichen Hirnhäuten und der Hirnrinde beruht, die ja gar nicht sehr bedeutend zu sein braucht, um eine erhöhte Anspruchsfähigkeit der zentralen Bahnen zu bewirken, so muß ein Rückgang der primären entzündlichen Hyperämie in den Knochen sich in den nur sekundär hervorgerufenen Erscheinungen schon zu einer Zeit bemerkbar machen, wo der primäre Prozeß und seine greifbaren Folgen noch nicht völlig beseitigt sind. Es besteht eben dasselbe Verhältnis, wie wir es in den fibrösen Teilen der Gelenke angenommen haben, weil sich auch hier die supponierte Hyperämie nur sekundär zu den rachitischen Veränderungen im Knorpel und Knochen hinzugesellt, und daher auch die Schmerzen bei der Spannung der Bänder und Kapseln und die dadurch bewirkte Unfähigkeit zu gehen und zu stehen schon früher verschwinden als die Weichheit und Nachgiebigkeit der primär erkrankten Skeletteile. Was aber die Bezeichnung des Phosphors als Nervinum anlangt, so ist mir darüber nichts anderes bekannt, als daß sie von denen, die den kausalen Zusammenhang zwischen Übererregbarkeit und Rachitis bestreiten, immer nur als „bekannt" hingestellt wird, wodurch sie der schwer erfüllbaren Forderung enthoben zu sein glauben, ihre Behauptung auch durch Tatsachen zu beweisen. Es gibt aber meines Wissens keine einzige Tatsache, die berechtigen würde, dem Phosphor eine therapeutische Wirkung bei irgend einer nicht mit der Rachitis zusammenhängenden Nervenkrankheit zuzuschreiben, geschweige denn eine so rasche, binnen wenigen Tagen deutlich sichtbare Wirkung, wie sie von mir und anderen Beobachtern fast regelmäßig bei den verschiedenen Formen der Übererregbarkeit rachitischer Kinder gesehen wurde. Weiß jemand etwas über Heilungen von Epilepsie, Hysterie, Chorea minor oder auch nur der Tetanie der Erwachsenen durch Phosphor? Und wenn er es weiß, warum hält er es geheim? Aber ebenso unwirksam wie bei den genannten Krankheiten Erwachsener oder älterer Kinder ist das Mittel auch bei infantilen Krampfzuständen, wenn sie außer Zusammenhang mit der rachitischen Skeletterkrankung auftreten. Der früher beschriebene Stridor congenitus hat nicht nur symptomatisch eine nicht geringe Ähnlichkeit mit dem Stimmritzenkrampf der Rachitiker, sondern er beruht sogar, wie gezeigt wurde, auf einer intermittierenden Verengerung der Stimmritze; und dennoch sind alle, die den Versuch gemacht haben, darüber einig, daß auch die konsequent fortgesetzte Phosphortherapie bei dieser Affektion nicht die geringste Änderung herbeiführt. Dann gibt es wieder eine Form von Dauerspasmus, die der Tetanie sehr ähnlich ist, sich aber von ihr dadurch unterscheidet, daß sie nur in den ersten Lebensmonaten, spätestens im zweiten

Monat vorkommt und zu der Rachitis in keinerlei Beziehung steht. Ich meine die namentlich von Hochsinger beschriebene und von ihm als **Myotonie der Neugeborenen** oder als Faustphänomen bezeichnete Haltung der Finger, die hin und wieder bei hereditär syphilitischen oder schwer ver- verdauungskranken Kindern dieses Alters vorkommt und als eine krankhafte Steigerung der habituellen Haltung bei Neugeborenen aufgefaßt werden soll. Auch hier hat sich der Phosphor immer als gänzlich wirkungslos erwiesen und von seiner angeblich „bekannten" krampfstillenden Fähigkeit nicht das Geringste wahrnehmen lassen. Am deutlichsten sprechen aber jene seltenen Fälle, wo Stimmritzenkrampf oder Apnoe bei rachitisfreien Kindern auftreten oder sich nach abgelaufener Rachitis noch für längere Zeit in Permanenz erklären. Solche Kinder, die ohne jedes Zeichen von Rachitis sich noch im dritten oder vierten Jahre bei der geringsten psychischen Aufregung „verschreien", d. h. in eine langdauernde und beängstigende Apnoe verfallen, erweisen sich gegen die konsequent fortgesetzte Phosphorbehandlung vollkommen refraktär, und zwar aus dem ganz einfachen Grunde, weil dieser nur in den Knochen eine spezifische Wirkung entfaltet, gegen alle selbständigen Neurosen aber ohne jede Ausnahme machtlos ist. Wie merkwürdig wäre es übrigens, wenn dasselbe Mittel, das zufolge seiner experimentell nachgewiesenen verdichtenden Wirkung auf den wachsenden Knochen die rachitischen Knochenerscheinungen bekämpft, zugleich auch eine direkt spezifische Wirkung auf alle nervösen Erscheinungen ausüben würde, von denen wir wissen, daß sie mit der Entwicklung der rachitischen Knochenveränderungen auftreten und mit ihrer spontanen Heilung fast immer verschwinden. Da ich an einen solchen wunderbaren Zufall nicht glauben kann, so muß ich meine Ansicht aufrecht halten, daß die spezifische Wirkung des Phosphors bei allen Symptomen der Übererregbarkeit der rachitischen Kinder als ein wichtiges Argument für den innigen kausalen Zusammenhang derselben mit der Rachitis angesehen werden kann [1]).

Für diese Auffassung spricht endlich auch der Umstand, daß es keiner anderen Theorie bisher gelungen ist, allen dabei in Betracht kommenden Tatsachen gerecht zu werden. Immer ergeben sich Schwierigkeiten und Widersprüche, die höchstens ignoriert, aber durch das Ignorieren natürlich nicht aus der Welt geschafft werden können.

Die älteste und bei manchen auch heute noch beliebte Anschauung ist die Lehre von den Zahnkrämpfen. Mit dieser wollen wir uns aber erst in der nächsten Vorlesung, zusammen mit den anderen der Dentitio difficilis zugeschriebenen Krankheitserscheinungen befassen.

Eine andere sehr verbreitete Auffassung geht dahin, daß alle hier besprochenen Symptome auf Autointoxikation beruhen, d. h. auf einer Aufnahme giftiger Stoffe aus dem Darmkanal. Aber diese Lehre scheitert schon daran, daß alle diese Erscheinungen auch bei ganz normal verdauenden Brustkindern vorkommen, wofür ich nicht nur meine eigenen Beobachtungen,

---

[1]) Beachtenswert ist auch die Mitteilung von Basch, daß die galvanische Übererregbarkeit, die er bei seinen Versuchstieren durch die Exstirpation der Thymusdrüse erzeugt hat, durch Phosphorlebertran weder beseitigt noch herabgesetzt werden konnte.

sondern auch eine große Reihe von Autoren anführen könnte, die diese Tatsache ausdrücklich bestätigen. Sie wird aber noch schlagender dadurch widerlegt, daß alle diese Symptome im Winter und im Frühjahr in auffallender Häufung auftreten, also zu einer Jahreszeit, wo die Darmkatarrhe nur vereinzelt vorkommen, während sie in der Zeit der Sommerdiarrhöen und in den folgenden Monaten nahezu ganz verschwinden. Wenn aber einzelne Autoren diesem vernichtenden Widerspruche mit der gezwungenen Auslegung entgehen zu können glauben, daß die giftigen Stoffe durch die Durchfälle entfernt werden und daher ihre toxische Wirkung in den Nervenzentren nicht entfalten können, so muß man sie darauf aufmerksam machen, daß die atrophischen Kinder mit den lange zurückgehaltenen stinkenden Kalkseifenstühlen von Stimmritzenkrampf und den anderen Erscheinungen der Übererregbarkeit verschont bleiben, was nicht nur der Lehre von der Selbstvergiftung direkt widerspricht, sondern auch stark für unsere Auffassung in die Wage fällt, weil die Schädelknochen dieser Kinder wegen ihres trägen Wachstums der rachitischen Erkrankung entgehen. Überdies könnten wir nicht begreifen, warum die vermeintlichen Erscheinungen der Autointoxikation in dem Alter, wo die Rachitis abgelaufen zu sein pflegt, trotz der gar nicht seltenen Darmstörungen nicht mehr vorkommen; und ebensowenig könnten wir verstehen, wieso die Folgen der Selbstvergiftung durch kleine Phosphormengen beseitigt werden sollen.

Weiters hat die noch immer nicht ganz in den verdienten Mißkredit gekommene Lehre vom Kalkmangel als Ursache der Rachitis dahin geführt, daß man versucht hat, auch die nervösen Erscheinungen auf eine direkte Wirkung der kalkarmen Säfte auf das Nervensystem zurückzuführen, während andere wieder das gerade Gegenteil, nämlich eine Kalziumvergiftung des Gehirns als die direkte Ursache der Spasmophilie annehmen möchten. Nach dieser Ansicht soll also nicht die Kalkarmut der Säfte, sondern die Überladung derselben mit Kalksalzen die Schuld tragen und diese soll entweder dadurch zustande kommen, daß die rachitisch erkrankten Kinder zu wenig Kalk in ihre Knochen aufnehmen, oder durch den Kalkreichtum der Kuhmilch, welche letztere von manchen geradezu als krampferzeugende Schädlichkeit angesehen wird. Warum entsteht oder wirkt aber die Anomalie des Kalkstoffwechsels hauptsächlich von Februar bis April? Warum erkranken Kinder bei der kalkarmen Mutter- oder Ammenmilch an demselben Symptom der Übererregbarkeit wie bei der kalkreichen Kuhmilch? Warum hat sich in vielen Fällen und bei vielen Beobachtern der in therapeutischer Absicht vollzogene Übergang von der Kuhmilch zur Brust oder die gänzliche Milchentziehung als wirkungslos erwiesen? Warum blieb die Verabreichung von Kalksalzen in großen Mengen (v. Pirquet) ohne jeden Einfluß auf die galvanische Erregbarkeit? Und wie will man sich den Einfluß des Phosphors in kleinen Dosen auf die Verminderung oder die Vermehrung der Kalksalze in den Säften vorstellen? Bevor diese Fragen nicht befriedigend beantwortet werden, darf man sich wohl gegenüber den Kalktheorien der Spasmophilie ablehnend verhalten.

Durch die Entdeckung des häufigen Vorkommens der Phänomene von Chwostek und Trousseau bei den an Stimmritzenkrampf und Apnoe leidenden Kindern entstand dann wieder bei einigen Klinikern die Neigung, alle Erscheinungen der Übererregbarkeit bei rachitischen Kindern mit Einschluß der Respirationskrämpfe als Tetanie aufzufassen, und Escherich, einer der wärmsten Vertreter dieser Auffassung, schlug daher vor, den ganzen Symptomenkomplex als „Tetania rachiticorum" zu bezeichnen. Infolge der weiteren Entdeckung, daß die operative Tetanie nach manchen Strumaoperationen nicht auf der Beseitigung der Schilddrüse, sondern auf dem Wegfall der Epithelkörperchen beruht, und der weiteren Erfahrung, daß man bei Ratten durch die Wegnahme dieser Organe Tetanieerscheinungen hervorrufen kann, wurde dann diese Theorie dahin erweitert, daß die Gesamtheit der Störungen auf einer Insuffizienz der inneren Sekretion der Glandulae parathyreoideae beruhen solle. Als Stütze dieser Lehre sollten dann die Untersuchungen von Yanase dienen, der bei Kindern mit Spasmophilie Blutungen in diesen Körperchen gefunden hat, die er auf ein Geburtstrauma zurückführt. Diesen Angaben stehen aber Untersuchungen von Thiemich gegenüber, der bei der Sektion tetaniekranker Kinder weder mit freiem Auge, noch unter dem Mikroskop etwas Abnormes in den Epithelkörperchen finden konnte, und auch die eigene Angabe von Yanase, daß die durch die Blutungen gesetzten Veränderungen in den späteren Monaten, also gerade um die Zeit, wo die klinischen Erscheinungen der Übererregbarkeit hervorzutreten pflegen, schon im Abheilen begriffen oder geschwunden sind. Aber abgesehen von diesen Widersprüchen versagt die neue Theorie der Tetania rachiticorum gegenüber den fundamentalsten Tatsachen der Erfahrung. Warum verursacht die Blutung unmittelbar nach der Geburt und in den nächsten Monaten gar keine Symptome, sondern erst im zweiten, dritten oder vierten Halbjahr? Warum wächst die Häufigkeit der anodischen Übererregbarkeit (nach v. Pirquet) von 2 % im ersten Lebensmonat bis zu 56 % im sechsten, und warum fehlt sie bei allen Säuglingen desselben Spitals in den Sommermonaten vollständig? Warum ist die Rachitis bei allen „tetaniekranken" Kindern so häufig, daß der Vertreter der Parathyreoidtheorie sich veranlaßt gesehen hat, ihre nervösen Zustände als Tetania rachiticorum zu bezeichnen? Wie kann eine kleine Menge Phosphor die Folgen der Blutung oder gar „einer angeborenen Hypoplasie oder Minderwertigkeit der Epithelkörper" (Escherich) beseitigen? Auf diese Fragen erhält man zur Antwort, daß zur Hervorrufung der krankhaften Erscheinungen außer der durch die Insuffizienz der Epithelkörperchen geschaffenen Disposition auch noch die Wirkung auslösender Momente notwendig sei, als welche: Jahreszeit, ungünstige Wohnungsverhältnisse, Rachitis usw. bezeichnet werden. Sonach bliebe also alles eigentlich beim alten und neu wäre nur die durch die insuffizienten Epithelkörper geschaffene Disposition. Aber auch in dieser Form scheint mir die neue Lehre nicht annehmbar. Da nämlich ein halbes Milligramm Phosphor per Tag unmöglich die hypoplastisch oder traumatisch geschädigten Körperchen wiederherstellen kann, bliebe es nicht nur unverständlich, daß die Erscheinungen durch dieses Mittel in kurzer Zeit beseitigt werden, sondern noch rätselhafter, warum das auf diese Weise oder durch den spontanen Ablauf mit zunehmendem Alter von seiner Rachitis und seiner Übererregbarkeit befreite Kind infolge der nicht behobenen Insuffizienz seiner Glandulae nicht immer wieder von neuem erkrankt. Außerdem steht aber der definitiven Beseitigung des spasmophilen Zustandes durch Phosphor auch das Fehlschlagen aller Versuche mit dem Extrakt dieser Glandulae gegenüber, das bei der Tetania rachiticorum ebenso unwirksam geblieben ist wie bei der Tetanie der Erwachsenen.

Ich habe die Gegenüberstellung der verschiedenen Theorien der Übererregbarkeit rachitischer Kinder auch aus praktischen Gründen für notwendig gehalten, weil sich unser ärztliches Handeln dem Einflusse der theoretischen Auffassung der zu behandelnden Krankheit nur schwer entziehen kann. Und wenn auch dermalen die Anhänger der verschiedenen Theorien in der Anerkennung der spezifischen Wirkung der Phosphortherapie auf den Glottiskrampf und die anderen Erscheinungen der Übererregbarkeit miteinander übereinstimmen, so lassen sich doch manche durch ihre theoretische Auffassung immer wieder verleiten, an die Stelle der wirksamen Therapie Versuche mit Milchentziehung, Mehl- oder Teediät, Kalkzufuhr, Parathyreoidextrakt oder gar mit der operativen Einpflanzung von Epithelkörperchen treten zu lassen. Einen positiven Gewinn haben diese einander so sehr widersprechenden Experimente weder in theoretischer, noch in praktischer Beziehung gebracht; aber die kranken Kinder sind dabei jedenfalls zu kurz gekommen.

Dentition.

Häufige Koinzidenz der verspäteten Zahnung mit Übererregbarkeit. Zahnkrämpfe, Zahnfieber, Zahndiarrhöe, Zahnhusten. Die Inzision des Zahnfleisches. Negatives Ergebnis der exakten Beobachtung. Widersprechende Anschauungen.

Wir haben als eines der häufigsten Symptome der Rachitis das verspätete Hervorkommen der Milchzähne kennen gelernt und haben auch schon erwähnt, daß sich infolgedessen auch bei den an Stimmritzenkrampf leidenden Kindern die auffallende Verspätung des Zahndurchbruches statistisch nachweisen läßt. Da nun gerade das Zusammentreffen der nervösen Übererregbarkeit mit der verspäteten Zahnung für die uns heute beschäftigende Frage von Wichtigkeit ist, will ich Ihnen eine Zifferntabelle vorführen, die diese Verhältnisse des Zahndurchbruches bei den wegen Stimmritzenkrampf behandelten Kindern in belehrender Weise illustriert.

Alter	Zahl der Fälle	Davon zahnlos	Dasselbe in Prozenten	Gesamtzahl der Zähne	Durchschnittszahl der Zähne
0— 6 Monate	125	124	99,6	2	—
7—12 ,,	135	113	83,7	47	0,34
13—18 ,,	71	19	26,7	164	2,31
19—24 ,,	17	1	5,8	95	5,58
2— 3 Jahre	14	—	—	161	11,50
Summe	362	257	71,0	469	1,29

Vergleichen wir nun diese Durchschnittsziffern mit dem Verhältnisse bei gesunden Kindern, so ergibt sich folgendes:

Die ersten Milchzähne, gewöhnlich die mittleren unteren, erscheinen bei gesunden Kindern öfters im fünften oder sechsten, meistens aber im siebenten oder achten Monate. Dagegen waren von 125 an Stimmritzenkrampf leidenden Kindern des ersten Halbjahres alle mit einer einzigen Ausnahme noch völlig zahnlos.

Im Laufe des zweiten Halbjahres erscheinen bei gesunden Kindern die übrigen Schneidezähne und bei denen, die zu sechs Monaten noch zahnlos waren, alle acht Schneidezähne. Dagegen hatten 135 an Stimmritzenkrampf leidende Kinder im zweiten Halbjahr zusammen nur 47 Zähne, so daß im Durchschnitt auf eines der Kinder nicht einmal ein ganzer Zahn (0,34) entfiel. Vollständig zahnlos waren in dieser Altersklasse 113 (83,7 %), also die große Majorität.

Im dritten Halbjahre kommen bei rachitisfreien Kindern zu den vorhandenen acht Schneidezähnen noch die vier ersten Backenzähne, die sog. Milchmolares, hinzu, so daß sie meistens mit 18 Monaten schon 12 Zähne besitzen. Dagegen hatten 71 mit Laryngospasmus behaftete Kinder dieser Altersklasse zusammen 164 Zähne, so daß der Durchschnitt nur 2,31 Zähne betrug, was also eine ganz kolossale Retardation bedeutet. Es gab aber auch noch 19 (26,7 %) völlig zahnlose Kinder.

Die Eckzähne erscheinen bei gesunden Kindern gewöhnlich im 18.—20. Monate, so daß diese am Ende des zweiten Jahres wenigstens 16 Zähne besitzen. Von den laryngospastischen Kindern des vierten Halbjahres dagegen war eines noch völlig zahnlos und alle 17 Kinder dieser Altersklasse hatten zusammen 95 Zähne, so daß auf eines nur 5,58 Zähne im Durchschnitte entfielen.

Den Schluß machen die vier hinteren Milchmolares, die regulär entweder am Ende des zweiten oder in den ersten Monaten des dritten Jahres erscheinen sollen. Dagegen zeigten 14 an Stimmritzenkrampf leidende Kinder des ganzen dritten Jahres zusammen noch immer den geringen Durchschnitt von 11,50 Zähnen, was auch für diese verspäteten Fälle des Krampfes eine erhebliche Verzögerung der Dentition bedeutet.

Natürlich besteht ein ähnliches Verhältnis auch für die seltenere Eklampsie der rachitischen Kinder und die so überaus häufigen leichteren Erscheinungen der nervösen Übererregbarkeit: den gestörten Schlaf, die Aufgeregtheit und die Schreckhaftigkeit; und die Folge davon ist die ganz unbestreitbare Tatsache, daß verspätete Zahnung überaus häufig mit Schlaflosigkeit und Aufgeregtheit und gar nicht selten mit Stimmritzenkrampf und mit allgemeinen Konvulsionen zusammentrifft.

Während wir aber heutzutage ganz leicht wissen können, warum diese lästigen und zum Teile beängstigenden und gefährlichen Symptome so häufig mit dem verspäteten Herauskommen der Zähne zusammenfallen, weil uns die rachitische Affektion der Schädelknochen als die gemeinsame Ursache beider Anomalien genau bekannt ist, konnte der wahre Zusammenhang nicht nur im Altertum, wo die Lehre von der krankmachenden Fähigkeit der „erschwerten Zahnung" entstanden ist, sondern auch bis in die neueste Zeit unmöglich erkannt werden. Bis zum Erscheinen von Elsäßer's Schrift über den weichen Hinterkopf (1843) wußte man nichts von der Existenz der rachitischen Schädelerweichung und selbstverständlich auch nichts von ihrer ungeheuren Verbreitung; man hatte also auch keine Kenntnis von den engen Beziehungen, die zwischen der Rachitis und den nervösen Erscheinungen bestehen, sondern man sah und hörte immer nur, daß die Kinder, bei denen sich das Hervorkommen der Zähne in auffallender Weise verspätet, unruhig, weinerlich und schlaflos sind und hin und wieder auch von Krämpfen befallen werden; und es lag daher nahe, zwischen den so häufig zusammentreffenden Erscheinungen auch eine direkte ursächliche

Beziehung vorauszusetzen und zu erklären, daß die erschwerte Zahnung den Kindern Schmerzen verursache, ihnen den Schlaf raube und sie in „Zahnkrämpfe" verfallen lasse.

War aber einmal die Überzeugung gewonnen, daß die erschwerte Zahnung die Ursache für schwere Krankheitserscheinungen abgeben könne, so lag wieder der Gedanke nahe, daß auch andere krankhafte Symptome, von denen die Kinder in diesem Alter so außerordentlich häufig heimgesucht werden und deren wahre Ursache damals ebensowenig bekannt war, aus derselben Quelle herstammen können. Eine starke Verleitung zu dieser Generalisation lag ja auch in der gelegentlichen Beobachtung, daß Kinder, die in der Zahnung begriffen waren, d. h. also Kinder zwischen 5 und 25 Monaten, von entzündlichen Prozessen in der Mundschleimhaut heimgesucht wurden. Hier glaubte man die direkte Wirkung der Zahnung — nicht mehr der erschwerten, sondern der Zahnung überhaupt — vor Augen zu haben. Die Kinder hatten ein geschwollenes, gelockertes und leicht blutendes Zahnfleisch, sie hatten deutliche Schmerzen bei der Berührung des Zahnkiefers und verweigerten infolgedessen die Aufnahme ihrer gewohnten Nahrung; ihre Unterkieferdrüsen waren geschwollen, sie hatten starkes Fieber und manchmal auch Krämpfe; und da es nun einmal feststand, daß die Zahnung gefährliche Zustände hervorrufen könne, zweifelte man nicht daran, daß alles, was sich in der Umgebung der Zähne und gleichzeitig auch im übrigen Organismus abspielte, als eine Wirkung des Zahndurchbruches angesehen werden müsse, dessen Anzeichen bei jedem Kinde dieses Alters natürlich jedesmal in irgend einer Form aufzufinden sind. Denn immer sieht oder fühlt man eine Hervorwölbung der gegen die Oberfläche des Zahnfleisches vorrückenden Zähne — die sogenannten Zahnpillen — oder man findet eine Schneide, ein Spitzchen oder einen Höcker, der im Begriffe ist, die Schleimhaut zu durchbohren; und für diejenigen, die von vornherein überzeugt waren, daß die lokalen und Allgemeinerscheinungen durch die Zahnung bedingt sein müssen, schien ein solcher, in diesem Alter niemals fehlender Befund den offensichtlichen Beweis für die bereits feststehende Auffassung zu erbringen. Daß dieselben Krankheitserscheinungen, die wir jetzt als Stomatitis aphthosa oder diffusa bezeichnen und auf eine Infektion oder Kontagion beziehen, in derselben Gestalt und mit denselben Begleiterscheinungen auch schon vor dem Beginne der Zahnung, in den Pausen zwischen den Zahngruppen und nach vollendetem Durchbruch der Milchzähne beobachtet werden und daß namentlich bei Familienendemien oder bei gehäuftem Auftreten dieser Krankheiten in Kinderspitälern, Waisenhäusern usw., keinerlei Unterschied zwischen den zahnenden und nichtzahnenden Kindern wahrnehmbar wird, wurde ebensowenig beachtet, als daß die vermeintlichen Zahnungsbeschwerden dasselbe Kind fast immer nur einmal befielen und daß alle anderen Zähne bei ihm geradeso ohne die vermeintliche Stomatitis dentalis hervorkamen, wie bei der übergroßen Mehrzahl der anderen Kinder, die alle ihre Zähne ohne Entzündung der Mundschleimhaut, ohne Drüsenschwellung und ohne Fiebererscheinungen bekommen.

Die tatsächliche Beobachtung auffallender krankhafter Veränderungen an der Mundschleimhaut und am Zahnfleisch im Alter der Zahnung hatte aber noch andere Konsequenzen. Da nämlich alle Arten von Stomatitis im frühen Kindesalter mit starkem Fieber einhergehen, glaubte man sich zu der Annahme berechtigt, daß die Zahnung nicht nur eine Entzündung der Schleimhaut, sondern auch einen fieberhaften Zustand hervorrufen könne; und wenn nun in anderen Fällen Fieber allein ohne entzündliche Veränderungen im Munde, aber neben den sichtbaren „Zahnpillen“ oder anderen Zeichen der „Zahnarbeit“ zum Vorschein kamen, so zögerte man um so weniger, ein „Zahnfieber“ zu diagnostizieren, als bei der Mangelhaftigkeit der damaligen Untersuchungsmethoden die wahre Ursache des Fiebers in den meisten Fällen unbekannt bleiben mußte oder wenigstens sehr leicht unbekannt bleiben konnte. Eine krupöse Lungenentzündung z. B. konnte ohne Perkussion und Auskultation bei einem Kinde im Alter der Zahnung ohne sichtbares Sputum und ohne Angaben über subjektive Empfindungen unmöglich erkannt werden, und wir dürfen uns daher gar nicht wundern, wenn ein mit Schlummersucht und vielleicht auch mit Krämpfen einhergehendes Fieber bei einem in der Zahnung begriffenen Kinde lieber als Zahnfieber deklariert wurde, als daß man sich zu der Unfähigkeit, die Ursache der Krankheitserscheinungen anzugeben, bekannte. Wenn dann das Fieber nach zirka einwöchentlicher Dauer wieder verschwand, ohne daß eine andere sichtbare Ursache desselben zum Vorschein kam, dann schien die gegebene Erklärung bestätigt, weil man ja voraussetzte, daß die Schwierigkeiten des Zahndurchbruches endlich vorübergehen, und weil man über die günstige Wendung zu sehr erfreut war, um noch genauer nachzuforschen, ob denn wirklich der Durchbruch eines Zahnes mit der Entfieberung zusammenfiel.

Eine noch häufigere Ursache der Täuschung war durch die anginösen Erkrankungen gegeben, die aus den früher angegebenen Gründen im ersten Kindesalter so leicht unerkannt bleiben. Diese Kinder klagen nicht über Halsschmerz, man merkt keine Schwierigkeit beim Schlucken, sie haben aber, wie fast alle fiebernden Kinder, eine etwas gerötete Lippen- und Mundschleimhaut, und da die allgemeine Meinung dahin ging und auch jetzt noch dahin geht, daß Mandel- und Halsentzündungen in so frühem Alter noch nicht vorkommen, dachte man gar nicht daran, auch noch die bei Kindern immer etwas unbequeme Inspektion des Rachens vorzunehmen, sondern begnügte sich damit, die bei der Mutter ohnedies feststehende Ansicht, daß ihr Kind wegen der Zähne fiebere, ganz einfach zu bestätigen. Auch hier schwand ja das Fieber in der Regel nach einigen Tagen, wie man es von einem richtigen Zahnfieber erwartete; aber auch dann, wenn es sich, wegen Beteiligung der Halsdrüsen, in die Länge zog, wurde man an der so beliebten und so geläufigen Diagnose nicht irre, weil ja auch mehrere Zähne nacheinander ihre Wirkung entfalten können und weil auch die endlich außen sichtbar werdende Schwellung als eine Folge der erschwerten Zahnung angesehen wurde. Aber auch eine nicht mehr zu übersehende diphtheritische Halsentzündung konnte in früheren Zeiten, als der Name Diphtherie noch ebenso unbekannt war, wie die damit bezeichnete Krankheit, die ursprüngliche Auffassung nicht mehr erschüttern, weil Celsus schon im Beginne unserer Zeitrechnung eine Krankheit beschrieben hatte, die „von den Zähnen ausgehend“ sich auf den Gaumen, die Uvula und den Rachen ausbreitet und die Mehrzahl der von ihr befallenen Kinder dahinrafft. Da aber das ganze Mittelalter hindurch bis weit in die Neuzeit hinein das Schwergewicht des medizinischen Studiums nicht in der selbständigen Beobachtung, sondern im Studium der alten Autoren gelegen war, und da in diesen Büchern seit Hippokrates und Galenus und gestützt auf deren Autorität der Lehre von der nosologischen Omnipotenz der erschwerten Zahnung eine immer größere und immer mehr befestigte Bedeutung zugeschrieben wurde, dürfen wir uns gar nicht darüber wundern, daß sie nunmehr die ganze Pathologie des Kindesalters beherrschte und endlich zu jenen therapeutischen Ausschreitungen führte, mit denen ich Sie heute noch bekannt zu machen gedenke.

Kehren wir einstweilen zu den infektiösen Entzündungen der Mundschleimhaut zurück, die man früher ohne Zögern als „Stomatitis dentalis" anzusehen gewohnt war, so wissen wir jetzt, daß die mit Aphthen oder mit Stomakace behafteten Kinder auch reichlich salivieren und daß der im Übermaß abgesonderte Speichel, weil er die massenhaft wuchernden und Gestank verbreitenden Mundbakterien mit sich reißt, nicht selten auch eine Reizung der Haut und ein Aufschießen von Geschwürchen in der Umgebung des Mundes verursacht. Diesem „giftigen" Speichel, dessen Absonderung durch die Zahnung herbeigeführt werden sollte, schrieb man nun neben anderen schädlichen Wirkungen auch besonders die Fähigkeit zu, Erbrechen und Durchfall hervorzurufen; und da nun diese beiden Krankheitserscheinungen besonders um die Zeit, wo die ersten Zähne durchbrechen, wegen der häufig jetzt vorgenommenen Entwöhnung oder des Überganges zur gemischten Kost überaus häufig sind und unter Umständen auch gefährlich werden, wurde es bald zum geheiligten Dogma, daß die „alvi profluvia", welche schon Hippokrates in die Zeit verlegte, „quum pueri jam dentire incipiunt", nicht nur zeitlich, sondern auch ursächlich als „Zahndiarrhöen" aufgefaßt werden müssen.

Diese vermeintlichen Zahndiarrhöen bekamen aber nicht nur dadurch eine verhängnisvolle Bedeutung, daß man die Durchfälle der Kinder auf eine falsche Ursache zurückführte und es infolgedessen versäumte, nach der wahren Ursache zu forschen und durch Beseitigung der schlechten Nahrung und der schädlichen Überfütterung auch die Krankheit zu beheben, sondern es entstand auch ein anderer, noch verderblicherer Irrglaube, indem man nämlich lehrte, daß die Zahndiarrhöen wohltätig wirken und daher beileibe nicht unterdrückt werden dürfen. Man beobachtete nämlich, daß bei den mit Recht gefürchteten Gehirnkrankheiten die Fontanelle gespannt sei, während sie bei Erbrechen und Durchfall die entgegengesetzte Veränderung erleidet; und da man damals den „hitzigen Wasserkopf" nicht auf eine tuberkulöse oder meningokokkische Entzündung der Hirnhaut, sondern auf die erschwerte Zahnung zurückführte, welche auf reflektorischem Wege einen Andrang zum Gehirn zur Folge haben sollte, und da man überdies neben den schweren Gehirnerscheinungen so häufig auch Stuhlverstopfung beobachtete, so lag es nahe daran zu denken, daß die häufigen und flüssigen Darmentleerungen in diesem Alter wohltätig sein müssen, weil sie die zwei gewöhnlichen Begleiterscheinungen der schweren Gehirnaffektionen, die gespannte Fontanelle und die „alvos duros", die schon Hippokrates bei den zahnenden Kindern befürchtete, zu beseitigen imstande waren. Diese wohltätigen Ableitungen durften also um keinen Preis bekämpft werden, sondern mußten im Gegenteil als Selbsthilfe der Natur begünstigt und befördert werden. Daher hieß es: „Sola diarrhoea immunes facit infantes in dentitione ab insultibus epilepticis"[1]; und noch vor wenigen Dezennien war in dem vielverbreiteten Lehrbuche von Vogel zu lesen, daß 5—6 Stühle täglich für zahnende Kinder wohltätig seien, weil dadurch die Gehirnerscheinungen am sichersten vermieden werden. Die Nachwirkung dieser verhängnisvollen Lehre haben wir aber noch heute zu verspüren; denn jeder, der Gelegenheit hat, Säuglinge in vorgeschrittenen Stadien des Brechdurchfalles zu sehen, weiß nur zu gut, daß man von der Mutter, der man vorhält, warum sie so spät die ärztliche Hilfe in Anspruch nehme, fast regelmäßig die Antwort erhält, man habe ihr gesagt, daß das Kind Durchfälle haben müsse, weil es die Zähne bekomme.

Während wir aber bei den Zahnkrämpfen, dem Zahnfieber und den Zahndiarrhöen uns noch ungefähr den Gedankengang vorstellen können, auf dem man zu der Annahme des irrtümlichen Kausalnexus gelangt war, wird dies bei den anderen der Dentitio difficilis zugeschriebenen Erscheinungen immer schwieriger und bei den meisten derselben geradezu unmöglich. Den „Zahnhusten" z. B. wollten die einen von der Durchnässung der Brust durch den herausfließenden Speichel ableiten, während ihn die anderen als Reflexhusten durch Reizung der Rami dentales ansahen. Später werden wir sehen, daß der Husten der Kinder in der Regel durch eine Schnupfen- oder Grippeinfektion zustande kommt. Dann sollte wieder eine einseitige Blennorrhöe der Bindehaut dadurch entstehen, daß eine durch die Eruption eines „Augenzahns" hervorgerufene Stomatitis dentalis sich durch den papierdünnen Boden der Highmorshöhle in diese fortsetzt, in ihr eine Entzündung der sie auskleidenden Schleimhaut hervorruft und sich von da durch die Nasenhöhle und den Tränengang auf die Konjunktiva ausbreitet — eine Ansicht, die noch vor 30 Jahren von Vogel in Ziemssens Handbuch allen Ernstes vertreten wurde. Jedes Verständnis fehlt uns aber für den durch Hunter entdeckten „Zahntripper" (unsere jetzige Balanitis), für die Ableitung von Masern und Pocken von dem erschwerten Zahndurchbruch, für Ohrenfluß, Taubheit, schwarzen Star, Anschwellung der Kniee, Hinken auf einem Beine, Lähmungen, Veitstanz und zahllosen anderen Gebresten, die von den damaligen Autoritäten als direkte Folgen der Zahnung hingestellt wurden. Auf der anderen Seite werden Sie aber angesichts solcher Anschauungen über die krankmachende Fähigkeit der Zahnung kaum überrascht sein zu hören, daß ein medizinischer Autor im Jahre 1770 wenigstens ein Drittel, ein anderer aber gar die Hälfte aller Todesfälle in den ersten zwei Jahren als Folgen der „Zahnarbeit" ansah; und noch vor wenigen Jahren sollen in London 7 % aller Todesfälle des ersten Jahres in den offiziellen Totenlisten mit der Diagnose „Zahnung" figuriert haben[2].

---

[1] Pfaff, 1756.

[2] „Teething" ist bekanntlich im Englischen ein Synonym für Durchfall der Kinder.

Diese verkehrten Ideen über die Ursache der Kinderkrankheiten und der Kindersterblichkeit konnten nicht verfehlen, auch das ärztliche Handeln auf das Ungünstigste zu beeinflussen, und zwar nicht nur in negativem Sinne durch die Unterlassung der richtigen prophylaktischen und therapeutischen Maßregeln, sondern auch positiv durch die Einführung und Popularisierung eines Verfahrens, das direkt gegen die supponierte Ursache gerichtet war. Da nämlich die meisten glaubten, daß der Durchbruch der Zähne durch den Widerstand und die Straffheit des Zahnfleisches verzögert werde, beschloß man, diesen Widerstand als die Quelle alles Übels zu beseitigen, indem man das Zahnfleisch über den vorgewölbten Zähnen mit dem Messer durchtrennte. Diese Skarifikation, deren Einführung in die Therapie von manchen dem berühmten Chirurgen Ambroise Paré zugeschrieben, von anderen aber schon in das graue Altertum verlegt wird[1]), beherrschte bis vor wenigen Jahrzehnten in geradezu unheimlicher Weise die Therapie des Kindesalters. So rühmte sich Hunter, daß er über einem und demselben Zahn zehn- und selbst zwanzigmal eingeschnitten habe — was eigentlich am besten beweist, daß das Hindernis nicht im Zahnfleische gelegen war; noch 1844 erklärt Marshall Hall, er wolle lieber das Zahnfleisch hundertmal unnützerweise durchtrennen, als durch Versäumnis dieser Operation einen einzigen Krampfanfall verschulden, und er erteilte den nachdrücklichen Rat, man solle bei Fieber, Ruhelosigkeit und Neigung zu Krämpfen während der Zahnung die Operation täglich und in dringenden Fällen zweimal täglich vornehmen. Auch wenn die Spitzen der Zähne bereits durchgebrochen seien, möge man erst recht an der Basis der Zähne skarifizieren. Aber nach Underwood, dessen Lehrbuch der Kinderkrankheiten 1848 auch in deutscher Sprache erschien, sollte man sich nicht mit der Skarifikation über einem Zahn begnügen, sondern man möge mit der Lanzette lange Einschnitte über einen großen Teil des einen oder auch beider Kiefer anlegen und nicht nur oberflächliche, sondern auch tiefe Einschnitte bis auf die Zähne, vor deren Verletzung man sich nicht zu fürchten brauche; und in einem anderen Lehrbuche wurde diese Methode noch durch Querschnitte über die einzelnen Zähne vervollständigt und außerdem die Entfernung des Randes des knöchernen Alveolarfortsatzes mit einer starken Schere empfohlen. Daß diese Ausschreitungen einer Medicina crudelis bei völligem Mangel an antiseptischer Vorsicht manchem Kinde das Leben gekostet hat, ist nicht zu bezweifeln; und noch aus den späteren Dezennien des vorigen Jahrhunderts existieren Berichte über tödlich endigende Blutungen infolge dieser Operation, die nicht einmal in allen diesen Fällen gegen eine vorhandene Krankheit, sondern auch prophylaktisch bei gesunden Kindern vorgenommen worden war. Aber auch jetzt wird dieser völlig nutzlose und gefährliche Eingriff in den romanischen und angloamerikanischen Ländern noch häufig vorgenommen und später werden wir hören, daß er selbst in der neuesten deutschen Literatur — allerdings ganz vereinzelte — Lobredner findet.

Was uns bei dem Studium der Literatur über die Krankheiten der Zahnung am meisten überrascht, ist der Umstand, daß wir überall nur

---

[1]) Soranus, ein Zeitgenosse Galens, soll die Operation schon als sinnlos widerraten haben.

Lehrmeinungen und dogmatische Aussprüche zu hören bekommen, daß aber über die Methode, wie diese Sätze gewonnen wurden, das tiefste Stillschweigen beobachtet wird. Es gibt keine Kasuistik der Dentitio difficilis, wir finden nirgends fortlaufende Beobachtungen an zahnenden Kindern, die uns das Zusammentreffen gewisser Krankheitserscheinungen mit bestimmten Phasen des Zahndurchbruches demonstrieren sollen; es gibt keine Statistik über die Häufigkeit der „Zahnungsbeschwerden"; die Diagnose „Dentitio difficilis" fehlt in allen in deutscher Sprache erscheinenden Spitalsberichten; in den pädiatrischen und in allen medizinischen Zeitschriften fehlen die Abhandlungen über diese Krankheiten, von denen doch nach manchen jedes Kind bei jedem Zahne befallen werden soll; kein Professor oder Dozent demonstriert in seinen Vorlesungen einen Fall von Zahnkrämpfen, Zahnfieber oder Zahndiarrhöe; kein Dermatologe kennt die „Zahnpocken", kein Ophthalmologe weiß etwas von der Ophthalmia dentalis; in keiner der zahllosen Abhandlungen und Werke, die sich mit den Verdauungskrankheiten der Kinder beschäftigen, finden Sie eine Silbe über die Zahndiarrhöen, und in der ganzen neueren Literatur über die Spasmophilie suchen Sie vergeblich nach jenen Zahnkrämpfen oder Zahnfraisen, die von den Anhängern der Lehre von der Dentitio difficilis als die wichtigste Erscheinung dieser Krankheitsgruppe hingestellt wird. Das alles beweist uns aber nur, daß diese ganze Lehre auf traditionellen Voraussetzungen beruht und in dem Augenblicke völlig versagt, wo man sich entschließt, auch hier zu der einzig zuverlässigen Methode der exakten Untersuchung und der systematischen Beobachtung zurückzukehren.

Nur der totale Verzicht auf diese Forschungsmethode erklärt uns auch die fast unglaublichen Widersprüche, in die sich die Anhänger des Dentitionsdogmas verwickeln. So erklären die einen, daß alle Kinder ohne Ausnahme infolge der Zahnung erkranken, andere halten diese Erkrankungen nur für häufig und wieder andere für selten. Die Einen beschuldigen ein zu straffes Zahnfleisch, die anderen eine zu lockere Beschaffenheit desselben; viele halten die Durchschneidung des Zahnfleisches für unerläßlich, andere wieder warnen davor, weil die sich bildende Narbe den Durchtritt des Zahnes noch mehr erschwert; das eine Mal liest man von Schlaflosigkeit infolge von Schmerzen, das andere Mal wieder figuriert die Schlafsucht unter den Symptomen der erschwerten Zahnung; einmal sollen die Kinder jede Berührung ihres empfindlichen Kiefers mit schmerzhaftem Geschrei beantworten, ein anderer läßt sie während der Zahnung mit großer Gier auf feste Gegenstände beißen oder versichert ausdrücklich, daß das Einschneiden des Zahnfleisches keine Schmerzen verursacht. Manche Autoren sehen Fieber nur bei entzündeter Mundschleimhaut, andere sehen es in jedem Falle und führen es auf Reflexvorgänge ohne Veränderung der Mundschleimhaut zurück. Für die einen ist das Zahnfieber intermittierend, für andere kontinuierlich und für wieder andere atypisch. Bei den einen dauern die Beschwerden nur einige Tage, bei anderen können sie sich über mehrere Monate erstrecken. Der eine kennt überhaupt nur ganz leichte Störungen, der andere will eine Steigerung der Mortalität während der Zahnung und infolge derselben beobachten, während die Statistik die größte Sterblichkeit in den ersten Lebensmonaten und eine rapide Abnahme der Todesfälle mit jedem weiteren Monate konstatiert. Auch in bezug auf die Jahreszeit, in der die Zahnung gefährlich werden kann, hört man die merkwürdigsten Dinge. Der eine, der vielleicht sein Augenmerk besonders auf die Krampferscheinungen gerichtet hat, findet, daß die Zahnung im Sommer mit geringeren Beschwerden verläuft, während ein anderer, der mehr die Darmstörungen berücksichtigt, gerade den Sommer für bedenklich erklärt. Manche sehen überhaupt nur leichte Durchfälle bei der Zahnung, andere schieben ihr die Schuld für die tödlich verlaufenden Durchfälle zu und wieder andere wollen nicht Durchfall, sondern Verstopfung infolge der Zahnung beobachten. Für die einen sind die Schneidezähne die gefährlichsten und die Schwere der Erscheinungen soll bei den späteren Zähnen immer geringer werden; andere meinen wieder, daß die scharfen Incisivi weniger Beschwerden verursachen als die höckerigen Molares, die mit ihren breiten Kauflächen nur schwer durchdringen und daher lebensgefährliche Reizungszustände hervorrufen können, während eine dritte Partei wieder nur das Durchbrechen der Augenzähne wegen ihrer Nähe zum Gehirn für besonders bedenklich erklärt [1]). Damit sind aber die Widersprüche und die diametralen Gegensätze noch keineswegs erschöpft. Denn das eine Mal beschuldigt man ein zu langsames Hervorkommen der Zähne, ein andermal soll die Gefahr dadurch entstehen, daß mehrere Zähne auf einmal oder zu rasch nacheinander durchbrechen. Und dieselben Divergenzen herrschen auch über das Stadium, an das die Krankheitserscheinungen gebunden sein sollen; denn während die einen nur das „Durchschneiden" des Zahnes als Krankheitsursache gelten lassen wollen, beschuldigen andere die Periode des „Einschießens", also das allmähliche Hervorwachsen gegen die Oberfläche, und wieder andere wollen den „Zahnprozeß" im allgemeinen, also das Wachstum der Zähne und ihre Wanderungen innerhalb des Kiefers berücksichtigen. Auch diese Widersprüche, welche in keinem anderen Kapitel der Medizin ihresgleichen finden, sind nur dadurch möglich geworden, daß man von der Beobachtung der Vorgänge im Zahnkiefer vollständig absah und immer nur dasjenige als Wahrheit verkündete, was man aus theoretischen Gründen oder im blinden Vertrauen auf die alten Autoren von vornherein als wahr angenommen hatte.

Sowie man sich aber entschließt, die Frage der Dentition aus dem Dunkel einer mittelalterlichen Scholastik in das helle Licht der induktiven Methode und der objektiven Beobachtung zu rücken, verschwindet der ganze tolle Spuk und zurück bleibt nur ein Gefühl der Beschämung, daß eine ganze Wissenschaft so lange unter dem Banne eines so krassen Irrtums verharren konnte.

Ich selbst hatte zunächst keinen Grund, mich mit der Frage eingehender zu beschäftigen, da ich von keinem meiner Lehrer, weder von Skoda noch von Oppolzer, weder von Hebra noch von Arlt jemals auch nur ein Wort über Zahnfieber oder Zahnkrämpfe, über Zahnexanthem oder Zahnophthalmie vernommen hatte und weil Politzer, von dem ich in die Kinderheilkunde eingeführt wurde, uns gelehrt hatte, daß die Krankheiten während der

---

[1]) Parentes gaudere non possunt de liberis, donec dentes ab oculis editi sint (Sennert).

Zahnung genau in derselben Weise verlaufen und ätiologisch ebenso beurteilt
werden müssen, wie in jeder anderen Periode des Säuglings- und Kindesalters. Als ich aber später begann, mich mit der Rachitis eingehender zu
beschäftigen und namentlich als ich bei meinen Versuchen mit der Phosphorbehandlung genötigt war, auch ihren Einfluß auf das Hervorkommen der
Zähne zu studieren, wurde mein Interesse auch für die Frage der Dentitio
difficilis geweckt, weil meine systematischen Beobachtungen und Aufzeichnungen über den Zahndurchbruch im grellsten Gegensatze standen zu
den Angaben, die ich nicht nur in der älteren Literatur, sondern auch in den
neueren Lehr- und Handbüchern der Kinderheilkunde vorfand. Denn ich
sah nicht nur, daß das gehäufte Erscheinen der Zähne weder Schmerzen,
noch Unbehagen, weder Schlaflosigkeit, noch Krämpfe, weder Fieber, noch
Durchfälle hervorrief, sondern ich sah gerade im Gegenteil, daß sich die
Kinder während der von mir genau verfolgten Vorgänge in ihrem Zahnkiefer
eines vorzüglichen Befindens erfreuten, das in einem auffallenden Gegensatze stand zu der Zeit vor der Behandlung, obwohl damals infolge ihrer
floriden Rachitis der „Zahnprozeß" völlig stille gestanden war. Was mich
aber am meisten stutzig machte, das war der schroffe Gegensatz zwischen
dem, was ich Tag für Tag an einer Reihe von Kindern in ihrer Mundhöhle
beobachtete, und den Beschreibungen, die ich darüber in den Lehrbüchern
neuesten Datums vorfand. So las ich z. B. in einem Lehrbuche der Kinderkrankheiten von Descroizilles, das anfangs der neunziger Jahre bereits
in zweiter Auflage erschienen war, daß jeder Zahndurchbruch unausweichlich
von Schmerzen, Rötung der Mundschleimhaut, von Hitze und vermehrter
Sekretion derselben begleitet sei, und daß sich diese Hyperämie wie eine
Feuersbrunst (comme un incendie) von der Mundhöhle auf den Ösophagus,
den Magen, den Dünndarm und seine Adnexa ausbreite, wodurch Diarrhöe,
galliges Erbrechen und Cholera infantum, aber auch Hautausschläge und
Krampferscheinungen der gefährlichsten Art hervorgerufen werden. Ich
aber sah nicht nur, daß sich die Kinder während der nun gehäuften Zahn-
durchbrüche vollkommen wohl befanden, sondern ich sah auch, daß sich das
Hervorkommen der Zähne ohne jede Spur von Stomatitis bei völlig normaler
und blasser Schleimhaut vollzog. Ob es sich nun um die Schneidezähne,
die Backenzähne oder die „Augenzähne" handelte, immer und in jedem
Stadium der Zahnevolution war die Schleimhaut frei von jeder entzündlichen Erscheinung, und ebenso konnte ich mich mit Sicherheit davon überzeugen, daß die Kinder beim Durchbrechen der Zähne keinerlei Schmerzen
empfanden, weil ihr Schlaf und ihre gute Laune dabei nicht gestört waren
und weil auch die Angaben der älteren Kinder bei den letzten Milchzähnen
und beim Zahnwechsel damit vollständig übereinstimmten. Mit den unangenehmen Empfindungen beim Durchbrechen der Weisheitszähne, die von
den Verteidigern der Lehre vom erschwerten Zahnen fast immer ins Treffen
geführt wird, hat es eine ganz besondere Bewandtnis. Diese letzten Zähne
kommen nämlich am äußersten Ende des Alveolarfortsatzes dicht am Processus coronoideus hervor und es bleibt daher die den Kronenfortsatz über-
kleidende Schleimhaut manchmal noch einige Zeit in Form eines größeren
Schleimhautlappens über dem äußeren Teile der Zahnkrone zurück. Dieser

ist dann beim Beißen und beim Kauen resistenterer Objekte mannigfachen Insulten ausgesetzt und kann dabei schmerzhafte Empfindungen hervorrufen. Das alles entfällt aber bei den anderen bleibenden Zähnen und bei dem gesamten Milchgebiß und es mußten daher die Mütter der unter fortwährender Kontrolle gehaltenen Kinder — trotz ihres felsenfesten Glaubens an die Beschwerden und Gefahren der Zahnung — bei direktem Befragen immer wieder zugeben, daß ihre Kinder sich wohl befinden, ruhig schlafen und keinerlei Zeichen von Schmerzen an ihren Zähnen verraten. Daß dies aber nicht nur bei meinen Beobachtungen der Fall war, sondern auch allgemeine Geltung besitzt, das konnten Sie schon aus den Beispielen entnehmen, die ich Ihnen von den Angaben anderer Beobachter über die Wirkung der Phosphorbehandlung mitgeteilt habe. Von allen den zahlreichen Autoren, die über die günstige Beeinflussung des Zahndurchbruches durch die Phosphortherapie berichtet haben, hat kein einziger darauf angespielt, daß der nun gehäufte Durchbruch der Zähne den Kindern irgendwelche Beschwerden verursacht habe, sondern alle sind darüber einig, daß die früheren Beschwerden verschwinden, daß die Kinder ruhiger schlafen, besser gelaunt sind, besser essen und dementsprechend auch besser gedeihen.

Um aber auch dem Einwande zu entgehen, daß die Phosphorbehandlung vielleicht die Dentitionsbeschwerden bekämpfen und beseitigen könne — was allerdings sehr schwer zu verstehen wäre —, habe ich meine Untersuchungen auch auf gesunde Kinder ausgedehnt, und dazu boten mir die zur Impfung überbrachten Kinder eine vorzügliche Gelegenheit. Da sich diese fast ausnahmslos im Alter der Zahnung befinden, konnte ich bei ihnen alle Stadien des Zahndurchbruches beobachten und auch hier habe ich trotz der im vollen Gange befindlichen Zahnung immer nur eine normale, blasse und unempfindliche Schleimhaut und vollkommenes Wohlbefinden beobachtet. Ich habe aber auch an diesen Kindern, wenn ich an ihrem Kiefer Zeichen des im Gange befindlichen Zahndurchbruches beobachtete, Thermometermessungen per rectum vorgenommen und auch dabei ergaben sich immer vollkommen normale Verhältnisse. Wenn es wirklich ein Zahnfieber gäbe, was man früher für ausgemacht hielt und was auch jetzt noch von manchen behauptet wird, dann müßte man bei allen oder den meisten zahnenden Kindern wenigstens subfebrile Temperaturen erwarten. Aber auch davon war in den 223 Fällen, über die ich genaue Aufzeichnungen besitze, nicht ein einziges Mal die Rede und ebensowenig konnte ich dergleichen bei meinen eigenen Kindern beobachten, bei denen ich während der ganzen Dauer der Dentition fortlaufende Temperaturmessungen vorgenommen habe [1]). Ich halte mich daher auf Grund des negativen Ergebnisses dieser zahlreichen Untersuchungen für berechtigt, die „Febris e dentitione" in den Bereich der Mythe zu verweisen.

Dasselbe ergab sich auch in bezug auf die anderen, der Dentition zugeschriebenen Krankheitserscheinungen. Natürlich blieben meine Kinder auch in der Dentitionsperiode von infektiösen Katarrhen, von Anginen, von kurz vorübergehenden Dyspepsien nicht vollständig verschont; aber diese

---

[1]) Vergl. die Tabellen im Anhange an meine 1883 erschienenen „Vorlesungen über Kinderkrankheiten im Alter der Zahnung".

unterschieden sich in keiner Weise von ähnlichen Affektionen, wie sie dieselben Kinder auch vor der Dentition, in den Pausen zwischen den Zahngruppen und nach vollendeter Zahnung durchzumachen hatten. Aber keines der Kinder hatte Durchfälle, die jeder Zahneruption vorhergingen und nach vollendetem Durchbruche wieder verschwanden; keines hatte einen spastischen Husten, der die Eruption begleitete und mit ihr wieder aufhörte; keines hatte ein Zahnexanthem oder überhaupt irgend eine Hautaffektion; keines hatte jemals eine Störung der Harnexkretion oder auch nur eine Andeutung von Eklampsie. Die Kinder erfreuten sich vielmehr, wenn sie nicht wieder infolge einer — jedesmal nachweisbaren — Infektion von einem Schnupfen oder einer Angina heimgesucht wurden, auch während der Zahnung, und zwar in allen ihren Stadien, eines völlig ungetrübten Wohlbefindens; sie schliefen gut, waren in bester Laune, machten manchmal zufällig gerade während eines Zahndurchbruches ihre ersten selbständigen Schritte — bekanntlich ein besonders empfindlicher Gradmesser für das Wohlbefinden eines Kindes —, sie zeigten manchmal in derselben Woche, wo die Zähne durchgetreten waren, sehr bedeutende Gewichtszunahmen[1]; und selbst ihre Wartefrauen, die mit Argusaugen nach irgend einem Zeichen der schweren Zahnung ausspähten, mußten sich darein finden, daß sie diesmal mit ihren Prophezeiungen Fiasko gemacht hatten.

Wir wollen uns nun einige Beispiele aus meinen Aufzeichnungen über die zur Impfung überbrachten Kinder ansehen, an denen wir die verschiedenen Stadien des Zahndurchbruches und die sie begleitenden Allgemeinerscheinungen studieren können; und zwar wollen wir mit dem Durchbruche der medianen Schneidezähne beginnen.

Zehn Monate alter Knabe, Brustkind, mit ganz geringen Zeichen von Rachitis. Die Schneide des linken oberen Incisivus eben befreit, fühlbar, aber nicht sichtbar, ohne Wissen der Mutter durchgebrochen. Der Partner noch mit einem ganz dünnen Häutchen bedeckt. Von den unteren medianen Schneidezähnen ist der rechte gleichfalls eben durchgekommen, der linke vorgewölbt, aber noch mit dünner Schleimhaut bedeckt. Die ganze Mundschleimhaut blaßrosarot. Kein Speichelfluß. Das Kind ist ganz wohl, schläft die ganze Nacht, hat täglich einen normalen Stuhl. Temperatur 37,4.

Im folgenden sehen wir den etwas verspäteten Durchbruch der äußeren Schneidezähne bei einem Kinde mit unbedeutender Rachitis.

Fünfzehn Monate alter Knabe mit leichten Rippenanschwellungen. Fontanelle 0,5. Geht an der Hand geführt. Die vier medianen Schneidezähne völlig entwickelt, die beiden oberen lateralen stark vorgewölbt und durch die bedeckende Schleimhaut so durchscheinend, daß man sich nur durch das Gefühl von der noch vorhandenen Bedeckung überzeugen kann. Die unteren lateralen haben mit der Krone den Kieferrand erreicht. Weder Rötung noch Schmerzhaftigkeit des Zahnfleisches. Das Kind läßt den Speichel aus dem Munde fließen, tut dies aber nach Angabe der Mutter in derselben Weise seit seinem dritten Monat. Die ersten Zähne sind im 11. Monat ohne Krankheiten erschienen. Temperatur 37,5.

Im nächsten Falle sind die ersten Molares im Durchbrechen begriffen.

---

[1] Z. B. 820 Gramm in der 64.—67. Woche während des Erscheinens des letzten Schneidezahns und des ersten Backenzahns.

Zwanzig Monate alter Knabe mit geringen Zeichen von Rachitis. Acht Schneidezähne weit vorgewachsen, die drei ersten Mahlzähne mit den Kauflächen entblößt, aber noch im Niveau der Schleimhaut, teilweise noch von einer Schleimhautzunge bedeckt. Vom linken unteren nur der hintere linguale Höcker befreit, der der Wange zugekehrte noch bedeckt. Die Schleimhautränder und Schleimhautzungen nicht gerötet, nicht empfindlich. Keine Spur von Salivation. Völliges Wohlbefinden. Temperatur 36,9.

Das folgende Beispiel demonstriert den Durchbruch der Eckzähne.

Zweijähriger Knabe mit mäßiger Rachitis. Geht seit zwei Monaten allein. Alle Schneidezähne und die ersten Backenzähne völlig entwickelt, die unteren Eckzähne mit ihren Spitzen etwa zwei Millimeter vorragend, die Augenzähne bloß mit ganz kleinem, eben merkbaren Spitzchen. Zahnfleisch nirgends gerötet, nirgends empfindlich. Das Kind war in den letzten Monaten vollkommen wohl, hatte keine Diarrhöe. Temperatur 37,5.

Zum Schlusse noch ein Kind, dessen zweite Milchmolares im Durchbrechen begriffen sind.

Knabe von zwei und einem halben Jahre, früher wegen Rachitis behandelt, jetzt gesund. Die beiden oberen hinteren Molares im Durchbruche begriffen. Rechts die beiden bukkalen Höcker befreit und miteinander zusammenhängend, die lingualen noch von Schleimhaut bedeckt. Links die beiden bukkalen Höcker befreit, aber noch durch eine dünne Schleimhautbrücke voneinander getrennt. Die letztere und die umgebende Schleimhaut blaß, bei der Berührung nicht empfindlich. Keine Spur von Salivation. Normale Entleerungen. Temperatur 37,7.

Diese Methode, die darin besteht, möglichst viele Kinder während der Zahnung genau zu beobachten, ihre Mundschleimhaut zu untersuchen und die daselbst sichtbaren Vorgänge zugleich mit dem sonstigen Gesundheitszustande zu registrieren, ist die einzige, die die Wahrheit über den Einfluß des Zahndurchbruches auf die Gesundheit der Kinder an den Tag bringen kann; und ich rate Ihnen daher, von dieser Methode den ausgiebigsten Gebrauch zu machen. Nach meinen langjährigen Erfahrungen, mit denen auch die Beobachtungen der anderen an unserer Anstalt tätigen Ärzte übereinstimmen, bin ich gewiß, daß Sie zu demselben entschieden ablehnenden Standpunkte gelangen werden. Außerdem möchte ich Ihnen aber empfehlen, sich die Gelegenheit nicht entgehen zu lassen, den Durchbruch der Milchzähne bei jungen Säugetieren zu beobachten. Ich selbst sah kürzlich bei einem in meinem Hause geworfenen Hündchen das ganze Milchgebiß binnen wenigen Wochen hervorkommen, ohne daß im Munde oder sonstwo etwas Krankhaftes zu beobachten gewesen wäre. Das Tier vollführte dabei seine munteren Spiele und seine tollen Sprünge, wie vorher und nachher, und verdoppelte mitten in der Dentition sein Gewicht im Verlaufe von zehn Tagen. Ich habe auch niemals von Dentitionsbeschwerden der Tiere gelesen oder gehört.

Natürlich werden wir aus dem völlig negativen Ergebnis unserer Beobachtungen und Untersuchungen auch die entsprechenden Konsequenzen für unser praktisches Handeln ziehen müssen. Wir werden nicht gestatten, daß man durch Reiben des Zahnfleisches oder durch Beißenlassen auf Wolfszähne und andere harte Gegenstände jene Reizungszustände der Schleimhaut künstlich herbeiführe, die sich von selbst nicht einstellen wollen;

wir werden den Müttern erklären, daß Zahnperlen und andere gegen das Wüten der Zähne gerichtete Amulette dem Stande der modernen Wissenschaft nicht mehr entsprechen; wir werden ihnen einschärfen, daß alle Krankheiten des Kindes, auch während der Zahnung, durch die gewöhnlichen Krankheitsursachen bedingt werden und dementsprechend behandelt werden müssen; wir werden auch die von autoritativer Seite ausgehende Warnung, die Kinder während der Zahnung nicht zu entwöhnen und nicht zu impfen, als am Schreibtische ersonnen und jeder tatsächlichen Begründung entbehrend mit Achtung beiseite legen und die Entwöhnung sowohl als die Schutzimpfung ohne Rücksicht auf den Stand der Dentition zu der Zeit vornehmen, die uns jedesmal durch die Umstände geboten scheint. Wir und zahlreiche andere haben uns unzählige Male über diese Warnung hinweggesetzt und haben niemals einen Schaden davon gesehen; ja wir bekennen offen, nicht einmal zu verstehen, wie ein solcher Schaden beschaffen sein könnte. Übrigens kommen auch die Warner unserem mangelnden Verständnisse nicht zu Hilfe, weil sie unterlassen haben, uns zu sagen, welche üblen Folgen sie von der Entwöhnung oder der Impfung zahnender Kinder gesehen haben oder zu sehen befürchten. Das ganze hat also eigentlich keine andere Bedeutung, als daß es uns zeigt, wie fest der alte Wahn auch in den Köpfen modern gebildeter und modern denkender Ärzte noch wurzelt.

Das kommt uns noch klarer zum Bewußtsein, wenn wir in einem vor wenigen Jahren unter der Ägide eines berühmten Kinderarztes erschienenen und zur Belehrung der Mütter und Ärzte bestimmten Werke die folgenden Sätze zu lesen bekommen:

„Daß geschwächte kranke Kinder durch den Zahndurchbruch mit Fieber und Darmkatarrh nicht selten ernst erkranken, gebe ich unumwunden zu, nachdem ich es nicht nur in der Praxis, sondern auch im eigenen Hause in recht unangenehmer Weise zu beobachten Gelegenheit gehabt habe. Es ist eine durchaus wohlbegründete Furcht, wenn die Leute die Augenzähne so sehr fürchten. Allerdings ist falsch daran, daß die Augenzähne die Beschwerden machen sollen, es sind vielmehr die ersten Prämolares. Das Publikum beschuldigt die Augenzähne, weil es glaubt, diese wären nach den Schneidezähnen an der Reihe hervorzutreten, während es in Wirklichkeit die Prämolaren sind. Unstillbare Diarrhöen (nota bene ohne Gestank), selbst hochfieberhafte blutigschleimige Enteritiden standen sofort, nachdem die im Durchbruch stehenden Prämolaren mit stumpfer Schere von der sie bedeckenden brüchigen Schleimhauthülle befreit wurden." [1]).

Ich habe geglaubt, diesen Passus hier wörtlich wiedergeben zu sollen, weil manche der Ansicht sind, daß der von mir vor Jahren wieder aufgenommene Feldzug gegen die Lehre von den Krankheiten der Zahnung eigentlich ein Kampf gegen Windmühlen war, da doch der „verzeihliche Irrtum früherer Zeiten" schon lange jeden Kredit eingebüßt habe. Aber diese optimistische Anschauung ist leider nur wenig begründet, wie figura lehrt und wie Sie sich durch die Revision der neuesten Auflagen unserer Lehr- und Handbücher leicht überzeugen können. Fast überall wird noch die alte Lehre, wenn auch meistens in abgeschwächter Form, verteidigt und nur wenige stellen sich mit mir auf den völlig oder nahezu negierenden Standpunkt. Zu diesen gehört merkwürdigerweise ein anderer Mitarbeiter des-

---

[1]) Rey in Biedert's „Das Kind", 1906.

selben Werkes, dem ich den oben zitierten Panegyrikus auf die Zahndiarrhöen und ihre blutrünstige Behandlung entnommen habe; und so finden wir denn in demselben Buche auch die folgenden Sätze:

„Die Zahnung ist ein vollkommen normaler Entwicklungsvorgang, der sich ohne Unbehagen des Kindes und ganz ohne jede Rückwirkung auf den kindlichen Organismus abspielt. Es treten dabei keinerlei Schmerzen in den Kiefern und im Zahnfleische auf, die Verdauung wird nicht im geringsten alteriert, auch die Schleimhaut der Luftröhre und das Lungengewebe bleiben ohne Einwirkung; jede im Säuglingsalter auftretende Unregelmäßigkeit und jede Störung des Wohlbefindens ist als Symptom einer Krankheit aufzufassen, die nur in ganz seltenen Ausnahmefällen auf den rein naturgemäßen Vorgang der Zahnbildung bezogen werden darf, wenn es auch leider noch immer eine große Zahl von Ärzten gibt, die — statt Mütter und Pflegerinnen aufzuklären — bei einer ganzen Reihe von krankhaften Erscheinungen im Säuglingsalter sofort mit der Erklärung bereit sind: das kommt vom Zahnen."[1]

Von diesen trefflichen Worten hätte ich nur den Passus von den „ganz seltenen Ausnahmefällen" weggewünscht, weil trotz aufmerksamster Beobachtung der vielen zahnenden Kinder, die ich im Laufe mehrerer Dezennien zu sehen bekam, mir nicht ein einziger solcher Ausnahmefall vorgekommen ist — es wäre denn, daß ich punktförmige Hämorrhagien und hirsekorngroße, mit serösem Inhalte gefüllte Zahnfleischzysten, die einige Male über den vorgewölbten Zähnen ohne jede Belästigung der Kinder aufgetreten waren, zu diesen Ausnahmen rechnen möchte. Auch Sie werden sich bei aufmerksamer Beobachtung immer von neuem davon überzeugen, daß die Zahnung niemals eine wirkliche Krankheit hervorzurufen vermag; und wenn Sie sich auch im Verkehre mit dem Publikum oder als ärztliche Schriftsteller oder vielleicht als Lehrer einer späteren Ärztegeneration zu der einmal gewonnenen Überzeugung mit aller Entschiedenheit und ohne schwächlichen Rückhalt bekennen werden, dann werden Sie das Ihrige dazu beitragen, daß dieses atavistische Überbleibsel einer wenig rühmenswerten Periode unserer Wissenschaft endlich der völligen Rückbildung anheimfalle.

---

[1] Gernsheim l. c. S. 15.

Anämien und Hämorrhagien.

Verschiedene Grade der Anämie bei der Rachitis. Anaemia splenica. Einfluß der
Jahreszeiten und des Phosphors. Anämie bei Syphilis und bei Malaria. Chlorose.
Eisen- und Arsenkuren. Stahlbäder. Barlow'sche Krankheit. Blutfleckenkrankheit.
Henoch's Purpura und Purpura fulminans. Peliosis rheumatica. Erythema multi-
forme und Erythema nodosum. Morbus Werlhofii. Hämophilie.

Mit wenigen seltenen Ausnahmen sind die Anämien im Säuglings- und
frühen Kindesalter keine selbständigen Krankheiten, sondern entweder Folgen
von Blutverlusten oder sekundäre Erscheinungen genau definierbarer Erkrankungen des Gesamtorganismus. Dabei kommen Syphilis, Tuberkulose,
Malaria und Rachitis am meisten in Betracht. Da aber von diesen die Rachitis in bezug auf die Häufigkeit ihres Vorkommens an erster Stelle steht,
wollen wir uns zunächst mit den verschiedenen Formen der Anämie bei
rachitischen Kindern beschäftigen.

Kinder mit leichten Graden von Rachitis sind manchmal rotbackig
und haben lebhaft gefärbte Schleimhäute; oft aber, namentlich nach langen
Wintern, sind sie blaß und werden dann ohne weiteres für blutleer erklärt.
Untersucht man aber ihr Blut, dann findet man oft noch einen normalen
Hämoglobingehalt und normale Ziffern für die roten und weißen Blutzellen.
Aber immerhin bewegen sich diese Werte auch bei gut aussehenden rachitischen Kindern häufig an der untersten Grenze der Norm, so daß z. B. bei
einem blühend aussehenden Mädchen von 14 Monaten mit drallen Formen
und einem Gewichte von 12 500 Gramm, aber noch 2 cm weit offener Fontanelle und nur zwei Zähnen, 70 Prozent Hämoglobin (nach Gowers), vier
Millionen rote und 8000 weiße Blutkörperchen gefunden wurden. Sowie
aber die rachitischen Veränderungen etwas größere Dimensionen annehmen,
also bei stärkerer Kraniotabes, stark ausgeprägtem Rosenkranz und beginnender Verbildung des Thorax und der Extremitäten, ist auch die Blutbeschaffenheit meistens nicht mehr normal, indem der Gehalt an Blutfarbstoff auf 60—45 Prozent und die Zahl der roten Blutkörperchen bis zu drei
oder sogar zweiundeinhalb Millionen herabgeht, während die Zahl der Leukozyten auf 10 000, 20 000, ja sogar auf 25 000 anwächst. Dabei finden sich
hin und wieder auch schon vereinzelte kernhaltige rote Blutkörperchen, die
bei normalen Kindern dieses Alters nicht vorzukommen pflegen, und es

zeigen sich auch Andeutungen von Poikilozytose, d. h. die roten Körperchen zeigen nicht immer die normale Form und wechseln auch in ihren Größenverhältnissen. Trotzdem fehlen noch die äußerlich sichtbaren Zeichen einer hochgradigen Anämie in der Färbung der Haut und der Schleimhäute; Milz und Leber zeigen noch normale Dimensionen und auch an den Lymphdrüsen ist nichts Auffallendes zu bemerken. Daß aber diese Veränderung der Blutbeschaffenheit in engster Beziehung zu den rachitischen Skelettveränderungen steht, dafür spricht die baldige günstige Veränderung, die durch die spezifische Behandlung der Rachitis fast immer erzielt wird. Diese Veränderung läßt sich auch in der Praxis leicht konstatieren, wenn man sich statt der immerhin umständlichen Messungen des Hämoglobingehaltes nach Fleischl oder Gowers der bequemeren Methode von Tallquist bedient, die nur die Vergleichung eines mit Filtrierpapier aufgesaugten Bluttropfens mit einer Farbenskala verlangt. Auf diese Weise kann man schon nach wenigen Wochen der Phosphorbehandlung die steigende Färbekraft des Blutes nachweisen und auch den erfreuten Müttern demonstrieren, denen ich es meistens selbst überließ, in der Skala die passende Färbung herauszufinden. Die so gewonnenen absoluten Werte sind allerdings nicht so genau wie bei den anderen Methoden, aber für den praktischen Zweck, die fortschreitende Besserung der Blutbeschaffenheit zur Ansicht zu bringen, ist die Methode ganz gut zu gebrauchen.

Die nächst höhere Stufe der Anämie ist durch die Größenzunahme der Milz charakterisiert. Daß rachitische Kinder recht oft eine über den Rippenbogen vorragende und daselbst tastbare Milz aufweisen, auch ohne daß sie schon eine exzessive, an Leukämie erinnernde Blässe darbieten müssen, ist allbekannt, und manche Autoren gehen so weit zu sagen, daß eine Milzschwellung bei allen oder den meisten Rachitikern zu finden sei. Diese Angabe ist nun keineswegs richtig, wie Sie sich leicht bei der Untersuchung einer größeren Zahl von rachitischen Kindern überzeugen können, und rührt, wie so viele andere die Rachitis betreffende irrige Behauptungen, von einer viel zu engen Begriffsbestimmung dieser Krankheit her. Wenn man, wie es bei den Laien üblich ist, nur die schwersten Formen mit vorgeschrittenen Verbildungen des Skelettes als Rachitis bezeichnet, dann wird man sicher in einem größeren Prozentsatze dieser Fälle auch eine Milzvergrößerung auffinden können. Wenn man aber, was aus zahlreichen theoretischen und praktischen Gründen geboten erscheint, alle Fälle mit deutlicher Verdickung der vorderen Rippenenden, zu weit offener Fontanelle und stärkerer Verspätung der Dentition in den Begriff dieser Krankheit einbezieht, dann ist auch das von manchen angegebene Verhältnis von zehn Prozent noch zu hoch gegriffen, weil man, wie früher gezeigt wurde, die Milzvergrößerung selbst bei den schwereren Graden der Skelettaffektion, bei auffallender Blässe und bei schon stark verminderter Färbekraft des Blutes noch häufig vermißt. Auf der anderen Seite bedeutet aber eine eben nachweisbare Milzvergrößerung noch keineswegs immer eine starke Veränderung der Blutbeschaffenheit. Es kann die Milz auch einige Querfinger über den Rippenbogen vorragen und doch kann sich der Hämoglobingehalt noch zwischen 55 und 65 Prozent, die Zahl der Erythrozyten um vier Millionen und die der Leukozyten um 10 000 herum bewegen, also noch weit von jenen Ziffern entfernt sein, die wir alsbald bei der echten **Anaemia splenica rachiticorum** kennen lernen werden.

Diese Affektion, die in den letzten Jahren immer mehr an Interesse und Bedeutung gewonnen hat, bietet in ihrer vollen Entwicklung ein überaus charakteristisches Krankheitsbild dar. Die Kinder, die sich alle im Alter der floriden Rachitis — zumeist zwischen dem sechsten und zwanzigsten Monat und nur selten im dritten Jahre — befinden und ebenso ausnahmslos mit ausgesprochenen oder sehr schweren rachitischen Skelettveränderungen behaftet sind, zeigen eine exquisit leukämische Hautfärbung, also Leichenblässe mit einem Stich ins Gelbliche, und ein auffallend gewölbtes Abdomen, in dem die Konturen der stark vergrößerten Milz oft schon für das Auge wahrnehmbar sind, während die tastenden Finger einen derben Milztumor palpieren, der weit unter die Nabellinie, oft aber bis zum Darmbein und selbst bis zur Symphyse herabreicht und in extremen Fällen selbst die Mittellinie überschreitet. Dabei ist das Allgemeinbefinden der Kinder meistens nicht in dem Maße gestört, als man nach dem wachsbleichen Aussehen und der enormen Milzschwellung erwarten möchte. Sie fiebern nicht, ihre Eßlust liegt keineswegs ganz darnieder und dementsprechend ist auch ihr Fettpolster manchmal noch leidlich erhalten. Auch Verdauungsstörungen waren in der großen Zahl meiner eigenen Beobachtungen nur ausnahmsweise vorhanden und in den vielen genauen Schilderungen anderer Beobachter ist davon auch nur selten die Rede, so daß ich annehmen muß, daß die wenigen Autoren, die die ganze Krankheit auf einen intestinalen Ursprung zurückführen wollen, zu dieser Anschauung nicht durch ihre Beobachtungen, sondern auf Grund einer theoretischen Voreingenommenheit gelangt sind.

Bei den schwereren Fällen der Krankheit ist auch die Leber deutlich vergrößert, so daß ihr Rand einige Querfinger breit unter dem Rippenbogen getastet werden kann. Doch kann die Milz bis zur Nabellinie und noch tiefer herabreichen und die Leber noch immer ihre normalen Dimensionen behalten. Niemals kommt es aber zu so bedeutender Leberschwellung wie bei der genuinen Leukämie der älteren Kinder und der Erwachsenen.

Was nun die Blutbeschaffenheit anlangt, so findet man in diesen ausgeprägten Fällen von Anaemia splenica jedesmal sehr bedeutende Abweichungen von der Norm. Der Hämoglobingehalt sinkt auf 40, 30 und 25 Prozent, kann aber, auch in nicht letal endigenden Fällen, wie ich selber gesehen habe, zeitweilig bis auf 20 und 15 Prozent herabgehen, also weit unter die Ziffern, die man mitunter bei letal endigenden Fällen von genuiner Leukämie zu sehen bekommt [1]. Die Erklärung hierfür liegt in der hochgradigen Verminderung der Erythrozyten, die in diesen schweren Fällen von Anaemia splenica niemals vermißt wird. Ihre Zahl kann auf zwei Millionen und noch tiefer herabgehen — in einem Falle von Jaksch auf 1380 Tausend, in einem

---

[1] In einem solchen Falle fanden wir bei einem vierjährigen Knaben ohne Zeichen von Rachitis wenige Wochen vor dem Tode noch 30 Prozent Hämoglobin, 3 280 000 rote und 175 000 weiße Blutkörperchen.

meiner Fälle auf 1390 und 1370 Tausend —, ohne daß damit auch schon
der tödliche Ausgang besiegelt wäre. Dagegen erreichen die Ziffern der Leukozyten selbst bei sehr großen Milztumoren rachitischer Kinder und ausgesprochen leukämischer Färbung nur selten höhere Grade. Meistens findet
man Ziffern um 20 000 herum, manchmal werden aber auch 40 oder 50
Tausend verzeichnet. Regelmäßig finden sich aber Veränderungen an den
einzelnen Zellen. Die roten zeigen in der Regel deutliche Poikilozytose,
mitunter recht bedeutende Vermehrung der kernhaltigen (sowohl Normo-
als Megaloblasten) und hin und wieder auch Teilungen der Kerne. Bei den
weißen ist vor allem die große Mannigfaltigkeit der Formen auffällig, und
in den schwereren Fällen zeigt sich öfters die Tendenz, daß die einkernigen
Zellen das Übergewicht erlangen, während unter normalen Verhältnissen die
Polynukleären vorherrschend sind. Hat man Gelegenheit, die Besserung
des Zustandes zu verfolgen, dann sieht man auch wieder, daß die Majorität
zu den mehrkernigen zurückgekehrt ist. Auch die seltenen Formen, wie
Myelozyten und Mastzellen, kommen bei den schweren Fällen von Anaemia
splenica manchmal zum Vorschein und verschwinden wieder nach eingetretener Heilung. Doch haben diese Einzelheiten des Blutbildes nur wenig
praktische Bedeutung, weil für die Diagnose und für die Beurteilung des
weiteren Verlaufes vor allem die klinischen Erscheinungen maßgebend sind.

In dieser Beziehung ist das Verhältnis zur Rachitis von hervorragender
Bedeutung. Kommen die geschilderten Erscheinungen im Alter der floriden
Rachitis zum Vorschein und findet man bei dem Kinde die vorgeschritteneren
Symptome dieser Krankheit, dann ist schon von vornherein die größte
Wahrscheinlichkeit vorhanden, daß man es nicht mit der echten genuinen
Leukämie zu tun hat, sondern mit der Anaemia splenica rachiticorum, die
man nach Jaksch auch als Pseudoleukämia infantum zu bezeichnen pflegt.
Doch stimme ich mit neueren Autoren darin überein, daß es vorteilhaft wäre,
diese Bezeichnung wieder fallen zu lassen, weil der Name Pseudoleukämie
schon für ein ganz anders geartetes Leiden (multiple Drüsenschwellung
mit hochgradiger Anämie, aber ohne erhebliche Leukozytose) in Anspruch
genommen ist. Dagegen scheint es mir vorteilhaft, den von Somma eingeführten Namen „Anaemia splenica" durch den Zusatz „rachiticorum" zu
ergänzen, weil auf diese Weise nicht nur die Tatsache gekennzeichnet ist,
daß die Krankheit mit der Rachitis auf das engste zusammenhängt, sondern
damit auch schon die wichtigsten Direktiven für Prognose und Behandlung
gegeben sind. In ersterer Beziehung kann ich bestimmt behaupten, daß
ich bei einem Kinde mit den geschilderten Erscheinungen der Anaemia
splenica noch niemals ausgeprägte Zeichen der floriden Rachitis vermißt habe, und die aufmerksame Durchsicht der Literatur hat mir die Überzeugung verschafft, daß es sich in dem Materiale anderer Beobachter genau
so verhalten hat. Wenn man daher gelegentlich auf die Behauptung stößt,
daß die Krankheit auch ohne Rachitis auftreten kann, so muß ich sie insolange für nicht genügend begründet erklären, bis eine genaue Schilderung
der Skelettverhältnisse dieser Kinder und damit auch der objektive Beweis
für das wirkliche Fehlen der rachitischen Veränderungen gegeben wird,
was bisher in keinem einzigen Falle geschehen ist. Aber auch der von manchen

erhobene Einwand, daß das regelmäßige Vorkommen von Rachitis bei den
Kindern mit Anaemia splenica deshalb nicht beweisend sei, weil fast jedes
Kind in diesem Alter rachitisch sei, kann man nicht gelten lassen, weil
man dann nicht begreifen könnte, warum sich die Krankheit nur in
dem Alter der floriden Rachitis und nicht auch bei vier- oder fünfjährigen Kindern oder noch später entwickelt. Es kann doch kein bloßer
Zufall sein, wenn in einer Abhandlung zwanzig Fälle von Anämie mit Milztumor angeführt und alle ausdrücklich als rachitisch bezeichnet werden [1];
oder wenn dieselben Fälle ebenso wie unsere Fälle von Anaemia splenica
und die Rachitisfälle überhaupt sich in den Winter- und Frühjahrsmonaten
in auffallender Weise häufen, während sie im Sommer nur ganz vereinzelt
vorkommen und auch hier fast immer mit ihrer Entwicklung in die Wintermonate zurückdatieren. Aber auch die entschieden günstige Beeinflussung
durch die spezifische Rachitistherapie, die wir schon bei der leichteren Anämie
rachitischer Kinder konstatieren konnten, die sich aber auch auf die ausgeprägten Fälle von Anaemia splenica erstreckt, wäre kaum verständlich,
wenn wir diese als eine selbständige, mit der Rachitis immer nur zufällig
zusammentreffende Krankheit ansehen müßten. Am meisten beweisend
erscheint mir aber die Tatsache, daß von den einfachsten Anämien der Rachitiker ohne Milzschwellung und ohne Leukozytose bis zu den höchsten
Graden der Anaemia splenica mit enormem Milztumor und bedeutender
Lebervergrößerung alle möglichen Übergänge und Zwischenstufen existieren.
Man müßte also entweder die unmögliche Annahme machen, daß die so überaus häufige Anaemia simplex der rachitischen Kinder mit der gleichzeitig
vorhandenen Rachitis gar nicht zusammenhängt; oder man müßte zwar
für diese leichteren Fälle den kausalen Zusammenhang mit der Rachitis
zugeben, aber an einem willkürlich gewählten Punkte der Entwicklungs-
reihe die Selbständigkeit der krankhaften Vorgänge in den blutbildenden
Organen statuieren. Viel wahrscheinlicher und den Tatsachen besser entsprechend scheint mir aber die Vorstellung, daß die vorgeschrittenere rachitische Affektion der Knochen zunächst in diesen selbst eine Störung der
Blutbildung zur Folge hat, die sich in einer mäßigen Verarmung des Blutes
an Erythrozyten und einer entsprechenden Verminderung der Färbekraft
des Blutes manifestiert; daß aber die auf diese Weise veränderte Blutbeschaffenheit allmählich auch in der Milz eine Hyperplasie und eine quantitative und qualitative Alteration ihrer blutbildenden Tätigkeit zur Folge
hat. Endlich wird auch die Leber in Mitleidenschaft gezogen und in den
höchsten Graden werden — wie bei der Leukämie — die durch das krankhaft veränderte Blut nur mangelhaft ernährten Gefäßwände ihrer Widerstandskraft beraubt, so daß sich auch hier Haut- und Schleimhautblutungen,
Purpura, Epistaxis und selbst Darmblutungen einstellen können. Aber der
fundamentale Unterschied zwischen der echten, von der Rachitis unabhän-
gigen Leukämie der älteren Kinder und der Erwachsenen und der selbst
hochgradig ausgebildeten Anaemia splenica der Rachitiker äußert sich auch
darin, daß bei der letzteren selbst die ausgebildete hämorrhagische Diathese

---

[1] Geißler und Japha, Jahrb. f. Kinderheilkunde. 53. Band. S. 640—647.

noch immer die Möglichkeit der Heilung nicht ausschließt, während das klinische Bild der Leukämie, wenn es ohne Zusammenhang mit der Rachitis zur Entwicklung gelangt, unerbittlich den tödlichen Ausgang zur Folge hat. Freilich findet man in der Literatur auch tödlich endende Fälle von Anaemia splenica; aber es handelt sich dabei fast immer um interkurrente Krankheiten (Pneumonie, Miliartuberkulose, Rotlauf usw.), die dem Leben der nicht spezifisch behandelten Kinder ein Ende machten. Bleiben diese aber von solchen Zufällen verschont, dann können sie auch die schwersten Grade ihrer Krankheit mit Einschluß der hämorrhagischen Diathese überstehen, und auch hier tritt manchmal der günstige Einfluß der wärmeren Jahreszeit deutlich zutage, weil in den publizierten Fällen von spontaner Besserung oder Heilung der günstige Umschwung gewöhnlich in den Sommermonaten stattgefunden hat.

Noch wirksamer ist aber die spezifische antirachitische Behandlung. Hier haben nicht nur wir, sondern auch alle anderen, die in solchen Fällen die Phosphortherapie konsequent durchgeführt haben[1]), sehr gute Resultate gesehen, und zwar lehren uns unsere Beobachtungen, daß sich zunächst die rachitischen Skelettveränderungen in der gewöhnlichen Weise zurückbilden, daß sich gleichzeitig das Allgemeinbefinden hebt und das Aussehen sichtlich gebessert wird. Zu gleicher Zeit, längstens aber in einigen Wochen, kann man eine Besserung der Blutbeschaffenheit, namentlich eine Steigerung der Färbekraft des Blutes ziffermäßig nachweisen. Dagegen verkleinern sich Leber und Milz nur relativ langsam, woraus ich schließe, daß die in ihnen ablaufenden krankhaften Veränderungen nicht direkt durch den Phosphor beeinflußt werden, sondern nur indirekt durch die Heilung der rachitischen Knochenentzündung und derjenigen Komponente der Blutalteration, die direkt durch die Knochenerkrankung bedingt ist. Deshalb kann es vorkommen, daß trotz der Ausheilung der rachitischen Erscheinungen und trotz der auffallenden Besserung des Allgemeinbefindens sich der Milztumor nur allmählich zurückbildet und oft auch noch nach Monaten und selbst nach Jahren eine mäßige Vergrößerung dieses Organes zurückbleibt. Ist aber die Vergrößerung der Milz im Beginn der Behandlung noch keine exzessive, dann kann man fast mit Sicherheit auf eine vollständige Heilung binnen wenigen Monaten rechnen, und ebenso bestimmt läßt sich auf Grund unserer Erfahrungen behaupten, daß ein Fortschreiten der Milzvergrößerung bei konsequent durchgeführter Behandlung vollkommen ausgeschlossen ist und daß die Prognose quoad vitam — besondere Zufälle abgerechnet — eher günstig gestellt werden kann, da wir keinen einzigen kontinuierlich behandelten Fall an der Anaemia splenica oder ihren direkten Folgen haben zugrunde gehen gesehen. Die Wirkungsfähigkeit dieser Therapie bei sehr weit vorgeschrittener Krankheit mögen Sie aber aus folgendem Beispiele ersehen.

Mädchen von zwei und einem halben Jahre mit weit offener Fontanelle, starker Auftreibung der Vorderarmepiphysen, rachitischer Kyphose des unteren Abschnittes der Wirbelsäule und auffälliger Überstreckbarkeit der Gelenke. Außerordentliche

---

[1]) Vergl. z. B. Japha im Handbuche von Pfaundler u. Schloßmann. I. S. 546.

Blässe der Haut und der sichtbaren Schleimhäute, Leberdämpfung bis nahezu vier Querfinger unter dem Rippenbogen, nach links in die Milzdämpfung übergehend. Die Milz reicht bis zum Darmbeinkamm und zur Symphyse, nach rechts bis zur rechten Parasternallinie. Appetit wechselnd, Stuhl regelmäßig. Hämoglobin (Fleischl) 30 Prozent, rote Blutkörperchen 2 265 000, weiße 14 600, darunter 46 Prozent polymorph-kernige neutrophile, 16 Prozent neutrophile und ganz vereinzelte eosinophile Myelo-zyten. Seit mehreren Monaten häufiges, mitunter stundenlang anhaltendes Nasen-bluten. — Das Kind wurde — in meiner Abwesenheit — zunächst nicht mit Phos-phor, sondern mit Arsentropfen, aber ohne jedes Resultat, behandelt. Milz und Leber unverändert, häufiges Nasenbluten; Hämoglobin 15 Prozent (!), rote Blutkörperchen 2 Millionen, weiße 13 900, Verhältnis der einzelnen Formen ziemlich unverändert, nur die Myelozyten auf 20 Prozent angewachsen. Nun wurde Phosphorlebertran gegeben. Nach zwei Monaten ist das Allgemeinbefinden besser, Leber und Milz etwas kleiner, kein Nasenbluten. Nach 14 Flaschen Phosphorlebertran ist die Leber normal groß, die Spitze der Milz eben noch tastbar; Hämoglobin 70 Prozent, rote Blutkörper-chen 4 384 000, weiße 12 800. Polymorphkernige neutrophile 57 Prozent, Myelo-zyten 0,5 Prozent. Das Kind ist ganz wohl, die rachitischen Erscheinungen sind fast spurlos geschwunden (Goldreich).

Aus dieser Krankengeschichte und aus unseren anderen zahlreichen Be-obachtungen dieser Affektion ist die Lehre abzuleiten, daß man nicht zögern möge, jeden Fall von Anaemia splenica bei einem rachitischen Kinde sofort — ohne vorhergehende andere therapeutische Experimente — mit Phosphor zu behandeln und diese Behandlung recht lange und ausdauernd fortzusetzen. Eisen wirkt in solchen Fällen ebensowenig wie Arsenik, wovon ich mich oft genug überzeugen konnte, da die mit schwerer Anämie und großen Milzen vorgestellten Kinder meistens schon längere Zeit mit Eisenpräparaten be-handelt worden waren. Erwähnenswert erscheint mir aber auch die Tat-sache, daß keines von den vielen Tausenden rachitischer Kinder, die all-jährlich bei uns mit Phosphor behandelt werden, unter dieser Behandlung das hier besprochene Krankheitsbild zur Entwicklung gebracht hat. Wenn man es sich also zur Regel macht, jeden noch so leichten Fall von Rachitis mit Phosphor zu behandeln, wirkt man wahrscheinlich auch prophylaktisch gegen diese schwere Erkrankung.

Im Gegensatz zu dieser spezifisch günstigen Wirkung des Phosphors bei den schweren Graden der Anaemia splenica rachiticorum steht dessen völlige Wirkungslosigkeit bei der genuinen Leukämie. Ich habe dies vor wenigen Jahren bei einer myeloiden Leukämie eines vierjährigen Knaben — ohne Zeichen von Rachitis — erfahren, der trotz einer, solatii causa einge-leiteten Phosphorbehandlung binnen wenigen Wochen seiner Krankheit er-lag. Auch in der Literatur habe ich nirgends eine günstige Wirkung dieses Mittels bei der wahren Leukämie verzeichnet gefunden.

Einige Male sah ich das typische Bild der Anaemia splenica mit allen klinischen und hämatologischen Kennzeichen bei Kindern, die früher sichere Erscheinungen der angeborenen Syphilis dargeboten hatten. Aber diese Kinder hatten ausnahmslos schwere rachitische Erscheinungen, namentlich zeigten sie die bei älteren syphilitischen Säuglingen so oft vorhandene charak-teristische Schädeldeformität mit stark ausladenden Tubera und tief einge-sattelten Nähten. Auch in diesen Fällen hat der Phosphorlebertran seine heilende Wirkung entfaltet, wogegen die Eisenbehandlung gänzlich im Stiche gelassen hatte. In den ersten Monaten der angeborenen Syphilis ist auch das bei manchen noch so beliebte Ferrum jodatum vollkommen wirkungslos, und zwar sowohl gegen die syphilitischen als gegen die anämischen Erscheinungen. So wie die Anämie der rachitischen Kinder nur durch Phosphor, so kann die Anämie der syphilitischen Kinder, so lange nicht auch hier die Rachitis interveniert, nur durch Quecksilber in wirksamer Weise bekämpft werden; und man muß Fournier auch als Kinderarzt beistimmen, wenn er in der geistreichen Weise der Franzosen verkündet: „Le mercure c'est le fer des syphilitiques".

Mindestens mit demselben Rechte kann man auch Chinin für das Eisen der Malariakranken erklären. Wenn die am Wechselfieber leidenden Kinder anämisch sind, dann sind sie es nicht, weil sie in ihrer Nahrung zu wenig Eisen bekommen, sondern weil ihre Blutkörperchen durch den in ihnen nistenden Parasiten zerstört werden; und man heilt daher ihre Anämie nicht durch eine überschüssige Zufuhr von Eisen, das in ihrer Nahrung in ausreichender Menge enthalten ist, sondern durch das Mittel, das ihre krankmachenden Parasiten tötet. Eine Erholungskur auf dem Lande in einer sicher fieberfreien Gegend tut dann das übrige, um nach vollständiger Befreiung von den Blutparasiten auch die Anämie zu beseitigen. Wir kommen übrigens darauf noch in einer späteren Vorlesung zurück.

Ähnliches gilt natürlich auch von der durch Entozoen hervorgerufenen Anämie. Ich kann darüber freilich nicht aus eigener Erfahrung sprechen, da ich weder eine perniziöse Anämie infolge von Anchylostomen noch von Taenia gesehen habe. Da aber ein solcher Kausalnexus — wenn auch sehr selten — besteht, so wird man in allen rätselhaften Fällen von schwerer Anämie auch diese Möglichkeit im Auge behalten müssen und durch Untersuchung des Stuhles Sicherheit zu erlangen trachten.

Wo die Eisentherapie wirklich Erfolg zu haben scheint, wie bei der **Chlorose,** wo ich durch Blaud'sche Pillen öfters deutliche Wirkungen gesehen zu haben glaube, ist diese Wirkung sicher nicht auf eine Verwendung des künstlich zugeführten Eisens zur Hämoglobinbildung zurückzuführen, weil ich es für ausgeschlossen halte, daß ein bleichsüchtiges Mädchen seine roten Blutkörperchen aus dem Grunde nicht mit dem nötigen Eisen versehen kann, weil die dazu notwendige Eisenmenge in seiner Nahrung nicht enthalten ist. Alle anderen nichtchlorotischen Menschen beziehen ungefähr dieselbe Nahrung und haben dabei normal gefärbtes Blut und Blutkörperchen mit dem normalen Farbstoffgehalt, und es wäre daher unmöglich zu begreifen, warum gerade nur bei wenigen Mädchen in der Zeit der Pubertätsentwicklung ein Eisenmangel in der Nahrung auftreten soll. Ich kann mich daher nur jenen anschließen, welche annehmen, daß das zu therapeutischen Zwecken eingeführte Eisen einen Reiz auf die blutbildenden Organe ausübt und sie zu energischerer Tätigkeit ansportt. Dafür spricht auch die gute Wirkung, die man manchmal durch die Arsenmedikation erzielen kann. Arsenik ist kein normaler Bestandteil unseres Körpers und er kann daher eine Wirkung ebenfalls nur als differentes Protoplasmareizmittel entfalten. Daher scheint mir auch eine Kombination von Eisen und Arsenik ziemlich rationell und ich habe die Wässer von Roncegno und Levico, die beide Stoffe in mäßigen Quantitäten enthalten, gerne verordnet. Die Mütter sind meistens dafür sehr eingenommen und es spricht nichts dagegen, auch nicht gerade chlorotische Kinder, deren Aussehen und Appetit weniger befriedigend ist, bei jeder Mahlzeit einen Löffel eines dieser Wässer mit etwas Wasser verdünnt, einnehmen zu lassen. Ganz irrationell erscheinen mir dagegen die zahllosen Präparate, die Eisen in organischer Bindung oder gar als Derivate des Blutfarbstoffes enthalten und von ihren Erzeugern mit Hinweis auf ihre besonders leichte Assimilierbarkeit angepriesen werden. Organisch gebundenes und in dieser Form assimilierbares Eisen erhalten wir mit allen tierischen und pflanzlichen Nahrungsstoffen, und daß wir unseren minimalen Eisenbedarf mit dieser Nahrung vollständig decken können, beweisen die zahllosen Kinder und Erwachsenen, die bei derselben Nahrung nicht das geringste Zeichen von Blutarmut aufweisen. Soll aber Eisen als Reizmittel wirken, dann hat es keinen Sinn, es in organischer Bindung einzuführen, da es ja nur in den einfachen anorganischen Verbindungen oder als metallisches Eisen (z. B. als die bei Chlorose besonders gerühmte Limatura ferri) diese Wirkung entfalten kann. Die organischen Eisenverbindungen und die teilweise mit großem finanziellem Erfolge vertriebenen Blutpräparate (Typus Hämatogen) können daher nur nach Abspaltung des Eisens oder seiner einfachen Verbindungen zur Wirkung gelangen und es ist nicht abzusehen, warum man diese kostspieligen Präparate an die Stelle der einfachen Eisenverbindungen (Ferrum sulfuricum, carbonicum usw.) setzen soll.

Was die Stahlbäder anbelangt, so kann auch ihre Wirkung unmöglich darauf beruhen, daß das in ihnen enthaltene Eisen zur Blutbildung verwendet wird, weil es durch die Haut hindurch ebensowenig in den Kreislauf gelangen kann, wie Jod oder Chlornatrium aus den Jod- oder Salzquellen. Wenn diese Bäder eine Wirkung entfalten, so kann dies wieder nur auf einem trophischen Reiz beruhen, der von den Hautnerven auf unbekannten Reflexbahnen zu ebenso unbekannten trophischen Nerven geleitet wird. Viel wahrscheinlicher ist es, daß die günstigen Erfolge der Brunnen- und Badekuren auf anämische oder für anämisch gehaltene Kinder durch das ganze Milieu des Badelebens, durch Luft und Licht, Wind und Wetter und vor allem durch die Entfernung aus der Schule und der Großstadt herbeigeführt werden. Diese Agenzien verfehlen nur selten ihre Wirkung, wofern nicht diese Vorteile durch den „zur Blutbildung" verordneten Rotwein wieder aufgehoben werden.

Wir wenden uns nun zu jener großen Gruppe von Kinderkrankheiten, denen die Neigung zu Blutungen in die Gewebe und in die Körperhöhlen gemeinsam ist.

Eine der hierher gehörigen Krankheiten haben wir bereits in der Melaena neonatorum kennen gelernt und wir sind nach Erwägung aller Umstände zu dem Schlusse gelangt, daß dabei neben anderen begünstigenden Momenten wahrscheinlich auch eine Bakterienwirkung im Spiele ist, durch die die Gefäßwände geschädigt und minder resistenzfähig werden. Es wird sich aber zeigen, daß wir auch bei den anderen hämorrhagischen Krankheiten ohne dieses Moment nur schwer auskommen können.

Lassen wir uns in der einzuhaltenden Reihenfolge durch das Alter der befallenen Kinder bestimmen, so gelangen wir zunächst zu der **Barlow'schen Krankheit**, weil diese fast ausschließlich Kinder im Alter von 6 bis 18 Monaten befällt. In einer Zusammenstellung von Starck kamen von 100 an dieser Krankheit leidenden Kindern nicht weniger als 95 auf diese Altersperiode und auch die anderen 5 verteilten sich auf die unmittelbar angrenzenden Monate. Das sind aber wieder genau dieselben Monate, die wir als das Alter der floriden Rachitis und anderer auf rachitischer Basis entstehender Krankheiten kennen gelernt haben, und es hat daher sicherlich der Gedanke schon von vornherein eine gewisse Berechtigung, daß diese Beschränkung auf das Alter der floriden Rachitis nicht bloß auf einem unwahrscheinlichen Zufall beruhen kann, sondern zu der Pathogenese der Krankheit in irgend einer wesentlichen Beziehung stehen muß. Nun hören wir aber außerdem von allen Autoren, die über eine größere Erfahrung in dieser Beziehung verfügen (Hirschsprung, Rehn, Heubner, Schödel und Nauwerck u. a.), daß der Beginn der Krankheit fast immer in den Winter oder in den Frühling fällt — bei Hirschsprung z. B. von 10 Fällen 8 in die ersten sechs Monate des Jahres — und auch von meinen 7 Fällen machte nur einer eine Ausnahme von dieser Regel, indem die Krankheit im Juni zum Ausbruch kam, während die anderen alle auf die von der Rachitis bevorzugten Monate entfielen. Wenn aber schon diese beiden Momente es in hohem Grade wahrscheinlich machen, daß der Bestand einer floriden Rachitis in irgend einer Weise das Entstehen jenes Symptomenkomplexes begünstigt, den wir jetzt als Barlow'sche Krankheit bezeichnen, so wird diese Vermutung beinahe zur Gewißheit, wenn wir die direkte Beobachtung zu Rate ziehen. Ich selbst verfüge zwar wegen der großen Seltenheit dieser Krankheit in Wien, auf die schon früher hingewiesen wurde, nur über eine geringe Zahl eigener Beobachtungen; aber in diesen sieben Fällen, die Kinder zwischen dem siebenten und dreizehnten Monat betrafen, war immer ganz zweifellose Rachitis vorhanden, die sich durch weit offene Fontanelle, deutlichen Rosenkranz, viermal auch durch Kraniotabes und ebensooft durch starke Kopfschweiße manifestierte. Allerdings handelte es sich immer nur um leichtere oder mittelschwere Grade der Rachitis, und in keinem der Fälle war es zu Verbiegungen oder Infraktionen der Knochen gekommen; aber die Symptome waren doch jedesmal so deutlich ausgebildet, daß sicherlich niemand gegen die Diagnose eine Einwendung erhoben hätte. Ich bin aber auch durch das Studium der Literatur zu der Überzeugung gelangt, daß in allen genau beschriebenen Fällen zweifellose Rachitis vorhanden war. Ein großer Teil der Beobachter und gerade diejenigen, die ausführliche Krankengeschichten und Sektionsbefunde geliefert haben, erklären dies auch expressis verbis; andere wollen es zwar nur für die Majorität ihrer Fälle zugestehen, aber sie geben uns keine Gelegenheit, uns aus einer genaueren Beschreibung ihrer vermeintlichen Ausnahmefälle ein eigenes Urteil darüber zu bilden, ob es sich dabei wirklich um rachitisfreie Kinder gehandelt hat. Da wir nämlich gesehen haben, daß manche auch weiche Schädelknochen, offene Nähte, Vergrößerung der Fontanelle und Rippenauftreibung als physiologische Vorkommnisse anzusehen bereit sind, so müssen wir verlangen,

daß uns in jedem Falle die notwendigen Daten an die Hand gegeben werden,
um selbst zu beurteilen, ob Rachitis vorhanden war oder nicht. Das haben
aber leider alle unterlassen, welche behaupten, solche Ausnahmefälle gesehen zu haben, und es ist daher begreiflich, daß wir jenen Aussprüchen
mehr Gewicht beilegen, die das regelmäßige Vorhandensein rachitischer
Erscheinungen bei der Barlow'schen Krankheit nicht nur behaupten,
sondern auch durch ihre genau geschilderten Befunde bekräftigen. Ein solcher
Autor ist z. B. Hirschsprung, der in zehn Fällen jedesmal ganz zweifellose und einigemal recht schwere Rachitis im Leben, und bei den Gestorbenen
auch durch die Sektion feststellen konnte. Auch Schödel und Nauwerck
haben nicht nur in ihren eigenen fünf Beobachtungen klinisch und anatomisch die Rachitis feststellen können, sondern sie sind auch durch eine
eingehende Analyse der gesamten Literatur zu dem Schlusse gelangt, daß
bisher in keinem einzigen der Sektion unterzogenen Falle von Barlow
die Rachitis mit Bestimmtheit ausgeschlossen werden konnte.

Sehr instruktiv ist ein in bezug auf das Alter ganz aus der Regel fallender
Kasus von E. Fränkel, der einen fast siebenjährigen Knaben mit rachitischem
Schädelbau, Verdickungen an den Rippenepiphysen und nicht schmerzhafter — also
rachitischer — Kyphose am lumbalen Teile der Wirbelsäule betraf. Er erlag einer
schweren Barlow'schen Krankheit, soll aber bei der Sektion kein Zeichen von
Rachitis dargeboten haben. Die Knorpelwucherungszone an den Rippen hatte aber
eine Höhe von 1,5 Millimeter, während sie normalmäßig bei einem dreijährigen Knaben
nur noch 0,4 Millimeter und bei einem sechsjährigen natürlich noch viel weniger betragen sollte. Es besteht also auch hier kein unerklärlicher Widerspruch in bezug
auf die Rachitis zwischen dem klinischen und dem anatomischen Befunde, und das
ganz exzeptionelle Vorkommen der Barlow'schen Krankheit bei einem älteren Kinde
stimmt sehr gut überein mit der ebenso exzeptionellen Verzögerung der Involution
des rachitischen Prozesses.

Das Bestreben mancher Autoren, um jeden Preis auch rachitisfreie
Kinder mit Barlow'scher Krankheit zur Stelle zu schaffen, wird erst verständlich, wenn man die historische Entwicklung unserer Kenntnisse über
diese Form der hämorrhagischen Diathese verfolgt. Die ersten Beobachter
(Möller, Bohn, Förster, Steiner, Fürst u. a.) hielten nämlich die
schmerzhaften Anschwellungen, die sie an der Diaphyse einzelner rachitischer Kinder neben Blässe, Temperatursteigerung und anderen Störungen
des Allgemeinbefindens auftreten sahen, für eine Exazerbation des rachitischen Prozesses und beschrieben diese Krankheit als „akute Rachitis".
Dann kamen aber andere Beobachter (Ingerslev, Jolland), die die Krankheit wegen der hämorrhagischen Erscheinungen am Zahnfleisch und in
anderen Körperteilen als kindlichen Skorbut auffaßten und daher von der
Rachitis abtrennen wollten; und endlich erschien die durch klinisches und
Sektionsmaterial imponierende Arbeit von Barlow, der die hämorrhagische
Natur der Knochenauftreibungen am Leichentische nachwies und die Ansicht vertrat, daß man es mit einer skorbutischen Erkrankung zu tun habe,
die durch das gleichzeitige Vorhandensein der Rachitis begünstigt werde.
Obwohl sich nun die meisten späteren Beobachter dieser Ansicht anschlossen,
die die hämorrhagischen Erscheinungen nicht als eine Verstärkung der
Rachitis, sondern als eine besondere, der Rachitis gewissermaßen aufge-

pfropfte Affektion auffaßt, halten sich manche doch immer noch für verpflichtet, die selbständige Stellung der Barlow'schen Krankheit gegen die vermeintlichen Anhänger der Identität beider Krankheiten zu verteidigen; und sie glauben ihren Zweck am besten zu erreichen, wenn sie beweisen können, daß Barlow auch ohne Rachitis vorkommen könne.

In Wirklichkeit denkt aber heutzutage niemand mehr daran, die hämorrhagischen Erscheinungen als ein Symptom oder als eine Steigerung des rachitischen Prozesses anzusehen; aber nicht etwa deshalb, weil der eine oder der andere diese Erscheinungen auch ohne Rachitis beobachtet zu haben vermeint, sondern aus dem viel maßgebenderen Grunde, weil man dann unbedingt erwarten müßte, bei einem größeren rachitischen Material immer auch einen größeren Prozentsatz dieser angeblich rachitischen Manifestation zu finden. So wissen wir z. B. ganz bestimmt, daß wir Jahr für Jahr unter unseren Tausenden von Rachitikern zahlreiche Fälle von Kraniotabes, von rachitischer Kyphose oder Kyphoskoliose, von Infraktionen der Schlüsselbeine, aber auch eine gewisse Zahl von Laryngospasmen und Tetanien und selbst von Anaemia splenica zu sehen bekommen werden. Die Barlow'sche Krankheit habe ich aber bis 1897 trotz aufmerksamer Durchforschung meines Rachitismaterials nicht ein einziges Mal zu sehen bekommen, und ebenso ist es den früher genannten Beobachtern in anderen Städten ergangen, die ebenfalls jährlich Tausende von Rachitikern zu sehen bekommen. Seitdem habe ich sieben Fälle gesehen, obwohl in dieser Zeit gering gerechnet 70 000 Kinder in unserer Anstalt wegen Rachitis behandelt wurden, und obwohl wir förmlich mit Ungeduld darauf warten, endlich wieder einmal einen Fall von Barlow zu finden. Daß es den anderen Kinderärzten in Wien nicht anders ergeht, beweist das Ergebnis der Sammelforschung der deutschen Gesellschaft für Kinderheilkunde, die auf 33 nach Wien gesandte Fragebogen für zwei Jahre alles in allem zwei positive Mitteilungen über ebenso viele Fälle erhielt, von denen aber die eine von mir stammte. In derselben Periode, wo Wien nicht mehr als zwei Fälle melden konnte, kamen aus Berlin 30 Krankengeschichten, von denen ein einziger Beobachter nicht weniger als 23 geliefert hatte. Noch frappanter ist vielleicht die Tatsache, daß im Verlaufe eines einzigen Jahres (1898) in einem Kinderspitale einer deutschen Mittelstadt (Chemnitz) fünf schwere und insgesamt tödlich verlaufende Fälle vorkamen und in eingehender Weise wissenschaftlich bearbeitet werden konnten (Schödel und Nauwerck), während Eugen Fränkel gar über 20 letal verlaufende Fälle aus einem Spitale (in Hamburg-Eppendorf) berichten kann. Das drängt aber unbedingt zu dem Schlusse, daß zu einer vorhandenen Rachitis noch etwas Neues hinzukommen müsse, was die hämorrhagische Erkrankung im Skelettsystem und in anderen Geweben des kindlichen Organismus hervorruft, und dieses Neue muß sowohl örtlich als zeitlich bedeutenden Schwankungen unterliegen. Solche Schwankungen sind uns aber nur bei den Infektionskrankheiten bekannt und wir werden also auch hier, wie bei den anderen hämorrhagischen Affektionen, zu der Anschauung geführt, daß wir es wahrscheinlich mit der toxischen Wirkung unbekannter lebender Krankheitserreger zu tun haben, die aber in diesem Falle ihre Wirkung nur bei Kindern mit florider Rachitis entfalten können.

Nun müssen wir aber auch zu der Ansicht Stellung nehmen, die wohl jetzt als die herrschende angesehen werden muß, daß wir es nämlich bei der Barlow'schen Krankheit mit einem „kindlichen Skorbut" zu tun haben. Hier liegt eigentlich für den Praktiker der springende Punkt der ganzen Frage, weil man aus dieser Auffassung nicht nur für die Behandlung der bereits entwickelten Krankheit, sondern auch für ihre Prophylaxis wichtige Folgerungen abgeleitet hat, die tief in die Nahrungshygiene des frühen Kindesalters eingreifen.

Diese Auffassung wurde, trotz der allgemeinen Strömung zu ihren Gunsten, immer von einigen Autoren entschieden bekämpft, und ich muß mich ihnen aus folgenden, wie mir scheint, recht beherzigenswerten Gründen mit derselben Entschiedenheit anschließen.

Vor allem fehlt der wahre Skorbut nicht nur bei uns, wo die Barlow'sche Krankheit nur sporadisch auftritt, sondern auch in jenen Städten und Ländern, wo sie häufig beobachtet wird. Er fehlt absolut in Berlin und in London, in Holland und in Amerika; wir alle kennen ihn nur vom Hörensagen und aus den Beschreibungen früherer Zeiten und weit entlegener Länder, und wir wissen durch sie, daß er auch da nur unter ganz besonderen, exzeptionell ungünstigen Bedingungen, in belagerten Städten, in Gefangenhäusern, in monatelang entfernt vom Lande segelnden Schiffen und bei schwerer allgemeiner Hungersnot, dann aber stets in epidemischer oder endemischer Ausbreitung aufgetreten ist. Dem steht aber die vielfach wiederkehrende Meldung gegenüber, daß die hämorrhagische Affektion der Kinder, die angeblich mit dieser schrecklichen Krankheit identisch sein soll, auch unter den günstigsten Lebensbedingungen auftreten kann, und manche gehen sogar so weit zu behaupten, daß günstige äußere Verhältnisse ihre Entstehung befördern. Dem widersprechen nun allerdings die von Barlow und anderen guten Kennern dieser Krankheit herrührenden Schilderungen von schweren und tödlich endenden Fällen, die in den ärmlichsten Verhaltnissen entstanden sind; aber jedenfalls liegt darin eine nicht zu überbrückende Kluft, wenn man eine Affektion, die solitär in einer luxuriösen Villa auftreten kann, mit einer Krankheit identifizieren will, die unter den allerschwersten hygienischen Schädigungen seuchenartig auftritt, für deren Ausbildung aber selbst die Verhältnisse in den verelendeten Proletarierfamilien unserer Großstädte noch immer zu gut zu sein scheinen.

Während aber bei uns die für Skorbut gehaltene Krankheit nur Kinder im Alter der floriden Rachitis befällt und alle anderen Kinder und sämtliche Erwachsene auch unter den kläglichsten Lebens- und Nahrungsverhältnissen gänzlich verschont, hören wir aus Rußland, wo der Skorbut in Hungerjahren auch jetzt noch manchmal in endemischer Ausbreitung vorkommt, daß gerade das Kindesalter fast immer verschont bleibt, so daß z. B. in einer von Tschudakoff geschilderten Epidemie, von der 11 Prozent der ganzen Bevölkerung befallen worden war, kein einziges Kind unter 5 Jahren ergriffen wurde; und Rauchfuß hat ausdrücklich betont, daß selbst in den russischen Kinderspitälern der echte Skorbut fast niemals zur Beobachtung gelangt. Nach alledem bedarf es also kaum noch des Hinweises auf die Tatsache, daß die für den echten Skorbut charakteristische

stinkende Fäulnis des Zahnfleisches bei der Barlow'schen Krankheit niemals beobachtet wurde, um trotz gewisser oberflächlicher Ähnlichkeiten
die völlige Verschiedenheit beider Krankheiten sicherzustellen.

Zu diesen Ähnlichkeiten rechnen manche auch die ätiologischen Faktoren, indem sie behaupten, daß, so wie der echte Skorbut durch Mangel
an frischem Fleisch und frischen Gemüsen herbeigeführt werde, auch die
Barlow'sche Krankheit auf alimentäre Schädlichkeiten zurückzuführen sei,
denen die künstlich genährten Kinder vor dem Übergange zur Kost der
Erwachsenen ausgesetzt seien. Wenn man aber wissen möchte, worin diese
alimentären Schädlichkeiten bestehen, so erfährt man, daß die einen das
zu lange Sterilisieren der Milch beschuldigen; andere wieder, die die Krankheit auch bei kurz sterilisierter oder einfach abgekochter Milch beobachtet
haben, sehen schon das bloße Erhitzen der Milch für eine ausreichende Ursache an. Manche beschuldigen die Einförmigkeit der Nahrung oder gehen
sogar so weit, die allzu große Sorgfalt in der Bereitung der künstlichen Nahrung und die peinliche Regelmäßigkeit in der Einhaltung der Nahrungspausen zu beschuldigen. Einmal soll das Kochen der Milch gewisse nützliche
oder unentbehrliche Fermente zerstören; dann aber wird das einfache Erhitzen oder selbst das fortgesetzte Sterilisieren für unschädlich erklärt und
nur das längere Lagern der sterilisierten Flaschen soll die Krankheit hervorrufen. In Amerika beschuldigt man hauptsächlich die Milchkonserven
und besonders die mehlhaltigen Präparate, während man anderswo wieder
die Gärtner- und Backhausmilch und das Peptonisieren für die Wurzel des
Übels erklärt. Andere glauben die von ihnen behauptete vollkommene
Identität von Skorbut und Barlow auch in ätiologischer Beziehung dadurch
zu beweisen, daß sie das Fehlen von frischer Milch und von frischen Gemüsen in der Diät unserer Säuglinge als die Krankheitsursache betrachten,
und wahrscheinlich hat ein ähnlicher Gedankengang zu der Hypothese geführt, daß die Trockenfütterung der Kühe an allem schuld sei, weil dadurch
diesen und mittelbar auch den mit ihrer Milch genährten Säuglingen die
frische Pflanzennahrung vorenthalten werde; wobei aber nicht bedacht wird,
daß die Fleischfresser und ihre säugenden Jungen sich regelmäßig in derselben Situation befinden. Aber alle diese ätiologischen Phantasien, die
nicht immer als Hypothesen und Vermutungen, sondern vielfach geradezu
als dogmatische Lehrsätze vorgetragen werden, scheitern von vornherein an
der schon früher festgelegten Tatsache, daß alle genannten Ernährungsmethoden, die jeweilig als die einzige und wahre Ursache der hämorrhagischen Erkrankung an den Pranger gestellt werden, bei uns in Wien ebenso
wie in Prag, Budapest, München, Genf, Rom und an vielen anderen Orten
in großem Maßstabe in Anwendung gezogen werden, ohne dasjenige hervorrufen zu können, wessen sie in Berlin, London und New-York mit so großer
Bestimmtheit bezichtigt werden. Speziell von mir wissen Sie bereits, daß
ich aus guten Gründen bei den künstlich genährten oder von der Brust
abgesetzten Kindern gerade auf die Einförmigkeit der Nahrung besonderen
Wert gelegt habe, daß ich vor dem siebenten Monate nur Milch und von da
an bis zum achtzehnten Monate nur Milch und Milchspeise mit absichtlicher Ausschließung von Fleisch, Fleischbrühe, Obst und Gemüse verab-

reichen lasse, und daß ich die größte Regelmäßigkeit in der Einhaltung der Mahlzeiten verlange; und dennoch ist kein einziges von den vielen unter meiner Aufsicht nach diesen Maximen genährten Kindern von Barlow befallen worden oder auch nur von etwas, was im entferntesten an diese Krankheit erinnert hätte. Auf der anderen Seite begegnet man in der Barlow-Literatur einer ganzen Reihe von Fällen, wo die Kinder mit gemischter Kost oder mit frisch abgekochter Milch oder auch an der Brust genährt worden sind, und es gibt sogar Beispiele, wo die Krankheit bei einer direkt antiskorbutischen Diät sich entwickelt hat. So hören wir von Finkelstein:

Ein Kind, dessen älterer Bruder ein Jahr vorher eine schwere Barlow'sche Krankheit durchgemacht hatte, wurde vom ersten Tage nach dem Gesichtspunkte ernährt: wie vermeiden wir diese Krankheit? Es erhielt also von Anfang an ganz kurz aufgekochte Milch, sobald wie angängig Gemüse und Fleischsaft, und doch traten im achten oder neunten Monat Symptome der Krankheit ein in Gestalt von Schmerzen und Schwellung in den Unterschenkeln und von beginnender Pseudoparalyse, die bei geeignetem Verhalten schnell verschwanden.

In guter Übereinstimmung damit ergab die Sammelforschung der amerikanischen Kinderärzte, daß die Krankheit bei jeder Art der Ernährung zum Vorschein gekommen sei und daß auch 12 Brustkinder und 11 Kinder, die an dem Tische ihrer Eltern teilnahmen, von ihr ergriffen wurden. Auch Einzelbeobachtungen über Barlow bei Brustkindern sind in der Literatur in genügender Anzahl zu finden. Daß die überwiegende Anzahl der Fälle sich bei künstlicher Ernährung herausgebildet hat, darf uns nicht wundernehmen, da wir bereits wissen, daß das Gros der Erkrankungen auf das zweite und dritte Halbjahr entfällt, wo nur wenige Kinder überhaupt noch an der Brust genährt werden. Am empfindlichsten wird aber die alimentäre und skorbutische Ätiologie der Krankheit durch die Schilderung von Fällen getroffen, die sich unter dem Gebrauche einer gemischten Kost entwickelt haben und trotz der antiskorbutischen Behandlung dem Tode verfallen sind; und deshalb will ich hier einen von Schödel und Nauwerck genau beschriebenen Fall kurz wiedergeben, der Sie zugleich mit der Symptomatologie der schwereren Krankheitsformen bekannt machen wird.

Ein 23 Monate alter Knabe wird am 9. Mai mit Kraniotabes, weit offener Fontanelle und typischem Rosenkranz ins Krankenhaus aufgenommen. Unter leidlichem Wohlbefinden verliefen Sommer und Herbstanfang; bei Phosphorlebertran schloß sich die Fontanelle und verschwand die Kraniotabes. Die Kost war gemischt und bestand aus Milch, Fleisch- und Milchsuppen, Zwieback und ab und zu etwas leicht verdaulichem Fleisch. Von Anfang November zeitweise andauerndes Schreien; der Gebrauch der unteren Extremitäten wird nach und nach beschränkt, bis die im Knie flektierten Beine völlig bewegungslos gehalten werden. Versuche der Streckung entschieden schmerzhaft, jede Berührung wird mit großem Geschrei beantwortet. Dazu kam allmählich eine Verdickung der Oberschenkelknochen längs der ganzen Diaphyse und Auftreibung der Tibien hinzu, die, an der Epiphysenlinie beginnend, sich von hier aus eine Strecke weit auf die Diaphyse fortsetzte. Gleich im Anfang machte sich eine Auflockerung und Rötung des Zahnfleisches mit Neigung zu spontanen Blutungen bemerkbar. Die Temperatur war anfangs nur um einige Zehntel, später aber bis 39,8 gestiegen. Trotz antiskorbutischer Behandlung mit Fleisch- und Zitronensaft und mit Vegetabilien (Kartoffelmuß, Möhren und frischem Gemüse) litt das Allgemeinbefinden immer mehr, das Schreien hörte fast nie auf und der Tod erfolgte nach mehrtägiger Diarrhöe am 30. Dezember. Die Sektion ergab außer

den Zeichen einer mittelschweren Rachitis ausgedehnte periostale Hämorrhagien und
außerdem in den jungen Schichten der Spongiosa ordnungslos durcheinander geworfene
Kalkbälkchen in einem mit reichlichen dünnwandigen Gefäßen versehenen hellen,
zellarmen Gerüstmark. Blutungen und Pigmentanhäufungen auch im Mark und
im periostalen Kambium.

Ebenso erfolglos war die antiskorbutische Behandlung in den übrigen
vier ebenfalls tödlich endenden Fällen derselben und in zahlreichen ähnlich
verlaufenden Fällen anderer Beobachter; wie denn überhaupt die Mortalität
der schwereren Fälle eine ziemlich bedeutende ist, während zahlreiche leichte
Fälle bei jeder Behandlung und auch ohne eine solche ziemlich rasch, meistens
in wenigen Wochen, längstens in zwei Monaten in Heilung überzugehen
pflegen. Das war auch bei allen meinen Beobachtungen der Fall, bei denen
ich, da die Nahrung dem Alter entsprechend war und gut vertragen wurde,
keinerlei Anlaß hatte, an der Diät eine Änderung vorzunehmen. Ich beschränkte mich also darauf, eine häufige und gründliche Lüftung der Wohnung
und nach Verschwinden der Schmerzhaftigkeit regelmäßiges Hinausbringen
ins Freie anzuordnen und gegen die mäßigen Erscheinungen der Rachitis in
gewohnter Weise Phosphor zu verschreiben oder die in demselben Sinne bereits erfolgte Verordnung des Hausarztes weiter zu empfehlen. Auf Grund
der zahlreichen Angaben über rasche, selbst in wenigen Tagen erfolgende
Heilung leichterer Fälle bei den verschiedensten Anordnungen bin ich aber
überzeugt, daß diese in meinen Fällen auch ohne Phosphor zustande gekommen
wäre, und ebenso glaube ich, daß die „zauberhafte Wirkung“, die manche
Beobachter nach einem beliebigen Wechsel der Nahrung (z. B. durch den
Übergang zu pasteurisierter statt sterilisierter oder zu kurz abgekochter
statt pasteurisierter Milch oder durch den bloßen Wechsel der Bezugsquelle oder durch einige Löffelchen Orangensaft) herbeigeführt zu haben
glauben, in die Kategorie des „post hoc ergo propter hoc“ eingereiht werden
muß. Man ist eben von vornherein überzeugt, daß der „infantile Skorbut“
durch die antiskorbutische Behandlung geheilt werden müsse; und wenn
dann diese Heilung in den günstig verlaufenden Fällen tatsächlich erfolgt,
sieht man darin wieder einen Beweis für die skorbutische Natur der Erkrankung. Ich aber glaube, daß man mit größerem Rechte sagen kann,
daß das Fehlschlagen der antiskorbutischen Therapie in den schweren und
tödlich endenden Fällen ebenso wie das Entstehen der Krankheit unter
günstigen Lebensbedingungen und bei ausreichender und rationeller Ernährung mit der aus anderen Gründen angenommenen Wesensverschieden-
heit der beiden Krankheiten gut übereinstimmt.

Die richtige und der Gesamtheit der Tatsachen am besten angepaßte
Auffassung scheint mir die zu sein, daß wir es mit einer Infektionskrankheit zu tun haben, die sich nur auf dem Boden einer floriden Rachitis entwickeln kann. Der unbekannte Krankheitserreger ist nicht überall vorhanden und, wenn er vorhanden ist, zeigt er sowohl zeitliche als örtliche
Schwankungen seiner Häufigkeit und seiner pathogenen Kraft. Deshalb
fehlt die Krankheit an manchen Orten vollständig oder man findet — wie
dermalen in Wien — nur spärliche und durchwegs leicht verlaufende Fälle,
während in anderen Orten, wo die Kinder genau in derselben Weise genährt

und gepflegt werden, häufige und mitunter auch schwere und tödlich endende
Erkrankungen vorkommen. Das Verhältnis zur Rachitis denke ich mir
aber so, daß diese nicht nur im Skelettsystem, sondern auch im Gesamtorganismus Veränderungen hervorruft, welche die Ansiedelung und Vermehrung des hypothetischen Krankheitserregers ermöglichen; und zwar wäre
in erster Linie an die Veränderungen der Blutbeschaffenheit zu denken,
von denen wir wissen, daß sie sich bei längerer Dauer der Rachitis einzu-
stellen pflegen und die man auch tatsächlich in ganz übereinstimmender
Weise bei den von der Barlow'schen Krankheit befallenen Kindern gefunden
hat [1]. Ein ähnliches Verhältnis dürfte ja auch beim Skorbut bestehen,
nur daß bei diesem der Boden für den ihm zugehörigen Krankheitserreger
durch schlechte und unzureichende Nahrung im Verein mit elender Ubi-
kation und anderen depressiven Momenten vorbereitet wird, während von
der uns hier beschäftigenden Krankheit auch schlecht genährte und ganz
herabgekommene Kinder nicht befallen werden, wenn sie nicht rachitisch
sind, dagegen wohlgenährte und dem Gewichte nach gut gedeihende Kinder
befallen werden können, wenn sie rachitische Veränderungen darbieten.
Gerade der von den meisten Beobachtern beschriebene plötzliche Übergang aus scheinbar gutem Befinden und Gedeihen in das mehr oder minder
ausgeprägte Barlow'sche Krankheitsbild scheint mir nur durch eine vor
kurzem stattgefundene Infektion erklärt werden zu können, wofür auch die
Fieberbewegungen sprechen würden, die in leichterem Grade und rasch
vorübergehend vielleicht niemals ganz fehlen, während sie in den schweren
Fällen andauern und höhere Grade erreichen können. Auch der häufige
spontane Ablauf der leichteren und mittelschweren Fälle nach kurzer Dauer
entspricht dieser Auffassung, während er bei einer auf Ernährungsstörung
basierenden konstitutionellen Dyskrasie nur schwer verständlich wäre. Endlich spricht dafür auch die Analogie mit anderen, hämorrhagische Erscheinungen darbietenden Krankheiten, die entweder sicher infektiöser Natur
sind, wie die angeborene Syphilis, die Sepsis neonatorum, die Variola haemorrhagica usw., oder bei denen die bakterielle Entstehung wenigstens sehr
wahrscheinlich ist, wie bei der Melaena neonatorum und den gleich zu besprechenden Formen der Purpura.

Außer der begünstigenden Wirkung für die Aufnahme oder die weitere
Entwicklung des supponierten Krankheitserregers, die wir der durch die
Rachitis veränderten Blutbeschaffenheit zuschreiben möchten, kämen auch
noch die Veränderungen im Knochensystem insofern in Betracht, als sie
offenbar günstige Bedingungen schaffen für die in diesem System sich mani-
festierenden Symptome der hämorrhagischen Erkrankung. Daß die Hyperämie und die krankhaft gesteigerte Neubildung dünnwandiger Gefäßsprosse
an den Orten der lebhaften Knochenapposition, die den rachitischen Knochenprozeß charakterisieren, die Wirkung eines im Blute kreisenden Giftes bak-

---

[1] Ritter fand Herabsetzung des Hämoglobingehaltes bis 40 Prozent, mäßige
Verringerung der Zahl der Erythrozyten; geringe Poikilozytose und Leukozytose mit
starker Vermehrung der einkernigen Formen zuungunsten der polymorphkernigen
— also genau dieselben Veränderungen, wie wir sie bei den Anämien der rachitischen
Kinder kennen gelernt haben.

terieller Herkunft gerade an diesen Stellen in besonders auffallender Weise zu steigern vermag, ist schon von vornherein verständlich und wird durch die Lokalisation der Osteochondritis syphilitica an denselben Stellen direkt bestätigt. Wir verstehen daher auch, warum die Zerreißung der Gefäßwände und die dadurch bewirkten Blutaustritte mit besonderer Vorliebe diejenigen Knochenenden befallen, die in lebhaftem Wachstum begriffen sind, während die träge wachsenden Knochenenden und Knochenkerne, die eben deshalb von den rachitischen Veränderungen ganz oder nahezu verschont bleiben, auch die hämorrhagischen Vorgänge entweder gänzlich vermissen lassen oder nur in geringem Grade aufweisen. Auch die periostalen Blutungen scheinen ihren Anfang immer in den rasch wachsenden Diaphysenenden zu nehmen und sich erst von da aus auf die Diaphysen zu erstrecken; und in den höchsten Graden der Krankenaffektion kommt es auch zu Ablösungen der Epiphysen von den Diaphysen und zur Herstellung eines „Trümmerfeldes" von eingestürzten Bälkchen, ähnlich demjenigen, das wir in denselben Teilen des Skelettes bei der angeborenen Syphilis unter dem Einflusse eines bekannten Krankheitserregers kennen lernen werden.

Von den sonstigen Hämorrhagien werden bei der Barlow'schen Krankheit die Sugillationen im Zahnfleisch in der Nähe der im Hervorwachsen begriffenen oder bereits durchgebrochenen Zähne am häufigsten beobachtet. In meinen Fällen waren sie nur eben bemerkbar; in schwereren Fällen sah man auch ausgedehnte bläulichrote Schwellungen, aber niemals weitgehende Zerstörungen oder stinkenden Zerfall wie bei dem wahren Skorbut.

Überaus charakteristisch sind die Folgen der nicht seltenen retrobulbären Blutungen, die eine Protrusion des Augapfels mit blauroter Schwellung der Lider zur Folge haben — ein erschreckender Anblick, der aber bei günstigem Verlaufe der Krankheit einer vollkommenen Restitutio ad integrum Platz macht. Von sonstigen Hämorrhagien sind Nierenblutungen häufig, Epistaxis und Darmblutungen relativ selten. Hautblutungen erscheinen manchmal in Form von mehr oder weniger ausgedehnten Ekchymosen, nur selten als scharf umschriebene Purpuraflecken.

Die Diagnose wird häufig nicht gemacht und es sind schon Verwechslungen mit Koxitis, Rheumatismus, Osteomyelitis und syphilitischer Pseudoparalyse vorgekommen. In einem meiner Fälle war die Diagnose wegen des fortgesetzten Schreiens auf Windkolik gestellt worden. Eigentlich ist aber die Krankheit leicht zu erkennen, wenn man nur die Möglichkeit ihres Vorkommens im Auge behält und bei Schmerzensäußerungen des Kindes infolge von passiven und bei auffälliger Vermeidung aller spontanen Bewegungen die langen Röhrenknochen genau abtastet und außerdem auf die Erscheinungen am Zahnfleisch und auf etwaigen Blutgehalt des Harns und der Entleerungen sein Augenmerk richtet. In zweifelhaften Fällen kann auch das Röntgenbild Aufklärung verschaffen. Eine Inzision des subperiostalen Hämatoms ist weder zu diagnostischen noch zu therapeutischen Zwecken indiziert. Bei günstigem Verlaufe der Krankheit werden die Blutergüsse vollständig aufgesaugt.

Unter den Maßregeln, die wir zur Beförderung des günstigen Verlaufes ergreifen können, stehen jedenfalls diejenigen im Vordergrund, die auf Verbesserung der Wohnungsverhältnisse und den möglichst ausgiebigen Genuß von reiner und frischer Luft gerichtet sind. Darauf weist schon die große Seltenheit der Krankheit in der günstigeren Jahreszeit hin, die übrigens auch zu jenen feststehenden Tatsachen gehört, die mit der Ableitung der Krankheit von alimentären Schädlichkeiten absolut nicht in Einklang zu bringen sind. Ob die günstige Wirkung des Aufenthaltes im Freien auf der Beeinflussung der Rachitis oder auf einer direkten Verbesserung des Allgemeinbefindens und der Blutbeschaffenheit beruht, ist vom praktischen Standpunkte ziemlich nebensächlich. Dagegen halte ich es auch hier für angemessen, darauf aufmerksam zu machen, daß man durch eine rechtzeitige Behandlung auch der leichtesten Grade der Rachitis möglicherweise zugleich vorbeugend gegen eine Krankheit wirken kann, von der wir jetzt bestimmt wissen, daß sie den Namen einer „skorbutähnlichen Erkrankung rachitischer Säuglinge", den ihr Heubner vor Jahren verliehen hat, vollkommen verdient.

Die übrigen hämorrhagischen Krankheiten kommen zwar ebenfalls bei Kindern viel häufiger vor als bei Erwachsenen; sie sind aber, im Gegensatze zu der Barlow'schen Krankheit, weder an eine bestimmte Periode des Kindesalters, noch an das Vorhandensein eines bestimmten konstitutionellen Leidens gebunden; wenigstens ist in den meisten Fällen kein deutlicher Zusammenhang mit einer vorhergehenden oder gleichzeitigen Allgemeinerkrankung wahrzunehmen.

Am häufigsten ist die einfache Blutfleckenkrankheit oder **Purpura simplex.** Sie betrifft öfter blasse und schwächliche, aber manchmal auch bis dahin gesunde und wohl aussehende Kinder, und zwar in der Weise, daß nach geringen Zeichen von Unwohlsein und leichten Fieberbewegungen, manchmal aber auch scheinbar mitten in der Gesundheit scharf umschriebene, dunkelrote, nicht erhabene Flecke von Mohnkorn- bis Linsengröße an den Streckseiten der Extremitäten, in geringerer Zahl auch am Rumpfe und im Gesichte hervorkommen. Selten sieht man einzelne Flecke an der Mundschleimhaut, dann aber ohne Blutung an der Oberfläche. Manchmal kommt nach einigen Tagen wieder ein Nachschub, der sich auch mehrere Male wiederholen kann. Es wurde auch beobachtet, daß die Hauterscheinungen, nachdem sie bei dem im Bette gehaltenen Kinde schon ganz verschwunden waren, wozu in der Regel zwei bis drei Wochen erforderlich sind, sich beim Verlassen des Bettes neuerdings wieder einstellten. Doch habe ich öfters auch glatte Heilung bei ambulanter Behandlung und bei ganz indifferenter Therapie — Eisen, Mineralsäuren oder dgl. — gesehen.

Obwohl nun in den meisten Fällen keine speziellen Anhaltspunkte für die infektiöse Natur der Krankheit vorhanden sind, ist eine solche doch aus vielen Gründen in hohem Grade wahrscheinlich. Vor allem ist eine andere Ätiologie ziemlich sicher auszuschließen. Man spricht zwar von schlechter Nahrung, ungesunden Wohnungen, ja sogar von Alkoholismus als Ursachen der Purpurakrankheit; da diese aber bei gut genährten Kindern in hygienisch einwandfreien Wohnungen, in der wärmeren Jahreszeit und bei alkoholfrei gehaltenen Kindern in derselben Weise auftritt, so kann man diese Faktoren unmöglich als die eigentlichen Ursachen der Krankheit ansehen. Dagegen sprechen, abgesehen von der Analogie mit anderen sicher auf Infektion beruhenden Formen, auch hier einige Beobachtungen mit ziemlicher Bestimmtheit für diese Entstehungsweise. Dahin gehören die Fälle von gehäuften Erkrankungen in gewissen Lokalitäten, z. B. die von Sokaljski gemeldete Erkrankung dreier Geschwister, während ein viertes Kind derselben Familie, das außer dem Hause lebte, verschont geblieben ist. Auch die von Dohrn beobachtete Purpura eines neugeborenen Kindes, dessen Mutter im letzten Monate der Schwangerschaft an ausgebildeten Blutflecken gelitten hatte, scheint mir nahezu beweisend. Freilich hatte die bakteriologische Untersuchung nicht in allen Fällen Erfolg und bei positiven Ergebnissen hat sich keine Übereinstimmung zwischen den herausgezüchteten Mikroorganismen ergeben; aber das würde höchstens beweisen, daß entweder — wie bei so vielen anderen zweifellos infektiösen Erkrankungen — der richtige Erreger noch nicht aufgefunden werden konnte, oder daß verschiedene Mikroben die gleichen oder ähnliche Erscheinungen hervorrufen können.

Für die Pluralität der Krankheitserreger könnten sowohl die bedeutenden Gradunterschiede der Blutfleckenkrankheit als auch die Vielgestaltigkeit der Begleiterscheinungen ins Treffen geführt werden.

Während die meisten Fälle von Purpura nach einigen Wochen, schlimmstenfalls nach mehreren über Monate sich hinziehenden Rezidiven in Heilung übergehen, gibt es einzelne Fälle, die schwere Krankheitserscheinungen hervorrufen, und noch seltenere, die in der rapidesten Weise zum Tode führen. Beide Modifikationen sind zuerst von Henoch beschrieben worden und die eine wird deshalb als Henoch'sche Purpura beschrieben, während für die andere allgemein die von Henoch vorgeschlagene Benennung (Purpura fulminans) angenommen wurde.

Die **Henoch'sche Purpura** ist durch heftige kolikartige, manchmal mit Erbrechen einhergehende Schmerzen im Unterleibe charakterisiert, die dem Ausbruch der kutanen Blutungen mehrere Stunden vorhergehen und manchmal jeden neuen Nachschub derselben begleiten. Ich selbst sah einen solchen Fall bei einem vierjährigen Knaben mit zwei Attacken im Verlaufe von fünf Tagen. Hier kommt es auch manchmal zu blutigen Entleerungen aus dem Darm; die Schmerzen scheinen aber mit dem Auftreten von Hämorrhagien im Peritoneum verbunden zu sein, die in einem Falle, wo wegen Verdachtes auf innere Inkarzeration die Laparotomie vorgenommen wurde, auf dem parietalen und viszeralen Anteile des Bauchfells gesehen worden sind. Trotz der Schwere der Erscheinungen — in meiner Beobachtung war bei jedem Anfall auch hohes Fieber vorhanden — nehmen aber diese Fälle, wie es scheint, doch immer einen guten Ausgang.

Viel schlimmer steht es dagegen mit den zum Glücke sehr seltenen Fällen von **Purpura fulminans.** Ich selbst sah ein dreimonatliches, an der Brust genährtes und bis dahin ganz gesundes Kind eines Kollegen, bei dem unter sehr hohem Fieber und Erbrechen plötzlich zahlreiche Purpuraflecken verschiedener Größe, untermischt mit Blutblasen aufgetreten waren. Es verweigerte die Brust, hatte eine auffallend trockene Zunge und ging in weniger als 24 Stunden im tiefen Koma zugrunde. Ähnliche Schilderungen einer rapid tödlich verlaufenden Purpura findet man bei Henoch und einigen anderen Autoren. Nur in einem Falle eines zweijährigen Knaben ist trotz schwerer Erscheinungen doch am Ende Heilung eingetreten (Görges).

Eine relativ gutartige Komplikation der Blutfleckenkrankheit ist die **Purpura rheumatica** (früher auch als **Peliosis rheumatica** beschrieben). Schon bei der Purpura simplex kommen manchmal Klagen über Gelenkschmerzen vor, ohne daß objektiv eine Veränderung an den Gelenken wahrnehmbar wäre. In manchen Fällen kommt es aber zu sichtbaren und fühlbaren Anschwellungen, namentlich in den Knie- und Sprunggelenken, wobei es sich mehr um periartikuläre Vorgänge als um eine Exsudation in der Gelenkshöhle zu handeln scheint. Dabei lokalisieren sich die Blutflecken mit Vorliebe in der Nähe der erkrankten Gelenke, wozu sich auch manchmal Ödeme der Haut, besonders am Fußrücken und an den Zehen gesellen. Dieses Krankheitsbild unterscheidet sich aber von dem der Purpura simplex nicht nur durch das Hinzutreten der Gelenksaffektion, sondern auch durch den Charakter der Hauthämorrhagien, die nicht mehr so scharf begrenzt sind und auch nicht mehr die kleinfleckige Form beibehalten, sondern auch Silbergroschen-, Taler- und Handflächengröße erreichen und mehr verwaschen in die umgebende normale Haut übergehen. Es kommen aber auch urtikaria- und erythemähnliche Effloreszenzen vor, über das Hautniveau erhabene quaddelartige und knotenähnliche Bildungen, in denen sich der stattgefundene Blutaustritt nicht sofort, sondern erst nachträglich durch die bekannten Farbenveränderungen des Blutfarbstoffes zu erkennen gibt. Dadurch entstehen fließende Übergänge zu dem Krankheitsbilde des **Erythema multiforme** oder **contusiforme,** welches in der reinen Form keine Gelenkschwellungen und keine anderweitigen Blutungen in sich begreift, aber hin und wieder auch mit schwereren Erscheinungen einer hämorrhagischen Purpura kombiniert sein kann. Dagegen bildet das **Erythema nodosum** fast immer ein scharf umrissenes Krankheitsbild, indem nach leichten prodromalen Fiebererscheinungen und unbestimmten rheumatischen Schmerzen in den Extremitäten zunächst an den Streckseiten der Unterschenkel, manchmal aber auch an den Vorderarmen, selten vereinzelt am Stamme, diffuse knotenartige Verdickungen im Unterhautzellgewebe auftreten, die sich unter den bekannten Farbenveränderungen der Blutextravasate langsam resorbieren. In den zahlreichen Fällen dieser eigentümlichen Krankheit, die ich zu sehen bekam, war der Verlauf ein durchaus gutartiger und sind niemals jene, offenbar sehr seltenen Folgeerscheinungen (Endokarditis, Nephritis usw.) aufgetreten, die von anderen Beobachtern beschrieben werden.

Weit weniger günstig ist die Prognose bei derjenigen Form, die als Purpura haemorrhagica oder als **Werlhof'sche Krankheit** bezeichnet wird. Sie unterscheidet sich von den bisher beschriebenen Formen von Purpura in zwei wichtigen Punkten. Erstens treten die Hauthämorrhagien nicht mehr spontan auf, sondern meistens erst infolge von stumpfen Traumen, allerdings leichtester Art, und zwar in der Weise, daß eine jede unsanfte Berührung oder ganz gewöhnliches Anstoßen an Stuhlkanten oder Tischecken ausgedehnte Ekchymosen in der Haut und im subkutanen Gewebe hervorrufen. Auch hämorrhagische Ergüsse in die Gelenkshöhlen, namentlich in die Kniegelenke, kommen auf ähnliche Weise zustande. Ich habe einen Knaben ge-

kannt, der außer zahlreichen blutigen Suffusionen der Haut zu wiederholten
Malen ein- oder beiderseitigen Hämarthros der Kniegelenke mit starker Anschwellung derselben akquirierte, die sich zwar nach wochenlangem Bestande
immer wieder resorbierten, aber nur um nach kurzem Intervall aus ähnlichen
Anlässen neuerdings wieder aufzutreten. Verhängnisvoll wurde aber für
diesen Kranken die zweite Eigentümlichkeit dieser Krankheitsform, nämlich
die Neigung zu profusen Blutungen aus den Schleimhäuten. Ohne daß er
früher von solchen Blutungen heimgesucht worden wäre, bekam er plötzlich
in seinem siebenten Jahre eine Epistaxis, die trotz eifriger Bemühungen
hervorragender Chirurgen und Rhinologen nicht gestillt werden konnte
und nach einwöchentlicher Dauer zum Tode führte. Derselbe Ausgang
wurde in zwei Fällen derselben Krankheit durch unstillbare Menorrhagien
bei Mädchen im 14. und im 18. Jahre herbeigeführt. Beide litten seit ihrer
frühen Jugend an Purpura haemorrhagica, die sich aber bis zur Pubertät
nur in großer Neigung zu traumatischen Ekchymosen der Haut und in
leichteren Blutungen aus dem geschwollenen Zahnfleisch äußerte. Außerdem war einmal eine schwer zu stillende Blutung aus einem krustösen Ekzem
hinter der Ohrmuschel aufgetreten. Dagegen gestalteten sich die Menses
bei beiden Kranken jedesmal zu einer wahren Katastrophe, indem die profusen Blutungen wochenlang andauerten, um nach kurzem Intervall wieder
der nächsten menstruellen Blutung Platz zu machen. Weder mit blut-
stillenden Medikamenten, noch durch energische lokale Eingriffe der Gynäkologen konnte ein dauernder Erfolg erzielt und der tödliche Ausgang
unter den hochgradigsten Zeichen der Anämie hintangehalten werden. Doch
sind keineswegs alle Fälle dieser Krankheit als verloren zu betrachten. Trotz
wiederholter, oft beängstigender Zwischenfälle, trotz Nierenblutung und
Albuminurie konnte endlich völlige Genesung eintreten.

Während wir in diesen schweren Fällen von hämorrhagischer Diathese
trotz des chronischen, sich über Jahre erstreckenden Verlaufes doch noch
immer an eine Infektion als die Ursache der Erkrankung denken müssen,
weil sie doch immer zu irgend einer Zeit einen Organismus befällt, der bis
dahin keine Neigung zu Blutungen verraten hatte, müssen wir die in manchen
Familien im Mannstamme erbliche **Hämophilie** auf irgend eine unbekannte
angeborene Veränderung der Gewebe oder der Gefäßwände beziehen. Sie
unterscheidet· sich aber von der Werlhof'schen Krankheit auch dadurch,
daß stumpfe Traumen hier wirkungslos bleiben und nur solche Verletzungen
gefährlich werden können, bei denen Gefäßlumina eröffnet werden. Daß
die Neigung zu profusen und schwer stillbaren Blutungen bei solchen Individuen schon von Geburt aus vorhanden ist, zeigen die gar nicht seltenen
Fälle von tödlichen Blutungen infolge der bei Judenkindern am achten Tage
vorgenommenen Zirkumzision, sowie auch der früher erwähnte Fall von
unstillbarer Blutung infolge von Durchschneidung des Zungenbändchens.
Später werden besonders Zahnextraktionen gefährlich. Jedenfalls sollen
wir aber, auch mit Rücksicht auf eine möglicherweise vorhandene Hämophilie, alle überflüssigen Verletzungen bei Kindern vermeiden und, wenn wir
gefragt werden, widerraten.

Von der Therapie der hämorrhagischen Erkrankungen ist leider nicht
viel Erfreuliches zu sagen. Die von Haus aus gutartigen Fälle heilen auch

ohne Behandlung oder bei einem sog. roborierenden Verfahren, wobei ich noch am meisten auf die „Luftkuren" vertrauen möchte. Doch muß ich betonen, daß alle drei von mir beobachteten Fälle mit tödlichem Ausgang sich in guten, zwei von ihnen sogar in glänzenden Lebensverhältnissen befunden haben. Das eine der Mädchen hat auch massenhaft Gelatine verbraucht, ohne daß eine blutstillende Wirkung zutage getreten wäre. Auch Ergotin und Hydrastis haben sich als wirkungslos erwiesen. Doch wird man im gegebenen Falle doch wieder diese Mittel in Anwendung ziehen und auch die blutstillende Wirkung des Adrenalins (etwa ein Milligramm pro die) und das in der letzten Zeit gegen Hämophilie empfohlene Calcium lacticum (ein halbes Gramm pro die) nicht unversucht lassen. Gegen die Gelenkschwellungen werden gewöhnlich Salizylpräparate angewendet, aber es tritt dabei niemals jene prompte Wirkung zutage, die wir von diesen Mitteln bei der Polyarthritis rheumatica zu sehen gewohnt sind.

Öfters hat man in der Praxis mit gutartigen Formen des **Nasenblutens** zu tun, das dadurch entsteht, daß sich an einer exkoriierten Stelle der Nasenschleimhaut ein Krüstchen gebildet hat, welches sich beim Schnauben, Nießen oder Pressen losiöst und dabei immer wieder eine neue Blutung erzeugt. Dem kann man leicht vorbeugen, wenn man einige Male des Tages einen mit Vaselin dick bestrichenen Wattepfropf unter drehenden Bewegungen in das betreffende Nasenloch einführt und so durch sanftes Ablösen der Kruste die kleine Wunde zu rascher Heilung bringt.

Kretinoide Wachstumstörungen.

Angeborene Thyreoaplasie und infantiles Myxödem. Formative Charaktere und funktionelle Störungen. Einfluß der Schilddrüsenbehandlung. Mongolismus. Unterscheidende und mit Myxödem gemeinsame Charaktere. Prognose und Therapie. Mikromelie. Frühere Verwechslung mit Rachitis foetalis. Überwiegen des weiblichen Geschlechtes. Angeborene Hüftgelenksluxation.

In der letzten Zeit haben wir eine Gruppe von eigentümlichen Anomalien der Entwicklung und des Wachstums näher kennen gelernt, die noch vor wenigen Dezennien unbekannt geblieben waren oder mit anderen Krankheiten verwechselt wurden, mit denen sie entweder gar nichts oder nur oberflächliche Züge gemein haben. Jetzt sind wir aber dahin gelangt, drei ganz bestimmte Typen von kretinoiden Entwicklungshemmungen voneinander zu unterscheiden: das infantile Myxödem, die mongoloide Idiotie und die Mikromelie, welche letztere identisch ist mit der Achondroplasie der französischen Autoren. Ich fasse sie unter der gemeinsamen Bezeichnung der kretinoiden Entwicklungsanomalien zusammen, weil sie zwar scharf umrissene Typen repräsentieren, die nur durch seltene und zweifelhafte Übergangs- oder Mischformen miteinander zusammenhängen, aber dennoch einzelne Charaktere miteinander gemein haben, die einigermaßen an den endemischen Kretinismus erinnern.

Im Vordergrunde unseres Interesses steht das **infantile Myxödem,** obwohl es an Häufigkeit hinter dem Mongolismus bedeutend zurücksteht; aber es unterscheidet sich von den beiden anderen Typen in zweierlei Beziehung. Während nämlich bei diesen die Entstehungsweise der Wachstumstörung noch völlig im Dunkeln liegt und dementsprechend auch ihre therapeutische Beeinflussung noch vieles oder vielleicht alles zu wünschen übrig läßt, wissen wir bestimmt, daß das infantile Myxödem auf einer mangelhaften Entwicklung oder einer völligen Aplasie der Schilddrüse beruht, und wir besitzen auch schon hundertfältige Beweise dafür, daß wir durch Zufuhr von Bestandteilen der Schilddrüse zweifellose und mitunter geradezu stupende Heilerfolge erzielen können.

Wodurch die mangelhafte oder gänzlich ausbleibende Entwicklung der Schilddrüse bedingt ist, ist uns freilich noch völlig unbekannt. Bei den Fällen von sporadischem Myxödem, mit denen wir es ausschließlich zu tun haben, ist an eine regionäre Ursache kaum zu denken, da sie, wie es scheint, in allen Ländern und in den Städten gerade so gut wie auf dem Lande vereinzelt vorkommen. Auch familiäre Momente scheinen keine Rolle zu spielen, weil nur äußerst selten mehrfaches Vorkommen bei Geschwistern oder weitläufigen Verwandten beobachtet wird. Sehr merkwürdig, aber vorläufig noch ganz unaufgeklärt ist die starke Bevorzugung des weiblichen Geschlechts. In meiner Statistik entfielen drei Viertel, bei anderen Beobachtern eine noch größere Quote auf Mädchen, und wir werden ein ähnliches, nur noch krasseres Verhältnis auch bei dem dritten Typus — der Mikromelie — kennen lernen. Einstweilen können wir aber darin nur eine Bestätigung für die auch durch andere Gründe gestützte Annahme erblicken, daß die ein inneres Sekret liefernden Organe — und dazu gehören auch die Geschlechtsdrüsen — sich gegenseitig nicht nur funktionell, sondern auch genetisch beeinflussen können.

Der Beginn der Entwicklungshemmung fällt wahrscheinlich immer in die intrauterine Periode; wenigstens ist mir weder aus eigener Erfahrung, noch aus der Literatur ein Fall bekannt geworden, wo ein bei der Geburt normales Kind erst im Säuglingsalter myxödematisch geworden wäre. Einige Autoren behaupten zwar, daß eine solche nachträgliche Herausbildung der charakteristischen Erscheinung erst nach der Entwöhnung stattgefunden habe und wollen dies so erklären, daß die Kinder die ihnen fehlenden Schilddrüsenstoffe durch den plazentaren Kreislauf und später durch die Mutter- oder Ammenmilch erhalten haben und erst nach dem Versiegen dieser Bezugsquellen an den Folgen dieses Mangels zu leiden haben; ich vermisse aber den stringenten Beweis für diese Behauptung, der in überzeugender Weise nur durch die Konfrontation photographischer Aufnahmen mit anfangs noch normalem und später myxödematisch gewordenem Habitus geliefert werden könnte, was meines Wissens bisher noch niemals geschehen ist. Die Äußerungen der Mütter allein sind aus dem Grunde nicht beweisend, weil sie meistens erst dann auf das abnorme Verhalten des Kindes aufmerksam werden, wenn es sich nicht aufsetzt, keine Zähne bekommt und sich nicht in der gewöhnlichen Weise für die Umgebung zu interessieren beginnt. Dagegen existieren mehrfach ganz bestimmte Berichte über ausgeprägt myxödematischen Habitus vor kurzem geborner Kinder und auch aus den Aussagen der Mütter ging wenigstens in meinen Fällen deutlich hervor, daß gewisse funktionelle Störungen, die zum Symptomenkomplex des kindlichen Myxödems gehören, wie Schlafsucht, Stuhlverstopfung, gewisse grunzende Geräusche beim Atmen usw. schon in den ersten Wochen beobachtet wurden.

Das Aussehen der myxödematischen Kinder ist so charakteristisch, daß jeder, der nur einen Fall gesehen und als solchen erkannt hat, die Diagnose weiterhin schon beim ersten Anblick zu machen imstande ist. Das Gesicht ist derb, plump und gedunsen und häufig von ausgesprochener Häßlichkeit; das Kopfhaar spärlich, lückenhaft, spröde und glanzlos, manchmal auch steif und borstenartig; die Haargrenze reicht tief gegen die gerunzelte Stirn herab, die dem Gesichte ein sorgenvolles Aussehen verleiht; die Augenlider sind gedunsen und verdickt und die Lidspalten dadurch verkleinert; die Nase — wie bei allen Kretinoiden — an der Wurzel eingedrückt; der eigentliche Körper der Nase ist hier aber eher groß, die Nasenflügel sind aufgeworfen, so daß man in die Nasenhöhle hineinsieht. Der Mund ist immer plump und breit, die Oberlippe verbreitert und aufgeworfen, so daß man einen großen Teil ihrer Schleimhaut zu sehen bekommt, und die dadurch gesetzte Entstellung wird in vielen Fällen auch noch durch die vergrößerte und vorgestreckte Zunge in unangenehmer Weise verstärkt. Die Gesichtsfarbe ist blaß und fahl, manchmal mit einem Stich ins Gelbliche; ein Wangenrot habe ich in keinem meiner Fälle gesehen, während die aufgeworfenen Lippen an ihrer Schleimhaut eine lebhafte und selbst grelle Röte darbieten können.

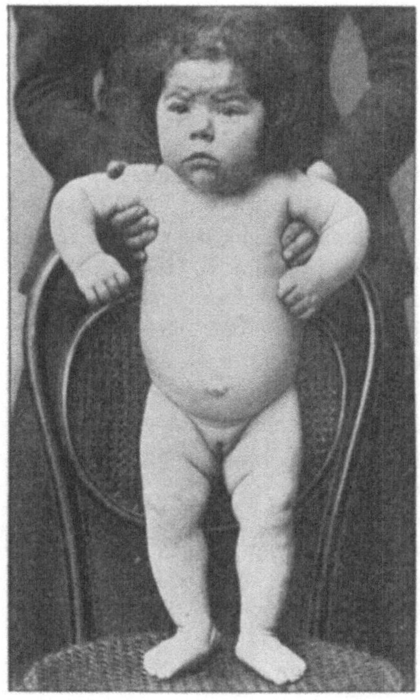

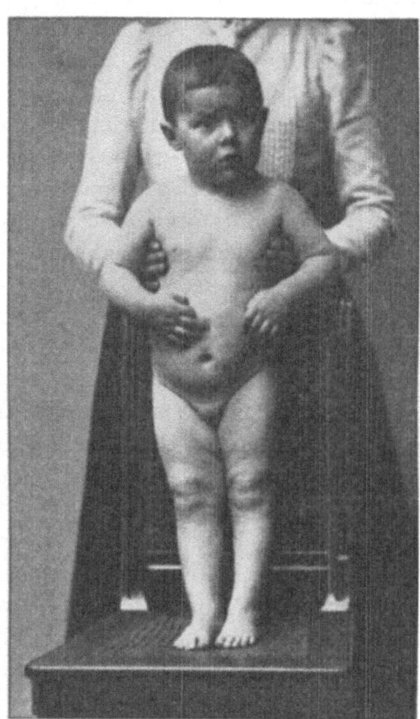

<table>
<tr><td align="center">Fig. 18.
Myxödem, zwei Jahre alt (vor der Behandlung).</td><td align="center">Fig. 19.
Dasselbe Kind wie in Figur 18 nach sechsmonatlicher Behandlung.</td></tr>
</table>

Zu dieser Entstellung des Gesichtes gesellt sich in allen Fällen die Mißgestalt des zwerghaften Körpers mit plumpen Gliedern und einem aufgetriebenen Froschbauch, der in den meisten Fällen auch noch durch einen Nabelbruch verunziert ist. Die Größe des Bauches rührt nur zum Teil von der Schlaffheit der Gedärme, zum größeren Teil aber von jener eigentümlichen Wucherung des Unterhautzellgewebes her, die der ganzen Affektion ihren Namen gegeben hat. Aber das Myxödem zeigt sich noch auffallender an anderen Stellen des Körpers, z. B. über dem Schlüsselbeine, wo sich manchmal polsterartige Vorwölbungen finden, die man auch als Pseudolipome bezeichnet hat. In einem meiner Fälle waren diese Anschwellungen von den Ärzten der Provinzstadt für Lungenhernien gehalten worden; sie schwanden aber infolge der Schilddrüsenbehandlung ebenso rasch und vollständig, wie das übrige Myxödem. Dieses Schwinden des Unterhautschleimgewebes erfolgt anfangs so rasch, daß dadurch eine nicht unbedeutende Gewichtsabnahme herbeigeführt wird. Aber diese macht infolge des rasch gesteigerten Längenwachstums und der zunehmenden Eßlust sehr bald einer starken Gewichtszunahme Platz.

Gehen wir nun zum Skelett über, so finden wir als eine der konstantesten Erscheinungen die Verzögerung des Fontanellschlusses, die alles weit hinter sich läßt, was wir in dieser Beziehung bei der Rachitis beobachtet haben. Ich fand eine weit offene Fontanelle nicht nur bei allen Zwei- und Dreijährigen, sondern auch noch im zwölften und fünfzehnten Jahre; aber niemals war auch nur das geringste Anzeichen von Kraniotabes vorhanden. Im Gegenteil waren die Schädelknochen in allen Fällen auffallend hart und resistent, so daß eine Verwechslung mit Rachitis, die leider zum Schaden der Kinder noch oft genug vorkommt, für den mit der Krankheit Vertrauten schon aus diesem Grunde ausgeschlossen ist. Auch Kopfschweiße und andere nervöse Begleiterscheinungen der Schädelrachitis haben in meinen Fällen jedesmal gefehlt.

Zu der Verwechslung mit Rachitis trägt auch die außerordentliche Verzögerung des Zahndurchbruches bei, die in allen Fällen ohne Ausnahme beobachtet wird. Ich sah z. B. ein 22 Monate altes Kind mit völlig zahnlosen Kiefern, ein 30 Monate altes Kind hatte zwei Zähne, ein zehnjähriges und ein elfjähriges Mädchen hatten nur Reste des Milchgebisses ohne einen einzigen der bleibenden Zähne. Daß aber hier die Rachitis ebensowenig beteiligt ist, wie bei der Verzögerung des Fontanellschlusses, beweist die jedesmalige eklatante Wirkung der Schilddrüsenbehandlung, indem z. B. das zahnlos gebliebene Kind nach sechsmonatlicher Behandlung schon 16 Zähne besaß und die Fontanelle in allen Fällen nach wenigen Monaten bereits geschlossen war.

Im übrigen Skelett macht sich die Störung jedesmal durch eine bedeutende Hemmung des Längenwachstums bemerkbar, wie aus der folgenden Tabelle hervorgeht, in der neben der gefundenen Länge die dem Alter zukommende normale Ziffer nach Quetelet und außerdem die absolute und relative Differenz gegenüber der normalen Länge verzeichnet ist.

Alter	Länge	Quetelet	Differenz	Fehlbetrag in %
2½ Jahre	72,0	79,6	− 7,6	9,8
4¾ ,,	80,5	98,0	−17,5	17,8
5¼ ,,	82,0	101,0	−19,0	18,8
7½ ,,	83,0	114,0	−31,0	27,2
10½ ,,	91,5	130,0	−38,5	29,6
12 ,,	95,0	136,0	−41,0	30,1
20 ,,	116,0	166,0	−50,0	30,1

Es zeigt sich also an diesen Ziffern, daß nicht nur die absolute Differenz immer größer wird, je älter das Individuum geworden ist, sondern daß sich auch das Verhältnis zur normalen Länge von Jahr zu Jahr ungünstiger gestaltet. Aber ebenso charakteristisch ist auch die Beförderung des Wachs-

tums durch die spezifische Therapie, und zwar erfolgt dieses nicht nur in
dem Tempo, das diesem Alter eigentümlich ist, sondern ganz unvergleichlich
lebhafter, so daß z. B. eine meiner Patientinnen, die in ihrem elften Jahre
91,5 Zentimeter (statt der normalen 130) maß, während einer fünfjährigen
Behandlung 47,5 Zentimeter gewann (vgl. Fig. 20—23), während ein ebenso
altes Mädchen in dieser Zeit nur um 27 Zentimeter gewachsen wäre. Aber
selbst zu einer Zeit, wo sonst schon eine Verknöcherung der Epiphysenfugen
des Femur und der Tibia stattfindet, in denen ja der größte Teil des Längenwachstums vor sich geht, kann durch die Schilddrüsenbehandlung ein leb-

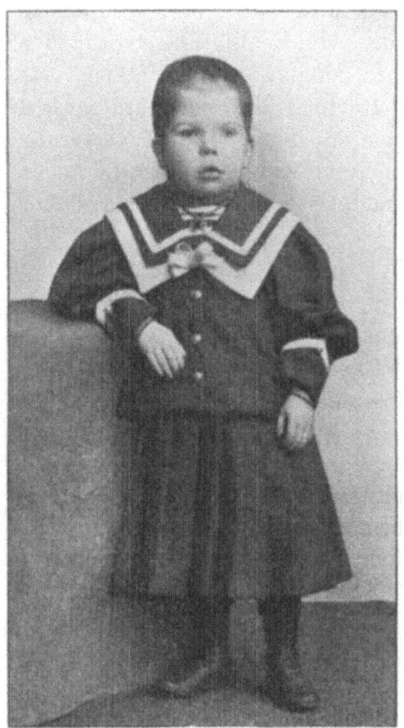

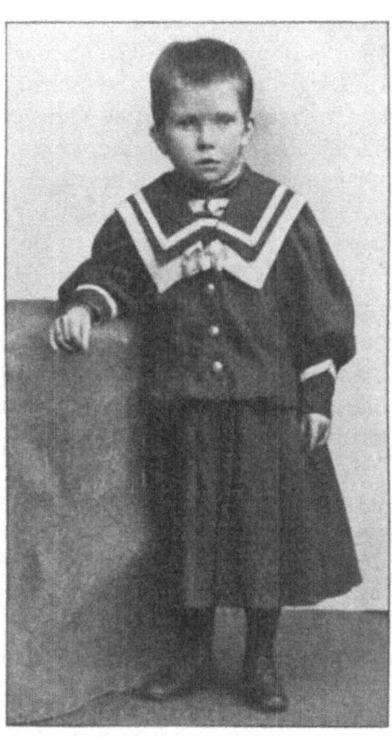

Fig. 20.

Fig. 21.

Myxödem, 10 Jahre alt (vor der Behandlung). Länge 91,5 cm.

Dasselbe Mädchen wie in Fig. 20 nach
sechsmonatl. Behandlung. Länge 95,5 cm.

haftes Wachstum hervorgerufen werden, so daß z. B. ein 20 jähriger Kretin,
den ich mit Schafschilddrüsen behandelte, im Laufe der nächsten vier Jahre
22 Zentimeter gewann, während bei Quetelet die Längenzunahme zwischen
dem 20. und 25. Jahre mit 3,2 Zentimeter angegeben ist. Das beweist also,
daß auch in diesem Falle die knorpeligen Zwischenfugen noch persistierten,
was bekanntlich auch bei viel älteren Myxödematösen durch die anatomischen
und radiographischen Befunde sichergestellt ist.

   Hand in Hand mit der verspäteten Verknöcherung der Epiphysenfugen
geht auch eine verzögerte Bildung der Knochenkerne in den Epiphysen und

kurzen Knochen, die man jetzt am Röntgenbilde auch in vivo verfolgen kann. Während also z. B. ein dreijähriges normales Kind drei stark verknöcherte Handwurzelkerne (am Capitatum, Hamatum und Triquetrum), ferner einen großen und breiten Kern in der distalen Radiusepiphyse und alle der Norm entsprechenden Epiphysenkerne der Metacarpi und Phalangen aufweist, zeigt ein gleichalteriges myxödematöses Kind nur einen kleinen Kern an der Radiusepiphyse, aber keinen einzigen Kern in der Handwurzel und in den

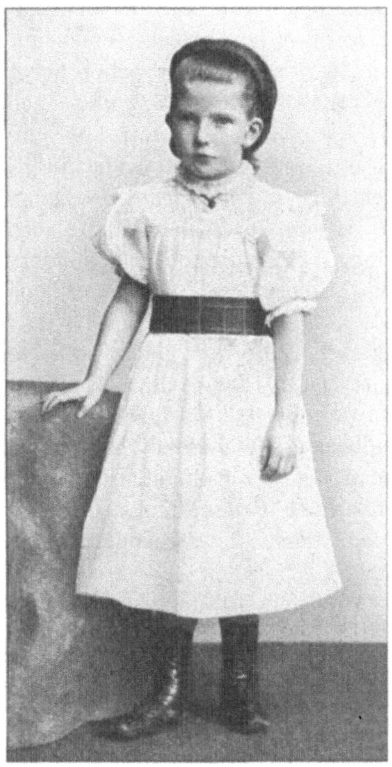

Fig. 22.

Dasselbe Mädchen wie in Figur 20 u. 21 nach zweijähriger Behandlung. Länge 114 cm.

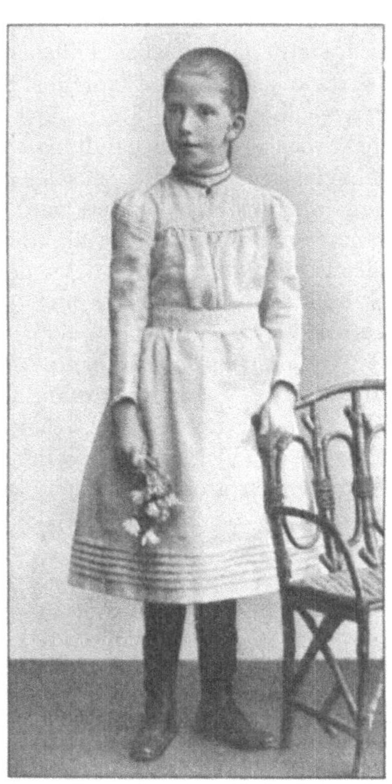

Fig. 23.

Dasselbe Mädchen wie in Fig. 20—22 nach vierjähriger Behandlung. Länge 133,5 cm.

Epiphysen der Metacarpi und Phalangen; und es ist also das ganze Handskelett nahezu auf dem Stande des ersten Jahres stehen geblieben.

Fast regelmäßig findet man ferner bei den myxödematischen Kindern eine ziemlich bedeutende Schlaffheit der Gelenke, welche ein Überstrecken, namentlich der Finger- und Handwurzelgelenke gestattet. Wir werden dieselbe Anomalie in einem viel höheren Grade bei den mongoloiden Kretinen beobachten; aber weder hier noch dort findet man jene Schmerzhaftigkeit, die wir bei den überstreckbaren Gelenken der rachitischen Kinder gefunden haben. Es handelt sich also hier nicht um das Übergreifen eines Entzündungsprozesses von der Knochenknorpelgrenze auf die Kapsel- und Gelenksbänder, da diese Entzündung hier auch nicht einmal andeutungsweise vorhanden ist, sondern wahrscheinlich um eine eigentümliche Malazie des allseitig wachsenden Knorpels, wovon ich die Anzeichen in einem Fall unter dem Mikroskope wahrgenommen zu haben glaube.

Wenden wir uns nun zu den vielfältigen Funktionsstörungen, die bei den myxödematischen Kindern durch den Ausfall der Schilddrüsenfunktion herbeigeführt werden, so fällt uns zunächst eine Störung der Wärmeregulierung auf, infolge deren die Haut sich auffallend kühl anfühlt und die Rektumtemperatur fast in allen Fällen mehr oder weniger herabgesetzt erscheint. Ich fand z. B. einmal vor der Behandlung 36,2, nach sechswöchentlicher Thyreoidbehandlung 37,7; nach achtwöchentlicher Pause 36,2 und nach mehrwöchentlicher Behandlung wieder 37,5; womit also nicht nur das Symptom an sich, sondern auch seine günstige Beeinflussung durch die spezifische Organtherapie demonstriert wird. Auch der Puls ist entsprechend verlangsamt, z. B. bei einem halbjährigen Kinde bis auf 75 Schläge; und auch hier steigt die Frequenz infolge der Behandlung nicht nur zur Norm, sondern — bei unvorsichtiger Dosierung — auch weit darüber, worauf wir später noch zurückkommen werden.

Auch die vielfach besprochene Tatsache, daß den myxödematösen Individuen die Schweißsekretion fehlt, konnte ich in der Mehrzahl meiner Fälle bestätigen. Die nicht schwitzende Haut fühlt sich auffallend trocken an und zeigt meistens eine vermehrte Abschilferung der Oberhaut; manchmal bildeten sich große seborrhoische Platten an den Wangen, an den Oberarmen und am Bauche, die dann ohne äußerliche Behandlung sehr rasch verschwanden, wenn durch die Schilddrüsentherapie eine reichliche Produktion der Hautsekrete angeregt wurde.

Merkwürdig, wie so vieles bei dieser Affektion, ist die Herabsetzung der Körpertemperatur trotz der verminderten Hautabdünstung und des kontrahierten Zustandes der Hautgefäße, da man als Folge der dadurch erschwerten Wärmeabgabe eher das Gegenteil hätte erwarten müssen. Wenn aber trotzdem eine niedere Körpertemperatur gefunden wird, so kann dies nur auf einer verminderten Produktion von Wärme beruhen; und tatsächlich haben Stoffwechsel- und Respirationsversuche bei myxödematischen Kindern die Herabsetzung der vitalen Oxydationsprozesse um ein Drittel nachweisen können (Bergmann). Da aber eine Verbrennung ad hoc in eigenen wärmeerzeugenden Zellen oder Organen ausgeschlossen werden kann, so kann es sich nur um eine verminderte Tätigkeit der motorischen und sekretorischen Mechanismen handeln — eine theoretische Folgerung, mit der die verlangsamte Herzaktion, die träge Peristaltik, die Untätigkeit der Schweißdrüsen, die Trägheit aller willkürlichen Bewegungen, die Schlafsucht und die geistige Torpidität ganz gut übereinstimmen [1]).

---

[1]) Wie ich im vierten Bande meiner Allgemeinen Biologie („Nerven und Seele") dargelegt habe, spielen sich die physiologischen Vorgänge, an die die geistige Tätigkeit geknüpft ist, nicht nur in den Ganglienzellen der Großhirnrinde ab, sondern in ausgedehnten, über den ganzen Körper ausgebreiteten Reflexketten, die durch das Nervengitter der Großhirnrinde vermittelt werden. Diese ausgedehnten Reflexvor-

Zu den konstantesten Erscheinungen beim infantilen Myxödem gehört auch die Obstipation. Nur in einem meiner Fälle fehlte sie vollständig; in allen anderen bestand seit der Geburt eine hartnäckige und in einigen Fällen sogar eine hochgradige Verstopfung, so daß die Entleerung ohne Kunsthilfe erst nach fünf bis zehn Tagen erfolgte. In einem der Fälle wurde die ärztliche Hilfe nur wegen dieses auch den Angehörigen überaus lästigen Übels in Anspruch genommen und diese erschöpften sich förmlich in Danksagungen für die prompte Abhilfe, die durch die bloße Schilddrüsenbehandlung geschaffen wurde. In der Tat muß man die Beseitigung der Obstipation neben der ebenfalls immer auffallend raschen Heilung der Nabelbrüche als eine der sichersten Wirkungen der spezifischen Behandlung bezeichnen, die in keiner meiner Beobachtungen ausgeblieben ist.

Ebenso günstig ist auch die Wirkung auf ein relativ seltenes Symptom, nämlich ein eigentümliches, das In- und Exspirium begleitendes grunzendes oder schnarchendes Geräusch, das eine gewisse Ähnlichkeit mit dem Stridor congenitalis besitzt. Während aber diese Erscheinung, wie wir gesehen haben, bei den anderen Kindern längstens bis Ende des ersten Jahres verschwindet, war es hier auch viel später, z. B. im vierten Jahre, noch deutlich ausgeprägt. Einmal war die Diagnose Stimmritzenkrampf gestellt und eine Phosphorkur — natürlich vergeblich — eingeleitet worden. Nach ein- bis zweimonatlicher Schilddrüsenbehandlung war die Respiration in allen meinen Fällen ganz geräuschlos geworden.

Leider ist der Erfolg der Therapie gerade bei dem wichtigsten Symptom der Thyreoaplasie, nämlich der Beeinträchtigung der geistigen Entwicklung, keineswegs so konstant, wie gegenüber den körperlichen Erscheinungen, wo die Wirkung der Behandlung fast niemals ausbleibt und in manchen Fällen geradezu staunenswerte Wandlungen herbeizuführen vermag. Die Entwicklung der geistigen Funktionen war in allen meinen Beobachtungen bedeutend im Rückstand und nur einmal sah ich bei einem 15 jährigen Mädchen Zwergwuchs, offene Fontanelle, rückständige Entwicklung der Knochenkerne und myxödematösen Habitus neben einer nahezu normalen geistigen Entwicklung. Meistens fällt aber den Eltern schon im ersten Jahre die ungewohnte Ruhe und Schläfrigkeit der Kinder auf, namentlich wenn Gelegenheit zum Vergleiche mit früheren Geschwistern gegeben ist. Dazu kommt dann die Unfähigkeit, den Kopf zu balanzieren, zu sitzen, zu gehen und zu stehen, welche hier — im Gegensatze zu den rachitischen Kindern — nicht durch die Schmerzhaftigkeit in den Gelenksapparaten, sondern, wie bei allen idiotischen Kindern, durch das Fehlen der nötigen Intelligenz bedingt ist. Genau in demselben Maße, wie diese entweder von selbst oder durch therapeutische Einwirkung zunimmt, erlangen sie auch ihre statischen und

---

gänge sind natürlich mit ebenso ausgedehnten Oxydationen verbunden und diese entfallen daher beim gesunden Individuum größtenteils während des Schlafes und infolge der geistigen Trägheit der Myxödematösen auch während ihres wachen Zustandes. Dazu kommt wahrscheinlich auch noch die Insuffizienz der Wärmeregulierungszentren, die es verhindert, daß die Abkühlung der Bluttemperatur, wie bei normalen Individuen, mit einer vermehrten Muskeltätigkeit (Zittern, Muskelspannungen und vermehrtem Bewegungsdrang) beantwortet wird.

lokomotorischen Fähigkeiten. Nur von einem der Kinder wurde berichtet, daß es schon nach vollendetem dritten Jahre gehen konnte; alle anderen hatten diese Fähigkeit erst im fünften oder sechsten, einige gar erst im elften oder zwölften Jahre erlangt. Dabei blieben aber bei allen, die ohne Behandlung gehen konnten, Haltung und Gang auffallend unsicher, namentlich auf Treppen und auf der Straße zeigten sie sich ängstlich, schon eine geringe Niveauverschiedenheit bereitete ihnen Schwierigkeit und das Besteigen eines Schemels oder eines Stuhles war ein Ding der Unmöglichkeit. Auch bei einem Falle von angeborenem Myxödem, der erst in seinem 20. Jahre der Behandlung unterzogen wurde, war der Gang auffallend unbehilflich und schlürfend, mit weit vorgebeugtem Kopf und Oberkörper.

Alle diese Störungen werden durch die Schilddrüsenbehandlung meistens rasch und auffallend gebessert.

Ein 23 Monate alter Knabe, der wegen seiner vermeintlichen Rachitis lange vergebens mit Phosphor behandelt worden war und noch nicht einmal stehen konnte, vermochte schon nach sechsmonatlicher Schilddrüsenbehandlung allein zu gehen, und zwar sehr bald mit voller Sicherheit, so daß er auch allein auf die Sessel zu klettern begann. Bei konsequent fortgesetzter Behandlung konnte er sogar in seinem siebenten Jahre schwimmen, vom Sprungbrette springen und tauchen, und auch das Schlagen von Purzelbäumen betrieb er mit Leidenschaft. — Ein anderes Kind konnte mit acht Monaten noch nicht allein sitzen, nach sechsmonatlicher Behandlung rutscht es schon geschickt auf dem Boden. Dann wird die Behandlung durch zwei Jahre unterbrochen und das nun dreijährige Kind kann weder sitzen noch stehen. Nach einjähriger Behandlung geht es ganz geschickt und ohne jede Ängstlichkeit, klettert auf die Stühle und dergl.

Es gibt aber auch Fälle, wo der Erfolg in bezug auf die motorische Funktion vollkommen ausbleibt, und das sind immer dieselben, bei denen auch die psychischen Funktionen wenig oder gar nicht beeinflußt werden. Hier kann man nicht einmal immer das zu späte Einsetzen der Behandlung beschuldigen, weil wir ja gesehen haben, daß auch dann öfters noch gute Erfolge erzielt werden, während ich in einigen, allerdings sehr seltenen Fällen auch bei frühzeitiger Behandlung nach der psychischen Seite jeden Erfolg ausbleiben gesehen habe.

Ein hochgradig myxödematöses Kind wurde in seinem fünften Monate zu uns gebracht und wird seit Jahren fast ununterbrochen behandelt. Während sich aber das Aussehen in geradezu wunderbarer Weise verändert hat, so daß aus einem abschreckend häßlichen Kobold ein hübsches Kindergesichtchen geworden ist, obwohl die Obstipation geschwunden und die große Nabelhernie rasch geheilt ist, konnte das Kind noch in seinem fünften Jahre nicht allein sitzen, sprach noch gar nichts und zeigte nur wenig Interesse für seine Umgebung. Es wurde dann unserer weiteren Beobachtung entzogen.

Abgesehen von diesen seltenen Fällen, wo der Erfolg in bezug auf die psychische Entwicklung entweder ganz oder nahezu ausbleibt, ist die Wirkung der Behandlung auch in dieser Beziehung fast immer deutlich wahrnehmbar, obwohl auch hier alle möglichen Abstufungen vorkommen und ein vollkommen befriedigender Erfolg eigentlich zu den Ausnahmen gehört. Zu diesen zähle ich den folgenden Fall:

Der früher besprochene Knabe, der es bis zum Schwimmen und Tauchen gebracht hatte, zeigte zu 23 Monaten, als die Schilddrüsenbehandlung begonnen wurde, trotz

der großen Mühe, die man sich mit seiner Erziehung gegeben hatte, noch sehr geringe
Zeichen von Intelligenz; höchstens daß er auf Befragen seine Hände und Füße zeigte
oder dergleichen. Er war noch völlig inkontinent, konnte weder aus dem Glase
trinken, noch feste Speisen verschlucken, sondern mußte in liegender Stellung mit
dem Löffel gefüttert werden. Die Zeit zwischen den Mahlzeiten verbrachte er fast
immer schlafend. Nach dreimonatlicher Behandlung ißt und trinkt er wie andere
Kinder, nach weiteren drei Monaten ist er nach Angabe des Vaters „wie ausgewechselt",
interessiert sich für alles, kennt alle Tiere im Bilderbuch usw. Mit drei Jahren hält
er sich vollkommen rein; mit vier Jahren besucht er einen Kindergarten, lernt Lied-
chen singen, spricht aus eigenem Antrieb sein Nachtgebet. Mit sieben Jahren besucht
er die zweite Klasse der Volksschule, nachdem er die Prüfung aus der ersten mit
gutem Erfolg abgelegt hat. Er ist ziemlich lebhaft; macht gerne Witze, hat gutes
musikalisches Gehör. Später hat er bei ununterbrochener Schilddrüsenbehandlung
auch die Realschule mit gutem Erfolg besucht.

Was die Methode der Behandlung anlangt, so habe ich bei den Kindern
fast immer das „Thyreoid-Elixir" der Firma Allen and Hanbury verwendet, das in einem Kaffeelöffel ungefähr den sechsten Teil einer Schaf-
schilddrüse enthält, also etwa so viel, wie in den gebräuchlichen Tabletten.
Mit diesem Präparate, das von den Kindern wegen seines vom Glyzerin
herrührenden süßen Geschmackes gerne genommen wird, habe ich alle
therapeutischen Erfolge erzielt, die ich früher geschildert und zum Teil
durch Abbildungen illustriert habe [1]). Kinder unter einem Jahre bekamen
einen halben Kaffeelöffel täglich, dann bald steigend bis zu einem ganzen
Löffelchen und nur die älteren Individuen (über 12 Jahre) bekamen zwei
Kaffeelöffel oder zwei Tabletten pro Tag. Bei dieser Dosierung habe ich nur
selten unerwünschte Nebenwirkungen gesehen und wenn solche in Form
von Schlaflosigkeit oder Pulsbeschleunigung auftraten, konnte man ihrer
durch eine mehrtägige Pause und durch Verkleinerung der Dosis rasch wieder
Herr werden. Die Behandlung wurde, so weit es an mir lag, ununterbrochen
fortgesetzt, weil ich mir nicht denken kann, daß bei diesen Kranken ein
Ersatz der von ihrer Schilddrüse nicht gelieferten Stoffe jemals überflüssig
werden könnte, und weil mich auch die Erfahrung gelehrt hat, daß ein Aussetzen der Behandlung manchmal schon nach einigen Wochen eine wahrnehmbare Verschlimmerung herbeiführt. Dagegen hat eine gelegentliche
Pause von einigen Tagen noch keine nachweisbare Änderung zur Folge.

In der letzten Zeit wurde von mehreren Seiten gemeldet, daß die
Implantation lebender Schilddrüsen unter die Haut und in die Milz nicht nur
gelungen sei, sondern auch bessere Erfolge erzielt habe, als die bis dahin geübte interne Behandlung. Man wird also in refraktären Fällen auch diese
Methoden in Erwägung zu ziehen haben. —

Der **Mongolismus** ist viel häufiger als die myxödematische Entwick-
lungsstörung. In derselben Zeit, in der ich 22 Fälle von Myxödem beobachtete,
sah ich 75 Fälle von Mongolismus, darunter 39 Knaben und 36 Mädchen.
Es fehlt also hier das Überwiegen des weiblichen Geschlechtes, das bei den
anderen zwei Typen in so auffallender Weise zutage tritt.

Auch bei dieser Gruppe konnte weder bei den Eltern, noch bei den
Geschwistern irgend etwas eruiert werden, was ein Licht auf die ätiologischen

---

[1]) Vergl. meine im Jahre 1902 erschienene Abhandlung über „Infantiles Myxödem, Mongolismus und Mikromelie".

Faktoren geworfen hätte, die bei der Entstehung dieser Mißbildung wirksam sein könnten. Weder Alkoholismus der Eltern, noch psychische Aufregungen der Mutter während der Schwangerschaft, noch vorgerücktes Alter der Eltern — lauter Momente, die von einigen beschuldigt werden — konnten in meinem Material herangezogen werden; speziell habe ich, in Übereinstimmung mit anderen Beobachtern, auch erste Kinder jugendlicher Eltern affiziert gesehen, während die späteren Kinder verschont geblieben sind. Wo Geschwister vorhanden waren, zeigten sie immer ein normales Verhalten und auch von einer Vererbung in der Seitenlinie ist mir in keinem Falle etwas bekannt geworden.

Das Aussehen der Mongoloiden, namentlich ihre Gesichtsbildung, ist so charakteristisch, daß sie von jedem, der sich einmal mit ihr vertraut gemacht hat, auf den ersten Anblick erkannt werden muß, und sie sehen einander alle so ähnlich, als ob sie Geschwister wären, während sie mit ihren eigenen Geschwistern keinerlei Ähnlichkeit zeigen. (Vgl. Fig. 24). Sie haben aber auch keine Ähnlichkeit mit dem myxödematösen Typus, so daß eine Verwechslung für den Kenner ganz ausgeschlossen ist.

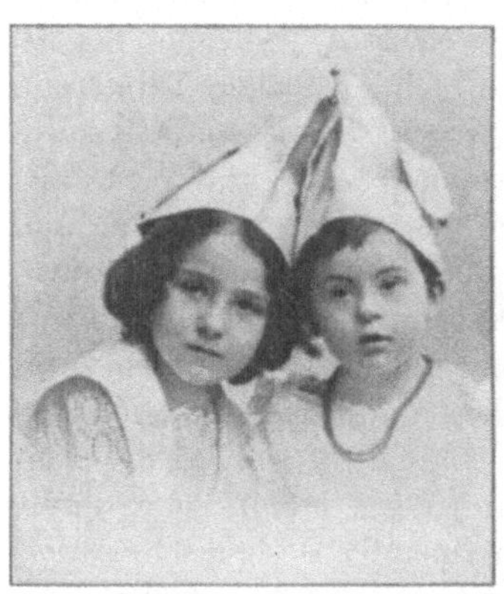

Fig. 24.

Zwei Schwestern. Die ältere gesund, die jüngere mongoloid.

Der eigenartige Charakter eines mongoloiden Gesichtes setzt sich aus folgenden Eigentümlichkeiten zusammen:

1. Die Lidspalten verlaufen schief nach innen und unten, sind abnorm klein und etwa in der Hälfte der Fälle nach innen von einer halbmondförmigen Hautfalte (Epikanthus) begrenzt.

2. Die Nase ist auffallend klein und besteht manchmal nur aus einem Knöpfchen, das auf eine eingesunkene und verbreiterte Nasenwurzel aufgesetzt ist.

3. Die Augenhöhlen sind meistens flach, so daß die Höhe der Bulbi auf das Niveau der Glabella vorrückt.

4. Der Mund ist bei ruhigem Gesichtsausdrucke eher klein, geht aber beim Lachen oder Weinen in überraschender Weise in die Breite, wie denn überhaupt bei jeder Erregung eine häßliche Grimasse (mit Emporziehen der Mundwinkel, Einsinken der Nasolabialfalten und starkem Zwinkern der Augen) entsteht.

5. Mehr als die Hälfte der Mongoloiden hat in der Ruhe den Mund halb offen mit mehr oder weniger vorgestreckter, aber nicht vergrößerter Zunge.

6. Die Wangen sind in der großen Mehrzahl der Fälle gerötet, aber nicht in der gewöhnlichen Weise, wie bei blühenden Kindern, sondern wie aufgeschminkt, klownartig. Manchmal kommt noch ein dritter roter Fleck auf der Höhe des Kinns hinzu.

7. Nicht selten besteht Rötung oder Entzündung der Lidränder und gleichzeitig eine Art squamösen Ekzems auf der Höhe der geröteten Wangen.

Aus dieser Beschreibung geht wohl deutlich genug die geringe Ähnlichkeit des mongoloiden Gesichtes mit dem myxödematösen hervor. Die Unähnlichkeit wird aber noch gesteigert durch den ganz verschiedenen, ja geradezu kontrastierenden Gesichtsausdruck. Dieser ist beim Myxödem entweder apathisch oder er erscheint durch die gerunzelte Stirne und die hinaufgezogenen Brauen wie sorgenvoll; das mongoloide Gesicht hat dagegen einen entschieden heiteren oder komischen Charakter. Namentlich wenn die Apathie der ersten Zeit geschwunden ist, haben die Kinder ein lebhaftes Mienenspiel, sind zu kleinen Spässen und Kunststückchen, wie Drohen mit dem Zeigefinger, Nachahmen des Schießens u. dgl. aufgelegt; und da sie diese Produktionen fast immer mit einem eigentümlichen Grinsen begleiten, so entsteht dadurch ein sonderbares skurriles Gebahren, das mit der Morosität der Myxödematischen so stark als möglich kontrastiert.

Aber auch die den beiden Typen gemeinsamen Charaktere zeigen bei genauerer Analyse recht deutliche Verschiedenheiten. So kommt das habituelle Vorstrecken der Zunge auch manchmal bei den Mongoloiden vor, aber es beruht nicht auf einer Makroglossie, sondern hängt viel eher mit der Imbezillität dieser Kinder zusammen. Auch die Verzögerung des Fontanellschlusses und das starke Klaffen der Nähte gehört zu den Eigentümlichkeiten des Mongolismus; aber hier findet man häufig größere Knochendefekte an der Sagittal- und Okzipitalnaht, indem sich von harten Knochenrändern begrenzte, membranöse Lücken in die Kontinuität der Seitenwandbeine erstrecken. Alles das verschwindet aber schon im Laufe des ersten Jahres spontan und auch die große Fontanelle schließt sich fast immer schon vor beendetem dritten Jahre. Selten findet man noch in den nächsten Jahren eine kleine Lücke, niemals aber jene hartnäckige Persistenz der Fontanelle, wie wir sie bei den nichtbehandelten Myxödematösen kennen gelernt haben. Dagegen ist wieder die eigentümliche Steilheit des Gaumengewölbes samt der medianen rinnenförmigen Vertiefung und der vorspringenden medianen Kante nicht nur viel häufiger, sondern auch, wenn sie vorhanden sind, viel stärker ausgeprägt als beim Myxödem.

Auch der Durchbruch der Milchzähne war zwar in allen meinen Fällen bedeutend verzögert; doch war die Verspätung weder so gleichmäßig, noch so bedeutend, wie bei dem früheren Typus. Es wurden allerdings bei 16-, 18- und 21 monatlichen Kindern noch völlig zahnlose Kiefer gefunden, aber ein andermal waren bei einem nichtbehandelten Kinde von 20 Monaten schon 12 und bei einem anderen zu 28 Monaten schon alle Milchzähne vorhanden. Dagegen war die Reihenfolge des Erscheinens oft auffallend unregelmäßig, so daß z. B. in zwei Fällen die Backenzähne vor den Schneidezähnen erschienen.

Eine entschiedene Differenz besteht ferner auch in bezug auf das Längenwachstum, das beim Myxödem ausnahmslos bedeutend retardiert ist, während ein solches Zurückbleiben nur bei einem Teil der Mongoloiden nachweisbar war und sich dann immer in engen Grenzen hielt, so daß die Differenz gegen die Norm nur 5—10 Zentimeter betrug. Es gibt aber auch einzelne von normaler Länge, und hin und wieder war sogar das Durchschnittsmaß ein wenig überschritten.

Zu der geringen Beeinflussung des Längenwachstums kommt auch das Verhalten der Knochenkerne, deren Bildung und Verknöcherung sich in den Röntgenaufnahmen entweder als normal oder nur wenig verzögert erwies. Eine stärkere Verzögerung, wie sie beim Myxödem zur Regel gehört, habe ich niemals gesehen.

Dagegen ist eine andere Veränderung im Skelettsystem, nämlich die Gelenkschlaffheit, hier wieder viel stärker ausgeprägt als beim Myxödem. Am auffallendsten ist sie an den Hand- und Fingergelenken, so daß man ohne Schwierigkeit und ohne Schmerzensäußerung von seiten der Kinder den Rücken der Hand und der Finger mit der Dorsalseite des Vorderarms in völlige Berührung bringen kann. Auch die Hüftgelenke sind in manchen Fällen auffallend schlaff, so daß sonst ganz unmögliche Bewegungen ausführbar sind, z. B. Berühren des Kopfes mit den Zehen und ähnliches. Die Ursache liegt auch hier weder in den Muskeln noch in den Bändern, sondern wahrscheinlich im Knorpel, der in einigen von mir untersuchten Fällen gewisse Veränderungen, namentlich eine stärkere Bildung der Zellenhaufen an der Proliferationszone — ohne Verlängerung der Zellensäulen wie bei der Rachitis — dargeboten hat. Diese Gelenkschlaffheit hindert aber die mongoloiden Kinder nicht an der Erlangung ihres Gehvermögens, während die Rachitiker immer erst dann zu gehen anfangen, wenn ihre Gelenkschlaffheit zum Schwinden gebracht wurde. Ich habe sie auch bei älteren Mongoloiden gesehen, die ihre Gehfähigkeit schon vor Jahren erlangt hatten.

Im Zusammenhang mit der krankhaften Beschaffenheit des Knorpels steht vielleicht auch das ziemlich häufige Vorkommen von Verbildungen des Thorax, die aber ihren Sitz nicht im knöchernen Teile der Rippen oder an der Knochenknorpelgrenze haben, wie bei der Rachitis, sondern ausschließlich in der Nachgiebigkeit der knorpeligen Rippe begründet sind. Ich habe achtmal ein ziemlich auffälliges Pectus carinatum beobachtet, darunter zweimal nur einseitig, wobei der Scheitel der Konkavität ungefähr in der Mitte der knorpeligen Rippen in gleicher Distanz vom Sternum und dem knöchernen Anteil seinen Sitz hatte und der vordere Teil der Rippen mit dem Sternum kielförmig aus der Vertiefung hervortrat. Dabei war entweder gar kein Rosenkranz oder nur eine Andeutung eines solchen vorhanden, und der knöcherne Teil der Rippe zeigte eine normale Resistenz. Einmal war bei einem viermonatlichem Kinde eine sogenannte Trichterbrust vorhanden, d. h. eine trichterförmige Einziehung der vorderen Thoraxwand mit dem Processus xiphoideus als Mittelpunkt.

Sehr verschieden vom Myxödem ist auch das Verhalten der Haut bei den Mongoloiden. Sie ist nicht rauh und trocken, sondern im Gegenteil meistens auffallend weich und schmiegsam. Zwar ist das Unterhautzellgewebe auch hier fast immer reichlich entwickelt, aber es handelt sich offenbar mehr um eine reichliche Fettschicht als um eine spezifische myxödematöse Entartung. Das folgt erstens daraus, daß eine Anschwellung der Lider, eine Runzelung der Stirne, eine Wulstbildung im Nacken oder über den Schlüsselbeinen niemals vorkommt, und dann auch aus der Unfähigkeit der Schilddrüsenstoffe, daran etwas zu ändern. Die rundliche Fülle der Glieder, wie sie fast allen Mongoloiden zukommt, widersteht selbst einer

energischen Schilddrüsentherapie und nicht ein einziges Mal habe ich eine
Gewichtsabnahme infolge der Behandlung konstatieren können. Im Gegenteil zeigte sich eine ziemliche, sehr oft bedeutende Gewichtszunahme in den
ersten Wochen der Behandlung, weil durch das rasche Schwinden der Schlafsucht eine reichlichere Nahrungsaufnahme zu erzielen war.

Auch in bezug auf die Behaarung des Kopfes besteht eine Abweichung
insofern, als die bei den Myxödematösen beschriebene Anomalie hier vollkommen fehlt.

Fast in der Hälfte aller beobachteten Fälle bestand eine Mißbildung
des äußeren Ohres, und zwar
sieht man am häufigsten eine
an die Affen erinnernde Konformation der Ohrmuschel, bedingt durch eine muschelartige
Krümmung des oberen Teiles
und eine unverhältnismäßige
Kleinheit der unteren Partie.
Fünfmal sah ich eine auffällige
Ungleicheit beider Ohrmuscheln,
und zwar sowohl in bezug auf
die Größe als auf die Gestalt.
Auch andere Bildungsanomalien
und Bildungshemmungen (angeborene Herzfehler, Kiemen-
fisteln usw.) sind bei den Mongoloiden in auffallender Häufigkeit
anzutreffen. Zu dem Bilde des
Mongolismus gehört jedenfalls
auch die Nabelhernie, da sie in
weit mehr als der Hälfte der Fälle
vorhanden ist. Sie schwindet
auch hier meistens in den ersten
Monaten der Schilddrüsenbehandlung, doch scheint die Heilung hier doch nicht so prompt
vor sich zu gehen, wie beim
Myxödem.

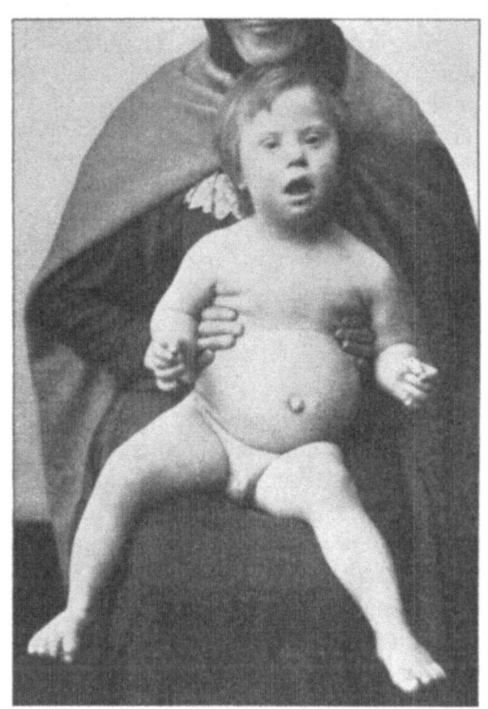

Fig. 25.
Mongoloid.

Bei den männlichen Mongoloiden fällt die Kleinheit des Penis und
des Skrotum auf; der erstere hat ein appendixähnliches Aussehen. Die
schmächtige Pars pendula besteht meistens nur aus der Vorhaut und die ver-
kleinerte Glans ist mit den wenig entwickelten Corpora cavernosa im Fettgewebe des Mons veneris vergraben. (Vgl. Fig. 25.) Wenn die Hoden nicht
im Leistenkanale verborgen sind — was häufig der Fall ist — sind sie ebenfalls auffallend klein. Wie sich die Genitalien bei erwachsenen Mongoloiden
verhalten, vermag ich leider nicht anzugeben, weil ich solche nicht zu beobachten Gelegenheit hatte. Bei den Myxödematösen und den mit ende-
mischem Kretinismus Behafteten ist die Geschlechtsreife und die Ent-

wicklung der sekundären Geschlechtscharaktere bekanntlich bei beiden Geschlechtern stark verzögert und durch die Schilddrüsenbehandlung in deutlichster Weise zu beeinflussen. Dagegen waren die Menses bei einem 17 jährigen mongoloiden Mädchen eingetreten und haben sich in normaler Weise wiederholt.

Körpertemperatur und Schweißsekretion zeigen bei den Mongoloiden keine Abweichung von der Norm; dagegen herrscht in bezug auf die Obstipation wieder eine nahezu vollständige Übereinstimmung mit dem myxödematösen Typus. Auch hier ist in der Mehrzahl der Fälle die Verstopfung eine sehr hartnäckige, so daß manchmal die Entleerungen überhaupt spontan nicht erfolgen oder wenigstens viele Tage auf sich warten lassen; und auch hier wurde häufig durch die Schilddrüsentherapie eine auffallende Besserung erzielt, im Gegensatz zu den anderen Bildungs- und Funktionsanomalien, die wieder durch die Therapie nur wenig beeinflußt werden. Auch Rezidive der Obstipation in den Behandlungspausen und neuerliche prompte Besserung durch die Behandlung wurde in einigen Fällen beobachtet.

Was nun die psychischen Funktionen anlangt, so war ihre Entwicklung in allen meinen Beobachtungen bedeutend beeinträchtigt. Im ersten Jahr sind die Kinder meistens apathisch und schlafsüchtig; später fällt es auf, daß sie sich wenig für die Umgebung interessieren, daß sie Mutter und Geschwister nicht kennen und daß sie das dargebotene Spielzeug unbeachtet lassen. Im wachen Zustande betrachten sie oft unausgesetzt ihre Hände und Finger, eine bei idiotischen Kindern ziemlich häufige Erscheinung.

Später war auch hier das. Ausbleiben des Steh- und Gehvermögens für die Umgebung am auffallendsten und gab den ersten Anlaß, den Arzt zu befragen. Manche Kinder konnten auch im zweiten Jahre den Kopf nicht balanzieren; aber endlich lernen sie Sitzen und Stehen und am Ende des dritten Jahres gehen sie meistens auch ohne Behandlung schon allein; wobei sie sich aber niemals so ungeschickt und ängstlich zeigen, wie die Myxödematösen.

Auch hier geht die Erlangung der Gehfunktion ziemlich parallel mit der Zunahme der Intelligenz. Auch die nicht behandelten Mongoloiden bleiben nämlich nicht so lange teilnahmslos und apathisch wie die Myxödematösen, sondern lernen im dritten Jahre einige Kunststückchen und einige Worte, sind zu Spässen und Kurzweil aufgelegt, erkennen die Tiere im Bilderbuch usw. Dabei werden sie jetzt meistens lebhaft, sind, sobald sie einmal gehen können, in fortwährender Bewegung, öffnen die Schränke, räumen die Laden aus, rücken die Gegenstände vom Platz und einzelne benehmen sich geradezu dement. Immer bleiben sie aber kindisch und zeigen nur eine geringe Lernfähigkeit. Die Erlangung der Kontinenz läßt lange auf sich warten, die Sprache ist schwer verständlich und besteht nur aus wenigen verstümmelten Worten. Im Vergleich mit den ohne Behandlung gebliebenen Myxödematösen machen sie nur in den ersten Jahren raschere Fortschritte; dann bleiben sie aber auf einer gewissen niederen Stufe stehen oder schreiten von dieser nur sehr langsam fort.

Was nun die Wirkung der Schilddrüsenbehandlung auf die Intelligenz der Mongoloiden anlangt, so scheint mir, daß weder ein optimistisches, noch

ein gänzlich absprechendes Urteil am Platze ist. Die Veränderungen, welche
die Mütter in der ersten Zeit der Behandlung so einstimmig rühmen, sind
nicht eingebildet, sondern bestehen wirklich, aber der Erfolg ist kein durchgreifender und beschränkt sich eigentlich darauf, daß man bei jüngeren
Kindern (in den ersten zwei Jahren) die später auch spontan eintretende
Besserung antizipiert oder beschleunigt. Da aber einzelne Erscheinungen,
wie die Stuhlverstopfung, die Heilung der Nabelhernie und auch die Beseitigung des grunzenden Geräusches, das auch hier wie beim Myxödem
manchmal die Atmung begleitet, durch diese Therapie günstig beeinflußt
zu werden scheinen, so wird man doch in jedem Falle gut daran tun, wenigstens
einen Versuch mit derselben für einige Monate zu machen. —

Der dritte Typus der kretinoiden Wachstumshemmungen — die,
Mikromelie — verdient trotz seiner Seltenheit eine eingehendere Behandlung,
als ihm in den pädiatrischen Lehrbüchern gewöhnlich zuteil wird; und zwar
vor allem wegen der großen Verwirrung, die seine frühere Bezeichnung als
„Rachitis fötalis" hervorgerufen hat. Da nämlich die mit dieser Neubildung
behafteten Kinder mit verkürzten und verkrümmten Extremitäten geboren
werden, andererseits aber die verkrümmten Röhrenknochen nicht weich und
nachgiebig, sondern im Gegenteil ungemein hart und resistent erscheinen,
so glaubte man früher, die Residuen einer intra uterum abgelaufenen Rachitis
vor sich zu haben. Nun lehrt aber die histologische Untersuchung der Knochen,
daß es sich nicht um Rachitis, sondern geradezu um ein Widerspiel der
Rachitis handelt, weil die Proliferation des Knorpels nicht verstärkt und die
Zellensäulen nicht vergrößert sind, wie bei dieser, sondern im Gegenteil die Vermehrung und die Vergrößerung der Knorpelzellen, welche das
Material für das Längenwachstum des Knochens bilden sollen, fast auf Null
reduziert sind, so daß der kleinzellige Knorpel der Epiphysen entweder direkt
an die gut verknöcherte Spongiosa grenzt oder von ihr nur durch eine ganz
schmale Zone größerer Knorpelzellen getrennt ist. Dagegen zeigt der periostal
gebildete Knochen ein normales Wachstum und eine normale Verkalkung,
und die Verkrümmungen der Diaphysen rühren daher nicht, wie bei der
Rachitis, von einer Nachgiebigkeit oder Infrangibilität der Knochenstruktur
her, sondern kommen durch das Mißverhältnis zwischen dem stark redu-
zierten endochondralen Längenwachstum und der normal fortschreitenden
periostalen Auflagerung zustande. Die Verwechslung der mikromelischen
Bildungsanomalie mit einer ganz anders gearteten Krankheit hat aber insofern verwirrend gewirkt, als man sich infolge dessen gegen die wahre
Rachitis foetalis, also gegen die klassische rachitische Knorpel- und Knochen-
veränderung, die so häufig schon vor der Geburt ihre Entwicklung beginnt,
ablehnend verhalten zu müssen glaubte. Man wies auf die große Seltenheit
der vermeintlichen, aber nur fälschlich so genannten „Rachitis foetalis" hin
und opponierte energisch gegen diejenigen, die in mehr als der Hälfte ihres
Beobachtungsmaterials deutliche Veränderungen an den Schädelknochen
und an den vorderen Rippenenden schon bei der Geburt oder unmittelbar
nachher zu sehen behaupten. Dieses Gegenargument gegen die angeborene
Rachitis beruht also auf einem jetzt kaum mehr verzeihlichen Irrtum und
sollte daher endlich fallen gelassen werden.

Aber auch ein zweiter Irrtum wurde durch diese zwerghafte Mißbildung hervorgerufen. Man fand nämlich bei den totgeborenen oder kurz nach der Geburt verstorbenen Mikromelen öfters eine frühzeitige Synostose des Os tribasilare, die eine Verkürzung der Schädelbasis zur Folge hat; und da dieselben Individuen mit ihrer eingesunkenen Nasenwurzel auch eine kretinistische Gesichtsbildung zeigten, glaubte man, daß die vorzeitige Verknöcherung an der Schädelbasis allen Kretinen eigentümlich sei und wollte darin sogar die Ursache ihrer mangelhaften geistigen Entwicklung erblicken. Jetzt weiß man aber schon genau, daß diese durch die große Autorität Virchow's gestützte Annahme in keiner Weise zutrifft. Man weiß, daß der endemische Kretinismus und das angeborene Myxödem nicht nur nicht die Verwachsung der Knorpelfugen beschleunigt, sondern sie im Gegenteil bedeutend verzögert; und umgekehrt fehlt diese Verzögerung nicht nur bei allen Mikromelen und allen diesen Typus zeigenden Fällen von fälschlich so genannter fötaler Rachitis, sondern es findet hier manchmal wirklich eine frühzeitige Verknöcherung der Knorpelfuge an der Schädelbasis statt. Aber diese frühzeitige Synostose hat keinen störenden Einfluß auf die geistige Entwicklung, weil die am Leben bleibenden Mikromelen nicht nur eine normale, sondern häufig sogar eine den Durchschnitt übersteigende Intelligenz besitzen. Diese Kretinoiden haben alle einen intelligenten Gesichtsausdruck, einen großen Schädelumfang und eine mächtig vorgewölbte Stirne.

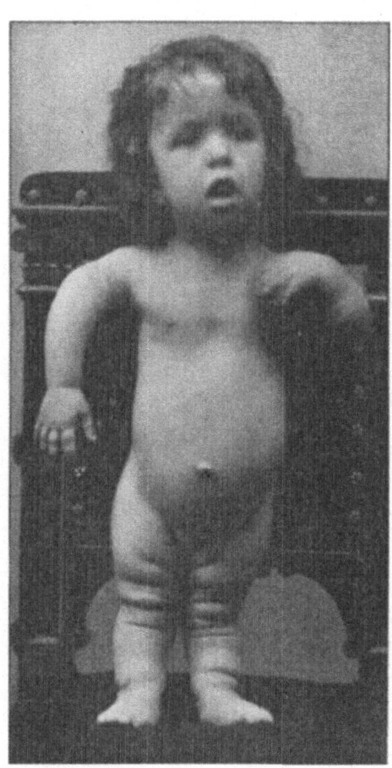

Fig. 26.

Mikromelie, zwei Jahre alt.

Infolge des fast vollständig fehlenden Längenwachstums an den Röhrenknochen erscheinen sie zwerghaft. Dabei wächst aber der Rumpf in normaler Weise und dadurch verschiebt sich das Verhältnis zwischen diesem und den Gliedern, so daß z. B. bei einem mikromelischen Fötus die unteren Extremitäten nur 18% der Gesamtlänge ausmachten gegenüber 36 % bei normaler Entwicklung. An der oberen Extremität ist namentlich der Humerus bedeutend verkürzt; aber auch die Vorderarmknochen nebst den Metacarpi und Phalangen partizipieren an der Mißbildung, so daß die Hand nicht wie gewöhnlich bis zur Mitte des Oberschenkels, sondern nur wenig unter die Trochanteren herabreicht. Die unteren Extremitäten aber zeigen, abgesehen von ihrer auffallenden Kürze, auch noch andere sehr auffallende Eigentümlichkeiten. In den ersten Jahren ist die Haut am Oberschenkel und unter dem Knie in tiefe Falten gelegt, als ob sie für die Knochen zu lang und zu weit wäre (Fig. 26); später schwindet dieses Mißverhältnis und es

entwickeln sich durch Hypertrophie der Muskelbäuche an den Ober- und
Unterschenkeln geradezu athletische Formen (Fig. 27), die auch mit einer
bedeutenden Muskelkraft verbunden sind, so daß z. B. ein kaum dreijähriges
Mädchen imstande war, sich aus der Sitzstellung mit unterschlagenen Beinen
ohne Mithilfe der Arme in die stehende Stellung emporzuschnellen. Auch wird
von ausgewachsenen Mikromelen berichtet, daß sie sich im Zirkus durch
besondere Kraftleistungen hervortaten.

Die Sexualität verhält sich bei den heranwachsenden Mikromelen ganz normal. Sie heiraten und übertragen manchmal ihre Bildungsanomalie auf ihre Nachkommenschaft.

Gegenüber den aus dieser Schilderung sich
ergebenden bedeutenden Differenzen, durch die
sich die Mikromelen von den Myxödematösen
und Mongoloiden unterscheiden, müssen wir aber
auch auf einige gemeinsame Merkmale hinweisen,
die uns das Recht geben, sie mit ihnen in eine gemeinsame Gruppe einzureihen. Außer dem kretinoiden Gesichtstypus, der durch den tief einge-
sattelten Nasenrücken und den häufig vorhandenen Epikanthus charakterisiert ist, findet man
auch die steile Gaumenwölbung und ihre rinnen-
artige Vertiefung, die wir bei den beiden anderen
Typen beschrieben haben; wobei es sich wahrscheinlich um eine Hemmung des Knorpelwachs-
tums an der Schädelbasis und in der Gaumennaht
handelt. Auch die Involution der Fontanelle ist
in allen Fällen von Mikromelie verzögert, wenn
auch nicht in dem Maße wie bei den anderen
Typen. Doch fand ich auch bei einem fünfjährigen
Mädchen noch eine kleine Lücke als Überbleibsel
der Stirnfontanelle. Auch die starke Überstreckbarkeit der meisten Gelenke gehört zu den gemeinsamen Merkmalen, wie die öfters vorhandene
Nabelhernie und die relative Häufigkeit anderer
Mißbildungen (z. B. sechs Finger und sechs Zehen
in drei Fällen verschiedener Beobachter). Dagegen
ist die Dentition, die Darmfunktion, die Schweiß-

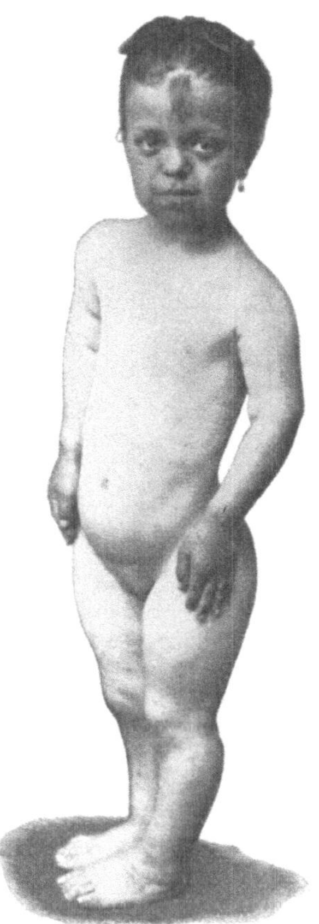

Fig. 27.

Mikromelie, zehn Jahre alt.

absonderung und Wärmeregulierung und — was nochmals betont werden
soll — die geistige Funktion in keiner Weise alteriert.

Sehr merkwürdig ist aber hier wieder die unverhältnismäßig große
Beteiligung des weiblichen Geschlechts. Meine sieben Beobachtungen betrafen ausschließlich Mädchen; in der Literatur habe ich 18 weibliche und
5 männliche Fälle gezählt. Und hier scheint es mir nun sehr bemerkenswert,
daß auch bei einer anderen Entwicklungshemmung des Skelettes, bei der
angeborenen Hüftgelenksluxation, ein ähnliches bedeutendes Präva-
lieren des weiblichen Geschlechtes beobachtet wird. Es ist sogar sehr wahr-

scheinlich, daß zwischen diesen beiden Tatsachen ein gewisser Zusammenhang besteht, weil schon vielfach bei Mikromelen weiblichen Geschlechtes eine Subluxation der Hüftgelenke beobachtet wurde und weil Grawitz in sieben Fällen von angeborener Hüftgelenksluxation jedesmal eine bedeutende Erniedrigung der Säulenzone oder selbst ein völliges Fehlen derselben in den knorpeligen Teilen der die Pfanne zusammensetzenden drei Knochen nachgewiesen hat. Es scheint also fast, als ob man die angeborene Hüftgelenksverrenkurg als eine auf das Hüftgelenk beschränkte kongenitale Chondrodystrophie anzusehen hätte.

Leider scheint die spezifische Wirkung der Schilddrüsenstoffe nicht zu jenen Momenten zu gehören, die die Mikromelie mit dem Myxödem gemein hat. Ich habe diese Therapie zwar in allen meinen Fällen durch längere Zeit angewendet, konnte mich aber ebensowenig wie andere Beobachter von einer deutlichen Wirkung überzeugen. [1]

---

[1] Wegen weiterer Details sei auch hier auf die früher zitierte Monographie verwiesen

Syphilis.

Erworbene und angeborene Syphilis. Pemphigus, Coryza, diffuse Hautinfiltration. Osteochondritis und Pseudoparalyse. Früchte syphilitischer Mütter. Allmähliche spontane Abschwächung der Keiminfektion. Ovuläre oder plazentare Übertragung? Die Rolle der väterlichen Syphilis. Gesetze von Colles und Profeta. Stigmata der angeborenen Syphilis. Hutchinson's Zeichen. Hydrocephalus, Tabes, Paralyse. Arthritis. Hämoglobinurie. Quecksilberbehandlung.

Ein Kind kann, wie jeder Mensch in jeder andern Altersklasse, syphilitisch infiziert werden, wenn das Virus in eine verletzte Stelle seiner Haut oder seiner Schleimhaut eindringt. Säuglinge wurden von einer syphilitischen Amme am Munde angesteckt, Kinder jeglichen Alters können durch Küsse infiziert werden und auch Ansteckungen durch sexuellen Mißbrauch kommen, wenn auch nach meiner Erfahrung vergleichsweise selten vor. Hat aber ein bereits geborenes Kind die Krankheit auf irgend eine Weise durch Ansteckung von aussen erworben, dann unterscheidet sie sich in ihren Symptomen und in ihrem Verlauf nicht wesentlich von der akquirierten Syphilis der Erwachsenen. Höchstens könnte man sagen, daß die erworbene Syphilis im Kindesalter im Allgemeinen milder verläuft als später und daß speziell die bösartigen Formen fast gar nicht zur Beobachtung gelangen. Oft sieht man überhaupt nichts anderes als wuchernde Kondylome in der Analgegend oder Schleimpapeln im Munde. Das schließt aber nicht aus, daß auch eine im Kindesalter erworbene Syphilis, namentlich wenn sie gar nicht oder nur ungenügend behandelt wurde, sich in „para- oder metasyphilitischen" Folgeerscheinungen, wie Hämoglobinurie, Tabes oder progressiver Paralyse äußern kann. Dagegen ist ein Einfluß der Krankheit auf den allgemeinen Habitus, auf Physiognomie, Wachstum und Entwicklung, wie wir ihn alsbald bei der angeborenen Syphilis kennen lernen werden, bei der nach der Geburt erworbenen Krankheit kaum jemals zu beobachten.

Während demnach über die erworbene Syphilis der Kinder nicht viel Neues und von dem bekannten Abweichendes zu sagen wäre, ist die **angeborene Syphilis** wegen ihrer vielen Besonderheiten sowohl in theoretischer als in praktischer Beziehung ein Thema von kaum zu erschöpfendem Interesse und sie hat daher von jeher den Gegenstand fortgesetzter und sich immer wieder erneuernder Kontroversen gebildet. Wir müssen uns aber bei der Fülle des Stoffes auf das Notwendigste beschränken und ich will Sie vor allem mit den wichtigsten Tatsachen bekannt machen.

In manchen Ehen werden nach einer Reihe von Früh- und Totgeburten
Kinder mit den offenkundigen Zeichen der Syphilis geboren. Schon bei
der Geburt oder in den nächsten Tagen entwickeln sich Pemphigusblasen
entweder auf umschriebenen Hautpapeln oder auf der diffus infiltrierten
Haut der Handflächen oder Fußsohlen, aber auch an anderen Körperteilen,
den Oberschenkeln, den Nates usw. Solche Kinder sind nur selten lebensfähig, sie gehen meistens nach wenigen Tagen zugrunde und wenn man Gelegenheit hat, sie zu obduzieren, findet man spezifische syphilitische Veränderungen in der Leber, den Lungen (die sogenannte Pneumonia alba),
der Thymusdrüse, den Nieren; und bei der Untersuchung der Knochen findet
man an den energisch wachsenden Enden der Röhrenknochen jene spezifische
Osteochondritis, mit der wir uns später noch beschäftigen werden.

Auf diese schwer affizierten und wegen ihrer angeborenen Schwäche
und ihren viszeralen Veränderungen nur wenig lebensfähigen Früchte folgen
dann, wenn keine spezifische Therapie bei den Eltern eingegriffen hat, Kinder,
die ohne auffallende Erscheinungen der Syphilis geboren werden, die aber
sehr bald von einer Koryza befallen werden, die anfangs vielleicht an den
früher geschilderten Schnupfen der Neugeborenen erinnert, aber alsbald
durch einen blutig-eitrigen Ausfluß, durch Krustenbildung an den Nasenlöchern, manchmal aber auch durch eine auffallende Kleinheit der Nase
oder auch durch den eingesunkenen Nasenrücken sich als ein spezifisch
syphilitisches Symptom zu erkennen gibt. Dabei entwickeln sich sehr bald
auch eigentümliche Hauterscheinungen, wie sie nur der angeborenen Syphilis
und keiner anderen Krankheit, auch nicht der sehr früh erworbenen Lues,
zukommen. Im Gesicht, an der Stirne, den Wangen, den häutigen Teilen der
Lippen und am Kinn, dann an den Handflächen und Fußsohlen, aber auch
an den Unter- und Oberschenkeln, besonders aber an den Nates und an den
Genitalien entsteht eine Verdickung und bräunlichgelbe, später auch kupfer-
rote Färbung; bedingt durch dieselbe zellige Infiltration in der Kutis und
in den Papillen, die auch den zirkumskripten Papeln zugrunde liegt, die sich
aber dadurch als etwas Eigenartiges charakterisiert, daß sie größere zusammenhängende Hautflächen ergreift, was bei der akquirierten Syphilis der Erwachsenen nur ziemlich entfernt in der sogenannten Psoriasis palmaris
und plantaris angedeutet ist. Diese Eigentümlichkeit ist aber keineswegs
durch das frühe Alter bedingt, weil selbst unmittelbar nach der Geburt
infizierte Kinder niemals diese überaus charakteristische Krankheitserscheinung darbieten. Wenn Sie daher bei einem Kinde die „diffuse syphilitische Hautinfiltration" vorfinden[1]), so können Sie mit voller Sicherheit
„angeborene Syphilis" diagnostizieren, während das Fehlen derselben, das
bei den späteren schwächer affizierten Kindern manchmal beobachtet wird,
keineswegs zu dem Ausschlusse einer solchen berechtigt.

Diese diffus infiltrierten Hautpartien gehen dann noch weitere Veränderungen ein, die an verschiedenen Körperstellen einen verschiedenen
Charakter annehmen. An den Augenbrauen bilden sich massenhafte sebor-

---

[1]) Ich habe diesen Terminus, der jetzt fast allgemein angenommen ist, zum ersten
Male in meiner 1876 erschienenen „Vererbung der Syphilis" gebraucht.

rhoische Auflagerungen, die sich in bräunliche oder schwärzliche Krusten verwandeln können; und ein ähnliches krustöses Syphilid bildet sich öfters in größerer Ausdehnung an der Wange und am Kinn, woraus eine hochgradige Entstellung des Gesichtes resultiert, die zwar eine äußerliche Ähnlichkeit mit der Crusta lactea der ekzemkranken Kinder darbietet, von ihr aber durch die schwärzliche Färbung der Krusten und die geschwürige Beschaffenheit der darunter liegenden und der angrenzenden Haut unterschieden ist. Außerdem finden sich aber gewöhnlich auch tief greifende Geschwüre und Rhagaden an den Lippen, welche zusammen mit der bräunlichen „schinkenähnlichen" Verfärbung der nicht ulzerierten Hautteile die

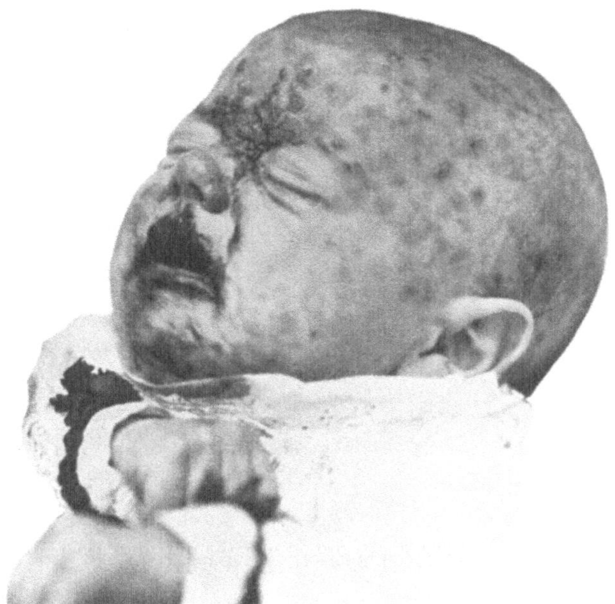

Fig. 28.

Schwere Form der angeborenen Syphilis.

Unterscheidung vom Ekzem ziemlich erleichtern (Fig. 28). An den Nates bilden sich wieder ganz eigentümliche offene Geschwüre, die durch ihre aus Kreissegmenten zusammengesetzte scharfe Begrenzung an die Form der Teile des „Zusammenlegespiels" erinnern. In diesen flachen Geschwüren ist der Papillarkörper bloßgelegt, wodurch der Grund derselben an gelbes Chagrinleder erinnert. Die Handflächen und Fußsohlen hingegen zeigen eine grobblätterige Abschuppung, die sich wochenlang fortsetzt und endlich eine glänzende, wie mit Wasserglas bestrichene Hautfläche zurückläßt. Die spezifische Infiltration setzt sich öfters auch auf das Nagelbett fort und erzeugt daselbst entweder eine geschwürige Onychie oder nur eine brüchige Beschaffenheit der Nägel, die sich manchmal sogar in ihrer Gänze lockern und vor ihrem Abfallen noch eine Zeitlang mit den nachwachsenden Teilen gewissermaßen artikulieren. Manchmal wachsen sie auch krallenartig aus, zeigen dabei aber eine ungewöhnlich geringe, wie papierartige Konsistenz. Auch die Behaarung kann durch die diffus syphilitische Hautinfiltration in auffallender Weise alteriert werden. Die Kopfhaut wird manchmal ganz oder nahezu kahl, die Augenbrauen fallen aus und auch die Wimpern sind fast immer in den schweren Fällen durch kurze und ungemein feine spinnenwebartige Härchen ersetzt.

Diese schwer affizierten Kinder sind fast immer schwächlich und machen den Eindruck eines schweren Allgemeinleidens. Sie schreien oder wimmern Tag und Nacht, trinken schlecht, nehmen an Körpergewicht nicht zu und erliegen häufig ihrer schweren Infektion, wenn diese nicht durch rechtzeitige energische Behandlung bekämpft wird.

Auf solche Kinder, bei denen sich die Hautaffektion meistens in den ersten Tagen entwickelt, folgen dann andere, die bei der Geburt gesund

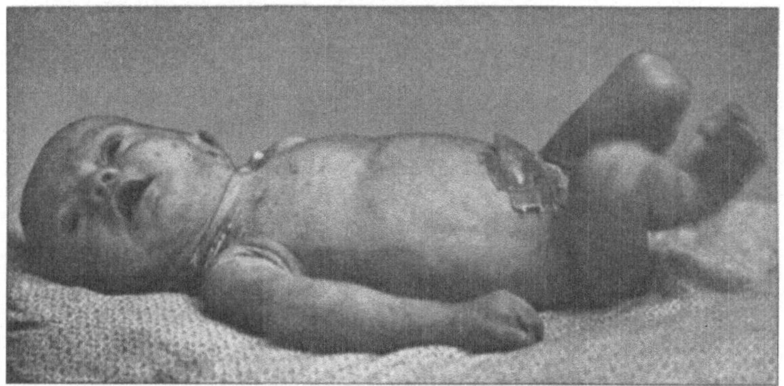

Fig. 29.
Hereditär-syphilitische Pseudoparalyse.

und normal entwickelt erscheinen, gut gedeihen und an Gewicht zunehmen; aber in der dritten oder vierten Woche erscheint ein Hautausschlag mit dem bekannten Typus des makulo-papulösen Syphilids. Die Effloreszenzen sitzen zumeist im Gesicht und an den Extremitäten, besonders dicht gedrängt an den Händen und Füßen, aber auch an den Oberschenkeln und Nates, sowie in der Umgebung der Genitalien, während die ganz oder nahezu frei gebliebene Haut des Rumpfes gegen die ergriffenen Teile lebhaft absticht. Manchmal sieht man daneben auch noch eine Andeutung von diffuser Infiltration an den Fußsohlen, die sich am Fußrande von der hellen Haut des Fußrückens scharf abgrenzt. Wenn sich dann die Hautaffektion zurückbildet, findet man vielleicht nur noch einzelne Kondylome ad anum und Schleimpapeln an der Zunge als einzige sichtbare Zeichen der Krankheit, bis sich in einigen Monaten wieder eine Rezidive in Form eines neuen allgemeinen Exanthems einstellt.

Nicht selten beobachtet man neben den Haut- und Schleimhautveränderungen noch ein anderes Symptom, das sich bei oberflächlicher

Betrachtung als eine Lähmung der oberen und als eine Kontraktur der
unteren Extremitäten präsentiert. Den Müttern fällt es auf, daß die Kinder
ihre Arme nicht bewegen und man sieht in der Tat, daß diese ganz schlaff
neben dem Rumpfe liegen bleiben, während ein normales Kind, namentlich
wenn es erregt ist, mit den Armen zappelnde Bewegungen auszuführen pflegt.
Diese Lähmung ist aber weder zentral noch peripher im Nervensystem
bedingt, sondern sie beruht auf einer **Osteochondritis syphilitica** an
den Appositionsstellen der Röhrenknochen, die sich, wie die rachitische

Oteochondritis, nur in viel
stärkerem Maße, auf die
Insertionsstellen der Ge-
lenkskapseln und der Ge-
lenksbänder, manchmal
aber auch auf die daselbst
befindlichen Sehnen und
Muskeln erstreckt. Aber
die Mitbeteiligung der Muskeln trägt offenbar, auch
wenn sie vorhanden ist,
nicht wesentlich zur Her-
stellung dieser syphilitischen Pseudoparalyse bei,
weil wir sehen, daß die-
selbe Affektion, wenn sie
an den unteren Extremi-
täten Platz greift, keine
lähmungsartigen Erschei-
nungen hervorruft, son-
dern im Gegenteil immer
eine Kontrakturstellung
mit Beugung im Knie-
und Hüftgelenke zur Folge
hat. Damit ist meiner
Ansicht nach bewiesen,
daß die Ursache der Er-
scheinung in der Schmerz-
haftigkeit der Gelenks-

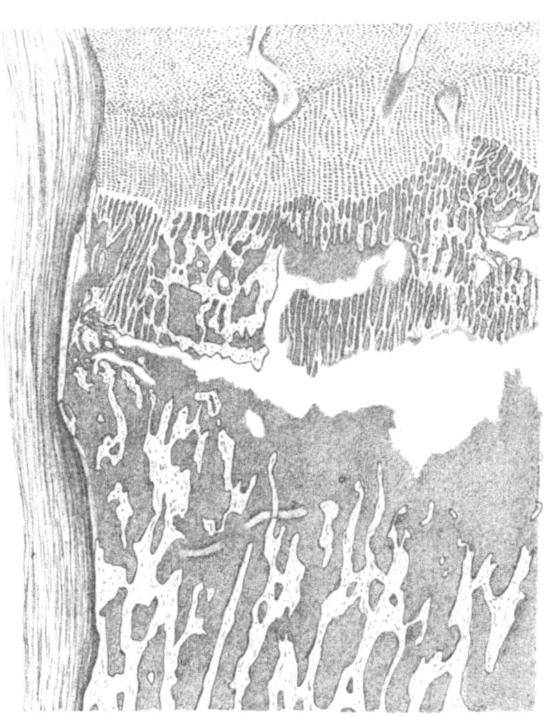

Fig. 30.

Aus dem unteren Femurende eines mit Pemphigus
syphiliticus geborenen und nach wenigen Stunden
gestorbenen Kindes.

apparate gelegen ist, die sich auch bei den versuchten passiven Bewegungen
der Arme und Beine jedesmal durch lebhafte Schmerzensäußerungen kundgibt. Die Kinder haben eben das — natürlich unbewußte — Bestreben, ihre
Glieder in eine Stellung zu bringen, wo die durch die Entzündung empfindlich
gewordenen fibrösen Apparate am wenigsten gespannt und am wenigsten belastet sind und benehmen sich genau so wie Erwachsene bei einer schmerzhaften
Polyarthritis, die ebenfalls ihre Arme neben dem Rumpf unbeweglich
liegen lassen und die unteren Extremitäten unwillkürlich in eine halbe Beuge-
stellung bringen. (Fig. 29). In der Tat findet man auch bei der syphilitischen
Pseudoparalyse fast immer Anschwellungen am Humerus, an den Gelenks-

enden des Ellbogens und über der Handwurzel und selbst wenn solche Anschwellungen nicht deutlich wahrnehmbar sind, fehlen niemals deutliche
Veränderungen im Röntgenbilde und — wenn dazu Gelegenheit gegeben
ist — bei der makroskopischen und histologischen Untersuchung post mortem.
Diese ergibt, wie bei den schweren Stadien der Rachitis, eine enorme Vaskularisation des wuchernden Knorpels und infolgedessen auch eine verstärkte und höchst irreguläre Markraumbildung, die aber nicht, wie bei der
Rachitis zu einer massenhaften Bildung von unverkalktem osteoidem Gewebe führt, sondern nur zu einer außerordentlichen Rarefizierung der knor

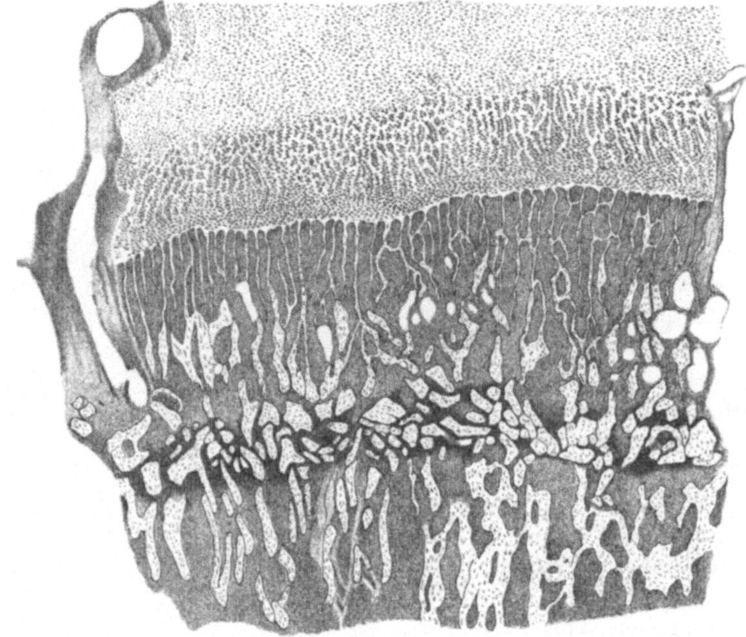

Fig. 31.
Aus dem oberen Humerusende eines mit mehrfacher Epiphysenablösung
geborenen hereditär-syphilitischen Kindes.　„Trümmerfeld.“

peligen und knöchernen Bälkchen, deren spärliche Reste in einem zellenarmen
faserigen Markgewebe verteilt sind (Fig. 30). Schreitet dann dieser Prozeß noch
weiter, dann kommt es zu einer förmlichen Epiphysenablösung und der Zusammenhang zwischen knorpeliger Epiphyse und knöcherner Diaphyse wird
dann nur durch das entzündlich gewucherte Periost und durch eine periostale
Kallusbildung aufrecht erhalten, die ein „Trümmerfeld“ von infrangierten
Bälkchen in dem interponierten Granulationsgewebe umschließt (Fig. 31).
Dabei kommt es infolge des Muskelzuges öfters zu einem Abrutschen der
Epiphyse und namentlich an dem karpalen Ende der Vorderarmknochen
zu einer Deviation nach der Volarseite und zu einer Pfötchenstellung der
Hände, die sich nach der Konsolidierung der Ablösungsstelle erst im Laufe
von Monaten allmählich wieder ausgleicht.

Eine andere Knochenaffektion bei der angeborenen Syphilis ist die **Phalangitis syphilitica.** Sie gehört ebenfalls zu den Frühsymptomen der Krankheit und kommt ebensowenig wie die eben beschriebene Osteochondritis jemals bei der Kontaktsyphilis der kleinen Kinder zur Beobachtung. Sie manifestiert sich in Form einer spindelförmigen Auftreibung der Grundphalangen und manchmal auch der mittleren Fingerglieder, so daß die Finger an die bekannten Zahnperlen erinnern. Es handelt sich dabei um schalenförmig angeordnete Osteophyten, welche die Diaphysen der Phalangen umwachsen, während die Knochenknorpelgrenzen die Erscheinungen einer mäßigeren Osteochondritis darbieten. Da die Gelenke dabei nicht affiziert sind, haben die Kinder keine Schmerzen und auch von einer besonderen Überstreckbarkeit wie bei der schweren Rachitis ist hier nichts wahrzunehmen. Eine solche ist aber in den selteneren Fällen, wo eine solche perlschnurartige Auftreibung der Fingerglieder durch eine schwere Rachitis hervorgerufen wird, immer in sehr hohem Maße vorhanden, wodurch allein schon die Differenzialdiagnose gegeben ist. Auch die Unterscheidung von der tuberkulösen Spina ventosa bietet keine Schwierigkeiten, weil diese immer von einer geröteten Haut bedeckt ist und immer nur eine Phalanx oder einige wenige betrifft, während die syphilitische Phalangitis die Haut intakt läßt und meistens alle oder die meisten Phalangen ergreift.

Als letzte Glieder einer Reihe syphilitischer Geburten folgen endlich kräftige und mitunter geradezu blühende Kinder, die nichts anderes zeigen, als ein makulo-papulöses Exanthem, das im dritten Monate oder auch noch etwas später hervorkommt und sich nach kurzem Bestande wieder zurückbildet; und endlich können — auch ohne therapeutische Intervention bei den Eltern — ganz gesunde Kinder erscheinen, die auch in ihrem späteren Leben in keiner Weise ihre Abstammung von syphilitischen oder syphilitisch gewesenen Erzeugern verraten.

Wenden wir uns nun diesen zu, so finden wir bei ihnen verschiedene Verhältnisse in bezug auf ihre Beteiligung an der Erkrankung ihrer Sprößlinge.

In einem kleinen Teile der Fälle steht die Sache insofern einfach und klar, als die Mutter offen zugibt, daß sie einige Jahre früher infiziert worden ist, und in diesen Fällen findet man auch meistens deutliche Anzeichen ihrer Krankheit, die mit ihren Aussagen gut übereinstimmen. Dabei kann der Vater der Kinder, wenn er die Ehe einige Jahre nach der Infektion der Frau eingegangen ist, von der Krankheit verschont bleiben und es besteht dann kein Zweifel, daß die Kinder ihre angeborene Syphilis in irgend einer Weise von der Mutter überkommen haben. Ich lasse hier zwei Beispiele für dieses im ganzen nicht sehr häufige Verhältnis folgen.

Ein 35jähriger Schneidermeister heiratet eine 32jährige Köchin, die mit einer alten Syphilis in die Ehe tritt. Sie ist sehr blaß und leidet fast fortwährend an nächtlichen Kopfschmerzen; vor mehreren Jahren hat sie einen Ausschlag an den Handflächen gehabt. Der Mann ist kräftig und behauptet, immer gesund gewesen zu sein. Die Reihe der Geburten verlief in folgender Weise:
1. Knabe, im 5. Monate totgeboren.
2. Knabe, im 6. Monate totgeboren.
3. Mädchen, reif geboren, lebte eine halbe Stunde.

4. Knabe, bekam bald nach der Geburt einen Ausschlag, litt an hartnäckigem Schnupfen und starb 4 Jahre alt an einer Lungenkrankheit.

5. Mädchen, bei der Geburt und später immer gesund.

6. Mädchen, reif geboren, erkrankt zu vier Wochen an Koryza und einem makulopapulösen Exanthem. Sie ist aber gut genährt, wiegt mit 2 Monaten 4700 Gramm und nach kurzer Quecksilberbehandlung erfolgt vollständige Genesung.

Hier ist die allmähliche Abschwächung der Krankheit bei den Kindern gut ausgeprägt und ebenso bemerkenswert ist das Erscheinen eines gesunden Kindes gegen das Ende der Reihe, das noch von einem ganz leicht erkrankten gefolgt ist. Auch der folgende Fall demonstriert in vorzüglicher Weise die abnehmende Kraft der mütterlichen Syphilis in bezug auf die Erkrankung ihrer Kinder.

Nach einem ersten immer gesund bleibenden Mädchen wird die Mutter infiziert und im Spitale behandelt. Ein Jahr später wird ein Knabe im 6. Monate totgeboren; nach einem weiteren Jahre wieder ein Knabe im 7. Monate, der nach 5 Stunden stirbt; im nächsten Jahre eine reife männliche Totgeburt; zwei Jahre später ein reifer Knabe, der in der ersten Woche über den ganzen Körper einen Ausschlag bekommt, der bis zu seinem Tode (im 4. Monate) fortbestand; nach einem Jahre wieder ein reifer Knabe, der zu sechs Monaten an einem makulo-papulösen Ausschlag erkrankt und im 15. Monate ein Rezidiv bekommt. Er ist dabei schlecht genährt, rachitisch und hat eine charakteristische Physiognomie. Nach einem Jahre wird ein gesunder und gesund bleibender Knabe geboren.

Wie haben wir uns nun in diesen Fällen den Übergang des syphilitischen Virus von der Mutter auf ihre Kinder zu denken? Früher glaubte man an eine Ansteckung der Kinder während der Geburt; aber dieser Gedanke mußte aus verschiedenen Gründen fallen gelassen werden. Vor allem wäre damit nicht die schwere Erkrankung der Föten erklärt, die schon vor der Geburt ihren Anfang nimmt und zur Ausstossung von toten oder lebensunfähigen Frühgeburten führt. Man hat dann gemeint, daß die Ursachen der frühzeitigen Geburt oder des Fruchttodes nicht an der Frucht selbst, sondern an der Krankheit der Mutter gelegen sei; aber erstens findet man auch an den mazerierten Früchten häufig charakteristische Veränderungen in den Eingeweiden, und auch die Osteochondritis ist manchmal schon ganz deutlich ausgebildet; und überdies hat sich gezeigt, daß fast alle Organe und Gewebe dieser Frühgeburten die Spirochäten in ungeheurer Massenhaftigkeit, manchmal geradezu in Reinzucht enthalten. Aber auch die Entwicklung der allgemeinen Erscheinungen unmittelbar nach der Geburt, also ohne Inkubationsstadium, und bei den späteren Geburten, wo von einem infizierenden Affekte an den mütterlichen Genitalien keine Rede mehr ist, in einer mehr abgeschwächten Form und mit immer weiter hinaus geschobenem Beginne, ist mit der alten naiven Anschauung, die trotzdem neuerlich wieder hervorgeholt wurde, nicht mehr vereinbar; und es kann also keinem Zweifel mehr unterliegen, daß die aufeinander folgenden kranken Früchte ihren Krankheitskeim schon in einer frühen Zeit ihrer embryonalen Entwicklung in sich aufnehmen und zwar mit einer um so stärkeren Wirkung in bezug auf die Schwere der Erkrankung und auf die Schnelligkeit ihres Ausbruches, je näher ihre Empfängnis an die Zeit der Ansteckung der Mutter herangerückt ist. Es bleiben also nach Ausschließung der Infectio intra partum nur noch zwei Möglichkeiten übrig: entweder dringen die Syphiliserreger in das Ovulum ein und dieses produziert nach seiner Befruchtung durch ein gesundes oder ebenfalls vom Vater her infiziertes Sperma eine syphilitische Frucht; oder es ist das Ovulum der syphilitischen Frau trotz der jetzt konstatierten Prädilektion der Spirochäten für die männlichen und weiblichen Geschlechtsdrüsen syphilisfrei geblieben und der sich aus diesem entwickelnde Embryo wird erst nachträglich in irgend einem Stadium seiner Entwicklung auf plazentarem Wege infiziert, wobei man annehmen müßte, daß die Überwanderung der infizierenden Mikroben um so früher und um so massenhafter erfolgt, je weniger Zeit seit der Ansteckung der Mutter verflossen ist.

Wenn wir nun die Tatsachen überblicken, die für die eine oder die andere der beiden theoretisch möglichen Infektionsarten sprechen, so stossen wir sofort auf eine solche, die der plazentaren Infektion eigentlich bestimmt widerspricht, denn sie lautet dahin, daß Frauen, die erst nach der Konzeption mit Syphilis infiziert werden, trotz ihrer in den letzten Monaten der Schwangerschaft in vollster Blüte stehenden Krankheit häufig gesunde und gesund bleibende Kinder gebären und daß sich in vielen dieser Fälle feststellen läßt, daß nicht nur die Mutter, sondern auch der Vater des Kindes zur Zeit der Zeugung noch frei von der Krankheit gewesen sind. Dazu kommt aber noch weiter, daß solche Frauen, nachdem sie trotz ihrer frischen und daher noch hochvirulenten Syphilis einem gesund bleibenden Kinde das Leben geschenkt haben, bei einer späteren Schwängerung sich genau so verhalten wie andere Frauen, die schon bei der Empfängnis syphilitisch gewesen sind, indem sie zunächst fast immer schwer affizierte und lebensunfähige Früchte hervorbringen.

Die hier angeführten Tatsachen haben den großen Vorteil, daß sie vollständig klar zutage liegen und keiner anderen Ausdeutung oder Umdeutung zugänglich sind. Man sieht die frisch syphilitische Mutter mit ihrem gesunden und bei längerer Beobachtung gesund bleibenden Kinde; und wenn dieses aus irgend einer Ursache stirbt, findet man auch bei der Obduktion keine Spur einer syphilitischen Infektion. Solche Fälle sind — zum Teil in größerer Anzahl — von Bärensprung, Pick, Späth und Schauenstein, Bidenkap, Rittershain, Mandon, Wolff und vielen anderen beschrieben worden, und auch über die schwere Infektion der späteren, von der bereits syphilitischen Frau konzipierten Früchte liegen zahlreiche Berichte vor. Ich will einige solcher Fälle mit kurzen Strichen skizzieren.

Eigene Beobachtung: Bei der Konzeption beide Eltern gesund. Mann und Frau in den früheren Monaten der Schwangerschaft infiziert. Es wird ein kräftiges Kind ohne Zeichen von Syphilis geboren. Dann folgen eine achtmonatliche und eine neunmonatliche Frühgeburt, und sechs Jahre nach Beginn der elterlichen Syphilis ein lebendes und ziemlich schwer syphilitisches Kind.

Fall von Hennig: Infektion in der Schwangerschaft, Kind gesund, von der Mutter auch nachträglich nicht infiziert; dann Aborten im 4. und im 7. Monat; dann nacheinander zwei reife syphilitische und schließlich ein gesundes Kind.

Erster Fall von Fournier: Infektion in der Schwangerschaft. Kind stirbt einen Monat alt ohne Zeichen von Syphilis; dann Abortus.

Zweiter Fall von Fournier: Infektion in der Schwangerschaft. Kind ohne Syphilis, lebt drei Monate. Dann dreimonatlicher und siebenmonatlicher Abortus.

Diese Beobachtungen, denen man noch andere ähnliche an die Seite setzen könnte, sind, wie ich glaube, für die Frage, ob die Syphilis von der Mutter auf ovulärem oder auf plazentarem Wege übertragen wird, von entscheidender Bedeutung. Wenn es nämlich wahr wäre, daß eine Infektion der Frucht nur von einer syphilitischen Mutter durch Vermittlung des plazentaren Kreislaufes erfolgen kann, dann könnte man nicht begreifen, warum diese Ansteckung trotz der zweifellosen Erkrankung der Mutter in den letzten Schwangerschaftsmonaten und der dadurch gegebenen vielfachen Möglichkeit der plazentaren Übertragung doch in so vielen Fällen ausbleibt und warum dies gerade nur dann der Fall ist, wenn die Infektion der Mutter erst nach der Empfängnis stattgefunden hat. Dagegen bereiten diese Fälle keine Schwierigkeit, wenn man annimmt, daß die Übertragung der Syphilis von der kranken Mutter auf ihre Früchte durch die Infektion der Ovula stattfindet; und man müßte diesen Modus der Infektion auch dann für den wahrscheinlicheren erklären, wenn auch noch nicht die Berichte von Wolters, Hofmann und Bab über das Eindringen von Spirochäten in die Ovula vorlägen. Auch die regelmäßige, der noch rezenten Syphilis der Mutter entsprechende schwere Infektion der später folgenden Früchte spricht mit großer Deutlichkeit für die germinative Übertragung der Krankheit von seiten der syphilitischen Mutter; während die Tatsache, daß das von den noch gesunden Eltern gezeugte Kind trotz des in den letzten Monaten der Gestation fortdauernden Säfteaustausches zwischen Mutter und Kind gesund bleiben kann, entschieden darauf hinweist, daß die Plazenta eine Scheidewand bildet, die wenigstens in vielen Fällen von den Erregern der Syphilis in der Richtung von der Mutter zum Kinde nicht überschritten werden kann.

In demselben Sinne sprechen aber auch die noch viel zahlreicheren Beobachtungen, in denen ein vor längerer Zeit infizierter Mann mit einer gesund in die Ehe tretenden Frau eine Reihe von syphilitischen Früchten mit allmählich abgeschwächter Intensität der Erkrankung erzeugt und die Frau trotz des während wiederholter Schwangerschaften fortdauernden Austausches der Säfte mit schwer affizierten und schon im Mutterleibe erkrankten Früchten dennoch zu keiner Zeit ein Symptom der Krankheit aufweist. Diese Fälle sind so häufig und wurden von so vielen Beobachtern gesehen und beschrieben, daß nur diejenigen daran zweifeln können, die einer vorgefaßten Meinung zuliebe alles in Abrede stellen und auf Beobachtungsfehler anderer zurückführen müssen, was ihrer a priori statuierten Lehre widerspricht. Aber die Kombination: „Syphilitische Frucht, eingestandene ältere Syphilis des Vaters und völlige Symptomlosigkeit der Mutter" ist so häufig und von einer kaum übersehbaren Zahl von Geburtshelfern, Syphilidologen, Kinderärzten und Hausärzten immer wieder von neuem bezeugt, daß jeder, dem es darum zu tun ist, die wahre Sachlage zu erforschen, unbedingt mit ihr rechnen muß; und die Schlußfolgerung, die wir von ihr ableiten, kann logischerweise nicht anders lauten, als daß eine Infektion des Ovulum einer gesunden Mutter durch das mit Syphiliskeimen beladene Sperma eines kranken Vaters stattfinden kann und daß die aus einer so infizierten Eizelle hervorgehende Frucht ihre Syphilis mindestens in zahlreichen Fällen durch den plazentaren Kreislauf auf die Mutter nicht überträgt. Beide Beobachtungsreihen deuten also übereinstimmend auf die Möglichkeit einer germinativen Übertragung der Syphilis sowohl von der Mutter als vom Vater; sie stimmen aber auch darin miteinander überein, daß die Plazenta nach beiden Richtungen den Übertritt des Virus von dem kranken zu dem noch gesunden Organismus verhindern kann.

Es wird nun allerdings behauptet, daß die Mütter, die syphilitische Kinder geboren haben, nur scheinbar von der Krankheit frei geblieben sind; und zwar beruft man sich zunächst darauf, daß der Primäraffekt gerade bei Frauen leicht verborgen bleiben kann und daß auch die sekundären Erscheinungen öfters so flüchtig sind, daß sie übersehen werden können. Dagegen ist es aber bekannt und wird von den Syphilidologen ausdrücklich hervorgehoben, daß die Schwangerschaft bei syphilitischen Frauen das Auftreten und Wachsen der papulösen und ulzerösen Formen an den Genitalien in hohem Maße begünstigt und daß die Papeln daselbst oft eine enorme Entwicklung erreichen (Fournier). Man müßte also in allen diesen Fällen, in denen ein vor Jahren syphilitisch gewordener Mann mit einer gesunden und anscheinend gesund bleibenden Frau eine Reihe von syphilitischen Kindern erzeugt, folgende überaus gezwungene Annahme machen. Erstens müßte der Gatte, der behauptet, in der Ehe keine infizierenden Affekte gehabt zu haben, dieses jedesmal übersehen haben; ebenso müßte die Infektion der Frau ihr selber und den sie beobachtenden Ärzten verborgen geblieben sein; dann müßte die von Fournier geschilderte Wucherung der papulösen und ulzerösen Formen an den Genitalien der Schwangeren ausgeblieben sein, so daß weder sie selbst, noch die Hebamme, aber auch nicht die Ärzte der Gebäranstalt und des Findelhauses, in dem sie mit ihrem kranken Kinde durch Wochen und Monate beobachtet wurde, davon etwas wahrnehmen konnten; und ebenso müßten auch alle übrigen Erscheinungen der Syphilis verborgen bleiben, so daß die durch die offenkundige Syphilis der Frucht veranlaßte peinliche Untersuchung der Mutter jedesmal erfolglos bleibt. Und alle diese merkwürdigen Zufälle müßten nicht nur in vereinzelten Ausnahmefällen zusammentreffen, sondern sie müßten sich in Hunderten von Fällen, immer wieder in der gleichen Weise wiederholen, weil Swediaur, Bertin, Colles, Acton, dann eine eigens zur Untersuchung dieser Frage eingesetzte Kommission schwedischer Ärzte, ferner Depaul, Parrot, F. Mayer (im Wiedener Kinderspital), Bednar (in der Wiener Findelanstalt), dann die Syphilidologen Vidal, Hutchinson, Köbner, Kjellberg, Tylor Smith, Neumann, Lang, Caspary, die Geburtshelfer Dohrn, Winckel, Gusserow und Braun, die Kinderärzte Vogel, Steiner, Heubner, Hochsinger und viele andere mit aller nur denkbaren Entschiedenheit das völlige und dauernde Ausbleiben der syphilitischen oder syphilisverdächtigen Erscheinungen bei Müttern zweifellos syphilitischer Kinder behauptet haben.

Aber selbst dann, wenn man glauben könnte, daß alle diese Beobachter mit Einschluß der Syphilidologen ersten Ranges in allen ihren Fällen einem solchen Irrtum anheimgefallen sind und daß sie nicht imstande waren, eine tatsächlich vorhandene Syphilis der Schwangeren, Gebärenden, Wöchnerinnen und dauernd in Beobachtung gehaltenen Mütter syphilitischer Kinder zu erkennen, blieben noch immer sichere und ebenfalls von vielen Beobachtern übereinstimmend geschilderte Tatsachen übrig, die die Möglichkeit des Gesundbleibens von Müttern syphilitischer Kinder unwiderleglich beweisen. Diese Beobachtungen besagen, daß es in vielen Fällen gelungen ist, durch eine energische Quecksilberbehandlung des mit eingestandener älterer Syphilis behafteten Vaters unmittelbar nach schwer affizierten und lebensunfähigen Früchten gesunde Nachkommen zu erzielen, und zwar ohne daß die Mütter selbst, die niemals syphilitische Symptome dargeboten haben, einer Behandlung unterzogen worden wären. Ich selbst bin im Besitze eines solchen besonders belehrenden Falles, den ich Ihnen in Kürze mitteilen will.

Ein wohlhabender Industrieller war nach seiner Angabe vier Jahre vor seiner Verheiratung infiziert und damals ziemlich energisch behandelt worden. Trotzdem wurde im ersten Jahre der Ehe ein schwer syphilitisches Kind geboren, das trotz einer sofort durch den Kinderarzt Politzer und dem Syphilidologen Neumann eingeleiteten Kur nach einigen Tagen erlag. Die Mutter war bei wiederholter Untersuchung durch diese Ärzte und den Geburtshelfer frei von syphilitischen Erkrankungen befunden worden. Eine bei dem Gatten sofort eingeleitete Schmierkur hatte zur Folge, daß das nächste Kind nur in ganz geringem Maße affiziert war, durch konsequente Behandlung zu einem gesunden Mädchen heranwuchs und in ihrer Ehe zwei gesunde Knaben gebar. Nach der Geburt der Tochter unterzog sich der Vater von neuem einer internen Quecksilberkur, und nun folgte rasch nacheinander die Geburt dreier gesunder Knaben, die ich bis an ihr Mannesalter beobachtet und immer frei von Syphilis gefunden habe. Die Mutter selbst ist bis zum heutigen Tage frei von jeder verdächtigen Erscheinung geblieben. Sie kannte die Natur der Krankheit ihrer beiden ersten Kinder, war um ihre Gesundheit sehr besorgt, hat ihre Ärzte, darunter auch den genannten Spezialisten und auch mich, der ihre Kinder behandelte, bei jeder Gelegenheit konsultiert und niemand von uns hat jemals irgend eine für Syphilis sprechende Erscheinung an ihr wahrnehmen können.

Ähnliche Beobachtungen sind von Evans, Martinez y Sanchez, Davosky, Benjamin Bell, Abelin, Kjellberg, Hochsinger und anderen gemacht und beschrieben worden, und mehrfach ist es gelungen, durch energische Behandlung des kranken Gatten allein schon in der nächsten Schwangerschaft ein gesundes Kind zu erzielen, was meiner Ansicht nach gänzlich ausgeschlossen wäre, wenn die Mutter trotz ihrer Symptomlosigkeit an einer verborgenen, in den allerletzten Jahren erworbenen Syphilis gelitten hätte.

In demselben Sinne sprechen auch die Fälle, wo dieselbe Frau, die von einem syphilitischen Gatten syphilitische Kinder geboren hatte, in zweiter Ehe mit einem gesunden Manne gesunde Kinder bekommt, ohne eine antisyphilitische Kur durchgemacht zu haben. Ich selbst sah dies einmal und auch die Mitteilungen anderer scheinen mir vollkommen verläßlich.

Überaus häufig kommt es aber vor, daß ein gesundes Mädchen eine Ehe mit einem älteren Manne eingeht, der vor längerer Zeit Syphilis akquiriert hat, und daß sie infolge der weit zurückliegenden Infektion und der abgeschwächten Vererbungsfähigkeit des Gatten gleich von Anfang an nur leicht affizierte Kinder zur Welt bringt. Ein solcher Fall ist z. B. der folgende:

Ein 28 jähriger Hausierer, der in seinem zwanzigsten Jahre an Syphilis erkrankt war und wiederholt behandelt wurde, heiratet ein 20 jähriges Mädchen und es wurden folgende Kinder geboren:

1. Knabe, bekommt mit sechs Wochen syphilitische Erscheinungen, von denen er rasch befreit wird. Er stirbt mit sechs Monaten an Darmkatarrh.

2. Knabe, erkrankt zu sechs Wochen und wird geheilt. Keine Rezidive.

3. Knabe, bleibt gesund.

Die Mutter war durch Jahre in fortgesetzter Beobachtung und zeigte keine Spur von Syphilis.

Nun wissen wir aber aus vielfacher Erfahrung, die durch die früher angeführten Beispiele illustriert wird, daß eine kürzlich infizierte Frau, wenn sie nicht merkuriell behandelt wird, fast ausnahmslos schwer affizierte und lebensunfähige Kinder zur Welt bringt. Wenn es also wahr wäre, daß auch die symptomlose Mutter durch eine verborgene Ansteckung syphilitisch geworden ist, dann müßte man unbedingt erwarten, daß sie zunächst nur schwerkranke Früchte gebiert. Da dies aber in sehr vielen Fällen nicht geschieht, so dürfen wir auch daraus wieder schließen, daß das Sperma des kranken Vaters die Krankheit auf das Ei übertragen kann und daß die Plazenta zum mindesten in sehr vielen Fällen den Übergang des Krankheitserregers von dem kranken Fötus auf die gesunde Mutter verhindert.

Mit der klinischen Beobachtung stimmen aber auch die anatomischen und bakteriologischen Tatsachen gut überein. Zu den ersteren gehört der Befund in der Plazenta, die in den Fällen, wo von der symptomlosen Mutter eine kranke Frucht geboren wurde, regelmäßig nur in dem zur Frucht gehörigen Anteil syphilitische Veränderungen zeigt, während die Placenta materna nichts Pathologisches entdecken läßt (Rosinski u. a.). In guter Übereinstimmung damit hat aber die Durchforschung der Frucht, der Nabelschnur und des Mutterkuchens nach Spirochäten ergeben, daß diese fast in allen Teilen des Fötus in enormer Menge vorhanden sein können, daß sie dann in der Nabelschnur in der Nähe ihrer Nabelinsertion noch ziemlich reichlich gefunden werden, daß sie aber in den entfernteren Teilen derselben und in dem fötalen Anteile der Plazenta nur äußerst spärlich enthalten sind, während sie in der Placenta materna vollständig fehlen (Bab, Gräfenberg).

Daß aber der Schutz, den die Plazenta dem gesunden Organismus gegen die Invasion der Spirochäten von seiten des infizierten Teiles in der Regel gewährt, ausnahmsweise auch versagen kann, ist theoretisch denkbar und es scheinen auch vereinzelte Beobachtungen in diesem Sinne zu sprechen, weil von einigen Autoren berichtet wird, daß bei konstatierter Gesundheit beider Eltern zur Zeit der Schwängerung infolge einer nachträglichen Infektion der Gravida syphilitische Erscheinungen leichteren Grades bei dem Kinde einige Zeit nach der Geburt aufgetreten sind. Solche Beobachtungen sind aber im Vergleiche mit dem häufigen Gesundbleiben des Kindes trotz offenkundiger rezenter Syphilis der Schwangeren nur seltene Ausnahmen und auch diese sind keineswegs alle vollkommen einwandfrei, weil die Gesundheit des Erzeugers zur Zeit der Schwängerung nicht immer mit Sicherheit festgestellt werden konnte. Aber selbst die wenigen gut beglaubigten Fälle einer postkonzeptionellen Infektion des Fötus ändern nichts an der fundamentalen Tatsache, daß in vielen sicheren Beobachtungen die Frucht frei von Syphilis geblieben ist, obgleich sie durch mehrere Monate mit dem durchseuchten mütterlichen Organismus einen fortwährenden Austausch der Säfte durch die Plazenta unterhalten hat.

Auch die Möglichkeit, daß die Spirochäten ausnahmsweise vom kranken
Fötus in den Kreislauf der bis dahin verschont gebliebenen Mutter eindringen,
darf nicht von vornherein abgewiesen werden und es würden damit jene
Fälle ihre Erklärung finden, wo die syphilitischen Erscheinungen bei der
Mutter erst nach der Schwängerung durch einen kranken Gatten oder nach
der Geburt des vom Vater her kranken Kindes aufgetreten sind (Ricord's
Choc en retour). Freilich bleiben diese theoretisch möglichen Fälle vom
klinischen Standpunkte immer unentschieden, weil die direkte Infektion
durch den Gatten niemals mit Sicherheit ausgeschlossen werden kann. Ich
selbst habe trotz reichlicher Gelegenheit zu solchen Beobachtungen niemals
Grund gehabt, eine solche rückläufige Infektion der Mutter durch ihre kranke
Frucht anzunehmen. Die Hauptsache bleibt aber auch hier, daß die Plazenta
die Krankheitserreger von dem gesund gebliebenen Teile abhalten kann
und daß dies in den meisten Fällen auch tatsächlich geschieht, daß also
nach den vorhandenen Tatsachen an einen plazentaren Ursprung der Krankheit in allen Fällen von angeborener Syphilis nicht gedacht werden kann.

Die Anhänger dieser Lehre stützen sich hauptsächlich auf die sichere
Tatsache, daß die symptomlosen Mütter kongenital syphilitischer Kinder sich
einer weitgehenden Immunität gegen die Infektion mit Syphilis erfreuen.
Am auffallendsten war es immer, daß solche Frauen ihre mit Mundgeschwüren
behafteten Kinder ungefährdet an der Brust ernähren können, während
fremde Ammen von solchen Kindern häufig genug infiziert worden sind
(Gesetz von Colles). Außerdem hat man sich auch durch Impfversuche
von dem tatsächlichen Bestehen einer solchen Immunität überzeugt (Neumann, Caspary). Aber diese Immunität ist keine absolute, weil eine ganze
Reihe von Fällen in der Literatur verzeichnet ist, wo die gesund gebliebene
Mutter von ihrem syphilitischen Kinde post partum infiziert wurde,
womit wieder ein unwiderleglicher Beweis geliefert ist, daß die Mutter wirklich bis dahin syphilisfrei geblieben war und daß das krank geborene Kind
seine Syphilis direkt von seinem Vater bezogen hat. Wenn also die Anhänger
der ausschließlich plazentaren Übertragung der Syphilis auf die Frucht
aus der Immunität der Mutter in der Weise Kapital schlagen wollen, daß
sie alle diese Frauen für „latent syphilitisch" erklären, so müssen sie nicht
nur ignorieren, daß solche Frauen nicht imstande sind, ihre angebliche Syphilis
auf ihre folgenden Kinder zu übertragen, wenn die väterliche Übertragung
ausgeschaltet wird, sondern sie müssen auch die nachträgliche Infektion
der bis dahin gesunden Mütter durch ihre kranken Kinder unberücksichtigt
lassen. Wir aber, die wir die germinative Entstehung der infantilen Syphilis
durch die infizierten männlichen oder weiblichen Keimzellen durch zahlreiche übereinstimmende klinische Beobachtungen für bewiesen halten,
kommen nicht in Verlegenheit, die Immunität der nichtinfizierten Partei,
wenn sie mit dem infizierten Organismus in dauerndem Säfteaustausch gestanden hat, zu verstehen, weil wir die Immunität auch in anderen Fällen
nicht auf eine direkte Wirkung der lebenden Krankheitserreger, sondern
immer nur auf eine Wirkung ihrer Stoffwechselprodukte zurückführen,
und für solche in den Säften gelöste Stoffe dürfen wir nicht nur die Passage
durch die Plazenta theoretisch voraussetzen, sondern wir wissen sogar für

einzelne Fälle bestimmt, daß immunisierende Stoffe die Plazenta passieren [1]). Die Mutter ist also immun geworden, obwohl die Spirochäten durch die Plazenta von ihr ferngehalten wurden; sie kann aber, weil sie keine Syphiliserreger besitzt, keine sichtbaren Symptome der Syphilis produzieren und sie kann auch, wenn die Übertragung von seiten des Vaters ausgeschlossen ist, keine Syphilis bei ihren Kindern hervorbringen, weil auch das die Anwesenheit der Syphiliserreger in ihren Ovarien voraussetzt. Daß aber eine Immunisierung ausnahmsweise auch unterbleiben oder eine bereits erworbene Immunität wieder verloren gehen kann, das ist uns nach unseren Erfahrungen bei anderen Krankheiten durchaus geläufig und wir werden in der nächsten Vorlesung zeigen können, daß wir dafür auch ein theoretisches Verständnis erlangen können.

Dieselbe Erklärung paßt auch für die Tatsache, daß gesund geborene Kinder während der Schwangerschaft infizierter Mütter trotz der Säugung an der Mutterbrust und trotz vielfacher, durch den intimen Verkehr zwischen Mutter und Kind geschaffener Gelegenheit zur Kontaktinfektion nur ausnahmsweise von der kranken Mutter nachträglich angesteckt werden (Gesetz von Profeta). Hier ist das Kind, weil es aus zwei syphilisfreien Keimen hervorgegangen ist, von der Krankheit frei geblieben, es ist aber durch den Übertritt immunisierender Stoffe von der kranken Mutter in seinen Kreislauf immun geworden und diese seine Immunität wird nur ausnahmsweise durchbrochen. Wenn dies aber geschieht und das Kind nachträglich von der kranken Mutter angesteckt wird, dann ist damit noch einmal bewiesen, daß die Krankheitskeime durch die Plazenta verhindert worden sind, aus der Zirkulation der kranken Mutter in die von der Zeugung her gesunde Frucht zu gelangen.

Auch die bereits mehrfach konstatierte Tatsache, daß Mütter, die syphilitische Kinder geboren haben, trotz des Fehlens syphilitischer Symptome die Wassermann'sche Reaktion der Komplementbindung zeigen, sowie auch dieselbe positive Reaktion bei gesund erscheinenden Kindern während der Schwangerschaft infizierter Mütter kann — auch abgesehen von ihrer Inkonstanz — so wenig als ein Beweis für eine latente Syphilis angesehen werden, wie ihre Unempfänglichkeit gegen eine syphilitische Infektion. Wir kennen zwar noch nicht die intimen Vorgänge, die eine solche Reaktionsfähigkeit bei den infizierten Individuen hervorbringen, aber wir können kaum daran zweifeln, daß auch hier Stoffwechselprodukte der Spirochäten intervenieren müssen, um jene Veränderungen in den Geweben und Säften zu erzeugen, welche der Fähigkeit der Komplementbindung zugrunde liegen; und wir sehen auch nirgends einen triftigen Gegengrund gegen die Annahme, daß diese Stoffwechselprodukte allein, ohne die sie erzeugenden Mikroben, durch das plazentare Filtrum in den anderen Organismus gelangen und in ihm dieselben Veränderungen hervorrufen, die not-

---

[1]) So wurde die agglutinierende Fähigkeit des Blutes nachgewiesen bei einem gesund gebliebenen Kinde einer typhuskranken Mutter (Zängerle) und ebenso die Überempfindlichkeit gegen Pferdeserum und Hühnereiweiß bei den Jungen eines überempfindlich gemachten Muttertieres (Dörr).

wendig sind, damit das Blut seine komplementbindende Fähigkeit erlangt [1]). Es liegt also keine Veranlassung und keine Nötigung vor, den symptomlosen Organismus trotz des absoluten Mangels klinischer Erscheinungen der Syphilis und trotz seiner Unfähigkeit, die Syphilis auf die vom Vater her gesunden Nachkommen zu übertragen, dennoch für syphilitisch zu erklären und sich allen Tatsachen zu verschließen, die mit Bestimmtheit auf die nicht erfolgte Infektion desselben hinweisen. —

Kehren wir wieder zu den kranken Kindern zurück, so ist es klar, daß für ein hilfreiches Eingreifen des Arztes vor allem die richtige Diagnose der Krankheit erforderlich ist.

Für die prophylaktische Behandlung der kranken Erzeuger ist es wichtig zu wissen, daß mehrfach aufeinanderfolgende Aborten in den meisten Fällen — wenn auch nicht immer — durch die Syphilis der Eltern, am häufigsten des Vaters, begründet sind. Meistens ist es nicht schwierig, diesen zu einem Geständnis einer früher durchgemachten Infektion zu bewegen und man wird in jedem Falle, auch wenn schon spezifische Kuren vorausgegangen sind, und unabhängig von dem positiven oder negativen Ergebnis des Komplementbindungsversuches eine energische Quecksilberkur einleiten und außerdem auch Ratschläge in bezug auf die Verhinderung der Konzeption vor beendeter Kur erteilen müssen. Dagegen wird man nach dem Vorausgegangenen auf eine Behandlung der Mutter verzichten können, wenn nicht bestimmte Anhaltspunkte für ihre eigene Erkrankung vorhanden sind. Ob eine Behandlung der Mutter während der Schwangerschaft den Ausbruch der Syphilis bei dem Kinde verhindern kann, ist noch zweifelhaft; doch wird eine solche immerhin zu versuchen sein, wenn eine Wahrscheinlichkeit für die Infektion des Kindes besteht.

Handelt es sich darum, ob ein bereits geborenes Kind syphilitisch ist oder nicht, dann wird die Entscheidung nicht schwer fallen, wenn die früher geschilderten Frühsymptome der angeborenen Syphilis bereits ausgeprägt sind. In zweifelhaften Fällen gewährt die Anamnese der früheren Geburten einen wichtigen Anhaltspunkt und sollte daher in keinem Falle vernachlässigt werden. Besonders verdächtig ist es, wenn auf mehrere gesunde Kinder Aborte und Fehlgeburten gefolgt sind, weil ein solcher Szenenwechsel mit großer Wahrscheinlichkeit auf eine Infektion des Vaters oder der Mutter oder beider Eltern hinweist. Dagegen spricht die unmittelbar vorhergegangene Geburt eines oder mehrerer gesunder und ihrem Aussehen nach unverdächtiger

---

[1]) Man muß es entschieden als einen logischen Fehler bezeichnen, wenn man jetzt aus dem positiven Ausfalle der Wassermann'schen Reaktion auch dann auf eine syphilitische Infektion des betreffenden Organismus schließen zu müssen glaubt, wenn niemals irgend ein Anzeichen einer solchen zum Vorschein gekommen ist. Ich möchte nur daran erinnern, daß man es auch bisher für selbstverständlich gehalten hat, daß ein geschlechtsreifes Weib mit sezernierenden Brüsten vor kurzem eine Schwangerschaft durchgemacht haben müsse; und jetzt haben wir erfahren, daß von den zusammengewachsenen Schwestern Blazek die eine geschwängert wurde und geboren hat, daß aber auch die andere in ihren Brüsten Milch produzierte. Der Schluß, daß auch diese schwanger gewesen sein müsse, wäre also ein Fehlschluss, weil nicht der befruchtende Keim in sie eingedrungen ist, sondern nur die eine Milchsekretion auslösenden inneren Sekrete aus dem schwangeren Uterus oder der Plazenta ihrer Schwester.

Kinder in zweifelhaften Fällen eher gegen die Syphilis des eben geborenen Kindes, und wird man hier entweder den weiteren Verlauf abwarten oder die Wassermann'sche Reaktionsprüfung bei den Eltern und dem Kinde zu Hilfe nehmen.

Oft kann es auch von Wichtigkeit sein, bei einem Kinde die Diagnose einer abgelaufenen Syphilis zu machen und eine solche wird uns durch verschiedene charakteristische Stigmata in erheblichem Maße erleichtert. Kinder, die eine angeborene Syphilis durchgemacht haben, sind sehr oft schwächlich und in ihrer Entwicklung zurückgeblieben, und auch späterhin bleibt der infantile Habitus manchmal noch lange zurück. Besonders wichtig sind aber eigentümliche Narbenbildungen, die an der Grenze des Lippenrots als Folge der früher geschilderten ulzerösen Prozesse noch lange sichtbar bleiben. Es fehlt die normale leicht geschwungene Grenze und an ihre Stelle treten flache weißliche Narben, die an verschiedenen Stellen verschieden tief nach beiden Richtungen über die Grenze hinübergehen (Fig. 32). Auch in der Nasolabialfalte und in der angrenzenden Haut der Nase sind manchmal ähnliche Bildungen zu sehen. Diese ist öfter auffallend klein, aber nur selten sieht man wirkliche Verbildungen infolge von Erweichung des knorpeligen Nasengerüstes, die aber, wenn sie vorhanden sind, jeden Zweifel von vornherein ausschließen.

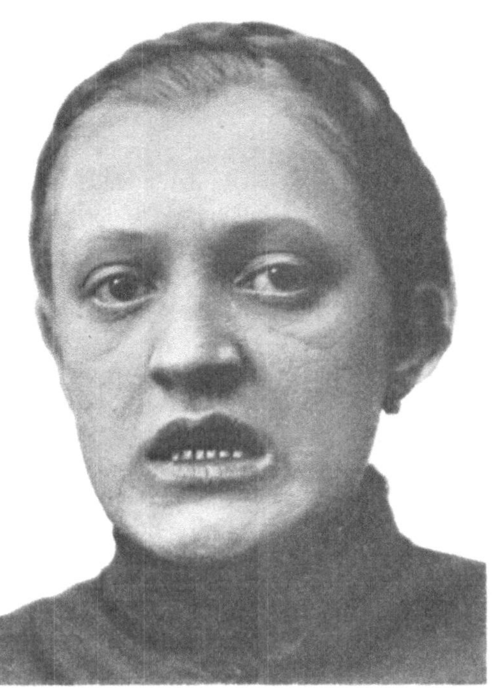

Fig. 32.

Vierzehnjähriges Mädchen (angeborene Syphilis) mit Lippennarben und Hutchinson'schen Zähnen.

Immer sind auch die Nägel zu beachten. Während sie, wie wir gesehen haben, in der Blüte der Hautaffektionen auffallend dünn und brüchig sind, werden sie nach einigen Jahren wieder besonders derb und hart, und dies kann zusammen mit den ebenfalls ungewöhnlich langen, unregelmäßig und büschelförmig gewachsenen Wimpern bei zweifelhafter Diagnose als weiteres Indizium benützt werden. An den Nägeln der Finger und Zehen sieht man aber auch in der ersten Zeit quergestellte Leisten und Furchen, die während des Ausbruches der syphilitischen Hauterscheinungen in dem Nagelfalz gebildet werden und langsam gegen das Ende des Nagels vorrücken. Man muß aber bei der diagnostischen Verwertung dieser Bildungen vorsichtig sein, weil Ähnliches auch bei Scharlach, Rotlauf und

anderen schweren Hautaffektionen vorkommen kann; doch können sie immerhin zusammen mit anderen Anhaltspunkten die Diagnose stützen, und auch die
Zeit, die seit dem letzten Ausbruche der Hauterscheinungen verflossen ist,
kann man ungefähr bemessen, wenn man weiß, daß das Vorrücken von dem
Falz bis zum freien Ende beim Kinde ungefähr zwei Monate in Anspruch
nimmt (Schick).

Auch eine eigenartige Erkrankung der Hornhaut, die **Keratitis paren-
chymatosa,** und eine besondere Konformation der oberen bleibenden Schneidezähne (kegelförmige Zuspitzung und halbmondförmige Erosion an der
Schneide) werden seit Hutchinson bei älteren Kindern als diagnostische
Merkmale für angeborene Syphilis angesehen, und es kann nicht geleugnet
werden, daß diese Kombination manchmal bei Individuen beobachtet wird,
die früher mit sicheren Zeichen der angeborenen Lues behaftet waren (Fig. 32).
Aber ebenso bestimmt kann man sagen, daß Kinder, die die Krankheit durchgemacht haben, sehr häufig auch wohl gebildete Zähne bekommen und
ebenso muß ich den Okulisten und Zahnärzten beistimmen, wenn sie versichern, daß sich ähnliche Veränderungen auch ohne Syphilis herausbilden
können. Es dürfen also auch diese Erscheinungen nur zur Unterstützung,
niemals aber als alleinige Stütze der Diagnose benützt werden.

Dasselbe gilt auch von der eigentümlichen Schädelbildung, die Parrot
wegen der Ähnlichkeit mit der Wölbung der Nates als „Crane natiforme"
beschrieben und als ein pathognomonisches Zeichen der angeborenen Syphilis
hingestellt hat. Die Tubera frontalia und parietalia sind über die stark
eingesattelten Nähte vorgewölbt, und zwar nicht nur durch eine Auflagerung
von Osteophyten, sondern auch durch eine stärkere innere Ausweitung der
Squamae infolge der Nachgiebigkeit der erweichten Knochentextur (vgl.
Fig. 8 S. 225). Aber dieselbe Formation kann sich auch bei schwerer Rachitis
ohne Syphilis herausbilden und es wäre daher gefehlt, wenn man auf sie allein
eine Syphilisdiagnose basieren wollte.

Eine noch stärkere Übertreibung dieser Schädelbildung kommt durch
einen hydrozephalischen Erguß in die Seitenventrikel zustande, die in
manchen Fällen von angeborener Syphilis wahrscheinlich durch eine spezifisch luetische Meningitis herbeigeführt wird. Eine solche liegt vielleicht
auch den zerebralen Reizungserscheinungen der schwer affizierten Kinder der
ersten Lebenswochen, die sich durch unaufhörliches Weinen oder Schreien kundgeben, zugrunde. Beide Erscheinungen reagieren, wenn sie durch die Syphilis
bedingt sind, ziemlich prompt auf die merkurielle Behandlung und man
wird daher in allen Fällen von chronischem Hydrozephalus, wo nur ein entfernter Verdacht auf Lues congenita vorliegt, einen Versuch mit dieser
Therapie machen müssen. Doch muß ich — in Übereinstimmung mit Hochsinger — betonen, daß die riesigen Ballonschädel kaum jemals mit Syphilis
zusammenhängen, weil die Erweichung der Schädelknochen, die bei der angeborenen Syphilis überhaupt niemals höhere Grade erreicht, bald in das
Gegenteil, nämlich in eine sklerosierende Eburneation derselben umschlägt,
wodurch der Ausdehnung des Schädels frühzeitige Grenzen gezogen werden.

Von anderen krankhaften Erscheinungen auf dem Gebiete des Nervensystems sind Tabes und progressive Paralyse als Folgen von angeborener

Syphilis in seltenen, aber zweifellosen Fällen beobachtet worden. Sie sind für die Frage des Zusammenhangs dieser Affektionen mit der Syphilis von ausschlaggebender Bedeutung, weil sie meines Wissens noch niemals bei nichtsyphilitischen Kindern beobachtet wurden, und weil hier die anderen ätiologischen Momente, die man bei den Erwachsenen immer noch herbeiziehen will — sexuelle Ausschreitungen, geistige Überanstrengung u. dgl. — füglich außer Rechnung bleiben können.

Mit voller Sicherheit kann man auf Lues und mit großer Wahrscheinlichkeit auf angeborene Lues schließen, wenn bei älteren Kindern oder in der Pubertätsperiode die charakteristischen Auftreibungen der Schienbeine oder gummöse Zerstörungen im harten Gaumen oder im Nasengerüste zum Vorschein kommen. Die Tophi an den Schienbeinen sind meist von heftigen, namentlich nächtlichen Schmerzen begleitet. Auch an den Schädelknochen, den Knochen der oberen Extremitäten und am Sternum kommen knotenförmige periostale Auftreibungen vor. Neben diesen Veränderungen am Skelett sind aber immer auch einzelne der früher besprochenen Stigmata der angeborenen Syphilis zu finden.

Sehr wichtig und nicht immer ganz leicht ist die Diagnose der spätsyphilitischen Gelenksentzündungen, die manchmal mit rheumatischen Prozessen oder auch mit Tumor albus verwechselt werden. Auch hier wird die Anamnese der früheren Geburten zusammen mit dem Befunde der Lippennarben usw. die Festellung der luetischen Natur des Prozesses erleichtern. Die definitive Entscheidung gewinnt man aber durch den Erfolg der spezifischen Therapie, der bei der luetischen Arthritis manchmal in überraschender Weise zutage tritt.

Weniger sicher ist der Erfolg bei den durch angeborene Syphilis hervorgerufenen Leberschwellungen, die entweder durch Gummabildung oder durch die diffuse hypertrophische Zirrhose bedingt vorkommen. Doch ist es selbstverständlich, daß man auf alle Fälle eine energische merkurielle Behandlung einleiten muß.

Sehr wichtig ist es endlich zu wissen, daß **Hämoglobinurie** bei Kindern fast immer durch Lues bedingt ist und zwar entweder durch die angeborene oder die erworbene Krankheit. Ich habe einmal ein fern von Wien lebendes Kind von seiner hartnäckigen und durch verschiedene Kuren vergeblich bekämpften Hämoglobinurie befreit, indem ich auf die bloße Erzählung eines ihm verwandten Kollegen diesem die Durchführung einer Quecksilberkur anriet. Erst später, als mir das auf diese Weise geheilte Kind vorgestellt wurde, konnte ich in Erfahrung bringen, daß es von seiner Amme mit Syphilis infiziert worden war. Man erkennt die Krankheit an der anfallsweise auftretenden dunkelroten Färbung des Harns, in dem aber unter dem Mikroskope keine Blutkörperchen, sondern nur schwärzliche Detritusmassen aufzufinden sind.

Bei der Behandlung der angeborenen Lues und aller von ihr herrührenden Früh- und Spätsymptome gebührt dem Quecksilber nicht nur der Vorrang, sondern geradezu die Alleinherrschaft. Ich wenigstens habe mich niemals, auch nicht bei den Knochen- und Viszeralsymptomen, von einer deutlichen Wirkung der Jodpräparate überzeugen können. Speziell

bei den schmerzhaften Tophi an den Schienbeinen habe ich früher immer
zuerst vergebliche Versuche mit Jodkali und äußerlicher Anwendung der Jodtinktur gemacht und habe mich dann überzeugt, daß die bis dahin unverändert gebliebenen Schmerzen und Anschwellungen erst durch innerliche
Verabreichung von Quecksilber und Auflegen von grauem Pflaster zum
Schwinden gebracht werden konnten. Auch einen Ersatz der stets wirksamen und von den Kindern gut tolerierten Quecksilberpräparate durch das
neuerlich empfohlene Atoxyl halte ich für unnötig und nach allem, was
darüber berichtet wird, auch nicht für ratsam [1]).

Für den innerlichen Gebrauch verwende ich ausschließlich das Hydrar-
gyrum jodatum flavum (Portojoduretum hydrargyri), dessen Wirksamkeit
und Unschädlichkeit ich durch Politzer kennen und durch eine vieljährige
Verwendung schätzen gelernt habe. Wir verschreiben ein Dezigramm (mit
4 Gramm Milchzucker) in 12 Pulvern, und lassen täglich 3 Pulver entweder in etwas ausgespritzter Muttermilch oder in einem Löffelchen Kuhmilch unmittelbar vor einer Mahlzeit einnehmen. Dabei sehen wir weder
Durchfall, noch andere unerwünschte Nebenerscheinungen. Da Kinder in
den ersten Jahren — aus bisher noch nicht aufgeklärten Gründen — niemals
Speichelfluß oder merkurielle Stomatitis bekommen, kann diese Medikation
durch Wochen und Monate, jedenfalls aber so lange fortgesetzt werden,
bis alle Hauterscheinungen und die durch Osteochondritis hervorgerufenen
Funktionsstörungen geschwunden sind, was fast immer mit überraschender
Schnelligkeit geschieht. Die Pseudoparalyse und die Schmerzhaftigkeit bei
passiven Bewegungen verlieren sich meistens schon nach wenigen Tagen
und die Hautaffektionen mit Einschluß der ulzerösen und krustösen Produkte
involvieren sich so rasch, daß das scheußlich entstellte Kind binnen einer bis
zwei Wochen ein ganz appetitliches Aussehen erlangen kann. Zur größeren
Sicherheit sollen aber die Pulver noch einige Wochen nach dem Schwinden
der augenfälligen Symptome weiter gegeben werden und dann kann man
auch noch einige Zeit bei der verminderten Dosis (zwei Pulver täglich) verbleiben. Unsere vielfältige Erfahrung und das Verfolgen des weiteren Schick-
sals der kranken Kinder hat uns nämlich gelehrt, daß Rezidive und Spätformen um so seltener zum Vorschein kommen, je länger und konsequenter
die Behandlung in den ersten Monaten fortgesetzt wurde; und ich habe
daher Kinder, die ich dauernd beobachten konnte, auch bei völligem Fehlen
neuer Erscheinungen etwa im sechsten Monate einen neuerlichen mehr-
wöchentlichen Turnus durchmachen lassen. Zeigen sich trotzdem neue
Symptome, dann muß selbstverständlich sofort wieder eine energische Behandlung eingeleitet werden.

Nur in den allerschwersten Fällen und namentlich dann, wenn das
schwere Ergriffensein des Kindes eine eminente Gefahr für sein Leben besorgen läßt, habe ich in der ersten Zeit die innerliche Behandlung mit einer

---

[1]) Über das neue Arsenpräparat von Ehrlich-Hata besitze ich keine eigenen
Erfahrungen. Die spärlichen Berichte über dessen Anwendung bei Kindern mit an-
geborener Syphilis machen mir aber nicht den Eindruck, als ob die gerade in diesen
Fällen so außerordentlich wirksame Quecksilberbehandlung hier durch die neue
Therapie übertroffen würde.

Schmierkur kombiniert, indem ich täglich ein Sälbchen aus einem halben Gramm grauer Salbe und ebensoviel Fett (dentur tales doses decem ad chartam ceratam) abwechselnd an der Brust, dem Rücken, den Oberarmen und den Oberschenkeln einreiben ließ. Gewöhnlich genügen zehn solche Inunktionen, um eine auffallende Besserung zu erzielen, und dann wird die interne Behandlung allein fortgesetzt und eventuell wiederholt.

Älteren Kindern mit Tophi und anderen Spätformen der angeborenen Lues kann man ruhig die doppelte Dosis des Quecksilberpräparates (also zwei Dezigramm in vier Tagen) geben, und auch dabei habe ich niemals Vergiftungserscheinungen gesehen. Doch wird man immerhin in diesem Alter gut daran tun, für eine gute Mundpflege und Spülungen mit Salbeitee oder dergleichen zu sorgen.

Eine lokale Behandlung ist bei der Frühsyphilis nur selten notwendig. Hartnäckige Kondylome kann man mit grauem Pflaster bedecken; bei blutiger Sekretion aus der Nase lasse ich mehreremal des Tages mit gelber Präzipitatsalbe (0,5 auf 50) pinseln oder mittels Wattebougie auswischen. Hahnenkammartige Wucherungen am Gaumen, die ich einige Male im zweiten Jahre gesehen habe, ließen sich durch den Lapisstift rasch beseitigen — natürlich immer in Kombination mit der internen Behandlung.

Sehr wichtig ist die Ernährungsfrage bei Neugeborenen und Säuglingen. Da die Gefahr der Ansteckung einer fremden Amme durch ein syphilitisches Kind sehr bedeutend ist, so muß meiner Ansicht nach von einem Engagement einer solchen unbedingt abgesehen werden, sobald die Syphilis des Kindes sichergestellt ist; und auch dann, wenn die Diagnose erst gemacht wird, nachdem die Amme ihre Funktion bereits angetreten hat, müßte ihre Entlassung auf jeden Fall gefordert werden. Hier besteht daher von allem Anfang an geradezu ein kategorischer Imperativ für das Selbststillen der Mutter, das meiner Ansicht nach von der syphilitischen Mutter ebenso dringend gefordert werden muß, wie von der syphilisfreien. Die seltenen Ausnahmefälle, in denen die Immunität dieser Frauen versagt, dürfen uns in dieser Forderung nicht beirren, weil auch ohne Stillen bei dem intimen Verkehr zwischen Mutter und Kind die entfernte Möglichkeit einer Infektion zurückbleibt und weil man durch die sofortige energische Behandlung des Kindes den Ausbruch ulzeröser Symptome an seinem Munde verhindern oder in kurzem beseitigen kann. Dabei muß ich aber ausdrücklich betonen, daß es mir einige Male auch gelungen ist, syphilitische Kinder bei künstlicher Ernährung nicht nur zu erhalten, sondern auch zu gutem Gedeihen zu bringen; und es besteht daher, wenn von der Ernährung durch die Mutter aus irgend einem Grunde abgesehen werden muß, auch aus diesem Grunde keine Entschuldigung, eine fremde Amme und ihre ganze Familie den unberechenbaren Folgen einer syphilitischen Infektion auszusetzen.

Infektion, Inkubation und Immunität.

Verschiedene Theorien der Inkubation. Gifte und Toxine. Der toxische Protoplasmazerfall. Giftempfindliche Seitenketten. Antigen und Antikörper. Aviditätsteigerung. Überempfindlichkeit und Virulenzsteigerung. Umschlag der Überempfindlichkeit in Unempfindlichkeit. Giftgewöhnung. Postimmune Überempfindlichkeit. Vakzination. Verschiedene Dauer der Immunität. Lokale Überempfindlichkeit und Unempfindlichkeit. Zeitlicher Wechsel zwischen beiden. Die Antitoxine und ihre praktische Verwendbarkeit.

Wir waren schon bei der Besprechung der Syphilis genötigt, uns mit theoretischen Erörterungen über den Modus der Infektion bei der angeborenen Krankheit, über Immunität von Mutter und Kind und über andere Vorgänge zu beschäftigen, die man nicht direkt beobachten, sondern nur aus den Beobachtungen theoretisch erschließen kann. Wir werden uns aber von nun an fast ausschließlich mit Infektionskrankheiten zu beschäftigen haben, die ebenfalls durch bekannte oder unbekannte Kleinlebewesen hervorgerufen werden, wo wir also ähnlichen theoretischen Erwägungen nicht aus dem Wege gehen können, weil ein gutes Verständnis der Beziehungen zwischen den Erregern und ihren Wirtsorganismen auch für unser praktisches Handeln in vieler Beziehung maßgebend wäre. Da uns aber die Forschungen der jüngsten Zeit einen tieferen Einblick in diese Beziehungen gestatten, als wir noch vor kurzem für möglich gehalten haben, scheint es mir angebracht, der speziellen Besprechung der einzelnen Infektionskrankheiten eine allgemeine Behandlung der wichtigsten dabei in Frage kommenden Momente vorauszuschicken.

Eines der interessantesten Probleme, das vielleicht auch den Schlüssel zur Lösung mancher anderen in sich schließt, ist die Frage nach den Ursachen der Inkubationszeit, also jenes zeitlichen Intervalls, das zwischen dem Eindringen der Krankheitskeime — der Infektion — und dem Beginn der ersten wahrnehmbaren Krankheitserscheinungen eingeschoben ist. Diese Zeit kann sich über Stunden, Tage und selbst Wochen erstrecken; aber sie fehlt, so viel wir wissen, bei keiner einzigen spontan auftretenden Infektionskrankheit und ist auch ohne jede Ausnahme in allen Fällen zu beobachten, wo wir selbst die Krankheitserreger in den bisher gesunden Organismus einführen, sei es zu Versuchszwecken oder in prophylaktischer Absicht, um durch eine künstlich herbeigeführte leichtere Krankheit eine Immunität gegen eine schwerere Erkrankung herzustellen. In diesen Fällen kennen wir den Zeitpunkt ganz genau, wo die Krankheitserreger in den Körper eingedrungen sind, und wir sehen auch hier, daß jedesmal eine gewisse Zeit vergeht, in der noch keine krankhafte Erscheinung bemerkbar ist, obwohl wir bestimmt wissen, daß der infizierte Körper bereits Organismen beherbergt, welche die Fähigkeit besitzen, durch ihren Lebensprozeß, ihre Vermehrung und ihren Stoffwechsel bestimmte Krankheitserscheinungen hervorzurufen.

Was ist nun die Ursache dieser verspäteten Wirkung und welche Vorgänge spielen sich während dieser symptomlosen Zeit in dem bereits infizierten Organismus ab?

Zunächst möchte man daran denken, daß die Krankheitskeime selbst gewisse Wandlungen durchmachen müssen, bevor sie sichtbare Wirkungen hervorbringen können. Diese Wandlungen könnten entweder darin bestehen, daß die spärlichen Eindringlinge sich erst stark vermehren müssen, um sich bemerkbar zu machen; es wäre aber auch denkbar, daß die krankmachenden Organismen nach dem Beispiele gewisser Entozoen zuerst einen Generationswechsel durchmachen müssen, so daß nicht sie selbst, sondern ihre Abkömmlinge die ersten Erscheinungen hervorbringen. Beide theoretischen Möglichkeiten sind auch tatsächlich herangezogen worden und jede von ihnen hat auch jetzt noch ihre Anhänger. Und doch können wir bereits mit Bestimmtheit behaupten, daß — zum mindesten für die Mehrzahl der Infektionskrankheiten — keine von ihnen der Wahrheit entspricht, und zwar aus dem einfachen Grunde, weil das Latenzstadium auch dann nicht vermißt wird, wenn statt der lebenden Krankheitserreger nur ihre abgetöteten Leiber oder auch nur ihre toten Stoffwechselprodukte in den bisher gesunden Organismus eingeführt werden. Noch lehrreicher sind aber die Beobachtungen über die Wirkungen von Organextrakten und von artfremden Eiweißkörpern, weil auch hier immer eine gewisse Zeit vergehen muß, bis die spezifischen Krankheitserscheinungen hervorkommen, die nicht selten die größte Ähnlichkeit mit denjenigen zeigen, die durch lebende pathogene Organismen hervorgerufen werden. Wir erleichtern uns also jedenfalls unsere Aufgabe, wenn wir einstweilen von diesen Lebewesen ganz abstrahieren und unsere Aufmerksamkeit den Produkten lebender Tieroder Pflanzenorganismen zuwenden, die, in einen fremden Organismus eingeführt, in diesem nach Ablauf eines gewissen Latenzstadiums krankhafte oder toxische Erscheinungen hervorrufen. Diese vereinfachte Methode empfiehlt sich aber um so mehr, als auch eine andere Erscheinung, die ebenfalls allen Infektionskrankheiten in größerem oder geringerem Maße zukommt, nämlich die endlich eintretende Giftfestigkeit oder Immunität, ohne Mitwirkung der lebenden Krankheitskeime zustande kommen kann.

Wenn wir nun an die Frage herantreten, warum auch die krankmachende Wirkung der toten Zerfallsprodukte gewisser Protoplasmen — denn um solche handelt es sich in allen Fällen — erst nach einer gewissen symptomlosen Periode zutage tritt, so müssen wir uns zuerst darüber klar zu werden trachten, wie die Krankheitserscheinungen zustande kommen. Wir sprechen in allen diesen Fällen von einer toxischen oder Giftwirkung der betreffenden Stoffe; aber damit ist eigentlich nichts anderes gesagt, als daß wir ihnen eine schädigende Wirkung auf die lebenden Teile des vergifteten Organismus zuschreiben, während die Art und Weise, wie diese Wirkung zustande kommen soll, dabei noch völlig im Dunkeln bleibt. Wir sehen nur die letzten Folgen der Vergiftung, die Hyperämie, das Ödem, die Entzündung, die Hämorrhagie, den Gewebszerfall, oder ein andermal wieder die nervösen Störungen, das Fieber, die Betäubung, die Atemnot, die Krämpfe, die Lähmungen; wenn wir aber sagen sollen, warum diese mannigfachen Wirkungen während des Inkubationsstadiums ausbleiben, obwohl die schädigenden Stoffe schon im Organismus vorhanden sind, und warum dieselben Wirkungen nach dem Überstehen der Krankheit oder der Vergiftung durch längere Zeit — oder überhaupt nicht mehr — hervorgerufen werden können, so besteht insolange keine Möglichkeit, sich hierüber zu verständigen, als wir nicht wissen, welche unmittelbare Wirkung die toxischen Substanzen in den lebenden Teilen hervorrufen und welcher Faktor diesen scheinbar so grundverschiedenen Endresultaten gemeinsam ist.

Diese Ungewißheit besteht aber nur so lange, als wir unser Augenmerk immer nur auf die toxisch wirkenden Stoffe unbekannter chemischer Zusammensetzung, die sogenannten Toxine oder Antigene richten und die Vergiftungen und Verätzungen durch Substanzen von bekannter chemischer Struktur ebenso vernachlässigen, wie die mechanischen, thermischen und elektrischen Traumen, obwohl diese zum Verwechseln ähnliche Veränderungen hervorbringen können, wie die Albumine und Toxalbumine tierischer oder pflanzlicher Provenienz.

Sowie wir aber bedenken, daß Hyperämie und Entzündung in der Haut und in den Schleimhäuten nicht nur durch die Einführung artfremder Eiweißstoffe oder anderer kompliziert gebauter tierischer und pflanzlicher Produkte, sondern auch durch Ätzung, Verbrennung und kräftige elektrische Ströme erzeugt werden können, daß eine schwere Enteritis nicht nur durch das Cholera- oder Ruhrgift, sondern auch durch Antimon oder Arsenik, eine Leberentzündung nicht nur durch Syphilis, sondern auch durch Alkohol oder Phosphor, eine Nierenentzündung nicht nur durch Diphtherie oder Scharlach, sondern auch durch Kantharidin oder Terpentin hervorgerufen werden kann, und daß auf der anderen Seite Temperatursteigerung, Krämpfe oder Lähmungen ebenso wie durch Bakteriengifte auch direkt durch anderweitige chemische Agenzien, aber auch durch mechanische oder elektrische Reizung der betreffenden Nervenzentren bewirkt werden können, dann wissen wir auch schon, daß es sich in allen diesen Fällen zunächst immer nur um ein und dieselbe Wirkung dieser verschiedenen Energien handeln kann, nämlich um einen Zerfall jener hochkomplizierten und deshalb auch überaus labilen Moleküle, aus denen sich die lebende und reizbare Substanz zusammensetzt. Denn nur die Spaltung einer chemischen Verbindung können wir in gleicher Weise durch einen Stoß oder Schlag, durch starke Wärmeschwingungen und durch kräftige elektrische Ströme, und selbstverständlich auch durch chemisch wirkende Agenzien herbeiführen; während die von Ehrlich propagierte Vorstellung, daß sich die Toxine an den bestehenden und bestehen bleibenden

Protoplasmamolekülen „verankern" und dadurch ihre giftige Wirkung entfalten, einer solchen Generalisierung direkt widerspricht und nicht einmal auf die mineralischen Gifte und Ätzmittel, geschweige denn auf die mechanischen, thermischen oder elektrischen Traumen angewendet werden kann. Denn wir können zwar verstehen, wie die Zerstörung lebender Teilchen eine vermehrte Durchlässigkeit der Gewebe und speziell der Gefäßwände mit ihren entzündlichen, hämorrhagischen und nekrotisierenden Begleit- und Folgeerscheinungen herbeiführen kann, wir können auch begreifen, daß sich ein auf irgend eine Weise zustande kommender Protoplasmazerfall als Nervenreiz längs der Nervenbahnen bis zu den motorischen Endigungen fortsetzt und Muskelkrämpfe erzeugt, und daß eine weitergehende Zerstörung der reizbaren Nervensubstanz zu totaler Lähmung der Nervenfunktionen führt; aber es fehlt uns jedes Verständnis dafür, wie die Einführung einer neuen Atomgruppe in die sonst unversehrt bleibenden Moleküle der lebenden Substanz dieselbe Wirkung hervorbringen soll, wie eine Zerstoßung, Verbrennung, Verätzung oder elektrolytische Zerstörung der lebenden protoplasmatischen Gebilde.

Können wir uns also die unmittelbare Wirkung der Gifte — mit Einschluß der Toxine — nur als eine Zersetzung der hochgradig labilen Protoplasmamoleküle vorstellen, dann müssen wir uns weiter fragen, warum dieselben Gifte oder Toxine, die in dem einen Organismus ihre krankmachende Wirkung entfalten, in dem anderen ohne sichtbare Wirkung bleiben, obwohl dieser ja ebenfalls leicht zersetzliche Protoplasmamoleküle besitzt, die durch andere Einwirkungen geringster Intensität gespalten werden können; und dann müssen wir uns auch klar zu machen suchen, warum diese Wirkung in demselben Organismus zu verschiedenen Zeiten so ganz verschieden ausfällt, indem dieselben Krankheitserscheinungen, die wir auf eine Zersetzung des Protoplasmas durch die chemische Energie des eingeführten Giftes beziehen, während der Inkubationszeit und, bei chronischen Krankheiten — wie Syphilis oder Tuberkulose — auch während der eingeschobenen Latenzperioden, trotz der zweifellos im Körper vorhandenen giftigen Stoffe und giftproduzierenden Organismen vollkommen fehlen; warum in anderen Fällen die in stärkster Ausprägung vorhandenen Erscheinungen mit einem Schlage verschwinden, obwohl die für andere Organismen noch hochvirulenten Krankheitserreger im Körper zurückbleiben; und warum diese Erscheinungen auch dann nicht zum Vorschein kommen, wenn wir dieselben Krankheitserreger oder dieselben Toxalbumine neuerdings einführen.

Alle diese Fragen können wir vorläufig nur in einem und demselben Sinne beantworten, indem wir sagen: Die Krankheitserscheinungen und die ihnen zugrunde liegenden Spaltungen labiler Protoplasmamoleküle können nur dann eintreten, wenn eine chemische Verwandtschaft zwischen gewissen Atomkomplexen dieser Moleküle und der giftigen Verbindung besteht, infolge deren die letztere imstande ist, diese „toxophilen" Gruppen aus dem chemischen Verbande, dem sie angehören, loszureißen und dadurch dieses labile Molekulargebäude zum Einsturze zu bringen, etwa in ähnlicher Weise, wie eine Glasträne in tausend Splitter zerfällt, wenn man ihren fein ausgezogenen Fortsatz abbricht. Dagegen muß die ganze Wirkung in dem Falle oder solange ausbleiben, als eine chemische Affinität zwischen den „Seitenketten“ der Protoplasmamoleküle des angegriffenen Organismus und den angreifenden Stoffen nicht vorhanden ist.

Es bereitet nun keinerlei Schwierigkeit sich vorzustellen, daß die Protoplasmamoleküle gewisser Organismen oder gewisser Teile eines Organismus vermöge ihrer natürlichen Struktur und Atomanordnung keine Anziehung auf dieselbe Substanz ausüben die in einem anderen Organismus oder in einem anderen Teil desselben Organismus durch ihre chemische Affinität zu gewissen Komplexen ihrer Protoplasmamoleküle giftige und protoplasmazerstörende Wirkungen herbeiführen. So verstehen wir z. B. ohne weiteres, warum Hühner und Schildkröten gegen die giftigen Produkte der Starrkrampfbazillen immun sind und auch dann keine Krankheitserscheinungen zeigen, wenn sich die giftproduzierenden Organismen in ihrem Kreislauf lebend erhalten, so daß man mit ihrem Blute empfängliche Tiere krank machen und töten kann; und so begreifen wir auch, warum diese giftigen Stoffe eine auffallende Prädilektion für gewisse protoplasmatische Teile eines Organismus besitzen, während andere lebende Teile desselben Organismus von demselben Gifte wenig oder gar nicht behelligt werden. Dagegen bleibt es vorläufig noch rätselhaft, warum dieselben protoplasmatischen Gebilde, die auf der Höhe der Krankheit oder der Vergiftung auf das Schwerste geschädigt werden, während der initialen Latenzperiode noch unangefochten bleiben, obwohl die giftigen Stoffe sicher auch jetzt schon mit ihnen in Berührung kommen; und warum in so vielen Fällen, wenn einmal die Krankheit oder die Vergiftung überstanden ist, eine ähnliche Unempfindlichkeit derselben lebenden Teile gegen dieselbe krankmachende und giftige Substanz beobachtet wird, durch die während der Krankheit dieselben Körperteile schwer affiziert werden. Hier gibt es keine andere denkbare Möglichkeit für das Verständnis der beobachteten Tatsachen als die Annahme, daß an dem in Frage kommenden Protoplasma gewisse Veränderungen vor sich gehen, infolge deren in dem einen Falle ihre chemischen Einheiten oder gewisse Atomkomplexe derselben jene starke chemische Anziehung zu den aggressiven Substanzen erlangen, die sie bis dahin nur in geringem Maße besessen haben; und andererseits müssen während der Krankheit oder während der Vergiftung an dem Protoplasma wieder gewisse Veränderungen ablaufen, durch welche die hochgradige Avidität ihrer Moleküle zu den krankmachenden Stoffen beseitigt und in ihr Gegenteil, nämlich in eine chemische Indifferenz gegen diese Stoffe verwandelt wird.

Bei unseren Bemühungen, wenigstens ein theoretisches Verständnis für die Art und Weise zu gewinnen, wie diese der direkten Beobachtung unzugänglichen Veränderungen in der chemischen Struktur der Protoplasmen zustande kommen, werden wir durch eine Reihe von Tatsachen unterstützt, die erst in der letzten Zeit durch die unermüdliche und erfolgreiche Arbeit der Bakteriologen und Serumforscher zutage gebracht worden sind. Die wichtigsten, die hier in Betracht kommen, wollen wir in knappen Worten skizzieren.

1. Die Bakteriengifte und die artfremden Eiweißstoffe, welche toxische Erscheinungen hervorrufen, entfalten diese Wirkung in minimalen Dosen,

welche jedenfalls unvergleichlich kleiner sind als die Mengen der chemisch
definierbaren Gifte, die notwendig sind, um ähnliche Wirkungen hervorzurufen.
So ist z. B. die für eine weiße Maus tödliche Dosis des von den Tetanusbazillen
abgeschiedenen Krampfgiftes — weniger als ein zehnmillionstel Gramm —
viele tausendmal kleiner als die Strychnindosis, mit der man dieselbe Wirkung
hervorbringt.

2. Die relativ großen Dosen der chemisch definierbaren Gifte entfalten
ihre Wirkung sofort, während bei den Toxinen und Toxalbuminen selbst
eine Steigerung der Dosis höchstens eine Abkürzung, niemals aber eine
gänzliche Beseitigung der Latenzperiode erzielen kann.

3. Alle Toxine und alle anderen Substanzen unbekannter Zusammensetzung, die in minimalen Dosen krankhafte Veränderungen in den gegen
sie empfindlichen Organismen hervorrufen können, haben gleichzeitig die
Bildung gewisser Serumbestandteile zur Folge, die entweder als Antitoxine
ihre Giftwirkung verhindern oder als sonstige „Antikörper" z. B. Hämolysine,
Präzipitine, Agglutinine usw. eine spezifische Affinität zu denselben „Antigenen" aufweisen, durch deren Einführung in den Kreislauf die Bildung
jener spezifischen Antikörper eingeleitet wurde.

4. Die Menge der im Organismus gebildeten Antikörper ist im Vergleich
zu der eingeführten Dosis des Antigens eine ungeheuer große, indem z. B.
eine bestimmte Toxindosis binnen wenigen Tagen eine Produktion einer
hunderttausendmal größeren Antitoxinmenge herbeiführen kann.

5. Die Gifte von einfacher und daher bekannter Zusammensetzung,
die ihre Wirkung erst in relativ großen Dosen und ohne vorhergehende Latenz-
zeit entfalten, sind nicht imstande, zu ihnen passende und ihre Giftwirkung
aufhebende Antikörper zu erzeugen.

Wenn wir dies alles zusammenfassen, dann können wir daraus schließen,
daß den Antigenen gewisse Besonderheiten zukommen müssen, durch die
sie sich in ihrer Wirkung auf die lebenden Protoplasmen von den Giften mit
bekannter Zusammensetzung scharf unterscheiden.

Wenn eine minimale Menge eines Toxins dieselben Krämpfe oder dieselben Entzündungserscheinungen hervorruft, wie eine tausendmal größere
Dosis eines Giftes (was also bedeutet, daß ein Toxinmolekül so viele Protoplasmamoleküle zersetzen kann wie viele tausende Moleküle des Giftes von
einfacherer chemischer Struktur), so läßt sich, wie ich glaube, daraus nur der
eine Schluß ableiten, daß das Giftmolekül immer nur das eine Protoplasmamolekül zersetzen kann, dem es seine toxophilen Seitenketten abreißt und
dadurch seinen Einsturz herbeiführt; daß dagegen das Toxinmolekül, nachdem es ein Protoplasmamolekül in derselben Weise zerstört hat, von diesem
zu einem zweiten, einem dritten und so weiter bis zu einem tausendsten und
zehntausendsten übergeht und so an einem nach dem anderen seine zer-
störende Wirkung vollbringt. Das bedeutet aber nicht nur, daß von einer
Verankerung des Toxinmoleküls im Sinne von Ehrlich keine Rede sein
kann, weil ein bereits verankertes Toxinmolekül den übrigen Protoplasmamolekülen nichts mehr anhaben könnte, sondern es bedeutet auch, daß die
chemische Anziehung zwischen Toxin und toxophilen Seitenketten zwar
stark genug ist, um eine Zersetzung des labilen Protoplasmamoleküls herbei-

zuführen, daß sie aber nicht ausreicht, um das Toxin an die abgerissene
Seitenkette dauernd zu fesseln, daß vielmehr bei dem allgemeinen Zusammen-
bruche auch das angreifende Molekül, ähnlich wie ein Ferment, immer wieder
frei wird und dadurch die Möglichkeit erhält, gleich dem Fermente, seine
Angriffe der Reihe nach auf viele tausend andere Moleküle zu richten.

Diese Vorstellung wirft aber auch ein Licht auf die Bildung der
Antitoxine und der sonstigen Antikörper. Da wir wissen, daß ein Antigen-
molekül Tausende von Molekülen des zu ihm passenden Antikörpers zu
bilden vermag, die sich eben durch ihre größere chemische Affinität zu dem
Antigen als Antikörper legitimieren, so liegt es gewiß recht nahe, in diesen
Antikörpern die beim Zusammensturze der angegriffenen Protoplasmamoleküle
losgerissenen und von dem angreifenden Antigen wieder losgelassenen toxophilen Seitenketten zu agnoszieren. Damit wäre nun zwar die Fähigkeit
des Antigens, eine tausendmal größere Menge des Antikörpers zu bilden,
ganz befriedigend erklärt, aber es folgt daraus noch nicht die Fähigkeit
dieser im Serum frei flottierenden Seitenketten, als Antitoxine in einen anderen
Organismus eingeführt, die in denselben Organismus injizierten Toxine der
entsprechenden Art mit solcher Gewalt an sich zu ziehen, daß sie dadurch
verhindert werden, jene deletäre Wirkung auszuüben, die ohne die Einführung des Antitoxins unfehlbar zutage getreten wäre. Nach der früheren
Darstellung sind die vor kurzem einverleibten Toxine sozusagen damit beschäftigt, den giftempfindlichen Protoplasmamolekülen der Reihe nach ihre
toxophilen Seitenketten abzureißen und dadurch die Moleküle zu zersetzen.
Sie befinden sich also fortwährend in molekularer Nähe von Verbindungen,
deren Seitenketten von Haus aus eine gewisse chemische Affinität zu ihnen
besitzen; und wenn daher das nachträglich in den Körper eingeführte Antitoxin die in dieser Weise tätigen Toxinmoleküle an ihrer protoplasmafeindlichen
Tätigkeit verhindern soll, müssen seine eigenen Moleküle eine bedeutend
größere Anziehungskraft auf die Toxinmoleküle ausüben als die noch festsitzenden Seitenketten des angegriffenen Protoplasmas. Da aber die Antitoxine selbst nichts anderes sind als ehemalige toxophile Seitenketten, so
wäre die Tatsache, daß sie dennoch imstande sind, das Eintreten der Giftwirkung, wenigstens in den ersten Stunden nach der Vergiftung, zu verhindern, nur dann verständlich, wenn man annehmen könnte, daß sie jetzt
eine größere Anziehung auf die Toxinmoleküle ausüben, als da sie noch den
Protoplasmamolekülen als Seitenketten angehörten. Das wäre aber nur
dann möglich, wenn die chemische Affinität zwischen Antigen
und toxophiler Seitenkette durch den Vorgang der Bindung und der darauffolgenden Trennung jedesmal eine
Steigerung erführe.

Diese Annahme gewinnt aber noch an Wahrscheinlichkeit, weil wir
gewisse Tatsachen kennen lernen werden, die dafür sprechen, daß die
Aviditätsteigerung keine einseitige, sondern eine beiderseitige ist, daß
also auch das angreifende Molekül durch die Bindung und Trennung eine
größere chemische Verwandtschaft zu den Seitenketten derselben Art gewinnt, als es vorher besessen hat. Außerdem werden wir aber sehen,
daß sich durch dieselbe Annahme auch ein Verständnis gewinnen läßt

für die beiden wichtigsten der uns hier beschäftigenden Probleme, nämlich für die am Ende der Inkubationszeit plötzlich hervortretende Überempfindlichkeit der Protoplasmen für die bis dahin nur wenig oder gar nicht
krankmachenden Gifte, sowie auch für die später einsetzende Unempfindlichkeit gegen dieselben Toxine, die kurz zuvor noch die schwersten Erscheinungen
hervorgerufen haben.

Zunächst wollen wir uns aber mit einigen Schulbeispielen für die auf
experimentellem Wege herzustellende **Überempfindlichkeit** gegen gewisse
Toxine und Toxalbumine bekannt machen.

Richet hat Hunde mit dem Extrakt von Aktinien behandelt und hat
dabei gefunden, daß man mit einer gewissen sehr kleinen Dosis den Tod
des Tieres zehn Stunden nach der Einspritzung herbeiführen kann. Gab er
einem anderen Hunde nur die Hälfte der tödlichen Dosis, dann zeigte dieser
keine sichtbaren Erscheinungen. Spritzte er aber diesem so vorbehandelten
Tiere nach 22 Tagen dieselbe reduzierte Dosis ein, die ihm das erstemal keine
sichtbaren Beschwerden verursacht hatte, dann starb es 25 Minuten nach der
Injektion unter den schwersten Vergiftungserscheinungen.

Eine analoge Beobachtung hat Arthus mit Pferdeserum bei Kaninchen
gemacht; nur ist hier der Gegensatz zwischen der Wirkung der ersten Einspritzung und der späteren um so eklatanter, als bei dem nicht vorbehandelten
Tiere durch die Seruminjektion, auch wenn sie direkt in die Venen erfolgt,
überhaupt keine sichtbare Wirkung hervorgebracht wird. Injiziert man
aber dem Tiere, dem man früher Pferdeserum subkutan einverleibt hat,
nach einiger Zeit eine mäßige Menge desselben Serums in die Ohrvene, so
erfolgt der Tod unter schweren Respirationsstörungen binnen zwei bis
vier Minuten.

Damit wurde übrigens nur die von Behring schon früher geschilderte
„paradoxe Reaktion" bei hoch immunisierten Tieren bestätigt. Pferde,
die mit steigenden Dosen des von Löfflerbazillen gewonnenen Toxins behandelt worden waren und infolgedessen reichliche Antitoxinmengen in
ihrem Blute besaßen, erlagen plötzlich bei neuerlicher Injektion des Giftes
unter schweren Krankheitserscheinungen; und bei Meerschweinchen genügte
die Vorbehandlung mit unglaublich geringen Mengen des Tetanusgiftes,
um sie dann mit dem vierhundertsten Teile der sonstigen letalen Dosis zu
töten.

Außer diesen krassen Beispielen von Überempfindlichkeit kennen wir
aber bereits eine ganze Reihe von Tatsachen aus der experimentellen und
klinischen Pathologie, die sicherlich auf demselben Prinzipe beruhen, und
man kann sogar heute schon ruhig behaupten, daß die gesamte Nosologie
der Infektionskrankheiten von diesem selben Prinzipe in souveräner Weise
beherrscht wird. Nun wollen wir aber sehen, wie sich unsere Auffassung
der Toxinwirkung und der Antitoxinbildung zu dieser fundamentalen Erscheinung verhält.

Wenn die Erscheinungen der Vergiftung, wie wir annehmen, auf der
chemischen Spaltung der Protoplasmamoleküle durch die an ihren toxophilen
Seitenketten erfolgenden Angriffe der Toxine beruhen, dann könnte eine
Überempfindlichkeit nur entweder durch eine Aviditätsteigerung der toxo-

philen Seitenketten zu den Toxinen oder durch eine gesteigerte chemische Affinität auf seiten der Toxine oder auch durch ein Zusammenwirken beider Faktoren zustande kommen; und die letztere Möglichkeit hat im Hinblicke auf das plötzliche, beinahe kritische Eintreten der Überempfindlichkeit sehr viel für sich, weil ein so plötzlicher Umschwung viel eher durch eine beiderseitige, als durch eine bloß einseitige Steigerung der Avidität verständlich wäre. Wir wollen uns aber zunächst nur mit der Steigerung auf seiten der Protoplasmamoleküle beschäftigen und uns fragen, auf welche Weise das Zustandekommen einer solchen protoplasmatischen Überempfindlichkeit erklärt werden könnte.

Es ist nun klar, daß von einer Zunahme der Avidität bei den noch festhaftenden Seitenketten der Protoplasmamoleküle oder gar von einer fort und fort wachsenden Steigerung derselben keine Rede sein könnte, wenn die einmal abgerissenen Seitenketten nunmehr stets nur als Antitoxine im Serum verblieben. Wohl aber wäre sie denkbar, wenn diese durch den Angriff der Toxine losgelösten und dadurch zugleich toxinempfindlicher gewordenen Seitenketten wieder zu Bestandteilen von Protoplasmamolekülen werden könnten, indem sie bei der Bildung neuer solcher Moleküle als Baumaterial verwendet werden; denn dann könnte sich der Vorgang der Reassimilation mit darauf abermals folgender Losreißung oft wiederholen, und zwar um so eher, als die Spaltung der Protoplasmamoleküle jedenfalls durch die fortwährend zunehmende Verwandtschaft der sessilen Seitenketten zu den angreifenden Toxinen immer mehr erleichtert werden müßte.

Eine solche Wiederverwendung von Atomkomplexen zerfallener Protoplasmamoleküle bei einem neuerlichen Protoplasmaaufbau ist aber nicht nur eine ad hoc ersonnene Hypothese, sondern sie ist ein Vorgang, der durch gewisse Tatsachen der Stoffwechsellehre so viel wie sichergestellt ist. Wenn nämlich die chemischen Einheiten der Protoplasmen, wie wir in der fünften Vorlesung auseinandergesetzt haben, nicht aus Eiweiß allein gebildet werden, sondern zu ihrem Aufbau neben den eiweißartigen Komplexen auch die stickstofffreien und die mineralischen Nahrungsstoffe verwendet werden, dann kann der Umstand, daß eine vermehrte Muskelarbeit zwar mit einer gesteigerten Ausscheidung von Kohlensäure, nicht aber mit einer entsprechenden Vermehrung der stickstoffhaltigen Ausscheidungen verbunden ist, nur so gedeutet werden, daß die eiweißartigen Zerfallsprodukte der durch den Nervenreiz zersetzten Moleküle der kontraktilen Substanz bei dem Wiederaufbau derselben wieder Verwendung finden; während die zu Kohlensäure und Wasser verbrannten stickstofffreien Komplexe bei diesem Wiederaufbau durch Zucker oder Fett der Nahrung oder der Reserven ersetzt werden müssen. Die Antitoxine und sonstigen Antikörper sind aber nichts anderes, als solche eiweißartige Spaltprodukte eingerissener Protoplasmamoleküle und sie unterscheiden sich von dem übrigen, aus derselben Quelle stammenden Serumeiweiß nur durch jene Veränderungen, die wir bei ihnen als die Folgen der Reaktion mit den Toxinen und anderen Antigenen voraussetzen.

Werden aber die zu Antikörpern gewordenen Seitenketten wieder aus dem Serum entnommen und in die Struktur der neugebildeten Protoplasmamoleküle einbezogen, dann müssen daraus folgende Konsequenzen hervor-

gehen. Erstens müssen die auf diese Weise gebildeten Moleküle bei ihrem
Zerfall viel wirksamere und kräftigere Antikörper an das Serum abgeben
als andere, deren eiweißartige Komplexe noch keine gesteigerte Avidität zu
den Antigenen besitzen; ferner ist dadurch die Möglichkeit gegeben, daß
dasselbe Toxinmolekül nicht nur mit den bei seiner Einverleibung schon
vorhandenen, mäßig toxophilen Seitenketten reagiert, sondern auch mit
solchen, die schon wiederholt abgerissen und reassimiliert worden sind und
dadurch bereits eine hochgesteigerte Avidität zu ihm erlangt haben; und
endlich muß es dahin kommen, daß die aus solchen hyperaviden Molekülen
zusammengesetzten Protoplasmen jene Überempfindlichkeit erlangen, durch
die sie entweder auf geringe, sonst ungefährliche Mengen neueingeführter
Antigene oder auch auf die noch im Körper vorhandenen und unterdessen
selbst hochavid gewordenen Reste aus der ersten Einverleibung mit einem
enorm gesteigerten Protoplasmazerfall und seinen gefährlichen Folgeerscheinungen reagieren.

Dafür aber, daß nicht nur die angegriffenen „Rezeptoren" der Protoplasmamoleküle, sondern auch die angreifenden Antigene durch wiederholte
Bindung und Trennung eine verstärkte Avidität zu ihrem Widerpart erlangen, besitzen wir ein weiteres, wie ich glaube, sehr wirksames Argument
in der Virulenzsteigerung, welche die Bakterienkulturen durch eine
öfter wiederholte Tierpassage erfahren. Injiziert man nämlich einem für eine
gewisse Bakterienart empfänglichen Tiere so große Mengen einer abgeschwächten Kultur, daß es dieser starken Dosis erliegt, legt man dann aus
seinen Geweben oder Säften eine neue Kultur an und benützt diese
wieder zur Vergiftung eines anderen Tieres derselben Spezies, so zeigt es
sich, daß um so kleinere Mengen zur tödlichen Vergiftung des nächsten Versuchstieres notwendig sind, je öfter man diesen Vorgang wiederholt. Dabei
kann man sich auf Grund der früher entwickelten Vorstellung kaum etwas
anderes denken, als daß die von den Bakterien ausgeschiedenen Toxine,
nachdem sie durch ihre Reaktion mit den von ihnen angegriffenen toxophilen
Seitenketten einen erhöhten Grad von Avidität zu diesen erlangt haben,
ihrerseits ebenfalls von dem wachsenden Protoplasma der sich vermehrenden
Bakterien reassimiliert werden, so daß in jeder folgenden Bakterienge-
neration aus dem Zerfall ihres Protoplasmas stärkere Toxine hervorgehen
als in dem früheren. Damit eröffnet sich uns aber zugleich eine überraschende
Perspektive auf die phylogenetische Entwicklung der Pathogenität der
Bakterien auf der einen Seite und auf die Herausbildung einer bis dahin
fehlenden Disposition für eine bestimmte Krankheit in der Entwicklungs-
reihe der Organismen. Denn die scheinbar ganz unerklärliche Tatsache,
daß der Mensch für eine ganze große Reihe von gefährlichen Infektionskrankheiten empfänglich ist, von denen kein anderes Säugetier und nicht
einmal die ihm am nächsten stehenden Anthropoiden befallen werden, wird
gut verständlich, wenn man annimmt, daß sich zuerst infolge gewisser Veränderungen in der Molekularstruktur der Protoplasmen eine geringe Affinität
zu den Produkten bisher unschädlicher Bakterienarten herausgebildet hat,
daß sich aber diese Affinität durch die sich immer häufiger wiederholenden
Angriffe allmählich auf beiden Seiten gesteigert hat, so daß nicht nur die

Bakterien immer mehr an Giftigkeit gewannen, sondern auch die angegriffenen Protoplasmen immer empfänglicher wurden und diese gesteigerte Empfänglichkeit durch Vermittlung ihres Keimplasmas auch auf ihre Nachkommen übertrugen. Da nämlich das Keimplasma das Material zu seinem Wachstum nicht direkt von außen bezieht, sondern auf die Zerfallsprodukte der Körperprotoplasmen angewiesen ist, so ist es ganz gut denkbar, daß jene veränderte Atomanordnung, die der erhöhten Giftempfänglichkeit zugrunde liegt, auch in dem Keimplasma Aufnahme findet und durch dessen Vermittlung auch wieder in den somatischen Protoplasmen der nächsten Generation zur Geltung gelangt.

Eine solche gegenseitige Aviditätsteigerung zwischen Antigen und Antikörper würde uns aber auch eine befriedigende Erklärung geben für die bereits besprochene Tatsache, daß die nachträgliche Injektion eines antitoxischen Serums nur in den ersten Stunden nach der Vergiftung die sonst zu erwartenden Folgen derselben verhindern kann, während eine spätere Einführung des Immunkörpers wirkungslos bleibt. In den ersten Stunden nach der Vergiftung oder Infektion ist eben die Anziehung zwischen dem Toxin und den toxophilen Rezeptoren der Protoplasmen noch relativ gering, so daß die mit demselben Gifte bei der Immunisierung des Serumlieferanten gewonnenen hochaviden Antikörper noch imstande sind, die in ihrem Zerstörungswerke begriffenen Toxinmoleküle mit Beschlag zu belegen und sie von weiteren Angriffen auf die giftempfänglichen Protoplasmen abzuhalten. Haben sich aber diese Angriffe bereits durch viele Stunden immer von neuem wiederholt und ist dadurch die gegenseitige Avidität der Toxinmoleküle und der von ihnen angegriffenen Protoplasmen auf eine solche Höhe gebracht, daß die Anziehung von seiten der festsitzenden Seitenketten gegen die Toxinmoleküle stärker ist, als die Attraktion der im Schutzserum enthaltenen Antikörper, dann kann dieses keine schützende Wirkung mehr entfalten und die einmal begonnene Protoplasmazerstörung nimmt ihren ungehinderten Verlauf.

Aber dieselbe gegenseitige Aviditätsteigerung, die nach so vielen Seiten aufklärend wirkt, gibt uns auch einen Schlüssel für das größte Rätsel der Toxinwirkung, nämlich für die sich manchmal unmittelbar an den höchsten Grad der Überempfindlichkeit anschließende totale **Unempfindlichkeit** gegen dasselbe Virus und seine giftigen Produkte. Denn dasselbe Kaninchen oder Meerschweinchen, das infolge seiner Vorbehandlung mit Pferdeserum auf eine minimale Menge desselben Serums mit den schwersten Vergiftungserscheinungen antwortet, kann, wenn es diese Vergiftung überlebt, eine nächste Injektion derselben Substanz ohne die geringste Schädigung über sich ergehen lassen; und auch in der klinischen Pathologie werden wir eine große Reihe von Tatsachen kennen lernen, die gar nicht anders gedeutet werden können, als durch einen solchen plötzlichen Umschlag von Überempfindlichkeit in Unempfindlichkeit. Bevor wir uns aber um eine Erklärung dieser merkwürdigen Erscheinung mit Hilfe der bisher gewonnenen Vorstellungen bemühen, müssen wir uns früher fragen, warum dasselbe Pferdeserum, das sich unter Umständen gegen die Protoplasmen anderer Tiere so feindlich verhält, gegen die eigenen Protoplasmen des Pferdes keinerlei schädigende Wirkung entfaltet.

Die Antwort auf diese Frage scheint nun nicht besonders schwierig. Die schädigende Wirkung eines artfremden Serums wie eines jeden anderen Giftes kann nach den früheren Auseinandersetzungen nur darauf beruhen, daß die in den Kreislauf eingebrachte Substanz eine chemische Anziehungskraft auf gewisse Atomkomplexe gewisser Protoplasmen ausübt, sie dadurch aus ihrem Zusammenhang losreißt und damit einen Zerfall der angegriffenen Moleküle und eine Zerstörung der aus ihnen zusammengesetzten Protoplasmen herbeiführt. Eine solche Anziehungskraft kann aber niemals zwischen Komplexen von gleicher, sondern immer nur zwischen solchen von differenter chemischer Struktur bestehen, und man könnte vielleicht sogar die Regel aufstellen, daß die chemische Reaktion zwischen den Produkten des einen Protoplasmas und dem lebenden Protoplasma eines anderen Organismus im allgemeinen um so energischer sein wird, je weiter die Arten, denen beide Organismen angehören, voneinander entfernt sind und je größer demnach die Verschiedenheit der chemischen Struktur ihrer Protoplasmen angenommen werden kann. So wirken z. B. die Organextrakte der Aktinien und der Miesmuschel oder das Aalserum viel giftiger auf Säugetiere als das Serum eines anderen Säugetieres, das in dem noch nicht überempfindlich gemachten Organismus entweder keine oder nur unbedeutende Störungen hervorruft. Dagegen haben wir wohl das Recht anzunehmen, daß die Serumbestandteile eines und desselben Tieres in ihrer chemischen Struktur mit den Seitenketten seiner eigenen Protoplasmen, aus dessen Zerfall sie hervorgegangen sein müssen, entweder ganz übereinstimmen oder wenigstens mit ihnen eine weitgehende Ähnlichkeit besitzen; und wir begreifen daher, warum solche identische oder fast identische Atomkomplexe aufeinander nicht wirken und warum dasselbe Serum, das fremde Organismen mehr oder weniger schädigt, die Protoplasmen des eigenen Körpers unangefochten läßt. Wenn also daraus folgt, daß die Ähnlichkeit oder Identität zwischen dem Bau der Seitenketten des Protoplasmas und der sie umgebenden Serumbestandteile diesem Protoplasma einen Schutz oder eine Immunität gegen dieselben Serumbestandteile gewährt, die auf fremdes Protoplasma zerstörend wirken können, so müßte man erwarten, daß auch ein artfremdes Protoplasma eine solche Immunität erlangen könnte, wenn es auf irgend eine Weise sich mit Seitenketten versehen könnte, die wenigstens an ihrem exponierten Ende eine ähnliche Atomanordnung besäßen, wie die angreifenden Toxine oder Antigene.

Es besteht nun in der Tat die theoretische Möglichkeit eines so gearteten Schutzes, und zwar infolge der früher besprochenen Aviditätsteigerung zwischen Antigen und Antikörper. Wenn es richtig ist, daß die chemische Anziehung zwischen den angreifenden Molekülen und den angegriffenen Seitenketten durch die häufig wiederholte Bindung und Trennung fortwährend wächst, dann müßte endlich ein Moment eintreten, wo die Anziehung zwischen beiden so groß geworden ist, daß sie sich nach dem Losreißen der Seitenketten nicht mehr voneinander trennen; und es würden dann im Serum nicht mehr überavide Seitenketten enthalten sein, durch welche die sie assimilierenden Protoplasmen überempfindlich werden, sondern nur solche, die an ihren überaviden Enden mit den Antigenen oder Toxinen verankert sind. Werden aber diese abgerissenen Seitenketten zusammen mit ihren neuen Anhängseln zum Aufbau neuer Protoplasmamoleküle verwendet, dann sind auch diese Anhängsel in den Verband der Protoplasmen aufgenommen und die Folge davon wird sein, daß nun mit einem Male an die Stelle von Protoplasmamolekülen, die durch ihre überaviden Seitenketten die günstigsten Angriffspunkte für die sie umschwärmenden Antigenmoleküle geboten haben, andere getreten sind, die für diese Toxine unangreifbar geworden sind, weil sie ihnen ihresgleichen als schützendes Schild entgegenhalten.   Dieselben Meerschweinchenprotoplasmen also, die noch vor kurzem durch minimale Mengen von Pferdeserum auf das Schwerste bedroht waren, weil ihre Moleküle Seitenketten besaßen, die den höchsten Grad von Toxophilie gegen gewisse Bestandteile des Pferdeserums erlangt hatten, werden jetzt gegen diese Angriffe vollständig gefeit sein, weil sie, wie die eigenen Protoplasmen des Pferdes, Atomkomplexe enthalten, die in ihrer Atomanordnung mit den angreifenden Komplexen übereinstimmen. (Vgl. die schematische Darstellung in Fig. 33—35.)

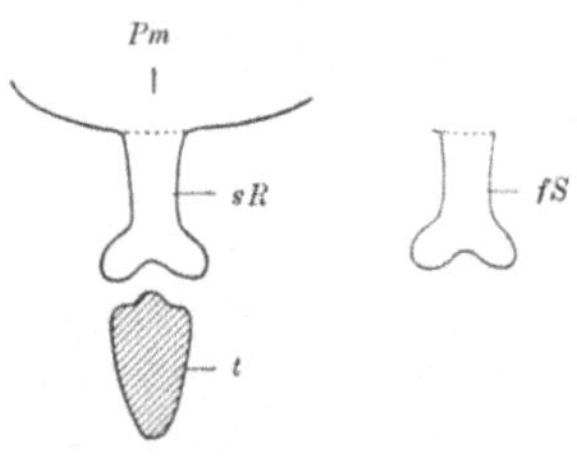

Fig. 33.

Schema der normalen Giftempfindlichkeit. Pm Protoplasmamolekül. sR Sessiler Rezeptor (toxophile Seitenkette). fS flottierende toxophile Seitenkette. t Toxin mit schwacher Avidität.

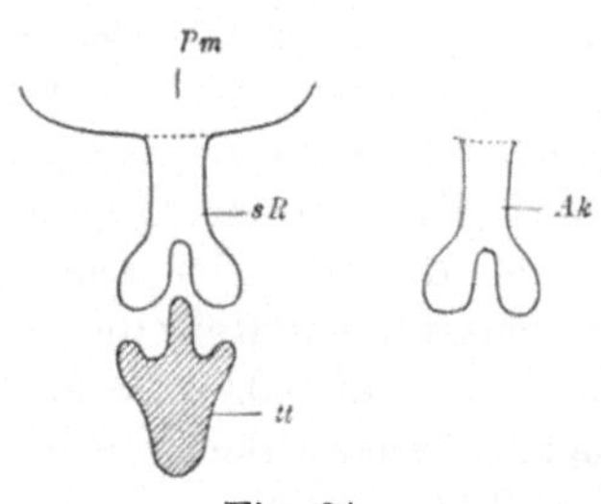

Fig. 34.

Schema der Überempfindlichkeit. Pm Protoplasmamolekül. sR Sessiler Rezeptor mit gesteigerter Avidität. Ak Antikörper (flottierende Seitenkette mit gesteigerter Avidität). tt Hyperavides Toxin.

Nach demselben Prinzipe und, wie mir scheint, nur nach diesem, ist auch die Gewöhnung an gewisse Gifte von einfacherer chemischer Zusammensetzung zu verstehen. Warum reagieren die Nervenzentren eines Rauchers, eines Alkoholikers, eines Morphinisten nicht in derselben Weise auf Nikotin, Alkohol oder Morphin wie die eines noch nicht Gewöhnten, der durch dieselben Dosen, die die Gewöhnten scheinbar anstandslos vertragen, auf das Höchste gefährdet wäre? Offenbar weil infolge der fortgesetzten Zufuhr immer größerer Dosen des Giftes die Protoplasmamoleküle der früher giftempfänglichen Zentren mit Nikotin-, Alkohol- oder Morphingruppen quasi garniert sind ; und sie haben diese schützende Garnierung dadurch gewonnen, daß die durch diese Gifte angegriffenen und losgerissenen Seitenketten bei der Neubildung solcher Moleküle zusammen mit den an ihnen verankerten Giftkomplexen wieder assimiliert worden sind[1]. Ein Unterschied gegenüber den Toxinen und Antigenen komplizierterer Struktur bestünde dabei nur insofern, als hier nach dem Zusammenbruch der angegriffenen Protoplasmamoleküle eine Trennung des Giftes von den losgerissenen Seitenketten gleich von Anfang an nicht stattfände und daher auch der Immunisierung keine Aviditätsteigerung, keine Bildung von Gegengiften und keine Überempfindlichkeit vorherginge. Hier ist die Konstellation, die bei den Toxinen und Antitoxinen erst nach einer längeren Reihe von Bindungen und Trennungen eintreten kann, nämlich eine feste Bindung zwischen Gift und toxophilen Seitenketten, gleich von vornherein gegeben; daher kann dasselbe Giftmolekül nur einmal protoplasmazerstörend wirken; deshalb sind ungleich größere Dosen des Giftes erforderlich,

---

[1] Eine Zusammenstellung der Tatsachen, die diese hypothetische Vorstellung stützen, findet sich in meiner Schrift: „Metabolismus und Immunität" Wien 1907; wo auch alle in dieser Vorlesung behandelten Fragen ausführlich erörtert werden.

um eine sichtbare Wirkung hervorzubringen; daher beginnt die Giftgewöhnung schon in der allerersten Zeit, während die Unempfänglichkeit gegen Toxine erst viel später erworben wird; deswegen gibt es aber auch keine Antikörper gegen diese einfacher konstruierten Gifte; es gibt kein Stadium der gesteigerten Empfindlichkeit, weil eine solche nur durch die Assimilierung von Antikörpern zustande kommen kann; und endlich fehlt auch das postimmune Stadium der Überempfindlichkeit, welches bei den Toxinen der endlichen Wiederkehr der normalen Empfindlichkeit vorhergeht und, wie ich glaube, als eine der wirksamsten Bestätigungen der hier entwickelten Auffassung dieser Vorgänge angesehen werden kann.

Bei den Versuchen über die Serumüberempfindlichkeit hat sich gezeigt, daß die beim Überstehen einer schweren Vergiftung zurückbleibende Unempfindlichkeit nur vorübergehend ist, daß sie aber, wenn sie verschwindet, nicht einer normalen Empfindlichkeit Platz macht, sondern daß sich zunächst wieder eine erhöhte Empfindlichkeit geltend macht. (Gay und Southard, Rosauer und Anderson, Otto u. a.) Ebenso unverkennbar ist aber dieses zweite Stadium der Überempfindlichkeit auch bei der Vakzine, deren Verlauf überhaupt für diese Probleme in hohem Maße belehrend ist. Es wird daher vorteilhaft sein, uns heute schon mit den einzelnen Stadien des Vakzineprozesses zu beschäftigen.

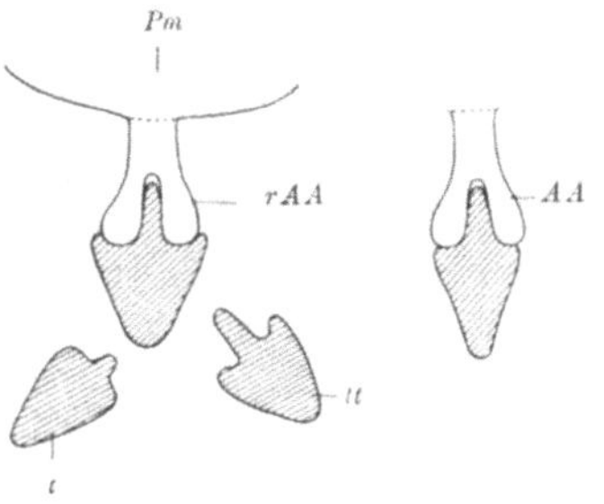

Das erste Stadium ist das der Inkubation. Obwohl die an der Impfstelle eingeführten Krankheitserreger zweifellos leben und Stoffwechselprodukte abgeben, die, wie wir sehen werden, schon in der allerersten Zeit eine Umstimmung oder „Allergie“ des ganzen Hautorgans bewirken, ist doch an der Impfstelle vorerst noch keine Veränderung sichtbar und wir müssen daraus schließen, daß die Protoplasmen noch nicht jenen Grad von Überempfindlichkeit erlangt

Fig. 35.

Schema der Unempfindlichkeit. Pm Protoplasmamolekül. AA flottierende Antigen-Antikörperverbindung. rAA Reassimilierte Antigen-Antikörperverbindung. t Toxin mit schwacher Avidität. tt Hyperavides Toxin.

haben, der offenbar notwendig ist, wenn der durch das Toxin bewirkte Protoplasmazerfall auch nach außen hin in die Erscheinung treten soll.

Dies geschieht erst ungefähr am vierten Tage in Gestalt einer beginnenden Hyperämie und Entzündung an der Impfstelle, und um dieselbe Zeit erfolgt auf dem hyperämischen Boden offenbar auch schon eine stärkere Vermehrung der — leider noch immer unbekannten — Erreger, die auch bald als wirksamer Impfstoff aus der langsam heranwachsenden Pustel entnommen werden können. Aber immer geht dem Fortschreiten der Pustel gegen die Peripherie ein schmaler hyperämischer Hof in Form einer „Aula“ voraus, und es scheint, daß diese Zone der Überempfindlichkeit eine Vorbedingung bildet für eine reichliche Vermehrung der Vakzineerreger in der hyperämisch entzündeten Haut. Auch bei den echten Pocken beobachtet man diese prodromale Rötung am Rande der Pustel, die aber hier auch in Form eines ausgebreiteten Erythems (des sog. Rash) in besonders auffälliger Weise zutage treten kann. Wahrscheinlich handelt es sich auch hier um eine über einen großen Teil der Haut ausgedehnte Überempfind lichkeit, die in der früher geschilderten Weise durch die Toxine hervorgerufen wird, welche von der verborgenen Infektionsstelle in den ganzen Körper übergehen.

Aber auch bei der Vakzine besteht schon in den allerersten Tagen eine Überempfindlichkeit des ganzen Hautorgans, die sich bei Sukzessionsimpfungen durch die verfrühte Reaktion und den beschleunigten Verlauf der Pustel zu erkennen gibt. Impft man nämlich einen Tag später an einer anderen, wenn auch entfernten Hautstelle, so dauert die symptomlose Periode nicht so lange, wie bei der Erstimpfung, sondern sie wird so weit abgekürzt, daß die später angelegte Pustel in ihrer Entwicklung die frühere einholt; und etwas Ähnliches geschieht auch, wenn man am dritten oder vierten Tage nachimpft. Damit ist also bewiesen, daß gewisse Produkte der eingeführten Krankheitskeime schon so früh in die ganze Haut übergehen und in ihr jene Veränderungen ihrer Protoplasmen hervorrufen, infolge deren diese gegen dieselben Produkte überempfindlich geworden sind und auf eine neuerliche Infektion rascher reagieren, als jene Protoplasmen, die noch nicht in dieser Weise beeinflußt sind und noch ihre ursprüngliche mäßige Giftempfindlichkeit besitzen.

Die Entwicklung der Pustel in der überempfindlich gewordenen Haut schreitet noch einige Tage fort, um dann mit einem Male stille zu stehen, nachdem schon kurz zuvor eine Vertrocknung der Pustel im Zentrum begonnen hat. Da nun um dieselbe Zeit auch schon eine Unempfindlichkeit der ganzen Haut gegen eine neuerliche Impfung eingetreten ist, so liegt es nahe, auch die plötzliche Sistierung der Vergrößerung der vorhandenen Pusteln auf eine unterdessen erworbene protoplasmatische Immunität zurückzuführen. Nach unseren früheren Auseinandersetzungen wären jetzt die toxophilen Seitenketten der ganzen Haut mit dem Vakzinetoxin besetzt und dadurch gegen die Angriffe dieses selben Toxins geschützt; und deshalb bleiben jetzt die noch im Körper vorhandenen Erreger mitsamt ihren Toxinen ebenso unwirksam, wie neuerlich von außen eingeführte. Daneben gehen sicher auch bakteriolytische oder bakterizide Prozesse einher, was daraus zu entnehmen ist, daß das Serum vakzinierter Kälber vom 9.—12. Tage an durch längere Zeit eine sonst wirksame Lymphe unwirksam machen kann; da es aber sicher ist, daß lebende Vakzinekeime auch noch zu einer Zeit vorhanden sind, wo die Pustelentwicklung bereits zum Stillstand gekommen und auch eine Nachimpfung nicht mehr möglich ist, müssen wir wohl daraus schließen, daß sowohl der Stillstand der Pustelbildung als auch die Unempfänglichkeit gegen eine neue Infektion auf jenem plötzlichen Übergang von Überempfindlichkeit in Unempfindlichkeit beruht, für den wir schon früher eine theoretische Erklärung zu geben versucht haben.

Daß die durch den Vakzineprozeß gewährte Immunität gegen Vakzine und gegen Variola nicht auf dem Vorhandensein antitoxischer oder antibakterieller Serumbestandteile, sondern nur auf einer Unempfindlichkeit der lebenden Gewebe gegen die giftigen Produkte der pathogenen Organismen beruht, wird auch durch eine merkwürdige Tatsache aus der Pathologie der Blatternkrankheit bewiesen. Es existieren nämlich gut beglaubigte Beobachtungen über die Geburt pockenkranker Früchte durch vakzinierte und daher selbst gesund bleibende Mütter. Eine geimpfte Frau pflegt z. B. während der Schwangerschaft ihren blatternkranken Mann, ohne selbst zu erkranken, gebiert aber ein mit Pusteln bedecktes Kind. Es muß also das Contagium vivum der Blattern den Kreislauf der Mutter passiert haben, ohne sie selbst krank zu machen. Wäre nun ihre Immunität eine antitoxische oder bakterizide, dann müßten die Krankheitskeime und ihre giftigen Produkte im Kreislauf der Mutter unschädlich gemacht werden und außerdem müßten auch die Antitoxine oder die Bakteriolysine durch die Plazenta hindurchgehen und den Fötus vor der krankmachenden Wirkung der pathogenen Organismen schützen. Beruht aber die Immunität der Mutter, wie wir annehmen, auf einer durch den überstandenen Vakzine- oder Blatternprozeß veränderten Beschaffenheit ihrer Protoplasmen, dann haben wir keinen Grund, eine solche Unempfindlichkeit der Protoplasmen auch bei der später heranwachsenden Frucht anzunehmen, und es besteht daher kein Hindernis gegen die Entwicklung der Krankheit in den Geweben des nichtimmunen Fötus.

Die wirkliche totale Unempfindlichkeit der Geimpften dauert aber nicht lange, wovon man sich bei den Revakzinationen leicht überzeugen kann. Impft man nach einigen Jahren wieder, dann bekommt man abortive Pusteln, die sich viel früher zu entwickeln beginnen als die normalen Pusteln einer Erstimpfung oder einer späten Revakzination, sich aber nach kurzer Zeit wieder zurückbilden, ohne auch nur annähernd die Größe der Normalpusteln erreicht zu haben. v. Pirquet hat sich das große Verdienst erworben, diese Verhältnisse systematisch verfolgt und genau beschrieben zu haben, und wir haben durch ihn erfahren, daß die Periode der absoluten Unempfindlichkeit bei der Erstimpfung nur wenige Monate dauert, um dann einer Periode der Überempfindlichkeit Platz zu machen. Denn nur als Überempfindlichkeit können wir es ansehen, wenn die sichtbare Wirkung der Inokulation statt nach drei bis vier Tagen schon nach wenigen Stunden hervortritt. Freilich geht diese Überempfindlichkeit auch alsbald wieder in Unempfindlichkeit über, denn die vorzeitig eintretende Wirkung verschwindet wieder in der kürzesten Zeit.

Alle diese Erscheinungen fügen sich aber sehr gut in den Rahmen unserer theoretischen Vorstellung. Denn wenn es richtig ist, daß die erworbene Unempfindlichkeit eines Protoplasmas gegen ein bestimmtes Toxin dadurch zustande kommt, daß seine Moleküle die ihnen abgerissenen toxophilen Seitenketten mitsamt den an ihnen verankerten Toxinen in sich aufnehmen und dadurch vor den neuerlichen Angriffen derselben Toxine geschützt sind, dann wird der endlich einmal eintretende Verlust dieser verankerten Toxine nicht eine normale, sondern zunächst eine noch gesteigerte Empfindlichkeit zurücklassen müssen, weil die Antikörper, die eben erst die an sie verankerten Toxine verloren haben, noch immer eine höhere Avidität zu diesen besitzen müssen als solche, die überhaupt noch niemals eine solche Bindung eingegangen waren. Werden aber solche überavide Seitenketten wieder von ihren Protoplasmen assimiliert, dann besitzen die Moleküle dieser Protoplasmen zunächst noch stark toxophile Seitenketten und es kommt nun darauf an, ob diese erhöhte Toxophilie durch einen erneuten Angriff, also hier durch eine Revakzination, auf die Probe gestellt wird oder nicht. Im ersten Falle werden sich rasch die spezifischen Reaktionserscheinungen herausbilden; aber durch die häufige Verbindung der überaviden Seitenketten mit den angreifenden Toxinen kommt es wieder schnell zu einer bedeutenden Steigerung der gegenseitigen Avidität und infolgedessen auch wieder zu einer festeren Bindung zwischen den beiden Gegenkörpern; und wenn sie endlich in dieser Bindung verharren und zusammen assimiliert werden, dann ist die Unempfindlichkeit des Protoplasmas wieder hergestellt und die frühzeitige Reaktion muß ein ebenso frühzeitiges Ende erfahren.

Wird aber die postimmune Überempfindlichkeit nicht durch eine neuerliche Impfung auf die Probe gestellt, dann geht sie allmählich in die normale Empfindlichkeit über, weil die überavid gewordenen Seitenketten ihre gesteigerte Toxophilie beim Ausbleiben weiterer Angriffe in ähnlicher Weise verlieren wie die aufbewahrten Antitoxine und die älter gewordenen Testgifte der Laboratorien. Während also der häufig Revakzinierte niemals normale Pusteln bekommt, kann man nach einer langjährigen Pause wieder Pusteln erzielen, die sich in keinem wesentlichen Punkte von den Produkten einer Erstimpfung unterscheiden. Jetzt ist also die Überempfindlichkeit geschwunden, zugleich aber auch der relative Schutz, den sie durch eine raschere Herbeiführung der Unempfindlichkeit und den abgekürzten Verlauf der Neuinfektion gewährt. Dieselbe Erklärung paßt natürlich auch auf das zweite Stadium der Überempfindlichkeit gegen die Serumvergiftung, das auf das Stadium der Unempfindlichkeit folgt und erst allmählich in die normale Empfindlichkeit übergeht.

Für die Praxis ist es nun wichtig zu wissen, daß die Dauer der durch das Überstehen einer Krankheit herbeigeführten Unempfindlichkeit bei verschiedenen Krankheiten überaus verschieden ist. Gewisse Krankheiten treten in der Regel nur einmal im Leben auf, wenn auch später vielfache Gelegenheit zu Neuinfektionen gegeben ist. Von den uns geläufigen Krankheiten gehören hierher der Abdominaltyphus, der Keuchhusten, die Varizellen, die Blattern, der Scharlach, die Masern, die Parotitis epidemica u. a. Bei den ziemlich seltenen Ausnahmen vergehen doch immer Jahre und selbst Jahrzehnte zwischen der ersten und der zweiten Erkrankung. Ob auch hier die schwindende Immunität von einem Stadium der Überempfindlichkeit gefolgt ist, läßt sich schwer entscheiden; doch könnte vielleicht die Angabe von Hebra, daß eine zweite Blatternerkrankung häufig tödlich endet, in diesem Sinne verwertet werden.

Dagegen gibt es andere Krankheiten, bei denen zwar ebenfalls das Eintreten einer Immunität gegen die Giftwirkung der noch vorhandenen Krankheitserreger im Verlaufe der Erkrankung angenommen werden muß, weil das Schwinden der Krankheitserscheinungen, das gerade bei diesen Krankheiten manchmal geradezu kritisch erfolgen kann, nur auf diese Weise zu verstehen ist. Aber hier ist die durch die Krankheit selbst herbeigeführte Unempfindlichkeit der Gewebe oder ihrer Protoplasmen nur von kurzer Dauer und gerade hier tritt die postimmune Überempfindlichkeit oft recht auffällig hervor, weil die überstandene Krankheit nicht nur keine Garantie gegen eine neuerliche Infektion gewährt, sondern im Gegenteil eine unverkennbare Neigung zu einer solchen zurückläßt. Hierher gehören der Rotlauf, die krupöse Lungenentzündung, die Grippe und die Diphtherie, wahrscheinlich aber auch der Rheumatismus und die Chorea. Natürlich können wir nicht wissen, worauf dieses verschiedene Verhalten bei den beiden Krankheitsgruppen beruht; aber wir können doch auf Grund der hier entwickelten Vorstellungen verstehen, wie in manchen Fällen Unempfindlichkeit und Überempfindlichkeit nur durch ganz kurze Zeiträume voneinander geschieden sind.

Nach denselben Prinzipien können wir uns aber auch das gleichzeitige Bestehen von Unempfindlichkeit und von Überempfindlichkeit in verschiedenen Regionen eines und desselben Organismus verständlich machen. Ich meine damit nicht die natürliche Immunität gewisser Gewebe, welche sich z. B. darin ausdrückt, daß bei der angeborenen Syphilis der Bulbus zahlreiche Spirochäten beherbergen kann, ohne dadurch in sichtbarer Weise affiziert zu werden; sondern ich denke an die eigentlich überraschende Tatsache, daß bei der erworbenen Syphilis gerade um dieselbe Zeit, wo sich die allgemeinen Erscheinungen auf der äußeren Decke und in den inneren Organen entwickeln, eine Infektion von außen, eine Herstellung eines Primäraffektes entweder gar nicht oder nur in sehr unvollkommener Weise bewerkstelligt werden kann. Zwar hat sich jetzt herausgestellt, daß auch diese Hautimmunität keine so absolute ist, wie man früher geglaubt hat, weil man auch hier, wie bei der Revakzination, öfters eine Frühreaktion mit abortivem Verlaufe beobachten kann. Aber immerhin besteht doch ein recht auffallender Gegensatz zwischen dem gleichzeitigen Verhalten der subepidermidalen und der perivaskulären Protoplasmen gegen die auf sie wirkenden Spirochäten und deren Produkte; und auch dieser weist mit Bestimmtheit auf die Möglichkeit eines Nebeneinanders von überempfindlichen und unempfindlichen Protoplasmen in demselben Organismus hin.

Aber auch ein mehrmaliger Wechsel zwischen beiden Zuständen scheint mir aus dem klinischen Verlaufe der Syphilis hervorzugehen. Manche sind oder waren wenigstens geneigt, die durch Latenzperioden voneinander getrennten Rezidiven durch das Ausschwärmen zeitweilig abgekapselter Krankheitserreger zu erklären. Damit stimmen aber wieder die Tatsachen der elterlichen Übertragung nicht überein, weil diese gelehrt haben, daß eine solche Übertragung, sowohl vom Vater als von der Mutter, auch in den Latenzperioden stattfindet und daß die Schwere der Krankheit bei den Kindern nur von der Dauer der elterlichen Syphilis, nicht aber vom Vorhandensein oder von der Intensität der Erscheinungen zur Zeit der Zeugung abhängig ist. Die Latenzperiode ist also nicht von einer vorübergehenden Unwirksamkeit des Virus, sondern von einer zeitweiligen Unempfindlichkeit der Gewebe und ihrer Protoplasmen abhängig; und das Wiedererscheinen sichtbarer Krankheitsprodukte beruht auch hier wahrscheinlich wieder auf einer Ablösung der Gewebsimmunität durch eine neuerliche Überempfindlichkeit, wie bei den früher genannten, zu Rezidiven neigenden Infektionen; nur mit dem Unterschiede, daß bei diesen eine neuerliche Infektion von außen notwendig ist, während die Krankheitserreger bei der Syphilis im Körper verbleiben und nur deshalb längere Zeit keine Erscheinungen hervorrufen, weil die Protoplasmen für ihre giftigen Produkte zeitweilig unempfindlich geworden sind.

Auch andere Erscheinungen bei anderen Krankheiten scheinen darauf hinzuweisen, daß nicht alle Gewebe und Organe des infizierten Organismus zu gleicher Zeit entweder überempfindlich oder unempfindlich sein müssen, was allerdings zu erwarten wäre, wenn beide Zustände, wie vielfach angenommen wird, auf humoralem Wege zustande kämen. Wenn man z. B. die Nachkrankheiten des Scharlachs mit v. Pirquet und Schick auf eine Überempfindlichkeit der affizierten Körperteile zurückführt, wenn also Endokarditis, Polyarthritis und Nephritis scarlatinosa wirklich, wie ich glauben möchte, auf die Weise zustande kommen, daß die Protoplasmen dieser Organe durch Aufnahme von Seitenketten, die für das Scharlachtoxin überavid geworden sind, eine stärkere Anziehungskraft auf die noch im Kreislaufe vorhandenen Toxinreste erlangen, dann würde sich hier die Überempfindlichkeit zu einer Zeit entwickeln, wo die entzündlichen Erscheinungen in der primär erkrankten Haut und Schleimhaut bereits in vollem Rückgange begriffen sind, was nach unserer Vorstellung nur auf einem Unempfindlichwerden der früher überempfindlich gewesenen protoplasmatischen Anteile dieser Gebilde beruhen kann. Ein Nebeneinander von Überempfindlichkeit und Unempfindlichkeit in verschiedenen Teilen eines und desselben Organismus ist aber nur denkbar, wenn beide Zustände nicht auf dem Zirkulieren gewisser Serumbestandteile, sondern auf bestimmten Veränderungen der betreffenden Protoplasmen beruhen.

Dieser Auffassung stehen scheinbar die Versuche entgegen, welche gezeigt haben, daß es möglich ist, die Überempfindlichkeit bei einem bisher normalen Tiere durch Einspritzung von Serum eines anderen, überempfindlich gemachten Tieres zu erzeugen. Aber dieser Widerspruch ist nur ein scheinbarer, weil ich es in Übereinstimmung mit Gay und Southard und mit Friedberger für wahrscheinlich halte, daß der sensibilisierende Körper, der von einem Tiere auf das andere übertragen wird, nichts anderes ist als ein — auf andere Weise nicht mehr nachweisbarer — Rest des zur Vorbehandlung des ersten Tieres verwendeten und in diesen überavid gewordenen Antigens. Dabei könnte man auch verstehen, warum die Überempfindlichkeitserscheinungen nicht bei einer sofort nachfolgenden Injektion des Antigens zum Vorschein kommen, sondern erst dann, wenn diese mindestens 24 Stunden nach der Übertragung der vermeintlichen „passiven Anaphylaxie" ausgeführt wird. Würde es sich dabei wirklich nur um eine Übertragung des „Reaktionskörpers" handeln, der durch seine Vereinigung mit dem nachträglich eingeführten Antigen die krankhaften Erscheinungen hervorrufen soll, dann müßte die Überempfindlichkeit schon nach den wenigen Minuten ausgebildet sein, die der Antikörper braucht, um sich in der ganzen Zirkulation zu verteilen. Handelt es sich dabei aber, wie wir glauben, um die Übertragung eines in dem vorbehandelten Tiere überavid gewordenen Antigenrestes, dann würden wir begreifen, daß trotz der Überavidität dieses Restes doch eine gewisse Zeit verstreichen muß, bis dieser durch seine fermentähnliche Reaktion mit den Protoplasmen des zweiten Tieres auch dieses in einen Zustand der Überempfindlichkeit versetzen kann.

Natürlich kann und soll dies nichts anderes sein als ein Versuch einer vorläufigen theoretischen Zusammenfassung der wichtigsten hieher gehörigen Tatsachen und es kann sich, da durch die unermüdliche Arbeit der Serumforscher fast täglich Neues ans Licht gebracht wird, auch jeden Moment die Notwendigkeit einer gründlichen Modifikation dieser hypothetischen Auffassung ergeben. Vorläufig scheint sie mir aber, namentlich vom Standpunkte des Klinikers, eine gewisse Berechtigung zu besitzen.

Und nun wollen wir noch ganz im allgemeinen überlegen, welche Auspizien für die künstliche Immunisierung gesunder Individuen gegen eine Infektionskrankheit und für die Heilung einer bereits ausgebildeten Krankheit sich aus den hier entwickelten theoretischen Vorstellungen ergeben.

Da müssen wir denn vor allem feststellen, daß diese Vorstellungen ganz wesentlich von denen abweichen, auf welchen die Immunisierung und Behandlung mit antitoxischen Seren beruhen. Denn diese prophylaktischen und therapeutischen Maßnahmen gingen ursprünglich von der Ansicht aus, daß ein Organismus gegen eine Krankheit immun wird, wenn er Antitoxine gegen das Gift des Krankheitserregers besitzt, und daß auch die Heilung einer Infektionskrankheit auf der Neutralisierung der krankmachenden Produkte durch dieselben Antitoxine beruht. Diese Vorstellungen sind aber jetzt schon hinfällig geworden. Wir haben gesehen, daß ein Tier, dessen Serum Unmassen von Antitoxin gegen ein gewisses Bakteriengift enthält, durch die Einführung minimaler Mengen desselben Giftes schwer erkranken oder getötet werden kann, und wir müssen annehmen, daß die im infizierten Organismus gebildeten Antikörper, weit entfernt die Krankheit zu verhindern oder zu bekämpfen, im Gegenteil durch die Herstellung einer Überempfindlichkeit gewisser Protoplasmen gegen das betreffende Toxin erst die Ausbildung der krankhaften Erscheinungen ermöglichen. Allerdings vermitteln sie auch die endliche Heilung, indem sie dahin führen, daß die Toxine selbst an das Protoplasma verankert werden und diese dadurch vor dem Angriffe gleichartiger Toxine bewahren. Aber auch diese Mithilfe bei der Immunisierung der gefährdeten Protoplasmen ist bei der Einführung von Antitoxinen aus einem anderen Organismus nicht möglich, weil artfremde Antikörper nicht assimiliert werden und daher auch die Verankerung der Toxine nicht vermitteln können. Damit soll natürlich nicht in Abrede gestellt werden, daß man durch Einführung dieser künstlich erzeugten Antitoxine die giftige Wirkung der zu ihnen gehörigen Toxine abschwächen oder auch ganz verhindern kann, wenn man sie, wie im Tierexperiment, kurze Zeit vor der Vergiftung oder wenige Stunden nach der Einverleibung des Giftes in genügender Menge injiziert. Aber man muß sich erstens darüber klar werden, daß man damit keineswegs die natürlichen Immunisierungs- und Heilungsprozesse imitiert; und dann darf man sich nicht der enormen Schwierigkeit verschließen, die sich in der Praxis diesen künstlichen Immunisierungs- und Heilungsversuchen entgegenstellen. Die prophylaktische Einführung des Antitoxins hat mit der Schwierigkeit zu kämpfen, daß die fremdartigen Eiweißstoffe, an welche die giftneutralisierende Fähigkeit gebunden ist, schon binnen kurzer Zeit zum größten Teil ausgeschieden werden und daß die wenigen Reste, die noch etwas länger zurückbleiben, zu einer wirksamen Neutralisierung nicht mehr ausreichend sind. Noch ungünstiger gestalten sich aber die Aussichten für die Heilung des bereits infizierten Organismus, weil der Versuch, wie wir bereits wissen, gezeigt hat, daß die Unschädlichmachung des bereits im Körper kreisenden Toxins nur in den ersten Stunden nach der Vergiftung gelingt, während die Heilung eines bereits erkrankten

Tieres auf diesem Wege kaum jemals geglückt ist. In der Praxis haben wir
es aber fast immer mit bereits erkrankten Individuen zu tun, denen wir also
auf diesem Wege keine Hilfe mehr bringen können. In der Tat haben wir bereits beim Tetanus konstatieren müssen, daß die anfänglich auf die Anti-
toxintherapie gesetzten Hoffnungen sich nicht erfüllt haben, und auch bei
der Diphtherie, wo die Verhältnisse noch weniger günstig liegen, werden
wir zeigen müssen, daß die von manchen noch immer zur Schau getragene
Begeisterung dem wirklichen Tatbestande nicht mehr entspricht.

Wirkliche Erfolge sind bisher nur auf zweierlei Weise erzielt worden:
erstens durch bakterizide Mittel, wie Quecksilber (und die neuen Arsen-
verbindungen) bei Syphilis, Chinin bei Malaria und wahrscheinlich auch
Salizyl beim Gelenksrheumatismus[1]); und dann wieder durch aktive Immunisierung, d. h. durch Einführung abgeschwächter Bakterien oder auch
abgeschwächter Toxine, die nur geringe und ungefährliche Erscheinungen
hervorrufen, aber dadurch eine ähnliche Immunität erzielen sollen, wie sie
durch Überstehen der originären Krankheit geschaffen wird. Das bisher
leider noch immer unerreichte Ideal eines so gearteten Immunisierungs-
vorganges ist und bleibt vorläufig die Schutzimpfung gegen die Menschenblattern, mit der wir uns in der nächsten Vorlesung noch einmal beschäftigen werden. Für den Menschen sind ähnliche Schutzimpfungen mit noch
nicht ganz sichergestelltem Resultate nur noch gegen Typhus, Pest und
Cholera versucht worden. Auch die Behandlung der Lyssa ist eigentlich
eine prophylaktische, weil man niemals die bereits ausgebrochene Krankheit
heilen, sondern nur eine Immunität vor dem Ausbruche der Krankheit erzielen kann, wozu die Möglichkeit durch die lange Dauer der Inkubationsperiode gegeben ist. Dagegen gibt es meines Wissens noch keine gut beglaubigte Methode einer wirklichen Heilung, d. h. einer Abkürzung der
Krankheitsdauer oder einer Abschwächung ihrer Symptome auf demselben
Wege, den die Natur selbst bei der Heilung der Infektionskrankheiten ein-
schlägt. Doch ist die theoretische Möglichkeit einer solchen Beeinflussung
durch künstliche Hervorrufung einer protoplasmatischen Unempfindlichkeit
sicher gegeben und es wäre nur zu wünschen, daß es wirklich gelänge,
diese Möglichkeit auch in die Tat zu übersetzen.

---

[1]) Die Heilwirkung bakterizider Sera ist noch bei keiner menschlichen Krankheit
allgemein anerkannt.

Variola, Vakzine, Varizella.

Seltenheit der Variola in Deutschland. Schwere Prodrome. Diagnose. Die Impfgegner. Jenner's Entdeckung. Variolation. Das Jenner'sche Experiment. Die
Pocken vor der Impfung. Der Umschwung. Das deutsche Reichsimpfgesetz und
seine Wirkungen. Ein unverzeihliches Versäumnis. Experimente im großen. Ratschläge für Impfung und Wiederimpfung. Ekzema vaccinosum. Varizellen.

Die Blattern oder Pocken nehmen unter den Infektionskrankheiten
eine ganz exzeptionelle Stellung ein. Vor der Einführung der Kuhpockenimpfung wurden von ihnen zahllose Menschen hingerafft, andere durch Narben
entstellt und durch schwere Nachkrankheiten einem dauernden Siechtum
preisgegeben. Jetzt aber ist es in jenen Ländern, welche Impfung und Wiederimpfung strenge durchführen, bereits dahin gekommen, daß die meisten Ärzte
dieselbe Krankheit, von der früher nur wenige verschont blieben, aus eigener
Anschauung nicht mehr kennen und darauf angewiesen sind, ihre Kenntnis
aus den Büchern zu schöpfen. Bei uns in Wien kursiert eine, übrigens gut
beglaubigte Anekdote, daß ein berühmter deutscher Kliniker, der in seiner
in zahlreichen Auflagen erschienenen speziellen Pathologie auch die Variola
genau beschrieben hatte, als er gelegentlich eines in Wien tagenden Kongresses
die Hautklinik besuchte, auf die Meldung des Wärters, daß sich unter den
Ambulanten ein Blatternkranker befinde, erregt ausrief: „Was? Eine Variola?
Die habe ich noch nie gesehen!" Ebenso vielsagend ist auch die an den
deutschen Universitäten herrschende Gepflogenheit, das seltene Vorkommnis
eines Blatternfalls am schwarzen Brette bekannt zu geben. Noch bezeich-
nender ist es aber vielleicht, daß in einem mehrbändigen Handbuche der
Kinderkrankheiten, das vor wenigen Jahren erschienen ist, das Kapitel
„Variola" gänzlich fehlt und das Wort nicht einmal im Sachregister vorkommt. Dieses Versäumnis ist zwar keineswegs zu rechtfertigen, weil gerade
bei der Seltenheit der Krankheit eine genauere Anleitung zur richtigen Erkennung derselben besonders notwendig erscheint und überdies in den weniger
gut durchgeimpften Ländern noch immer genug Blatternkranke vorkommen;
aber als Signum temporis, als ein sprechendes Zeugnis für den durch die
prophylaktische Impfung herbeigeführten radikalen Umschwung glaubte ich
doch, auch diese Tatsache nicht unerwähnt lassen zu sollen.

Wir in Österreich besitzen leider noch immer keine gesetzliche Verpflichtung zur Impfung und Wiederimpfung und müssen uns vorläufig mit halben Maßregeln (Beibringung eines Impfzeugnisses bei der Aufnahme in die Schule und in andere öffentliche Anstalten usw.) begnügen. Infolgedessen konnte ich besonders in früheren Jahren, oft genug echte Blattern bei Kindern und bei Erwachsenen beobachten. Auch habe ich selbst als junger Mediziner eine abgeschwächte Form der Krankheit durchgemacht, da man damals gelegentlich auch Blatternkranke zu Demonstrationszwecken auf die interne Klinik aufnahm und ich, nur einmal geimpft und noch nicht revakziniert, von einem solchen Falle angesteckt wurde. Ich kenne also die Krankheit nicht nur aus eigener Anschauung, sondern habe auch die schweren Prodromalsymptome am eigenen Leibe verspürt.

Diese sind, wie bekannt, durch heftige Kreuzschmerzen und durch starke Abgeschlagenheit charakterisiert, wozu sich bei mir auch Schwindelgefühl und wirre nächtliche Träume gesellten. Ich habe später als Spitalarzt auch einen Abdominaltyphus durchgemacht und kann nur sagen, daß das Krankheitsgefühl vor dem Ausbruch der Variola, obwohl sie höchstens zehn, meistens abortive Pusteln produzierte, doch unvergleichlich schwerer war als bei der typhösen Affektion. Bei Kindern kommt es im Prodromalstadium, das zwei bis drei Tage dauert, manchmal auch zu Erbrechen und zu eklamptischen Anfällen; immer ist aber hohes Fieber (um 40⁰) und starke Somnolenz vorhanden. Dagegen fehlen in diesem Stadium die katarrhalischen Erscheinungen, was für die Unterscheidung von Masern wichtig ist, die, wenn man nur die Hauterscheinungen ins Auge faßt, mitunter im Beginne einige Schwierigkeiten bereiten kann.

Aber auch diese Schwierigkeiten lassen sich leicht überwinden, wenn man die Entwicklung des Blatternausschlages von seinen ersten Stadien an verfolgen kann. Man sieht dann, wie an vereinzelten Stellen des Gesichtes und des Oberkörpers zunächst ganz kleine, eben wahrnehmbare rote Knötchen oder „Stippen“ auftreten, die sich recht langsam vergrößern, so daß sie am nächsten Tag erst die Größe eines Stecknadelkopfes erreichen und am dritten oder vierten Tage zu kleinlinsengroßen weißlichgrauen, in der Mitte mit einer Vertiefung (Delle) versehenen und von einem ganz schmalen roten Hofe umgebenen Pusteln heranwachsen, die entweder vereinzelt oder mehr weniger dicht gedrängt stehen und nur in ganz schweren Fällen miteinander konfluieren. Aus dieser Beschreibung geht aber schon deutlich hervor, daß das Exanthem in keinem Stadium eine wirkliche Ähnlichkeit mit den Masernflecken zeigt, die zwar auch manchmal im Anfang über das Hautniveau hervorragen, sich aber immer im Verlaufe der ersten Stunden flächenartig ausbreiten und dadurch größere, gegen die Umgebung nicht scharf abgegrenzte Flecke bilden. Auch die grellroten Flecke an der Gaumenschleimhaut, die bei Masern fast niemals fehlen, geben ein gutes Hilfsmittel für die Differentialdiagnose, weil die Mundschleimhaut bei den Blattern entweder frei von Ausschlag bleibt oder vereinzelte deutliche Blatterneffloreszenzen zeigt.

Auch die Unterscheidung von den Varizellen ist meistens nicht schwierig, wenn man die Entwicklung der einzelnen Effloreszenzen genau verfolgen kann. Bei den Wasserpocken ist das Knötchenstadium entweder gar nicht nachweisbar oder es dauert wenige Stunden, und dann findet man schon das fertig entwickelte halbkugelige, mit einem klaren Inhalt gefüllte Bläschen, das seinerseits ebenfalls nur kurze Zeit besteht und sich schon am zweiten oder dritten Tag in ein Krüstchen verwandelt, während die Variolapustel bis zum Beginne der Verkrustung eine Woche und darüber in Anspruch nimmt. Die Kruste selbst kann nun wieder zwei Wochen festsitzen und hinterläßt nach ihrem Abfallen eine anfangs rötliche, später weißglänzende vertiefte Narbe. Eine solche bleibt bei den Wasserpocken nur ausnahmsweise zurück, wenn diese nicht in der gewöhnlichen Weise vertrocknen, sondern sich mit einem eitrigen Inhalte füllen. Die Laien sagen in einem solchen Falle, daß unter den „Schafblattern" auch einige echte gewesen sind. In Wirklichkeit handelt es sich aber um eine Sekundärinfektion der Varizellenbläschen mit Eiterkokken.

Einen guten Anhaltspunkt für die Differentialdiagnose gewährt auch die Uniformität der Variolaeffloreszenzen im Gegensatze zu der Varizella, bei der man alle rasch aufeinanderfolgenden Stadien des kurzen Verlaufes der Einzeleffloreszenzen, also papelartige Knötchen, prallgefüllte, halbkugelige oder bereits kollabierte Bläschen und dünne Krüstchen nebeneinander vorfindet. Auch zeigen die Wasserpocken niemals eine wahre Delle, also eine Vertiefung mitten in dem noch nicht verkrusteten Bläschen. Nur manchmal wird eine solche dadurch vorgetäuscht, daß im Beginn der Erkrankung, also schon am zweiten Tage, ein kleines zentrales Krüstchen von dem Reste des Bläschens wallartig umgeben ist. Eine ähnliche Konfiguration, die allenfalls zu Verwechslungen Anlaß geben könnte, findet sich aber bei der Variola kaum früher als in der zweiten Woche und immer ziemlich gleichmäßig an allen vorhandenen Pusteln, während etwas Derartiges bei der Varizella höchstens an wenigen Stellen mitten unter unzweideutigen Wasserbläschen beobachtet wird. Trotzdem kann sich manchmal eine gewisse Schwierigkeit der Unterscheidung zwischen der abortiven Form der Variola (Variolois oder Variola modificata) und den Varizellen ergeben. Die echte Blatternkrankheit verläuft nämlich bei den durch Impfung oder Wiederimpfung Geschützten häufig so, daß die wenigen Knötchen nicht die gewöhnliche Größe erreichen und rascher verkrusten; und auf der anderen Seite hat sich ergeben, daß auch Erwachsene manchmal mit Varizellen infiziert werden und dann auch etwas schwerere Allgemeinerscheinungen durchmachen müssen, während zugleich der Ausschlag bei ihnen nicht immer die klassische Bläschenform der kindlichen Affektion darbietet. Aber auch diese, im ganzen selten auftauchende Schwierigkeit entfällt, wenn man die Möglichkeit einer Infektion von einer in der Nähe des zweifelhaften Falles vorhandenen oder vor kurzem abgelaufenen Varizella feststellen kann. Immerhin müssen aber in einem solchen, nicht auf den ersten Blick klaren Falle alle Momente genau erwogen werden, damit man einerseits nicht durch eine falsche Varioladiagnose überflüssige Aufregungen und Störungen hervorruft, aber auch nicht, wie es in den für gewöhnlich pockenfreien deutschen Städten hin und wieder geschehen ist, durch eine Fehldiagnose die Weiterverbreitung der eingeschleppten verderblichen Krankheit ermöglicht.

Im äußersten Falle bliebe noch der Ausweg, durch Überimpfung des Bläschen- oder Pustelinhaltes auf eine Kaninchenhornhaut eine sichere Entscheidung herbeizuführen. Handelt es sich um echte Blattern, dann erzielt man durch eine solche Impfung ebenso wie bei der Überimpfung der Vakzine eine Entwicklung der sog. Guarnieri'schen Körperchen, das sind eigentümliche Zelleinschlüsse, die man auch regelmäßig in dem Gewebe der Vakzine- und Variolapusteln findet, während sie sowohl in der originären Varizella als auch bei der Überimpfung ihres Inhaltes auf die Hornhaut fehlen. Es handelt sich dabei wahrscheinlich nicht um den Erreger der Pockenkrankheit selbst, sondern um spezifische Zelldegenerationsprodukte, die durch die bisher unbekannten Parasiten hervorgerufen werden. Alle Bemühungen, diese selbst sichtbar zu machen und außerhalb des lebenden Körpers weiterzuzüchten, sind nämlich bisher vergebens gewesen, und es ist daher der hohe Geldpreis, den die Innung der Londoner „Grocer" vor Jahren für die Weiterzüchtung der Vakzine auf einem toten Nährboden ausgeschrieben hat, noch immer zu gewinnen.

Wir wenden uns nun, ohne uns bei einer Schilderung der Blatternkrankheit länger aufzuhalten, zu einer etwas eingehenderen Würdigung der **Vakzination,** die Ihnen nicht nur bei Ihrer praktischen Betätigung als Impfärzte von Nutzen sein wird, sondern Sie auch in die Lage versetzen soll, wirksame Propaganda für diese so wichtige Prophylaxis zu treiben und alle Einwendungen mit Erfolg zu kekämpfen, die nicht nur von unwissenden und fanatisierten Laien, sondern leider auch von manchen nicht genügend informierten Ärzten gegen diese segensreiche Maßregel erhoben werden. Die von vielen Seiten systematisch betriebene Aktion gegen die Schutzpockenimpfung bildet nämlich eine ernsthafte Gefahr und sie hat leider auch schon Erfolge aufzuweisen, und zwar sowohl positive, wie z. B. in England und in der Schweiz, wo der früher in Kraft stehende, wenn auch ungenügende Impfzwang wieder teilweise aufgehoben wurde, als auch besonders im negativen Sinne, indem sie, wie in Österreich, bisher die gesetzliche Festlegung der obligaten Impfung und Wiederimpfung hintertrieben hat. Diese für die Impfgegnerschaft günstigen, für das öffentliche Wohl aber in hohem Grade verderblichen Erfolge wären aber, wie ich glaube, nicht möglich gewesen, wenn nicht die überzeugten Freunde der Impfung gegenüber der immer kühner auftretenden und sich immer mehr ausbreitenden Agitation eine Art Vogelstraußpolitik eingeschlagen hätten. Wenn man die Leute näher kennen gelernt hat, die die Impfgegnerschaft zum Teil aus Zeitvertreib, manchmal aber auch mit blindem Zeloteneifer betreiben, kann man es ja begreiflich finden, daß es ruheliebenden Menschen widerstrebt, sich in einen persönlichen Kampf mit solchen Elementen einzulassen. Was aber unerläßlich ist und bisher nicht in genügendem Maße betrieben wurde, das ist eine wirksame und eifrige Agitation für die Impfung in Wort und Schrift zur Belehrung der großen indifferenten Masse der Gebildeten und Halbgebildeten über das wahre Wesen und die Wirkung der Impfung. Eine solche Agitation zu betreiben ist jeder Arzt in der Lage und eine solche ist unbedingt notwendig, weil darüber in den weitesten Kreisen eine kaum glaubliche

Unkenntnis herrscht. Habe ich doch wiederholt erfahren, daß Mütter gebildeter Kreise die Wiederimpfung ihrer Kinder mit der Motivierung verlangt haben, daß Scharlach oder Masern epidemisch herrschen; und selbst maßgebende Persönlichkeiten im Staatsdienste und in parlamentarischen Körperschaften sind in der Impffrage nicht immer so orientiert, daß sie ihren Einfluß in dem richtigen Sinne verwerten. Ich halte es daher nicht für überflüssig, Ihnen einige der wichtigsten Daten über die Impfung vorzuführen, damit Sie nicht nur selbst die große Bedeutung dieser Maßregel richtig einschätzen, sondern auch in den Besitz der notwendigen Behelfe gelangen, um in Ihrer Praxis und vielleicht auch im öffentlichen Leben für sie mit dem gehörigen Nachdrucke eintreten zu können.

Ich habe schon erwähnt, daß vor der Einführung der Kuhpockenimpfung nur wenige Menschen von den Blattern verschont blieben. Da mußte es denn auffallen, daß eine gewisse Kategorie von Menschen gegen die Krankheit gefeit schien, und das waren Leute, die sich beim Melken der Kühe an ihren Fingern mit den sogenannten Kuhpocken angesteckt hatten. Von Zeit zu Zeit traten solche Pocken scheinbar spontan an dem Euter der Kühe auf und man wußte damals noch nicht, daß es sich dabei um eine Einimpfung des Pockengiftes in kleine Hautläsionen des Euters handelte, die durch die melkenden Personen selbst vermittelt wurden, die zu Hause oder anderswo mit damals nirgends fehlenden Pockenkranken in Verkehr gestanden hatten. Auch Jenner wußte noch nicht, daß man die Vakzine nicht nur durch Überimpfung der Kuhpocken auf Menschen oder Rinder fortpflanzen, sondern auch durch Einführung des Inhaltes der Menschenblattern in kleine Hautwunden der Rinder oder Kälber erzeugen kann. Sein unsterbliches Verdienst bestand aber darin, daß er die in den Molkereibetrieben nicht nur Englands, sondern auch des Kontinentes notorische Immunität der zufällig mit den Kuhpocken Infizierten wissenschaftlich verwertete und diese bisher nur zufällig hin und wieder stattfindende Infektion absichtlich herbeiführte. Er entnahm also den Inhalt einer an der Hand einer Melkerin zufällig entstandenen Kuhpocke und überimpfte sie auf den Arm eines achtjährigen Knaben; und um sich zu überzeugen, daß auf diese Weise wirklich eine Immunität gegen die Blattern gewonnen wird, nahm er sechs Wochen später an demselben Knaben die Inokulation mit Menschenblattern vor, die dann wirklich ebenso erfolglos blieb, wie mehrere Versuche, denselben Knaben nochmals mit Kuhpockenstoff zu impfen.

Die Inokulation mit Menschenblattern war nämlich damals sehr stark verbreitet, weil die Furcht vor der schrecklichen Krankheit so groß war, daß man selbst vor dieser zweischneidigen Methode nicht zurückschreckte. Man hatte die Erfahrung gemacht, daß die Krankheit im großen und ganzen milder verläuft, wenn der Ansteckungsstoff nicht, wie bei der zufälligen Infektion, durch die Respirationswege in den Organismus eindringt, sondern in eine kleine Hautwunde eingeführt wird. Es bildet sich dann zunächst eine primäre Pustel an der Impfstelle und dazu kommen dann nach wenigen Tagen entweder einige oder auch zahlreichere Pusteln in der Nähe der Impfstelle oder auch einige über den ganzen Körper zerstreute Pocken. Hin und wieder entwickelte sich aber eine ausgebildete schwere Variola, die mitunter auch tödlich verlief. Ein völliges Versagen der Inokulation war aber bei noch nicht Geblatterten überaus selten und es war daher das „Jenner'sche Experiment“, d. h. die nachfolgende Impfung mit echten Blattern, die Jenner selbst in tausenden von Fällen nach abgelaufener Kuhpockenimpfung vornahm, um so beweisender, als sie in allen Fällen ohne Ausnahme erfolglos blieb, während dieselbe Pockenlymphe bei nicht Geimpften oder nicht früher zufällig an Kuhpocken Erkrankten in der gewohnten Weise lokale und allgemeine Wirkungen hervorrief. Dieses Experimentum crucis wurde dann auch auf dem Kontinent in einer enorm großen Zahl von Fällen wiederholt, so daß z. B. in Preußen allein in den Jahren 1801—1803 über 17000 Kuhpockenimpfungen mit 8000 nachträglichen vergeblichen Ansteckungsversuchen ausgeführt wurden. Damit war also unwiderleglich bewiesen, daß die Impfung mit den Kuhpocken, obwohl sie im Gegensatze zu der Variolation nur eine lokale Wirkung an der Impfstelle hervorruft, dennoch den ganzen Organismus sowohl gegen eine wiederholte Vakzination als auch gegen die Infektion mit Menschenblattern unempfänglich macht. Diese Versuche sind jetzt leider im Publikum ebenso unbekannt, wie die Tatsache, daß man im Anfang des 19. Jahrhunderts geimpfte Kinder in die Blatternspitäler gebracht und sogar mit der Wäsche von Blatternkranken bekleidet hat, ohne daß sie erkrankten. Aber gerade diese Versuche, die einen so klaren Beweis für die von den Impfgegnern geleugnete Schutzkraft der Impfung enthalten, sollten bei jeder Gelegenheit hervorgehoben werden und sie müßten auch jedesmal den Impfgegnern, die sie — aus guten Gründen — ignorieren, mit starker Betonung entgegengehalten werden.

Infolge dieser für jeden Unbefangenen absolut überzeugenden Experimente verbreitete sich die Impfung überaus rasch in der ganzen zivilisierten Welt und die Folge davon war ein noch niemals früher erlebter Rückgang der Blatternkrankheit und der durch sie verursachten Todesfälle. Um diese phänomenale Wirkung richtig zu würdigen, muß man sich gegenwärtig halten, wie die Krankheit in früheren Jahren wütete. Der Araber Rhazes war der Meinung, daß „niemand“ der Blatternkrankheit entgeht. Im 18. Jahrhundert wurde die Zahl der Menschen, die an Blattern erkrankten, auf fünf Sechstel aller Lebenden geschätzt [1]). In Wien erkrankte allein im Jahre 1794 fast die Hälfte der Kinder. Die jährliche Sterbeziffer für Europa gegen Ende des 18. Jahrhunderts wurde auf 400 000 Todesfälle geschätzt. Es wurden aber keineswegs, wie die Impfgegner behaupten, nur die Armen und in elenden Verhältnissen Lebenden ergriffen und dahingerafft, sondern es erkrankten und starben auch Kaiser und Könige nebst ihren Angehörigen. Wilhelm II. von Oranien, Kaiser Joseph I. von Deutschland, Ludwig XV. von Frankreich, zwei Kinder König Karls I. von England, zwei deutsche Kaiserinnen, sechs österreichische Erzherzoge und Erzherzoginnen, ein Kurfürst von Sachsen, der letzte Kurfürst von Bayern sind der Krankheit erlegen. Die Kaiserin Maria Theresia geriet noch im vorgerückten Alter durch eine schwere Blatternkrankheit in die größte Lebensgefahr.

---

[1]) Diese und viele der folgenden Daten sind dem Denkblatt des kaiserlich deutschen Gesundheitsamtes „Blattern und Schutzimpfung“ Berlin 1896 entnommen, dessen zahlreiche übersichtliche Tafeln sich sehr gut zu öffentlichen Demonstrationen eignen.

In London ist durch längere Zeit jeder elfte, in Glasgow jeder fünfte, in Halle noch im Jahre 1791 jeder vierte Todesfall durch Blattern herbeigeführt worden.

Durch die rasche Verbreitung der Impfung im ersten Dezennium des 19. Jahrhunderts wurden nun die Blattern zwar nicht ganz ausgetilgt, aber doch zu einer relativ seltenen Krankheit. So starben, um nur ein Beispiel anzuführen, an Pocken in Stuttgart im Durchschnitt für je fünf Jahre:

1772—1796: 223,8 Personen
1797—1801: 274   ,,
1802—1806: 154   ,.
1807—1811:   2   .,
1812—1816:   —   ,,
1817—1821: 10   ,,
1822—1826:   —   ,,

Und Ähnliches erlebte man überall, wo eifrig und systematisch geimpft wurde, so daß man sich schon der Hoffnung hingab, auf diese Weise die Blatterngefahr für immer beseitigt zu haben. Aber nur zu bald zeigte sich, daß diese Hoffnung verfrüht war. Jetzt kennen wir die Faktoren genau, die diese Enttäuschung herbeiführen mußten. Erstens gab es noch keinen gesetzlichen allgemeinen Impfzwang, sondern es begnügten sich die Behörden, der Bevölkerung die Impfung zu empfehlen; und wenn auch infolge dieser Empfehlung ein sehr großer Teil — an manchen Orten bis zu 80 Prozent — geimpft worden war, so blieb doch immer noch eine genügend große Menge von Ungeimpften und daher für die Ansteckung Empfänglichen übrig, die nicht nur selbst gefährdet waren, sondern auch eine fortwährende Gefahr für die nicht vor kurzem Geimpften bildeten. Denn auch diese Erfahrung mußte erst gemacht werden daß die Impfung keinen für das ganze Leben andauernden Schutz gewahrt, wie noch Jenner selbst und mit ihm auch alle anderen geglaubt hatten. Jetzt wissen wir, daß dieser Schutz nur für einige Jahre ein wirklich absoluter ist. Als in den siebziger Jahren die Blattern in Wien sehr stark verbreitet waren, suchte ich bei den zahlreichen blatternnarbigen Kindern, die damals in das Ambulatorium gebracht wurden, systematisch nach ihren Impfnarben und ich habe bei Kindern unter zehn Jahren kein einziges gefunden, das Impfnarben und Blatternnarben gleichzeitig besaß. Aber von Jahr zu Jahr wird die Immunität der Geimpften gegen die Blatterninfektion geringer. Zuerst kehrt die Empfänglichkeit für die Infektion überhaupt zurück, aber die Krankheit verläuft in der Regel ganz milde und fast niemals tödlich. Endlich kann aber nicht nur die Unempfindlichkeit vollkommen verschwinden, sondern sie macht vielleicht sogar einer Überempfindlichkeit Platz, ähnlich wie nach einer vor längerer Zeit abgelaufenen Blatternkrankheit, weil sich nämlich gezeigt hat, daß die besonders gefährliche hämorrhagische Form öfters gerade bei vor längerer Zeit Geimpften, aber nicht Wiedergeimpften aufgetreten ist. Diese Umstände mußten aber, solange man ihnen nicht durch allgemeine Impfung und Wiederimpfung Rechnung trug, notwendigerweise ein Wiederaufflackern der durch die anfängliche Impffreudigkeit stark zurückgedämmten, aber niemals ganz erloschenen

Epidemien zur Folge haben; und so sehen wir denn, daß z. B. in Preußen, wo die Blatternkrankheit im Jahre 1825 schon auf den relativ niederen Stand von 15,4 auf 100 000 Personen in der Zivilbevölkerung und von 9,9 beim Militär herabgesunken war, im Jahre 1833 schon wieder 60,1 und 75,0 in beiden Kategorien betrug. Nun wurde 1834 die obligatorische Impfung oder Wiederimpfung aller Militärpflichtigen eingeführt, während im Zivil vorläufig noch kein Impfzwang bestand. Die Folge davon war ein steiler Absturz der Mortalitätskurve im Soldatenstande, und zwar von 75,0 des Jahres 1833 auf 3,5 des Jahres 1835; und in den späteren Jahren bewegte sie sich entweder auf dem Nullpunkte oder ganz nahe an demselben; während in der nicht zwangsweise geimpften Zivilbevölkerung noch immer recht hohe Ziffern — z. B. 1863: 33,8 in Zivil gegen 0 beim Militär, 1864: 46,3 in Zivil gegen 0,5 beim Militär — verzeichnet werden mußten. Wir sehen also vor allem den enormen Unterschied zwischen dem unvollständig und dem vollständig geimpften Teile der Bevölkerung; zugleich aber auch, daß selbst die gründlich und vollständig geimpfte Klasse mitten in einer unvollständig geimpften Umgebung noch immer in geringem Maße gefährdet ist, weil nur in wenigen Jahren die Todesziffer des Militärs gleich Null ist und in Einzeljahren sogar etwas stärker ansteigt, z. B. im Jahre 1842 bis auf 3,5 bei den Soldaten — allerdings gegen 62,0 beim Zivil.

Noch eklatanter zeigte sich aber die Gefährdung selbst der vollständig Geimpften durch eine mangelhaft geimpfte Umgebung in den Kriegsjahren 1870 und 1871. In Frankreich waren Zivil und Militär nur mangelhaft geschützt und es herrschten schon vor dem Ausbruche des Krieges die Blattern an vielen Orten epidemisch. Infolge des Krieges schwoll aber die Epidemie im ganzen Lande zu einer seit Einführung der Impfung nicht mehr erlebten Höhe an, so. daß der Gesamtverlust Frankreichs durch Blattern in den beiden Kriegsjahren auf 90 000 Menschenleben geschätzt wird. Und nun zeigte sich die überaus charakteristische Tatsache, daß die deutsche Armee, die noch 1870 nicht einen Mann an Blattern verloren hatte, in den von den Blattern so schwer heimgesuchten französischen Gebieten 1871 wieder 27,8 Blatterntote auf 100 000 Mann hatte, also eine seit der Einführung der Zwangsimpfung auch nicht annähernd verzeichnete Blatternmortalität erreichte. Durch blatternkranke Kriegsgefangene wurde die Seuche aber auch nach Deutschland verschleppt und die Mortalitätsziffer (auf 100 000 Bewohner) stieg von 17,5 des Jahres 1870 mit einem Male auf 243,2 im Jahre 1871 und auf 262,4 in den folgenden Jahren. Und nun vollzog sich jenes Ereignis, das für alle Zeiten einen Markstein in der Geschichte der Blatternkrankheit bilden wird, nämlich die Einführung der obligatorischen Impfung und Wiederimpfung im ganzen deutschen Reiche durch das Reichsimpfgesetz vom Jahre 1874, wodurch jener fabelhafte Effekt erzielt wurde, den ich Ihnen im Beginne der heutigen Vorlesung zu kennzeichnen versucht habe. Schon im nächsten Jahre sank die Sterblichkeit, die 1873 noch 35,7 auf 100 000 betragen hatte, auf 3,6, 1876 auf 0,5 und 1891 und 1892 auf 0,1. was besagen will, daß in diesem Jahre auf eine Million Einwohner des deutschen Reiches ein Blatterntodesfall entfiel. Um dieselbe Zeit haben aber die angrenzenden Länder, in denen kein Impfzwang und kein Revakzinationszwang besteht, noch ganz kolossale Sterbeziffern. In dem Quinquennium 1889—1893 starben allein in den französischen Städten — die Blatternsterblichkeit der Landbevölkerung ist unbekannt — 5670 Menschen an Blattern; in dem kleinen Belgien betrug die Zahl der Pockentoten in derselben Zeit 7779, in Österreich 37037, und in Rußland wurde in drei Jahren (1891—1893) die ganz enorme Zahl von 228 120 Blatternsterbefällen verzeichnet. Rechnet man hiezu die entsprechende ungeheure Erkrankungsziffer mit ihrem Gefolge von Schmerzen, Siechtum und Elend und bedenkt man, daß alles das vermieden werden könnte, wenn man sich auch in diesen Ländern zur Nachahmung des deutschen Impfgesetzes entschließen würde, so gelangt man zu einem wenig schmeichelhaften Urteil über die Weisheit und Menschenliebe der Regierenden und der Parlamente.

Und doch hat man gerade in einigen der genannten Länder Erfahrungen gemacht, die sich an Beweiskraft für die Wirkung einer gut durchgeführten Impfung dem deutschen Beispiele an die Seite stellen lassen. In der österreichischen Armee z. B. wird die Impfung aller Rekruten seit 1888 streng durchgeführt und sofort fielen die Erkrankungs- und Todesziffern auf einen früher noch niemals erlebten Tiefstand (1892 kein einziger Todesfall). Aber auch hier wiederholt sich die Erfahrung, daß selbst eine gut geimpfte Bevölkerungsklasse in einer mangelhaft geimpften Umgebung noch immer gefährdet ist. Denn es kommen auch in der zwangsweise geimpften österreichischen Armee doch in den meisten Jahren vereinzelte Todesfälle vor, während die deutsche Armee in 18 Jahren (1875—92) nicht einen einzigen Todesfall an den Blattern verzeichnen durfte.

Auch in Bosnien und in der Herzegowina haben die Österreicher eine Erfahrung gemacht, die als einer der glänzendsten Beweise für die Schutzkraft der Impfung allgemein bekannt zu werden verdient. Diese beiden Länder waren vor der Okkupation unaufhörlich und in allen Bezirken von den Blattern in der fürchterlichsten Weise heimgesucht. Die meisten Menschen waren blatternnarbig, viele erblindet. Mit der Einführung und immer strengeren Durchführung der Impfung nahm die Zahl der Blatternfälle sturzartig ab und es gelang sogar, viele Bezirke völlig blatternfrei zu machen. Kleine Epidemien, die durch die Impfung stets rasch unterdrückt werden konnten, kamen nur in den Grenzbezirken vor und befielen zumeist die mohammedanischen Frauen, die sich aus konfessionellen Gründen der Impfung zu entziehen trachteten. Ähnliche Erfolge haben in der jüngsten Zeit die Franzosen in Cochinchina und die Nordamerikaner in Portorico erzielt. In beiden Ländern ist die früher von Blattern unausgesetzt in schrecklicher Weise heimgesuchte und daher auch größtenteils blatternnarbige Bevölkerung seit der zwangsweise durchgeführten Impfung in den letzten Jahren nahezu oder völlig blatternfrei geworden.

Sehr belehrend war auch die Wiener Blatternepidemie im Sommer 1907. Mehrere Wochen hindurch wurden täglich einige Blatternfälle gemeldet. Dann wurden im Laufe von wenigen Wochen mehr als eine Million Menschen geimpft oder revakziniert und seitdem sind die Blattern wieder vollständig erloschen. Die notorischen Impfgegner und ihre Angehörigen waren unter den ersten, die sich zur Impfung drängten. Trotzdem setzen sie ihre menschenfeindliche Agitation in ungeschwächtem Maße fort.

Bezeichnend ist auch, daß von den wenigen Blatternfällen, die in dem musterhaft geimpften deutschen Reiche alljährlich vorkommen, der weitaus größte Teil (sieben Achtel) auf die Hafenstädte und die an Frankreich, Österreich und Rußland grenzenden Gebiete entfällt. Wird hier ein Blatternfall eingeschleppt, dann erkrankt immer eine gewisse Zahl der noch nicht geimpften Kinder und der vor längerer Zeit geimpften Erwachsenen. Es ist also auch in einer gut geimpften Bevölkerung immer eine genügende Zahl von Empfänglichen vorhanden, die im Innern des Reiches nur deshalb verschont bleiben, weil keine Gelegenheit zur Ansteckung gegeben ist. So hatte Frankfurt am Main 1885—1893 keinen einzigen Todesfall an Blattern. Im Herbst 1893 wurde die Krankheit durch polnische Arbeiter, die kurze Zeit auf dem Bahnhof verweilten, eingeschleppt und nun folgten rasch nacheinander 15 Erkrankungen mit 5 Todesfällen. Angesichts solcher und ähnlicher Ereignisse, z. B. der Epidemie in Hagenau an der französischen Grenze, die Biedert beschrieben hat, muß man sich fragen, warum nicht nach dem Muster der internationalen Pest- und Cholerakommissionen auch ähnliche gemeinsame Beratungen über die so leicht durchzuführenden Maßregeln zur Bekämpfung und endlichen Beseitigung der Blattern gepflogen werden, die in den nicht genügend geschützten Ländern mehr Opfer an Leben und Gesundheit fordern als Cholera und Pest. Dabei könnte auch eine sanfte Pression auf die noch säumigen Staaten ausgeübt werden, die ohne triftigen Grund auf jene Vorkehrungen verzichten, die sich in Deutschland in so außerordentlichem Maße bewährt haben.

Im Vergleich mit dem großen Nutzen, den die allgemeine Durchführung der Impfung und Wiederimpfung gewährt, sind die damit verbundenen Unannehmlichkeiten und Gefahren verschwindend gering. Solange man noch vorwiegend humanisierte Lymphe verwendete, konnte man die Möglichkeit einer Übertragung der Syphilis gegen die Impfung ins Feld führen, obwohl eine solche nur bei völliger Außerachtlassung jeder Vorsicht denkbar war. Als man dann, diesem Bedenken Rechnung tragend, sich der Tierlymphe zuwandte, war wieder die stärkere lokale Reaktion ein willkommener Vorwand für die Gegnerschaft. Jetzt ist aber die Technik der Impfstoffgewinnung so vervollkommnet und in den zumeist von den Staaten erhaltenen Anstalten mit so viel Garantien umgeben, daß man die dort gelieferte Lymphe mit voller Beruhigung verwenden kann. Die übermäßig starke Reaktion, die wahrscheinlich nicht durch die Vakzineerreger selbst, sondern durch symbiotische Keime hervorgerufen wird, läßt sich durch längeres Lagern des mit Glyzerin vermengten Pustelinhaltes vermeiden, und der Verlauf der Impfpusteln ist daher jetzt fast immer ein ebenso milder, wie er sonst bei der humanisierten Lymphe gewesen ist.

Die erste Impfung sollte bei einem gesunden Kinde schon in den ersten Lebensmonaten vorgenommen werden; erstens um das Kind nicht zu lange ungeschützt zu lassen, und dann, weil die Erfahrung gelehrt hat, daß sowohl die lokale, als die allgemeine Reaktion bei jüngeren Kindern im allgemeinen geringer ist als bei älteren. Namentlich die Temperatursteigerung, die das

Wachstum der Pustel begleitet und zugleich mit dem die eintrocknende Pustel umgebenden Entzündungshofe um den neunten Tag herum ihre Höhe erreicht, ist zumeist in den ersten Monaten viel geringer als später, so daß ich, wenn mir die Wahl gelassen wurde, am liebsten am Ende des dritten Monats die Impfung vorzunehmen pflegte. Schwerere Begleiterscheinungen des Fiebers, wie allgemeine Krämpfe, habe ich nur zweimal bei älteren Kindern — gegen Ende des ersten Jahres — gesehen. Die Wiederimpfung sollte ungefähr alle zehn Jahre vorgenommen werden.

Man verwendet am besten Iridiumnadeln, die durch das vor jeder Einzelimpfung unbedingt gebotene Auskochen nicht leiden. Die gründliche Desinfektion des Impffeldes vor der Impfung ist überflüssig und kann, wenn man wirksame Desinfektionsmittel verwendet, sogar den Impferfolg beeinträchtigen. Übrigens hat sich gezeigt, daß die Herstellung einer vollständigen Sterilität der Haut auch bei gründlicher Desinfektion nicht gelingt. Wenn Sie ihr „aseptisches Gewissen" beruhigen wollen, können Sie ja Seife und Äther verwenden. Ich habe aber bei den Massenimpfungen, die ich während 30 Jahren jeden Sommer in meiner Anstalt selbst vorgenommen habe — bis zu 700 Impfungen im Laufe weniger Monate — auch auf diese Scheinmaßregel verzichtet und habe dabei immer einen tadellosen Verlauf des Prozesses beobachtet.

Der beste Ort für die Anlegung der Impfschnitte ist der allgemein übliche, nämlich die Außenfläche des Oberarms. Nur wird dabei häufig insofern gesündigt, als man die Pusteln entweder zu hoch gegen die Schulter oder zu tief, in der Nähe des Ellbogens anlegt. Namentlich bei Mädchen resultiert daraus eine unangenehme und überflüssige Entstellung, über die die Mütter mit Recht ungehalten sind. Man kann die zwei (oder höchstens drei) Schnittchen jederseits ganz gut in einer Längsreihe so anlegen, daß die Narben später auch durch die kurzen Ärmel eines Ballkleides völlig verdeckt sind. Andere Lokalitäten, wie Oberschenkel, Nates, Waden usw. haben sich nicht einbürgern können und haben jedenfalls bei jungen Säuglingen den Nachteil, daß eine Reinhaltung der Pusteln mit großen Schwierigkeiten verbunden ist, während der ästhetische Gewinn mindestens zweifelhaft bleibt.

Entschieden muß ich mich — in Übereinstimmung mit den erfahrensten Impfspezialisten, wie Voigt, Chalybaeus u. a. — gegen die Anwendung von Schutzverbänden aussprechen. Man erzielt nämlich damit genau das Gegenteil von dem, was man erreichen will. Die Vertrocknung der Pusteln verzögert sich um mehrere Tage, sie bleiben lange weich und sulzig, verbreiten häufig einen üblen Geruch (Flinger), Achsel- und Kubitaldrüsen schwellen an, es wird also die Gefahr der Infektion nicht nur nicht vermieden, sondern im Gegenteil gesteigert. Wenn aber manche in ihrem Doktrinarismus so weit gehen, die Impfung während des ganzen Sommers aus dem Grunde zu widerraten, weil die Haut unter dem — vermeintlich unentbehrlichen — Schutzverbande zu viel schwitzt, so zeigt man damit nur wieder eklatant, daß das Bessere so häufig der Feind des Guten ist.

Die beste Behandlung der Impfpusteln ist die offene. Die Kinder müssen mit reinen Hemdchen und nicht zu engen Ärmeln bekleidet sein und die Pusteln werden, sobald sie gut entwickelt sind, recht oft mit einem indifferenten Streupulver, am besten Amylum, bedeckt. Dabei verkrusten sie meistens rasch, ohne zu platzen, und zeigen keinerlei unliebsame Komplikationen.

Das Baden wird am besten während der Blüte der Pusteln, also etwa vom fünften Tage an bis zum Abblassen der umgebenden Röte ausgesetzt. Das Abfallen der Krusten braucht dabei nicht abgewartet zu werden.

Die Impfung ist jedenfalls bei einer akuten oder einer ernsthaften chronischen Erkrankung des Kindes aufzuschieben. Besondere Vorsicht ist aber beim Ekzem geboten, weil hier das Anlegen von Impfpusteln selbst an einer gesunden Hautstelle zur Folge haben kann, daß sich die ganze erkrankte Haut, z. B. wie ich es zweimal gesehen habe, das ganze Gesicht und ein großer Teil der Kopfhaut mit Hunderten von dicht gedrängten, erbsengroßen Pusteln bedeckt. Der Anblick ist ein erschreckender, da das Gesicht bis zur Unförmlichkeit entstellt ist. Zum Glück ist der Verlauf in der Mehrzahl der Fälle insofern günstig, als sich die Pusteln gleichzeitig mit der Verkrustung der primären Pusteln zurückbilden und meist sogar ohne Narbenbildung heilen. Dies war auch bei meinen Beobachtungen an zweien nicht von mir geimpften Kindern der Fall [1]). Doch sind in der Literatur auch Todesfälle, ferner Erblindung, brandige Zerstörung einer Ohrmuschel usw. berichtet worden.

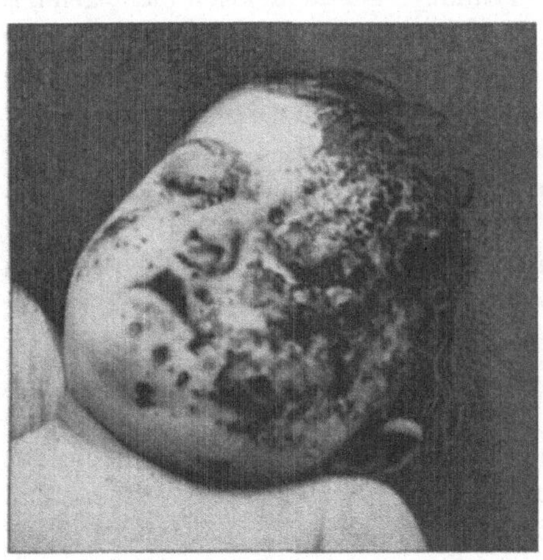

Fig. 36.
Ekzema vaccinosum.

Sehr interessant sind jene Fälle, wo dasselbe Krankheitsbild bei ekzemkranken Kindern zur Entwicklung gelangte, die gar nicht selbst geimpft, sondern nur mit geimpften Geschwistern in Berührung gekommen waren. Diese Fälle sind zunächst in praktischer Beziehung wichtig, weil sie uns lehren, daß ekzemkranke Kinder nicht nur nicht selbst geimpft, sondern auch nicht in der Nähe anderer Vakzinierter belassen werden dürfen. Sie erleichtern uns aber außerdem auch die Entscheidung in der vielfach ventilierten Frage, wie diese Pustelbildung an einer nicht direkt geimpften Hautstelle zustande kommen kann. Während nämlich die Mehrzahl der Autoren, die diese Frage behandelt haben, eine eruptive Bildung der Pusteln, also eine Entwicklung „von innen heraus" annimmt, glauben andere, daß der Impfstoff aus den eigenen oder fremden Pusteln auf die kranke Haut übertragen wurde und daselbst eine Pustelbildung von außen her provo-

---

[1]) Der in Figur 36 abgebildete Fall wurde von Hochsinger an unserer Anstalt in meiner Abwesenheit beobachtet.

zierte. Ich muß mich aber sowohl auf Grund meiner eigenen Beobachtungen als auch nach einem genauen Studium der fremden Mitteilungen ebenfalls mit aller Entschiedenheit für die hämatogene Entstehung der Pusteln aussprechen.

Was zunächst die Fälle anlangt, die ich selbst gesehen habe, so muß ich es für ganz ausgeschlossen halten, daß die Kinder oder irgend jemand anderer den Impfstoff auf alle einzelnen Stellen, an denen die zahlreichen Pusteln zum Vorschein kamen, übertragen haben. Ich fand die primären Pusteln — ebenso wie einige andere Beobachter dies ausdrücklich angegeben haben — ganz geschlossen und ich kann mir auch unmöglich vorstellen, daß der Impfstoff geradezu systematisch auf so viele Hautstellen übertragen wurde, an denen sich die dichtgedrängten Pusteln entwickelt haben. Aber auch die Hypothese, daß die an einer Stelle der Ekzemfläche deponierte Lymphe durch die flüssige Ausscheidung derselben gewissermaßen auf die übrige Fläche diffundiert worden sei, scheint mir aus mehreren Gründen nicht haltbar. Denn erstens müßte man dann auch ein ebenso diffuses und kontinuierliches Produkt der Inokulation erwarten, während tatsächlich sowohl in meinen Fällen, als auch in den Schilderungen und Abbildungen anderer zwar dichtgedrängte, aber doch immer voneinander getrennte, meistens kreisrunde Pusteln vorhanden waren, genau so wie ich sie oft genug bei schwer Blatternkranken an der früher gesunden Haut beobachtet hatte. Dann aber bilden sich solche Pusteln auch an nicht nässenden, sondern squamösen Ekzemen, wie Widowitz gesehen hat, der auch vereinzelte Pusteln an der gesunden Haut in nächster Nähe der Ekzemfläche beschrieben hat. Übrigens wurde eine Pustelbildung einige Male auch an Hautstellen beobachtet, die den kratzenden Fingern nicht zugänglich sind, z. B. zwischen den Schulterblättern. Völlig entscheidend sind aber meiner Ansicht nach die bereits erwähnten Fälle von **Ekzema vaccinosum** bei Kindern, die nicht selbst geimpft waren, sondern sich nur in der Nähe Geimpfter aufgehalten haben. Hier ist es ganz und gar unvorstellbar, wie der Impfstoff gleichzeitig auf hundert Impfstellen übertragen worden sein soll, weil man annehmen müßte, daß das ekzematöse Kind sich immer von neuem den Inhalt aus den Pusteln des geimpften Kindes geholt und sich dann einer systematischen Übertragung desselben auf seine zahlreichen Hautstellen gewidmet hat. Vielmehr ist hier nur ein Modus denkbar, daß nämlich auf irgend eine Weise durch eine zufällige Übertragung an einer Stelle eine primäre Pustel entstanden ist und daß sich dann von dieser aus auf hämatogenem Wege der generalisierte Ausschlag auf der ganzen Ekzemfläche oder auf allen in einem krankhaften Reizungszustande befindlichen Stellen der Haut entwickelt hat.

Daß sich das wirklich so verhält, wird durch das ganz verschiedene zeitliche Verhältnis bei den geimpften und bei den nicht selbst geimpften Kindern mit Ekzema vaccinosum bewiesen. Bei den Kindern, die selbst geimpft waren — auch bei den von mir beobachteten — entwickelte sich der Ausschlag auf den kranken Hautstellen immer sehr früh, nämlich am achten oder neunten Tage nach der Impfung, also um dieselbe Zeit, wo der Entzündungshof um die primären Pusteln und in manchen Fällen

die Roseola vaccinalis oder ein masernähnliches Erythem zum Vorschein
kommt, und wo auch die im ganzen seltenen Nebenpocken auf der Haut erscheinen, wo wir uns also jetzt vorstellen, daß eine allgemeine Überempfindlichkeit der Haut sich entwickelt hat, die manchmal nur eine entzündliche
Hyperämie, manchmal aber auch eine Ansiedlung und Vermehrung der im
Blute zirkulierenden Krankheitskeime, also eine Bildung von Pusteln mit infektiösem Inhalte zur Folge hat. Bei den nicht selbst geimpften Kindern sind
aber die zahlreichen Pusteln immer erst viel später aufgetreten, so daß von
der Impfung des infizierenden Kindes bis zum Ausbruche der Pusteln bei
dem ekzematösen Kinde mehr als zwei Wochen vergangen sind[1]). Hätte
die Bildung von zahlreichen dicht gedrängten Pusteln auf der ganzen Ekzemfläche wirklich in einer ganz unverständlichen Weise durch Übertragung
der Lymphe von dem Geimpften auf alle Einzelpusteln des ekzemkranken
Kindes stattgefunden, dann hätte die Entwicklung der Pusteln längstens
schon 10 oder 11 Tage nach der Impfung beginnen müssen, da bekanntlich
die achttägige Lymphe schon wenig wirksam ist und die Inkubation der
Vakzinepustel nur 3—4 Tage dauert. Nimmt man aber an, daß die Ansteckung mit der Primärpustel etwa am 7. oder 8. Tage stattgefunden
hat und rechnet man hiezu die achttägige Inkubation der generalisierten
Vakzine, wie wir sie bei den selbst geimpften Kindern beobachten, dann
verstehen wir ganz gut, wie die Eruption der generalisierten Pocken zwischen
dem 16. und 18. Tage nach der Erstimpfung erfolgen konnte[2]).

Daß die Vakzineerreger beim Geimpften nicht nur in der Pustel enthalten sind, sondern auch im Kreislauf zirkulieren, kann wohl nicht mehr
zweifelhaft sein. Man hat mit dem Blute eines geimpften Kindes auf einer
Vesikatorwunde Pusteln erzeugt (Reiter); man hat solche Pusteln mit den
Inguinaldrüsen und der Milz eines geimpften Kalbes hervorrufen können
(Frosch); man hat mit dem Inhalte der auch auf der gesunden Haut hin
und wieder am 8.—10. Tage nach der Impfung statt der Roseola vaccinalis
aufschießenden generalisierten Vakzine normale Impfpusteln hervorrufen
können (d'Espine, Clerico, Vucetic); die mit dem Inhalte echter Blattern
bei Kälbern erzeugte Vakzine hat öfters bei der Überimpfung auf Menschen
nicht nur lokale, sondern allgemeine Pustelbildung zur Folge; eine solche allgemeine Pustelbildung ist bei der Impfung von Pferden mit Kuhpocken
sogar fast die Regel; und es ist also nach alledem klar, daß das Pockengift
bei der Passage durch das Rind zwar die Fähigkeit der allgemeinen
Pustelbildung für die gewöhnlichen Fälle einbüßt, daß aber diese Fähigkeit
„potentia" noch erhalten bleibt und unter Umständen wieder deutlich in
die Erscheinung treten kann. Was die allgemeine Eruption von Vakzine-

---

[1]) Sehr belehrend sind in dieser Beziehung die von Wetterer in der dermato-
logischen Zeitschrift 1908 mitgeteilten Fälle, weil er Ekzema vaccinosum sowohl bei
selbst geimpften Kindern als auch bei solchen, die von Geimpften angesteckt wurden,
beobachtet hat. Hier ist das verschiedene Zeitverhältnis überaus charakteristisch.

[2]) In einem kürzlich von Geronne beschriebenen Falle von tödlich endender
allgemeiner Vakzineeruption erfolgte die gleichzeitige Bildung der vielen Pusteln bei
dem nichtgeimpften Kinde am zwanzigsten Tage nach der Impfung des Bruders.
(Berl. klin. Wochenschrift 1910 Nr. 43.)

pusteln bei Nichtekzematösen in gewissen Fällen begünstigt, ist uns allerdings nicht bekannt. Es scheint dabei weniger die Beschaffenheit der Lymphe, als eine individuelle Disposition in Frage zu kommen, weil dieselbe Lymphe, die in dem einen Falle eine generalisierte Vakzine erzeugt, bei anderen nur lokale Produkte hervorruft. Eine familiäre Disposition würde aus einer Beobachtung Hochsinger's hervorgehen, die ich seiner mündlichen Mitteilung verdanke, daß sich nämlich die Eruption zahlreicher Nebenpocken in der Umgebung der bereits in der Verkrustung begriffenen primären Pusteln, die er vor einigen Jahren beschrieben und abgebildet hat, bei der Impfung eines jüngeren Bruders in derselben Weise wiederholte. Durch die krankhafte Fluxion zu den ekzematösen und pruriginösen Hautpartien wird also offenbar eine lokale Disposition für eine Pusteleruption auf hämatogenem Wege geschaffen, wie wir ja auch bei anderen exanthematischen Krankheiten beobachten, daß gedrückte und gereizte Hautstellen in auffallenderer Weise betroffen werden als die anderen. Es sprechen also alle Tatsachen und die von ihnen ausgehenden Erwägungen entschieden für und, so viel ich sehe, keine einzige gegen den eruptiven Ursprung des Ekzema vaccinosum.

Die Behandlung des Pustelausschlages auf den Ekzemflächen besteht in der fleißigen Anwendung von Umschlägen mit Burow'scher Lösung. Wichtiger ist aber die Prophylaxe, also die Verschiebung der Impfung bis zur Abheilung des Ekzems und die Fernhaltung ekzemkranker Kinder von geimpften Personen.

Und nun wenden wir uns noch einmal zu den **Varizellen**, und zwar zu ihrem Verhältnisse zu der Variola vera.

Es ist nicht so lange her, daß man noch die Varizellen für eine abgeschwächte Form der Variola hielt und ich selbst habe im Beginne meiner pädiatrischen Laufbahn, zum Teil unter dem Einflusse Hebra's, diese Ansicht vertreten. Ich wurde in derselben bestärkt durch die Beobachtung eines variolaähnlichen Ausschlages bei einer Mutter, deren Kinder kurz zuvor zweifellose Varizellen durchgemacht hatten. Ich hielt eben damals, in Übereinstimmung mit den meisten anderen Beobachtern, die Varizellen für eine ausschließliche Kinderkrankheit, während sich jetzt herausgestellt hat, daß auch Erwachsene und selbst ältere Personen an Varizella erkranken können. So sah ich vor kurzem, daß eine 35 jährige und eine 48 jährige Frau von demselben varizellenkranken Kinde angesteckt wurden. Solche Fälle gehen aber öfters mit schweren Allgemeinerscheinungen einher und auch die lokalen Produkte zeigen, wie bereits erwähnt, manchmal eine große Ähnlichkeit mit der abortiven Form der Variolapusteln. Durch fortgesetzte genauere Beobachtung der einschlägigen Fälle bin ich aber jetzt, in Übereinstimmung mit den meisten Ärzten und, wie ich glaube, mit allen Kinderärzten, zu der Überzeugung gelangt, daß Variola und Varizella zwei verschiedene Krankheiten sind, die allerdings in manchen Punkten — Verteilung der Effloreszenzen, 14 tägige Inkubation, Übertragbarkeit durch gesunde Personen — eine gewisse Ähnlichkeit aufweisen, die aber insofern voneinander unabhängig sind, als niemals eine Varizella durch Ansteckung von Variola oder Variolois und ebensowenig umgekehrt eine typische oder modifizierte Variola aus einer Varizella hervorgehen kann.

Folgende Tatsachen berechtigen wohl zu dieser bestimmten Behauptung.

1. In Städten, wo jahrelang kein einziger Blatternfall vorgekommen ist, treten immer von Zeit zu Zeit Varizellenepidemien auf, in denen zahlreiche Kinder immer wieder klassische Wasserpocken und niemals eine variolaverdächtige Krankheit durchmachen.

2. Die Varizellen zeigen eine vollständige Unabhängigkeit von der Vakzination. Kürzlich Geimpfte bekommen dieselbe Krankheit wie Ungeimpfte und varizellenkranke Kinder können, wenn sie noch nicht geimpft sind, sofort oder zu irgend einer beliebigen Zeit mit vollem Erfolge geimpft werden. Wäre die Varizella, wie man früher geglaubt hat, eine durch die Impfung abgeschwächte Form der Blatternkrankheit, dann müßten die ungeimpften Kinder, wenn sie mit Varizella angesteckt werden, die echten Blattern bekommen, was aber niemals geschieht. Ich sah vor einiger Zeit eine Frau unmittelbar nach ihrer Entbindung durch Ansteckung von ihren Kindern an Varizellen erkranken und 14 Tage später bekam das Neugeborene ebenfalls klassische Varizellen.

3. Kinder, die eben die echten Blattern durchgemacht haben, können sofort an Varizellen erkranken. Diese Beobachtung wurde früher öfters gemacht, weil man, der damaligen Auffassung über die Identität beider Krankheiten folgend, varizellenkranke Kinder auf die Blatternzimmer der Spitäler zu legen pflegte. Bei derselben Gelegenheit wurden aber auch Kinder mit einfachen Wasserpocken von der echten Blatternkrankheit angesteckt und einige sind auch dieser Krankheit erlegen.

Nach alledem kann man also die alte Streitfrage als im Sinne der Dualität entschieden ansehen und muß daraus auch in der Praxis die entsprechenden Konsequenzen ableiten.

Die Ansteckungskraft der Varizellen ist eine besonders große. Ich hatte einmal Gelegenheit zu konstatieren, daß in einer privaten Turnstunde, an der ein varizellenkrankes Kind, dessen Krankheit erst später erkannt wurde, teilgenommen hatte, sämtliche anderen Teilnehmer, neun an der Zahl, gleichzeitig zwei Wochen später erkrankten. Diese Inkubation von 14 Tagen wird gewöhnlich präzise eingehalten. Ich habe mir manchmal den Spaß gemacht, den Propheten zu spielen und der Mutter den Eintritt der späteren Erkrankungen genau auf den Tag vorherzusagen, was dann jedesmal mit einem Gemisch von Scheu und Verwunderung ratifiziert werden mußte. Auch dieses pünktliche Eintreten der späteren Erkrankungen am 14. Tage nach der früheren gibt ein Zeugnis für den hohen Grad von Infektiosität, weil die Ansteckung offenbar sofort nach dem Aufschießen der ersten Bläschen erfolgt.

Die Inkubationszeit kann vielleicht einmal um einen Tag nach oben oder unten variieren, niemals aber, wie von mancher Seite angenommen wurde, um einige Wochen verlängert werden. Die angegebenen längeren Intervalle zwischen zwei Erkrankungen erweisen sich immer als Multipla von 14 Tagen und sind daher so zu verstehen, daß ein intermediärer Kasus, der die Kontinuität hergestellt hat, übersehen wurde. Wie leicht ein solches Übersehen möglich ist, zeigt sich nicht selten in Fällen, wo noch nicht schulpflichtige Kinder scheinbar als erste in der Familie erkranken. Läßt man aber die schulbesuchenden Geschwister entkleiden, dann kann man meistens der erstaunten Mutter einige noch haftende Krüstchen einer völlig übersehenen Varizella demonstrieren. Solche Kinder besuchen sehr oft mit ihrer Krankheit die Schule und stecken natürlich zahlreiche Mitschüler an.

In den letzten Jahren habe ich aber die feste Überzeugung gewonnen, daß die Krankheit auch durch gesunde Mittelspersonen übertragen werden kann und ich kann leider nicht daran zweifeln, daß ich in einigen Fällen selbst der Schuldige war. Es fiel mir nämlich einmal auf, daß in zwei Familien meiner ständigen Praxis an einem Tage je ein Varizellenfall vorkam und zwar bei Kindern, die weder die Schule besuchten, noch varizellenkranke Angehörige hatten; und ich konnte aus den Aufzeichnungen meiner Besuche konstatieren, daß ich genau zwei Wochen früher nicht nur diese beiden, sondern vor ihnen auch ein varizellenkrankes Kind in einer dritten Familie besucht hatte. Es hatte also die ziemlich große Entfernung zwischen den betreffenden Wohnungen nicht verhindern können, daß ich das Kontagium aus einer in die beiden anderen verschleppte. Bald darauf konnte ich mit Bestimmtheit feststellen, daß eine Ansteckung wieder durch eine noch gesunde Mittelsperson herbeigeführt wurde, indem die beiden früher genannten Damen an demselben Tage an Varizellen erkrankten, nachdem genau 14 Tage früher das Kind der einen die Wasserpocken bekommen hatte, die andere aber bei ihr gerade an diesem Tage zu Besuch war, ohne aber aus Vorsicht das Krankenzimmer selbst zu betreten. Hier hatte also die Mutter des kranken Kindes, ohne selbst krank zu sein, die Besucherin angesteckt; und man wird also nach solchen Erfahrungen bei den Varizellen dieselbe Vorsicht gebrauchen müssen, wie bei anderen ebenfalls mittelbar übertragbaren Krankheiten, zu denen Variola, Scharlach und Diphtherie gezählt werden müssen.

Allerdings sind die Folgen einer solchen Ansteckung, namentlich wenn es sich um Kinder handelt, bei der Varizella in den meisten Fällen ganz unvergleichlich geringer, als bei den genannten Krankheiten, weil die Krankheit in der Mehrzahl der Fälle ohne ernsthafte Beeinträchtigung des Wohlbefindens verläuft. Das Fieber fehlt entweder oder ist ganz unbedeutend und rasch vorübergehend, die Kinder sind munter und wohlgelaunt, haben einen ungestörten Schlaf und Appetit und werden nur ausnahmsweise ein wenig durch Jucken belästigt. Manchmal entstehen vorübergehend leichte Schlingbeschwerden, wenn die in der Mundhöhle fast niemals fehlenden Effloreszenzen auch am Gaumensegel sitzen. Die Allgemeinerscheinungen können auch bei sehr reichlichem Exanthem ganz unbedeutend sein, während sie umgekehrt manchmal auch bei mäßiger Entwicklung des Ausschlags eine bedeutende Höhe erreichen können, z. B. in dem folgenden Falle:

Ein fünfjähriges ziemlich anämisches Mädchen, geimpft, erkrankt in der Nacht mit heftigem Fieber, allgemeinen Konvulsionen, mehrmaligem Erbrechen. Am Morgen fand ich sie in tiefem Sopor, der nur zeitweilig von heftigem Geschrei unterbrochen wurde. Ungefähr jede Viertelstunde bekommt sie Streckkrämpfe in allen Extremitäten, die durch einige Minuten anhalten und von leichten Zuckungen der Gesichtsmuskeln begleitet sind. Die Augen starr, die Pupillen träge reagierend. Temperatur 40,0. Abends fortdauernde Bewußtlosigkeit; sie erkennt niemanden. 40,2. In der Nacht einige lichte Momente, in denen sie über Leibschmerzen klagt. Am nächsten Morgen ist das Bewußtsein wiedergekehrt, sie antwortet aber auf Fragen sehr träge. Während

des Tages noch manchmal Erbrechen und leichtere Krämpfe. Bei der zweiten Visite
finde ich neben der rechten Brustwarze ein kleinlinsengroßes, von einem schmalen
roten Hof umgebenes Bläschen. Am nächsten Morgen wird berichtet, daß sie nachts
noch öfters erbrochen hat. Es sind noch weitere, teils vollkommen entwickelte Bläschen
mit wasserklarem Inhalt, teils dunkelrote Fleckchen mit zentraler knötchenförmiger
Erhöhung sichtbar. Das Bläschen an der Brust zeigt einen stark getrübten Inhalt.
39,2; abends 39,4. Am nächsten Tag ist das Bewußtsein vollkommen wiedergekehrt, die Temperatur nahezu normal. Ziemlich zahlreiche frische Bläschen. Weiters
normaler Verlauf. Dasselbe Mädchen hat nicht ganz zwei Jahre später wieder Varizellen durchgemacht mit heftigem Prodromalfieber und Delirien bei dem Ausbruch.

Auch in einigen anderen Fällen habe ich bei Kindern stärkeres Fieber,
einmal verbunden mit fast unerträglichen Schmerzen im Kiefer, beobachtet.
Dagegen sind die Begleiterscheinungen bei Erwachsenen, wie bereits erwähnt, oft relativ stark und es kommen auch heftige Kreuzschmerzen vor
dem Ausbruche des Ausschlags vor, wodurch eben früher, als man die Varizella
für eine ausschließliche Kinderkrankheit hielt, Verwechslungen mit Variola
vorgekommen sind.

Auch sonst kann die gewöhnlich ganz harmlos verlaufende Krankheit ausnahmsweise etwas bedenklicher werden. So knüpft sich manchmal an einen stärkeren Ausbruch von Varizella eine hartnäckige
Furunkulose; einige Male sah ich den — auch von anderen geschilderten
— Übergang einzelner Wasserpocken in größere pemphigusartige Blasen;
und auch das Gangränöswerden einzelner Effloreszenzen mit der Bildung scharfrandiger, wie mit dem Locheisen ausgeschlagener graubelegter
Geschwüre habe ich — allerdings nur bei Kindern in elenden Verhältnissen —
gesehen. In allen diesen Fällen konnte ich unter Anwendung von Sublimat-
bädern endliche Heilung erzielen. Doch sind auch Todesfälle infolge von
brandig gewordenen Varizellen beschrieben worden.

Henoch und mehrere andere Beobachter sahen nach Varizellen Nierenentzündung mit Wassersucht, und zwar ähnlich wie bei Scharlach, als Nachkrankheit in der zweiten oder dritten Woche beginnend, einige Male sogar
mit tödlichem Ausgang. Ich selbst habe in der großen Zahl der von mir
beobachteten Varizellen niemals das Auftreten dieser Komplikationen
beobachtet; wohl aber wurden mir einmal zwei Schwestern vorgestellt,
deren chronische Albuminurie — ohne nennenswerte Gesundheitsstörung —
von einer vor mehreren Jahren überstandenen Varizella herrühren sollte.
Außerdem hatte ich Gelegenheit, die Angabe mehrerer Autoren, daß zufällig komplizierende Krankheiten während der Varizella manchmal ungewöhnlich bösartig verlaufen, in einem meiner Fälle bestätigt zu sehen. Ein
achtjähriger, bis dahin gesunder Knabe bekam am zweiten Tage einer anfangs normal verlaufenden Varizella eine krupöse Lungenentzündung, die
in 24 Stunden tödlich verlief. Da diese Krankheit im Kindesalter selbst
bei schwerem Verlaufe meistens in Genesung übergeht, ist ihre ungewöhnliche
Bösartigkeit in diesem Falle jedenfalls bemerkenswert.

Trotz alledem bewahrt die Varizella im allgemeinen ihre bekannte
Gutartigkeit und verlangt auch keine besondere Behandlung. Man läßt die
Kinder einige Tage im Bett, aber bei fleißig geöffneten Fenstern, da die
übliche Furcht vor der Erkältung in keiner Weise gerechtfertigt ist.

Scharlach.

Das Exanthem. Der weiße Mundring. Extrabukkale Infektion. Das Fieber. Initiales Erbrechen. Hypertoxische Fälle. Diphtheroid. Die Theorie der Nachkrankheiten. Polyarthritis, Endokarditis, Nephritis. Hydrops und Urämie. Differentialdiagnose. Übertragung der Krankheit. Streptokokkenserum. Symptomatische Behandlung.

Es gibt kaum eine andere Infektionskrankheit, die in bezug auf die Intensität ihrer Symptome und die Schwere und Gefährlichkeit ihres Verlaufes so große Variationen darbietet, wie der Scharlach. Das eine Mal tritt er so milde und abgeschwächt auf, daß er, ohne den Kranken irgendwie zu molestieren, gerade noch als solcher erkannt werden kann; und ein andermal rafft er sein Opfer mit sicherem Griff in weniger als 24 Stunden dahin. Und dazwischen gibt es zahllose Abstufungen und Modifikationen, und außerdem noch mannigfache Komplikationen, die das Leben oder die spätere Gesundheit der Befallenen bedrohen oder, selbst bei günstigem Ausgang, durch viele Wochen den Arzt in Atem halten und den Angehörigen schwere Sorgen bereiten. Diese Vielgestaltigkeit des Krankheitsbildes läßt sich nur schwer in dem Rahmen einer einzigen Vorlesung unterbringen und wir müssen uns daher damit begnügen, das Wichtigste und Charakteristischste in kurzen Strichen zu skizzieren.

Das wichtigste und hervorragendste Symptom, das der Krankheit ihren Namen gegeben hat, ist der Hautausschlag, das Scharlachexanthem. Es fehlt nur in den sehr seltenen Fällen von „Scarlatina sine exanthemate" und auch da ist es vielleicht nur zu flüchtig und zu schwach angedeutet, um deutlich wahrgenommen zu werden. Ist aber der Ausschlag sichtbar, dann hat er fast immer ein so charakteristisches Gepräge, daß er von jedem, der ihn einmal in natura oder auch nur in einer guten Abbildung genau angesehen hat, immer wieder erkannt werden muß. Er besteht nämlich aus einer feinpunktierten oder kleinfleckigen Röte, deren einzelne Fleckchen aber nur an einzelnen Stellen und auch da meist nur vorübergehend isoliert bleiben, sonst aber so ineinanderfließen, daß nur kleine blasse Inselchen zwischen ihnen übrig bleiben. Daraus resultiert ein „gespritztes" Aussehen, ähnlich dem Muster, welches entsteht, wenn die Maurer eine getünchte Wand mit einem in dünne Farbe getauchten Pinsel bespritzen. Dabei ist die Intensität der Röte überaus wechselnd, neigt aber bei gut ausgebildetem Exanthem eher zu einer grelleren Tinte, so daß daraus der Eindruck einer scharlachroten oder fast krebsroten Färbung der Haut resultieren kann.

Der Ausschlag beginnt immer am oberen Teile des Körpers, am Halse, am Nacken, an den Wangen, am Thorax, und erst im Laufe der nächsten 24 Stunden breitet er sich von da auf die übrigen Teile des Rumpfes, dann auf die Oberarme und Oberschenkel und endlich auch auf die distalen Teile der Extremitäten aus. Dabei zeigt sich aber bei sehr starkem Ausschlag die auffallende Erscheinung, daß die Umgebung des Mundes mit Einschluß der Nase und des Kinnes als „weißer Mundring" vollständig frei bleibt, in der Weise, daß die Nasolabialfalte eine scharfe Grenze bildet zwischen der grellen Röte des übrigen Gesichtes und der weißen oder, bei sehr schweren Fällen, leicht ikterischen Färbung der inneren Teile.

Für diese merkwürdige Konfiguration ließe sich vielleicht auf Grund der früher entwickelten Vorstellung über die durch die Toxine erzeugte Überempfindlichkeit und Unempfindlichkeit der Gewebe ein theoretisches Verständnis gewinnen. Nach dieser Auffassung muß man nämlich in den grellgefärbten Teilen der Haut eine Überempfindlichkeit der protoplasmatischen Teile in den feinsten Hautgefäßen und ihrer Umgebung gegen die Toxine voraussetzen, während das völlige Verschontbleiben der Umgebung des Mundes auf eine frühzeitig erworbene Unempfindlichkeit hindeuten würde. Da nämlich nicht daran zu denken ist, daß die im ganzen Körper zirkulierenden Krankheitserreger und die von ihnen produzierten Toxine gerade von diesen Körperteilen ferngehalten werden und da dies auch in den leichten Fällen keineswegs der Fall ist, weil bei diesen auch die Mundpartien von dem leichten Ausschlag nicht befreit bleiben, so ist die Tatsache, daß bei der schwereren Erkrankung gerade hier jede sichtbare Wirkung ausbleibt, eigentlich gar nicht anders zu verstehen, als daß hier die Gewebe selbst eine gewisse Änderung eingegangen sind, die sie unfähig macht, gegen die Krankheitserreger und ihre Produkte in der üblichen Weise zu reagieren. Diese Veränderung wäre identisch mit derjenigen, welche alle anderen Hautpartien erst einige Tage später eingehen, wenn sie trotz der zurückbleibenden Krankheitskeime und trotz der fortdauernden Bildung giftiger Stoffwechselprodukte von seiten der Mikroparasiten, die wir aus anderen Gründen voraussetzen müssen, dennoch schon abblassen und ihren krankhaften Turgor verlieren. Dieser plötzliche Übergang aus einem Zustand von hochgradiger Überempfindlichkeit in den der vollständigen Unempfindlichkeit, der sich an der übrigen Haut erst nach einigen Tagen vollzieht, müßte in den schweren Fällen in der Umgebung des Mundes schon nach wenigen Stunden eintreten, so daß das rasch vorübergehende Stadium der Überempfindlichkeit in dem klinischen Bilde nicht zur Geltung gelangen könnte. Der Grund aber, warum gerade die Umgebung des Mundes diese Unempfindlichkeit in so auffallender Weise antizipiert, wäre darin zu suchen, daß die Aufnahme der Krankheitskeime auf der Mund- oder Rachenschleimhaut erfolgt und daß auch die durch ihre Gifte in der früher besprochenen Weise erzeugte Überempfindlichkeit der Gewebe als Vorbedingung der sichtbaren Hautveränderungen von hier ihren Ausgang nimmt und sich erst Schritt für Schritt auf die übrige Bedeckung ausbreitet. Bei der schwereren Vergiftung würden sich nun die Vorgänge in den Protoplasmen der Haut in der nächsten Nähe der Giftaufnahmestellen rascher abspielen als in den entfernteren Teilen, so daß hier das Stadium der Unempfindlichkeit schon nach wenigen Stunden erreicht wird.

Daß die Aufnahme des Giftes in den Rachengebilden erfolgt, schließen wir auch daraus, daß die Rötung und Schwellung der Gaumenbögen, des Zäpfchens und der Tonsillen bei den gewöhnlichen Fällen der Ausbildung der Hautröte mindestens um einige Stunden vorhergeht, während diese Ordnung sich in den selteneren Fällen, wo das Gift durch eine Hautläsion eindringt, vollständig umkehrt, indem nicht nur der Ausschlag in der Umgebung der Wunde beginnt und sich von hier aus auf die übrige Haut ausbreitet, sondern auch die Rötung der Rachengebilde, wenn sie überhaupt bemerkbar wird, sich erst nachträglich ausbildet. Eine solche extrabukkale Infektion kann von einer Operationswunde, aber auch von einem Furunkel, einer aufgekratzten Wasserpocke oder von einer anderen zufälligen Verletzung ihren Ausgang nehmen, und zwar erfolgt hier die Aufnahme des Giftes offenbar viel leichter und ihre Folgen entwickeln sich viel rascher als bei der gewöhnlichen Art der Ansteckung; denn erstens ist die Inkubationszeit eine kürzere und nimmt nur wenige Stunden statt der üblichen vier bis fünf Tage in Anspruch; und dann scheint es, daß auch sonst weniger disponierte Individuen leicht erkranken, wenn sie, mit einer Wunde behaftet, der Infektion mit Scharlach ausgesetzt sind.

Einem achtzehnjährigen Mädchen wurde um die Mittagszeit eine verkäste Halsdrüse ausgelöffelt und schon am nächsten Morgen erkrankte sie an Scharlach, der von der Operationswunde seinen Ausgang nahm und sich von da über den ganzen Körper ausbreitete. Am neunten und am zehnten Tage, als das Exanthem bereits abgeblaßt war, waren die Hand- und Fingergelenke geschwollen und schmerzhaft. Später erfuhr man, daß die Kinder des Operateurs zu der Zeit an Scharlach erkrankt gewesen waren. Fünf Jahre früher hatten die beiden Brüder der Kranken den Scharlach durchgemacht und sie war verschont geblieben, obwohl sie mit ihnen in stetem Verkehr gewesen war.

Zu dem Krankheitsbilde des Scharlachs gehören auch die durch das Nervensystem vermittelten Symptome und von diesen steht wieder das Fieber im Vordergrunde. Ich rechne das Fieber zu den nervösen Erscheinungen, weil es nicht zweifelhaft sein kann, daß die Erhöhung der Temperatur dadurch zustande kommt, daß das Wärmezentrum durch die Toxine in krankhafte Erregung versetzt wird und von ihm aus alle jene Mechanismen innerviert werden, die eine vermehrte Wärmeproduktion und eine verminderte Wärmeabfuhr bewirken [1]). Das Fieber geht gewöhnlich sehr rasch in die Höhe und ist meistens schon nach wenigen Stunden von dem Beginne des Ausschlags gefolgt, dessen Entwicklung und Blüte es mit deutlich remittierendem Charakter — abendlicher Exazerbation und morgendlicher Remission — begleitet. In ganz unkomplizierten Fällen beginnt der Abfall des Fiebers meistens schon am vierten, manchmal sogar schon am dritten Tage und es kann sich die Temperatur in treppenförmigem Abstiege schon am fünften oder sechsten Tage der Norm stark nähern oder sie erreichen. In den schweren Fällen dagegen kann die hohe Fiebertemperatur mit unverhältnismäßig hoher Pulsfrequenz auch bis zum neunten oder zehnten Tage anhalten, ohne daß dafür eine andere Ursache beschuldigt werden könnte als das noch immer in Blüte stehende Exanthem und die entzündliche Rötung des Rachens. Doch sind diese Fälle relativ selten, während es ganz gewöhnlich ist, daß das Fieber durch eine der alsbald zu besprechenden Komplikationen stark in die Länge gezogen oder nach kurzer Unterbrechung wieder in die Höhe getrieben wird.

Eine sehr häufige und bei den schweren Fällen fast regelmäßige Erscheinung ist das initiale Erbrechen, das sich manchmal auch wiederholt.

---

[1]) Näheres hierüber im dritten Bande meiner Allgemeinen Biologie, wo in mehreren Kapiteln die thermostatische Funktion und ihre Störung im Fieber behandelt werden.

Obwohl es zumeist den plötzlichen Anstieg des Fiebers begleitet, ist es keineswegs auf eine Reizung des Brechzentrums durch die rasch zunehmende Blutwärme zu beziehen, weil es bei anderen akuten Krankheiten, die ebenfalls mit hoher Temperatur einhergehen, z. B. bei Masern oder Typhus, nur äußerst selten beobachtet wird, während es dagegen bei der krupösen Pneumonie der Kinder fast ebenso häufig auftritt wie beim Ausbruche des Scharlachs. Man muß also annehmen, daß die spezifischen Toxine dieser beiden Infektionskrankheiten eine besondere Affinität zu den Elementen des Brechzentrums besitzen und daß dieses schon nach kurzem Bestande der Krankheit gegen dieselbe Giftwirkung unempfindlich wird, während das Wärmezentrum diese Unempfindlichkeit erst nach mehreren Tagen erlangt. Denn so wie wir uns das Abblassen der hyperämischen Haut und der entzündeten Rachenschleimhaut trotz der noch wochenlang in hochvirulentem Zustande im Körper hausenden Krankheitserreger und trotz der fortdauernden Produktion von Toxinen, für die wir später die Beweise erbringen werden, nur durch ein frühzeitiges Eintreten der Haut- und Schleimhautimmunität erklären können, so ist auch die mitunter nahezu kritische Entfieberung oder die binnen wenigen Tagen sich vollziehende Deferveszenz trotz fortdauernder Zirkulation der Toxine nur zu verstehen, wenn man annimmt, daß die reizempfänglichen Teile des Wärmezentrums durch Einfügen der spezifischen Scharlachtoxine in die chemische Struktur der sie zusammensetzenden Protoplasmamoleküle gegen die spezifische Giftwirkung unempfindlich werden, während sie dadurch natürlich nicht gegen die reizende und fiebererregende Wirkung anders gearteter Gifte, z. B. die der Streptokokken geschützt sind.

Seltener als das Erbrechen markiert ein konvulsivischer Anfall den Beginn der schwereren Erkrankung, der aber immerhin manchmal auch hier wie bei anderen akut einsetzenden fieberhaften Krankheiten die Stelle des bei älteren Kindern und bei Erwachsenen öfters vorkommenden Schüttelfrostes vertreten kann. Von größerer Bedeutung, namentlich für die Beurteilung der Schwere der Vergiftung, ist aber der weitere Zustand des Sensoriums. Eine rasch einsetzende tiefe Benommenheit bedeutet, namentlich bei älteren Kindern, immer einen schwereren Grad der Intoxikation und wenn sich dazu ein überaus frequenter, fadenförmiger Puls, Kühle der Extremitäten bei hoher Bluttemperatur, stertoröses Atmen und träge Reaktion der Pupillen gesellt, so ist damit eigentlich das Schicksal des Kranken besiegelt. Hier hat man manchmal große Mühe, die Diagnose zu stellen, weil das Exanthem oft nur gerade angedeutet und die Untersuchung des Rachens in hohem Maße erschwert ist. Solche rapid tödlich verlaufende Fälle sind zum Glück eine große Seltenheit; doch sah ich einen sechsjährigen Knaben, der am Abend zuvor noch mit seinen Eltern im Prater war, schon am nächsten Mittag bei einem Konsilium in dem oben geschilderten desolaten Zustande, der noch an demselben Tage mit dem Tode endete. In einem anderen Falle, zu dem ich nach Brünn berufen wurde, dauerte die ganze Krankheit 48 Stunden. Hier war das Exanthem am zweiten Tage stark entwickelt und auch die Provenienz der Krankheit war klargestellt, weil sich herausstellte, daß die Kinder der Wäscherin an Scharlach erkrankt waren. Der Rachen war, wie in dem früheren Falle, nur gerötet, aber ohne Belag, die Halsdrüsen nicht geschwollen, aber das Bewußtsein war bei dem dreijährigen Kinde gleich von Anfang an völlig geschwunden und trotz aller angewandten Reizmittel war das traurige Ende nicht aufzuhalten.

Eine große Gefahr bildet die schwere **diphtherieähnliche Rachenaffektion,** die man jetzt als Scharlachdiphtheroid zu bezeichnen pflegt. Noch vor 30 Jahren hielt man diese Komplikation des Scharlachverlaufes für identisch mit der echten Diphtherie. „Die mit Scharlach verbundene Diphtherie ist keine andere als die gewöhnliche". So liest man in dem von Bohn bearbeiteten Kapitel über Scharlach in dem Handbuche von Gerhardt. Seitdem sind wir aber zu der Überzeugung gelangt, daß diese alte Ansicht völlig irrtümlich war. Wir wissen jetzt, daß die „Scharlachdiphtherie" im Gegensatze zu der echten Diphtherie keine Tendenz hat, auf den Kehlkopf überzugreifen, daß sie niemals von den charakteristischen Lähmungen gefolgt ist, daß sie aber häufig Vereiterungen der Halsdrüsen und schwere Ohrenentzündungen herbeiführt, während diese Komplikationen selbst bei den schwersten Diphtherien mit enormer Anschwellung der Halsdrüsen nur äußerst selten beobachtet werden. Freilich ist diese Klarstellung und diese reinliche Scheidung zwischen zwei einander zwar ähnlichen, aber ihrem Wesen nach grundverschiedenen Prozessen, die man wohl als eine der wichtigsten Errungenschaften der modernen Pathologie bezeichnen kann, in der bakteriologischen Ära wieder bis zu einem gewissen Grade getrübt worden, seitdem sich herausgestellt hat, daß der als Erreger der Diphtherie proklamierte Bazillus von Löffler auch in einer gewissen, bei manchen Beobachtern gar nicht geringen Zahl von Scharlachfällen anwesend ist. Aber ohne den später folgenden Erörterungen über das Verhältnis dieses Bazillus zur Diphtherie vorzugreifen, können wir jetzt schon bestimmt behaupten, daß die schwerwiegenden, der klinischen Beobachtung entnommenen Argumente für die Verschiedenheit der beiden Prozesse durch diesen bakteriologischen Befund nicht im mindesten erschüttert werden. Es könnte also höchstens darüber gestritten werden, ob diejenigen im Rechte sind, für die der gelegentliche Befund von Löfflerbazillen bei Scharlach, ohne gleichzeitige klinische Indizien für eine wahre Diphtherie, nicht mehr zu bedeuten hat, als die zufällige Anwesenheit eines unschädlichen Saprophyten, oder ob die Anwesenheit dieses Bazillus schon eine Komplikation von echter Diphtherie mit Scharlach bedeutet; aber zu einer Identifizierung der beiden Krankheiten im Sinne der älteren Lehre werden sich heutzutage auch die doktrinärsten Anhänger des „Diphtheriebazillus" kaum mehr entschließen.

Wichtiger ist die Frage, welche Bedeutung man dem häufigen, man könnte fast sagen regelmäßigen Befunde von Streptokokken bei der diphtherieähnlichen Scharlachangina beimessen soll. Immer wieder ist nämlich die Idee aufgetaucht, daß man es dabei nicht nur mit einer stärkeren Vermehrung der auch auf der gesunden Rachenschleimhaut häufig wachsenden Schmarotzer zu tun habe, sondern mit den Erregern des Scharlachs selbst, und man hat darauf sogar eine spezifische Behandlung der Krankheit mit Antistreptokokkenserum gründen wollen. Wir werden uns damit noch bei der Therapie des Scharlachs zu beschäftigen haben. Jetzt wollen wir nur

darauf hinweisen, daß wir nach allem, was wir von den Streptokokkenkrankheiten wissen, unmöglich daran denken können, daß diese Bakterien
neben Wundinfektion, Drüseneiterung, Rotlauf, Puerperalkrankheiten, Sepsis
der Neugeborenen usw. auch noch imstande sein sollen, das charakteristische
Krankheitsbild des Scharlachs hervorzurufen. Hat jemand schon gesehen,
daß aus einem Rotlauf oder einer puerperalen Sepsis durch Ansteckung
ein Scharlach entstanden ist? Wenn eine Puerpera einmal an Scharlach erkrankt, der von den Genitalien seinen Ausgang nimmt, dann hat man es
eben wieder mit einer Wundinfektion mit dem spezifischen Scharlachgifte
zu tun, sicherlich aber nicht mit einer plötzlichen Metamorphose der eitererregenden Kettenkokken in Scharlachbakterien, von der man bei den früher
so zahlreichen puerperalen Erkrankungen und Wundinfektionen nicht das
Geringste wahrnehmen konnte. Eine andere Frage ist natürlich die, wieviel
man bei den schwereren skarlatinösen Rachenaffektionen und den sich dazu
gesellenden septischen Erscheinungen auf Rechnung der sekundären
Beteiligung der Streptokokken und anderer Mischinfektionen zu setzen habe.
Diese Frage dürfte wohl dahin zu beantworten sein, daß sowohl die erythematöse Angina als die so häufig am dritten oder vierten Tage hinzutretenden
Exsudationen, ebenso wie das Exanthem, durch das vorläufig noch unbekannte Scharlachgift allein hervorgerufen werden, daß aber durch diese
spezifischen Veränderungen in den Rachengebilden ein besonders günstiger
Boden für die Vermehrung der schon früher vorhandenen Streptokokken
und eine bessere Möglichkeit für ihr Eindringen in die Lymphspalten, in
die Lymphdrüsen und endlich auch in den allgemeinen Kreislauf geschaffen
wird. Auch daran müßte man denken, ob vielleicht durch die Bildung und
durch die Verankerung der Scharlachantitoxine nicht nur eine Überempfindlichkeit der Gewebe für die giftigen Produkte der Scharlacherreger, sondern
auch für die Toxine der Streptokokken und anderer sonst indifferenter
Parasiten geschaffen werden. Die Annahme einer derartigen Sensibilisierung
der Gewebe für fremdartige Parasiten und ihre Toxine scheint ja auch bei
anderen Infektionskrankheiten durch die Beobachtung nahegelegt. So wäre
vielleicht die große Neigung der Keuchhusten- und Masernkranken für die
Infektion mit Grippe und Pneumonie, ferner das häufige Auftreten von
Aphthen bei Masern, die besonders gefährliche Superinfektion der Masernkranken mit echter Diphtherie, der Influenzakranken mit Pneumonie, das
unvermeidliche Eindringen von Streptokokken in die Vakzine- und Variolapusteln und auch andere häufige oder fast regelmäßige Mischinfektionen
zu erklären, und es wäre dann auch nicht zu verwundern, daß bei scharlachkranken Kindern, die an schwerer Rachennekrose zugrunde gehen, regelmäßig Streptokokken auch im Herzblute gefunden werden. Aber diese deshalb für die Erreger des Scharlachs zu erklären und aus ihnen ein spezifisch
wirkendes Scharlachserum bereiten zu wollen, scheint mir ebensowenig berechtigt, als wenn man die im Stadium suppurativum der Blattern niemals
fehlenden Streptokokken für die Erreger der Blatternkrankheit erklären und
mit ihrer Hilfe ein Schutz- oder Heilserum für die Pocken herstellen wollte.

Auch das klinische Bild der Scharlachdiphtherie ist in bezug auf Ausdehnung und Schwere der Affektionen bedeutenden Schwankungen unterworfen. Kleine lakunäre Ausschwitzungen, größere zusammenhängende Belege auf den Tonsillen, Ausbreitung derselben auf Gaumenbögen und Zäpfchen, Mitbeteiligung der hinteren Rachenwand, nekrotisierender fötider Zerfall der affizierten Teile; solitäre Drüsenschwellungen am Unterkiefer und am Nacken, zusammenhängende Drüsenpakete, Bildung fluktuierender Abszesse, in den schwersten Fällen brettharte Infiltration des ganzen Halses mit Ödem bis zu den Ohren und den Schultern; einfacher Schnupfen, serös-eitriger Ausfluß aus der Nase, weißliche Auskleidung der ganzen sichtbaren Nasenschleimhaut, aashaft stinkender Ausfluß; vorübergehende Ohren-schmerzen, Injektion und Vorwölbung des Trommelfells, rapider Durchbruch desselben mit sichtbarer Membranbildung in der offenen Paukenhöhle, Karies des Warzenfortsatzes, Nekrose des Felsenbeins und Sinusthrombose — diese Stufenleiter von den leichtesten bis zu den allerschwersten Gewebsver-änderungen mit den dazu gehörigen fieberhaften und sonstigen pyämisch-septikämischen Begleiterscheinungen, Herzschwäche und Herzdilatation, stertorösem Atem, schwerer Benommenheit, Delirien und Konvulsionen — alles das läßt Sie ahnen, welche schwerwiegende Bedeutung gerade diesem Teil des Krankheitsbildes für den Verlauf und den schließlichen Ausgang der Krankheit gebührt. Doch kann ich das eine zu Ihrer Beruhigung sagen, daß die verschiedenen Grade der Affektion in der Häufigkeitsskala mit um so kleineren Ziffern vertreten sind, je stärker durch sie das Leben und die spätere Gesundheit des Kranken gefährdet sind. Zwar sind die Todes-fälle infolge von nekrotisierendem Scharlachdiphtheroid etwas häufiger als diejenigen, die durch die initiale Hypertoxizität herbeigeführt werden; wenn man aber nicht das Spitalsmaterial und die Konsiliarpraxis im Auge hat, in denen sich die schweren und schwersten Fälle naturgemäß zusammen-drängen, sondern sein Urteil auf die Erfahrungen in der Familienpraxis basiert, so kann man wohl behaupten, daß die leichten und mittelschweren Fälle der Scharlachdiphtherie mit guter Aussicht für das Leben und die voll-ständige Genesung weitaus überwiegen.

Wir gelangen nun zu einer Gruppe von Krankheitserscheinungen, die das eine miteinander gemein haben, daß sie nur in einer gewissen Zahl der Fälle scheinbar außer Zusammenhang mit den initialen Erscheinungen auf der Haut und den Schleimhäuten ungefähr um die Mitte der zweiten Woche oder auch etwas später zum Vorschein kommen. Dazu gehören vor allem die Polyarthritis, die Endokarditis und die Nephritis, und außerdem die Polyadenitis und die sehr seltenen Rezidiven der Primärsymptome, wenn sie ebenfalls in dieser kritischen Periode hervortreten.

Den reinsten Typus dieser Nachkrankheiten des Scharlachs repräsen-tiert der sogenannte Scharlachrheumatismus, den man aber richtiger als **Polyarthritis scarlatinosa** bezeichnen sollte, weil man wohl mit Bestimmtheit behaupten kann, daß diese rasch vorübergehende Gelenksentzündung trotz ihrer oberflächlichen Ähnlichkeit mit dem akuten Gelenksrheumatismus doch von diesem ätiologisch und pathogenetisch vollkommen zu trennen ist. Sie unterscheidet sich von diesem vor allem durch den kurzen, über zwei bis höchstens fünf Tage sich erstreckenden Verlauf, die geringe, in vielen Fällen überhaupt nicht nachweisbare Exsudation in die Gelenkhöhlen, durch

die Beschränkung auf wenige, meist Finger- und Handgelenke, ihre Unbeein-
flußbarkeit durch Salizylpräparate und vor allem durch die in vollem Gegensatze zur wahren rheumatischen Erkrankung völlig fehlende Neigung zu
Rezidiven. Ist einmal die Schmerzhaftigkeit, die das regelmäßigste und
hervorstechendste Symptom bildet, und die etwa vorhandene periartikuläre
Schwellung geschwunden, was in allen Fällen völlig spontan und ohne jede
therapeutische Nachhilfe nach wenigen Tagen der Fall ist, dann ist die Sache
auch in der Regel definitiv erledigt, und man kann daher in jenen seltenen
Fällen, wo etwa in einem späteren Zeitpunkte schwere und hartnäckige,
von starkem Fieber begleitete polyarthritische Erscheinungen auftreten, mit
aller Bestimmtheit behaupten, daß es sich dabei eben um einen echten Gelenksrheumatismus handelt, der ein Individuum befällt, das einige Zeit früher
einen Scharlach durchgemacht hat. In einigen dieser Fälle ließ sich auch
feststellen, daß schon vor dem Scharlach Attacken von Rheumatismus vorgekommen waren, und manchmal waren auch Residuen dieser frühen Anfälle
in Form von älteren Klappenfehlern nachweisbar. Vielleicht besteht insofern ein gewisser Zusammenhang mit dem Scharlach, als das Überstehen der
durch das Scharlachgift hervorgerufenen Gelenksaffektion oder auch nur
des Scharlachs allein eine etwas größere Neigung für die echte rheumatische
Infektion zurückläßt; aber das würde doch nichts an der Hauptsache ändern,
daß der typische „Scharlachrheumatismus" so wenig durch das spezifische
Virus des Gelenksrheumatismus hervorgerufen wird als die „Scharlachdiphtherie" durch das spezifische Diphtheriegift.

Auf den wahren Zusammenhang zwischen der Scharlachinfektion und
dem typischen Scharlachrheumatoid, besonders aber auf das Gebundensein
dieses Symptoms an eine bestimmte Zeit nach erfolgter Infektion ist in jüng-
ster Zeit ein helleres Licht geworfen worden durch die Beobachtungen über
die „Serumkrankheit", die in so vielen Fällen neben den Hauterscheinungen
auch eine multiple Gelenksentzündung in sich schließt; denn ich glaube,
wir haben ein gutes Recht, aus der großen Ähnlichkeit des Verlaufes dieser
Gelenksaffektionen auf einen ähnlichen Mechanismus oder Chemismus ihrer
Entstehung zu schließen. Bei der Serumkrankheit ist natürlich an eine
Intervention lebender Organismen nicht zu denken und wir sind in bezug
auf sie zu der Vorstellung gelangt, daß die fremdartigen Eiweißkörper durch
ihre Einwirkung auf die reizempfänglichen Protoplasmen Antikörper produzieren, die eine große chemische Affinität zu ihren Antigenen besitzen
und daher, wenn sie in neue Protoplasmamoleküle aufgenommen werden,
eine Überempfindlichkeit der so modifizierten Protoplasmen für die noch
im Körper kreisenden Antigene bedingen. Da die Ausbildung dieser Überempfindlichkeit eine gewisse Zeit in Anspruch nimmt, so begreifen wir,
warum die Krankheitserscheinungen ebenfalls erst nach einer gewissen Zeit
zum Vorschein kommen. In ähnlicher Weise dürfen wir uns aber auch das
Zustandekommen der Polyarthritis beim Scharlach vorstellen; und zwar
denken wir auch hier viel eher an eine bloße Wirkung des Scharlachtoxins
als an eine Ansiedelung der Mikroparasiten in den Gelenken, weil die Wirkung
einer solchen kaum in wenigen Tagen beendet sein könnte. Gerade der rasche
und niemals ausbleibende spontane Rückgang der Erscheinungen und die

in beiden Fällen fehlende Heilwirkung der Salizylpräparate spricht sehr entschieden für diese Annahme, weil die spezifische Wirkung dieser Medikamente bei dem idiopathischen Gelenksrheumatismus doch nur durch eine Schädigung von Mikroparasiten verständlich wird, wogegen die Giftwirkung toter Eiweißkörper durch sie kaum beeinflußt werden könnte.

Während dieses Symptom der Überempfindlichkeit wegen seines in allen Fällen günstigen Verlaufes mehr nach der theoretischen Seite unser Interesse in Anspruch nimmt, ist die im ganzen seltenere **Endokarditis** viel weniger harmlos. Vor allem ist sie im Gegensatze zu der Polyarthritis scarlatinosa, die als Symptom des Scharlachs entweder gar keine oder eine rasch vorübergehende Temperatursteigerung hervorruft, immer entweder von einer neuerlichen Temperaturerhöhung begleitet, wenn bereits Entfieberung stattgefunden hat, oder es läßt die Entfieberung trotz des Abblassens des Exanthems und der Involution der Rachenveränderungen ungebührlich lange auf sich warten. In diesem Falle darf man niemals verabsäumen, eine sorgfältige Untersuchung des Herzens vorzunehmen oder, noch besser, man macht es sich zur Regel, in jedem Falle von Scharlach während des ganzen Verlaufes der Krankheit in dieser Richtung auf der Hut zu sein. Wird doch jetzt von Beobachtern, die Gelegenheit haben, viele schwere Fälle von Scharlach zu sehen, behauptet, daß das Myokard in jedem etwas ernsteren Falle von Scharlach gleich von Anfang an mitbeteiligt ist, was sich durch Verbreiterung der Herzdämpfung und durch schwache und unregelmäßige Kontraktionen kund geben soll. Während aber diese Herzaffektion bei sonst günstigem Verlauf der Krankheit für später keine Folgen zu haben scheint, kann aus der im Stadium der Nachkrankheiten auftretenden Endokarditis auch ein bleibender Klappenfehler hervorgehen. Nur ist dies glücklicherweise nicht immer der Fall, weil ich selbst und andere völliges und spurloses Ausheilen der Scharlachendokarditis gesehen haben; und selbst wenn Herzgeräusche zurückbleiben, scheint es mir, als ob die durch den Scharlach bedingten Veränderungen im großen und ganzen besser toleriert würden als die Folgen der Entzündung, die eine Teilerscheinung des echten Gelenksrheumatismus bildet. Die wenigen Fälle von schweren Herzfehlern nach Scharlach, die ich gesehen habe, betrafen Individuen mit oft rezidivierender Polyarthritis, die ich nach den früheren Auseinandersetzungen nicht als eine direkte Folge der Scharlachinfektion, sondern als eine dem Scharlach superponierte wahre rheumatische Erkrankung auffassen mußte.

Am bedeutungsvollsten von allen in der Periode der Nachkrankheiten auftretenden Affektionen ist aber die **Nierenentzündung.** Ein Reizungszustand der Niere mit geringer Eiweißausscheidung und spärlichen Harnzylindern kommt zwar bei gleich von vornherein schwer einsetzenden Scharlachfällen öfters schon im Beginn oder auf der Höhe des Exanthems vor; aber diese Erscheinung geht fast immer mit dem Abblassen des Ausschlages und mit der Entfieberung vorüber, so daß diese Albuminurie kaum jemals kontinuierlich in die wahre Nephritis scarlatinosa übergeht, die erst in der Mitte der zweiten Krankheitswoche oder auch später beginnt. Sieht man von den allerleichtesten, eben angedeuteten Graden der Nierenentzündung ab, so gibt sich der Eintritt der Krankheit meistens durch eine plötzliche Trübung und rostbraune Färbung des Harns und immer auch durch eine starke Verminderung der Harnmenge kund; und man findet dann nicht nur einen reichlichen Eiweißgehalt, sondern bei der mikroskopischen Untersuchung des Sedimentes auch zahlreiche rote Blutkörperchen und Epithelzylinder. Um sich nicht von dem plötzlichen Eintreten einer schweren Nierenentzündung und ihrer Folgen überraschen zu lassen, wird man also jedenfalls gut tun, durch mehrere Wochen täglich eine Eiweißprobe zu machen oder von einem Angehörigen des Kranken machen zu lassen; nur darf man nicht daran vergessen, bei der Kochprobe immer auch einen Zusatz einiger Tropfen Essigsäure anzuordnen. Es ist mir einige Male vorgekommen, daß Kinder in voller Rekonvaleszenz durch viele Wochen im Bette zurückgehalten und bei strenger Milchdiät gehalten wurden, weil sich der Harn jedesmal beim Kochen getrübt hatte. Aber bei Zusatz von einigen Tropfen Essigsäure (oder reinem Essig) löste sich der aus Phosphaten bestehende Niederschlag in Wohlgefallen auf und auch die durch die ungenügende Ernährung in Permanenz erhaltene Phosphaturie verschwand alsbald, wenn die unnötige Restriktion der Nahrung aufgegeben wurde. Ihnen, die Sie wohl alle mit der Technik der Harnuntersuchung vertraut sind, mag es vielleicht überflüssig erscheinen, auf eine so selbstverständliche Vorsichtsmaßregel aufmerksam gemacht zu werden; ich glaube aber doch, das tatsächliche Vorkommen eines solchen Irrtums erwähnen zu sollen, weil Sie vielleicht selbst in die Lage kommen können, durch Aufdeckung desselben die Angehörigen von einer großen Sorge und die Rekonvaleszenten von einer überflüssigen Belästigung zu befreien.

Die Scharlachnephritis als solche verursacht den Kranken gewöhnlich keine ernsthaften Beschwerden. Sie ist in der Regel nicht von Fieber begleitet und auch über Schmerzen in der Nierengegend wird nur selten geklagt. In den meisten Fällen zeigen sich auch nur geringe Ödeme im Gesicht und in der Umgebung der Knöchel und diese verlieren sich meistens nach kurzem Bestande mit der Zunahme der Harnmenge und dem Schwinden der krankhaften Beschaffenheit des Harns. Es muß aber ausdrücklich gesagt werden, daß das Kommen und Schwinden des Hautödems keineswegs immer parallel geht mit den Symptomen der Nierenaffektion. Es gibt sichere Fälle von Anasarka bei normalem oder kaum verändertem Harn, und man stand dieser Erscheinung bis vor kurzem ohne jedes Verständnis gegenüber. Seit wir aber wissen, daß bei der durch die Einspritzung fremdartiger Eiweißstoffe hervorgerufenen Serumkrankheit ebenfalls eine deutlich sichtbare und auch durch die Wage nachweisbare ödematöse Schwellung der Haut und des Unterhautzellgewebes entstehen kann und seitdem wir es für wahrscheinlich halten müssen, daß auch die Nachkrankheiten des Scharlachs, ebenso wie die Erscheinungen der Serumkrankheit, auf einer durch Vermittlung von Antikörpern zustande gekommenen Überempfindlichkeit der betroffenen Gewebe zurückzuführen sein dürften, erscheint uns diese paradoxe Tatsache viel weniger rätselhaft, weil wir uns vorstellen können, daß nicht nur die lebenden Teile in den Gefäßwänden der Nierenknäuel und in den Epithelien der Harnkanälchen Veränderungen erfahren, durch die sie gegen das Scharlachtoxin überempfindlich werden und auf deren Einwirkung mit entzündlichen Erscheinungen reagieren, sondern daß ähnliche Vorgänge auch in den Kapillaren der Haut und des Unterhautgewebes ablaufen und eine abnorme Durchlässigkeit ihrer Wände herbeiführen können. Auf diese Weise finden aber nicht nur die im ganzen doch seltenen Fälle von Scharlachhydrops ohne jedes Zeichen von Scharlachnephritis ihre Erklärung, sondern man versteht auch, daß diese krankhafte Veränderung der Hautgefäße und die Nieren-entzündung nebeneinander einhergehen können und daß es daher nicht möglich ist, im einzelnen Falle zu entscheiden, wie viel von den hydropischen Erscheinungen der einen und wie viel der anderen Ursache zuzuschreiben ist. Jedenfalls findet aber die so häufige Inkongruenz zwischen der Stärke des Hydrops und dem Harnbefunde auf diese Weise ihre natürliche Er-klärung.

Bei sehr starker Verminderung oder gar bei zeitweiligem Sistieren der Harnausscheidung ist der Kranke in doppelter Weise gefährdet: durch die Zu-nahme der hydropischen Erscheinungen, namentlich durch die Transsudation in die Körperhöhlen, und durch die Urämie.

Starke Ödeme der Haut mit entstellender Anschwellung der Lider und des ganzen Gesichtes, mit polsterartiger Verdickung der Hand- und Fuß-rücken, enormer Vergrößerung des Skrotums, selbst mit deutlicher Fluktuation in die Bauchhöhle bedingen noch keine Lebensgefahr. Dagegen ist ein stärkerer Hydrothorax oder gar eine Transsudation in den Herzbeutel immer schon recht bedenklich und kann unter zunehmender Atemnot den tödlichen Ausgang herbeiführen. Doch kann auch hier durch plötzlich zunehmende Diurese eine günstige Wendung herbeigeführt werden.

Auch das Hinzutreten urämischer Erscheinungen ist keineswegs immer verhängnisvoll. Leichtere Andeutungen in Form von heftigen Kopf-schmerzen und Erbrechen sind in Fällen vorhanden, die später doch meistens in Heilung ausgehen. Dazu gesellt sich manchmal eine große Unruhe und Aufgeregtheit, die einem soporösen Zustande Platz machen; und endlich vervollständigen allgemeine Krämpfe mit totaler Bewußtlosigkeit das Bild der schweren Urämie. Auch diese bedrohlichen Erscheinungen können vorübergehen; das Kind kommt wieder zu Bewußtsein, aber — es ist er-blindet und hat sogar die Lichtempfindung eingebüßt. Doch schwindet auch diese erschreckende Erscheinung nach 24 oder 36 Stunden und es kommt sogar nach schwerer Urämie noch immer in den meisten Fällen zur Genesung. Ich selbst habe keinen meiner Scharlachkranken direkt infolge von Urämie verloren, obwohl ich diese in nicht wenigen Fällen zu beobachten hatte. Nur einmal erfolgte einige Wochen später der Tod unter den klassischen Symptomen der basilaren Meningitis; wie denn überhaupt auch damit gerechnet werden muß, daß sich manchmal nach überstandenem schwerem Scharlach komplizierende Krankheiten hinzugesellen, denen der geschwächte Organismus schließlich erliegt.

Ein dreijähriges, bis dahin gesundes und kräftiges Mädchen machte einen schweren Scharlach durch, in dessen Verlauf durch mehrere Tage typische Tetanie-anfälle aufgetreten waren. Einige Tage entfiebert erkrankte das Kind an einer kru-pösen Lungenentzündung, die nach drei Tagen den Tod herbeiführte.

Die Prognose der Scharlachnephritis ist übrigens auch dadurch getrübt, daß in manchen, wenn auch recht seltenen Fällen die gewöhnliche vollständige Ausheilung bedeutend verzögert wird oder auch ganz ausbleibt. Manche Fälle von chronischem Morbus Brightii lassen sich auf einen überstandenen Scharlach zurückführen. Ich selbst habe zwar in keinem der von mir selbst beobachteten Scharlachfälle einen solchen Übergang der Scharlachnephritis in eine chronische Nierenentzündung feststellen können; wohl aber habe ich zweimal eine orthotische Albuminurie, das ist eine Ausscheidung von Eiweiß bei aufrechter Haltung des Patienten, im Anschlusse an eine von mir beobachtete Scharlachnephritis gefunden. Wir werden auf diese interessante und praktisch wichtige Krankheitserscheinung noch später zurückkommen.

Nach dieser gedrängten Besprechung der wichtigsten Symptome, des Verlaufes und der Ausgänge des Scharlachs wenden wir uns zu den praktischen Konsequenzen, die sich aus unserer Kenntnis der Krankheit ergeben.

Unsere nächste Aufgabe ist natürlich in jedem Falle die Stellung einer raschen und richtigen Diagnose. Diese ist in den meisten Fällen durch den charakteristischen Ausschlag und die gleichzeitig vorhandene Rachenaffektion gegeben. Die durch eine stärkere Schwellung und Rötung der Zungenwärzchen bedingte „Himbeerzunge“ ist allerdings für Scharlach ebenfalls sehr charakteristisch, sie ist aber nur in den stark ausgesprochenen Fällen gut ausgebildet, die auch ohne dieses Symptom keine diagnostischen Schwierigkeiten bereiten. Bei scheinbar fehlendem Exanthem muß man die Schenkelbeugen und die Genitokruralfalten genau inspizieren, weil man hier manchmal die einzige deutliche Ausprägung der fein punktierten Röte vorfindet. Für Scharlach und gegen Masern und Röteln spricht in zweifelhaften Fällen das initiale Erbrechen; gegen Scharlach läßt sich ein prodromaler Nasen- und Schleimhautkatarrh mit Nies- und Hustenreiz verwerten. Nicht geringe Schwierigkeiten können manchmal durch das „Schreiexanthem“ bei Kindern, die an Angina erkrankt sind, entstehen. Hier muß jedenfalls eine Beruhigung des Kindes abgewartet werden, bevor man die Entscheidung trifft; eventuell wird die Mutter in Abwesenheit des Arztes konstatieren können, ob die Hautröte auch in der Ruhe persistiert. Bei scharlachähnlichen Röteln können die geschwollenen Nackendrüsen einen guten Anhaltspunkt geben, da diese bei der hier allein in Frage kommenden mildesten Form des Scharlachs niemals vorhanden sind. Einmal war eine plötzlich auftretende, den ganzen Körper bedeckende dunkle Röte für Scharlach erklärt worden, entpuppte sich aber bei genauerer Untersuchung durch Auffindung einiger Quaddeln als ein durch Erdbeereis hervorgerufener Nesselausschlag. Natürlich muß man in zweifelhaften Fällen immer auch an die Arzneiexantheme denken, die jetzt am häufigsten durch Antipyrin und verwandte Stoffe hervorgerufen werden. Sie verlaufen allerdings meistens ohne Fieber und ohne Angina. Die allergrößte Schwierigkeit kann sich aber nach Serumeinspritzungen bei Diphtheriekranken ergeben, weil hier das wichtige Kriterium der begleitenden Angina nicht verwertet werden kann. Hier wird man manchmal erst später eine Entscheidung treffen können, wenn die charakteristische Desquamation zum Vorschein kommt oder vollständig ausbleibt.

Die Abstoßung der obersten Lagen der Epidermis in zusammenhängenden Lamellen kommt von allen überhaupt in Frage kommenden Ausschlägen eigentlich nur dem Scharlach zu. Bei Masern gibt es überhaupt keine in die Augen fallende und sich in die Länge ziehende Abschuppung, sondern höchstens eine rasch vorübergehende Abstoßung staubförmiger Partikel. Dagegen fehlt die Desquamation auch bei den leichtesten Fällen von Scharlach nicht vollständig, und man untersuche daher in zweifelhaft gebliebenen Fällen namentlich die Kuppen der Finger und Zehen, weil man hier in der dritten Woche fast immer Epidermisränder oder kreisförmige Lücken in den obersten Lagen der Oberhaut findet. Auch die Fußsohlen sind günstige Fundstellen. In schweren Fällen werden große zusammenhängende Fetzen und förmliche Handschuhfinger abgestoßen. Es existiert sogar eine gut beglaubigte Erzählung von einem tödlich endenden Scharlachfall, der durch einen solchen Fingerling hervorgerufen wurde, den eine Rekonvaleszentin ihrer Freundin in einem Briefe als Kuriosum übersandt hatte.

Die Ansteckung mit Scharlach erfolgt indessen am häufigsten direkt durch die Kranken und zwar, wie es scheint, in jedem Stadium der Krankheit. Aber die Wahrscheinlichkeit der Erkrankung ist hier selbst bei intimerem Verkehr keineswegs so groß wie bei Masern, Varizellen oder Keuchhusten, wo meistens schon ein ganz kurzer Verkehr genügt, um die Ansteckung herbeizuführen. Deshalb ist bei Scharlach eine rasch und konsequent durchgeführte Isolierung häufig erfolgreich, und darum ist gerade hier eine frühzeitige Diagnose von der größten Wichtigkeit. Noch besser ist es freilich, auch bei jeder anginösen Erkrankung und bei jeder fieberhaften Krankheit überhaupt die gesunden Kinder von den erkrankten fernzuhalten. Ist in einer Schule ein Scharlachfall konstatiert, dann sollte die Klasse in jedem Falle für eine Woche gesperrt werden und dann dürften nur die Kinder zugelassen werden, deren Gesundheit durch ärztliche Untersuchung sichergestellt ist. Da es aber gerade beim Scharlach zweifellos ist, daß die Krankheit auch durch gesunde Mittelpersonen übertragen wird, dürfen auch die gesunden Geschwister der Scharlachkranken nicht die Schule besuchen, wenn nicht ihre völlige Separation von den Kranken strenge durchgeführt ist. Es erkranken aber auch gar nicht selten einzige Kinder, die nicht die Schule besuchen und nicht mit Scharlachkranken in Berührung gekommen sind. Hier hat die Übertragung entweder durch tote Gegenstände stattgefunden, z. B. wie in dem schon erwähnten Falle durch die infizierte Wäsche oder wie in einem anderen Falle, durch Kleider, die in einem Scharlachzimmer genäht worden sind. Es kann sich aber das Rätsel auch in der Weise lösen, daß die Ansteckung durch Personen erfolgt, die sich gar nicht für ernsthaft krank halten und jedenfalls nicht entfernt daran denken, daß sie mit Scharlach infiziert sind. Ich sah z. B. einmal zwei kleine Kinder an Scharlach erkranken, deren Vater einige Tage früher an Halsentzündung gelitten hatte. Ich selbst sah noch die deutlichen Reste seiner Angina, konnte aber an seiner Haut nichts Verdächtiges entdecken. Aber bald darauf erkrankte er doch mit allen Zeichen der Scharlachnephritis.

Aber selbst nach Ablauf der eigentlichen Scharlachsymptome bildet der Rekonvaleszent noch durch längere Zeit eine Gefahr für seine Umgebung und besonders für Kinder, die noch nicht den Scharlach durchgemacht haben. Ob sich das für ihn selber gleichgiltig gewordene Gift in seiner Zirkulation und in seinen Ausscheidungen lebend erhält, ob er durch seinen Atem, beim Sprechen, Husten oder Niesen den Ansteckungsstoff verbreitet oder ob die noch immer von ihm abgestoßenen Oberhautschüppchen die Ansteckung vermitteln, ist noch immer nicht klargestellt. Sicher ist aber, daß auch ein häufig gebadeter und ganz gesunder Rekonvaleszent, wenn er z. B. aus dem Spitale entlassen in seine Familie zurückkehrt, gar nicht selten sofort eines seiner Geschwister ansteckt. Oder es werden die Geschwister eines an Scharlach erkrankten Kindes außer dem Hause untergebracht und kehren erst nach acht Wochen zurück, nachdem der Kranke vollständig genesen und häufig gebadet und die Wohnung gründlich gereinigt und „desinfiziert“ worden ist; und doch erkrankt wenige Tage darauf das eine oder andere der bis dahin verschont gebliebenen Geschwister. In dem zweiten Falle bleibt allerdings auch noch die Möglichkeit, daß sich das Kontagium in der Wohnung erhalten hat; aber mit Rücksicht auf die früher erwähnten „return cases“, wo die Ansteckung doch wahrscheinlich durch die Rekonvaleszenten selbst vermittelt wird, wird man jedenfalls gut daran tun, den Verkehr mit den gesund gebliebenen Geschwistern möglichst lange hinauszuschieben. Durch häufiges Baden mit darauffolgender Einfettung der Haut, fleißiges Gurgeln mit einem antiseptischen Gurgelwasser, gründliche Reinigung und Tag und Nacht fortgesetzte Auslüftung der Wohnräume, Beseitigung der benützten Bücher und Spielsachen, eventuell durch neue Bekleidung des Rekonvaleszenten kann man die Gefahr der Ansteckung, wenn auch nicht gänzlich beseitigen, so doch auf ein Minimum reduzieren.

Ist einmal die Ansteckung erfolgt und ist die Krankheit ausgebrochen, dann können wir, wie die Dinge dermalen stehen, nur die Symptome, nicht aber die Krankheit selbst bekämpfen. Namentlich kann man nach den früheren Auseinandersetzungen über die Bedeutung der Streptokokken beim Scharlach einer Bekämpfung desselben mit einem Antistreptokokkenserum nur ein geringes Verständnis entgegenbringen. Man könnte sich allenfalls vorstellen, daß man den Teil der Symptome, der wahrscheinlich unter Mitwirkung dieser Nosoparasiten zustande kommt, also die Rachennekrose, die Drüseneiterung und die septischen Erscheinungen mit einem solchen Serum bekämpfen könnte, obwohl auch dafür angesichts der sehr zweifelhaften oder negativen Erfolge bei der puerperalen Sepsis und beim Rotlauf fast gar keine Aussicht vorhanden ist. Nun haben aber alle, welche ausgedehntere Versuche mit einem solchen Serum angestellt haben, ausdrücklich zugeben müssen, daß sie gerade in diesem Komplex der Erscheinungen keine Wirkung gesehen haben, und einige Male konnte man sogar lesen, wie ein hinzugekommenes Erysipel trotz mehrfacher Injektionen seine Wanderung fortgesetzt hat oder daß nach der Einspritzung des Serums Drüsenvereiterungen aufgetreten sind. Die günstigen Änderungen, die einige Experimentatoren — aber keineswegs alle — nach den Injektionen gesehen haben wollen, betrafen dagegen gerade solche Erscheinungen, die wir, wie das Fieber in den ersten Tagen, wohl mit Bestimmtheit dem Scharlacherreger selbst und dem von ihm abgesonderten Gifte zuschreiben müssen; und wir stünden daher vor einem vollständigen Wunder, wenn wirklich eine Herabminderung des spezifischen Scharlachfiebers durch ein Serum herbeigeführt würde, das ein Antitoxin oder ein Bakteriolysin für Streptokokken enthielte, aber in keinerlei Beziehung stünde zu dem eigentlichen Krankheitserreger des Scharlachs. Es ist daher auch gar nicht überraschend, wenn einzelne Beobachter über ganz enorme Mortalitätsziffern (bis zu 48 Prozent der Behandelten) berichten und wenn wir hören, daß in einer Reihe von Kinderspitälern die ganz erfolglos gebliebenen Versuche mit diesem Serum wieder aufgegeben wurden. Daß in den günstig verlaufenden Fällen öfters Temperaturabstiege um einige Grade und einmal sogar ein kritischer Abfall in den nächsten 24 oder 48 Stunden beobachtet wurde, will angesichts der großen Mortalität und der zugegebenen Machtlosigkeit gegen die Veränderungen im Rachen und in der Nase nicht viel besagen, da ein solches Zurückgehen des Fiebers — dem aber auch Anstiege gegenüberstehen — zu dem natürlichen Verlaufe der Fälle mit günstigem Ausgang gehört. Dazu kommt aber noch, daß diese theoretisch so mangelhaft fundierte und in der Praxis wenig erfolgreiche Therapie nicht nur nicht unschädlich ist, sondern im Gegenteil in der Mehrzahl der Fälle recht unangenehme und mitunter bedenkliche Folgen nach sich zieht. Man muß nämlich, da man kein „hochwertiges" Serum herstellen kann, sehr bedeutende Mengen — nach Moser 200 Gramm und eventuell eine zweite solche Dosis — subkutan einspritzen, und man darf sich daher nicht wundern, daß fast immer Exantheme, manchmal mit „beängstigenden Erscheinungen" und häufig auch Gelenkschwellungen und neuerliches Fieber als Zeichen der Serumerkrankung aufgetreten sind. Bedenkt man aber weiter, daß so große Mengen eines artfremden Serums — ein Fünftel oder zwei Fünftel Liter — auch für gesunde Nieren eine starke Zumutung bedeuten, daß es sich hier aber um Kinder handelt, die schon infolge ihrer Krankheit eine starke Anwartschaft auf eine in ihren Folgen unberechenbare Nierenerkrankung besitzen, so wird man wohl sagen dürfen, daß man beim Abwägen des von vornherein unwahrscheinlichen Nutzens und der fast sicheren Nachteile dieser Behandlung lieber auf dieselbe verzichten wird. Dieser Verzicht wird aber um so leichter fallen, als die Beschaffung dieses Remedium anceps mit großen und, wie wir kürzlich von kompetentester Seite gehört haben, zeitweilig mit unüberwindlichen Schwierigkeiten verknüpft ist.

Die symptomatische Behandlung, auf die wir demgemäß angewiesen sind, wird sich nach der Schwere und der Art der im Vordergrunde stehenden Erscheinungen zu richten haben. Bei den hypertoxischen Fällen, die, wie wir gesehen haben, fast von vornherein als verloren angesehen werden müssen, wird man starke Exzitantien, Injektionen von Kampferöl, kalte Übergießungen im lauen Bade, vielleicht auch — zum Troste für die Umgebung — Inhalationen von Sauerstoff versuchen, dagegen Alkohol, aus den früher aufgeführten Gründen, vermeiden. Bei starkem Fieber und schwerer Benommenheit Eisblase auf den Kopf — aber nie direkt, sondern über einer feuchten Kompresse — häufig gewechselte Stammumschläge von 20^0 C., kühle Getränke und in jedem Falle, schon wegen der selten fehlenden Schlingbeschwerden, Eispillen oder Fruchteis. Als „Eiweißsparer" wieder keinen Alkohol, sondern Zucker in kaltem Tee, in versüßter Limonade, auch in weichen, leicht zerfließenden Bonbons. Können die Kinder schon gut gurgeln, dann benützt man hierzu, auch wenn noch keine Exsudate vorhanden sind, quasi als Präservativ in Eis gekühltes Wasser oder mit gleichen Teilen verdünntes Kalkwasser, oder auch schwach weinrote Lösungen von übermangansaurem Kali. Haben sich aber schon Ausschwitzungen gebildet, dann lasse ich ältere, geschickt gurgelnde Kinder mit Sublimat (0,1 auf 1000 Wasser) alle drei Stunden mehrere Male hintereinander gurgeln und jedesmal zum Schluß mit reinem Wasser nachgurgeln. Ich habe davon ebensowenig einen Schaden gesehen wie von dem gleich zu besprechenden Auswischen mit stärkerer Sublimatlösung; halte es aber sowohl aus theoretischen Gründen als auch nach vielfacher praktischer Erfahrung für sehr wahrscheinlich, daß die Anwendung dieses kräftigen Antiseptikums vorteilhaft wirkt und vielleicht der immer zu fürchtenden jauchigen Zersetzung vorbeugen kann. Bei Kindern, die noch nicht gurgeln können, aber auch bei älteren Kindern zur Unterstützung des Gurgelns verordne ich eine stärkere Sublimatlösung von 1 : 1000, die dreimal des Tages in der Weise angewandt wird, daß ein um die Branschen einer langen Kornzange gewickelter, mit dieser Lösung getränkter Wattetampon in kurzen wischenden Zügen über die erkrankten Rachengebilde geführt wird. Dabei werden jedesmal größere Massen von Schleim und Exsudatfetzen schonend entfernt und ein etwa zurückbleibender ganz unschädlicher Rest des kräftigen Antiseptikums kann noch weiter seine Wirkung entfalten. Bei geschickter und rascher Einführung des Mundspatels und kräftigem Niederdrücken der Zunge und des Unterkiefers stößt man auch bei kleinen Kindern nur selten auf erheblichen Widerstand; man wird aber auf die, wie ich glaube, wirksame Manipulation verzichten müssen, wenn die Kiefer krampfhaft geschlossen werden. Dann wird man sich mit dem allerdings sehr notdürftigen Behelfe des fleißigen Schluckens von verdünntem Kalkwasser und eventuell mit vorsichtigem Eingießen schwächerer Antiseptika durch die Nase begnügen müssen. Man kann dazu wieder übermangansaures Kali, Borsäurelösung oder Wasserstoffsuperoxyd, in keinem Falle aber Kali chloricum oder Karbolsäure verwenden. Auch vor Einspritzen in die Nase muß wegen der Gefahr des Eindringens der Flüssigkeit und der zersetzten Stoffe in die Ohrtrompete dringend gewarnt werden. Dagegen ist gegen die Anwendung des Schnitzler'schen Zerstäubers zur Berieselung der Nasenhöhle kaum etwas einzuwenden. Man kann aber auch Einblasungen von Borsäure oder Natrium sozojodolicum versuchen.

Bei beginnender Mittelohrentzündung macht man zunächst kurzdauernde Einlagen von kleinen, in zehnprozentiges Karbolglyzerin getauchten Wattetampons. Bei starker Vorwölbung des Trommelfells zögere man nicht mit der Inzision und bei Entzündung des Warzenfortsatzes mit der radikalen Eröffnung und Auslöffelung der Eiterhöhle.

Bei der immer rasch vorübergehenden Polyarthritis genügt die Ruhestellung der Extremitäten und die Applikation von kalten Umschlägen auf die schmerzhaften Gelenke. Salizylpräparate könnte man höchstens verordnen, um sich neuerdings von ihrer Unwirksamkeit zu überzeugen. Die Erscheinungen schwinden auch ohne Behandlung in wenigen Tagen. Eine rasche Kupierung derselben, wie sie manchmal gleich im Beginne eines

Gelenksrheumatismus mit einer dreisten Dosis von Natrium salicylicum erzielt wird, habe ich beim Scharlachrheumatismus noch niemals beobachtet.

Die Therapie der Endokarditis wird in der nächsten Vorlesung zur Sprache kommen.

Wenden wir uns nun zu der Scharlachnephritis, so müssen wir uns zunächst mit der Frage der Prophylaxis beschäftigen, wenn wir auch dabei weniger Positives als Negatives vorzubringen haben werden. Da wir das Auftreten der Reizungserscheinungen in der Niere nicht mehr auf Erkältung zurückführen, sondern auf eine durch die Toxine und ihre Antikörper herbeigeführte Überempfindlichkeit des protoplasmatischen Anteils in den Glomerulis und in den Harnkanälchen gegen die noch im Körper zirkulierenden giftigen Produkte des Scharlacherregers, so können wir auch ruhig auf alle prophylaktischen Maßregeln verzichten, die früher mit Emphase als unerläßlich und zuverlässig ausgeschrieen wurden. Wir sehen die Nephritis in schwerster Ausprägung auch bei Kindern auftreten, die bis dahin streng im Bette gehalten und vor jedem Lüftchen geschützt wurden, während sie wieder bei Kindern ausbleibt, die bald nach beendetem Fieber das Bett verlassen oder bei denen überhaupt erst nachträglich durch die Abschuppung die gänzlich übersehene und unbeachtet gebliebene Erkrankung konstatiert werden konnte. Besonders in der warmen Jahreszeit hat es keinen Sinn, aus Furcht vor der Erkältung die Kinder durch sechs Wochen im Zimmer oder gar im Bette festzuhalten. Ich lasse sie wenige Tage, nachdem sie entfiebert sind, zum erstenmal baden und am nächsten Tage aufstehen; ich lasse die Fenster fleißig öffnen und habe auch nichts dagegen, wenn die Rekonvaleszenten im Sommer schon am Anfang der dritten Woche in den Garten oder auf einen Balkon gebracht werden; wobei ich höchstens die Vorsicht gebrauche, die Eltern darüber zu belehren, daß eine Nierenentzündung unmöglich auf diese Weise hervorgerufen werden kann.

Ebensowenig Berechtigung wie die Furcht vor der frischen Luft hat heutigen Tages auch die Anschauung, daß die Scharlachnephritis durch frühzeitige Fleischnahrung herbeigeführt oder durch eine streng durchgeführte Milchdiät verhindert werden kann. Alle erfahrenen Ärzte stimmen darin überein, daß Kinder bei strengster Milchdiät an Nephritis erkranken und andere trotz frühzeitiger Gewährung einer gemischten Kost davon frei bleiben können; und wenn auch gegen die Einhaltung einer fleischfreien Diät durch einige Wochen weniger einzuwenden ist als gegen eine ebensolange Entziehung einer frischen und reinen Luft, so muß man es doch für eine ganz überflüssige Grausamkeit erklären, wenn manche soweit gehen, ganz gesunde Kinder aus bloßer Furcht vor der Nierenentzündung durch viele Wochen bei purer Milch hungern zu lassen und ihnen nicht einmal Zerealien und Kompott zu gewähren, obwohl man diesen blanden Nahrungsstoffen doch sicherlich keine nierenreizende Wirkung zuschreiben kann.

Ist einmal die Ausscheidung von Eiweiß im Harn konstatiert, dann werden die Kranken selbstverständlich im Bette behalten — jedoch ohne Ausschluß der frischen Luft — und auch die Diät wird in der üblichen Weise reguliert werden, das heißt: man wird Fleisch und Fleischbrühe vermeiden, obwohl die verbreitete Ansicht, daß die Extraktivstoffe des Fleisches schädlich wirken, keineswegs exakt wissenschaftlich festgestellt ist. Da aber ein in Ruhe gehaltener und wenig Muskelarbeit leistender Organismus auch ohne Fleisch, mit Milch und Milchspeise, Zwieback und Kompott ausreichend genährt werden kann, wird man immerhin gut daran tun, dem allgemein verbreiteten Vorurteil von der Schädlichkeit des Fleisches bei Nierenkrankheiten Rechnung zu tragen.

Bei namhafter Verminderung der Harnausscheidung und beginnender ödematöser Schwellung habe ich mich immer rasch zu einer Schwitzkur entschlossen. Ein kurzes heißes Bad mit darauffolgender Einpackung in gewärmte Tücher und warme Decken durch 1—2 Stunden schien mir nicht nur auf das Ödem, sondern auch auf die Diurese günstig zu wirken und ich habe diese Prozedur meistens bis zur deutlichen und bleibenden Besserung täglich wiederholen lassen. Von den harntreibenden Mitteln habe ich in den leichteren Fällen das Kalium aceticum solutum (2:100) öfters verwendet, bin aber nicht sicher, ob es Erfolg gehabt hat. Daneben werden dem Kranken Gießhübler, Krondorfer, Preblauer oder ähnliche Wässer fleißig angeboten. Bei sehr starker Reduktion der Harnmenge habe ich Diuretin (1:100, stündlich einen Kaffee- bis Kinderlöffel) verordnet und davon einige Male eine gute Wirkung gesehen. Jetzt wird Theocin — in bedeutend geringerer Dosis — sehr gerühmt. Bei urämischen Krämpfen Klysmen mit Chloralhydrat oder auch eine kurze Einatmung von Chloroform. Über die neuerdings wieder gepriesenen Blutentziehungen durch Aderlässe mit darauf folgenden Einspritzungen von physiologischer Kochsalzlösung besitze ich keine eigene Erfahrung. In allen von mir beobachteten Fällen sind die stürmischen Erscheinungen auch ohne diesen Eingriff wieder geschwunden.

Mit dem bei chronischer Nephritis und bei orthotischer Albuminurie einzuschlagenden Verfahren werden wir uns später beschäftigen.

Rheumatismus und Chorea.

Der Gelenksrheumatismus eine Infektionskrankheit. Das Wandern des Prozesses und seine Rezidiven. Familiäre Disposition. Angina und Rheumatismus. Rheumatische Endokarditis und Perikarditis. Noduli rheumatici. Arthritis gonorrhoica. Chorea. Arthritis und Endocarditis choreatica. Artverschiedenheit von Rheumatismus und Chorea. Rheumatische Superinfektion. Therapie.

Wir haben schon eine Reihe von Krankheiten kennen gelernt, bei denen eine multiple Gelenksentzündung als Teilerscheinung des Krankheitsbildes auftreten kann: die pyämische Infektion des Neugeborenen, die Purpura rheumatica, die Serumkrankheit, die Syphilis und den Scharlach; und wir werden diese Liste noch durch die Polyarthritis gonorrhoica und die Gelenksaffektion der Choreakranken vermehren. Wir sehen also, daß ganz verschiedene krankmachende Agenzien bekannter und unbekannter Art die Befähigung besitzen, neben anderen spezifischen Krankheitserscheinungen auch eine Polyarthritis hervorzurufen. In ganz eminentem Maße kommt aber diese Fähigkeit jenem bisher ebenfalls unbekannten, aber doch zweifellos existierenden Virus zu, das wir als die Ursache der **Polyarthritis rheumatica** ansehen müssen. Denn während man früher den „akuten Gelenksrheumatismus“, wie so viele andere jetzt als Infektionskrankheiten entlarvte Leiden, für eine Erkältungskrankheit angesehen hat, ist man wohl jetzt darüber einig geworden, daß man es auch hier, wie bei den genannten Krankheiten — mit selbstverständlicher Ausnahme der rein toxischen Serumkrankheit — mit der Wirkung eines pathogenen Organismus zu tun hat, dessen Darstellung oder Reinzüchtung bis jetzt allerdings noch nicht gelungen ist, dessen Spezifizität aber, abgesehen von manchem anderen, schon allein durch die spezifische Wirkung der Salizylbehandlung erwiesen ist. Denn so wie wir, noch vor der Entdeckung der Malariaplasmodien, aus der prompten Wirkung des Chinins beim Wechselfieber mit Sicherheit auf die Existenz eines spezifischen Krankheitserregers schließen konnten, der durch das spezifische Mittel vernichtet oder in seiner Entwicklung gehemmt wird, und so wie wir schon vor der Entdeckung der Spirochaete pallida wissen konnten, daß die spezifische Heilwirkung des Quecksilbers bei der Syphilis auf einem ähnlich feindlichen Verhältnisse dieses Mittels gegen die lebenden Erreger der Krankheit beruhen müsse, und so wie diese Auffassung auch noch dadurch gestützt

wurde, daß beide Mittel — Chinin und Quecksilber — nur bei diesen beiden
Infektionskrankheiten und bei keiner anderen ihre heilende Wirkung entfalten, so dürfen wir auch aus der prompten Wirkung der Salizylbehandlung beim akuten Gelenksrheumatismus und ihrer Unwirksamkeit
bei allen anderen Infektionskrankheiten mit Einschluß der rheumatoiden
Gelenksaffektionen den Schluß ziehen, daß auch die echte rheumatische
Gelenksentzündung durch einen bestimmten pathogenen Organismus hervorgerufen ist, dessen Lebenstätigkeit durch die Salizylsäure und einige
verwandte Verbindungen in spezifischer Weise gehemmt wird. Wir
glauben aber auch weiter daraus schließen zu können, daß die durch die
Salizylbehandlung nicht beeinflußten „rheumatoiden" Erkrankungen nicht
nur dann von dem wahren Rheumatismus abgetrennt werden müssen, wenn
wir sie auf bestimmte andere Krankheitserreger zurückführen können,
sondern auch in jenen Fällen, wo die Beziehungen zum wahren Rheumatismus noch der Diskussion unterliegen.

Die Symptome der Krankheit sind Ihnen bekannt. Unter rasch an-
steigendem Fieber kommt es zu einer schmerzhaften Entzündung in einem
oder mehreren Gelenken, die sich durch Schwellung der periartikulären
Weichteile, Rötung der Haut und mitunter auch durch deutliche Fluktuation
in der Gelenkshöhle zu erkennen gibt. Sehr charakteristisch für die echte
rheumatische Polyarthritis ist der rasche Wechsel der Lokalisation. Auch
die heftigsten Entzündungserscheinungen haben gewöhnlich in demselben
Gelenk nur einen kurzen Bestand. Oft schon nach wenigen Tagen schwinden
sie vollständig, aber nur um in anderen Gelenken wieder in derselben Weise
hervorzutreten; und ein solches Herumwandern von einem Gelenk zum
anderen und selbst eine Rückkehr zu einem bereits abgeschwollenen Gelenk
kann sich, wenn nicht die spezifische Behandlung Einhalt gebietet, über
viele Wochen hinausziehen. Da ich noch manche Fälle vor der Einführung
der Salizylbehandlung durch H. Stricker (1875) beobachten konnte, ist
mir dieser langwierige und überaus quälende Verlauf der noch durch keine
wirksame Therapie beeinflußten Krankheit sehr wohl bekannt und ich kann
Sie versichern, daß selbst die wenigen Fälle, die sich gegen die spezifische Behandlung refraktär zu verhalten scheinen, nur einen matten Abklatsch des
ursprünglichen Krankheitsbildes eines schweren akuten Gelenksrheumatismus
darbieten.

Auch dieses Umherwandern des rheumatischen Prozesses ist durch
die neu gewonnene Kenntnis der Überempfindlichkeit und Unempfindlichkeit
der Gewebe gegen die irritierende Wirkung der Bakterienprodukte und
der artfremden Eiweißkörper und der Möglichkeit eines plötzlichen Überganges eines jeden dieser beiden Zustände in sein Gegenteil unserem Verständnisse ein wenig näher gerückt. Auch hier können wir uns vorstellen,
daß die entzündlichen Erscheinungen in einem Gelenke, wie bei der Serum-
arthritis, erst dann hervortreten können, wenn die lebenden Anteile der
betroffenen Gewebe eine spezifische Überempfindlichkeit gegen die toxisch
wirkenden Substanzen gewonnen haben; und wenn wir nun sehen, daß
die Erscheinungen in einem ergriffenen Gelenke nach mehrtägiger Dauer
wieder verschwinden, obwohl wir aus dem fortdauernden Fieber und der

gleichzeitigen neuen Lokalisation des Prozesses mit Sicherheit schließen, daß die pathogenen Organismen und ihre Stoffwechselprodukte noch vorhanden und wirksam sind, so bleibt, wie mir scheint, keine andere Möglichkeit übrig, als daß dieselben protoplasmatischen Elemente, die eben noch gegen die reizende Wirkung der Bakterienprodukte überempfindlich waren, mit einem Male gegen dieselben Stoffe unempfindlich geworden sind, während um dieselbe Zeit in anderen, bisher noch nicht befallenen Gelenken erst das Stadium der Überempfindlichkeit zur Entwicklung gelangt. Wir haben für dieses Nebeneinander von Überempfindlichkeit und Unempfindlichkeit schon manche Analogie in dem Verlaufe anderer Infektionskrankheiten kennen gelernt und ich möchte hier namentlich auf die Wanderpneumonie und die Wanderungen des Rotlaufes erinnern, wo die erkrankten Teile der Haut und der Lunge in wenigen Tagen wieder abheilen, während zu gleicher Zeit bisher verschont gebliebene Teile desselben Organs in den krankhaften Zustand geraten. Die Ähnlichkeit mit den genannten Prozessen geht aber noch weiter und erstreckt sich auch auf die große Neigung zu Rezidiven. Denn auch das kann für unsere jetzige theoretische Auffassung nichts anderes bedeuten, als daß der bereits erreichte Zustand der Unempfindlichkeit, den wir für die Spontanheilung des Prozesses verantwortlich machen, auch beim Gelenksrheumatismus, wie bei den genannten Krankheiten, nicht lange bestehen bleibt, sondern schon nach kurzer Zeit wieder in das postimmune Stadium der Überempfindlichkeit umschlägt. Wahrscheinlich bedarf es gar nicht eines neuerlichen Eindringens der Krankheitserreger von außen, um die Rezidive herbeizuführen; denn jene könnten ja im lebensfähigen Zustande und vielleicht sogar in voller Virulenz im Körper zurückbleiben; aber sie entfalten solange keine sichtbare Wirkung, als jene Gewebsimmunität noch fortbesteht, die wir als die Ursache einer jeden Spontanheilung einer Infektionskrankheit ansehen. Da diese Unempfindlichkeit aber offenbar beim Gelenksrheumatismus und bei den anderen, zu Rezidiven tendierenden Krankheiten keine so lange Dauer hat, wie bei den auf Lebenszeit oder für Dezennien immunisierenden Prozessen, sondern schon nach kurzer Zeit in eine neuerliche Überempfindlichkeit umschlägt, so können die bisher ohne Schaden tolerierten Krankheitserreger mit ihren schädlichen Stoffwechselprodukten von neuem ihre krankmachende Wirkung entfalten.

Möglicherweise kann aber beim Rheumatismus noch ein anderes Hilfsmoment beim Hervorrufen von Rezidiven wirksam sein, nämlich die Erkältung. Daß jemals durch die bloße Einwirkung einer niederen Temperatur auf einen „erhitzten" Körperteil ohne das Eindringen oder die Gegenwart der supponierten spezifischen Krankheitserreger ein klassischer Gelenksrheumatismus mit allen seinen Begleit- und Folgeerscheinungen zustande kommen konnte, scheint mir vollkommen ausgeschlossen. Daran ist so wenig zu denken, als daß eitrige Gelenksmetastasen, Tripperrheumatismus, syphilitische Arthritis oder irgend eine andere Form der Gelenksentzündung auf diese Weise zustande kommen. Wir könnten aber ganz gut verstehen, daß in einem Körper, der bereits mit rheumatischem Virus infiziert ist und dessen für dieses Virus empfängliche Gewebe schon im Begriffe sind, jene spezifische Überempfindlichkeit zu erlangen, die wir als die Vorbedingung der eigentlichen sichtbaren und fühlbaren Erkrankung ansehen müssen, durch das Hinzutreten einer auf vasomotorischem Wege erzeugten Fluxion zu denselben Geweben ein rheumatischer Entzündungsprozeß in einem oder in mehreren Gelenken zustande kommt, der ohne das Hinzutreten dieser auxiliären Momente erst später oder vielleicht auch gar nicht zur Entwicklung gekommen wäre. Namentlich für die Rezidive dürfte dieser Faktor vielleicht ernsthaft in Betracht kommen. Man könnte sich vorstellen, daß die Überempfindlichkeit, die sich unserer Auffassung gemäß nach dem Verluste der der Heilung zugrunde liegenden Gewebsimmunität vorübergehend einstellen muß, in einem gegebenen Falle nicht stark genug ist, um für sich allein jene entzündliche Hyperämie in den Gelenken hervorzurufen, die ein stärkeres Zuströmen und vielleicht auch eine stärkere Proliferation der in den Säften noch zirkulierenden Krankheitserreger begünstigt; daß aber das Hinzutreten einer durch plötzliche Abkühlung einer größeren Hautfläche herbeigeführten Fluxion diesen Effekt erzielen könnte. Die nicht nur allgemein angenommene, sondern auch durch die objektive Beobachtung und die subjektive Empfindung bestätigte Empfindlichkeit der Rheumatiker gegen plötzliche Entblößung und grellen Temperaturwechsel würde auf diese Weise auch theoretisch verständlich werden.

Im Kindesalter, namentlich bei den sehr seltenen Erkrankungen in den ersten Monaten spielt dieses Moment jedenfalls nur eine geringe Rolle und hier sind sogar vereinzelte Fälle bekannt geworden, wo an eine plazentare Infektion gedacht werden muß, indem Kinder, deren Mütter während der letzten Zeit der Schwangerschaft an Gelenksrheumatismus gelitten haben, bald nach der Geburt in ähnlicher Weise erkrankten. Aber auch die Heredität scheint in manchen Fällen mitzuspielen, denn es gibt jedenfalls rheumatische Familien, deren Glieder eine größere Disposition zu dieser Erkrankung besitzen. Vielleicht wäre das so zu verstehen, daß die Aufnahme der Krankheitserreger allein, wie wir angenommen haben, noch nicht hinreicht, um die Krankheitserscheinungen zur vollen Blüte zu bringen, daß aber die dazu erforderliche Überempfindlichkeit der Gewebe bei jenen Individuen, in deren Aszendenz derartige Erkrankungen schon häufig vorgekommen sind, viel leichter zustande kommt, als bei anderen, wo dieser Faktor nicht mitspielt. Man könnte also vielleicht sagen, daß jene Abänderung der molekularen Struktur, die der Überempfindlichkeit der Gewebe für das rheumatische Virus und seine Toxine zugrunde liegt, nicht immer auf das erkrankte Individuum selbst beschränkt bleibt, sondern sich auch in einem gewissen Maße auf seine Nachkommen übertragen kann. Natürlich wäre dies im eminentesten Sinne eine Vererbung einer erworbenen Eigenschaft; aber eine solche ist ja gar nicht zu umgehen, wenn man verstehen will, wie die Empfänglichkeit der Menschen für so zahlreiche Infektionskrankheiten zustande gekommen ist, für die die niederen Tiere absolut unempfänglich sind. Wir haben da annehmen müssen, daß durch die wiederholte Einwirkung gewisser, ursprünglich nicht pathogener Mikroorganismen sich allmählich eine gesteigerte Avidität der protoplasmatischen Seitenketten zu diesen Antigenen herausgebildet und dann auch durch Vermittlung des Keimplasmas auf die Deszendenz übertragen hat. Hier aber würde sich die durch die gehäuften rheumatischen Erkrankungen bei gewissen Individuen entstandene Überempfindlichkeit gegen das rheumatische Virus und die rheumatischen Toxine nur in einzelnen Familien vererben.

Natürlich muß ausdrücklich zugegeben werden, daß alle diese Vorstellungen vorläufig noch rein hypothetisch sind; aber wir müssen hinzufügen, daß man auf dem Gebiete der Infektionskrankheiten wie auf so vielen anderen Gebieten der physiologischen und pathologischen Biologie ohne Hypothesen unmöglich auskommen kann. Es fragt sich immer nur, ob eine versuchte Hypothese sich auf genügende Tatsachen stützt, und wir werden unter mehreren Denkmöglichkeiten immer der den Vorzug geben, die einen größeren Kreis von scheinbar einander fremd gegenüberstehenden Tatsachen in einen verständlichen Zusammenhang zu bringen vermag. Das ist nun bei den Theorien der Überempfindlichkeit und speziell bei ihrer Anwendung auf die rheumatischen Affektionen in hervorragendem Maße der Fall. Die flüchtigen Gelenksentzündungen bei der Serumkrankheit, das Überspringen der rheumatischen Entzündung von einem Gelenk zum anderen, die große Neigung des Gelenksrheumatismus zu Rezidiven, die Beförderung derselben durch erkältende Einwirkungen, die in manchen Familien erbliche rheumatische Disposition konnten wir mit Hilfe dieser fruchtbaren Hypothese in eine verständliche Beziehung zu einander bringen und, was mir am wichtigsten scheint, es eröffnete sich uns eine Möglichkeit, gewisse vage Begriffe und leere Schlagworte, wie Empfindlichkeit, Disposition, Neigung zur Erkältung usw. mit einem konkreten, einer gewissen Anschaulichkeit nicht entbehrenden Inhalte zu erfüllen. Es wird sich aber zeigen, daß der Kreis von Tatsachen, die sich dieser theoretischen Vorstellung einfügen, noch einer wesentlichen Erweiterung fähig ist, und wir werden vielleicht auch in der Lage sein, aus ihr Konsequenzen für unser praktisches Handeln abzuleiten.

Über den Ort, wo die supponierten Krankheitserreger des akuten Gelenksrheumatismus in die Zirkulation gelangen, wissen wir nichts Bestimmtes. Die in neuerer Zeit stark favorisierte Annahme, daß ihre Aufnahme in den Rachengebilden erfolgt, hat zwar von vornherein eine gewisse Wahrscheinlichkeit für sich; doch muß man jenen beipflichten, welche betonen, daß die klinische Beobachtung vorläufig keine genügenden Anhaltspunkte dafür bietet, um den von manchen als sicher hingestellten Zusammenhang zwischen Angina und Gelenksrheumatismus zu stützen. Anginen sind bei Kindern so häufig, daß die bloße Tatsache einer vor kurzem überstandenen anginösen Erkrankung noch nicht genügt, um einen kausalen Zusammenhang zwischen beiden Affektionen herzustellen. Eher spräche die große Seltenheit des akuten Gelenksrheumatismus im frühen Kindesalter neben der außerordentlichen Häufigkeit der Halsentzündungen gegen diejenigen, die die Angina gewissermaßen als Vorbedingung der rheumatischen Erkrankung ansehen. Noch weniger berechtigt ist es aber, beide Erkrankungen einfach auf eine Streptokokkeninfektion zu beziehen, die sich das eine Mal im Rachen, ein andermal in den Gelenken und in einigen Fällen auch im Endo- oder Perikardium lokalisiert. Eine solche Theorie ist zwar sehr bequem und leicht formuliert, sie hat aber keine tatsächliche Grundlage und wird, auch abgesehen von dem Mißverhältnis in der Frequenz beider Erscheinungsformen, noch durch andere Erfahrungstatsachen widerlegt. Vor allem wird von mehreren Seiten übereinstimmend angegeben, daß in sicheren Fällen von Rheumatismus aus dem Gelenksinhalte weder Streptokokken noch andere Bakterien gezüchtet werden konnten, und es kann daher dem gelegentlich positiven Befunde der so außerordentlich verbreiteten Kettenkokken keine besondere Bedeutung zugeschrieben werden. Noch wichtiger ist aber vielleicht, daß die Salizylpräparate bei keiner bekannten Streptokokkenkrankheit und auch nicht bei der Angina eine heilende und noch viel weniger eine so ausgesprochen kupierende Wirkung entfalten, wie bei der Polyarthritis rheumatica. Da wir aber annehmen müssen, daß das auffallend rasche Verschwinden des Fiebers und der Lokalaffektion in den meisten Fällen von frischem Gelenksrheumatismus nach einer genügend großen Salizyldosis auf einer spezifisch bakterienfeindlichen Wirkung dieser Verbindung beruht und da wir nicht einsehen könnten, warum diese Wirkung nur bei Rheumatismus und bei keiner zweifellosen Streptokokkenkrankheit zum Vorschein kommen soll, so tun wir jedenfalls gut daran, diese so wenig befriedigende Annahme wieder fallen zu lassen und lieber einzugestehen, daß uns der Erreger des Rheumatismus derzeit noch ebenso unbekannt ist, wie die krankmachenden Organismen so vieler anderen, ganz zweifellosen Infektionskrankheiten.

Eine sehr bedeutungsvolle und leider nicht seltene Wirkung der rheumatischen Infektion ist auch hier, wie bei einigen rheumatoiden Erkrankungen, die Entzündung des Endokardiums. Sie kommt nur selten gleich am Anfang zum Vorschein, sondern meistens erst gegen Ende der ersten Woche oder noch später, oder sie erscheint erst im Anschluß an ein Rezidiv der Gelenksaffektion; und es ist daher anzunehmen, daß auch hier zuerst durch die Toxine, die von den in den Gelenken proliferierenden Parasiten abgegeben werden, eine Überempfindlichkeit in den protoplasmatischen Anteilen der Serosa geschaffen werden muß und daß erst auf einem so vorbereiteten Boden Entzündung und Exsudation zustande kommen kann. Ob dabei auch eine Ansiedlung und Vermehrung der pathogenen Organismen am Endokardium stattfinden muß oder ob die Toxine an sich in den überempfindlich gewordenen Geweben ihre schädigende Wirkung entfalten können, ist vorläufig nicht zu entscheiden. Offenbar kann aber die einmal eingeleitete Entzündung auch ohne Mitwirkung der lebenden Krankheitserreger weiterschreiten, weil ihr, wenn sie einmal im Gange ist, auch durch die energischeste Salizylbehandlung nicht Halt geboten werden kann.

Die Endokarditis bedingt nur selten durch die Intensität der lokalen und allgemeinen Erscheinungen eine direkte Lebensgefahr. Aber die einmal vorhandenen Veränderungen an den Klappen und in den Ostien bilden sich nur in wenigen besonders günstig verlaufenden Fällen und jedenfalls seltener als bei der skarlatinösen Endokarditis wieder vollständig zurück; und wenn die auskultatorischen Erscheinungen der Insuffizienz und Stenose persistieren, namentlich aber nach Rezidiven, kommt es auch manchmal zur Herzhypertrophie, Zyanose, Dyspnoe, Leberschwellung und den anderen quälenden Symptomen eines nicht kompensierten Herzfehlers. Häufig aber und jedenfalls öfter, als wenn Erwachsene an Endokarditis erkranken, ist und bleibt die Kompensation eine dauernd gute und die Kranken bewahren sich noch recht lange ihre körperliche und geistige Leistungsfähigkeit. Ich hatte z. B. ein Mädchen zwischen seinem zehnten und dreizehnten Jahre wiederholt an rheumatischer Polyarthritis und Endokarditis behandelt. In ihrem 20. Jahre wurde sie mir von ihrer Mutter mit dem Anliegen vorgestellt, ich möge ihr da sie Lehrerin werden wolle, das dazu nötige Gesundheitszeugnis ausstellen; und beide, Mutter und Tochter, waren sehr verwundert und nicht wenig gekränkt, als ich dies wegen des unzweifelhaften Befundes einer Mitralinsuffizienz ablehnen mußte. Sie meinten, daß jemand, der Nächte hindurch tanzen und anstrengende Fußtouren ohne Beschwerde vollführen kann, auch gesund genug sei, um den Beruf einer Lehrerin auszuüben.

Viel seltener als das Endokardium wird der Herzbeutel durch die rheumatische Infektion in Mitleidenschaft gezogen. Eine Perikarditis, die häufig auch mit Endo- und Myokarditis kompliziert ist, bedeutet immer eine sehr ernste Komplikation, die nicht nur durch eine maßige Exsudation bedeutende Beschwerden verursachen und selbst das Leben bedrohen kann, sondern auch nach Aufsaugung des Exsudates durch eine nachträgliche Verwachsung der beiden Blätter eine wesentliche Verschärfung der bleibenden Funktionsstörungen herbeiführen kann. Manchmal verläuft aber der ganze Prozeß mehr schleichend und es finden sich in der Literatur nicht wenige Fälle verzeichnet, wo die Verwachsung erst am Leichentische erkannt wurde.

Eine an sich ziemlich harmlose Folge der rheumatischen Infektion bilden die Noduli rheumatici. Es entstehen nämlich manchmal im späteren Verlaufe eines Gelenksrheumatismus zahlreiche derbelastische rundliche Knötchen von Hirsekorn- bis Zuckererbsengröße an den Sehnen, Faszien und Aponeurosen, manchmal aber auch an der Beinhaut oberflächlich gelegener Knochen. So sah ich einmal bei einem zehnjährigen Mädchen, das bereits mehrere Attacken von Polyarthritis und Endokarditis und auch einen Scharlach durchgemacht hatte, solche Knötchen auch an den Dornfortsätzen, am Olekranon und in der Umgebung der Spina occipitalis. Sie sind wenig oder gar nicht schmerzhaft, verursachen weder Fieber noch sonstige Beschwerden und verschwinden gewöhnlich nach mehrwöchentlichem Bestande. Ich glaube auch nicht, daß sie, wie manche behaupten, die Prognose des rheumatischen Leidens verschlimmern; denn wenn es auch richtig ist, daß sie sich manchmal neben einer Endocarditis rheumatica entwickeln, so ist es ebenso sicher, daß sie auch bei günstig verlaufender Polyarthritis ohne Herzkomplikation vorkommen können.

Manche Fälle von Rheumatismus articulorum verlaufen so milde und mit so geringen objektiven Erscheinungen, daß ihre Diagnose mit Schwierigkeiten verbunden sein kann. Mehrfach ist schon darauf aufmerksam gemacht worden, daß die sogenannten Wachstumsschmerzen, von denen bei gesunden Kindern auch während des lebhaftesten Wachstums nichts wahrzunehmen ist, sich bei genauerer Untersuchung als rheumatische Gelenkschmerzen zu entpuppen pflegen. Auch eine Verwechslung mit entzündlichem Plattfuß kann leicht vorkommen. Ich hatte Gelegenheit, einen 16 jährigen jungen Mann, der seit Monaten bei jedem Schritt heftige Schmerzen im Fuße verspürte, durch eine große Dosis von salizylsaurem Natron binnen 24 Stunden vollständig zu heilen, nachdem er auf Anordnung eines renommierten Chirurgen Wochen hindurch Plattfußeinlagen getragen hatte, die seine Beschwerden nur noch steigerten. Es war weder Rötung noch Schwellung vorhanden, aber die versuchten passiven Bewegungen waren überaus schmerzhaft und auch die Einseitigkeit der Beschwerden sprach für die rheumatische

Natur des Leidens, die durch die prompte Wirkung der spezifischen Behandlung zur Gewißheit erhoben wurde. Die Lokalisation des Rheumatismus in den kleinen Gelenken der Fußwölbung ist übrigens nicht selten und ich habe auch in einigen anderen solchen Fällen durch die Salizylbehandlung eine rasche Heilung erzielt.

Aber auch bei stärkerer Anschwellung und reichlicher Exsudation kann eine rheumatische Gelenksentzündung verkannt werden und zu einer Fehldiagnose Anlaß geben. Ich habe zweimal die von anderer Seite gestellte Diagnose auf Tumor albus rektifizieren müssen und konnte die von mir angenommene rheumatische Natur der Gelenksaffektion durch den raschen Erfolg der Salizylbehandlung verifizieren. In dem einen Falle war allerdings die Beschränkung auf ein einziges Gelenk verwirrend und auch die bedeutende Vergrößerung des Knies, die geringe Schmerzhaftigkeit und der schleppende fieberlose Verlauf schienen die gestellte Diagnose zu rechtfertigen. Das Kind sollte auf Anordnung eines Fachmannes wegen skrofulöser Kniegelenksentzündung nach Grado gebracht werden und die nur mäßig bemitteltenEltern wollten nun wissen, ob die weite und kostspielige Reise wirklich unumgänglich notwendig sei. Da aber deutliche Fluktuation vorhanden war und die Kniescheibe auf dem Exsudate ballotierte, verordnete ich dem fünfjährigen Mädchen zwei Gramm salizylsaures Natron pro die und ließ diese Dosis dreimal nacheinander und nach einer eintägigen Pause noch durch drei Tage wiederholen. Bei der langen Dauer der Entzündung war ich keineswegs auf einen raschen Erfolg gefaßt und war daher um so angenehmer überrascht, als mir nach einer Woche von den freudestrahlenden Eltern das vollkommen genesene Kind vorgestellt wurde.

Vor einer Verwechslung im umgekehrten Sinne hat man sich bei der **gonorrhoischen Arthritis** zu hüten. Das Krankheitsbild hat große Ähnlichkeit mit einer rheumatischen Arthritis schwereren Grades und auch hier kann die Entzündung ein einzelnes oder mehrere Gelenke nacheinander betreffen. Da aber der Verlauf in jedem einzelnen Gelenke bedeutend langsamer ist als bei der ihren Sitz viel rascher wechselnden Polyarthritis rheumatica, findet man oft gleichzeitig viele Gelenke entzündet, z. B. in einem von mir beobachteten Falle bei einem dreimonatlichen an Blennorrhoea conjunctivae leidenden Kinde ein Ellbogengelenk, die beiden Handgelenke, ein Kniegelenk und mehrere Tarsometatarsalgelenke. Ein wichtiges Unterscheidungsmerkmal ist aber auch hier das Versagen der Salizylbehandlung, welches, namentlich bei einem noch sehr jungen Kinde, den Verdacht auf einen gonorrhoischen Ursprung der Affektion lenken muß. Sicherer ist es aber, in jedem Falle gleich von vornherein auf diesen Punkt sein Augenmerk zu richten und sich namentlich bei kleinen Mädchen durch die Untersuchung des Genitale in dieser Beziehung Gewißheit zu verschaffen. Der Verlauf ist übrigens selbst bei den schwereren Fällen fast immer günstig. Es kommt sehr selten eine Endokarditis hinzu und auch diese soll im allgemeinen günstiger verlaufen als die rheumatische.

Eine irrtümliche Rheumatismusdiagnose ist endlich auch in den Anfangsstadien der Rachitis tarda möglich, da auch hier heftige Schmerzen bei der Belastung der Knie- und Sprunggelenke auftreten können. Die Unterscheidung ist aber leicht, da die Schmerzen in der liegenden Stellung verschwinden und die Anschwellung nicht die Gelenke, sondern die Diaphysenenden betrifft. Für die Behandlung ist natürlich die richtige Diagnose von der größten Wichtigkeit, da die Salizyltherapie begreiflicherweise unwirksam ist, während die Phosphorbehandlung namentlich die subjektiven Beschwerden sehr rasch beseitigt.

Von besonderem Interesse ist endlich das noch keineswegs geklärte Verhältnis des Rheumatismus zu der **Chorea,** mit der wir uns jetzt etwas eingehender beschäftigen wollen.

Bis um die Mitte des vorigen Jahrhunderts scheint es unbekannt geblieben zu sein, daß bei einer großen Zahl aller Choreakranken zu einer gewissen Zeit rheumatische Erscheinungen in den Gelenken auftreten und daß bei einer noch größeren Quote früher oder später Herzgeräusche zum Vorschein kommen. Man konnte sich also damals noch gestatten, die zu jener Zeit so beliebten ätiologischen Momente der „Zahnarbeit" und des „Wurmreizes" zur Erklärung der eigentümlichen Motilitätstörungen bei der Chorea heranzuziehen. Seitdem aber durch G. Sée und Roger auch der rheumatische Teil des choreatischen Symptomenkomplexes an das Tageslicht gezogen und die Richtigkeit ihrer Beobachtungen von allen Seiten bestätigt wurde, waren die älteren Anschauungen über die Ursachen der Krankheit unhaltbar geworden, weil niemand mehr ernsthaft daran denken konnte, daß Gelenkschwellung und endokardiale Auflagerungen durch eine erschwerte Zahnung oder durch die Anwesenheit von Spulwürmern im Darmkanal herbeigeführt werden. Den Zusammenhang zwischen den einzelnen Teilen des nunmehr erweiterten Symptomenkomplexes der Chorea glaubte man aber jetzt in der Weise herstellen zu können, daß durch die rheumatische Infektion neben der Gelenkserkrankung auch endokarditische Wucherungen zustande kommen, und daß dann von diesen aus embolische Partikel in das Gehirn oder Rückenmark ausgeschwemmt werden, und zwar gerade in jene Zentren, von denen aus die koordinierten Bewegungen der willkürlichen Muskeln ausgelöst werden. Aber auch diese Auffassung konnte sich nicht halten, weil man mit Recht erwidern konnte, daß bei einem noch immer erheblichen Teile der Choreakranken weder rheumatische, noch endokarditische Prozesse wahrnehmbar sind, daß in anderen, ebenfalls ziemlich häufigen Fällen zwar Gelenkschmerzen, aber keine Herzgeräusche bestehen, daß also hier das supponierte Mittelglied zwischen rheumatischer Infektion und embolischer Gehirnerkrankung in Wegfall kommt, und daß bei den tödlich endenden Fällen von allerschwerster Chorea keine Spur der vorausgesetzten embolischen Gefäßverstopfungen und der Erweichungsherde, die sie hervorrufen sollten, gefunden werden konnten. Man hat also die embolische Hypothese wieder verlassen und sich immer mehr der jetzt herrschenden Vorstellung zugewandt, daß die Motilitätstörungen ebenso wie die Affektion der Gelenke und des Endokardiums direkt durch das rheumatische Virus animatum oder dessen toxische Produkte hervorgerufen werden, daß also die choreatischen Bewegungen als ein „rheumatisches Äquivalent" (Sée, Heubner) aufzufassen seien.

Aber auch gegen diese Auffassung, welche die choreatische Erkrankung ganz einfach auf dasselbe Agens zurückführt, das man als die Ursache des akuten Gelenksrheumatismus voraussetzt, erheben sich gewichtige Bedenken. Daß die Chorea mit ihren rheumatischen Begleiterscheinungen ebenso als eine Infektionskrankheit angesehen werden muß, wie die rheumatische Polyarthritis, ist nach dem jetzigen Standpunkte unserer Kenntnisse kaum mehr zu bestreiten. Die Frage ist nur die, ob man die Chorea als eine echte rheumatische Infektion ansehen soll, oder ob man sich, wie bei den anderen rheumatoiden Erkrankungen, damit begnügen soll zu konstatieren, daß die Chorea, in ähnlicher Weise wie Scharlach, Gonorrhöe, Eiterinfektion, rheumatische Purpura und Serumvergiftung, neben anderen Krankheitserscheinungen auch Veränderungen auf den serösen Auskleidungen der Gelenke und der Herzhöhlen hervorbringen kann. Wir würden dann für die Chorea ein besonderes spezifisches Virus annehmen müssen, das entweder für sich selbst oder durch seine giftigen Stoffwechselprodukte einen krankhaften Reiz auf gewisse Nervenzentren ausüben würde, in denen die koordinierten Bewegungen in den willkürlichen Muskeln ausgelöst werden; aber außerdem würde dasselbe Virus, entweder direkt oder indirekt, auch eine spezifisch choreatische Polyarthritis und ebenso auch eine spezifisch choreatische Endokarditis hervorrufen können, denen, wie den übrigen rheumatoiden Erscheinungen, nur eine gewisse symptomatische Ähnlichkeit, aber keine pathogenetische Identität mit den Wirkungen der wahren rheumatischen Infektion zukommen würde.

Wir wollen nun der Reihe nach alle Momente durchsprechen, die in der einen oder anderen Richtung eine Entscheidung bringen könnten.

Ein ernsthaftes Bedenken gegen die Theorie vom rheumatischen Äquivalent erhebt sich zunächst in Anbetracht des fieberlosen Verlaufes der Chorea; und zwar fehlt das Fieber nicht nur in der Regel bei der Chorea selbst, sondern auch beim Chorearheumatismus und selbst bei der Endokarditis der Choreatiker. Dieses Bedenken wird weder dadurch abgeschwächt, daß man hin und wieder auch bei der Chorea ganz leichte Temperatursteigerungen (bis 38 °) beobachtet hat, noch durch jene sehr seltenen Fälle, wo im Verlaufe einer bis dahin fieberfrei verlaufenden Chorea sich eine schwere rheumatische Erkrankung mit hohem Fieber entwickelt. Im Gegenteil spricht gerade der Umstand, daß die im ganzen seltene Temperatursteigerung, wenn sie überhaupt zum Vorschein kommt, sich fast immer auf einem so niederen Niveau bewegt, während bei der echten und unzweifelhaften rheumatischen Polyarthritis und Endokarditis hohe Temperaturen (zwischen 39 und 40 °) fast die Regel bilden, für eine pathogenetische Trennung der beiden Krankheiten, weil man nicht verstehen könnte, warum das rheumatische Virus gerade in jenen Fällen, in denen es choreatische Erscheinungen hervorruft, seine fiebererzeugende Fähigkeit ganz oder nahezu einbüßen soll. Wohl aber könnte man verstehen, daß die Toxine des rheumatischen Virus eine besondere Affinität zu den Fieber- oder Erwärmungszentren, die Produkte des choreatischen Virus dagegen eine starke Avidität zu den motorischen Zentren besäßen. Das wäre sicherlich theoretisch denkbar und würde den beobachteten Tatsachen vollkommen gerecht werden, während die Identitätslehre über einen Teil dieser Tatsachen einfach hinwegsehen muß.

Sehr schwer verständlich wäre es ferner vom Standpunkte dieser Theorie, warum eine große Anzahl der Choreakranken von allen rheumatischen Erscheinungen für immer verschont bleibt und warum diese, wenn sie auftreten, in den allermeisten Fällen so geringfügig sind, wie es bei der echten und zweifellosen Polyarthritis ohne Chorea nur ganz ausnahmsweise der Fall ist. Die Angaben über die Häufigkeit der rheumatischen Erscheinungen bei der Chorea schwanken zwischen 18 und 80 Prozent; aber alle müssen zugeben, daß ein erheblicher Teil der Choreakranken niemals rheumatische Erscheinungen darbietet. Ich selbst habe Gelegenheit gehabt, früher choreakranke Mädchen bis in das heiratsfähige Alter und darüber hinaus ständig zu beobachten und konnte mich von dem vollständigen Ausbleiben aller Erscheinungen in den Gelenken und im Herzen überzeugen. Man müßte also die höchst unwahrscheinliche Annahme machen, daß in diesen Fällen das rheumatische Virus nur die choreatischen Erscheinungen hervorgerufen hat und daß seine eigentlichen spezifischen Wirkungen in den Gelenken und den anderen serösen Membranen ausgeblieben sind. Da scheint es doch viel wahrscheinlicher, daß ein spezifisches Choreagift in allen Fällen die charakteristischen Bewegungsstörungen und nur in einer gewissen Zahl von Fällen auch leichtere arthritische und endokarditische Erscheinungen hervorruft.

Auch die besondere, geradezu überraschende Geringfügigkeit der endokarditischen Symptome, namentlich aber ihre auffallende Gutartigkeit in bezug auf die Störungen der Funktion fallen stark in die Wagschale zugunsten der dualistischen Auffassung von Chorea und Rheumatismus. Die Geräusche an den Herzklappen sind, wenn sie vorhanden sind, meistens sehr deutlich und laut, sie bleiben oft Monate und selbst Jahre hindurch hörbar, aber weder Herzhypertrophie noch stärkeres Klappen des zweiten Pulmonaltons gesellt sich in allen Fällen hinzu, und selbst wenn dies der Fall ist, fehlen fast immer ernsthaftere Funktionsstörungen; und schließlich schwinden die Geräusche, wie ich mich in Übereinstimmung mit anderen Beobachtern mehrere Male überzeugen konnte, selbst in einem Alter, wo man dies bei den Herzfehlern auf rheumatischer Basis kaum jemals erlebt. Auch hier ließe sich verstehen, daß diese auffallende Harmlosigkeit in einer spezifischen Eigentümlichkeit des choreatischen Virus begründet wäre, während es rätselhaft bliebe, warum das rheumatische Gift seine sonstige hohe Gefährlichkeit für die Integrität der Herzfunktion in so auffallendem Maße einbüßen soll, wenn es neben seinen Wirkungen in den Gelenken und im Endokardium auch die motorischen Zentren in Mitleidenschaft zieht.

Ungünstig für die unitarische Auffassung von Rheumatismus und Chorea ist auch die von allen Beobachtern bestätigte Bevorzugung des weiblichen Geschlechtes bei der Chorea, weil eine solche Präponderanz bei den sicher rheumatischen Affektionen in keiner Weise bemerkbar ist. Rilliet und Barthez haben sogar angegeben, daß sie die rheumatische Polyarthritis häufiger bei Knaben gesehen haben als bei Mädchen. Das dürfte wohl auf einem Zufall beruht haben, weil sonst niemand ein solches Verhältnis beim Rheumatismus gesehen hat. Unmöglich kann es aber ein bloßer Zufall sein, wenn alle Beobachter ohne Ausnahme mehr Mädchen an Chorea erkranken gesehen haben und wenn die meisten ungefähr dasselbe Verhältnis angeben, nämlich ein Drittel Knaben und doppelt so viel Mädchen. Auch die weitere Tatsache, daß die Choreafälle sich in den Jahren vor der Pubertätsentwicklung besonders häufen, daß die seltenen tödlich endenden Fälle fast ausschließlich Mädchen während oder bald nach der Pubertätsentwicklung betreffen, und der weitere Umstand, daß Chorea bei Erwachsenen nur während der Schwangerschaft zur Entwicklung gelangt, sprechen für eine, wenn auch vorläufig noch nicht verständliche Beziehung zur weiblichen Sexualität. Daß diese Bevorzugung des weiblichen Geschlechtes auch schon im frühen Kindesalter hervortritt, wo man von vornherein einen Einfluß des Geschlechtes auf eine nicht direkt mit den Geschlechtsorganen zusammenhängende Krankheit nicht vermuten würde, vermehrt zwar noch die Schwierigkeiten für das Verständnis des wahren Zusammenhanges, spricht aber keineswegs gegen das Bestehen eines solchen, besonders wenn wir uns daran erinnern, daß selbst gewisse Anomalien der Entwicklung, die schon während des Fötallebens ihren Anfang nehmen, wie das Myxödem, die Mikromelie und die angeborene Hüftgelenksverrenkung, ebenfalls, und zwar in noch viel auffallenderem Maße, das weibliche Geschlecht bevorzugen; während wieder andere angeborene Anomalien, wie die Hämophilie, nur im männlichen Geschlechte zum Vorschein kommen. Man muß also unbedingt annehmen, daß auch die noch unentwickelten Keimdrüsen gewisse innere Sekrete an die Säfte abgeben, die in irgend einer Weise die Entwicklung anderer Organe beeinflussen; und in unserem speziellen Falle müssen auf diese Weise gewisse Protoplasmen eine Strukturveränderung erfahren, die sie für das spezifische Choreavirus empfänglicher macht.

Auch das numerische Verhältnis zwischen den arthritischen, kardialen und choreatischen Erscheinungen spricht sehr zugunsten der dualistischen Auffassung. Die echte und zweifellos rheumatische Infektion erzeugt immer oder — wenn man die Möglichkeit einer rheumatischen Endokarditis ohne Gelenksaffektion anerkennt — wenigstens in der Mehrzahl der Fälle die Erscheinungen der Polyarthritis und nur in einer geringeren Zahl auch Veränderungen am Endokardium und im Perikardium. Die Chorea hingegen verläuft viel öfter ohne Gelenkserscheinungen als ohne Herzgeräusche, so daß man also sagen könnte, daß das Choreavirus die ihm eigentümlichen, relativ harmlosen Veränderungen leichter am Endokardium als in den serösen Auskleidungen der Gelenke hervorbringt. Das Perikardium erscheint aber durch dieses krankmachende Agens unvergleichlich weniger gefährdet als durch das rheumatische, weil die Perikarditis, gegenüber der großen Häufigkeit der endokardialen Erscheinungen, bei der Chorea überaus selten ist und auch dann vielleicht eher auf eine Superinfektion mit echtem Rheumatismus zurückzuführen ist, deren Möglichkeit und Wahrscheinlichkeit wir noch später besprechen werden.

Als letztes aber nicht geringstes Argument für die Verschiedenheit des infizierenden Agens beim akuten Gelenksrheumatismus und bei der Chorea bleibt dann noch die Unwirksamkeit der Salizylpräparate gegen sämtliche Symptome der Chorea mit Einschluß der choreatischen Gelenksaffektion. Immer wieder hat man Salizylsäure, Antipyrin, Aspirin und die zahlreichen verwandten Verbindungen aus der Benzolreihe im Vertrauen auf die ver-

meintliche rheumatische Natur der choreatischen Erkrankung gegen diese
ins Feld geführt und ebenso regelmäßig mußte man sich von der Erfolglosig-
keit dieser anscheinend so rationellen Therapie überzeugen. Die verschiedenen
Folgen der choreatischen Infektion nehmen natürlich auch unter der Salizylbehandlung, wie bei den anderen Behandlungsmethoden, allmählich eine
Wendung zum Besseren und schwinden am Ende ganz; aber von jener
kupierenden Wirkung, die wir bei frischen Fällen vom Gelenksrheumatismus
oft schon nach wenigen Stunden konstatieren können, ist bei keinem einzigen
Symptom der Chorea und nicht einmal bei der zumeist so geringfügigen
Gelenksaffektion auch nur das Geringste wahrzunehmen; und so glaube
ich denn, daß es für dieses so grundverschiedene Verhalten und für die anderen
bisher besprochenen Differenzen nur eine befriedigende Erklärung geben
kann, nämlich die Annahme eines besonderen spezifischen Krankheitserregers für den gesamten Symptomenkomplex des Veitstanzes.

Wir wollen aber nicht verschweigen, daß gewisse Erscheinungen auch
zugunsten einer engeren Beziehung zwischen Chorea und akutem Gelenksrheumatismus zu sprechen scheinen, und wir wollen nun untersuchen, ob
durch sie die starke Beweiskraft der mit der Identität der beiden Krankheiten nicht vereinbaren Tatsachen erschüttert werden.

Da wäre zunächst die große Neigung zu Rezidiven, die sowohl bei
der rheumatischen wie bei der choreatischen Erkrankung besteht. Aber
dieselbe Neigung finden wir ja auch bei verschiedenen Infektionskrankheiten,
z. B. bei den verschiedenen Formen der Purpura, bei der Syphilis und der
Malaria, und sie beweist auch hier nichts anderes, als daß das Stadium der
Unempfindlichkeit, die das endliche Schwinden der Krankheitserscheinungen
zur Folge hat, auch bei der Chorea nach einer gewissen Zeit wieder von
einem Stadium der Überempfindlichkeit abgelöst werden kann. Diese
Rezidiven wiederholen sich bei der Chorea oft mehrere Male; aber ihre
Dauer ist meistens bei jedem späteren Falle abgekürzt und auch die Intensität
der Erscheinungen ist eine geringere; und endlich kommt es jedesmal zu
einer definitiven Heilung.

Eine ernsthaftere Schwierigkeit bildet das gelegentliche Vorkommen
der Noduli rheumatici auch bei der Chorea. Hier wären zwei Möglichkeiten
denkbar. Entweder müßte man annehmen, daß auch das Choreavirus
solche Produkte hervorbringen kann, oder man müßte, wenn man nur dem
rheumatischen Virus die Fähigkeit der Knötchenbildung vorbehalten wollte,
an eine rheumatische Superinfektion bei der schon früher bestehenden
Chorea denken. Ich glaube aber, daß man sich aus verschiedenen Gründen
eher für die zweite Alternative entscheiden wird. Zunächst scheint mir
hier von Bedeutung, daß eine ähnliche Knötchenbildung in seltenen Fällen
auch nach Scharlach vorkommt; aber nur dann, wenn auch andere charakteristische Erscheinungen der wahren rheumatischen Infektion vorhanden sind.
Sie wissen ja bereits, daß die typische skarlatinöse Polyarthritis immer in
wenigen Tagen abläuft und nicht rezidiviert, und es drängen daher die seltenen
Fälle, wo auch nach Scharlach rezidivierende Gelenksentzündungen im Verein
mit schwerer Endokarditis vorkommen, förmlich zu der Annahme einer
rheumatischen Superinfektion. Wenn nun in solchen Fällen auch noch eine

typisch rheumatische Knötchenbildung hinzukommt, wie ich sie in einem bereits früher erwähnten Scharlachfalle beobachtet habe, dann wird man natürlich auch diese nicht dem Scharlach zuschreiben, sondern ebenfalls als ein echtes rheumatisches Krankheitsprodukt ansehen. Damit wächst aber die Wahrscheinlichkeit, daß eine rheumatische Superinfektion auch bei der Chorea möglich ist.

So würde man auch verstehen, warum einige Beobachter dem Auftreten der Knötchen bei der Chorea eine üble Bedeutung zuschreiben, weil sie daneben auch schwere und häufig rezidivierende Endokarditis gesehen und auch tödliche Ausgänge der letzteren beobachtet haben. Man könnte kaum begreifen, warum das Hinzutreten der an sich harmlosen und immer einer baldigen Rückbildung verfallenden Knötchen die Prognose einer choreatischen Erkrankung verdunkeln soll. Könnte man aber das Auftreten der Knötchen als ein Zeichen dafür ansehen, daß sich zu der Chorea eine echte rheumatische Infektion hinzugesellt hat, und würde man ferner annehmen, wofür genügende Anhaltspunkte vorhanden sind, daß eine rheumatische Superinfektion bei der Chorea, ebenso wie beim Scharlach, dazu angetan ist, schwerere Erscheinungen hervorzurufen und einen ungünstigeren Verlauf zu nehmen, als wenn bisher gesunde Individuen an Rheumatismus erkranken, dann würde man auch eine üble Bedeutung der Knötchen bei der Chorea eher verstehen; denn es würden nicht die an sich harmlosen Knötchen den übleren Verlauf der Krankheit verschulden, sondern ihre Anwesenheit würde nur bedeuten, daß die für die Choreakranken bedrohliche Superinfektion mit Rheumatismus stattgefunden hat.

Aber auch ohne Knötchenbildung zeigen vereinzelte Choreafälle einen so aparten, von dem, was wir sonst zu sehen gewohnt sind, gerade in bezug auf die rheumatischen Erscheinungen so stark abweichenden Verlauf, daß man nur schwer ohne die Annahme einer nachträglich hinzukommenden rheumatischen Infektion auskommen könnte. Wir haben ja ausdrücklich betonen müssen, daß die so häufigen Gelenksaffektionen bei der Chorea und die noch häufigeren endokardialen Prozesse sich im Vergleiche zu den analogen Vorgängen bei der echten und zweifellosen Polyarthritis rheumatica durch eine besondere Gutartigkeit auszeichnen, daß die schmerzhaften Gelenke kaum anschwellen und die sie bedeckende Haut nicht gerötet ist, daß die Gelenksaffektion wie die ganze Krankheit fieberlos verläuft, daß trotz der lauten Herzgeräusche keine Zirkulationsstörungen zustande kommen, daß die Herzfehler der Choreakranken eine überraschende Tendenz zur Heilung aufweisen und daß die überaus häufige choreatische Endokarditis so selten mit Perikarditis kombiniert ist. Wenn wir dann aber in einzelnen Fällen beobachten, daß sich im Verlauf einer Chorea oder eines Chorearezidivs fieberhafte Gelenksentzündungen mit starker Schwellung und reichlichem Exsudat und außerdem auch Erscheinungen der Endo- und Perikarditis hinzugesellen, die zu schweren und lebensgefährlichen Kompensationsstörungen Anlaß geben, so scheint es mir viel wahrscheinlicher, anzunehmen, daß die Choreakranken eine gewisse Disposition zur rheumatischen Infektion besitzen und daß diese bei ihnen öfter einen schwereren Verlauf nimmt, als daß die Chorea selbst plötzlich ihren Charakter so gründlich ändert und statt der sonst üblichen harmlosen rheumatischen Symptome mit einem Male das Bild einer malignen rheumatischen Polyarthritis und Perikarditis zutage fördert.

Wahrscheinlich kann aber eine Superinfektion auch in umgekehrter Reihenfolge stattfinden, und zwar in der Weise, daß zunächst eine schwere rheumatische Erkrankung in der gewöhnlichen Weise mit fieberhafter und häufig rezidivierender Polyarthritis und Endokarditis abläuft und daß sich erst zum Schlusse eine Chorea beigesellt und das Ende beschleunigt. Ich habe zwei derartige Fälle, allerdings nicht während ihres ganzen Verlaufes, sondern nur bei ärztlichen Beratungen gesehen. Wenn man aber die Choreakasuistik durchmustert, so stößt man ebenfalls auf Krankheitsgeschichten, die kaum eine andere Deutung erlauben. Daß sich die Chorea an andere Infektionskrankheiten nicht rheumatischer Natur anschließen kann, steht zweifellos fest, denn sie wurde nach Scharlach, Masern, Varizellen, Influenza, Erythema multiforme und einige Male auch nach gonorrhoischer Polyarthritis beobachtet. Soll man da vielleicht annehmen, daß diese ganz verschiedenen Krankheitsgifte ausnahmsweise auch einmal das ihrem gewöhnlichen Krankheitsbilde nicht zugehörige Symptom der choreatischen Zuckungen hervorrufen kann; oder ist es nicht wahrscheinlicher, daß die abgelaufene Infektionskrankheit nur in der uns bereits bekannten Weise einen günstigen Boden für eine neue Infektion mit dem Erreger der Chorea bereitet hat? Und wenn diese Annahme bei den genannten Krankheiten die wahrscheinlichere ist, dann ist nicht einzusehen, warum man nicht ein ähnliches Verhältnis auch zwischen der schweren rheumatischen Infektion und der manchmal am Schlusse hinzutretenden Chorea gelten lassen soll.

Natürlich wird die sonst vorwiegend günstige Prognose der choreatischen Erkrankung bedeutend getrübt, wenn sie sich zu einem schweren und hartnäckigen Rheumatismus mit kardialen Komplikationen hinzugesellt. In seltenen Fällen kann aber auch die ganz unkomplizierte Chorea an sich durch die besondere Schwere ihrer Erscheinungen das Leben gefährden. Ich sah als Student an der Klinik S k o d a ein 15 jähriges Mädchen zugrunde gehen, nachdem sie eine Woche hindurch Tag und Nacht von den heftigsten, durch keinerlei Mittel zu besänftigenden Bewegungen umhergeschleudert worden war. Die Sektion ergab keine charakteristischen Veränderungen, weder im Herzen, noch im Gehirn oder Rückenmark. Der im ganzen sehr seltene ungünstige Ausgang aus beiderlei Ursachen — schwere rheumatische Komplikation oder besondere Schwere der choreatischen Erscheinungen — kommt aber fast ausschließlich bei nahezu herangewachsenen weiblichen Individuen vor. Im Kindesalter kann man mit ziemlicher Sicherheit auf einen schließlich günstigen Ausgang der Krankheit rechnen.

Sie beginnt in den meisten Fällen fast unmerklich mit leichten Grimassen und mit ungeschickten Bewegungen der Hände. Die Kinder werden dann oft von den Eltern oder Lehrern wegen Ungezogenheit zurecht gewiesen und von den Gefährten wegen ihrer Ungeschicklichkeit verspottet. Der kundige Blick erkennt aber leicht die wahre Ursache des ungewohnten Benehmens. Sehr charakteristisch ist das plötzliche Umschlagen des Mienenspiels vom verlegenen Lächeln zum weinerlichen Gesichtsausdrucke. Die auf

Befehl herausgereckte Zunge wird trotz der Ermahnung, sie ruhig zu halten, abwechselnd zurückgezogen und wieder vorgestreckt, gekrümmt und wieder gerade gerichtet, während die Zunge des normalen Kindes höchstens leichte fibrilläre Zuckungen wahrnehmen läßt. Befiehlt man dem Kinde, die Finger auszuspreizen und ruhig zu halten, so bewegt es trotzdem den einen oder anderen nach oben oder unten. Beim Schreiben fährt die Feder aus, das Essen mit Löffel und Gabel wird erschwert und endlich unmöglich. Bald nehmen aber die Bewegungen so sehr zu, daß die Diagnose schon auf den ersten Blick klar ist. Sie steigern sich bei jeder psychischen Erregung und auch bei jedem Versuche, eine Bewegung absichtlich auszuführen. Läßt man aber die Kinder im Bett und in möglichster Ruhe, so werden die Bewegungen in den leichten und mittelschweren Fällen ganz gering und im Schlafe hören sie — mit Ausnahme der allerschwersten Fälle — vollkommen auf. Wir schließen daraus, daß in der Gehirnrinde die Auslösung der krankhaften Bewegungen erfolgt, und diese Annahme wird durch die Fälle mit vorwiegend halbseitigen Bewegungen und durch das öftere Hinzukommen leichter psychischer Störungen — reizbare Stimmung, Weinerlichkeit usw. — gestützt.

Manchmal fällt der Beginn der sichtbaren Erscheinungen der Krankheit in auffallender Weise mit einer starken seelischen Erregung zusammen. Früher hat man solche psychische Traumen für eine ausreichende Ursache der Erkrankung angesehen; seitdem man aber aus guten Gründen zu der Annahme eines infektiösen Ursprunges derselben gelangt ist, hat man das psychische Moment, vielleicht nicht ganz mit Recht; in den Hintergrund gerückt. Sicher handelt es sich in vielen Fällen um ein bloß zufälliges Zusammentreffen und ebenso sicher ist es, daß sich in der Mehrzahl der Fälle gar kein Anhaltspunkt für die Mitwirkung eines psychischen Shocks auffinden läßt. Manchmal ist aber das Zusammentreffen doch zu auffällig, als daß man einfach darüber hinweggehen könnte. So begann die Krankheit bei einem 13 jährigen Mädchen meiner ständigen Klientel fast unmittelbar nachdem es mit ansehen mußte, wie ein Mann in ihrer nächsten Nähe im Wörthersee ertrank; ein anderes Mädchen wurde von einem Wagen überfahren, ohne verletzt zu werden, erkrankte aber unmittelbar darauf an Chorea; und ähnliche Fälle werden auch in der Literatur in genügender Anzahl angeführt. Natürlich ist nicht daran zu denken, daß die öfters wiederkehrenden Gelenkschmerzen und die jahrelang andauernden Herzgeräusche durch einen Schreck verursacht werden können. Wohl aber könnte man sich vorstellen, daß bei Kindern, die vor einiger Zeit choreatisch infiziert worden sind, bei denen aber vorläufig die Folgen der Infektion noch nicht hervortreten, ein psychisches Trauma imstande sein kann, die Entwicklung der charakteristischen Motilitätstörung zu beschleunigen. Man könnte sich vielleicht sogar vorstellen, daß jene Überempfindlichkeit gegen das spezifische Toxin, die wir jetzt als eine Vorbedingung der krankhaften Erscheinungen ansehen dürfen, noch nicht den nötigen Grad erreicht hat, um Bewegungen auszulösen; daß aber durch das Hinzutreten jener Veränderungen in den zentralen Nervenbahnen, die das materielle Substrat der seelischen Erregung bilden, die notwendige Höhe der Überempfindlichkeit früher erreicht wird, als es ohne das psychische Trauma der Fall gewesen wäre. So ließe sich vielleicht ein Verständnis für das Zusammenwirken der beiden, scheinbar so weit auseinanderliegenden ätiologischen Faktoren gewinnen.

Der weitere Verlauf der Krankheit gestaltet sich dann so, daß die Motilitätstörung langsam zunimmt, dann einige Zeit auf gleicher Höhe bleibt, um nach und nach wieder zu verschwinden. Die Dauer einer einzelnen Attacke beträgt mindestens einige Wochen, meistens vergehen aber einige Monate bis zur vollständigen Beruhigung. Die Rezidiven kommen etwa nach einem Jahre oder noch etwas später, und zwar ohne deutlichen Zusammenhang mit etwa vorhandenen rheumatischen Beschwerden, die manchmal früher, manchmal später oder auch gar nicht hervortreten. Eine Verschleppung der Muskelunruhe über ein ganzes Jahr wird zwar ebenfalls von einzelnen Beobachtern angegeben; sie ist aber, wenn es sich wirklich um Chorea handeln soll, außerordentlich selten, da ich selbst dergleichen nie gesehen habe.

Und nun noch einiges über die Therapie des Rheumatismus und der Chorea.

Wir haben schon wiederholt Anlaß genommen, von der spezifischen Wirkung der Salizylpräparate beim akuten Gelenksrheumatismus zu sprechen. Die Wirkung tritt um so eklatanter zutage, je früher man mit der Behandlung beginnt, und selbstverständlich ist es auch geraten, nicht zu viel Zeit mit kleinen unzureichenden Dosen zu verzetteln. Auch die Wahl des Präparates ist von Bedeutung, weil es wirksame und weniger wirksame Antirheumatika gibt und weil speziell im Kindesalter auch auf die Schwierigkeit bei der Anwendung unlöslicher oder schwer löslicher Präparate Rücksicht genommen werden muß. Nach meiner Ansicht bleibt trotz aller Ersatzpräparate noch immer das salizylsaure Natron das ideale Mittel. Es ist in Wasser leicht löslich, hat auch ohne Korrigens keinen unangenehmen Geschmack und wird mit einem Zusatz von Syrup fast von allen Kindern ohne Schwierigkeit genommen. Von schädlichen Nebenwirkungen — bis auf vorübergehendes Ohrensausen nach größeren Dosen — habe ich, auch bei eigenem ausgiebigem Gebrauche, nie etwas wahrnehmen können; und da ich mich von seiner prompten Wirkung in zahlreichen Fällen überzeugen konnte, habe ich keinen Grund gehabt, dem bewährten Mittel zugunsten eines anderen Präparates untreu zu werden. Was ich aber bei Konsilien von den Ersatzmitteln gesehen habe, hat mich nicht nur nicht für diese eingenommen, sondern mir eher bestätigt, daß auch hier das Bessere der Feind des Guten sein kann. Denn von den löslichen Verbindungen sind Antipyrin und Phenazetin gegen Rheumatismus sicher weniger wirksam als salizylsaures Natron; Salol und Aspirin aber sind wegen ihrer Unlöslichkeit bei Kindern nur schwer verwendbar. Ich rate Ihnen daher, immer zunächst das alte bewährte Mittel in Anwendung zu ziehen, und zwar so, daß Sie die dem Alter entsprechende Tagesdosis in einer nicht zu großen Menge der Lösungsflüssigkeit (60—80 Gramm) verschreiben und sie in wenigen Stunden verbrauchen lassen. Kleine Kinder bekommen 1—1,5, größere 2—3 Gramm pro die. Nach zwei oder drei Tagen läßt man eine eintägige Pause eintreten, wiederholt aber dieselbe Dosis, auch wenn die Erscheinungen geschwunden sind, auf alle Fälle noch einige Male, da man damit nie schadet, wohl aber möglicherweise einen Rückfall verhütet. Gut ist es auch, den Eltern einzuschärfen, daß sie bei der geringsten Andeutung von Gliederschmerzen sofort wieder das Mittel in Anwendung ziehen und nicht erst eine neuerliche ärztliche Verordnung abwarten, die unter Umständen erst spät zu erlangen wäre. Hier kann jede Stunde von Bedeutung sein, indem man nicht nur die Ausbildung einer schwereren Gelenksaffektion, sondern möglicherweise auch einer Endokarditis verhindert. Denn wenn es auch richtig ist, daß man eine bereits in der Entwicklung begriffene Herzaffektion auch durch energische Salizylbehandlung nicht wieder beseitigen kann, ist doch die Möglichkeit einer Vorbeugung derselben keineswegs a priori abzuweisen. Denn man könnte sich zwar vorstellen, daß eine schon in der Entwicklung begriffene Entzündung an den Herzklappen trotz der Vernichtung der Krankheitserreger nicht wieder zurückgeht, daß aber eine energische Bekämpfung derselben doch vielleicht den Beginn einer Entzündung verhindert, die ohne sie vielleicht schon in einigen Stunden begonnen hätte. Wenn wir also schon im Besitze eines Mittels sind, das, wie es scheint, die Krankheit an ihrer Wurzel zu fassen vermag, sollten wir uns den Vorwurf ersparen, durch zu langes Zögern oder durch überflüssiges Experimentieren mit weniger wirksamen Verbindungen ein Versäumnis verschuldet zu haben, das unberechenbare Folgen nach sich ziehen kann.

Sollten sich aus irgend einem Grunde Schwierigkeiten bei der Einführung per os ergeben, dann kann man ohne weiteres zur rektalen Applikation des leicht löslichen und ebenso leicht resorbierbaren Salzes übergehen.

Für die perkutane Applikation salizylhaltiger Mittel liegt bei der akuten Gelenksentzündung in der Regel keine Veranlassung vor. Wenn sich aber die Rückbildung des Prozesses in dem einen oder anderen Gelenke verzögert, dann können Einreibungen mit Mesotan, welches Salizylsäure abspaltet, versucht werden. Man verschreibt eine Mischung mit gleichen Teilen Olivenöl. Bei chronischer Gelenksentzündung wird auch Ichthyolvaselin in derselben Weise vielfach verwendet. Doch sind in allen Fällen, wo der rheumatische Charakter des Leidens sichergestellt ist, von Zeit zu Zeit wieder ordentliche Salizyldosen intern zu versuchen.

Bei der Behandlung der akuten Endokarditis steht auch hier die lokale Kälteapplikation in Form von Eisbeutel oder Kühlschlauch im Vordergrund. Bei Erscheinungen von Herzmuskelinsuffizienz wird man von der Digitaliswirkung Nutzen zu ziehen trachten. Man verordnet entweder das bewährte Infusum foliorum (0,2 auf 100), je nach dem Alter kaffee- bis kinderlöffelweise bis zur deutlichen Wirkung mit darauffolgender mehrtägiger Pause; oder Digalen (0,2—0,4 Kubikzentimeter der käuflichen wäßrigen Lösung, zweimal täglich). In den chronischen Fällen mit schweren Zirkulationsstörungen, die die Geduld und die Hingebung des Arztes auf eine schwere Probe stellen, wird man in den Digitalispausen auch zu den Surrogaten (Strophantus, Convallaria usw.) in dem Alter entsprechender Dosis greifen müssen.

Bei der Pericarditis rheumatica sieht man manchmal, aber keineswegs immer, von der Salizylbehandlung einen guten Erfolg. Einreibungen mit

Mesotan könnten auch hier versucht werden. Bei maßigem Exsudat ohne Neigung zur Resorption wird man endlich auch zur Entleerung durch Punktion oder Inzision schreiten müssen.

Gegen die Chorea wird die Arsenbehandlung allgemein gerühmt und auch ich habe sie in allen Fällen in Anwendung gezogen. Wenn ich mich aber über ihre Wirkung bestimmt äußern sollte, käme ich in Verlegenheit. Bei einer Krankheit, die fast immer in einigen Wochen oder Monaten spontan verschwindet, könnte man nur dann von einer zweifellosen Heilwirkung sprechen, wenn die Erscheinungen schon nach wenigen Tagen verschwinden würden, wie wir dies bei der Salizylbehandlung des akuten Gelenksrheumatismus so häufig beobachten. Das ist aber bei der Arsentherapie der Chorea niemals der Fall. Aber auch die bei einem spezifisch wirkenden Mittel sicherlich gerechtfertigte Erwartung, daß die Krankheit unter seinem Gebrauche wenigstens keine Steigerung erfahre, geht leider nicht in Erfüllung. In einem meiner Fälle wurden sofort bei Beginn der Erkrankung genügend große und allmählich steigende Dosen der Fowler'schen Lösung in Anwendung gezogen und doch steigerte sich die Muskelunruhe bei dem ständig im Bette behaltenen 12 jährigen Mädchen bis zu dem Grade, daß auch die Nachtruhe gestört wurde und Chloralhydrat gegeben werden mußte. Trotzdem verordne ich in Ermangelung eines Besseren und nachdem ich mich wiederholt von der Wirkungslosigkeit von Salizyl, Antipyrin, Salophen, Propylamin usw. überzeugt habe, in jedem Falle eine Arsenkur, indem ich mit so viel Tropfen der Fowler'schen Solution für einen Tag beginne, als das Kind Jahre zählt, und allmählich bis zur doppelten Dosis steige. Von dieser Dosierung habe ich wenigstens nie einen Schaden gesehen, was man von den in neuerer Zeit empfohlenen viel größeren Dosen keineswegs behaupten kann, weil selbst diejenigen, die sie anraten, über Erbrechen, Kolik und Durchfall, aber auch über Neuritis und Lähmung und selbst über Melanose der Haut berichten. Aber auch die von ihnen angegebenen Erfolge sind keineswegs überzeugend, da auch bei dieser nicht ganz gefahrlosen Behandlung erst nach Wochen Besserung oder Heilung eingetreten ist. Ich möchte Ihnen daher dringend raten, es bei der bisher üblichen als unschädlich bewährten Dosierung bewenden zu lassen.

Ich lasse die Kinder, sobald die Diagnose sichergestellt ist, entweder den ganzen Tag zu Bett oder, in leichteren Fällen, nur für wenige Stunden aufstehen; und auch in dieser Zeit sollen sie sich wenig bewegen und vor jeder Aufregung und geistigen Anstrengung bewahrt bleiben. Laue Bäder scheinen beruhigend zu wirken; dagegen sind die früher üblichen kalten Begießungen sicherlich eher nachteilig als nützlich.

Brompräparate haben selbst in größeren Dosen keine auffallende Wirkung; doch ist in schwereren Fällen ein Versuch mit dieser unschädlichen Medikation immerhin gerechtfertigt. Bei gestörter Nachtruhe muß man Chloralhydrat, Trional oder andere Schlafmittel in Anwendung ziehen.

Bei vorhandener Gelenkserkrankung mögen Salizylpräparate auf alle Fälle versucht werden, wenn auch nur, um sich neuerdings davon zu überzeugen, daß die bei der fieberhaften Polyarthritis rheumatica fast regelmäßig beobachtete kupierende Wirkung hier ausbleibt. Treten die Gelenkserscheinungen aber mit Fieber auf, dann liegt nach den früheren Auseinandersetzungen der Verdacht auf eine echt rheumatische Superinfektion vor und dann ist eine energische Salizylbehandlung dringend indiziert.

Die bei der Chorea so häufig auftretenden Herzgeräusche ohne sonstige Erscheinungen gestörter Herzfunktion verlangen keine direkte Behandlung. Bei Zeichen von Anämie oder Chlorose kommen die arsenik- und eisenhaltigen Wässer (Levico, Roncegno, Guberquelle) einer mehrfachen Indikation entgegen. Außerdem wird man natürlich trachten, solche Patienten in möglichst günstige hygienische und klimatische Verhältnisse zu bringen.

Masern und Röteln.

Maserninfektion im Prodromalstadium. Relative Immunität in den ersten Monaten und schwerere Affektion der Erwachsenen. Bösartige Inselepidemien. Keine indirekte Übertragung. Inkubation und Prodrome. Enanthem und Koplik's Flecke. Der Hautausschlag und die katarrhalischen Symptome. Nephritis und Arthritis. Verschiedene Superinfektionen. Prophylaxe und Behandlung. Röteln.

Die Masern sind das verbreitetste der akuten Exantheme und der richtige Typus jener „Kinderkrankheiten", von denen das Sprichwort sagt, daß sie jeder einmal durchmachen müsse. Das ist nun freilich nicht buchstäblich zu nehmen, weil unter besonderen Umständen jemand auch den Masern entgehen kann oder erst im späteren Alter von ihnen ergriffen wird. Diese besonderen Umstände treten aber nur dann ein, wenn keine Gelegenheit zur Infektion vorhanden war. Für die meisten Menschen ist diese Gelegenheit aber gerade wegen der großen Verbreitung der Krankheit in reichlichem Maße gegeben; und da die Empfänglichkeit für sie bei allen noch nicht Durchmaserten eine bedeutende ist, bleiben die wenigsten von der Krankheit verschont.

Es kommt aber noch ein Umstand hinzu, der der Verbreitung der Krankheit in hohem Maße förderlich ist und uns zugleich erklärt, warum die Masern viel leichter verbreitet werden als der Scharlach. Auch diese exanthematische Krankheit ist ja stark kontagiös und auch die Empfänglichkeit für sie ist eine bedeutende. Aber die Masern haben die Eigentümlichkeit, daß sie ihre Ansteckungskraft schon während ihrem sehr verlängerten Prodromalstadium entwickeln, also zu einer Zeit, wo der charakteristische Ausschlag entweder noch nicht sichtbar oder nur einem kundigen Auge erkennbar ist. Wahrscheinlich erfolgt die Ansteckung durch Husten und Niesen infolge des prodromalen Katarrhs, und wenn nun endlich der Ausschlag so deutlich hervorkommt, daß er auch dem Laienauge erkennbar wird, dann sind auch meistens schon alle angesteckt, die dem Kranken nahe gekommen sind und nicht durch frühere Masern immunisiert waren; und eine noch so strenge Separation kann nicht mehr hindern, daß bei ihnen die Krankheit nach der üblichen Inkubationszeit zum Vorschein kommt. So kann ein einziges mit Masern infiziertes Kind die Krankheit noch vor ihrem deutlichen Ausbruche auf alle Geschwister und einen großen Teil seiner Schulgenossen

übertragen und unter Umständen in kurzer Zeit eine ganze Epidemie hervorrufen, die erst dann wieder abschwillt, wenn ein großer Teil der Empfänglichen durch das Überstehen der Krankheit immunisiert worden ist.

Der Grad der Empfänglichkeit ist aber auch bei den nicht Durchmaserten ein verschiedener und dies kann sich auf zweierlei Weise geltend
machen. Von mehreren, die derselben Ansteckung ausgesetzt waren, kann
der eine der Krankheit ganz entgehen; sie kann aber auch bei den aus derselben Quelle Infizierten in verschiedener Stärke hervortreten. In beiderlei
Richtung scheinen ganz junge Kinder in den ersten Monaten gegenüber den
älteren Kindern und den noch nicht durchmaserten Erwachsenen im Vorteil
zu sein. Namentlich scheint aus den vielfach übereinstimmenden Angaben
der Beobachter das eine mit Bestimmtheit hervorzugehen, daß Kinder in
den allerersten Lebensmonaten auch bei intimem Verkehr mit masernkranken
Geschwistern überraschend oft verschont bleiben, so daß z. B. von 26 Kindern
unter vier Monaten, die der Ansteckung ausgesetzt waren, nicht weniger als
22 frei blieben, während dies bei 47 Kindern zwischen dem fünften und elften
Monat nur 12 mal der Fall war (Bentzen). Nach vollendetem ersten Jahre
scheint diese relative Immunität aber wieder geschwunden zu sein. Ebenso
auffallend ist es, daß sehr junge Säuglinge, auch wenn sie erkranken, dabei
häufig glimpflich davonkommen, während die älteren Geschwister schwer
unter der Krankheit zu leiden haben. So berichtet Heubner von zwei
tödlich endenden Masernfällen bei zwei Geschwistern, während das dritte
Kind, ein Säugling, genas. Dagegen lehrt mich meine Erfahrung, die mir
auch von anderer Seite bestätigt wurde, daß erwachsene Menschen, die zum
ersten Male befallen werden, häufig eine recht schwere Erkrankung durchzumachen haben; und zwar nicht nur in bezug auf die sehr quälenden subjektiven Empfindungen in Form von starker Lichtscheu und quälendem
Husten, sondern auch wegen hohem Fieber, stark entwickeltem Exanthem
und starker Beteiligung der Respirationsschleimhaut. Man wäre also fast
geneigt, anzunehmen, daß Kinder, deren Eltern und weitere Aszendenten in
zahlreichen Generationen die Krankheit durchgemacht haben, von diesen
einen gewissen Grad von Unempfänglichkeit oder Minderempfänglichkeit
überkommen, daß sich aber diese relative Immunität im Verlaufe des extrauterinen Lebens ziemlich rasch abschwächt und endlich ganz oder nahezu
verloren geht.

Diese Annahme empfängt eine kräftige Stütze durch die Erfahrungen,
die man auf den Faröerinseln, in Island und in anderen von dem großen Verkehr abgeschlossenen Orten in bezug auf den besonders schweren Verlauf
der Masernepidemien gemacht hat. Die Bewohner dieser Inseln bleiben
wegen ihrer Abgeschlossenheit durch viele Generationen von der Krankheit
völlig verschont, erlangen daher selbst keine Immunität gegen dieselbe und
können daher eine solche auch nicht auf ihre Kinder übertragen. Wird aber
die Krankheit nach einer so langen Schonzeit, wie sie unter den gewöhnlichen
Verkehrsverhältnissen nirgends gewährt wird, durch einen Zufall eingeschleppt, dann erkranken in der kürzesten Zeit fast alle Bewohner, Kinder
und Erwachsene, in ungewöhnlich schwerem Grade und mit einer an anderen
Orten ganz unerhörten Mortalität. So wurde z. B. in den Frederiksinseln

ein ganzes Fünftel der Einwohnerschaft durch eine Masernepidemie vernichtet und auf Island stieg die Gesamtmortalität von 15—1800 Toten in den unmittelbar vorhergehenden Jahren infolge einer ausgebrochenen Masernepidemie auf die enorme Höhe von 3259 Toten in dem Epidemiejahre. Darunter waren 12 Totgeborene, 47 starben im ersten, 68 im 2.—12. Monat. Es ist also hier von der geringeren Empfänglichkeit und dem leichteren Verlauf der Krankheit in den ersten Lebensmonaten, die sich in den regelmäßig durchmaserten Ländern bemerkbar macht, nichts wahrzunehmen; die Krankheit befällt Kinder und Erwachsene mit gleicher Intensität und viele erliegen derselben ganz direkt, ohne daß jene Komplikationen und Sekundärinfektionen intervenieren müßten, die, wie wir alsbald sehen werden, bei uns fast immer für einen tödlichen Ausgang verantwortlich zu machen sind. Das, was bei uns zu den größten Seltenheiten gehört, nämlich der Tod in den ersten Tagen der Krankheit infolge der schweren Vergiftung, hatte dort den größten Anteil an der Mortalität; und dieser eingreifende Unterschied läßt sich, wie ich glaube, gar nicht anders erklären, als durch das Entfallen jener relativen Immunität, die bei uns die ganze Bevölkerung durch die fast regelmäßige Durchmaserung der aufeinanderfolgenden Generationen erlangt hat. Die große Häufung so vieler gleichzeitig verlaufender Krankheiten kann unmöglich für die besondere Schwere der Einzelerkrankungen verantwortlich gemacht werden, weil man nicht verstehen kann, wie der Einzelfall durch die daneben ablaufende Krankheit anderer beeinflußt werden soll. Wohl aber kann man sich vorstellen, daß sich hier Ähnliches wiederholt, wie bei der Passage schwach virulent gewordener Bakterien durch eine für sie besonders empfängliche Tierspezies; denn auch hier gelangt das Maserngift, das sich in den regelmäßig durchmaserten Gebieten bisher zumeist in relativ immunisierten Individuen fortgepflanzt hat, bei der Einschleppung in die lange verschont gebliebene Insel mit einem Male in ein nichtimmunisiertes und daher hochempfängliches Material; und dadurch können die Toxine auf dem früher geschilderten Wege jene Virulenzsteigerung erfahren, die sich auch hier, wie in dem Tierexperiment, in einer ungewöhnlich deletären Wirkung offenbart.

Die mikroparasitären Erreger der Masern sind, wie bei den meisten anderen exanthematischen Krankheiten, bisher noch nicht entdeckt; doch gestattet uns die klinische Beobachtung gewisse Schlüsse auf ihre Lebenseigenschaften. Wir wissen z. B. ziemlich bestimmt, daß die Infektiosität der Krankheit das fieberhafte und exanthematische Stadium nicht überdauert, daß also hier weder „Bazillenträger", noch „Dauerausscheider" wie beim Scharlach oder Typhus eine Rolle spielen. Die Krankheit wird offenbar nur durch die Kranken selbst, und zwar nur im katarrhalischen Prodromalstadium und während der Blüte des Exanthems, nicht aber im sogenannten Desquamationsstadium übertragen und es kann auch nach den Erfahrungen in der Praxis eine Ansteckung durch gesunde Mittelspersonen oder durch tote Gegenstände, wenn sie auch mit dem Kranken in intimste Berührung gekommen sind, mit ziemlicher Sicherheit ausgeschlossen werden. Werden die Geschwister des erkrankten Kindes nicht separiert, dann erscheint bei ihnen das Exanthem meistens um 13—14 Tage später als bei

diesem und nur ausnahmsweise um noch zwei bis drei Tage verspätet; oder
ein Teil derselben erkrankt erst in einer zweiten Serie, wieder nach einem
ungefähr zweiwöchentlichen Intervall. Könnten sie auch nach der Entfieberung und nach dem Abblassen des Exanthems angesteckt werden,
dann würden auch Erkrankungen nach 20 oder 25 Tagen vorkommen, was
aber niemals beobachtet wird. Werden die Geschwister sofort, sowie die
Krankheit erkannt wird, abgesondert, so erkranken sie, wenn überhaupt,
wieder nur nach dem obligaten Intervall von circa zwei Wochen, und es wird
daran nichts geändert, wenn auch der Verkehr der erwachsenen Hausgenossen
mit dem Kranken und den von ihm abgesonderten Geschwistern freigegeben
wird. Würde der Krankheitskeim auch auf indirektem Wege übertragen,
dann müßten ja auch Erkrankungen zu ganz anderen Terminen beobachtet
werden und ebenso müßte es vorkommen, daß verschont gebliebene Hausgenossen oder fremde Besucher, die nach Ablauf der Krankheit das nicht
desinfizierte Krankenzimmer betreten, nach einer 14 tägigen Inkubation
an Masern erkranken. Aber auch das ist noch von niemandem gesehen
oder berichtet worden. Auch die genaue Verfolgung der insularen Epidemien,
z. B. durch Panum auf den Faröerinseln, konnte in keinem einzigen Falle
mit Sicherheit eine indirekte Übertragung der Krankheit konstatieren.
Nicht einmal dann, wenn die gesunden Kinder in einem Raume schliefen,
der mit dem Krankenzimmer durch eine offene Tür kommunizierte, hat eine
Ansteckung stattgefunden. Daraus muß man schließen, daß die Erreger der
Masern außerhalb des kranken Körpers nur ganz kurz am Leben bleiben
oder wenigstens in der kürzesten Zeit ihre Ansteckungsfähigkeit verlieren,
woraus wir für die Praxis die entsprechenden Konsequenzen ableiten werden.

Die Dauer der Inkubation ist in jenen Fällen am sichersten zu bestimmen, wo die Ansteckung bei einem kurzen Besuche stattgefunden hat,
und da ergibt sich fast immer das bereits erwähnte Intervall von 13—14 Tagen
bis zum Auftreten des Hautausschlages. Manchmal verzögert sich allerdings
dieser Ausbruch noch um wenige Tage; aber immer findet man nach 14 Tagen
bei genauer Untersuchung schon deutliche Anzeichen der Erkrankung. Die
vereinzelten Angaben über eine bedeutend verlängerte Inkubation müssen
angesichts der vielfachen und bei den meisten Beobachtern gut übereinstimmende Angaben über die ungefähr zweiwöchentliche Dauer derselben
mit Vorsicht aufgenommen werden. Jedenfalls ist es auffallend, daß man
bei den wenigen vermeintlichen Ausnahmefällen einige Male Angaben über
eine Inkubation von 28 oder 29 Tagen vorfindet, die sich am einfachsten durch
das Übersehen einer abortiven Zwischenerkrankung erklären lassen. Wir
werden später hören, daß auch Masernerkrankungen mit einem Minimum
von Krankheitserscheinungen vorkommen.

In die 14 tägige Inkubation ist das Stadium der Prodrome mit einzurechnen, das aber sowohl in bezug auf die Dauer als die Art und Stärke
der Erscheinungen starken Schwankungen unterliegt. Am besten orientiert
man sich hierüber, wenn in einer kinderreichen Familie eine erste Masernerkrankung vorkommt, weil man hier Gelegenheit hat, die präsumptiv
Infizierten während der ganzen Zeit genau zu beobachten. Werden nun bei
diesen regelmäßige Temperaturmessungen vorgenommen, so findet man

manchmal schon am siebenten oder achten Tage die ersten unbedeutenden Erhöhungen, die wieder für einen halben oder ganzen Tag schwinden können. Ein andermal und vielleicht sogar bei einem gleichzeitig Infizierten bleibt die Temperatur bis zum Beginn der Veränderungen an den Schleimhäuten normal. Da das Fieber offenbar auf einer Einwirkung der Stoffwechsel-produkte des Krankheitserregers auf das Wärmezentrum beruht und da solche Produkte nach der Aufnahme der Krankheitskeime immer vorhanden sein müssen, so kann man sich diese Differenzen nur durch eine individuell verschiedene Empfindlichkeit der dabei in Frage kommenden Nervenelemente erklären; und etwas Ähnliches gilt wohl auch für die kleinen zeitlichen Varianten in dem Sichtbarwerden des Ausschlages auf der Schleimhaut und der äußeren Bedeckung, die nach unseren früheren Auseinandersetzungen nur dann zustande kommen können, wenn sich durch die Einwirkung der toxischen Produkte auf die reizempfänglichen Teile — wahrscheinlich zu-nächst in den Gefäßwänden — jene Überempfindlichkeit herausgebildet hat, die wir nach unseren jetzigen Kenntnissen für eine notwendige Vorbedin-gung dieser krankhaften Erscheinungen ansehen müssen,

Diese Überempfindlichkeit gelangt offenbar auf der Mundschleimhaut früher zur Geltung als auf der Haut, und die Folge davon ist das frühzeitige Sichtbarwerden des Enanthems. Etwa am zehnten oder elften Tage be-merkt man zunächst eine diffuse Rötung auf den Gaumenbögen und den Tonsillen; dann erscheinen auf dem hinteren Anteil der Gaumenwölbung distinkte rosarote bis dunkelrote Fleckchen, die, wenn sie gut ausgeprägt sind, eine sichere Maserndiagnose und eine bestimmte Vorhersage des in kurzer Zeit ausbrechenden Hautausschlages gestatten. Dazu kommt noch in vielen, aber keineswegs in allen Fällen eine eigentümliche Modifikation des Enanthems an der Wangen- und Lippenschleimhaut in Form von weiß-lichen oder bläulichweißen, soorähnlichen Epithelauflagerungen auf die vergrößerten Follikel, die schon von früheren Beobachtern (Flindt, Jür-gensen) beschrieben, aber sonst nur wenig beachtet wurden, bis Koplik vor mehreren Jahren die allgemeine Aufmerksamkeit auf sie gelenkt hat. Ihre diagnostische Bedeutung ist aber nicht so groß, als von manchen be-hauptet wird, weil sie weder so regelmäßig vorhanden, noch so leicht sichtbar sind, wie das fast niemals fehlende rotfleckige Enanthem, und weil um die-selbe Zeit, wo diese „Kopliks" zum Vorschein kommen, neben dem fleckigen Ausschlag auf der Schleimhaut zumeist auch schon andere Symptome hervor-treten, die die Maserndiagnose auch in Abwesenheit der Epithelverdickungen gestatten.

Niemals fehlt ferner eine dunkelrote Injektion der Konjunktiva, zu der sich häufig schon frühzeitig ein leichtes Gedunsensein der Lider mit Lichtscheu und Tränenfluß gesellt. Dazu kommt eine ausgesprochene Reizung der Nasenschleimhaut, die sich durch Niesen und wäßrigen Aus-fluß, manchmal auch durch eine Schwellung der ganzen Nase kundgibt. Das alles wirkt zusammen, um jene charakteristische Physiognomie hervor-zubringen, deren Anblick bei dem Kenner schon frühzeitig den Verdacht eines bevorstehenden Masernausbruches erweckt. Ein ähnliches Aussehen zeigt das Gesicht allerdings manchmal auch bei einem beginnenden starken

Schnupfen; aber dieses Schnupfengesicht sieht man viel eher bei Erwachsenen als bei Kindern, bei denen man also immer eher an Masern denken soll; und dieser Verdacht wird hier auch meistens bei genauer Inspektion der Mundhöhle und der Haut des Gesichtes und des Stammes bestätigt.

Sieht man sich nämlich die Haut in diesem Stadium ganz genau an, so findet man häufig schon vereinzelte blaßrote Fleckchen, denen man unter anderen Umständen keine Bedeutung beimessen würde, die aber im Zusammenhalte mit den geschilderten Erscheinungen von Wichtigkeit sind. Sie können auch am nächsten Tage wieder geschwunden sein oder an anderen Stellen ebenso unansehnlich zum Vorschein kommen; und das kann sich unter Umständen auch zwei bis drei Tage hinziehen, bis sich endlich der charakteristische Ausschlag in seiner vollen Blüte und Mächtigkeit entwickelt.

Dieser Ausschlag zeigt auch hier alle möglichen Variationen in bezug auf Lebhaftigkeit der Färbung und Dichte der Anordnung; aber immer bleibt der Grundcharakter des großfleckigen papulösen Ausschlages erhalten, so daß nur selten Zweifel in bezug auf die Diagnose auftauchen können, die aber bei Berücksichtigung der Begleiterscheinungen meistens leicht zu beseitigen sind. Einmal wurde bei einem keuchhustenkranken Kinde ein Antipyrinexanthem von dem behandelnden Arzt für Masern gehalten, indem er sich durch den bestehenden Katarrh und das gedunsene Gesicht beirren ließ; aber es fehlte der charakteristische Mundausschlag, und die Flecken, die am Stamm und den Extremitäten dicht gesät waren, ließen das Gesicht frei, zum Unterschiede von den Masernflecken, die gerade anfangs im Gesicht am dichtesten stehen und erst allmählich auf den Stamm und noch später auf die Extremitäten übergreifen. Anfangs stehen die über das Niveau der Haut etwas erhabenen Flecken noch isoliert, fließen dann aber meistens zusammen, wobei immer auch größere weißbleibende Hautstellen eingestreut sind. Bei starkem Ausschlag im Gesicht ist die ganze Haut gedunsen und es resultiert mitunter namentlich aus der Schwellung der Lider, der Nase und der Lippen eine recht bedeutende Entstellung. Am Stamm und an den Extremitäten stehen die Flecken meistens weniger dicht und hier bleiben sie oft isoliert. Nur an den durch Intertrigo geröteten Hautflächen der kleinen Kinder pflegen sie besonders dicht gedrängt zu sein.

Die Dauer des Ausschlages beträgt ungefähr vier bis fünf Tage. Sobald er seinen Höhepunkt erreicht hat, beginnt auch schon die Rückbildung, die in zwei Tagen beendet sein kann. Nach dem Abblassen und Abschwellen der Papeln bleibt bei stärkerer Ausbildung des Ausschlages für kurze Zeit eine schwach bräunliche Pigmentierung zurück, die wohl durch ausgetretenen Blutfarbstoff bedingt ist. Manchmal sind aber diese Residuen direkt als hämorrhagische Flecken anzusprechen, die sich erst nach Wochen vollständig verlieren. Man spricht da auch von „hämorrhagischen Masern"; aber hier hat dieses Epitheton keineswegs jene ominöse Bedeutung wie bei den hämorrhagischen Blattern, denn es unterscheidet sich dabei die Allgemeinerkrankung und der Verlauf in keiner Weise von der gewöhnlichen Form. Eine ernste Bedeutung hätten nur solche Blutaustritte, die zwischen den Masernflecken sofort im Beginn einer besonders schweren Erkrankung unter beängstigenden Allgemeinerscheinungen auftreten; denn dann müßten sie allerdings als

Zeichen schwerster Vergiftung angesehen werden. Solche hypertoxische Fälle sind aber bei uns überaus selten und ich bekenne gern, daß sie mir aus eigener Erfahrung nicht bekannt geworden sind.

Am anderen Ende der Reihe stehen dann jene abortiven Fälle, wo der Ausschlag entweder nur eben angedeutet ist oder gar nicht zum Vorschein kommt. Solche „Morbilli sine exanthemate" sind zwar selten, aber sie existieren sicher und ich habe mich einige Male davon überzeugen können, wenn ich die Geschwister der kranken Kinder fortlaufend genau beobachten konnte. Ich fand dann gelegentlich in der zweiten Woche eine mäßige Temperatursteigerung und gegen Ende derselben auch deutliches Enanthem und Andeutungen von Nasen- und Augenkatarrh; aber der Ausschlag auf der Haut blieb entweder aus oder erschöpfte sich in der Bildung vereinzelter blasser und bald wieder schwindender Fleckchen. Solche Fälle werden bei geringerer Aufmerksamkeit leicht übersehen oder verkannt, können aber die Ansteckungsquelle für typisch verlaufende Masern abgeben; und so erklären sich wahrscheinlich in ganz natürlicher Weise die Beobachtungen über angebliche Übertragung durch tote Gegenstände oder durch gesunde Mittelspersonen und von vermeintlicher Verlängerung der Inkubation auf das Doppelte des sonst üblichen Intervalls.

Auch das Fieber variiert bedeutend in bezug auf Höhe und Dauer. Eine geringe Temperatursteigerung fehlt wohl nur in den allerseltensten Fällen; es kann aber manchmal bei einer kurz dauernden Steigerung um circa einen Grad sein Bewenden haben. Häufiger beobachtet man während des Ausbruches und auf der Höhe der Krankheit Temperaturen um 39^0 herum; sie können aber auch auf 40^0 und etwas darüber ansteigen, ohne daß dadurch die Prognose irgendwie getrübt wird. Sehr hohe Temperaturen dagegen — bis 41^0 und darüber — scheinen nur bei den seltenen hypertoxischen Fällen vorzukommen. Ein charakteristischer Typus des Masernfiebers ist nicht festzustellen. Meistens ist aber die Abendtemperatur bedeutend höher als die Morgentemperatur und der Abfall vollzieht sich in den unkomplizierten Fällen ziemlich rasch.

Schwerere nervöse Erscheinungen fehlen meistens selbst bei starker Ausbildung des Ausschlages. Namentlich sind einleitendes Erbrechen und Konvulsionen recht selten; dagegen wird öfters unmittelbar vor dem Ausbruche über Kopfschmerzen geklagt. Auch ein gewisser Grad von Somnolenz ist auf der Höhe der Krankheit ziemlich häufig. Manchmal sind die Kinder zwar bei vollem Bewußtsein und sitzen tagsüber aufrecht im Bett, lassen aber stunden- und selbst tagelang ein leises Wimmern vernehmen, ohne daß eine Äußerung über eine schmerzhafte Ursache desselben zu erzielen oder eine solche objektiv — z. B. im Ohre — nachzuweisen wäre.

Ein leichtes Juckgefühl während der Blüte und während des Abblassens des Ausschlages ist sehr häufig und wird auch von vielen Beobachtern erwähnt. Bei einigen von mir beobachteten Fällen erreichte es jedoch eine solche Höhe, daß es die Patienten in argem Maße quälte und die anderen peinigenden Symptome, die ja bei einem intensiven Masernausbruch keineswegs gering sind, ganz in den Hintergrund drängte. Es begann auf dem Höhestadium der Florition und dauerte 12 bis selbst 48 Stunden in gleicher Höhe fort. Auf der Haut war außer dem immer heftigen, intensiv gefärbten und ziemlich stark papulösen Exanthem nichts zu finden, namentlich waren keine Quaddeln, wohl aber Kratzeffekte sichtbar. Vielleicht spielt eine familiäre Disposition dabei eine Rolle. Einmal hatten alle drei Schwestern, die in zwei Serien erkrankten, darunter zu leiden; ein andermal litten beide Knaben sehr heftig, während die ebenfalls masernkranke Schwester nichts davon verspürte.

Erscheinungen von seiten des Kehlkopfes und der Bronchien werden kaum jemals vermißt. Die Stimme klingt heiser, auch besteht starker Hustenreiz. Der Husten hat öfters einen laryngealen Charakter; bei kleinen Kindern entsteht manchmal schon vor dem Ausbruche des Exanthems oder auf der Höhe desselben das typische Bild des Pseudokrupps, mit dem wir uns nächstens eingehender befassen werden. Diesen Erscheinungen liegt eine echte morbillöse Affektion der Kehlkopf- und Trachealschleimhaut zugrunde, die Gerhardt mit dem Kehlkopfspiegel als deutliches Fleckenexanthem wahrnehmen konnte. Auch die größeren Bronchien können sich — selbst ohne die später zu besprechende Sekundärinfektion mit Grippe — an der durch das Maserngift direkt hervorgerufenen Schleimhautentzündung beteiligen. Man hört dann großblasiges Schnurren und Rasseln, das mit dem Abblassen des Exanthems wieder schwindet oder dieses — wie die Heiserkeit — noch um einige Tage überdauert.

In einer geringeren Zahl von Fällen beobachtet man auch gastrointestinale Erscheinungen auf der Höhe des Ausschlages, die nicht als eine zufällige Komplikation, sondern ebenfalls als eine direkte Wirkung der Maserninfektion angesehen werden müssen. Dafür spricht das zeitliche Gebundensein an den floriden Ausschlag und das rasche Verschwinden nach dem Abblassen desselben. Meistens sind es wäßrige Durchfälle, manchmal mit Beimischung von blutigem Schleim, die durch zwei bis drei Tage anhalten; seltener ist auch Erbrechen vorhanden, aber nicht als initiales Symptom wie beim Scharlach, sondern ebenfalls als eine Begleiterscheinung des floriden Exanthems und wahrscheinlich auch, wie die Durchfälle, durch eine Lokalisation desselben auf der Schleimhaut des Magens und des Darmkanals bedingt.

Noch seltener als diese gleichzeitig mit dem Ausschlag auftretenden Wirkungen des Maserngiftes sind die Nachkrankheiten, die, ähnlich wie beim Scharlach, in der zweiten Woche oder auch etwas später, in der Niere, in den Gelenken und im Endokardium auftreten können. Ich selbst sah zweimal in einer und derselben Epidemie eine **Nephritis** nach zweifellosen Masern und bei sicherem Ausschluß eines komplizierenden Scharlachs, und beide Male gesellte sich auch eine rasch vorübergehende Gelenksentzündung hinzu.

Ein dreijähriges Töchterchen eines Kollegen erkrankte nach ziemlich heftigen Prodromen mit laryngealem Husten, häufigem Niesen und starker Lichtscheu an deutlich ausgeprägten Masern, die nach sechstägiger Dauer des Fiebers unter mäßigem Katarrh der Luftwege regelmäßig verliefen. Am zwölften Tage nach Beginn der Krankheit klagte das Kind über heftige Schmerzen in der rechten Hüfte, die bei dem Versuche, den Schenkel im Gelenke zu rotieren, noch bedeutend zunahmen. Zugleich wieder mäßiges Fieber, der bis dahin lebhafte Appetit schwand vollständig, das Kind war auffallend bleich und hatte deutlich geschwollene Unterlider. Der

Harn enthielt enorme Mengen von Eiweiß, massenhaftes Nierenepithel und viele rote Blutkörperchen. Im Laufe der nächsten Tage verbreitete sich das Ödem auf das ganze Gesicht, die Handrücken und die Umgebung der Knöcheln. Die Harnmenge sank auf 200—250 Gramm pro Tag. Unter dem Gebrauch von Kali acet. sol. schwand die Affektion nach vierzehntägigem Bestand. Die Schmerzen im Hüftgelenk waren schon nach wenigen Tagen vorüber. Zwei Wochen nach dem Beginn der Masern trat derselbe Ausschlag mit denselben katarrhalischen Begleiterscheinungen bei der zweijährigen Schwester auf und verlief in der gewöhnlichen Weise. Das dritte einjährige Kind blieb verschont.

Zwei Monate später erkrankte in einer anderen Familie ein siebenjähriger Knabe, der die Schule besuchte, an Masern mit reichlichem, lebhaft rotem Exanthem, hohem Fieber und heftigem Katarrh. Genau 14 Tage später bekam die vierjährige Schwester, ein schwächliches rothaariges Kind mit auffallend weißem Teint, ebenfalls die Masern, nachdem durch drei Tage Fieber und starker Nasen- und Bindehautkatarrh vorhergegangen waren. Auch hier war ein großfleckiges, lebhaft gefärbtes Exanthem über den ganzen Körper verbreitet, das sich von den eingestreuten weißen Hautpartien sehr lebhaft abhob. Am sechsten Tage Abblassen des Ausschlages, völlige Entfieberung, mäßiger Bronchialkatarrh. Fünf Tage später schwellen unter mäßigem Fieber (38,5 im Rektum) beide Kniegelenke an mit deutlicher Fluktuation und Emporheben der Patella. Gleichzeitig bekam der Harn eine schmutzigbraune Färbung und mäßigen Eiweißgehalt; unter dem Mikroskop zahlreiche rote Blutkörperchen und vereinzelte Epithelzylinder. Harnmenge ca. 150 Gramm. In den nächsten Tagen deutliches Ödem der ganzen Haut, besonders im Gesicht; mehrmaliges Erbrechen; Apathie. Sie bekam täglich ein heißes Bad mit darauffolgender Einpackung. Erst nach einer Woche stieg die Harnmenge auf 300 Gramm, das Erbrechen hörte auf, der Eiweißgehalt verminderte sich allmählich und schwand nach vierwöchentlicher Dauer der Nierenerscheinungen. Keinerlei Abschuppung. Noch wäre zu bemerken, daß die Gelenksaffektion in beiden Fällen ohne Salizylbehandlung verschwand, die damals (1872) noch nicht bekannt war. Es erfolgte auch kein Rezidiv der Polyarthritis.

In beiden Fällen handelte es sich also ganz sicher um Masern und konnte eine Komplikation mit Scharlach mit Bestimmtheit ausgeschlossen werden. Auch andere Beobachter haben in vereinzelten Fällen Nephritis und Gelenksentzündung als vorübergehende Nachkrankheiten bei zweifellosen Masern beschrieben, und auch von Endokarditis nach Masern ist öfters die Rede. Ich selbst habe zwar ihre Entwicklung nach Masern nicht beobachtet, doch wurde einige Male bei bestehendem Klappenfehler angegeben, daß dieser sich nach einem Masernausschlag herausgebildet habe.

Während es sich bei diesen durch den Masernprozeß selbst hervorgerufenen Nachkrankheiten doch eigentlich nur um klinische Raritäten handelt, die die im allgemeinen günstige Prognose der unkomplizierten Krankheit nicht wesentlich alterieren, sind die durch Superinfektion mit anderen Krankheitserregern herbeigeführten Komplikationen nicht nur ungemein häufig, sondern auch mit bedeutenden Gefahren für das Leben oder die spätere Gesundheit der von ihnen Befallenen verbunden. Nur durch sie verwandelt sich die an sich meistens ziemlich harmlose Affektion in eine der gefährlichsten Kinderkrankheiten und erwirbt sich einen beträchtlichen Anteil an der Mortalität des frühen Kindesalters.

In erster Linie stehen hier B r o n c h i t i s und B r o n c h o p n e u m o n i e. Bei dieser gefürchteten Komplikation läge es eigentlich nahe, daran zu denken, daß das Maserngift selbst, das fast ausnahmslos neben dem Hautausschlag auch krankhafte Erscheinungen im Respirationstrakt hervorruft, auch die

Fähigkeit besitze, die schweren und hartnäckigen Entzündungen in den Bronchien und in der Lunge herbeizuführen. Dem steht aber die Tatsache entgegen, daß diese Komplikationen fast immer ausbleiben, wenn die Kinder ihre Masern entweder allein oder mit ihren Geschwistern in einer geräumigen, gesunden und gut ventilierten Wohnung durchmachen, während sie in einer engen, unsauberen und überfüllten Proletarierwohnung, namentlich in der kalten Jahreszeit, wo die Lüftung der Krankenzimmer fast immer arg vernachlässigt wird, ungemein häufig auftreten und zahlreiche Opfer fordern. Nicht viel weniger gefährdet sind aber manchmal die Insassen der überfüllten Masernzimmer in den Kinderspitälern, wo mitunter ganz horrende Mortalitätsziffern (bis zu 62 Prozent) gemeldet worden sind. Aber auch die guten Erfolge jener Maßregeln, welche dahin gerichtet sind, eine nachträgliche Ansteckung der Masernkranken mit infektiösem Katarrh zu verhindern, sprechen mit großer Deutlichkeit dafür, daß nicht das Maserngift als solches die gefürchteten Bronchitiden und Lungenentzündungen hervorbringt, weil man nicht verstehen könnte, wie dies dadurch verhindert werden soll, daß man zwischen den Betten der Kinder Scheidewände anbringt, die zwar ganz gut eine „Tröpfcheninfektion" durch die hustenden Kranken hintanhalten, aber unmöglich die Wirkung des Maserngiftes in dem von ihm ergriffenen Organismus beeinflussen können. Die Sache steht also offenbar so, daß die Masernkrankheit durch die von ihr hervorgerufenen Veränderungen in der Respirationsschleimhaut besonders günstige Bedingungen für die Aufnahme und die Entwicklung der die katarrhalische Infektion vermittelnden Bakterien schaffen kann; daß aber diese besondere Disposition für die Grippeinfektion ohne Folgen abläuft, wenn keine Gelegenheit zu einer solchen gegeben ist. Ist diese aber durch besondere Umstände in reichem Maße vorhanden, wenn also z. B. in einer Proletarierwohnung oder in einem überfüllten Spitalzimmer alle oder die meisten schon vorhandenen Masernkranken auch zugleich mit Grippe infiziert sind, dann wird auch das neu erkrankte Kind oder der neue Ankömmling dieser Superinfektion nicht entgehen können, wenn dies nicht durch besondere, gegen sie direkt gerichtete Maßregeln verhindert wird.

Durch die sich immer mehr befestigende Erkenntnis über die wahren Ursachen dieser so stark verbreiteten und mit Recht gefürchteten Komplikationen der Masern wird auch die früher dominierende Lehrmeinung über die ätiologische Bedeutung der Erkältung für dieselben immer mehr zurückgedrängt und wird hoffentlich zum Wohle der Kranken endlich ganz verschwinden. Wenn es wahr wäre, daß die schwere Bronchitis und die Masernpneumonie durch das Öffnen eines Fensters oder durch ungewärmte Wäsche oder durch zu leichte Bekleidung der Kranken oder durch einen Luftzug oder irgend eine andere Erkältungsgelegenheit entstehen, dann müßten die Kinder, die nach alter Sitte während der ganzen Krankheit in warmen Betten unter schweren Federpolstern in Schweiß und Dunst gebadet sind, die man nicht wäscht und vor jedem Zuströmen frischer Luft sorgfältig behütet, von diesen Nachkrankheiten verschont bleiben. Die Erfahrung lehrt aber, daß dieses verkehrte Regime fast mit Sicherheit das herbeiführt, was es verhindern soll; während die Kinder, die ihre Masern in großen, luftigen,

regelmäßig ventilierten Zimmern bei leichter Bedeckung und häufigem Wäsche-
wechsel durchmachen, fast immer verschont bleiben. Hier sehen wir wieder
deutlich, daß die Beseitigung einer falschen Theorie und ihr Ersatz durch
eine richtige Erkenntnis nicht nur unserem kausalen Bedürfnis entgegen-
kommt, sondern auch tief in unser praktisches Handeln eingreifen kann.

Durch die sekundäre Grippeinfektion können alle jene Folgen herbeigeführt werden, die auch ohne vorbereitende Masernerkrankung zustande
kommen und die in der nächsten Vorlesung ausführlicher besprochen werden
sollen. Bei ganz jungen Kindern entwickeln sich manchmal auch nach dem
Abblassen des Exanthems schwere und beängstigende Erscheinungen des
Pseudokrupps; noch häufiger ist aber in diesem Alter die Ausbildung einer
kapillären Bronchitis mit ihren das Leben schwer bedrohenden Symptomen;
oder es etablieren sich bronchopneumonische Herde in einem oder mehreren
Lungenlappen, die bei schleppendem Verlauf endlich konfluieren und aus-
gebreitete Dämpfungsbezirke mit lautem Bronchialatmen hervorrufen können.
Viel seltener sind krupöse Pneumonien im unmittelbaren Anschluß an
Masern, die sich rasch über einen oder mehrere Lungenlappen ausbreiten.
Ihr Verlauf und ihre Heilungstendenz ist aber auch hier besser als bei der
Katarrhalpneumonie, die sich selbst in günstigen Fällen über viele Wochen
hinzieht, aber oft durch langdauerndes Fieber und nahezu völlige Nahrungs-
verweigerung zu einem tödlich endenden Erschöpfungszustande führt.

Einmal sah ich bei einem sechsjährigen Mädchen auf der Höhe der Masern
die gleichzeitige rapide Entwicklung einer ausgebreiteten Pneumonie und einer akuten
Peritonitis mit Erbrechen, Durchfall, großer Schmerzhaftigkeit des stark ausgedehnten
Abdomen und Dämpfung in den abhängigen Partien. Anfänglicher Kollaps, dann
nur mäßiges Fieber. Die peritonitischen Erscheinungen waren nach drei Tagen bedeutend gebessert und nach sechs Tagen geschwunden. Die Lungenverdichtung mit
Schenkelton und ausgebreitetem Bronchialatmen verbreitete sich binnen vierzehn
Tagen über die ganze linke Lunge und den rechten Unterlappen und ging dann
langsam, aber vollständig zurück. Erst am Ende der vierten Woche war der Befund
wieder normal und die Genesung eine vollständige.

Sehr verhängnisvoll ist auch die Beziehung zwischen Masern und
Tuberkulose. Durch sie ist der Masernkranke in zweifacher Weise gefährdet.
Ist er nämlich bei der Maserninfektion im Besitze eines latenten Tuberkel-
herdes, z. B. in einer verkästen Bronchialdrüse, dann kann dieser durch die
akute Erkrankung aktiv werden, er kann in einen Bronchus durchbrechen und
eine tuberkulöse Infiltration in dem dazu gehörigen Anteil der Lunge herbeiführen; es kann aber auch der bis dahin tuberkelfreie Organismus erst jetzt
infiziert werden, indem durch die spezifisch morbillöse Affektion der Luftwege vielleicht bequemere Eingangspforten für die Tuberkelbazillen geschaffen werden. Möglicherweise bestehen aber auch chemische Beziehungen
zwischen den Toxinen des Masernerregers und den Endotoxinen der Tuberkelbazillen, weil ja die von Pirquet gefundene Tatsache, daß eine nachgewiesene Überempfindlichkeit für Tuberkulin während der Blüte der Masern
verschwindet und erst nach dem Abblassen derselben wieder zum Vorschein
kommt, ziemlich deutlich auf eine solche Beziehung hinweist. Wie immer
man aber darüber denken mag, so steht doch die Tatsache fest, daß im
Anschluß an die Masern sehr häufig skrofulöse und tuberkulöse Symptome

zur Entwicklung gelangen und daß viele Todesfälle infolge von Miliartuberkulose auf das Schuldkonto einer vorausgegangenen Masernerkrankung
gesetzt werden müssen.

Ziemlich häufig ist auch eine andere, viel unschuldigere Superinfektion,
nämlich die Stomatitis aphthosa. Ich habe nicht nur ein isoliertes Auftreten dieser Komplikation beobachtet, sondern auch einige Male gesehen,
daß Geschwister, die gleichzeitig oder nacheinander an Masern erkrankten,
auch alle von stark ausgeprägten Aphten ergriffen wurden, und zwar entweder während oder am Ende des Floritionsstadiums. In diesem Falle
alterieren sie die Temperaturkurve, indem entweder der Fieberabfall verzögert
wird oder die Temperatur neuerdings für einige Tage in die Höhe geht. Auch
hier fehlen niemals die Drüsenschwellungen im Kieferwinkel und unter dem
Kinn und sind oft ziemlich bedeutend und schmerzhaft.

Im Gegensatze zu dieser zwar recht quälenden, aber im Grunde doch
harmlosen Komplikation gehört die Superinfektion mit Diphtherie zu den
allergefährlichsten Ereignissen. Daß durch den Masernprozeß eine besondere Disposition für die Infektion mit Diphtherie geschaffen wird, kann
angesichts der Häufigkeit dieser Komplikation kaum zweifelhaft sein. Natürlich muß die Gelegenheit zur Aufnahme des Diphtheriegiftes gegeben sein.
Wenn sie aber vorhanden ist, dann scheint es, daß der Masernkranke ihm
einen viel geringeren Widerstand entgegensetzt als der Gesunde; und außerdem findet das Diphtheriegift hier offenbar einen besonders günstigen
Boden für seine krankmachende Wirkung, namentlich in bezug auf die
rasche und reichliche Bildung von Membranen im Kehlkopf und im ganzen
Bronchialbaum. Die Rachenaffektion kann dabei entweder fehlen oder sie
bleibt doch mehr im Hintergrunde gegenüber der Larynxdiphtherie, die mit
unheimlicher Schnelligkeit auf die Trachea und die Bronchien weiterschreitet. Deshalb gehört der „Masernkrupp" zu den allerbedenklichsten
Komplikationen und er hat auch durch die Serumtherapie nichts von seinem
Schrecken verloren, weil auch ihre wärmsten Bewunderer zugeben müssen,
daß es ihr nicht gelungen ist, die enorm hohe Mortalitätsziffer dieser gefährlichen Affektion in erkennbarer Weise herabzumindern.

Das Überstehen der Masern gewährt eine ziemlich bedeutende, aber
keineswegs eine absolute Immunität gegen eine neuerliche Erkrankung.
Sie gibt sich deutlich dadurch zu erkennen, daß die meisten Menschen trotz
der so stark verbreiteten Gelegenheit zur Infektion doch nur einmal in ihrem
Leben erkranken. Werden Erwachsene von den Masern befallen, dann sind
es meistens solche, die durch einen Zufall bis dahin noch keine Gelegenheit
hatten, angesteckt zu werden. Doch kommen hier häufiger als bei
anderen akuten Exanthemen zweimalige Erkrankungen, selbst nach erstaun-
lich kurzen Intervallen vor, wie in dem folgenden Falle, wo zwei ganz zweifellose Masernerkrankungen bei demselben Individuum nur durch neun
Wochen voneinander getrennt waren.

In einer Familie erkrankte zur Zeit einer starken Masernepidemie von drei
Kindern der mittlere Knabe am 29. Jänner nach prodromalem Schnupfen, Bindehautkatarrh und typischem Fleckenenanthem an der Gaumenschleimhaut an einem lebhaft geröteten, großfleckigen, etwas erhabenen Hautexanthem, das sich vom Gesicht

auf den ganzen Körper verbreitete und am sechsten Tage wieder verschwunden war. Fieber bis 39,6. Die anderen Geschwister blieben diesmal verschont. Am Abend des 3. März, also nachdem der Knabe fast einen Monat wieder gesund war, kam eine Verwandte zu Besuch, die mit starkem Schnupfen und Husten behaftet war und schon am nächsten Tage an schweren Masern erkrankte. Da sie dabei mit den Kindern längere Zeit verkehrt hatte, liegt es um so näher, die am 19. März bei dem älteren Knaben ausbrechenden Masern auf diese Quelle zurückzuführen, als nahezu gleichzeitig mit ihm auch die Kinder der Besucherin die Masern bekamen. Die Krankheit verlief hier heftiger als bei dem Bruder, das Fieber stieg während der Blüte des Exanthems auf 40,2; doch war auch hier der Verlauf im übrigen normal. Zu meiner großen Überraschung zeigten sich aber dreizehn Tage später bei dem zuerst erkrankten Knaben wieder Schnupfen, Husten, Fieber und dunkelrote Flecke am Gaumen und ich war genötigt, den erstaunten Eltern eine abermalige Masernerkrankung anzukündigen, die sich in der Tat am nächsten Tage in optima forma einstellte. Diesmal war auch hier das Fieber sehr stark (an zwei Abenden 40,2 und 40,4); auch waren die katarrhalischen Erscheinungen bedeutender und erstreckten sich auf die großen Bronchien. Doch verlief auch jetzt die Krankheit ohne Folgen, ebenso wie bei der um zwei Tage später erkrankten Schwester.

Während ich öfters zweimalige und einmal in eigener Beobachtung im Verlauf von sechs Jahren bei demselben Kinde dreimalige Erkrankung gesehen habe, kann ich über die von mehreren Beobachtern geschilderten Rezidiven nach vor kurzem abgeheilten Masern aus eigener Erfahrung nicht berichten. Doch sind die Schilderungen der Autoren so unzweideutig und so übereinstimmend, daß an dem Vorkommen dieser merkwürdigen Erscheinung nicht gezweifelt werden kann. Hier handelt es sich nicht um eine neuerliche Infektion, sondern um eine Wiederholung der für Masern charakteristischen Symptome nach wenigen Tagen, die wir vorläufig weder mit der Immunisierung der Gewebe, die wir als die Ursache der Genesung angesehen haben, noch mit dem raschen Absterben der Krankheitserreger in Übereinstimmung bringen können, das wir aus dem raschen Schwinden der Infektiosität bei den Masern erschlossen haben. Diese Rezidiven bieten daher vorläufig noch ein völlig ungelöstes Rätsel.

Wir wenden uns nun zu der Besprechung der Prophylaxe und Therapie der Masern.

Wir haben gesehen, daß die Masern zwar bei früher gesunden Kindern und unter günstigen äußeren Verhältnissen fast immer einen raschen und guten Ausgang nehmen, aber wir haben auch auf die großen Gefahren der Superinfektionen hinweisen müssen, die jahraus jahrein zahlreiche Opfer an Menschenleben fordern und noch häufiger die Grundlage für langes und unheilbares Siechtum schaffen. Da wir überdies jetzt wissen, daß eine, früher ungeahnte Zahl von scheinbar gesunden Kindern latente Tuberkelherde besitzt, die durch die Masernkrankheit aus ihrem Schlummer geweckt werden können, und da außerdem eine nur zu große Zahl aller Kinder namentlich in Fabriks- und Großstädten in ungünstigen Verhältnissen lebt, so wäre es durchaus verfehlt zu sagen: Da niemand den Masern entgehen kann, sei auch keine besondere Vorsicht in bezug auf Ansteckung und Weiterverbreitung der Krankheit vonnöten. Ein solcher Fatalismus könnte bei der bedeutenden Gefährdung aller skrofulösen, tuberkulösen und rachitischen Kinder — bei den letzteren wegen des gefährlichen Verlaufes der Bronchitis —

um so weniger gebilligt werden, als uns die unbestrittene Tatsache, daß die Masern hauptsächlich durch die Schulen verbreitet werden, einen deutlichen Fingerzeig gibt, wo wir die Hebel ansetzen müssen, um der Verbreitung dieser nur für eine kleine Zahl von Privilegierten relativ ungefährlichen Krankheit entgegenzuwirken. Vor allem muß also die Anzeigepflicht, wo sie für die Masern noch nicht besteht, auch für diese Krankheit eingeführt werden; und dann müßte man sich entschließen, jede Klasse, in der auch nur ein einziger Masernfall konstatiert wurde, eine Woche später für 10—12 Tage zu schließen. Denn da wir mit ziemlicher Bestimmtheit sagen können, daß in den ersten Tagen der Inkubation noch keine Ansteckung möglich ist, da man aber bestimmt weiß, daß Kinder, die nach 18 Tagen noch keine Zeichen der Erkrankung darbieten, auch weiterhin aus dieser Quelle nicht mehr erkranken werden, so könnten alle Kinder, die nach dieser Zeit vom Hausarzt oder vom Schularzt für unverdächtig erklärt werden, auch ohne weiteres in die wiedereröffnete Klasse zugelassen werden. Außerdem müßten natürlich auch die Geschwister masernkranker Kinder bis zum 18. Tage vom Beginne der Erkrankung von der Schule fernbleiben und ebenfalls erst nach genauer Untersuchung wieder aufgenommen werden; aber nicht deshalb, weil sie, ohne selbst krank zu sein, die Krankheitskeime in die Schule verschleppen könnten — was wir ja ziemlich sicher ausschließen können — sondern weil sie selbst infiziert sein und im Prodromalstadium ihre Mitschüler anstecken können. Auf diese Weise können zahlreiche Erkrankungen verhindert werden, die ohne diese Maßregeln sicher erfolgen würden.

Wo es die Wohnungsverhältnisse gestatten, sollen auch im Hause die gesunden Kinder von den kranken abgesondert werden und zwar sollen wenn möglich auch die noch gesunden Kinder nicht direkt miteinander verkehren, weil man nie im vorhinein sagen kann, ob nicht eines oder das andere bereits angesteckt ist, und es daher nicht ausgeschlossen ist, daß das eine infizierte Kind erst nach zehn Tagen die noch nicht infizierten ansteckt. So kann es nämlich geschehen und ist mir auch einige Male vorgekommen, daß die Kinder nicht in zwei, sondern in drei oder vier Serien erkranken, wodurch die Inachterklärung der Familie und alle damit verbundenen Unannehmlichkeiten über Gebühr hinausgezogen wurden. Dabei ist der Zwischenverkehr der Erwachsenen zwischen gesunden und kranken Kindern selbstverständlich zu gestatten. Können aber die Kinder in der ersten Zeit nicht einzeln isoliert werden, dann ist es allerdings besser, sonst gesunde und daher durch eine allfällige Masernerkrankung wenig gefährdete Kinder überhaupt nicht abzusondern und die Ereignisse ihren Lauf nehmen zu lassen.

Unkomplizierte Masern verlangen keinerlei therapeutische Eingriffe; namentlich wird eine antipyretische Behandlung nur in den seltensten Fällen notwendig sein. Das, was allenfalls zur Stillung des Hustenreizes geschehen kann, soll in der nächsten Vorlesung besprochen werden. Wegen der Lichtscheu soll das Bett so gestellt werden, daß die Augen vom Fenster oder einer anderen zu hellen Lichtquelle abgekehrt sind; dagegen ist eine völlige Verdunkelung des Zimmers oder ein Verhängen des Bettes überflüssig und auch aus dem Grunde nicht ratsam, weil alles vermieden werden soll, was ein Stagnieren der Luft um den Kranken herbeiführen würde. Noch einmal soll daran erinnert werden, daß die gefährlichen Komplikationen und das früher so sehr gefürchtete „Zurücktreten" des Ausschlags nicht durch Erkältung und durch den freien Zutritt frischer Luft zustande kommen, sondern durch sekundäre Infektionen, die in hermetisch gegen den Luftwechsel verschlossenen Krankenzimmern ohne Zweifel leichter erfolgen, als in einem gut gelüfteten Raume, und daß das gefürchtete Zurücktreten des Ausschlags, z. B. bei einer kapillären Bronchitis, nicht als die Ursache, sondern als die Folge dieser gefährlichen Komplikation anzusehen ist. Auch hier soll man den noch nicht ganz beseitigten schädlichen Vorurteilen der Laien durch Belehrung und, wenn nötig, durch energisches Eingreifen, eigenhändiges Öffnen der Fenster und Beseitigung überflüssiger und lästiger Hüllen und Bedeckungen entgegentreten.

Gegen das Jucken, das übrigens bald vorübergeht, genügt Einfetten der Haut mit Vaselin und darauffolgendes Pudern. Eine hinzutretende Stomatitis wird in der früher besprochenen Weise behandelt. Es ist aber immerhin ratsam, in jedem Falle prophylaktische Spülungen mit Kali hypermanganicum oder dergleichen anzuordnen.

Sind die katarrhalischen Erscheinungen geschwunden, dann kann das Bett und einige Tage später auch das Zimmer verlassen werden. Vielfach werden die Rekonvaleszenten überflüssigerweise solange interniert, bis sie einige Male gebadet haben, indem man die für den Scharlach giltigen Normen schematisch auf die Masern überträgt. Ebensowenig gerechtfertigt ist es aber hier, erst noch die Abschuppung abzuwarten, von der gewöhnlich nicht viel zu sehen ist. Auch eine Desinfektion der Krankenzimmer und der Effekten der Rekonvaleszenten ist aus den angegebenen Gründen vollkommen überflüssig.

Wir wollen nun auch die **Röteln** oder **Rubeolen** einer kurzen Besprechung unterziehen. Es ist dies eine selbständige Ausschlagskrankheit, die meistens den Masern, viel seltener dem Scharlach ähnelt, sich aber dadurch als besondere Krankheit charakterisiert, daß sie in eigenen Epidemien auftritt, deren Einzelfälle sich, bis auf seltene Ausnahmen, durch die Geringfügigkeit des Fiebers und der Begleiterscheinungen auszeichnen. Dazu kommt in der Mehrzahl der Fälle als charakteristisches Merkmal eine deutliche und manchmal auch etwas schmerzhafte Anschwellung zahlreicher Lymphdrüsen am Nacken und besonders hinter den Ohren, die in einem auffallenden Gegensatze steht zu der Geringfügigkeit der Erscheinungen im Quellgebiete dieser Drüsen. Die Rötelepidemien sind überdies ganz unabhängig von der epidemischen Ausbreitung der Masern und des Scharlachs, so daß ich z. B. in den ersten 15 Jahren meiner ärztlichen Tätigkeit in der Praxis und in der Ambulanz keinen einzigen Fall zu sehen bekam; und auch die anderen Wiener Ärzte scheinen damals in einer ähnlichen Lage gewesen zu sein. Dann erlebten wir aber 1881—82 und auch in den späteren Jahren sehr ausgiebige Epidemien, die uns reichliche Gelegenheit verschafften, die Krankheit genau kennen zu lernen.

Der Ausschlag ist in den meisten Fällen masernähnlich, die Effloreszenzen sind aber meistens flacher als die Masernflecken und manchmal überhaupt nicht über das Hautniveau erhaben. Die rosaroten Fleckchen bleiben auch manchmal isoliert, meistens fließen sie aber zusammen und bilden eine marmorierte Röte, besonders auf den Wangen und an der Streckseite der Oberarme und Oberschenkel. Im Gesicht kommt manchmal auch noch eine diffuse flammige Röte hinzu, von der sich der Ausschlag noch gesondert abhebt. Selten ist das völlig ausgebildete Exanthem an manchen Stellen scharlachähnlich. Kann man aber seine Entwicklung verfolgen, dann überzeugt man sich, daß es auch in diesem Falle ein fleckiges Stadium durchläuft, und dann sieht man auch noch an einzelnen Stellen die charakteristische marmorierte Anordnung. Nimmt man noch hinzu, daß fast immer Rötung der Konjunktiva, Brennen der Augen, Niesreiz und manchmal auch ein wenig Hustenreiz vorhanden ist, und daß man im Rachen niemals eine diffuse Scharlachröte, sondern nur manchmal eine fleckige Röte am Gaumen wahrnimmt, so besteht wohl nur selten eine Schwierigkeit, den Scharlach auszuschließen, während allerdings in einem Einzelfalle die Unterscheidung von besonders leichten Masern nicht immer ohne weiteres gegeben ist. Bei einer epidemischen Verbreitung der Röteln sind aber etwaige Zweifel leicht zu beheben.

Der Rötelausschlag dauert meistens einige Tage; manchmal ist aber die marmorierte Röte an den Oberarmen noch am Ende der Woche sichtbar oder sie tritt durch die Entblößung bei kühler Zimmertemperatur wieder hervor. Niemals aber, auch nicht bei den scharlachähnlichen Röteln, ist eine Abschuppung wahrzunehmen.

Die Temperatur steigt bei den Röteln nur selten über 38°, doch fehlt das ganz geringe Fieber nur in wenigen Fällen. Einige Male sah ich aber auch bei zweifellosen Röteln eine rasch vorübergehende Steigerung bis auf 39,5, und auch andere Beobachter haben über solche Ausnahmefälle berichtet.

In der Epidemie von 1897 sah ich zweimal (bei einer erwachsenen Frau und einem siebenjährigen Mädchen) neben einem charakteristischen Rötelausschlag mit katarrhalischen Erscheinungen eine schmerzhafte Anschwellung der Hand- und Fingergelenke, die nach wenigen Tagen schwand und sich später nicht wiederholte. Daß es sich dabei wirklich um Röteln handelte, war in beiden Fällen durch das Auftreten des charakteristischen Ausschlages bei anderen Familiengliedern erwiesen.

Die Kontagiosität der Krankheit scheint eine ziemlich bedeutende zu sein und auch Erwachsene werden recht häufig ergriffen. Einmal erschien in einer Abendgesellschaft, bei der ich anwesend war, einer der Gäste mit einem stark geröteten Ausschlag im Gesicht, der allen Anwesenden auffiel und von mir sofort als Rubeola erkannt wurde. Sein Befinden war gar nicht gestört und er wußte nichts von seiner Krankheit. Nach 16—18 Tagen erkrankte der größere Teil der damals Anwesenden an demselben Ausschlag und von den Erwachsenen wurden dann wieder die Kinder mit Röteln angesteckt. Die Inkubation ist immer etwas länger als bei den Masern und kann sogar bis auf 20 Tage ausgedehnt sein.

In den letzten Jahren wurden von verschiedenen Beobachtern Epidemien beschrieben, die weder mit Scharlach oder Masern, noch mit Röteln identisch sein sollen und daher mit besonderen Namen („Vierte Krankheit",

Erythema infectiosum, Megalerythema epidemicum, Rubella usw.) belegt wurden. Ich selbst habe bisher nichts gesehen, was nicht in den Rahmen der drei bekannten Exantheme eingereiht werden könnte, und ich kann mich daher weder für noch gegen die Aufstellung neuer Krankheitstypen aussprechen. Die Frage hat aber wenig praktische Bedeutung, weil die Beobachter darüber einig sind, daß ihre neuen Exantheme ebenso harmlos verlaufen wie die Röteln. Es ist also jedenfalls wichtiger, im Einzelfalle Scharlach und Masern mit Bestimmtheit auszuschließen, als die Röteln von einer vierten oder fünften Krankheit zu unterscheiden.

Von einer Behandlung der gutartigen und fast immer leicht verlaufenden Krankheit kann nicht gut die Rede sein. Meistens entschließt man sich nicht einmal, die Kranken zu Bette zu bringen, und sie erledigen ihren Ausschlag ambulant, ohne dadurch irgend einen Schaden zu erleiden.

Die Grippe und ihre Folgen.

Pandemische Influenza und endemische Grippe. Die Rolle der Erkältung. Unzweckmäßige Abhärtung. Schnupfen. Otitis media. Pseudokrupp. Bronchialkatarrh und
Bronchitis. Asthma bronchiale. Tussis nervosa. Verhütung der Grippeinfektion.
Rationelle Abhärtung. Adenoidenoperation. Behandlung der falschen Bräune. Narkotische, expektorierende und exzitierende Mittel. Sonstige Therapien.

Eine ganze Gruppe von Krankheiten, von denen die Kinder besonders
häufig und in besonderer Intensität befallen werden, läßt sich auf eine und dieselbe Ursache zurückführen, nämlich auf einen infektiösen Katarrh, der sich zunächst in der Nase oder im Kehlkopfe festsetzt, sich aber von hier sehr häufig auf
die tieferen Luftwege und manchmal durch die Tuben auf das Gehörorgan
ausbreitet.   So entsteht eine ganze Reihe scheinbar selbständiger Krankheitsbilder: der akute und chronische Schnupfen und die adenoiden Vegetationen; die Laryngitis catarrhalis, der Pseudokrupp, der Bronchialkatarrh,
das Asthma bronchiale, die Bronchitis capillaris und die Bronchopneumonie;
und endlich die Otitis media und die Entzündung des Warzenfortsatzes.
In der hausärztlichen Praxis und gelegentlich auch in der eigenen Familie
kann man aber leicht dem Ursprung dieser mannigfachen Affektionen nachgehen, und dann erlangt man die Überzeugung, daß man es trotz der Vielgestaltigkeit der Erscheinungen doch im Grunde genommen mit einer pathogenetischen Einheit zu tun hat, die man auch passend als **Grippe** bezeichnen
kann.

Die Einreihung dieser Krankheitsformen unter die ansteckenden
Krankheiten ist noch ziemlich neu und noch immer nicht ganz unbestritten.
Es ist ja noch gar nicht lange her, daß man eines der Hauptsymptome der
Grippe, den Husten, wenn er in den ersten Lebensjahren, also in der von ihm
besonders bevorzugten Periode auftrat, ohne weiteres als Zahnhusten bezeichnete und auf reflektorischem Wege durch die Zahnung zustande kommen
ließ; und auch jetzt ist diese Vorstellung noch nicht ganz aufgegeben, obwohl sie, zum Teil vielleicht durch meine kritischen Bemühungen, schon
viel von ihrer früheren Geltung verloren hat.   Man hat aber die falsche
Anschauung nicht sofort durch die richtige ersetzt, sondern hat zunächst
nur die für die Erwachsenen giltige Ätiologie der sogenannten „Erkältungs-
krankheiten" auch auf das Kindesalter ausgedehnt.   Denn zu derselben Zeit, wo

man es für ausgemacht hielt, daß der Husten eines ein- oder zweijährigen Kindes durch den Zahnungsprozeß hervorgerufen werden könne, war man keinen Augenblick darüber im Zweifel, daß Schnupfen, Heiserkeit und Husten, aber auch Lungen-, Rippenfell- und Ohrenentzündung bei einem älteren Kinde und beim Erwachsenen auf eine ganz andere Weise, nämlich durch einen raschen Witterungswechsel oder durch rauhe Ost- und Nordwinde oder infolge von Durchnässung oder durch eine andere Art von „Erkältung" zustande kommen könne. Manche haben es aber verstanden, ein Kompromiß zwischen der Zahnungs- und Erkältungshypothese herzustellen, indem sie behaupten, daß die zahnenden Kinder infolge des Zahnreizes stark salivieren, daß sie durch den herabfließenden Speichel ihre Kleider und ihre Brusthaut durchnässen, daß sie sich dabei erkälten und einen Husten bekommen, der also auf diese Weise zugleich als Zahnhusten und als Erkältungshusten figurieren kann.

Diese gequälte und gezwungene Hypothese kann aber vor der objektiven Beobachtung nicht einen Augenblick standhalten. Vor allem ist es nicht wahr, daß die Kinder infolge der Zahnung mehr Speichel absondern oder ihn mehr nach außen abfließen lassen, sondern die Wahrheit ist, daß die meisten Kinder auch während der Zahnung ihren in normaler Menge abgesonderten Speichel zurückhalten, während einige wenige Kinder, meist infolge einer verspäteten Intelligenzentwicklung, ganz unabhängig von der Zahnung und oft noch lange nach beendetem Durchbruch der Milchzähne ihren Speichel herausfließen lassen. Aber auch bei diesen habe ich nie eine Durchnässung bis auf die Haut und einen dadurch hervorgerufenen Husten beobachtet. Das Ganze ist eben, unabhängig von jeder Beobachtung, rein spekulativ am Schreibtische konstruiert und wird auch schwerlich imstande sein, die alte Lehre vom Zahnhusten wieder zu Ehren zu bringen. Dagegen gelingt es fast in allen Fällen, wo die Kinder während der Zahnung oder auch vor und nach derselben an Husten und anderen katarrhalischen Erscheinungen laborieren, innerhalb der Familie oder bei anderen Personen, die mit den Kindern intim verkehren, eine Infektionsquelle für Grippe ausfindig zu machen. So ist mir z. B. in den zahlreichen Fällen von Pseudokrupp, die ich als Hausarzt oder in Konsilien zu sehen bekam, fast immer die Feststellung gelungen, daß jemand in der nächsten Umgebung des Kindes mit Schnupfen behaftet war, und sehr oft erhielt ich auf meine dahin gerichtete Frage zur Antwort: „Wir sind alle seit einigen Tagen erkältet". Wollte ich aber wissen, wie es zugegangen ist, daß sich so viele Leute zu gleicher Zeit erkältet haben, dann erhielt ich allerdings auch nicht einmal eine halbwegs befriedigende Antwort. Man ist eben von vornherein überzeugt, daß Schnupfen und Husten nur durch Erkältung entstehen, und hält es für überflüssig, darüber nachzudenken, wie die Erkältung im konkreten Falle vor sich gegangen sein kann. Und doch ist die Entstehungsweise der Krankheit für den Unvoreingenommenen vollkommen klar. Die Grippe wird von einem der Hausgenossen, der auswärts infiziert wurde, oder von einem Besucher eingeschleppt, der mit roter Nase und tränenden Augen die Kinderstube betritt und vielleicht sogar den Kindern ankündigt, daß sie heute keinen Kuß bekommen, damit sie nicht den Schnupfen erwischen. Wenn dann aber in den nächsten Tagen eines der Kinder nach dem anderen an Fieber, Schnupfen und Husten erkrankt und zum Schlusse auch noch das jüngste Kind mitten in der Nacht einen „Bräuneanfall" bekommt, dann wird dem aus seinem Bette geholten Arzt auch noch die Frage vorgelegt, wie sich das Kind erkältet haben kann, da es doch wegen der rauhen Witterung schon seit Wochen nicht aus dem Hause gekommen ist.

Aber nicht nur in Laienkreisen ist die Erkältungstheorie für die katarrhalischen und entzündlichen Affektionen der Respirationswege noch wenig erschüttert, sondern sie wird auch vielfach noch von Ärzten und Klinikern anerkannt, wenn sie auch nicht umhin können, auch der Infektion eine gewisse Bedeutung zuzugestehen. Man sucht also nach einem Modus, wie Erkältung und Infektion nebeneinander bestehen könnten, und glaubt entweder, daß Erkältung und Ansteckung gleichzeitig stattfinden müssen oder daß schon die gesunde Schleimhaut die krankmachenden Bakterien beherberge, daß diese aber solange unwirksam bleiben, bis nicht gewisse Veränderungen in der Schleimhaut durch die Erkältung herbeigeführt werden.

Aber auch diese Auffassung ist mit gewissen Erfahrungstatsachen nicht in Einklang zu bringen. Ich denke hier zunächst an die pandemische Influenza, deren Heereszug wir in den Jahren 1890 über uns ergehen lassen mußten. Diese Krankheit ist nämlich von Erscheinungen begleitet, die sich mit den Symptomen der endemischen Grippe zwar nicht vollkommen decken, aber ihnen doch so ähnlich sind, daß viele Influenza und Grippe für vollkommen identisch halten. Das ist nun freilich nicht richtig, weil nosologische, epidemiologische und bakteriologische Differenzen bestehen, die nicht ignoriert werden können. Bei der Influenza dominieren die nervösen und febrilen Erscheinungen, während bei der Grippe die katarrhalischen Symptome das Terrain beherrschen. Für die Influenza waren alle, mit ganz wenigen Ausnahmen, empfänglich; aber die überstandene Krankheit gewährte einen hohen Grad von Immunität, so daß die Epidemie zwar nur wenige verschonte, aber nach der allgemeinen Durchseuchung auch rasch wieder erlosch. Die endemische Grippe hingegen gehört zu jenen Infektionskrankheiten, die nicht nur keine dauernde Unempfindlichkeit zurücklassen, sondern eher eine gewisse Überempfindlichkeit für die gleichartige Infektion verschaffen. Daher schleppen sich die Grippeepidemien durch längere Zeiträume hin, weil auch mehrmals Erkrankte immer wieder ergriffen werden und immer wieder eine Quelle für neuerliche Ansteckungen abgeben können. Endlich war die Influenzaerkrankung auch dadurch als solche charakterisiert, daß man im Sputum den Pfeiffer'schen Bazillus in ungeheurer Anzahl, nahezu in Reinkultur fand und auf Blutagar weiterzüchten konnte; während bei der endemischen Grippe zwar auch gelegentlich derselbe Bazillus, viel häufiger aber der Micrococcus catarrhalis, der Diplococcus pneumoniae, aber auch die Friedländer'schen Bazillen neben Staphylo- und Streptokokken gefunden und gezüchtet worden sind. Natürlich wissen wir nicht, ob diese verschiedenartigen Bakterien wirklich imstande sind, das ziemlich einheitliche Bild der endemischen Grippe hervorzurufen oder ob sie etwa nur bei der Tröpfcheninfektion neben einem unbekannten Erreger der Grippe mit übertragen werden und sich auf der erkrankten Schleimhaut dann reichlich vermehren. Vielleicht sind sie auch manchmal schon vor der Infektion vorhanden und finden dann in dem krankhaften Sekret einen besonders guten Boden für ihre Vermehrung. Immerhin sehen wir in der Verschiedenheit der bakteriologischen Befunde einen Grund mehr, die endemische Grippe von der pandemischen Influenza zu trennen. Aber wir können auch das Gemeinsame der beiden Krankheiten nicht übersehen, das darin gelegen ist, daß beide katarrhalische Erscheinungen in der Respirationsschleimhaut hervorrufen und daß sie beide wahrscheinlich in derselben Weise vom kranken Menschen auf den gesunden übertragen werden, indem beim Husten oder Niesen bakterienhaltige Sekrete in Form von fein zerstäubten Tröpfchen ausgestreut werden und, in die Respirationsschleimhaut empfänglicher Individuen gelangt, daselbst die identische Krankheit hervorrufen.

Diese den beiden Krankheiten gemeinsame Art der Übertragung erlaubt uns aber auch, gewisse Schlüsse zu ziehen in bezug auf die hier ventilierte Frage, ob bei der Erkrankung an Schnupfen oder Grippe neben der Übertragung der Krankheitskeime auch noch eine Erkältung intervenieren müsse. Niemand, der die pandemische Influenza als ärztlicher Beobachter mitgemacht hat, kann nämlich ernsthaft daran denken, daß man, um von der Krankheit befallen zu werden, nicht nur angesteckt, sondern auch erkältet sein mußte. Wurde die Krankheit in eine Stadt, in ein Spital, in eine Kaserne, in eine Schule oder in eine Familie eingeschleppt, dann erkrankten binnen kurzem Erwachsene und Kinder, Gesunde und Bettlägerige, im Freien Arbeitende und Stubengelehrte, und es konnte also die Erkältungstheorie unmöglich herangezogen werden, obwohl die Kranken im Beginne ihrer Krankheit dasselbe Frösteln empfanden, das auch bei der endemischen Grippe so häufig verspürt wird und die Erkrankenden in ihrer von vornherein feststehenden Überzeugung bestärkt, daß sie ihre Krankheit einer Erkältung verdanken. Aber auch bei der endemischen Grippe gibt es Konstellationen, wo man logischerweise eine Erkältung mit Sicherheit ausschließen muß. Das sind namentlich die von mehreren Beobachtern geschilderten Einbrüche der Grippe in Säuglingsstationen, die dann daselbst eine explosionsartige Ausbreitung der Krankheit zur Folge haben (Finkelstein, Luzatto, Torday, Jehle u. a.). Hier konnte man genau verfolgen, wie die Krankheit von einer verschnupften Wärterin oder dem Arzt eingeschleppt wurde, wie dann nach ein- bis zweitägiger Inkubation eines der Kinder nach dem anderen an Fieber und Katarrh erkrankte, obwohl sie sich alle in gleichen Lebensverhältnissen befanden und gegen Erkältung auf das Sorgsamste geschützt waren. Nur die in den Kuvösen untergebrachten Kinder blieben (nach Jehle) verschont; aber sicher nicht deshalb, weil sie noch besser als die anderen vor Zug oder Witterungswechsel bewahrt waren, sondern weil ihr Aufenthalt in einem abgeschlossenen Raume die Ansteckung unmöglich machte.

Nicht so schlagend, aber doch von genügender Beweiskraft sind die Beobachtungen, die man als Hausarzt oder in der eigenen Familie zu machen Gelegenheit hat. Unzählige Male habe ich gesehen, wie die erste Erkrankung nach 24 oder 48 Stunden von einer zweiten und nach derselben Inkubation von einer ganzen Serie weiterer Erkrankungen gefolgt war, wobei gewöhnlich die Erwachsenen und die älteren Kinder mit Schnupfen und einem kaum beachteten Fieber durchkamen, während die jüngsten Kinder oft genug auch dadurch nicht vor den schweren Folgen der Ansteckung geschützt werden konnten, daß man sie schon bei den allerersten Zeichen der Krankheit ins Bett steckte und sie dadurch vor jeder Möglichkeit einer Erkältung bewahrte. Aber auch vor der Erkrankung sind die jüngsten Kinder, die bei rauher Witterung gewöhnlich zu Hause behalten und bei ihren Ausgängen behutsam eingehüllt werden, der Erkältung sicherlich weniger ausgesetzt als die Erwachsenen und die schulbesuchenden Geschwister; und doch bleiben sie von der Krankheit nicht verschont, wenn sie ihnen von ihren Eltern oder Geschwistern nach Hause gebracht wird.

Wir können also auf Grund der tatsächlichen Beobachtung mit Bestimmtheit behaupten, daß die katarrhalischen Entzündungen der Respirationsschleimhaut und ihrer Adnexa mindestens in der überwiegenden Mehrzahl der Fälle durch die bloße Ansteckung mit Grippe ohne Mitwirkung einer Erkältung zustande kommt, und ebenso bestimmt können wir sagen, daß jede entwickelte Grippe andere empfängliche Individuen anstecken kann, daß also eine Entstehung einer solchen durch bloße Erkältung ohne Mitwirkung pathogener Organismen ganz auszuschließen ist.

Nicht so einfach ist die Frage zu beantworten, ob die Erkältung nicht dennoch in der Weise wirksam sein kann, daß Bakterien, die bisher ein saprophytisches Dasein auf der gesunden Schleimhaut geführt haben, plötzlich ihre krankmachende Wirkung entfalten, wenn die Schleimhaut durch klimatische Einflüsse entweder direkt oder auf reflektorischem Wege geschädigt wird. Zugunsten einer solchen Möglichkeit werden nämlich zwei Gruppen von Tatsachen ins Feld geführt. Erstens ist es gelungen, durch Kälteapplikation auf einer größeren Hautfläche bei Tieren sichtbare Anämie mit darauffolgender Hyperämie auf der bloßgelegten Trachealschleimhaut hervorzurufen (Rosenbach und Aschenbrandt); und Dürck hat sogar bei Tieren echte Lungenentzündung entstehen gesehen, wenn er sie zuerst 16—36 Stunden bei 37° im Brutschranke gehalten hatte und sie dann mit dem ganzen Körper in Eiswasser tauchte. Außerdem beruft man sich aber darauf, daß die Erkrankungen der Atmungsorgane in den kälteren Monaten häufiger auftreten als in den wärmeren und daß sie manchmal im Frühling geradezu eine epidemische Ausbreitung erlangen.

Es soll nun ohne weiteres zugegeben werden, daß keine theoretische Erörterung über die Entstehungsweise der hier in Rede stehenden Erkrankungen über diese Tatsachen hinwegsehen darf; aber es ist doch sehr fraglich, ob man ihnen gerade die Deutung geben darf, die man ihnen gemeinhin zu geben geneigt ist. Vor allem muß noch einmal mit aller Bestimmtheit gesagt werden, daß die Beobachtung in den allermeisten Fällen nichts herausfindet, was wissenschaftlich als Erkältung bezeichnet werden könnte, während man fast immer ohne Schwierigkeit eine Gelegenheit zur Ansteckung ausfindig machen kann. Dann darf nicht übersehen werden, daß die Erkältungsexperimente beim Menschen negativ ausgefallen sind (Rubner, Chodounsky), obwohl auch hier Eingriffe vorgenommen wurden, die im ge-

wöhnlichen Leben weder bei Erwachsenen, noch bei Kindern in Frage
kommen. Sehr wichtig sind hier aber auch die Berichte aus den Kinder-
asylen in den Winterkurorten. In Norderney z. B. werden die Pfleglinge
des Seehospizes auch im strengsten Winter zweimal täglich für mehrere
Stunden ins Freie gebracht, und im Asyl Dolfus in Cannes schlafen sie
auch bei Temperaturen unter Null bei offenem Fenster und das Baden im
Meere wurde selbst dann nicht ausgesetzt, wenn der Schnee mehrere Tage
auf den Straßen liegen blieb; und trotz dieses wenig ängstlichen Vorgehens
wurde weder in Norderney, noch in Cannes auch nur ein einziges Mal eine
Erkältungskrankheit beobachtet (Rode, Grebner). Man hat also um so
weniger das Recht, das epidemieartige Anschwellen der katarrhalischen und
entzündlichen Affektionen der Atmungsorgane in manchen Frühlings-
monaten einfach auf Erkältungen zurückzuführen, als auch in diesen Epidemien die Ansteckung durch bereits Erkrankte fast immer ohne Schwierigkeit nachgewiesen werden kann.

Man kann aber allen wirklich beobachteten Tatsachen gerecht werden,
wenn man den Wirkungsbereich der Erkältung so weit einschränkt, daß
man ihr nur das zumutet, was sie wirklich zu leisten imstande ist, nämlich
eine Verschlimmerung und ein Wiederaufflammen eines bereits im Erlöschen
begriffenen infektiösen Katarrhs. Während wir nämlich keine einzige,
einer strengeren Kritik standhaltende Beobachtung dafür besitzen, daß bei
einem bis dahin gesunden Menschen durch eine bloße Erkältung dieselbe
Krankheit hervorgerufen wurde, die wir unzählige Male durch Ansteckung
entstehen gesehen haben, ist es eine ganz gewöhnliche Erscheinung, die wir
am besten an uns selbst beobachten können, daß sich Niesen, Sekretion
und Erschwerung der Nasenatmung wieder einstellen, wenn wir während
der Rückbildung eines Schnupfens mit bloßen Füßen einen Steinboden
betreten oder zu früh baden oder von einem Gußregen durchnäßt werden
oder irgend eine andere Art der üblichen Erkältungen über uns ergehen
lassen. Um diese Wirkung hervorzurufen, brauchen wir nicht zu jenen
Gewaltmaßregeln zu greifen, die allenfalls in einem Tierversuche anwendbar
sind, mit denen wir aber im Alltagsleben niemals zu rechnen haben; und da
die banalen Erkältungen begreiflicherweise in der kälteren Jahreszeit leichter
vorkommen und wirksamer sind als im Sommer oder in einem warmen Herbst,
so ist es auch leicht verständlich, daß ihre Wirkungen im Winter und im
Frühjahr in Form von höheren Krankheitsziffern zutage treten. Wenn
also die Ziffern im März und April durchschnittlich fünfmal so hoch sind
als im September und in manchen Jahren auf das Zehnfache und darüber
ansteigen (z. B. in den Jahren 1882 und 1884 in der nebenstehenden Tabelle),
so ist das nicht so zu verstehen, daß das Plus gegenüber den wärmeren
Monaten direkt durch Erkältung zustande gekommen ist, sondern es verhält
sich dies ganz einfach so, daß die Heilung der infektiösen Katarrhe, die in
der wärmeren Jahreszeit binnen wenigen Tagen einzutreten pflegt, im Winter
und im Frühjahr durch die leichtere Gelegenheit zu Erkältungen sich um
Wochen und selbst um Monate verzögern kann; und natürlich kann jemand,
der mit einem lange hinausgezogenen und immer wieder von neuem auf-
flammenden Katarrh behaftet ist, viel mehr Menschen infizieren, als wenn

er seine Krankheit in wenigen Tagen absolviert. Da aber die von ihm Angesteckten sich im Winter in einer ähnlichen Lage befinden, indem sie ihre Krankheit ebenfalls durch Erkältungen in die Länge ziehen, so ist leicht einzusehen, wie unter Umständen die Zahl der Erkrankten in geometrischer Progression zu einer förmlichen Epidemie anschwellen kann.

Häufigkeit der Laryngitis und Bronchitis in der Ambulanz.

	1880	1881	1882	1883	1884	Durchschnitt
Januar	49	52	90	48	27	53
Februar	45	44	64	44	24	44
März	95	40	173	63	54	85
April	103	48	148	79	72	90
Mai	38	43	64	80	175	80
Juni	59	53	51	56	51	54
Juli	42	36	42	24	36	36
August	36	41	14	18	24	27
September	17	30	14	16	15	18
Oktober	34	30	23	20	20	26
November	50	42	46	30	30	39
Dezember	51	47	32	32	36	40
	619	506	761	510	564	592

Eine gute Gelegenheit, die hier definierte Wirkungsweise der Erkältung zu studieren, bietet sich uns, wenn an Grippe Leidende noch vor dem Ablauf ihrer Krankheit sogenannten Abhärtungskuren unterzogen werden. Seitdem ich gesehen habe, daß Erwachsene und Kinder von einem hartnäckigen Stockschnupfen oder von einem nicht enden wollenden „Catarrhus siccus" und einmal sogar von einem öfter rezidivierenden Bronchialasthma kurzerhand geheilt wurden, nachdem ich die Fortsetzung der Kaltwasserprozeduren verboten hatte, die zum Behufe der Abhärtung angeordnet worden waren, versäume ich in solchen Fällen niemals, nach etwaigen kühlen Waschungen, Abreibungen oder Begießungen zu inquirieren, und ich bin dabei zu ganz interessanten Resultaten gekommen, die mir in theoretischer und praktischer Beziehung wichtig genug erscheinen, um sie durch einige Beispiele zu illustrieren.

Ein dreijähriges, kräftiges Mädchen wird im Juli wegen eines seit Monaten andauernden Katarrhs vorgestellt. Er datiert von einem heftigen Schnupfen, den sie Ende Februar durchgemacht hat. Sie war jetzt einige Wochen auf dem Lande, ohne Besserung. Die Untersuchung der Lunge ergibt Giemen und Schnurren in den großen Bronchien. Beim Stiegensteigen soll sie etwas schweratmig sein. Auf Befragen wird angegeben, daß das Kind jeden Morgen in ein Schaff mit kaltem Wasser gestellt und am ganzen Körper übergossen wird. Nach Einstellung dieses Verfahrens schwinden im Verlaufe von 3 Wochen sämtliche Beschwerden.

Ein sechsjähriger Knabe aus Galizien wird mir von einem Wiener Arzte vorgestellt. Er hat im Frühjahr Influenza (?) und Keuchhusten überstanden, war sechs Wochen in Reichenhall, hat sich vollkommen erholt, hustet aber noch immer (Mitte August). Leichte Rötung des Rachens, Stimme ein wenig belegt, auf der Lunge etwas Katarrh. Er wird auf ärztliche Anordnung jeden Morgen am ganzen Körper kalt gewaschen. Ich rate, diese Waschungen auszusetzen und lasse mir briefliche

Nachricht über den Erfolg zusagen. Nach einem Monate schreibt man, daß der Knabe ganz gesund ist.

Ein vierjähriger Knabe ist seit einem „Kruppanfall", den er vor elf Wochen durchgemacht hat, heiser. Vor drei Wochen wurde deshalb die Rachenmandel entfernt, die Heiserkeit blieb aber unverändert. Er wird morgens mit kaltem Wasser übergossen und abends am ganzen Körper kalt abgewaschen, und zwar schon seit einem Jahre. Bei der akuten Erkrankung und nach der Operation wurden die Waschungen nur wenige Tage unterbrochen. Nach dem gänzlichen Aussetzen derselben schwindet die Heiserkeit in zwei Wochen vollständig. Vor dem „Bräuneanfall" waren die Waschungen gut vertragen worden.

Eine Dame, die sich vorübergehend bei ihren Verwandten in Wien aufhält, fragt mich um Rat, ob es notwendig sei, ihrem neunjährigen Töchterchen die adenoiden Vegetationen entfernen zu lassen, wie ihr von mehreren Seiten geraten wurde. Das Kind hat häufig Schnupfen und Husten, es sind aber keine Obstruktionserscheinungen vorhanden. Täglich morgens kalte Waschungen in einer Kautschukwanne, auch während des Schnupfens. Ich rate, die Operation noch zu verschieben und die Waschungen wegzulassen. Bei der Verabschiedung nach einigen Wochen ist das Kind frei von Beschwerden und bleibt es auch weiterhin, wie mir wiederholt von den hiesigen Verwandten berichtet wurde.

Ein vierjähriger Knabe aus Salzburg hat fortwährenden Katarrh und bekommt ungefähr alle vier Wochen einen asthmatischen Anfall von vierundzwanzigstündiger Dauer. Er hat bisher vier solche Anfälle durchgemacht. Jeden Morgen wird er am ganzen Körper mit kaltem Wasser (direkt von der Wasserleitung) gewaschen. Objektiv nichts anderes als etwas Schnurren in den Bronchien. Verbot der Waschungen. Im nächsten Sommer sehe ich den Knaben wieder. Er ist seither von seinen Anfällen verschont geblieben.

Diese Beobachtungen, denen ich noch eine Reihe ähnlicher anschließen könnte, demonstrieren nahezu mit der Schärfe eines wissenschaftlichen Experimentes, daß eine Kälteeinwirkung auf eine größere Hautfläche auch beim Menschen auf reflektorischem Wege Veränderungen in der Respirationsschleimhaut hervorrufen kann, durch die ein infektiöser Katarrh verschlimmert und an der Heilung verhindert wird. Auf der anderen Seite verfügt aber jeder Arzt über genügende Erfahrungen, welche beweisen, daß dieselben hydriatischen Prozeduren, die einen bestehenden Katarrh in die Länge ziehen, bei gesunden Individuen ohne jeden Schaden vorgenommen werden können und für sich allein weder Katarrh, noch Entzündung hervorzurufen vermögen.

Ich habe den Erörterungen über die Entstehungsweise der katarrhalischen Affektionen der Respirationsorgane einen größeren Platz einräumen mussen, weil sie nicht nur theoretisches Interesse gewähren, sondern auch vielfach bestimmend sind für unser praktisches Handeln bei diesen, für das Kindesalter besonders wichtigen Krankheitsformen. Darauf werden wir bei der Prophylaxe noch einmal zurückkommen müssen.

Mit der Symptomatologie können wir uns etwas kürzer fassen, weil die gewöhnlichen Krankheitsbilder jedermann geläufig sind. Ich will also nur jene Punkte schärfer hervorheben, die bei der Differentialdiagnose in Betracht kommen können.

Die erste krankhafte Erscheinung nach erfolgter Infektion ist in den meisten Fällen das Fieber. Es ist bei Erwachsenen und älteren Kindern gewöhnlich unbedeutend und wird subjektiv als leichtes Frösteln oder Unbehagen empfunden. Bei jüngeren Kindern dagegen ist ein plötzlicher Anstieg auf 39⁰ und selbst 40⁰ gar nicht selten, und wenn man nicht durch die offenkundige Grippe anderer Hausgenossen schon vorbereitet ist, kann es zunächst schwer sein, die Ursache des Fiebers zu erkunden. Dazu kann die Inspektion des Rachens behilflich sein, weil sich bei der Grippe, wie bei der Influenza, öfters eine nach oben scharf abgegrenzte Röte der vorderen Gaumenbögen zeigt, die nicht, wie bei der Angina, mit Rötung und Schwellung des Zäpfchens und der Mandeln verbunden ist. Meistens, aber nicht immer, gesellen sich dazu auch bald die Symptome des Nasen- und Augenkatarrhs, die auch an Masern denken ließen, wenn nicht das Fehlen der Flecke am Gaumen dagegen spräche. Sehr oft bleibt es dann bei dem gewöhnlichen fließenden Schnupfen mit anfangs serösem und später eitrigem Ausfluß, der im günstigen Falle schon nach einigen Tagen wieder schwindet, häufig aber viele Wochen andauert und unter Umständen, wahrscheinlich infolge von Erkältungen, immer von neuem rezidiviert. Dann kann das reichlich fließende Sekret Exkoriationen am Naseneingang, aber auch ausgesprochenes Ekzem mit diffuser Schwellung der Nase und der Oberlippe hervorrufen, zu denen sich dann auch Drüsenschwellungen gesellen.

Eine noch häufigere Folge des chronischen Schnupfens ist die Vergrößerung der Rachenmandel und die Ausbildung von **adenoiden Wucherungen,** die, ähnlich wie die vergrößerten Tonsillen nach wiederholten Anginen, offenbar die neuerliche Ansiedelung von Krankheitserregern begünstigen und auch ein mechanisches Hindernis für die Nasenatmung bilden. Daraus resultieren die bekannten Obstruktionserscheinungen, die schließlich dem Gesicht und dem ganzen Habitus ein charakteristisches Gepräge verleihen. Die Kinder atmen dann mit halboffenem Munde, schnarchen im Schlafe, bekommen infolge der entfallenden Nasenatmung eine schmälere Nase mit an das Septum genäherten Nasenflügeln, in den höheren Graden sogar etwas glotzende Augen und durch den ewigen Kampf um das Atmen einen ängstlichen Gesichtsausdruck. In manchen Fällen soll auch die Aufmerksamkeit und die Lernfähigkeit älterer Kinder darunter leiden (Aprosexie).

Eine häufige Komplikation des akuten Schnupfens und seiner Rezidiven ist ferner die **Mittelohrentzündung,** die sich zunächst durch neuerliches Fieber und dann durch Schmerzen im Ohre zu erkennen gibt. Bei kleinen, noch nicht sprechfähigen Kindern ist es manchmal, namentlich für den Ungeübten, nicht gerade leicht, die Ursache der Temperatursteigerung und des kläglichen Geschreis zu erkennen, und es ist daher begreiflich, daß man in früheren Zeiten, wo die Spiegeluntersuchung noch nicht üblich war, zu den sonderbarsten Vermutungen gelangte und den ganzen rätselhaften Symptomenkomplex auf Zahnfieber und auf Dentitio difficilis bezog. Aber auch jetzt kommen noch Fehldiagnosen vor; namentlich wird wegen Erbrechen und Somnolenz mitunter die Diagnose auf Meningitis gestellt und, wie ich es erlebt habe, selbst gegen den ausgesprochenen Verdacht einer Otitis aufrecht erhalten, bis man durch die spontane Entleerung des Eiters und das rasche Schwinden der Erscheinungen eines Besseren belehrt wurde. Hält man sich aber vor Augen, wie leicht der katarrhalische Prozeß durch die Ohrtrompete in die Paukenhöhle gelangt und wie außerordentlich häufig bei Säuglingen am Leichentische Otitis media gefunden wird (Hartmann in 75, Ponfick

sogar in 91 Prozent), dann muß man eigentlich bei jeder grippösen Erkrankung im frühen Kindesalter auf dieses Ereignis gefaßt sein. Sind also
verdächtige Erscheinungen vorhanden, dann kann man zunächst versuchen,
ob man bei dem ruhigen oder schlafenden Kinde durch einen Fingerdruck
zwischen Ohrmuschel und Warzenfortsatz eine schmerzhafte Grimasse
oder ein schmerzhaftes Geschrei hervorrufen kann. Wenn dies der Fall ist,
dann findet man auch bei der Spiegeluntersuchung gewöhnlich schon die
deutlichen Zeichen der Exsudation in Form von Rötung und Vorwölbung
des Trommelfells. Im weiteren Verlaufe ist dann immer sorgfältig auf den
Warzenfortsatz zu achten, dessen Beteiligung an der Entzündung auch bei
frühzeitiger und sorgfältiger Behandlung der Otitis media nicht immer hintangehalten werden kann.

Sehr häufig ist auch die Beteiligung des Kehlkopfes und zwar nicht
nur in der Weise, daß der Katarrh von der Nase durch den Nasopharynx
auf den Kehlkopf übergreift, sondern auch als primäre Erkrankung, die sich
erst später in umgekehrter Richtung auf die Nasenhöhlen ausbreitet. Dieser
Umstand kann beim unvermittelten Auftreten stenotischer Erscheinungen
die richtige Deutung des Prozesses, namentlich bei ganz jungen Kindern,
erschweren. Hat das Kind schon einen ausgesprochenen Nasenkatarrh,
dann ist man eher auf das Hinzutreten des „Bräunehustens" gefaßt und ich
habe mir in den späteren Jahren der Praxis einige Male die nächtliche Störung
erspart, indem ich die Mutter darauf vorbereitete, daß sich möglicherweise
in der Nacht der gefürchtete bellende Husten einstellen werde, und ihr für
diesen Fall ihr Verhalten vorschrieb. Am nächsten Morgen hörte ich dann,
daß der vorhergesagte Anfall richtig vor Mitternacht eingetreten sei und
daß ich sicher herbeigerufen worden wäre, wenn nicht meine Belehrung über
die Unbedenklichkeit desselben vorhergegangen wäre. Manchmal kommt
aber der nächtliche Anfall insofern ganz unvorbereitet, als das Kind tags-
zuvor noch keine Zeichen von Grippe dargeboten hat. Aber auch in diesen
Fällen kann man den Propheten spielen und auf die Möglichkeit eines solchen
Anfalles aufmerksam machen, wenn die älteren Geschwister und die Erwachsenen an Grippe erkrankt sind; denn in diesem Falle bleibt das jüngste
Kind fast niemals verschont und gar nicht selten ist der „Bräuneanfall"
in der nächsten Nacht das erste auffälligere Symptom der Erkrankung.

Die Unterscheidung einer solchen „falschen Bräune" von der „echten",
das heißt: von der diphtheritischen Larynxstenose bietet, trotz der Ähnlichkeit der Erscheinungen auf der Höhe der Krankheit, in den meisten Fällen
keine besondere Schwierigkeit. Vor allem gehen die beängstigenden Stenoseerscheinungen — hohler Husten, langgezogenes tönendes Inspirium, ängstliches Ringen nach Luft — in den meisten Fällen rasch vorüber, so daß der
herbeigerufene Arzt oft schon die vollständige Beruhigung der Eltern und des
Kindes vorfindet und nur noch ein schwaches ziehendes Geräusch beim
Inspirium konstatieren kann. Der Anfall kommt nämlich immer erst einige
Zeit nach dem Einschlafen zustande und ist gewöhnlich nicht so sehr durch
die Schwellung der wahren und falschen Stimmbänder als durch die Ansammlung von zähem Schleim auf und zwischen ihnen bedingt. Wird dieser
durch die gewaltsamen Hustenstöße ganz oder teilweise entfernt, dann ist

auch schon das Atemhindernis größtenteils behoben und die etwa vorhandene subchordale Schwellung hat nur einen leichten Stridor ohne dyspnoische Erscheinungen zur Folge. Deshalb wiederholt sich der Erstickungsanfall kaum jemals im wachen Zustande, wohl aber kann in derselben Nacht noch ein zweiter und selbst ein dritter Anfall folgen, wenn das Kind wieder fest einschläft und man nicht jene Vorsichtsmaßregeln befolgt, von denen später noch die Rede sein wird. Auch die im ganzen seltenen schwereren Fälle von katarrhalischer Stenose unterscheiden sich von den gewöhnlichen banalen Fällen nur dadurch, daß der Stridor, eventuell sogar mit schwacher Einziehung der Gruben, aber ohne Zeichen von Atemnot, auch im wachen Zustande noch fortdauert, während die Erstickungsanfälle bei der diphtheritischen Stenose sich zu jeder Tageszeit wiederholen können und endlich unter gewaltigen Hustenstößen die charakteristischen Membranen zutage fördern.

Eine Schwierigkeit der Differentialdiagnose kann sich nach alledem kaum jemals bei den rasch vorübergehenden nächtlichen Anfällen der mit Grippe infizierten Kinder, sondern höchstens in den zuletzt besprochenen selteneren Fällen von protrahierter katarrhalischer Stenose ergeben; und auch hier wird man sich leichter orientieren können, wenn man das Befinden der Geschwister und der erwachsenen Hausgenossen in Betracht zieht. Findet man bei diesen Schnupfen oder andere Erscheinungen von „Erkältung“, dann ist auch die stärkere Stenose des Kindes fast immer eine katarrhalische, während gleichzeitige anginöse Erkrankungen immerhin zur Vorsicht bei der Beurteilung einer hartnäckigen Kehlkopfstenose mahnen. Sind aber gar bei den Kranken selbst exsudative Auflagerungen auf den Tonsillen zu sehen, dann ist, wenn auch diese geringfügig sind, die ernsteste Auffassung des Prozesses berechtigt.

Ausgesprochene Anfälle von Pseudokrupp sind selten im ersten und ziemlich selten nach beendetem dritten Jahre. Doch habe ich einen solchen typischen Anfall vor nicht langer Zeit bei einem Knaben im siebenten Jahre gesehen, dessen beide Schwestern seit einigen Tagen mit starkem Schnupfen behaftet waren.

Viel häufiger als der Bräunehusten ist der einfache Hustenreiz, der zunächst direkt durch den entzündlichen Vorgang in der Schleimhaut des Kehlkopfes, der Trachea und der Bronchien, dann aber auch indirekt durch das wie ein Fremdkörper wirkende katarrhalische Sekret ausgelöst wird. Im ersten Falle spricht man von einem trockenen, im letzteren von einem feuchten Katarrh; aber auch dieser hat bei Kindern fast niemals ein Aushusten des Schleimes zur Folge, weil er fast immer, sobald er die Stimmritze passiert hat, durch einen Schlingakt in den Magen befördert wird. Der Übergang vom trockenen zum feuchten Katarrh ist also nur durch die Auskultation erkennbar, bei der man zuerst Giemen, dann Schnurren, und endlich großblasige Rasselgeräusche wahrnimmt. Verlaufen diese Erscheinungen fieberlos und ohne Dyspnoe, dann spricht man gewöhnlich von Bronchialkatarrh; besteht aber zugleich Fieber und etwas Atemnot, dann pflegt man eine Bronchitis zu diagnostizieren. Eine scharfe Grenze zwischen beiden Formen ist aber nicht festzustellen.

Eine besondere, sehr wichtige Modifikation der Bronchitis ist die **Bronchitis capillaris,** die auf einem raschen Fortschreiten der Entzündung auf die Schleimhaut der feineren und allerfeinsten Bronchien beruht. Während der Luftwechsel durch den Katarrh der gröberen Bronchien nur wenig behindert und die Atemfrequenz, solange kein Fieber besteht, nicht wesentlich gesteigert ist, bedingt die Anschwellung der Schleimhaut in den feineren Verzweigungen des Bronchialbaumes eine starke Verengerung der Lichtung, und dazu kommt noch das zähe, schleimig-eitrige Sekret, das nicht nur das Eindringen der Luft in die Lungenbläschen und damit die Sauerstoffzufuhr in hohem Maße beeinträchtigt, sondern auch die Entleerung der mit Kohlensäure beladenen Exspirationsluft erschwert. Durch den Sauerstoffhunger und die gleichzeitige Überladung des Atemzentrums mit Kohlensäure steigt aber die Atemfrequenz auf eine sonst nur selten beobachtete Höhe (80, 100 und noch mehr Respirationen in der Minute); die Atemzüge sind aber nur seicht und wenig ausgiebig, so daß der gesteigerten Aufgabe nur geringe und infolge der Ermüdung und der Kohlensäurevergiftung der Zentren immer mehr abnehmende Kräfte gegenübertreten. Auch die Herzaktion wird enorm beschleunigt; man spricht dann leicht von einem unzählbaren Pulse; wenn man aber zwei Schläge auf einmal zählt, kann man auch eine Frequenz von 180—200 Schlägen noch ganz gut feststellen. Dabei arbeitet die Herzpumpe aber so schwach, daß die wenig mit Blut versorgte Haut eine tief bleiche und dann auch etwas zyanotische Färbung annimmt und Hände und Füße sich trotz der hohen Innentemperatur kühl anfühlen. Die Kinder liegen dann schwer atmend mit halbgeschlossenen Augen da, Brustkinder hören zu saugen auf, auch der Schlingreflex schwindet, so daß auch das Einflößen von Milch und von Medikamenten mit dem Löffelchen nicht mehr gelingt; und wenn nicht entweder spontan oder durch Kunsthilfe eine Abschwellung der Schleimhaut zustande kommt, gehen die Kinder im tiefen Koma oder auch unter präagonalen Krämpfen in wenigen Tagen zugrunde.

Diese gefährliche Verschlimmerung der Bronchitis ist aber nur im ersten und zweiten Lebensjahre zu besorgen und ist zum Glück auch hier gegenüber der enormen Häufigkeit der gewöhnlichen Bronchitis eine ziemlich seltene Erscheinung. Viel häufiger wird die Prognose durch das Hinzutreten pneumonischer Infiltrate getrübt, mit denen wir uns aber erst in der nächsten Vorlesung beschäftigen werden.

Eine relativ seltene und dabei ganz ungefährliche Komplikation des Bronchialkatarrhs, aber diagnostisch und prognostisch von großer Wichtigkeit ist das akute **Bronchialasthma.** Nachdem durch einige Tage etwas Schnupfen und Husten bei geringem oder ganz fehlendem Fieber vorhergegangen sind, treten urplötzlich die Symptome der schwersten Atemnot hinzu. Bei kleinen Kindern folgen 60 bis 80 Respirationen in der Minute ohne Atempause aufeinander; Heben der Nasenflügel, krampfhafte Beteiligung der Hilfsmuskeln, Einziehen der Magengrube, ungemein frequenter Puls — ich zählte einmal bei einem siebenjährigen Mädchen 160 Schläge —, leichte Zyanose und Schlummersucht setzen das Krankheitsbild zusammen, das für die Angehörigen und auch für den Arzt, wenn er das Wesen der Krankheit nicht erkennt, in hohem Grade beängstigend ist. In den Fällen,

die ich in Konsilien gesehen habe, war einmal Larynxkrupp, einmal kapilläre
Bronchitis, ein drittes Mal zentrale Lungenentzündung diagnostiziert worden,
und einmal erklärte mir der sonst sehr versierte Ordinarius vor der gemeinsamen Besichtigung des Kranken ganz offen, daß ihm der Zustand vollkommen
unverständlich sei. Maßgebend für die Diagnose ist das plötzliche Auftreten
der Atemnot, das geringe Fieber, das weithin hörbare pfeifende und keuchende
Geräusch beim In- und Exspirium, das auskultatorisch vernehmbare hohe
und feine Pfeifen über der ganzen Lunge, die perkutorisch nachweisbare
Lungenblähung und — was allerdings erst nachträglich zur Geltung kommt —
das plötzliche Schwinden des ganzen, scheinbar so schweren Symptomenkomplexes nach circa 24 stündiger Dauer, das man aber bei richtiger Diagnose
mit voller Sicherheit vorhersagen kann. Hier bietet sich Ihnen die Gelegenheit zu einer diagnostischen und prognostischen Paradeleistung, die Ihr
Ansehen bei der Umgebung des kranken Kindes in hohem Maße zu heben
geeignet ist.

Viel weniger Grund zur Befriedigung gewährt uns der Stand unserer
Kenntnisse in bezug auf den Mechanismus der Entstehung dieser Symptome.
Noch immer ist der Streit nicht entschieden, ob die Atemnot durch einen
Krampf der Bronchialmuskeln oder durch eine auf vasomotorischem Wege
plötzlich zustande kommende Schwellung der Schleimhaut in den feinsten
Verästelungen der Bronchien hervorgerufen wird. Die eigentümlichen Befunde im Sputum, das allerdings bei Kindern nur selten zu gewinnen ist,
die Leyden-Charcot'schen Kristalle und die Curschmann'schen Spiral-
fasern sprechen eher gegen den rein krampfhaften Charakter der Affektion.
Als sicher dürfen wir aber annehmen, daß dem Anfalle eine krankhaft gesteigerte Wegsamkeit eines Reflexbogens zugrunde liegt, der von der primär
erkrankten Respirationsschleimhaut seinen Ausgang nimmt und in kon-
traktile Elemente der feinsten Bronchien und ihrer Blutgefäße mündet.
Eine neuropathische Veranlagung scheint jedenfalls notwendig zu sein, die,
bei Kindern wenigstens, zumeist auf hereditärer Basis beruhen dürfte. Manchmal leidet der Vater an Asthma; viel häufiger findet man bei den Eltern andere
Formen von Neurasthenie oder Hysterie; in einem meiner Fälle war ein
Bruder Epileptiker, Mutter und ältere Schwestern hysterisch; ein andermal
litt die Mutter an schweren Anfällen von Hemikranie mit Aphasie, das
Kind selbst hatte in den ersten Jahren hartnäckige Anfälle von Stimmritzenkrampf nach abgeheilter leichter Rachitis. Dagegen litt keines der von mir
beobachteten asthmakranken Kinder an Ekzem und auch in der fremden
Kasuistik, soweit sie mir zugänglich war, spielt das Ekzem keine Rolle [1]).
Natürlich können auch ekzemkranke Kinder von Asthma befallen werden;
aber die Annahme eines engeren Zusammenhanges zwischen beiden Affektionen scheint mir nach allem, was ich selbst erfahren und bei anderen gelesen
habe, nicht genügend begründet.

In den meisten meiner Beobachtungen bei Kindern blieb der Anfall
vereinzelt; doch habe ich auch Fälle von habituellem Asthma bei älteren
Kindern gesehen, die bei jedem ihrer häufigen Schnupfen von einem asthma-

---

[1]) Vergl. z. B. die Zusammenstellung von Arkowin im 48. Bande des Ar-
chivs für Kinderheilkunde.

tischen Anfalle heimgesucht wurden. Nach der Pubertätsentwicklung pflegt sich diese Neigung zu verlieren, und mir ist aus eigener Erfahrung kein Fall bekannt geworden, wo das infantile Asthma sich bis in das spätere Alter fortgesetzt hätte.

Meine Fälle betrafen meistens Kinder im zweiten und im dritten Jahre; doch erwähnte ich früher einen Fall bei einem siebenjährigen Mädchen, und vor kurzem sah ich in unserer Ambulanz einen typischen Fall bei einem neunmonatlichen Kinde. Jedenfalls spielt in diesem Alter die Autosuggestion keine Rolle, die bei Erwachsenen manchmal sicherlich wirksam sein kann, wenn z. B. einer meiner Bekannten seine nächtlichen Anfälle — ohne Heuschnupfen — nur auf dem Lande und niemals in seiner Stadtwohnung bekommt.

Es gibt aber eine andere hierher gehörige Affektion des Kindesalters, die nur auf Autosuggestion beruht — ich meine den **nervösen Husten,** der aber wieder nur bei älteren Kindern zu beobachten ist. Diese lassen manchmal in kurzen Intervallen vereinzelte Hustenstösse vernehmen, die nicht nur einen ungewohnten Klang haben, sondern auch manchmal von ebenso ungewohnten Bewegungen und Grimassen begleitet sind, z. B. Pressen der rechten Hohlhand an die rechte Wange und Ähnliches. Dies allein muß schon den Verdacht erwecken, daß der Husten nicht durch organische Veränderungen in der Kehlkopf- oder Lungenschleimhaut bedingt ist; und dieser Verdacht erhebt sich zur Gewißheit, wenn die Frage, ob der Husten auch im Schlafe zu hören ist, mit aller Bestimmtheit verneint wird. Objektiv ist gewöhnlich keine Veränderung wahrzunehmen; doch hört man manchmal, daß der Husten vor Wochen oder Monaten mit einem Schnupfen oder einer Heiserkeit begonnen hat. Der Hustenreiz war also ursprünglich organisch bedingt, wird aber jetzt von dem neuropathisch veranlagten Kinde auch nach dem Schwinden der primären Affektion nur subjektiv empfunden. Das Leiden ist meistens sehr hartnäckig und für die Umgebung, namentlich für ängstliche Mütter, überaus quälend und aufregend. Wird aber die rein nervöse Ursache desselben richtig erkannt, dann gelingt mitunter die Heilung, wie wir später hören werden, überraschend schnell.

Gegenüber diesem im ganzen doch ziemlich seltenen Vorkommnis ist das Indielängeziehen des Hustens und der übrigen Erscheinungen durch das Chronischwerden des Katarrhs eine ziemlich häufige Erscheinung. Neben den bereits besprochenen wiederholten Erkältungen in der rauhen Jahreszeit kommt hier auch besonders die Rachitis des Thorax als begünstigendes Moment hinzu, und zwar, wie bereits früher gezeigt wurde, namentlich dadurch, daß der Luftwechsel infolge der Nachgiebigkeit der Thoraxwände bedeutend erschwert wird. Durch die Insuffizienz der In- und Exspiration kommt es zur Ansammlung des Sekretes und auch leicht zu Verstopfung einzelner Bronchien, wodurch wieder neuerliche Hindernisse für den Ein- und Austritt der Luft gesetzt werden. Rechnet man hinzu, daß die schwer rachitischen Kinder, namentlich im Winter, meistens in überfüllten und schlecht ventilierten Wohnräumen vegetieren und daß in diesen naturgemäß immer auch Gelegenheit für neuerliche Grippeinfektionen gegeben ist, so begreift man leicht, daß die Aussichten für die Ausheilung eines chronischen

Katarrhs bei einem schwer rachitischen Kinde ziemlich ungünstig sind und daß sie sich erst dann ein wenig bessern, wenn das Eintreten der besseren Jahreszeit wenigstens einen Teil dieser Schädlichkeiten beseitigt. Natürlich können wir durch eine wirksame Bekämpfung des rachitischen Prozesses auch das unsrige zur Herstellung günstigerer Heilungsbedingungen für die chronische Bronchitis der Rachitiker beitragen, worauf wir alsbald bei der Besprechung der Therapie zurückkommen werden.

Zunächst aber noch einige Worte über die Prophylaxis.

Die ideale Prophylaxe wäre die Verhütung der Infektion; denn da wir zu dem Schlusse gelangt sind, daß Schnupfen, Heiserkeit, falsche Bräune, Bronchitis und Bronchiolitis immer entweder als direkte oder als indirekte Folgen einer katarrhalischen Infektion auftreten, so könnten wir jedes Kind von diesen lästigen und mitunter gefährlichen Affektionen bewahren, wenn wir jede solche Infektion von ihm fernhalten könnten. Leider ist das aber leichter gesagt als getan. Bei der enormen Verbreitung der endemischen Grippe und insbesondere bei dem epidemischen Anschwellen derselben, mit dem wir fast jährlich zu rechnen haben, bleibt diese radikale Vorbeugung häufig genug ein pium desiderium. Trotzdem können wir nur Vorteile davon erwarten, wenn in den ätiologischen Vorstellungen der Menschen in bezug auf Schnupfen und Husten einmal gründlich Wandel geschaffen würde. Wenn jedermann überzeugt werden könnte, daß die Katarrhe und Entzündungen der Atmungsorgane nicht durch Erkältung und Luftzug, sondern durch Ansteckung mit Schnupfen entstehen, dann würden den Kindern nicht nur die unsinnigen und zum Teil sogar schädlichen Vorsichtsmaßregeln, wie Halstücher, Cachenez, Jägerwäsche, wochenlanger Stubenarrest mit hermetisch geschlossenen Fenstern und andere bewußte und unbewußte Vexationen, sondern auch manche Schnupfeninfektion mit ihren immer unberechenbaren Folgen erspart bleiben. Man müßte z. B. den Kinderfrauen und Bonnen einschärfen, daß sie auf Spaziergängen und Spielplätzen ihre Schützlinge von allen hustenden Kindern fernzuhalten haben; die Lehrer müßten das Recht und die Verpflichtung haben, auffällig schnupfenkranke Kinder für einige Tage von der Schule fernzuhalten; auch zu Hause müßten strengere Grundsätze in bezug auf den Verkehr der „Verschnupften" mit Säuglingen und schwächlichen Kindern Wurzel fassen und man dürfte sich nicht durch falsche Scham abhalten lassen, schneuzende, schnaubende und niesende Besucherinnen von der Kinderstube fernzuhalten. Ein sicherer Schutz gegen die Ansteckung würde natürlich auch auf diese Weise nicht zu erlangen sein; aber etwas kann es doch nützen, wenn man die in dieser Beziehung noch ziemlich verbreitete Gedankenlosigkeit und fatalistische Gleichgiltigkeit bekämpft.

Ist die Infektion einmal erfolgt, dann haben wir die Aufgabe, ihre Folgen möglichst glimpflich zu gestalten; und da wir annehmen mußten, daß Erkältungseinflüsse auf den Verlauf der Krankheit ungünstig einwirken können, müssen wir das kranke Kind vor solchen zu behüten trachten. Deshalb sollen jüngere Kinder auch mit einfachem Schnupfen einige Tage im Bette behalten werden, aber nicht übermäßig warm bekleidet oder gar mit Federpolstern bedeckt, weil die bei manchen noch beliebte Schwitzkur sicher nichts nützt, sondern gerade leicht zu Erkältungen Anlaß geben kann. Das Zimmer muß oft und gründlich gelüftet werden, weil verdorbene Luft zweifellos ungünstig wirkt. Ängstlichen Müttern, die die offenen Fenster in der Krankenstube fürchten, empfehle ich, ein Thermometer in der nächsten Nähe des Bettes aufzuhängen, damit sie sich überzeugen, wie wenig die das Kind umgebende Temperatur selbst in der kühleren Jahreszeit durch das Öffnen der Fenster herabgeht. Dagegen sind kühle Waschungen des ganzen Körpers und selbst größerer Hautflächen, z. B. von Brust und Rücken während des Katarrhs aus den früher angegebenen Gründen entschieden zu widerraten.

Hier sind auch einige Worte über die sogenannten Abhärtungskuren am Platz.

Es kann nicht bestritten werden, daß es verwöhnte Kinder gibt, die gegen Temperaturschwankungen viel empfindlicher sind als abgehärtete. Das ist aber wieder nicht so zu verstehen, daß sie leichter Schnupfen bekommen als diese, denn für die Infektion dürften beide ziemlich gleich empfänglich sein; wohl aber ist es denkbar und entspricht auch der Erfahrung, daß die Katarrhe bei den Verwöhnten hartnäckiger sind und leichter rezidivieren, während die abgehärteten mit ihrer Grippe in wenigen Tagen fertig sein können. Es hat also manches für sich, die Kinder systematisch abzuhärten, um sie bei den fast unvermeidlichen Ansteckungen mit Grippe gegen klimatische Einflüsse weniger empfindlich zu machen. Nur verfällt man dabei oft in das andere Extrem. Dasselbe Kind, das bisher in übertriebener Weise mit Shawls und Unterzeug gequält und vor jedem Lüftchen bewahrt wurde, soll jetzt bei jedem Wetter mit nackten Beinen herumspazieren und wird morgens und abends mit Wasser von der Wasserleitung oder im besten Falle mit „gestandenem" Wasser, d. h. im Winter mit Wasser von 10—12 ⁰ R am ganzen Körper gewaschen. Das kann nun allenfalls von einem ganz gesunden Kinde ohne Schaden vertragen werden, wird aber fast immer auch von solchen unangenehm empfunden, und der Anblick der nach einer solchen Prozedur noch lange frierenden und zitternden Kinder ist nichts weniger als erfreulich. Es wird aber auf diese Weise nicht einmal das erreicht, was man erzielen will, weil solche Temperatursprünge, bei denen die Haut plötzlich aus der Körperwärme in ein um 15—20 Grade kälteres Medium gerät, unter den gewöhnlichen Lebensverhältnissen vollkommen ausgeschlossen sind. Eine rationelle Abhärtung wird also lieber von vornherein alles vermeiden, was eine Verwöhnung des Kindes zur Folge hat, also überheizte Wohnräume und zu warme Bekleidung; sie wird dafür Sorge tragen, daß das gesunde Kind bei jedem Wetter — die extremsten Fälle ausgenommen — ins Freie gebracht wird; und sie wird das Schlafen bei offenem Fenster im Sommer empfehlen und im Winter vielleicht gestatten. Entschließt man sich aber außerdem auch noch zu hydriatischen Prozeduren, dann wird man sich immer mit mäßigen Temperaturunterschieden begnügen. Nach meiner Erfahrung ist am angenehmsten und am sichersten ein des morgens unmittelbar nach dem Verlassen des Bettes verabreichtes Halbbad von 32—30 ⁰ C, in dem das Kind bis zur Höhe des Nabels sitzt und durch wenige Minuten mit dem Badewasser fort und fort am Oberkörper übergossen wird. Dann wird es trocken abgerieben und anfangs, so lange es sich noch schwerer erwärmt, für kurze Zeit wieder ins Bett zurückgebracht. Das wird auch von jüngeren Kindern gut vertragen, gewöhnt vielleicht die Hautgefäße und die vasomotorischen Zentren an mäßige Temperaturschwankungen und wirkt außerdem erfahrungsgemäß auch bei nervösen Kindern vorteilhaft, indem es sie auffrischt und vielleicht auch ein wenig suggestiv beeinflußt. Bei Schnupfen und Katarrh der Bronchien werden aber auch diese Halbbäder solange ausgesetzt, bis alle objektiven Zeichen der Erkrankung geschwunden sind.

Eine direkte Behandlung der akuten Koryza ist in den gewöhnlichen Fällen überflüssig. Nur bei Neugeborenen und bei ganz jungen Säuglingen ist ein Eingreifen in der früher besprochenen Weise mitunter geboten. Bei reichlicher Sekretion ist die Haut der Nase und der Oberlippe durch öfteres Bestreichen mit Vaselin oder weicher Zinksalbe gegen die ätzende Wirkung des Sekretes zu schützen.

Bei chronischem Stockschnupfen wirken Eingießungen mit warmem Salzwasser mit Löffel oder Nasenschiffchen mitunter günstig. Einspritzungen sind wegen der Gefahr des Eindringens der Flüssigkeit in die Ohrtrompete stets zu vermeiden. Einige Male habe ich auch von der Anwendung zweiprozentiger Höllensteinlösung mittels kleiner durch den unteren Nasengang vorgeschobenen Wattetampons einen Nutzen gesehen.

Bei hartnäckiger Obstruktion der Atmungswege durch stark vergrößerte Adenoide ist die operative Entfernung dieser Wucherungen in Erwägung zu ziehen. Dieser Eingriff ist in den letzten Jahrzehnten so in die Mode gekommen, daß sich sogar die Satyre seiner bemächtigt hat, indem sie behauptet, daß „jedes wohlerzogene Kind" diese Operation durchmachen müsse. Sicher wird sie oft unnötigerweise vorgenommen, und namentlich ist die anfangs erwartete und gerühmte Wirkung auf die Intelligenz und die Lernfähigkeit nach übereinstimmendem Urteil der Rhinologen und Pädagogen meistens ausgeblieben. Auch von wirklicher Heilung der Enuresis und des Pavor nocturnus ist nichts Sicheres bekannt geworden. Streng indiziert ist aber die Operation bei dauernder Behinderung der Nasenatmung durch weit über den Rand der Choanen herabreichende Vegetationen und vielleicht auch bei häufig rezidivierenden Mittelohrentzündungen, namentlich wenn sie schon eine Beeinträchtigung der Gehörfunktionen herbeigeführt haben. Sie wird bei uns mit dem Ringmesser ohne Narkose ausgeführt. Nachträgliche Pulvereinblasungen haben sich als überflüssig erwiesen.

Von den Symptomen der akuten Grippe verlangt der Pseudokrupp ein zielbewußtes Eingreifen des Arztes. Hier kann man sogar in einem gewissen Sinne prophylaktisch vorgehen, indem man jedesmal, wenn ein Kind in den ersten Lebensjahren an Schnupfen und Husten erkrankt, die Umgebung darauf vorbereitet, daß sich vielleicht in der nächsten Nacht ein Bräuneanfall einstellen wird. Da einem solchen gewöhnlich eine geräuschvolle Atmung vorhergeht, muß die Instruktion dahin lauten, daß das Kind, sobald eine solche hörbar wird, aus dem Schlafe geweckt und zum Trinken einer schon vorbereiteten warmen Flüssigkeit (Eibischtee, Zuckerwasser oder dergleichen) angehalten wird. Damit erreicht man gewöhnlich, daß das Atmungsgeräusch wieder für einige Zeit schwindet; und immer, wenn es wieder hörbar wird, müssen wieder einige Löffelchen des warmen Getränkes eingeflößt werden. Auf diese Weise kann man dem Kinde und den Eltern den beängstigenden Erstickungsanfall und sich selbst die unerwünschte nächtliche Störung ersparen. Auch während des Anfalles und nach demselben ist dieses Vorgehen geboten und in den meisten Fällen auch ausreichend. Man kann aber eine Verflüssigung des zähen Sekrets auch durch ein leicht zu improvisierendes Dampfzelt anstreben, indem man ein großes Leintuch über das Gitterbett und ein daneben postiertes Gefäß mit siedendem Wasser ausbreitet. Zieht sich die katarrhalische Stenose in die Länge, dann kann man am nächsten Morgen den Dampfstrahl eines „Bronchitiskessels" oder einen Spray von physiologischer Kochsalzlösung gegen den Mund des Kindes dirigieren, dessen Bekleidung und Bettzeug aber in diesem Falle durch eine wasserdichte Bedeckung vor der Durchnässung geschützt werden müssen.

Die Brechmittel, die früher keinem an „Bräune" erkrankten Kinde erspart geblieben sind, kommen erfreulicherweise immer mehr aus der Mode und sollten am besten ganz aufgegeben werden. Im Anfang meiner Praxis war es noch allgemein Usus, im voraus verschriebene Pülverchen mit Ipecacuanha und Tartarus emeticus oder mit Cuprum sulfuricum in Reserve zu halten, damit sie nur sofort angewendet werden können, wenn das Kind mit „bellendem" Husten erwacht. Ich bin in allen Fällen, wo ich zu intervenieren hatte, auch ohne diese drastischen Mittel ausgekommen, die dem Kinde jedenfalls mehr Schaden und Ungemach als Nutzen gewähren. Die Würgbewegungen, die man durch diese giftigen Mittel hervorruft und das allenfalls damit verbundene Auswerfen eines Schleimklümpchens kann man viel schonender durch Kitzeln der Uvula mit dem Zeigefinger herbeiführen. Ich habe diese unschuldige Manipulation gelegentlich nach meiner Anweisung auch durch die Mutter oder die Pflegerin ausführen lassen; in den meisten Fällen kann man aber auch darauf ganz leicht verzichten.

Ebenso überflüssig und entbehrlich wie die Brechmittel sind auch Blutegel, Blasenpflaster und Einreibungen mit Quecksilbersalbe. Ich glaube, zu dieser Behauptung berechtigt zu sein, weil die Stenoseerscheinungen in den meisten Fällen, die ich gesehen habe, bei der schonenden Behandlung, die ich Ihnen empfohlen habe, binnen wenigen Stunden und nur in ganz seltenen Fällen erst am nächsten oder zweitnächsten Tage verschwunden sind; und ich möchte nach allem, was ich gesehen habe, ernsthaft bezweifeln, ob man mit den eingreifenderen Maßregeln etwas Besseres erzielt. Sicher bekommt man aber nach Blutegeln und Blasenpflastern entstellende Narben, für die Ihnen namentlich die heranwachsenden Mädchen nur wenig Dank wissen würden; und das herrlichste, aus bläulichen und hellroten Tinten zusammengesetzte Arzneiexanthem, daß ich jemals zu Gesichte bekam, datierte von einer Quecksilbersalbe, die ein übereifriger Ordinarius zwei Tage früher bei einem banalen nächtlichen Bräuneanfall in der Kehlkopfgegend einreiben ließ. Alle diese sicheren oder möglichen Schädigungen stehen in keinem Verhältnis zu dem zweifelhaften Nutzen, den diese therapeutischen Eingriffe gewähren könnten.

Sowohl beim Pseudokrupp als bei den anderen katarrhalischen Affektionen der Respirationsschleimhaut würden wir gerne von der hustenstillenden Wirkung der Narkotika Gebrauch machen, wenn dem nicht die übergroße Empfindlichkeit der jungen Kinder gegen diese Mittel im Wege stünde. Es genügt hier nämlich nicht, die übliche Dosis für Erwachsene proportional dem geringeren Gewichte des Kindes zu reduzieren, weil Säuglinge und Kinder in den ersten Jahren auch durch solche kleinere Dosen stark betäubt werden können. Dazu kommt aber noch eine individuelle Idiosynkrasie einzelner Kinder, die schon nach minimalen Dosen von Morphin oder Kodein schlummersüchtig werden, so daß sie, wenn sie an der Brust sind, nicht zum Saugen gebracht werden können. Solche Zustände sind für die Umgebung sehr erschreckend und bringen den Arzt in arge Verlegenheit, wenn er eingestehen muß, daß er dem Kinde ein zu starkes Mittel verschrieben hat. Deshalb ist es besser, in den ersten Jahren auf diese Mittel ganz zu verzichten und den Hustenreiz nur mit warmem Tee oder irgend einem unschuldigen Säftchen zu bekämpfen. Auch bei etwas älteren Kindern muß man recht vorsichtig zu Werke gehen und vor allem die hustenstillenden Narkotika nie in Pulvern, die ja doch erst wieder im Wasser gelöst werden müßten, sondern immer nur in Lösung verschreiben, weil nämlich die Verteilung der kleinen Dosis in den einzelnen Pülverchen eine ungleiche sein könnte, so daß das Kind einmal zu viel und ein andermal nahezu gar nichts erhielte. Man verschreibt also ein Zentigramm Morphin oder zwei Zentigramm Kodein in 80 oder 100 Gramm Wasser mit etwas Sirup und läßt davon nur bei starkem Hustenreiz — nicht etwa stündlich — einen Kaffeelöffel voll geben, mit der ausdrücklichen Ermahnung, das Mittel sofort auszusetzen, wenn das Kind ungewöhnliche Zeichen von Schläfrigkeit zeigt.

Bei der Bronchitis werden von den meisten Ärzten fast gewohnheitsmäßig die sogenannten Expektorantien — ein Infusum senegae oder ein schwaches Infusum ipecacuanhae — verschrieben. Ich glaube aber nicht, daß jemand wirklich das beobachtet hat, was man von diesen Medikamenten erwartet, nämlich eine leichtere Herausbeförderung des schleimigen Sekretes aus den Bronchien in die Trachea und den Kehlkopf. Es wäre auch schwer verständlich, wie eine solche Wirkung zustande kommen sollte. Von der Senega, sagte mein klinischer Lehrer Skoda, wissen wir nur so viel, daß sie durch feine Pflanzenhaare ein Kratzen im Halse verursacht; und die expektorierende Wirkung der Ipecacuanha wurde ursprünglich durch brechenerregende Dosen angestrebt und erst nachträglich wollte man dasselbe in etwas schonenderer Weise durch die Verschreibung „in refracta dosi" erzielen, die statt des Erbrechens nur leichte Übelkeiten verursachen, aber sicher nicht zur Herausbeförderung des Schleimes beitragen kann. Da aber bei der Bronchitis, namentlich wenn sie auf die feinen Verästelungen fortschreitet, schon an und für sich eine gewisse Neigung zu Schwächezuständen und debilem Puls, oberflächlicher Atmung und Schlummersucht besteht, so ist es sicher nicht ratsam, die nervösen Zentren auch noch künstlich herabzustimmen. Hier ist vielmehr das direkte Gegenteil, nämlich ein exzitierendes Verfahren am Platze. Von Medikamenten kommen dabei die Ammoniumpräparate und der Kampfer in Betracht. Die exzitierende Wirkung der ersteren ist freilich nicht sehr in die Augen springend, sie erfreuen sich aber dermalen sowohl bei den Ärzten als besonders bei den kleinen Patienten einer großen Beliebtheit. Jedenfalls können Sie sich mit der Verschreibung einer Mixtura gummosa mit Liquor ammonii anisatus (0,5 auf 100) auf wohlfeile Weise die Sympathien der von Ihnen behandelten Kinder erwerben und wenn sich damit auch keine eklatanten Wirkungen erzielen lassen, so ist doch das Prinzip des „tuto" und „jucunde" vollauf gewahrt. Wirklich wirksam ist aber zweifellos der Kampfer. Man gibt ihn ebenfalls am besten in einer Mixtura gummosa (0,1—0,2 auf 100) und ich habe öfters gesehen, daß nach einigen Löffelchen dieser Mixtur der Puls kräftiger und die Respiration ausgiebiger wurde, daß das früher mit geschlossenen oder halbgeschlossenen Augen daliegende Kind wieder um sich blickte und, was mir besonders auffiel, wieder an der Brust saugte, nachdem es früher nicht mehr zum Saugen gebracht werden konnte. Im äußersten Falle kann das Mittel auch in Klysmen oder subkutan (aber nur in öliger Lösung, nicht in Äther, der die Injektion sehr schmerzhaft macht) eingeführt werden. Vor der Verwendung des Alkohols als Exzitans muß auch hier wieder gewarnt werden, weil die erregende Wirkung, wenn sie überhaupt eintritt, sehr bald von der betäubenden und lähmenden abgelöst wird.

Zu der exzitierenden Methode rechne ich auch die Applikation von mäßig kühlen Brustumschlägen (etwa 25⁰ C), die ungefähr alle Stunden gewechselt werden. Der kleine Shock wirkt immer, wenigstens für kurze Zeit, aufmunternd; es erfolgen einige tiefere Inspirationen und auch am Puls ist meistens eine günstige Wirkung wahrnehmbar. Da die Haut sich wieder rasch erwärmt, wenn man den feuchten Umschlag mit einem grobwolligen Tuche bedeckt, ist eine schädliche Erkältungswirkung nicht zu befürchten. Man hat im Gegenteil den Eindruck, daß auch die bronchitischen Erscheinungen eher günstig beeinflußt werden. Auch hier ist die Bedeckung mit wasserdichten Stoffen zu vermeiden, weil dabei Ekzem und Dermatitis fast mit Sicherheit zu gewärtigen sind.

Über heiße Bäder, Senfwassereinwicklung und Aderlaß, die von namhafter Seite empfohlen werden, besitze ich keine eigene Erfahrung, da es mir in der Familienpraxis noch immer gelungen ist, mit der früher skizzierten Behandlung über das bedrohliche Stadium hinwegzukommen. Doch werden Sie in besonders schweren Fällen auch die energischeren Maßnahmen in Anwendung ziehen können und auch Sauerstoffinhalationen, wenigstens zum Troste der Umgebung, versuchen, wenn auch das physiologische Experiment eine vermehrte Aufnahme von Sauerstoff ins Blut bei erhöhtem Sauerstoffgehalt der Atemluft nicht nachweisen konnte.

Nicht zu vergessen ist, daß die dauernde Ruhelage im Bette, die bei den meisten anderen akuten Erkrankungen empfohlen werden muß, bei der kapillären Bronchitis unbedingt vermieden werden soll. Die Kinder sollen vielmehr, solange die bedrohlichen Erscheinungen andauern, Tag und Nacht auf dem Arm herumgetragen und ihre Haltung fort und fort gewechselt werden. Sie werden dadurch eher ermuntert und zu kräftiger Atmung angeregt und außerdem wird vielleicht auch die Ansammlung des Sekretes in den abhängigen Partien der Lungen verhindert.

Bei den asthmatischen Anfällen habe ich früher größere Dosen von Bromsalzen, später meistens Jodnatrium verwendet (1 : 100, in einem halben Tage zu verbrauchen); bei älteren Kindern habe ich die von Kraus empfohlene Kombination von Koffein und Antipyrin und einige Male auch Räucherungen mit Strammonium versucht; ich konnte aber bei keiner dieser Behandlungsmethoden eine auffallend kupierende Wirkung wahrnehmen. Die Anfälle sind auch bei indifferentem Verfahren, z. B. bei Liquor ammonii, ungefähr in derselben Weise verlaufen. Auch von der Nasenbehandlung bei habituellem Asthma älterer Kinder habe ich keine auffallende Wirkung gesehen.

Bei nervösem Husten älterer Kinder muß die allein Erfolg versprechende Suggestionstherapie zunächst bei den Müttern beginnen, indem man diesen die Beruhigung zu verschaffen sucht, daß dem Husten weder die gefürchtete Schwindsucht, noch ein anderes organisches Leiden zugrunde liegt. Man muß sie dahin bringen, ihre besorgte Miene mit einem zuversichtlichen, eher etwas spöttischen Benehmen zu vertauschen oder auch die Krankheit ihres Sprößlings ganz zu ignorieren. Die Kinder werden dann oft ziemlich bald ihrer, immerhin etwas anstrengenden Gewohnheit überdrüssig und geben sie wieder auf. Einige Male habe ich, dem Rate Störck's folgend, das öftere Trinken einer Schale heißer Milch in kleinen Schlückchen angeordnet und damit auch, wahrscheinlich auf dem Wege der Abschreckung, eine gute Wirkung erzielt. Ist der Husten mit einer auffallenden Grimasse verbunden, dann lasse ich die Kinder, wie auch bei anderen tickartigen Bewegungen, öfters in den Spiegel sehen, was mitunter ebenfalls abschreckend wirkt. In hartnäckigen Fällen war manchmal ein Wechsel der Umgebung, ein mehrwöchentlicher Aufenthalt bei entfernt lebenden Verwandten oder auch die Abgabe in ein Pensionat von Erfolg begleitet.

Bei chronischer Bronchitis mit reichlichem Sekret ist das Einatmen von Terpentindämpfen manchmal von Vorteil. Man stellt an das Kopfende des Bettes eine flache Schale mit in Terpentinöl getauchtem Fließpapier und läßt dieses einige Male des Tages erneuern. Bei akuten Katarrhen, namentlich bei Pseudokrupp, wirken solche Einatmungen eher reizend und schädlich.

Bei der Kombination von chronischer Bronchitis mit Thoraxrachitis, der wir in den Ambulanzen und Polikliniken, namentlich im Winter und im Frühjahr, so häufig begegnen, soll man die Kinder mit den nutzlosen Expektoranzien verschonen und lieber sofort gegen die Rachitis mit Phosphorlebertran und Freiluftkur vorgehen. Auf diese Weise kann man manchmal selbst bei desperat aussehenden Fällen noch überraschende Erfolge erzielen. Aber auch dort, wo die Rachitis nicht beteiligt ist, wird oft der Aufenthalt in einer Waldgegend, im Mittelgebirge oder in einem wärmeren Seebadeorte einen hartnäckigen Katarrh beseitigen, der in der Stadt allen therapeutischen Bemühungen getrotzt hat.

Pneumonie und Pleuritis.

Katarrhalische und krupöse Lungenentzündung. Bakteriologie und Symptomatologie.
Parallelismus zwischen Grippe und krupöser Pneumonie. Diagnostisches. Wanderpneumonien. Pseudokrisen. Pneumonia splenica. Lobuläre Herde. Pleuritis serosa
und purulenta. Symptomatische Behandlung und Thorakotomie. Trommelschlägerfinger.

Wir haben schon davon gesprochen, daß die Bronchitis, die sich im
frühen Kindesalter so häufig zu den Masern und zu der Grippe hinzugesellt,
nicht selten durch eine weitere Komplikation verschärft wird, nämlich
durch einen entzündlichen Prozeß im Lungengewebe selbst; und wir werden
uns das nächste Mal auch mit derselben Komplikation zu beschäftigen haben,
die im Verlaufe des Keuchhustens auftreten kann. Alle diese Fälle haben
aber das miteinander gemein, daß die Entzündung des Lungengewebes zu
einer schon bestehenden schweren katarrhalischen Affektion der Bronchialschleimhaut hinzutritt und man hat sich daher gewöhnt, eine solche Entzündung als eine katarrhalische zu bezeichnen und sie der krupösen oder
fibrinösen Pneumonie gegenüberzustellen. Man spricht aber in diesen Fällen
auch öfters von einer lobulären Pneumonie im Gegensatze zu der lobären,
und im großen und ganzen trifft es auch zu, daß die sekundäre Pneumonie,
die sich zu der auf dem Boden der Masern, des Keuchhustens oder der Grippe
entstandenen Bronchitis hinzugesellt, gewöhnlich zunächst nur einzelne
Lungenläppchen ergreift und daß hier eine Ausbreitung des Prozesses auf
größere Partien der Lungen erst durch eine Konfluenz von mehreren kleinen
Herden zustande kommt; während die genuine Entzündung gleich von vornherein größere zusammenhängende Teile des Lungenparenchyms befällt und
sich von hier aus per contiguum auf die angrenzenden, bisher gesund gebliebenen Partien ausbreitet.

Über die wahren Ursachen dieses verschiedenen Verhaltens sind wir
allerdings nicht genau unterrichtet, und zwar aus dem einfachen Grunde,
weil die Entstehungsweise des entzündlichen Prozesses in beiden Fällen noch
in Dunkel gehüllt ist. Höchstens kann man mit Bestimmtheit annehmen,
daß bakterielle Ursachen dabei im Spiele sind, weil beide Prozesse mit Fieber
einhergehen und man wohl ruhig behaupten kann, daß Fieber fast nur durch
die Einwirkung bakterieller Produkte auf die Wärmezentren zustande kommt.
Natürlich läge es dann am nächsten daran zu denken, daß die beiden Pro-

zesse, die sich nicht nur anatomisch, sondern auch klinisch voneinander unterscheiden, durch verschiedene Krankheitserreger hervorgerufen werden. Diese Annahme hat aber bisher in dem Ergebnis der bakteriologischen Untersuchung keine Bestätigung gefunden. Es hat sich zwar gezeigt, daß sowohl die kranken Gewebe als auch der Auswurf bei den verschiedenen Formen der Lungenentzündung Bakterien enthalten und daß besonders eine Bakterienart, nämlich der von Fränkel und Weichselbaum beschriebene Diplococcus lanceolatus in der großen Mehrzahl (nach Dürck in 84 Prozent) aller Pneumonien vorhanden ist, weshalb man ihn auch als Diplococcus pneumoniae oder als Pneumokokkus zu bezeichnen pflegt. Aber der Wert dieses Befundes für das Verständnis der Pathogenese der Lungenentzündung wird durch mehrere Umstände bedeutend vermindert. Vor allem ist es bedenklich, daß man diese Bakterien auch manchmal in solchen Fällen vermißt, die man klinisch und anatomisch als klassische Beispiele von krupöser Entzündung bezeichnen kann. Aber auch dort, wo sie gefunden werden, sind sie nur ausnahmsweise isoliert; gewöhnlich findet man neben ihnen auch Streptokokken und Staphylokokken oder auch die von Friedländer als „Bacillus pneumoniae" beschriebenen Stäbchen, und zwar in den verschiedensten Kombinationen, ohne daß es möglich wäre, eine bestimmte Beziehung zwischen den bakteriologischen Untersuchungsergebnissen und den histologischen Befunden festzustellen. Noch bedenklicher ist es aber vielleicht, daß man dieselben Spaltpilze auch in gesunden oder wenigstens in völlig pneumoniefreien Lungen gefunden hat. So konnte Dürck unter 13 Kindersektionen ohne Pneumonie nicht weniger als 12 mal den Pneumokokkus und darunter zehnmal zusammen mit anderen pathogenen Bakterien nachweisen; und dieselben Bakterien und Bakteriengemische wurden auch in den Lungen von Schlachttieren aufgefunden, bei denen nichts von Lungenentzündung gesehen werden konnte. Dieser Autor nimmt daher an, daß die Bakterien für sich allein keine Entzündungserscheinungen provozieren können, sondern daß sie erst dann krankmachend wirken, wenn entweder durch Erkältung oder durch Einatmung „feinen scharfen Staubes" Veränderungen an der Lungenschleimhaut hervorgerufen werden, die ihre normalen Schutzvorrichtungen gegen die Krankheitserreger beseitigen oder unwirksam machen. Für die Kinderpneumonie ist diese Erklärung aber aus dem Grunde nicht zu verwerten, weil die objektive Beobachtung nicht nur nicht jedesmal, sondern nicht einmal ausnahmsweise das Eingreifen dieser Hilfsmomente unmittelbar vor der Entstehung der Entzündung darzutun vermag. Ich habe schon früher darauf hingewiesen, daß gerade solche Kinder besonders häufig an Masernpneumonie erkranken, die während der Masern in übertriebener Weise vor Erkältung und Luftzug behütet werden; man kann auch häufig genug beobachten, wie Kinder, die wegen Masern oder Grippe schon viele Tage im Bette behalten wurden, in diesem selben Bette von katarrhalischer oder krupöser Entzündung ergriffen werden; und auch von der Einatmung eines feinen und scharfen Staubes kann unter solchen Umständen unmöglich die Rede sein. Es müssen also ganz andere, vorläufig noch nicht definierbare Faktoren in Tätigkeit sein, die es den in der Lunge gefundenen oder vielleicht auch anderen, noch nicht gefundenen Krankheits-

erregern ermöglichen, unter besonderen Umständen nicht nur die lokalen
Veränderungen in der Lunge, sondern auch die dazu gehörigen Allgemeinerscheinungen hervorzurufen; und erst wenn wir einen Einblick in diese
noch unbekannten Momente gewonnen haben werden, werden wir vielleicht
auch erfahren, warum die Entzündung das eine Mal als katarrhalische und
ein andermal als krupöse in die Erscheinung tritt.

Vorläufig müssen wir uns aber an die bekannten Tatsachen halten
und zu diesen gehört erstens die besondere Veranlagung des frühesten Kindesalters für die katarrhalische Pneumonie, während die krupöse Entzündung
sich mehr über das ganze Kindesalter verteilt und bei Säuglingen eher seltener
auftritt als später; dann sind schwächliche, kränkliche und namentlich
rachitische Kinder ganz besonders für die Katarrhalpneumonie disponiert
und diese grassiert daher besonders in den ärmeren Bevölkerungsschichten,
während die krupöse Entzündung gar nicht selten bis dahin gesunde oder erst
seit wenigen Tagen an leichter Grippe erkrankte Kinder in wohlhabenden
Familien und in hygienisch einwandfreien Wohnungen befällt. Endlich tritt
die Bronchopneumonie mitunter geradezu dezimierend in Kinderspitälern
und Säuglingsasylen auf, während die krupöse Pneumonie in der Regel vereinzelt entsteht und nur manchmal zwei Geschwister nacheinander befällt.
Aber ebenso markant sind auch die Differenzen in bezug auf den Verlauf
und den Ausgang der beiden Krankheitsformen, womit wir uns jetzt etwas
eingehender befassen wollen.

Das Hinzutreten einer katarrhalischen Lungenentzündung zu einer
seit einigen Tagen bestehenden Bronchitis macht sich durch eine plötzliche
Erhöhung der Temperatur, durch eine Verschlimmerung des Allgemeinbefindens und durch einen geänderten Atemtypus bemerkbar. Das Kind
wird matt und schlummersüchtig, die Thermometersäule steigt auf 40° und
darüber, der Atem wird auffallend rasch und dabei kurz, stöhnend und
ächzend, indem eine kurze, von einer Hebung der Nasenflügel eingeleitete
Inspiration nach einer kurzen Pause von einer ebenso kurzen und hörbaren
Exspiration gefolgt ist. Offenbar ruft die inspiratorische Ausdehnung der
Lunge schmerzhafte Empfindungen hervor, so daß die Inspirationsbewegung
früh unterbrochen und der Thorax möglichst rasch in die weniger schmerzhafte Exspirationsstellung übergeführt wird, die aber infolge des Luft-
hungers wieder rasch verlassen werden muß. Auf diese Weise kommt leicht
eine Frequenz von 60—80 Atemzügen und noch mehr in der Minute zustande. Durch dieses plötzlich geänderte Krankheitsbild wird man natürlich zu einer sorgfältigen Untersuchung der Brustorgane veranlaßt; aber
diese gibt nicht immer sofort ein sicheres Resultat. Die Perkussion des
Thorax· erfordert bei Kindern im allgemeinen besondere Vorsicht, weil
schon die verschiedene Spannung der Muskeln bei verschiedener Körperhaltung scheinbare Schalldifferenzen verursachen kann, die aber wieder
schwinden oder in das Gegenteil umschlagen, wenn das Kind von einem
Arm auf den anderen genommen wird. Auch muß immer abwechselnd
sehr leise und dann wieder etwas stärker perkutiert werden, weil der elastische
Thorax des Kindes auch bei beginnender Infiltration leicht in Schwingungen
gerät und daher eine nur oberflächliche Verdichtung bei stärkerem Auf-

schlagen der Finger keine deutliche Schalldifferenz ergibt. Bei der Auskultation hat man zunächst besonders auf das feine Knisterrasseln am Ende des Inspiriums zu achten, das an der Stelle der beginnenden Infiltration meistens früher als das Bronchialatmen und die Bronchophonie zu hören ist. Nach 24 Stunden ist aber bei der katarrhalischen Entzündung die Lokalisation des Entzündungsherdes meistens schon in dem einen oder dem anderen Unterlappen oder auch höher oben zwischen den Schulterblättern festzustellen. Man muß aber auch weiterhin die anderen Lungenpartien genau durchmustern, weil sich nicht selten neue Herde in einem anderen Lappen oder auch auf der anderen Seite herauszubilden pflegen. Auch in demselben Lappen können sich mehrere kleine Herde etablieren, die miteinander konfluieren und sich so zu einer „pseudolobären" Infiltration herauswachsen können.

Der weitere Verlauf und der Ausgang des Prozesses ist in hohem Grade von dem früheren Gesundheitszustand des Kindes und von den äußeren Verhältnissen abhängig, in denen die Krankheit durchgemacht wird. Es werden von einzelnen Beobachtern ganz enorme Mortalitätsziffern für die katarrhalische Pneumonie des frühen Kindesalters angegeben, z. B. von Steffen 54 Prozent und von anderen nicht viel weniger. Dabei handelt es sich aber immer um das Material der Kinderspitäler und Säuglingsasyle, das sich hauptsächlich aus rachitischen und skrofulösen oder aus athreptischen Kindern zusammensetzt. Namentlich die letzteren sind durch die Grippeinfektion und die aus ihr hervorgehenden Bronchopneumonien in hohem Grade gefährdet und bei ihnen nimmt auch die Krankheit öfters einen von der allgemeinen Regel abweichenden Verlauf, indem das Ende unter den Erscheinungen der Kachexie, bei geringem oder fehlendem Fieber, ohne Husten und ohne auffällige Atemnot eintreten kann.

Viel weniger ungünstig sind schon die Heilungsverhältnisse bei dem ambulanten Material der Polikliniken. Obwohl die Kinder bei dem oft weiten Transport dem so sehr gefürchteten Temperatur- und Witterungswechsel ausgesetzt sind, sieht man doch in der großen Mehrzahl der Fälle eine allmähliche Besserung in der zweiten Woche und nach langsamer Entfieberung eine endliche Genesung. Noch größer ist aber der Abstand bei den Kindern der gut situierten Familien. Hier gehört die sonst so stark verbreitete Bronchopneumonie eigentlich zu den selteneren Vorkommnissen und, wenn sie vorkommt, kann man den Ausgang in Heilung ganz wohl als die Regel bezeichnen. Selbst wenn man die Masern- und Keuchhustenpneumonien hinzurechnet, gehören in der Familien- und Konsiliarpraxis die Todesfälle infolge von Bronchopneumonie doch eigentlich zu den selteneren Ausnahmen.

Entgegen der so bedeutsamen Beeinflussung des Verlaufes und der Prognose der Katarrhalpneumonie durch das Milieu, in dem die Krankheit entsteht und verläuft, muß man die Prognose der genuinen krupösen Lungenentzündung beim Kinde ganz allgemein als günstig bezeichnen. Hier bewegen sich die Verhältniszahlen der Mortalität auch im Spitalsmaterial in niederen Ziffern — etwa bei 2—4 Prozent — und man kann diese noch auf die Hälfte reduzieren, wenn man die schweren Komplikationen mit Empyem, eitriger Perikarditis und Meningitis in Abrechnung bringt. Dabei bietet eigentlich jede krupöse Lungenentzündung im Kindesalter das Bild einer schweren Erkrankung, und der Arzt befindet sich daher speziell bei dieser Krankheit in einer günstigen Position, indem er den anscheinend sehr berechtigten Besorgnissen der Angehörigen seine feste Zuversicht auf einen schließlich günstigen Ausgang entgegenhalten kann. Eine unerläßliche Vorbedingung hierzu ist aber natürlich eine frühzeitig und richtig gestellte Diagnose, die aber für den noch nicht Erfahrenen im frühen Kindesalter mit gewissen Schwierigkeiten verbunden ist. Wir wollen daher bei der Beschreibung der Symptome besonders jene Momente berücksichtigen, die für die frühzeitige Erkennung der Krankheit von Bedeutung sind.

Sehr charakteristisch ist hier das plötzliche Einsetzen des hohen Fiebers und der schweren Begleiterscheinungen bei einem Kinde, das bis dahin für gesund gegolten hat. Wenigstens wird dieser plötzliche Umschlag von angeblich voller Gesundheit in die schwere Erkrankung meistens von den Angehörigen des Kindes angegeben. Wenn man aber genauer inquiriert oder wenn man gar selbst Gelegenheit hat, das Kind unmittelbar vor dem Einsetzen der schweren Erscheinungen zu beobachten, dann stellt es sich fast immer heraus, daß gewisse Veränderungen in Form einer leichten Grippe vorhergegangen sind. In der Familienpraxis ist die Gelegenheit, das Kind schon vor dem plötzlichen Fieberanstiege zu beobachten, deshalb nicht selten gegeben, weil die Grippe des später an Pneumonie erkrankten Kindes gewöhnlich nicht vereinzelt auftritt, sondern als Glied einer Kette von ähnlichen Erkrankungen bei den älteren Geschwistern und den anderen Hausgenossen; und so konnte ich oft genug beobachten, wie dasselbe Kind, das schon seit einigen Tagen an Schnupfen, Hüsteln und leichtem Fieber laborierte, aber doch noch am Vormittag leidlich munter war und zu keinerlei Besorgnis Anlaß gab, in den Abendstunden das voll ausgeprägte Bild der schweren akuten Erkrankung dargeboten hat. Wenn man also häufig hört und auch liest, daß die schweren Symptome wie aus heiterem Himmel mitten in voller Gesundheit aufgetreten sind, so muß ich demgegenüber betonen, daß ich selbst einen so jähen Wechsel niemals gesehen habe, und ich möchte daher ernsthaft bezweifeln, ob die krupöse Pneumonie jemals bei einem Kinde auftreten kann, das sich vor dem Fieberanstiege wirklich seiner vollen Gesundheit erfreut hat.

Der enge Zusammenhang zwischen der kruteösen Pneumonie und der Grippe, der schon mit ziemlicher Sicherheit aus den Einzelbeobachtungen erschlossen werden kann, wird aber zur Gewißheit, wenn sich herausstellt, daß die Jahreskurve für die Lungenentzündung mit der Verteilung der Grippe auf die einzelnen Monate vollständig übereinstimmt. Ich habe hier die beiden Kurven — die für die Grippe nach den früher (S. 466) mitgeteilten Zittern aus meinem Ambulatorium und für Pneumonie nach Comby's Angaben über 356 Fälle aus den Pariser Kinderspitälern — übereinander gezeichnet, und der Parallelismus der beiden ist sicherlich auffallend genug. Nur ist der Gipfel der Pneumoniekurve um einen Monat verschoben (Mai statt April), was ja ganz gut mit der Annahme übereinstimmt, daß die Grippe gewissermaßen den Boden vorbereitet, auf dem nicht nur die katarrhalische,

sondern auch die krupöse Lungenentzündung gedeiht. Während wir aber
für die Häufung der Grippe im Winter und im Frühjahr die klimatischen
Verhältnisse direkt verantwortlich gemacht haben, weil sie zweifellos die
Heilung der Grippe verzögern können und dadurch eine vielfach multi-
plizierte Gelegenheit für die Verbreitung der Krankheit durch Ansteckung
schaffen, sind die Einflüsse der Witterung bei der Entstehung der Lungenentzündungen nur mittelbar beteiligt, indem bei sehr verbreiteter Grippe
auch entsprechend mehr Entzündungen entstehen, als wenn die Grippe,
wie im August und September, nur vereinzelt auftritt und die einzelnen Fälle
in wenigen Tagen wieder heilen. Jedenfalls kann ich auf Grund meiner
speziell auf diesen Punkt gerichteten Beobachtungen auch für die krupöse
Pneumonie das ätiologische Moment der Erkältung mit Sicherheit ausschließen. Ich habe keinen einzigen
Fall gesehen, wo an dem Tage der
Erkrankung oder in den unmittelbar
vorhergehenden Tagen irgend etwas
vorgefallen wäre, was man, wissenschaftlich betrachtet, als Erkältung
hätte ansprechen können, und ich habe
auch in der ganzen ausgedehnten Literatur über diese Krankheit keine einzige konkrete Angabe gefunden, aus
der man, selbst bei den bescheidensten
Ansprüchen auf wissenschaftliche Beweisführung, eine solche kausale Beziehung ableiten könnte. Auch hier
habe ich, ebenso wie andere Beobachter, gar nicht selten das Auftreten der Entzündung bei Kindern
beobachtet, die seit Wochen nicht
ihre Wohnung verlassen hatten oder
selbst einige Tage wegen der leichten
grippösen Symptome im Bette be-

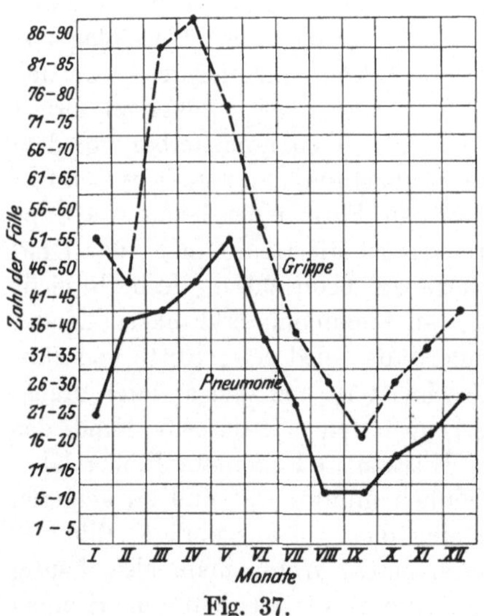

Fig. 37.

Jahreskurven für Grippe und Lungenentzündung.

halten worden waren; und man sollte sich daher endlich entschließen,
die „Erkältung" wenigstens aus der Ätiologie der Kinderpneumonie zu
streichen.

Der plötzliche, innerhalb weniger Stunden erfolgende Anstieg des
Fiebers auf 40—41° ist nur bei älteren Kindern manchmal von einem Schüttelfrost, bei jüngeren dagegen öfters von ein- oder mehrmaligem Erbrechen und
hin und wieder von einem eklamptischen Anfall begleitet. Jüngere Kinder
sind meistens schlummersüchtig, weigern sich, an der Brust oder aus der
Flasche zu trinken, nehmen aber mit großer Gier einige Löffelchen kalten
Getränkes zu sich. Die Wangen sind anfangs bleich, später zeigt sich eine
flammige, manchmal einseitige Röte, die aber nicht immer gerade der Seite
entspricht, auf der sich die Entzündung entwickelt. In den meisten Fällen
stellt sich auch hier, wie bei der Katarrhalpneumonie, ein charakteristischer
Atemtypus mit präinspiratorischer Bewegung der Nasenflügel, kurzer In-

spiration und ächzender, stöhnender Exspiration ein. Sind diese Erscheinungen vorhanden, dann wird man auch dann die Entwicklung einer Pneumonie voraussetzen dürfen, wenn Perkussion und Auskultation noch nichts Bestimmtes ergeben. Aber auch diese Erscheinungen können, wenn die Entzündung zentral beginnt und die Pleura nicht beteiligt ist, im Anfang noch fehlen; es fehlt auch das Sputum, das bei Erwachsenen die Diagnose so sehr erleichtert; auch der Husten wird häufig ganz vermißt; auf die Angaben über subjektive Empfindungen in dem kranken Organe ist auch bei älteren Kindern nicht zu rechnen, da diese nur hin und wieder über „Leibschmerzen" klagen; auch Herpesbläschen kommen bei der Kinderpneumonie nur sehr selten zum Vorschein; und so geschieht es ganz leicht, daß im Anfang keine der Erscheinungen auf den Sitz der Krankheit in der Lunge hinweist. Es stehen vielmehr öfter die zerebralen Symptome stark im Vordergrund, und die Kombination von Erbrechen und Schlummersucht oder gar von Erbrechen und Konvulsionen gibt für den noch nicht Erfahrenen eine starke Verleitung zur Diagnose: Meningitis. Und so gerät man als Konsiliararzt manchmal in die peinliche Lage, den verfrühten Ausspruch des Hausarztes zu rektifizieren und an die Stelle der ominösen „Gehirnhautentzündung" und der damit verbundenen desperaten Prognose die unschuldigere „Gehirnreizung" mit dem Ausblicke auf eine wahrscheinliche Genesung zu setzen. Einige Male konnte ich in solchen Fällen dem verwunderten Kollegen schon die ausgeprägte Dämpfung und das laute Bronchialatmen demonstrieren. Weil aber die Untersuchung der Lunge in den ersten Tagen resultatlos geblieben war, wurde dann nicht mehr nach dieser Richtung inquiriert und immer mehr Gewicht auf die fortdauernden Gehirnerscheinungen gelegt. Und doch ist ein solcher Irrtum leicht zu vermeiden, wenn man bedenkt, daß die häufigste Form der Meningitis — die tuberkulöse — fast niemals einen plötzlichen Fieberanstieg herbeiführt, daß bei dieser auch fast immer die bekannten Prodrome in Form von langdauernder Appetitlosigkeit, Unlust und Schläfrigkeit bei mäßigem oder fehlendem Fieber deutlich ausgeprägt sind und daß kaum jemals ein regelmäßiger Puls von 150—180 Schlägen und auch keine regelmäßige und stark beschleunigte Respiration gleich im Beginn einer basilaren Meningitis vorkommt, sondern sich eher schon eine Retardation und Intermission bemerkbar macht. Wenn man das alles im Auge behält und auch nicht versäumt, sich für den Gesundheitszustand der Hausgenossen speziell in bezug auf Schnupfen und Husten zu interessieren, dann wird man nicht leicht in einen solchen Irrtum verfallen. Schwieriger mag sich ja unter besonderen Umständen die Unterscheidung zwischen „zerebraler" Pneumonie und zerebrospinaler Meningitis gestalten, namentlich wenn sich Nackenstarre bemerkbar macht, die in ganz seltenen Fällen auch im Beginn einer Lungenentzündung vorübergehend vorhanden sein kann. Aber auch hier wird die Ungewißheit nicht lange dauern, weil sich die Symptome doch binnen kurzem in der einen oder der anderen Richtung deutlicher ausprägen müssen. Für alle Fälle ist es aber geraten, mit der Diagnose Meningitis recht zurückhaltend zu sein, weil man damit ganz unnötigerweise die Brücke hinter sich abbricht. Dazu hat man immer noch Zeit, wenn über die Natur der Krankheit kein Zweifel mehr besteht.

Eine andere Schwierigkeit kann sich anfangs durch den intermittierenden Charakter des Fiebers erheben. Die Temperatur steigt z. B. im Beginne plötzlich auf 40° und darüber; dann aber erfolgt im Verlaufe der Nacht eine vollständige Deferveszenz, die am nächsten Tage von einem neuerlichen Anstiege abgelöst wird; und dieser Wechsel kann sich auch noch ein zweites Mal wiederholen, um dann endlich in die Kontinua mit schwächeren morgendlichen Remissionen überzugehen. Trotzdem ist die Unterscheidung vom Wechselfieber nicht schwer. Auf der einen Seite fehlen die Plasmodien, die Milzschwellung und bei uns wohl auch meistens anderweitige Fälle von Malaria; auf der anderen Seite sind auch während der ersten Fieberperioden meistens schon Anzeichen einer Beteiligung der Lunge vorhanden; und selbst wenn dies anfangs wegen des tiefen Sitzes der Entzündung noch nicht der Fall wäre, wird man doch bald herausbekommen, daß man es nicht mit Malaria, sondern mit einer schubweise fortschreitenden Pneumonie zu tun hat. Längstens am dritten Tage ist aber auch in diesen, übrigens recht seltenen Fällen durch das Ausbleiben der Intermissionen und das deutliche Hervortreten der lokalen Symptome schon jeder Zweifel über die wahre Natur der Krankheit geschwunden.

Bei der Untersuchung des Thorax sind wieder alle Vorsichtsmaßregeln zu beachten, auf die ich Ihre Aufmerksamkeit schon früher gelenkt habe. Trotzdem können nicht nur zwei und drei, sondern in seltenen Fällen auch vier und fünf Tage vergehen, bis man den von Anfang an gefaßten Verdacht, daß eine krupöse Pneumonie in Entwicklung begriffen ist, durch den Nachweis einer sicheren Dämpfung und der unzweideutigen auskultatorischen Zeichen zur Gewißheit erheben kann. Einmal konnte ich ein solches Zeichen erst am Nachmittag des sechsten Tages, einige Stunden vor dem kritischen Fieberabfall als feines Knisterrasseln unter dem linken Schlüsselbein feststellen, zu dem sich am nächsten Tage nach vollständiger Entfieberung auch noch lautes Bronchialatmen gesellte. Hier ist namentlich auf dieses Krepitieren zu achten, weil es sich, wenn es vorhanden ist, von dem vesikulären Atmen der Umgebung ganz deutlich abhebt. Bei der krupösen Entzündung sind eben die nichtentzündeten Teile der Lunge fast immer frei von Rasselgeräuschen, weil die vorausgehende Grippe in der Regel noch nicht in die Bronchien hinabgestiegen ist. Für die krupöse und gegen die katarrhalische Entzündung spricht außerdem auch das plötzliche Einsetzen der Krankheitserscheinungen; ferner die Beschränkung der Affektion zunächst auf eine Lunge; dann die schwereren Allgemeinerscheinungen, der dicke, weiße, pelzartige Zungenbelag, das im allgemeinen viel höhere und konstantere Fieber; und endlich, jeden Zweifel ausschließend, die krisenhafte Entfieberung, die bei der krupösen Entzündung nur ungefähr in einem Zehntel der Fälle durch eine allmähliche, „lytische" mit treppenartig abfallender Fieberkurve ersetzt wird, während diese Art der Entfieberung bei der katarrhalischen Entzündung die Regel bildet. Doch darf nicht verschwiegen werden, daß die Entscheidung nicht in allen Fällen mit vollster Bestimmtheit getroffen werden kann, weil sich manchmal auch zu einer schon längere Zeit bestehenden Bronchitis — auch nach Masern und Keuchhusten — eine krupöse Entzündung gesellen kann und weil hin und wieder auch eine Kombination beider Entzündungsformen am Leichentische gefunden wird.

Vom Fieberanstiege bis zum kritischen Abfall vergehen meistens ungefähr sieben Tage; aber nicht selten erfolgt die Krise um einen oder zwei Tage früher oder später, während größere Abweichungen nach unten oder oben schon zu den Raritäten gehören. Doch gibt es sicher auch abortive Formen, wo das Fieber bei deutlich nachweisbarer Infiltration schon am dritten oder selbst am zweiten Tage verschwindet. Viel häufiger ist aber die Verlängerung der Krankheitsdauer und hin und wieder erfolgt die Entfieberung auch noch in einem viel späteren Termin. Dann findet man meistens in den zuerst erkrankten Teilen der Lunge bereits alle Zeichen der Lösung, während zu gleicher Zeit wieder neue Partien desselben oder eines benachbarten Lappens und endlich auch Teile der anderen Lunge ergriffen werden. Man spricht in einem solchen Falle — anklingend an den wandernden Rotlauf — von einer Wanderpneumonie, und eine solche kann sich bis weit in die dritte Woche und selbst noch länger hinausziehen. Ich sah eine solche hartnäckige Entzündung trotz des sehr jugendlichen Alters und der besonderen Schwere der begleitenden Erscheinungen doch endlich in Genesung ausgehen. Der Fall ist besonders in prognostischer Beziehung lehrreich und ich will ihn daher in knappen Zügen skizzieren.

Zehnmonatlicher kräftiger Knabe, vor kurzem entwöhnt, erkrankt am 27. Juli in einem Sommeraufenthalt bei Wien mit einem eklamptischen Anfall von fast zweistündiger Dauer. Am nächsten Tage zum Konsilium berufen finde ich Dämpfung und Bronchialatmen unter dem rechten Schlüsselbein, 40,6° im After, Puls 160, Schlummersucht. Die Flasche wird nicht mehr genommen, die Milch mit dem Löffel eingeflößt. In den nächsten Tagen bleibt das Fieber trotz fleißig gewechselter kühler Stammumschläge und trotz Chininklysmen (zweimal täglich ein Dezigramm) immer über 40°. Die Entzündung hat auch den Mittellappen ergriffen. In der zweiten Woche Zeichen von Resolution im Oberlappen; dagegen hat sich die Entzündung auf den Unterlappen ausgebreitet. Am 15. Krankheitstage neuerliche Konvulsionen, die sich in zwei Tagen dreimal wiederholen. Dämpfung und lautes Bronchialatmen links hinten oben. Am 18. Tage wieder ein Anfall, fortwährendes hohes Fieber (bis 40,8°). Der linke Oberlappen fast vollständig infiltriert; im rechten Ober- und Mittellappen ausgebreitetes feinblasiges Rasseln. Haut und Bindehaut deutlich ikterisch. Das Kind liegt mit halbgeschlossenen Augen vollkommen teilnahmslos da; die Nahrung wird auch mit dem Löffel nicht mehr genommen. Puls 140—150°, schwach. Respiration ca. 60. Wenig Husten. Zweimal täglich ein Bad von 24° R, darauf ein Klysma mit einem Dezigramm Kampfer. Dieser Zustand mit zunehmendem Ikterus dauert noch volle drei Tage, bis endlich am 17. August, also am 21. Krankheitstage, die Temperatur im Laufe von wenigen Stunden von 40,2 auf 36,9 herabgeht. Aber auch jetzt verharrt das Kind noch volle 48 Stunden in einem stuporösen Zustande. Erst dann kommt es langsam zu sich und beginnt wieder aus der Flasche zu trinken. Der Ikterus ist geschwunden, aber das Infiltrat ist erst nach einer Woche nahezu resorbiert. Nach einer weiteren Woche war das Kind genesen.

Sie sehen also, daß man auch bei den allerschwersten Krankheitserscheinungen die Hoffnung auf Genesung nicht aufzugeben braucht. Die Kinder sind eben durch diese Krankheit viel weniger gefährdet als die Erwachsenen, und so erklären sich auch die von allen Autoren übereinstimmend gemeldeten ungemein niederen Ziffern der relativen Mortalität. Ich selbst habe im Laufe von vierzig Jahren in meiner eigenen Praxis nur drei Todesfälle bei krupöser Pneumonie verzeichnet, und zwar einmal während der großen Influenzaepidemie bei einem halbjährigen Kinde mit Temperaturen bis 41,5⁰; einmal im darauffolgenden Jahre, wahrscheinlich ebenfalls noch im Zusammenhang mit der Influenza, bei einem vierjährigen Mädchen, in beiden Fällen nach kaum zweitägiger Krankheit; und der dritte Fall war der früher erwähnte, der in unmittelbarem Anschlusse an Varizella aufgetreten war. In allen anderen zahlreichen Fällen wurde die günstige Prognose, die ich, auf eigene und fremde Erfahrungen gestützt, der schweren Besorgnis der Eltern entgegengesetzt hatte, durch die schließliche Genesung ratifiziert.

Die Prognose der krupösen Pneumonie ist aber nicht nur günstig quoad vitam, sondern auch quoad sanationem completam. Nicht selten hört man bei verspäteter Entfieberung und namentlich bei zögernder Resorption des Infiltrates von jüngeren Ärzten die Besorgnis aussprechen, ob nicht etwa die Entzündung in eine chronische übergehen werde. Aber auch dann, wenn sich die lytische Entfieberung erst nach einigen Wochen vollzieht, was gelegentlich auch vorzukommen pflegt, ist diese Besorgnis nicht gerechtfertigt. Wenn man von der allerdings möglichen Komplikation mit eitriger Pleuritis absieht, heilt eine krupöse Pneumonie, die nicht zum Tode führt, in allen Fällen vollständig aus. In den meisten Fällen bessert sich das Befinden der Kinder schon vor der vollständigen Entfieberung und lange vor der völligen Resorption des Infiltrates; und endlich werden sie wieder vollständig gesund. Höchstens bleibt für einige Zeit eine gewisse Neigung zu einer neuerlichen gleichartigen Erkrankung zurück.

Mit einer solchen nochmaligen Erkrankung ist aber der neuerliche Anstieg des Fiebers wenige Stunden nach einem ersten kritischen Abfalle nicht zu verwechseln. Dieser kann scheinbar ein vollständiger sein; die Temperatur kann sogar, wie bei der wahren Krise, ein wenig unter den normalen Stand herabgehen, und doch erfolgt nach einem fieberfreien Intervall von 6—8 Stunden ein neuerlicher ziemlich abrupter Anstieg, der erst am nächsten Tage einer vollständigen und bleibenden Apyrexie Platz macht. Solche „Pseudokrisen" habe ich allerdings nur in wenigen Fällen beobachtet; sie werden aber von allen Beobachtern, die über eine größere Erfahrung verfügen, erwähnt.

Mit dem Abfall der Temperatur schwinden gewöhnlich auch die übrigen Begleiterscheinungen der Entzündung. Obwohl sich ein großer Teil der Lunge noch nicht am Atmen beteiligt, schwindet die Dyspnoe sofort, zum Beweise, daß sie nicht durch die Einengung der Atemfläche, sondern durch die Intoxikation und allenfalls durch die Schmerzhaftigkeit der Atembewegungen bedingt war. Nur bei besonders rapidem Abfall der Temperatur sieht man manchmal beängstigende Kollapserscheinungen: Blässe, kühle Extremitäten, kleinen Puls, halbgeschlossene Augen. In zwei solchen Fällen, zu denen ich vom Hausarzte dringend gerufen wurde, — einem zwei- und einem nahezu vierjährigen Kinde — waren in der letzten Zeit keine antipyretischen Medikamente gegeben worden. Beidemal gingen die beängstigenden Erscheinungen auf Kampferinjektionen sehr rasch zurück und machten der üblichen Euphorie der entfieberten Pneumoniker Platz.

Es wären jetzt noch einige seltenere Modifikationen der krupösen Pneumonie zu besprechen, von denen namentlich die von Grancher als **Pneumonia splenica** bezeichnete Form für den Praktiker von großer Wichtigkeit ist. Ich habe sie im ganzen viermal beobachtet und zwar zweimal unter ganz besonderen Umständen, die mich veranlassen, Ihnen eine kurze Beschreibung derselben zu geben.

Ich wurde zu dem siebenjährigen Knaben eines Wiener Advokaten gerufen und fand dort zwei der Familie verwandte Ärzte, die mich baten, eine „genaue" Untersuchung des Kranken vorzunehmen. Der Knabe saß im Bette, begrüßte mich mit freundlicher und munterer Miene, die zu der großen Ängstlichkeit seiner Umgebung in auffallendem Widerspruche stand. Bei der Untersuchung der Brustorgane fand ich zu meinem Staunen eine komplette Dämpfung über der ganzen rechten Thoraxhälfte mit Ausnahme der obersten Partien und lautes Bronchialatmen nahezu in der ganzen Ausdehnung der Dämpfung. Die Thoraxhälfte war aber nicht stärker ausgedehnt, die Interkostalräume waren deutlich vertieft und es war auch keine Verlagerung der Leber oder des Herzens zu konstatieren. Auf meine Frage nach der Dauer der Krankheit erhielt ich die Auskunft, daß der Knabe vor drei Wochen mit Fieber und etwas Husten erkrankt war und daß sich seitdem bei fortdauernd mäßigem, nur selten 39° erreichendem Fieber der jetzige Lungenbefund herausgebildet habe. Da ich ein Jahr früher einen ähnlichen Fall in meiner eigenen Praxis beobachtet und nach nahezu einmonatlicher Dauer in völlige Genesung übergehen gesehen hatte, erklärte ich den Ärzten, daß es sich um einen jener seltenen Fälle von Pneumonia splenica handle, die trotz des langwierigen Verlaufes immer in Heilung ausgehen. Diese Erklärung wurde von den Ärzten und den Eltern des Kindes mit sehr erstaunter Miene aufgenommen und man bat mich, eine nochmalige genaue Untersuchung vorzunehmen. Als ich darauf erwiderte, daß ich meiner Sache sicher sei, wurde mir endlich zögernd mitgeteilt, daß an demselben Tage ein Konsilium mit einem sehr gesuchten Kinderarzte stattgefunden habe, der eine Thorakotomie mit Rippenresektion für dringend angezeigt erklärt und auch bereits den Operateur und die Stunde der Operation bestimmt habe. Ich schlug nun vor, eine Explorativpunktion vorzunehmen; aber die Eltern remonstrierten dagegen und erklärten, daß sie meinem Ausspruche vertrauen. Der weitere Verlauf gab ihnen recht, da das geringe Fieber nach einer Woche vollständig schwand; und nach weiteren drei Wochen konnte ich in meiner Sprechstunde den völlig normalen Lungenbefund konstatieren. —
Nach dem bekannten Gesetze der Duplizität der Fälle wurde ich eine Woche später zu einem fünfjährigen Mädchen in einem anderen Stadtteile gerufen und erfuhr von dem behandelnden Arzte, daß derselbe Konsiliararzt eine eitrige Pleuritis diagnostiziert und die Entleerung des Eiters für dringend angezeigt erklärt habe. Ich sollte meine Meinung darüber abgeben, ob die Operation wirklich notwendig sei. Der Befund war nahezu identisch mit dem vorigen Falle, nur betraf die Entzündung diesmal die linke Seite. Auch hier war das Fieber gering und das Allgemeinbefinden fast gar nicht gestört. Ich erklärte natürlich auch hier die Operation für überflüssig und in der Tat berichtete mir der Hausarzt, daß nach einigen Wochen vollständige Heilung eingetreten sei.

Den vierten Fall bei einem elfjährigen Knaben konnte ich, wie den ersten, in meiner eigenen Praxis von Anfang bis zu Ende beobachten. In allen vier Fällen war der Kontrast zwischen der ausgedehnten, in wenigen Tagen ausgebildeten Infiltration und der geringen Alteration des Allgemeinbefindens besonders auffallend. In dem erst beschriebenen Falle erzählten die Eltern, daß der Knabe, an dem die Rippenresektion vorgenommen werden sollte, den ganzen Tag im Bette aufrecht sitze und öfter mit kräftiger Stimme singe. Von dem elfjährigen Knaben notierte ich ausdrücklich:

vorzüglicher Schlaf und Appetit, beste Laune, wenig Husten, kein Auswurf, keine Spur von Dyspnoe. Trotzdem wurde fast in allen in der Literatur vorkommenden Fällen wegen der ausgebreiteten Dämpfung in der ganzen Peripherie des Thorax explorativ punktiert, und erst als die in einigen Fällen auch öfter wiederholte Punktion resultatlos geblieben war, wurde die wahre Natur der Krankheit erkannt. Ich glaube aber, daß Sie bei genauer Erwägung aller Umstände und vielleicht auch in Erinnerung an meine Beschreibung vorkommenden Falles auch ohne Punktion die richtige Diagnose und Prognose zu stellen imstande sein werden.

Warum die krupöse Lungenentzündung in manchen Fällen in so eigentümlicher, von dem bekannten Schema abweichender Weise verläuft, ist vorläufig unbekannt. Bei dem gutartigen Verlaufe der Krankheit fehlen die Sektionsbefunde, und auch die bakteriologische Untersuchung des Sputums, wo ein solches zu erlangen war, hat nach den Berichten der Beobachter kein eindeutiges Resultat ergeben.

Während es aber kaum zweifelhaft sein kann, daß diese seltenere Abart der krupösen Lungenentzündung zugezählt werden muß, ist dies bei einer anderen noch selteneren Modifikation viel schwerer zu entscheiden, wie Sie aus der nun folgenden Schilderung eines von mir beobachteten Falles entnehmen werden.

Ein vierzehnjähriger Gymnasiast, in dessen Klasse mehrere Mitschüler von fieberhafter Grippe ergriffen waren, erkrankte unter leichtem Fieber scheinbar ebenfalls an gewöhnlicher Grippe. Er wurde zu Bette gebracht, bekam aber am Abend einen Schüttelfrost und darauf eine Temperatur von 39,8, Hustenreiz und heftiges Seitenstechen. Am nächsten Tag war durch Perkussion und Auskultation ein kleiner Herd im rechten Mittellappen festzustellen, der sich aber nicht wesentlich ausbreitete, und nach einigen Tagen wieder verschwand. Bevor dies aber der Fall war, traten ganz ähnliche Erscheinungen im linken Unterlappen auf; und solche kleine Herde entstanden jeden dritten oder vierten Tag an den verschiedensten Stellen beider Lungen, und zwar jedesmal unter Erhöhung der Temperatur bis gegen 40⁰ in axilla, während sie in den Intervallen auf 39⁰ und noch etwas tiefer herabging. Aber nicht alle neu hinzutretenden Herde waren perkutorisch und auskultatorisch nachweisbar; manchmal ließ nur das neuerliche Ansteigen des Fiebers und das kupierte Atmen auf die Entstehung eines solchen in den zentralen Teilen der Lunge schließen. Die Entwicklung der oberflächlich gelegenen Herde war immer mit überaus heftigen Schmerzen verbunden, und in solchen Fällen war auch manchmal pleurales Reiben zu hören. Doch kam es nicht zur Ausbildung einer nachweisbaren flüssigen Exsudation im Pleuraraum. Dieser Zustand mit wechselndem, mitunter hohem Fieber und immer erneuten kleinen Entzündungsherden schleppte sich durch volle vier Wochen hin, und auch in der fünften und sechsten Woche war die Temperatur nicht ganz normal und kamen gelegentlich auch noch Steigerungen bis 38⁰ vor. So wurde der Kranke in eine Landwohnung transportiert und dort erfolgte endlich völlige und dauernde Genesung.

Soll man nun diese Entzündung wegen der ausschließlichen Bildung lobulärer Herde als eine katarrhalische oder wegen des manchmal in kleinen Mengen herausbeförderten rostfarbenen Sputums und der Beteiligung der Pleura als eine krupöse bezeichnen? Die bakteriologische Untersuchung des spärlichen Sputums wurde leider versäumt; sie hätte aber auch keine Entscheidung gebracht, da ja bei beiden Formen dieselben Bakterien gefunden werden. Jedenfalls habe ich aber geglaubt, Sie auch mit dieser seltenen Form der Lungenentzündung bekannt machen zu sollen. —

Und nun gelangen wir zu der Besprechung der **Pleuritis** und des **Empyems**.

Die Pleuritis sicca ist auch im Kindesalter eine häufige Begleiterscheinung der Pneumonie; dagegen ist das seröse oder serofibrinöse Exsudat beim Kinde entschieden seltener als beim Erwachsenen. Nach meinen Erfahrungen wird es oft diagnostiziert, wo nur eine ausgedehntere Pneumonie eines Unterlappens und allenfalls eine trockene Pleuritis über der infiltrierten Lunge vorhanden ist. Die Explorativpunktion fördert in einem solchen Falle entweder keine Flüssigkeit oder nur ein Minimum von blutigem Serum zutage. Von einer Pleuritis im klinischen Sinne kann man nur sprechen, wenn reichliches Exsudat im Pleuraraum angesammelt ist, wenn Leber und Herz aus ihrer normalen Lage gerückt sind, wenn bei linksseitiger Pleuritis der Traube'sche Raum über dem linken Rippenbogen statt des normalen tympanitischen einen leeren Schall ergibt, wenn sich die kranke Seite beim Atmen weniger bewegt als die gesunde und wenn man mit bloßem Auge oder mit dem Meßbande eine Erweiterung der kranken Seite feststellen kann. Auch die Abschwächung des Stimmfremitus beim Geschrei des untersuchten Kindes kann manchmal wahrgenommen werden, während wieder bei der Fingerperkussion die stärkere Resistenz über dem Exsudate verwertet werden kann. Vollständig sichergestellt ist aber die Diagnose, wenn die Pravaz'sche, oder noch besser eine etwas größere, diesem speziellen Zwecke dienende Spritze, deren Nadel in die gedämpfte Partie tief genug eingestochen wird, sich beim Aufziehen des Stempels mit reichlichem Exsudate füllt. Diese Punktion sollte jedesmal gemacht werden, wo man nach dem Ergebnis der Untersuchung ein reichliches Exsudat erwarten zu dürfen glaubt, weil sie nicht nur die Diagnose sicherstellt, sondern auch die einzig verläßliche Auskunft über die Natur des Exsudates verschafft. Man kann zwar in den meisten Fällen auch vor der Punktion mit einiger Wahrscheinlichkeit auf die eitrige Beschaffenheit des Exsudates schließen, wenn das Fieber andauernd hoch bleibt, wenn die Resorption der Flüssigkeit vergebens auf sich warten läßt und der Ernährungszustand des Kindes auffallend leidet; aber die volle Sicherheit kann doch nur durch die Punktion erlangt werden und es ist kein Grund vorhanden, auf diese zu verzichten, weil die kleine Operation leicht ausführbar ist und bei aseptischem Vorgehen keinerlei Schaden verursachen kann. Viel eher kann ihre Unterlassung dem Kranken zum Nachteil gereichen, wenn ihm dadurch der Segen eines rechtzeitigen operativen Eingriffes vorenthalten wird.

Die genuine Pleuritis mit serösem Exsudat ist, wie gesagt, im Kindesalter keine besonders häufige Krankheit und sie steht jedenfalls weit hinter der Häufigkeit der katarrhalischen und krupösen Lungenentzündung zurück. In diagnostisch zweifelhaften Fällen spricht also schon die mathematische Wahrscheinlichkeit eher für Pneumonie. Dagegen ist das Empyem, namentlich in den ersten Jahren, keineswegs selten. Es ist in diesem Alter jedenfalls viel häufiger als das seröse Exsudat und auch häufiger als bei älteren Kindern und bei Erwachsenen. Man muß daher bei jeder schwereren Erkrankung der Brustorgane diese Möglichkeit im Auge behalten; man darf aber auch nicht über das Ziel schießen und einen schweren operativen Eingriff anraten, ohne sich durch die Punktion von dem Vorhandensein eines eitrigen Exsudates überzeugt zu haben.

Der Beginn der Krankheit ist bei der Pleuritis selten so stürmisch wie bei der krupösen Pneumonie, doch wird in seltenen Fällen auch hier Erbrechen oder selbst ein Krampfanfall beobachtet. Gewöhnlich entwickelt sich die Krankheit mehr schleichend mit mäßigem Fieber, schmerzhaftem Husten, Mattigkeit und Appetitlosigkeit. Einige Male stand ein quälender Hustenreiz im Vordergrunde der Erscheinungen. Doch pflegt dieser nur wenige Tage anzuhalten, und in der zweiten Woche ist das subjektive Befinden bei der Pleuritis serosa meistens nur mehr wenig gestört. In der dritten Woche beginnt dann gewöhnlich die Aufsaugung des Exsudates und eine langsame Rekonvaleszenz, die in den Fällen meiner Beobachtung in vollständige und dauernde Genesung übergegangen ist. Der auf Grund einiger erfolgreicher Impfversuche bei Meerschweinchen angenommene Zusammenhang der serösen Pleuritis mit Tuberkulose findet also, wenigstens in der Mehrzahl der Fälle von Pleuritis im Kindesalter, in der klinischen Beobachtung des späteren Verlaufes keinen deutlichen Ausdruck.

Auch sonst ist die Ätiologie der Pleuritis noch keineswegs geklärt. Natürlich zweifeln wir auch hier nicht daran, daß lebende Krankheitserreger und ihre giftigen Produkte dabei eine wichtige Rolle spielen; wir wissen aber weder genau, welche Bakterien zu beschuldigen sind, noch können wir vorläufig sagen, warum das eine Mal ein seröses und ein andermal ein eitriges Exsudat gebildet wird; und auch darüber können wir nur vage Vermutungen aufstellen, unter welchen Umständen die pathogenen Organismen gerade in der Pleura ihre krankmachende Wirkung entfalten. Tatsache ist nur, daß das seröse Exsudat sehr arm an Bakterien ist und daß man zwar häufig spärliche Pneumokokken, aber nicht selten auch andere Bakterien, namentlich Strepto- und Staphylokokken gefunden hat. In dem eitrigen Exsudate sind dieselben Bakterien, nur in viel größerer Menge enthalten, und zwar auch hier wieder am häufigsten die Pneumokokken allein oder mit anderen Bakterien gemischt; aber in einer gar nicht geringen Zahl (nach Netter in 13—16 Prozent der Fälle) fanden sich Streptokokken in Reinkultur; und in selteneren Fällen sind auch bloß Staphylokokken oder Kolibazillen oder Tuberkelbazillen gefunden worden. Klinisch sind aber diese Fälle trotz der verschiedenen Bakterienbefunde nicht voneinander zu unterscheiden und ebensowenig kommt es in den Symptomen und im Verlaufe des Empyems zur Geltung, daß bei Kindern die Pneumokokken, bei den Erwachsenen aber die Streptokokken überwiegen. Es ist daher vielleicht doch noch verfrüht, wenn man ohne weiteres annimmt, daß Pleuritis oder Empyem durch diese oder jene Bakterienform „verursacht" werde, weil der kausale Zusammenhang wahrscheinlich komplizierter ist, als er durch eine solche Ausdrucksweise gekennzeichnet wird.

Die seröse Pleuritis gelangt in den meisten Fällen durch spontane Resorption zur vollständigen Heilung und nur bei großen Exsudaten, die sich sehr langsam aufsaugen, kommt es nachträglich zur Schrumpfung der Pseudomembranen und zu einer Verengerung der kranken Thoraxhälfte mit konsekutiver skoliotischer Verbildung der Wirbelsäule. Dagegen ist auf eine Resorption des eitrigen Exsudates nicht zu rechnen und hier kamen spontane Heilungen vor der Einführung der Thorakotomie nur dadurch zustande, daß der Eiter entweder in einem Interkostalraum nach außen durchbrach oder in großen Massen durch Speiseröhre und Mund entleert wurde. Diese relativ günstigen Ausgänge waren aber recht selten; die anderen Kranken gingen an Erschöpfung und Marasmus zugrunde. Jetzt aber ist darin durch die Ausbildung der operativen Behandlung gründlich Wandel geschaffen und man kann ruhig behaupten, daß bei rechtzeitigem Eingreifen in den meisten Fällen Heilung erzielt werden kann.

Wenden wir uns nun zur Therapie der entzündlichen Affektionen der Lunge und des Rippenfells, so haben wir für die ersteren eigentlich nur wenig dem hinzuzufügen, was wir bereits bei den Bronchitiden ausgeführt haben. Auch hier kann die Behandlung nur eine symptomatische sein, weil wir vorläufig kein Mittel besitzen, das sich gegen die Krankheit selbst oder gegen ihre Erreger wendet. Wir haben zwar von Versuchen mit einem Pneumokokkenserum gehört; wenn aber Monti berichtet, daß die erste und zweite Einspritzung des Serums weder das Fortschreiten des Prozesses zu verhindern, noch das Fieber herabzusetzen vermochte, daß aber die fortgesetzten Injektionen endlich den Stillstand des Prozesses und die Entfieberung „bewirkten", so wissen alle, die denselben Verlauf in so vielen Fällen auch ohne Serum gesehen haben, was sie von der „Wirkung" dieser spezifischen Therapie zu halten haben, die nicht einmal immer durch die Gegenwart von Pneumokokken einen Schein von Berechtigung erhält. Dasselbe gilt aber auch von den Blasenpflastern, von denen ein therapeutischer Enthusiast (Bompard) behauptet, daß er mit ihnen vielen an Pneumonie erkrankten Kindern das Leben gerettet habe, und zwar „appliqués coup sur coup jusqu'à effet produit"; während Marfan mit etwas herabgestimmtem Enthusiasmus den Rat erteilt, die Vesikantien niemals im Anfang der Krankheit anzuwenden, weil sie nur im letzten Stadium derselben wirksam sind. Ich denke aber, daß man bei einer Krankheit, die fast immer spontan in Genesung endet, nicht nur auf die schmerzhafte, nierenreizende und entstellende Wirkung der spanischen Fliege, sondern auch auf blutige Schröpfköpfe, Blutegel, „Points de feu", Brechweinstein und andere aus der historischen Folterkammer der Medicina crudelis hervorgeholte Heilmethoden verzichten kann, ohne den Vorwurf eines therapeutischen Nihilismus auf sich zu laden. Unschädlicher ist es jedenfalls, wenn man, der geschäftsmäßigen Anpreisung der Guajakolpräparate als spezifische Mittel gegen Lungenentzündung Folge leistet; aber es muß auch hier gestattet sein, zu bezweifeln, ob damit die Entfieberung und der Stillstand des Prozesses auch nur um eine Stunde früher zu erreichen sind, als sie spontan eintreten würden. Gestehen wir uns also lieber ein, daß wir uns bei dem jetzigen Stande der Dinge darauf beschränken müssen, die Leiden der kranken Kinder, so gut es eben geht, zu mildern und die in manchen Fällen eintretende Hinfälligkeit zu bekämpfen. Dazu dienen kühle Stammumschläge, mit denen man auch hier meistens eine sichtlich gute Wirkung erzielt, während die Einwicklung des ganzen Körpers in kalte Tücher gewöhnlich nicht gut vertragen wird. Gegen die zerebralen Erscheinungen werden fleißig gewechselte kalte Kompressen über den ganzen Kopf — nicht bloß auf die Stirne — eventuell mit Eisblase oder Leiter'scher Kappe mit guter Wirkung verwendet und machen die früher beliebten Blutegel an den Warzenfortsätzen vollkommen entbehrlich. Bei starker Benommenheit, sehr frequentem und schwachem Puls, kühlen Extremitäten und Verweigerung der Nahrungsaufnahme sind auch hier wiederholte Dosen von Kampfer in Mixtur oder in Klysmen indiziert. Dagegen bin ich immer ohne Alkohol, ohne Digitalis und ohne Koffein gut ausgekommen. Auch die temperaturherabsetzenden Medikamente sind entbehrlich und bei sehr jungen Kindern entschieden zu widerraten, weil wirksame Dosen leicht Kollapserscheinungen hervorrufen und die Temperatur nach kurzer Zeit wieder rapid in die Höhe geht. Höchstens kann man auch hier dem drängenden Verlangen der fleißig thermometrierenden und durch die hohen Temperaturgrade geängstigten Mutter nach einem Fiebermittel mit kleinen und daher unschädlichen Dosen von Antipyrin oder dergleichen entgegenkommen. Auch mit Ipecacuanha und Senega sollte man die kleinen Kinder verschonen, weil es namentlich bei der krupösen Entzündung in den verschont gebliebenen Teilen der Lunge nichts zu expektorieren gibt und das fibrinöse Exsudat in den erkrankten Teilen nicht expektoriert, sondern aufgesaugt wird. Dagegen wird man bei älteren Kindern, wenn sie bei Pneumonie oder Pleuritis von Husten und Schmerzen gequält sind, von Morphin oder Kodein unter den früher besprochenen Kautelen Gebrauch machen können.

Natürlich gilt alles das auch für die früher besprochenen selteneren Abarten der Pneumonie und hier möchte ich nicht unterlassen dagegen zu remonstrieren, daß bei der Pneumonia splenica, deren gutartiger Verlauf von allen Beobachtern übereinstimmend hervorgehoben wird, dennoch von einigen derselben Vesikantien und Blutegel empfohlen werden. Da die Krankheit immer in Genesung übergeht und da die Beschwerden geradezu minimal sind, kann eine solche, für den Kranken keineswegs gleichgiltige Polypragmasie gewiß nicht gebilligt werden.

Für die meisten Fälle von seröser Pleuritis gelten im großen und ganzen dieselben Maximen wie für die Pneumonie. Kühlende Stammumschläge mit nicht wasserdichter Umhüllung werden bei hohem Fieber halbstündlich oder stündlich, später nur einige Male des Tages gewechselt, wobei es zur Vermeidung der Hautreizung bei längerer Applikation immer geraten ist, täglich einige Stunden zu pausieren und die Haut mit Fett und Puder zu behandeln. Noch wohltätiger als diese Umschläge scheint mir aber die Ruhelage der Kranken zu sein. Ich habe einige Male gesehen, wie sich ein pleuritisches Exsudat, mit dem sich ältere Kinder offenbar schon einige Zeit herumgeschleppt hatten, auffallend rasch zurückbildete, nachdem die Bettruhe angeordnet und eingehalten wurde; und ebenso schien es mir, als ob die bereits im Gange befindliche Resorption wieder zum Stillstande gekommen wäre, als die ungeduldigen Kranken, wenn auch nur für wenige Stunden, das Bett verlassen hatten.

Läßt die Resorption größerer seröser Exsudate trotz ruhigen Verhaltens auf sich warten, dann kann man immerhin Jodpinselungen und harntreibende Mittel, z. B. Kali aceticum solutum versuchen. Einen wirklichen Nutzen wird aber in einem solchen Falle nur die Aushebung des Exsudates mittels Troikart und Schlauch, dessen unteres Ende in ein Gefäß mit

Flüssigkeit taucht, erzielen. Die Entleerung soll vorsichtshalber nicht in continuo, sondern mit kurzen Unterbrechungen durch zeitweilige Kompression des Schlauches vorgenommen werden. Gewöhnlich genügt eine einzige Punktion und der zurückbleibende Rest wird dann ziemlich rasch aufgesaugt.

Hat man aber ein eitriges Exsudat diagnostiziert und durch die Explorativpunktion sichergestellt, dann lautet der kategorische Imperativ: Ubi pus, ibi evacua! Und zwar muß die Evakuation möglichst gründlich geschehen. Halbe Maßregeln, wie die bloße Heberdrainage nach Bülau oder die Modifikation derselben nach Levaschew, der den entleerten Eiter durch eingespritzte physiologische Kochsalzlösung ersetzen will, führen, wie aus den Berichten hervorgeht, nur selten zum Ziele. Meistens mußte man sich endlich doch, und zwar unter ungünstigeren Bedingungen, zu der radikalen Operation entschließen. Eine sofortige Vornahme der Thorakotomie mit Rippenresektion ist also um so mehr zu empfehlen, als eine Gegenindikation fast niemals besteht. Eine leichte Narkose war wenigstens in unseren Fällen immer ausführbar und der Widerstand der Eltern war, wenn er überhaupt bestand, stets leicht zu überwinden. Wir haben in den letzten zehn Jahren (vgl. unsere Jahresberichte 1897—1908) genau 50 Fälle von Empyem bei Kindern von ein bis sieben Jahren in dieser radikalen Weise operiert und zwar alle ambulatorisch, indem sie mit gut fixiertem Drainrohr und einem großen Watteverband eine Stunde nach der Operation nach Hause geschickt wurden. Zum anfangs täglichen Verbandwechsel wurden sie jedesmal — auch in der kalten Jahreszeit — wieder zu uns gebracht und sie haben dabei nicht nur keinen Schaden genommen, sondern es wurden dabei sogar bessere Resultate erzielt, als gewöhnlich aus den Kinderspitälern gemeldet werden, wo manchmal über Mortalitäten von 60 Prozent und darüber berichtet wird. Von unseren Fällen erlagen drei, die in sehr schlechtem Zustande operiert wurden, in den nächsten Tagen; eines der Kinder, bei dem während der Narkose der Eiter aus dem Munde entleert wurde, starb an Schluckpneumonie. Alle übrigen — also 94 Prozent — wurden geheilt; die Lungen wurden bald wieder lufthaltig, das Fieber schwand meistens sofort, die Kinder erholten sich rasch und auch die Heilung der Wunden nahm nicht zu lange Zeit in Anspruch. Eine Ausspülung wurde — was ausdrücklich vermerkt werden muß — in keinem Falle vorgenommen. Nur in wenigen Fällen war eine Andeutung von Skoliose vorhanden und auch diese glich sich allmählich wieder aus.

In einem sehr spät operierten Falle konnten wir die allmähliche Rückbildung der „Trommelschlägelfinger" nach der Operation beobachten. Man sieht diese eigentümliche Bildung, an der sich hauptsächlich die Weichgebilde der Endglieder an den Fingern und Zehen beteiligen, bei Kindern relativ häufig infolge von angeborenen Herzfehlern und hin und wieder auch bei Bronchektasie.

Keuchhusten, Mumps, Typhus, Malaria.

Die Ansteckung mit Keuchhusten. Inkubation. Diagnostische Behelfe. Folgen der venösen Stauung. Inspirationskrampf. Komplikationen. Rezidive. Prophylaxe und Therapie. Epidemische Parotitis. Hoden- und Eierstockentzündung. Kindertyphus. Gutartiger Charakter desselben. „Gastrisches Fieber". Vorbeugung und Behandlung. Malaria im Kindesalter. Larvierte Formen. Chininbehandlung.

Während noch in den ersten Dezennien des vorigen Jahrhunderts darüber gestritten wurde, ob man den Keuchhusten als einen infektiösen Katarrh oder als eine Neurose anzusehen habe, stimmen jetzt alle Autoren darin überein, daß die Krankheit durch Ansteckung entsteht und durch Ansteckung verbreitet wird, und es wird auch allgemein angenommen, daß die Infektion durch ein Contagium vivum vermittelt wird, das sich in den oberen Respirationswegen vermehrt und daselbst die Hustenanfälle auslöst. Durch diese wird es nach außen und in die Respirationswege der in der Nähe befindlichen Menschen befördert, welche dann, wenn sie nicht durch eine frühere Erkrankung gleicher Art immunisiert sind, unter denselben typischen Erscheinungen erkranken. Man glaubt jetzt sogar, die spezifischen Krankheitserreger in den von Czaplewski, Reyher, Bordet und Gengou, Fränkel u. a. beschriebenen Stäbchen gefunden zu haben. Aber selbst bei jenen, die der Ansicht sind, daß die völlig stringenten Beweise für den spezifischen Charakter dieser Bakterien noch nicht erbracht sind, besteht darüber kein Zweifel, daß der Keuchhusten durch eine bestimmte Art von Krankheitserregern hervorgerufen wird, weil die von niemandem bezweifelte Tatsache, daß das einmalige Überstehen der Krankheit für eine längere Reihe von Jahren einen fast absoluten Schutz gegen eine neuerliche Ansteckung gewährt, eine andere Deutung überhaupt nicht zuläßt. Die Analogie mit so vielen anderen ganz zweifellosen Infektionskrankheiten, die eine ähnliche Unempfindlichkeit gegen eine nochmalige Erkrankung zurücklassen, gewährt uns also nicht nur die Sicherheit, daß auch der Keuchhusten zu den Infektionskrankheiten gerechnet werden muß, sondern sie widerlegt auch die von Czerny ausgesprochene Vermutung, daß die charakteristischen Symptome des Keuchhustens nicht immer durch denselben, sondern durch verschiedene Mikroorganismen hervorgerufen werden; weil es undenkbar wäre, daß die durch die eine Art geschaffene Immunität auch gegen die anderen Arten der Keuchhustenerreger wirksam sein sollte.

Jeder beschäftigte Arzt und namentlich die Kinderärzte kennen die große Ansteckungsfähigkeit des Keuchhustens. Man weiß, daß ein einmaliges Anhusten genügt, um bei einem empfänglichen Individuum nach einer kurzen Inkubationszeit dieselbe Krankheit in ihrer vollen Stärke hervorzurufen. Empfänglich sind aber, mit ganz wenigen Ausnahmen, alle Kinder und auch die meisten Erwachsenen, die die Krankheit noch nicht früher durchgemacht haben. Deshalb bleibt in einer kinderreichen Familie ein von außen — zumeist von einem die Schule besuchenden Kinde — eingeschleppter Fall fast niemals vereinzelt, sondern es erkranken schließlich alle Kinder unter denselben Erscheinungen, und auch die Erwachsenen, die durch einen Zufall in der Jugend verschont geblieben sind, werden fast immer ebenfalls ergriffen; nur sind bei ihnen die Anfälle meistens nicht sehr charakteristisch, so daß sie sich selbst nicht für keuchhustenkrank halten, sondern nur einen lästigen Kitzel im Halse und ein gelegentliches „Verhusten" beim Lachen oder bei ähnlichen Gelegenheiten zugestehen. Und doch sind sie mit Keuchhusten angesteckt und können die Krankheit sehr leicht auf andere und namentlich auf noch nicht immune Kinder übertragen, die dann scheinbar aus freien Stücken an klassischem Keuchhusten erkranken. Auf diese Weise erklären sich wahrscheinlich auch die vermeintlichen Fälle von indirekter Übertragung der Krankheit durch Kleider, Sacktücher und andere tote Gegenstände, die ich nach meiner Erfahrung für durchaus zweifelhaft erklären muß. Ich habe z. B. einmal den Keuchhusten bei einem vierzehn Tage alten Kinde diagnostizieren müssen, dessen Anfälle so charakteristisch waren, daß ein Zweifel an der Natur der Krankheit ganz ausgeschlossen war. Das Kind hatte das Zimmer, in dem es geboren war, noch nicht verlassen, es waren auch keinerlei Besuche von auswärts gekommen und es blieb also scheinbar nichts übrig, als anzunehmen, daß die Krankheit durch infizierte Kleider oder Wäsche eingeschleppt worden war. Und doch löste sich das Rätsel auf einfache Weise, als ich die Amme husten hörte. Sie hatte keine typischen Anfälle, aber sie hustete oft und namentlich des Nachts; und endlich stellte sich heraus, daß in ihrem Dorfe der Krampfhusten stark verbreitet war und daß auch ihr älteres Kind vor einigen Wochen stark gehustet und dabei auch oft erbrochen hatte. Das neugeborene Kind war also am zweiten Tage nach seiner Geburt von der Amme sofort angesteckt worden und hatte nach einer Inkubation von circa sechs Tagen zu husten begonnen. In einem anderen Falle wurde das halbjährige einzige Kind von der jüngeren Schwester der Mutter angesteckt, die ebenfalls nichts davon wußte, daß sie an Keuchhusten litt; und in einem dritten Falle war es die Großmutter, die mitten im Winter ihren beiden — halbjährigen und anderthalbjährigen — Enkeln, die seit Wochen ihre Wohnung nicht verlassen hatten, die Krankheit übertragen hatte. Erst als die Kinder schon angesteckt waren, deklarierte sich nach und nach der Keuchhusten auch bei der Erwachsenen in unverkennbarer Weise. Auf der anderen Seite lehrt aber wieder die Erfahrung, daß die Ansteckung nur in unmittelbarer Nähe erfolgt und daß sie sicher vermieden werden kann, wenn eine Annäherung bis zu der Möglichkeit des Angehustetwerdens konsequent hintangehalten wird. Man kann daher die noch nicht angesteckten Kinder in derselben Wohnung vor der Ansteckung bewahren, wenn sie nur niemals, auch nicht vorübergehend, mit den Keuchhustenkranken in demselben Zimmer zusammen bleiben. Nur muß man den Erwachsenen, die mit den gesunden und den kranken Kindern verkehren, immer wieder einschärfen, daß sie sich schon bei dem geringsten Hustenreiz für infiziert halten und den Verkehr mit den gesunden Kindern aufgeben. Ich glaube aber auch bestimmt behaupten zu können, daß die ausgehusteten Krankheitskeime ihre Ansteckungsfähigkeit binnen kurzem einbüßen, weil das Passieren eines Zimmers, in dem noch vor kurzem gehustet wurde, unschädlich zu sein scheint. Wenigstens habe ich niemals Anlaß gehabt, eine Infektion ohne die unmittelbare Nähe des Ansteckenden anzunehmen und auch die meisten anderen Beobachter sind der Ansicht, daß die von den Kranken verlassenen Räume auch ohne vorhergehende Desinfektion ohne Bedenken bezogen werden können.

Die größte Gefahr liegt also meines Erachtens in den entweder zu spät oder gar nicht diagnostizierten Fällen. Die Ansteckung kann sicher schon in dem sogenannten katarrhalischen Stadium der Krankheit erfolgen, also bevor die charakteristischen Anfälle von Krampfhusten hervortreten; denn man erlebt es recht häufig, daß die Geschwister des hustenden Kindes, die sofort bei dem aufkeimenden Verdachte von ihnen vollständig getrennt und sogar in eine andere Wohnung übergeführt werden, die also nie einem eigentlichen Keuchhustenanfall ausgesetzt waren, dennoch nach längstens achttägiger Trennung ihrerseits zu husten beginnen und schließlich ihre gut ausgeprägten Anfälle bekommen. Man sieht aber auch manchmal, daß von den der Ansteckung ausgesetzten Kindern einer Familie das eine oder andere zwar ebenfalls hustet, aber doch seine ganze Krankheit durchmacht, ohne auch nur einen einzigen charakteristischen Anfall hören zu lassen. Wenn man ein solches Kind für sich allein und nicht mitten in einer Schar von zweifellos keuchhustenkranken Geschwistern beobachten würde, käme man kaum auf den Gedanken, es für keuchhustenverdächtig anzusehen; und doch kann ein solches Kind — ebenso wie die mit Keuchhusten angesteckten Erwachsenen ohne typische Anfälle — die Krankheit verbreiten. All das muß erwogen werden, bevor man sich entschließt, eine indirekte Übertragung der Krankheit und eine Einschleppung derselben durch tote Gegenstände anzunehmen.

Die infizierten Erwachsenen zeigen gewöhnlich auch dann nur eine abortive Form der Krankheit, wenn sie diese nicht schon in ihrer Kindheit durchgemacht haben. Es scheint, daß sie den Hustenreiz besser zurückdrängen können als die Kinder, die sich zwar ebenfalls, wenn sie schon etwas älter sind, offensichtlich Mühe geben, sich zurückzuhalten, denen dies aber, vielleicht infolge einer leichteren Erregbarkeit ihres Hustenzentrums, nur schwer oder gar nicht gelingt. Ich habe aber, wenn auch selten, auch typische und mitunter schwere Anfälle bei Erwachsenen und selbst bei älteren Personen gesehen. Daß dies nicht häufiger der Fall ist, hängt doch wahrscheinlich damit zusammen, daß die meisten den Keuchhusten in ihrer Jugend durchgemacht haben, namentlich in den Großstädten, wo die Krankheit niemals ganz ausgeht und daher für die noch nicht Immunen fast immer Gelegenheit zur Ansteckung gegeben ist. Aber auch die Immunität ist keineswegs eine lebenslängliche, wie von manchem behauptet wird, weil sie, wie Henoch, niemals eine zweimalige Erkrankung gesehen haben. Ich habe aber eine solche in einigen Fällen sicher konstatieren können; aber immer waren schon wenigstens zwei Dezennien seit der ersten Erkrankung verflossen. Einmal z. B. wurde eine 30jährige Frau eines Kollegen von ihren keuchhustenkranken Kindern angesteckt, obwohl sie als sechsjähriges Kind einen ganz zweifellosen Keuchhusten durchgemacht hatte; und Ähnliches habe ich auch in anderen Fällen feststellen können. Dabei scheint mir aber bemerkenswert, daß ich zweimal die Ansteckung der Großeltern durch ihre Enkelkinder beobachten konnte, während die Eltern verschont blieben, obwohl sie der Ansteckung viel mehr ausgesetzt waren. Dies scheint darauf hinzudeuten, daß die in der Jugend erworbene Immunität nach fünfzig oder sechzig Jahren eher erloschen sein kann als nach 20 oder 30; womit aber nicht gesagt sein soll, daß dies in Ausnahmefällen nicht auch schon viel früher der Fall sein kann. Es werden nämlich von einigen Beobachtern auch Fälle von zweimaliger Erkrankung im Kindesalter gemeldet. Das ist aber jedenfalls außerordentlich selten, da ich selbst nie etwas Ähnliches gesehen habe.

Wenn man Gelegenheit hat, Kinder, die der Infektion mit Keuchhusten ausgesetzt waren, nach ihrer Entfernung von der Ansteckungsquelle dauernd zu beobachten, dann zeigt es sich, daß dem Beginne der Krankheitserscheinungen jedesmal ein symptomloses Stadium in der Dauer einiger Tage vorhergeht. Eine ganz genaue Abgrenzung dieser Inkubationsperiode ist allerdings schwer durchführbar, weil man einerseits nur selten den Moment der Ansteckung genau fixieren kann, und weil auf der anderen Seite die allerersten Symptome in Form eines seltenen Hüstelns auch bei aufmerksamer Beobachtung leicht übersehen werden können. In einem Falle glaube ich aber bestimmt sagen zu können, daß das zehnjährige Mädchen, das wegen eines verdächtigen Hustens seiner Schwester sofort aus dem Hause entfernt worden war, durch eine ganze Woche scheinbar gesund blieb und erst dann leichte katarrhalische Erscheinungen zeigte, die nach wenigen Tagen in eine unzweifelhafte Pertussis übergingen. Bleibt aber der Husten länger als 10—14 Tage aus, dann kann man wohl annehmen, daß keine Ansteckung stattgefunden hat.

Das katarrhalische Stadium, das ausnahmsweise auch mit den Erscheinungen eines nächtlichen „Kruppanfalles" eingeleitet wird, kann schon nach wenigen Tagen in das konvulsivische übergehen; es können aber auch zwei Wochen und darüber vergehen, bis sich die für den Krampfhusten charakteristischen Anfälle einstellen; und in ganz seltenen Fällen können diese, wie bereits erwähnt wurde, vollständig ausbleiben, so daß die ganze Krankheit in einem durch mehrere Wochen anhaltenden Hustenreiz besteht, der manchmal auch durch rasch aufeinanderfolgendes Niesen ersetzt wird. Natürlich ist es dabei von der größten praktischen Wichtigkeit, daß die wahre Natur der Krankheit möglichst bald erkannt werde, damit weitere Ansteckungen in der Familie, in der Schule und im sonstigen Verkehr vermieden werden; und wir wollen deshalb jene Momente hervorheben, die eine Frühdiagnose schon vor dem Beginn der einem jeden bekannten Erscheinungen des Krampf- oder Keuchhustens ermöglichen.

Auch hier ist es wichtig, vor allem den Gesundheitszustand der Geschwister und der anderen Hausgenossen ins Auge zu fassen. Sind alle oder

ein Teil derselben „verschnupft", dann besteht auch für den verdächtigen
Fall eine große Wahrscheinlichkeit, daß es sich nur um einen stärkeren Grippe-
husten handelt; während eine ganz vereinzelte Erkrankung eines Kindes
an hartnäckigem Husten, namentlich wenn dieser trotz mehrtägiger Bettruhe und trotz warmer lindernder Getränke und anderer Hustenmittel nicht
geringer wird, sondern sich eher verstärkt, schon deshalb allein für recht verdächtig angesehen werden muß.

Dieser Verdacht wird noch verstärkt, wenn Sie hören, daß das Kind
auch nächtliche Hustenanfälle hat, die es aber nicht, wie bei der gewöhnlichen
Grippe, im Schlafe und im Liegen absolviert, sondern zu denen es sich mehrere
Male in einer Nacht ganz abrupt in seinem Bette aufsetzen muß. Dies
geschieht ja sonst nur bei der katarrhalischen Larynxstenose, die aber ihren
eigenen, Ihnen bereits bekannten Symptomenkomplex hervorbringt. Wenn
aber ein älteres Kind ohne stenotische Erscheinungen in der beschriebenen
Weise einige Male des Nachts im Schlafe gestört wird und wenn sich das in
den folgenden Nächten wiederholt, dann ist die Wahrscheinlichkeit, daß es
sich um einen Keuchhusten handelt, um ein Bedeutendes gewachsen.

Diese erhebt sich aber nahezu zur Gewißheit, wenn der Hustenanfall
auch nur ein einziges Mal zum Würgen oder Erbrechen geführt hat. Es
mag ja vielleicht ausnahmsweise auch vorkommen, daß bei einem stärkeren
Anfall von katarrhalischem Husten der Mageninhalt durch die Bauchpresse
herausbefördert wird oder daß der im Rachen festhaftende Schleim eine
Würgbewegung hervorruft; das geschieht aber so selten, daß damit
kaum gerechnet werden darf. Wenn es sich aber häufig wiederholt und
zugleich andere Verdachtsmomente vorhanden sind, dann wird man kaum
fehlgehen, wenn man den baldigen Eintritt echter Keuchhustenanfälle vor-
hersagt.

Diese unterscheiden sich zunächst dadurch von dem gewöhnlichen katarrhalischen Husten, daß sich dieser aus vereinzelten Exspirationsstößen zusammensetzt, die entweder durch einzelne oder auch durch mehrere tonlose
In- und Exspirationen voneinander getrennt sind. Beim Keuchhusten dagegen
folgen sechs, acht und noch mehr kurze und infolge des jedesmaligen Durch-
brechens des Glottisverschlusses laut tönende Exspirationen so rasch aufeinander, daß zwischen die einzelnen Stöße keine Inspiration eingeschoben
werden kann. Während dieser ganzen Zeit bleibt also der Brustkorb in der
forcierten Exspirationsstellung, die durch jeden neuen Hustenstoß eine weitere
Steigerung erfährt; und auch wenn die Hustenstöße aufhören, verharrt der
Thorax oft noch beängstigend lang in der Stellung der exspiratorischen Apnoe.
Während dieser ganzen Zeit ist aber der Innendruck im Thoraxraum so sehr
gesteigert, daß das Rückströmen des venösen Blutes in das Herz in hohem Maße
erschwert wird; und die Folge davon ist zunächst eine starke Rötung des Gesichtes während des Anfalles, die später in den besonders schweren Fällen
in eine erschreckende Blaufärbung übergehen kann. Wenn man also zufällig
in dem noch zweifelhaften Stadium keinen stärkeren Anfall zu hören bekommt,
wenn aber die Frage, ob das Kind beim Husten im Gesichte rot wird, von der
Mutter entschieden bejaht wird, dann hat man eine weitere Stütze für die
Entscheidung im positiven Sinne gewonnen.

Leider kann man sich auf die Aussagen der Mütter nur wenig verlassen, weil sie sich meistens nur ungern dazu verstehen wollen, daß ihre Kinder den Keuchhusten bekommen sollen. Man muß es also auf irgend eine Weise möglich machen, daß man selbst den Hustenanfall zu hören bekommt, und man kann dies meistens leicht durch einen kleinen Kunstgriff erreichen, indem man mit Spatel oder Löffelstiel eine Inspektion des Rachens vornimmt und dabei absichtlich das Zäpfchen oder die hintere Rachenwand berührt. Dadurch wird bei einem mit Keuchhusten behafteten Kinde fast immer der charakteristische Anfall ausgelöst. Wenn aber das Kind erst vor kurzem gehustet hat, so kann dieser Erfolg mitunter auch ausbleiben und doch wäre es voreilig, daraufhin eine negative Entscheidung zu treffen. In solchen Fällen habe ich mir so zu helfen gesucht, daß ich den Keuchhustenanfall nachahmte, worauf dann gewöhnlich die früher noch zweifelnde Mutter mit großer Lebhaftigkeit ausrief: Ja, so hustet das Kind! Im allgemeinen hat mich aber die Erfahrung gelehrt, daß anfangs noch zweifelhafte Fälle sich im weiteren Verlaufe fast immer als zweifelloser Keuchhusten deklariert haben.

Dieser weitere Verlauf gestaltet sich dann gewöhnlich so, daß sowohl die Zahl der Anfälle als auch die Intensität der einzelnen Attacken fortwährend zunimmt. Um ein Urteil über die anfängliche Zunahme und die spätere Abnahme der Krankheit zu gewinnen, ist es angezeigt, jeweilig durch 24 Stunden jeden ausgesprochenen Anfall (aber nicht den zwischen die Anfälle eingeschobenen Husten ohne Krampfcharakter) von der Mutter oder einer verläßlichen Pflegerin mit Zeitangabe aufzeichnen zu lassen, wobei sich dann gewöhnlich herausstellt, daß die Zahl der Anfälle von den anfänglichen acht bis zehn allmählich auf das Doppelte oder selbst auf 20—30 ansteigt. Eine größere Zahl kommt zwar auch gelegentlich vor, gehört aber schon zu den Seltenheiten. Aber schon die stündlich oder zweistündlich sich wiederholenden Anfälle rufen, besonders wenn sie sich in die Länge ziehen oder sich mit eingeschobenen kurzen Pausen zwei- oder dreimal nacheinander wiederholen, gewisse sichtbare Veränderungen hervor, die dem Kinde ein ganz eigentümliches und dem Geübten sofort erkennbares Aussehen verleihen. Durch die fortgesetzten venösen Stauungen während des Anfalles schwellen zuerst die Lider an; dann wird das ganze Gesicht gedunsen und ödematös; es kommt auch zu Blutergüssen unter die Konjunktiva, die, an und für sich unschädlich, doch einen erschreckenden Anblick gewähren; seltener findet man purpuraähnliche Blutaustritte im Gesicht oder in der Schleimhaut des Mundes oder der Zunge und noch viel seltener am Stamme; die angeschwollene und blutende Lippenschleimhaut bedeckt sich dann wohl auch mit schwärzlichen Krusten oder wird sogar manchmal der Sitz einer typischen ulzerösen Stomatitis; und manchmal kommt es sogar zu profusen Blutungen aus der Nase oder dem Munde. Das wird von den Laien als ein Vorbote einer baldigen Besserung angesehen; aber es trifft dies nur insoferne zu, als solche Blutungen immer erst in einem vorgeschritteneren Stadium der Krankheit aufzutreten pflegen, wo im natürlichen Lauf der Dinge eine Abnahme der Krankheit nicht lange auf sich warten läßt.

Bei besonders heftigen Anfällen tritt die blaurote und sichtlich geschwollene Zunge aus dem Munde hervor und wird mit dem Frenulum an den scharfen Rand der unteren mittleren Schneidezähne angepreßt, wobei das Epithel abgescheuert wird und sich die epithellose Stelle, wie alle Verletzungen im Munde, mit einem grauen Belag bedeckt. Auch dieses charakteristische „Keuchhustengeschwürchen" kann unter Umständen einen diagnostischen Wert besitzen, weil es niemals ohne Keuchhusten zustande kommt. Freilich sind dann gewöhnlich auch schon andere sichere Anhaltspunkte für die richtige Diagnose vorhanden. Lassen die Anfälle nach, dann kommt es gewöhnlich bald wieder zur Heilung. Mitunter entwickelt sich aber daraus das früher beschriebene Granulom, das selbst bis zur Größe einer Erbse und darüber anwachsen kann.

Eine besondere Verschärfung erfahren die Leiden des keuchhustenkranken Kindes durch den Inspirationskrampf, der sich manchmal im weiteren Verlaufe der Krankheit zu den konvulsivischen Hustenanfällen gesellt. Manche Schilderungen der Krankheit stellen die Sache so dar, als ob das Einschieben langgedehnter, ziehender oder krähender Inspirationen zwischen die gewaltsamen Exspirationen einen integrierenden Bestandteil des Keuchhustenanfalles ausmachen würde und als ob die Diagnose der Krankheit erst dann gesichert wäre, wenn auch diese Ergänzung des Anfalles sich vollzogen hätte. Dieser Anschauung muß ich aber entschieden entgegentreten. Viele keuchhustenkranke Kinder und nicht nur solche, bei denen die Krankheit nur in der katarrhalischen Form abläuft, sondern auch diejenigen, die die klassischen Anfälle mit allen bisher geschilderten Begleiterscheinungen durchzumachen haben, bekommen überhaupt niemals einen Inspirationskrampf und auch bei solchen, denen auch diese Verschärfung nicht erspart bleibt, zeigen sie sich nur auf der Höhe der Krankheit und auch da nur bei einzelnen Anfällen, während ein Teil derselben auch jetzt noch mit tonlosen Inspirationen bei offener Stimmritze verläuft. Dieser krampfhafte Verschluß der Glottis steht symptomatisch auf gleicher Stufe mit dem echten Stimmritzenkrampf der Rachitiker, und ich habe seinerzeit die Vermutung ausgesprochen, daß vielleicht auch ätiologische Berührungspunkte zwischen beiden Erscheinungen bestehen. Schon bei der Besprechung der motorischen Übererregbarkeit der Rachitiker wurde auseinandergesetzt, daß die bedeutende Hyperämie der rachitisch affizierten Schädelknochen auch einen hyperämischen Zustand der unmittelbar benachbarten Hirnhäute und in weiterer Folge auch der oberflächlich gelegenen Rindenzentren herbeiführen muß; und da nun durch den Tierversuch die Existenz zweier solcher Zentren erwiesen ist, von denen das eine auf die faradische Reizung mit einem Verschlusse der Stimmritze, das andere dagegen mit einem Stillstande der Respiration in der Exspirationsstellung antwortet, so habe ich es für wahrscheinlich gehalten, daß sowohl die exspiratorische Apnoe der Rachitiker als auch der eigentliche Stimmritzenkrampf auf einer durch Hyperämie erzeugten Übererregbarkeit dieser Zentren beruht. Entspräche aber diese Anschauung, für die ich noch andere Gründe ins Feld geführt habe, den Tatsachen, dann wäre es auch verständlich, daß ein ähnlicher Effekt wie durch die kollaterale Hyperämie auch durch eine Stauungshyperämie hervorgerufen werden kann; und da wir bei den Rachitikern die exspiratorische Apnoe, das sogenannte „Verkeuchen" viel öfter beobachten als den Inspirationskrampf, könnten wir auch erklären, warum beim keuchhustenkranken Kinde durch die venöse Stauung ebenfalls zuerst ein Ausbleiben der Inspirationen zwischen den Hustenstößen und eine Verlängerung der Exspirationsphase nach denselben zustande kommt und erst durch eine weitere Steigerung der Stauungshyperämie auch das offenbar schwerer erregbare Zentrum für die Verengerung der Stimmritze in Mitleidenschaft gezogen wird. So hätten wir einen Schlüssel für die auf den ersten Blick kaum verständliche Tatsache, daß zwei so charakteristische Symptome, wie die exspiratorische Apnoe und der krampfhafte Glottisverschluß fast in gleicher Weise bei zwei Krankheiten vorkommen, die einander so fremd gegenüberstehen, wie die Rachitis und die spezifische Infektion der oberen Luftwege. Das tertium comparationis wäre eben in der beiden gemeinsamen Hyperämie der genannten Rindenzentren gelegen.

Die beiden Faktoren können aber unter Umständen zusammenwirken, wenn nämlich Kinder mit florider Rachitis der Schädelknochen von Keuchhusten ergriffen werden. Namentlich wenn sie schon früher an apnoischen Anfällen und an Stimmritzenkrampf gelitten haben, können sich die Keuchhustenattacken zu bedenklicher Höhe steigern und hier muß sogar mit der Möglichkeit des Erstickungstodes gerechnet werden, der sonst auch bei den erschreckendsten Anfällen kaum zu befürchten ist. Viel häufiger führt aber die Spasmophilie infolge von Schädelrachitis zu einem Übergang des Keuchhustenanfalles in allgemeine, den ganzen Körper erschütternde und mit Bewußtlosigkeit verbundene Krämpfe — eine überaus schwere Komplikation, die, wenn es nicht gelingt, ihrer durch eine wirksame Behandlung Herr zu werden, ebenfalls den tödlichen Ausgang herbeiführen kann. Ich muß aber ausdrücklich betonen, daß ich eine an den Keuchhustenanfall sich anschließende Eklampsie nur bei zweifelloser Rachitis und nur im Alter der Rachitis beobachtet habe, während die laryngospastische Verschärfung des Anfalls auch bei älteren Knaben ohne Anzeichen von Rachitis hinzutreten kann.

Die einen jeden heftigeren Keuchhustenanfall begleitende venöse Stauung in den intrakraniellen Gebilden kann auch eine Gehirn- oder Meningealblutung mit halbseitiger Lähmung herbeiführen. Da solche Lähmungen gewöhnlich wieder zurückgehen und da man andererseits bei der Nekroskopie den erwarteten Herd manchmal nicht auffinden konnte, nehmen manche an, daß eine Lähmung auch durch eine bloße Stauung oder ein vorübergehendes Ödem zustande kommen kann. Die Einseitigkeit der Lähmung spricht aber wohl immer mehr für eine Hämorrhagie.

Während die zuletzt besprochenen gefährlichen Zustände im Vergleiche zu der enormen Häufigkeit des Keuchhustens glücklicherweise zu den allergrößten Seltenheiten gehören, ist die Komplikation mit schwerer Bronchitis und mit Bronchopneumonie leider recht häufig, namentlich bei den in schlechten hygienischen Verhältnissen lebenden und häufig auch mit schwerer Thoraxrachitis behafteten Kindern der proletarischen Familien.

Ein unkomplizierter Keuchhusten verläuft meistens fieberlos und ohne stärkere Beteiligung der tieferen Bronchien. Leichte Temperaturerhöhungen kommen zwar manchmal, aber sicher nicht immer, in den ersten Tagen der Krankheit vor; ich halte es aber keineswegs für ausgemacht, daß ein solches initiales Fieber durch das Keuchhustenkontagium selbst hervorgerufen wird, sondern glaube, daß auch die Möglichkeit einer Kombination mit Grippe in Erwägung gezogen werden muß. Da es nämlich sicher ist, daß bei keuchhustenkranken Kindern häufig eine Superinfektion mit Grippe hinzukommt, und da wahrscheinlich alle komplizierenden Entzündungen der Bronchialschleimhaut und des Lungengewebes auf eine solche zurückzuführen sind, so ist es auch ganz gut denkbar, daß bei einer Ansteckung, die von einem gleichzeitig mit Keuchhusten und mit Grippe Behafteten ausgeht, zu gleicher Zeit beide Kontagien übertragen werden. Wahrscheinlich sind dies jene Fälle, bei denen der Husten nicht erst nach einer achttägigen Inkubation, sondern schon zwei bis drei Tage nach erfolgter Ansteckung beginnt; und so würde sich auch erklären, daß das Fieber, welches manchmal die anfänglichen katarrhalischen Erscheinungen begleitet, gerade um die Zeit wieder verschwindet, wo die eigentlichen schwereren Symptome sich entwickeln. Das wäre schwer verständlich, wenn das Fieber durch dasselbe Kontagium hervorgerufen würde, wie die krampfhaften Anfälle auf der Höhe der Krankheit; während man ganz gut verstehen könnte, daß die grippöse Infektion in der gewöhnlichen Weise nach einer ganz kurzen Inkubation zugleich Fieber und Katarrh hervorruft, daß aber diese Erscheinungen unter günstigen Bedingungen bald wieder schwinden und dann erst die gleichzeitig stattgehabte Keuchhusteninfektion ihre Wirkungen entfaltet. Ich will das natürlich nicht als eine allseitig gefestigte Lehre verkünden; glaube aber, daß diese Hypothese manches für sich hat und eine objektive Nachprüfung verdient.

Treten aber im weiteren Verlaufe des Keuchhustens bronchitische Erscheinungen mit Fieber, Appetitlosigkeit und anderen Störungen des Allgemeinbefindens hinzu, dann kann man wohl mit Sicherheit annehmen, daß eine Superinfektion mit Grippe stattgefunden hat, denn ohne diese Komplikation werden selbst schwere und häufige Anfälle insoweit gut vertragen, als die Kinder nach Beendigung des Anfalles ihre frühere Munterkeit wieder erlangen; und der Appetit ist in einem solchen Falle nicht nur nicht gestört, sondern manchmal sogar lebhafter als sonst, was sich leicht durch die bedeutende Muskelanstrengung und die dadurch wesentlich gesteigerten Verbrennungsprozesse erklärt. Auch die auskultatorischen Erscheinungen stehen bei den unkomplizierten Fällen in einem auffallenden Gegensatz zu dem schrecklichen Husten, weil man zwischen den Anfällen entweder gar nichts Abnormes oder nur etwas Rasseln in den großen Bronchien hört. Dies ändert sich aber bedeutend, wenn sich zu den Symptomen des Keuchhustens auch noch die Anzeichen der Tracheitis, Bronchitis und Bronchiolitis oder gar einer Bronchopneumonie gesellen. Dann haben wir das schwere Krankheitsbild vor uns, das schon an und für sich durch diese entzündlichen Affektionen geschaffen wird; und dieses wird noch dadurch verdüstert, daß die entzündeten Teile den Erschütterungen durch die schweren Hustenanfälle ausgesetzt sind. Diese Anfälle verlieren allerdings manchmal beim Hinzutreten der Entzündung ihren konvulsivischen Charakter, aber diese Veränderung ist keineswegs als ein Gewinn, sondern eher als ein Signum mali ominis anzusehen, weil sie wahrscheinlich auf einer verminderten Erregbar-

keit der in Frage kommenden Nervenzentren infolge von Sauerstoffmangel
und Kohlensäureüberladung beruhen, und weil auch die Erfahrung lehrt,
daß die Krankheit nach einem solchen plötzlichen Ausfall des konvulsivischen
Hustens eine schlimme Wendung zu nehmen pflegt. Jedenfalls ist die relativ
hohe Mortalität infolge von Keuchhusten, die sich z. B. in Wien auf mehr
als zehn Prozent der angezeigten Fälle beläuft — gegen etwa sechs Prozent
bei Masern und acht Prozent bei Scharlach — nahezu ausschließlich durch
diese Komplikationen bedingt. Dazu kommen aber noch die zahlreichen
Todesfälle infolge von Tuberkulose als Nachkrankheit des Keuchhustens,
die in der Mortalitätsstatistik nicht unter der Rubrik Keuchhusten verzeichnet
werden. Wir wissen aber, daß viele Fälle von käsiger Pneumonie, von
miliarer Tuberkulose und namentlich von tuberkulöser Meningitis auf eine
vor kurzem durchgemachte Pertussis zurückzuführen sind.

Viel seltener, aber auch weniger gefährlich ist das Hinzutreten
einer krupösen Lungenentzündung zum Keuchhusten. Ich sah vor einigen
Jahren einen glatten Verlauf einer solchen bei einem vierjährigen Mädchen
in der dritten Woche des Keuchhustens, trotz fortdauernder krampfhafter
Hustenanfälle. Es besteht hier ungefähr dasselbe Verhältnis wie bei den
Masern, wo die ebenfalls viel seltenere krupöse Entzündung eine weit
günstigere Prognose gestattet als die lobuläre.

Bleibt das keuchhustenkranke Kind von solchen Komplikationen verschont, dann gestaltet sich der Verlauf in der Regel so, daß der Höhepunkt
der Krankheit etwa in der vierten Woche erreicht wird und von da an sowohl
die Intensität als auch die tägliche Zahl der Anfälle wieder herabgeht. Im
günstigen Falle kann die ganze Krankheit am Ende der sechsten oder siebenten
Woche erledigt sein. Allerdings erfolgt die völlige Genesung in vielen Fällen
bedeutend später, so daß auch im dritten Monat noch täglich Anfälle, wenn
auch in geringerer Zahl, vorkommen können. Ich glaube aber, daß es sich
auch dann nicht um ganz reine Fälle von Keuchhusten handelt, sondern wieder
um eine Kombination mit Grippe, die natürlich auch in den späteren Wochen
hinzutreten kann. Offenbar sind die Keuchhustenkranken für solche Superinfektionen ganz besonders empfänglich und es ist dazu besonders dann
Gelegenheit gegeben, wenn in einer Familie oder in einem Spital oder in
einem Kinderheim viele Keuchhustenkranke in denselben Räumlichkeiten
untergebracht sind. Bei den vereinzelten Fällen ist daher der Verlauf viel
öfter kurz und unkompliziert als bei den gehäuften.

Für ganz sicher halte ich es aber, daß die sogenannten Rezidiven des
Keuchhustens immer auf einer späteren Grippeinfektion beruhen. Wenn ein
Kind einige Wochen oder selbst Monate, nachdem es seine Anfälle verloren
hat, an Schnupfen und Kehlkopfkatarrh erkrankt, dann kann es wieder durch
einige Zeit typische Keuchhustenanfälle produzieren. Das ist aber kein
ansteckender Keuchhusten, sondern nur quasi eine Reminiszenz an die
frühere Art zu husten, die man wohl auf die noch einige Zeit zurückbleibende
„Bahnung" jener Nervenwege zurückführen kann, auf denen die häufig wiederholten Reflexe bei den Keuchhustenanfällen abgelaufen sind. Die Ansteckungsfähigkeit des Keuchhustens selbst scheint sich nicht über sechs
Wochen oder zwei Monate hinaus zu erstrecken. Wenigstens habe ich eine

spätere Ansteckung niemals gesehen, obwohl ich die Absperrung von den gesund gebliebenen Geschwistern immer schon nach Ablauf von zwei Monaten aufgehoben habe.

Ein über mehrere Monate sich hinziehender Keuchhusten kann eine dauernde und unheilbare Bronchektasie zurücklassen. Eine einfache Lungenblähung während der verlängerten Anfälle kann man in schwereren Fällen manchmal konstatieren; sie schwindet aber sofort, wenn die Anfälle schwächer und seltener werden. Die bleibende Ausdehnung einzelner Bronchien ist aber eine sehr seltene Folgeerscheinung des Keuchhustens und kommt wahrscheinlich nur bei einer Kombination mit schwerer Bronchitis zustande.

Da die Keuchhusteninfektion — abgesehen von den seltenen abortiv verlaufenden Fällen — zum mindesten eine schwere Belästigung der Kranken und ihrer Umgebung, bei den die Schule besuchenden Kindern eine längere Unterbrechung ihres Lehrganges und in vielen Fällen, namentlich bei jungen und bei kränklichen Kindern, eine beträchtliche Lebensgefahr mit sich bringt, hat die Prophylaxis dafür zu sorgen, daß die gesunden Kinder um jeden Preis vor der Ansteckung bewahrt und überhaupt die Ausbreitung der Krankheit so viel als möglich eingeschränkt werde. Diese mehr allgemeine Prophylaxe wird durch die ärztliche Anzeigepflicht für Keuchhusten und durch das Verbot des Schulbesuches für keuchhustenkranke Kinder angestrebt, während die individuelle Vorbeugung die möglichst frühe Erkennung der Krankheit und die Separation der Kranken von jüngeren Familiengliedern verlangt. Da eine indirekte Übertragung durch gesunde Personen kaum angenommen werden kann, darf der Zwischenverkehr der Erwachsenen gestattet werden; es müssen diese aber darauf aufmerksam gemacht werden, daß unter solchen Umständen schon ein geringer Husten verdächtig ist und eine Übertragung der Krankheit vermitteln kann. Um aber der Ansteckung des Kindes außer Hause vorzubeugen, müssen Kinderfrauen und Bonnen darüber belehrt werden, daß sie auf den Spaziergängen hustende Kinder streng zu meiden haben und es dürfte nicht vorkommen, was ich mit eigenen Augen gesehen habe, wie eine ganze Schar von Kindern mit ihren Aufsichtspersonen um ein sich mit einem Keuchhustenanfalle abmühendes Kind eine dichte Korona bildeten und so leichtsinnigerweise der fast sicheren Ansteckung ausgesetzt wurden.

Während meines Wissens alle Ärzte und alle Lehrbücher der Kinderheilkunde darüber einig sind, daß der Keuchhusten in hohem Grade ansteckend ist und daß gesunde Kinder vor dieser Ansteckung auf das Ängstlichste bewahrt werden sollen, hat ein Professor der Kinderheilkunde (Czerny) sich vor kurzem in einer verbreiteten Zeitschrift[1]) dahin geäußert, daß man kein Bedenken tragen solle, ein keuchhustenkrankes Kind im Spitale zwischen andere Kranke zu legen, weil eine Übertragung durch ein im Bette gehaltenes Kind auf nebenliegende Patienten ganz ausgeschlossen sei. Ein Zusammenlegen der keuchhustenkranken Kinder in einem Pavillon hält er nicht für empfehlenswert, weil die Kinder die anderen Kranken nicht husten hören sollen. Der Keuchhusten könne besonders durch eine psychische Behandlung mit Erfolg beeinflußt werden und diese soll darin bestehen, daß die Umgebung des Kindes nicht zu ängstlich sei und daß man vor ihm niemals von Keuchhusten spreche. Auch die Wirkung fast aller Behandlungsmethoden mit Einschluß der medikamentösen soll nach

---

[1]) Therapeutische Monatshefte. Dezember 1908.

diesem Autor auf Suggestion beruhen, und deshalb seien die Erfolge um so schlechter, je jünger das Kind sei. Chinin wirke bei manchen Kindern wegen seines bitteren Geschmackes suggestiv günstig, bei anderen wieder wegen der Aufregung schädlich; die Wirkung des Luftwechsels aber erkläre sich durch den Wechsel der Umgebung. Nach alledem möchte man also glauben, daß Czerny den Keuchhusten für eine Art von Imitationspsychose ansieht, wenn er nicht doch wieder — allerdings ohne es zu begründen — behauptete, daß die Infektion nicht durch einen einheitlichen Krankheitserreger, sondern durch verschiedene Mikroorganismen zustande komme und daß dies die Ursache sei, warum die Krankheit einmal mehr und ein andermal weniger übertragbar erscheine. Damit wird also wieder zugegeben, daß der Keuchhusten durch lebende Krankheitserreger entsteht, und es bleibt daher schwer verständlich, warum man ein keuchhustenkrankes Kind dennoch zwischen andere Kranke legen soll. In allen Spitälern und Ambulatorien wird darüber geklagt, wie schwer die Infektion mit Keuchhusten zu vermeiden ist und wie sehr die anderen Kranken dadurch gefährdet sind; und nun sollen wir uns sagen lassen, daß unsere Klagen grundlos oder übertrieben sind. Man könnte über diese ebenso originelle als widerspruchsvolle Lehre zur Tagesordnung übergehen, wenn sie nicht von einem Lehrer der Kinderheilkunde vorgetragen würde, der sich wegen anderer verdienstvoller Arbeiten eines bedeutenden Ansehens erfreut. So aber ist es notwendig, darauf aufmerksam zu machen, daß eine viele Jahre dauernde Immunität nur bei wahren Infektionskrankheiten beobachtet wird, während Neurosen und Psychosen im Gegenteil besonders zu Wiederholungen tendieren; daß Kinder an dem schwersten Keuchhusten erkranken können, die nie einen Anfall gehört haben und auch später nicht zu hören bekommen, wenn sie ihre Krankheit einer abortiven oder noch nicht voll entwickelten Form verdanken; daß ich und andere eine Ansteckung und schwere Erkrankung von Neugebornen in den ersten Lebenstagen gesehen haben, wo man weder die Ängstlichkeit der Umgebung noch das Sprechen vom Keuchhusten in der Nähe des Kranken für den schweren Verlauf der Krankheit verantwortlich machen kann; daß man sich schwer oder eigentlich gar nicht vorstellen kann, wie eine hauptsächlich auf Suggestion beruhende Krankheit den Tod durch Bronchopneumonie oder auch nur jene „bedrohlichen Zustände" herbeiführen kann, gegen die man nach Czerny Narkotika in relativ großen Dosen zu Hilfe nehmen soll; daß es sehr fraglich ist, ob jemand imstande wäre, sich durch häufige Nachahmung des Keuchhustenanfalls ein Zungengeschwür oder ein Ödem des Gesichtes oder eine wiederholte Epistaxis oder gar eine Hirnblutung mit halbseitiger Lähmung zu erzeugen, und daß auch die Leukozytose, die Fröhlich an der Klinik von Czerny regelmäßig nach dreiwöchentlicher Dauer des Keuchhustens konstatieren konnte, kaum durch Suggestion oder unwillkürliche Nachahmung der Anfälle zustande kommen könnte. Nach alledem muß man nur wünschen, daß jeder das Seinige zur Bekämpfung und baldigen Beseitigung dieser gefährlichen Lehre beitragen möge.

Was nun die Behandlung des Keuchhustens anlangt, so brauche ich Ihnen wohl nicht zu sagen, daß gegen diese Krankheit zahllose Mittel angewandt und als unfehlbar wirksam empfohlen worden sind. Wenn man aber ganz objektiv und kritisch zu Werke geht, muß man leider zu dem Schlusse gelangen, daß keinem derselben eine wirklich verläßliche und zweifellose Wirkung zugeschrieben werden kann, während die große Mehrzahl schlechtweg als unwirksam bezeichnet werden muß. Würde die Krankheit immer in derselben Intensität auftreten und immer gleich lang dauern, dann wäre es ja ein Leichtes, sich von der Wirksamkeit oder Unwirksamkeit einer Behandlungsmethode zu überzeugen. Das ist aber, wie wir schon wissen, durchaus nicht der Fall. Es gibt Fälle, die ohne jedes Medikament in wenigen Wochen mit einem Maximum von sechs bis acht typischen, aber nicht zu schweren Anfällen ausheilen und wieder andere, die trotz Chinin oder Antipyrin, welche Mittel noch die meisten Anhänger zählen, durch volle sechs Wochen gehäufte Anfälle mit Erbrechen, häufiger Störung der Nachtruhe und selbst mit beängstigenden Inspirationskrämpfen durchmachen müssen. Ich war früher selbst geneigt, dem Chinin und namentlich dem Antipyrin, dessen Anwendung bei den Kindern auf viel geringere Schwierigkeiten stößt, eine günstige Beeinflussung der Krankheit zuzuschreiben, und ich ließ mich dazu besonders durch den glücklichen Verlauf derselben bei zwei ganz jungen Säuglingen bestimmen, die unter Antipyrinbehandlung ihre Krankheit glatt überstanden, während ich früher einige üble Ausgänge in diesem frühen Alter gesehen hatte. Ich kann dem aber keine so große Bedeutung mehr zuschreiben, weil andere auch bei anderen Methoden denselben Erfolg erzielt haben, und ich stehe jetzt überhaupt der medikamentösen Behandlung des Keuchhustens skeptisch gegenüber, seitdem ich zuerst an meinen eigenen Kindern und dann auch noch einige Male versucht habe, ohne jede „spezifische" Behandlung auszukommen, und mich dabei überzeugen konnte, daß man auch ohne Medizin mit einer bis zur äußersten Möglichkeit durchgeführten Freiluftkur sehr befriedigende Erfolge erzielen kann. Meine beiden an Keuchhusten erkrankten Töchter (zehn und zwölf Jahre alt) habe ich im März in unsere im Gebirge gelegene Landwohnung geschickt und trotz Kälte und gelegentlichem Schneetreiben von früh bis abends — mit kurzen Unterbrechungen — im Freien belassen; und nach drei Wochen waren sie schon so weit gebessert, daß ich mit ihnen eine Seereise und eine Tour durch Italien unternehmen konnte. Ich lasse auch kleine Kinder im Winter bei nur halbwegs möglichem Wetter vor- und nachmittags ins Freie bringen oder bei schlechter Witterung stundenlang in warmer Kleidung bei offenem Fenster im Zimmer herumtragen oder ältere Kinder ihren Spielen nachgehen. Nie habe ich davon einen Schaden und immer einen offensichtlichen Nutzen gesehen. Warum die Kinder im Freien um so vieles seltener husten als in ihrem Zimmer bei geschlossenen Fenstern, vermag ich nicht zu sagen; aber daß dies der Fall ist, kann ich bestimmt behaupten; und gar nicht selten haben mir die Mütter oder die Kinderfrauen berichtet, daß die zu Hause fortwährend von Anfällen gequälten Kinder außer dem Hause stundenlang verschont bleiben. In der wärmeren Jahreszeit sollen die Kinder womöglich aufs Land gebracht werden; aber nicht in Kurorte, in denen es von Kindern wimmelt, sondern in ein möglichst isoliertes Haus, wo sie sich den ganzen Tag im Garten oder im Walde aufhalten können, ohne mit anderen Kindern in Berührung zu kommen. Weitere Reisen sind im Stadium convulsivum aus vielen Gründen zu widerraten und der vielgerühmte Luftwechsel wirkt nur dann vorteilhaft, wenn er den Kindern den Aufenthalt im Freien in ausgiebigerem Maße ermöglicht als zu Hause. Ich habe einmal mit sehr gemischten Gefühlen die Kinder einer Wiener Familie in einer herrlichen Villa an den Ufern der Adria ihre schweren Anfälle durchmachen gesehen, nachdem sie durch zwei Monate trotz prächtigem Frühlingswetter bei sorgfältig verschlossenen Fenstern in ihrem Zimmer gehalten worden waren. Die Eltern und der Arzt des klimatischen Kurortes gehörten eben zu jenen, die auch beim Keuchhusten vor allem jede „Erkältung" zu vermeiden suchen.

Da die meisten Menschen noch immer der Meinung sind, daß eine

Krankheit ohne Medizin nicht vorübergehen kann, wird man es in der Regel nicht unterlassen können, eine solche zu verordnen. Sie soll aber wenigstens unschädlich sein und nicht so schlecht schmecken, daß das Kind dadurch belästigt oder gar in Aufregung versetzt wird. Ich habe deshalb seit der Empfehlung des Antipyrins durch Sonnenberger die Chininbehandlung verlassen, da es bei Kindern, die noch keine Oblaten schlucken können, fast immer sehr schwer war, ihnen die bitter schmeckende Lösung beizubringen; und ich habe auch keine Versuche mit den weniger oder gar nicht bitter schmeckenden Ersatzmitteln (Chininum tannicum, Euchinin, Aristochin usw.) gemacht, sondern habe immer nur die mit einem Sirup versetzte Antipyrinlösung verschrieben, und zwar so, daß die Kinder per Tag so viel Dezigramm erhielten, als sie Jahre zählten. In dieser und selbst in etwas größerer Dosis kann das Mittel wochenlang ohne irgend einen Schaden gegeben werden. Dasselbe kann man nicht so bestimmt von dem seinerzeit sehr gerühmten Bromoform behaupten, da zahlreiche, mitunter sogar tödliche Vergiftungen mit diesem Mittel vorgekommen sind. Es ist daher vor seinem Gebrauche um so eher zu warnen, als systematische Beobachtungen, die v. Genser vor Jahren an unserer Anstalt angestellt hat, keine Heilwirkung desselben wahrnehmen ließen.

Inhalationen und Pulvereinblasungen in die Nase oder den Kehlkopf sind bei Kindern schwer ausführbar, haben keinen sichtbaren Nutzen und rufen, wenn sie bei dem widerstrebenden Kinde zwangsweise angewendet werden, meistens einen Anfall hervor. Weniger Schwierigkeiten bereitet das Aufstellen eines Karbolsprays oder das Aufhängen von in Karbollösung getauchten Tüchern oder Räucherungen mit Naphthalin und anderen stark riechenden Stoffen; ich habe aber von alledem niemals eine Wirkung gesehen und ziehe es daher vor, die kranken Kinder auch zu Hause eine unverdorbene Luft einatmen zu lassen.

Bei sehr häufigem Erbrechen müssen die Mahlzeiten so eingeteilt werden, daß sie immer möglichst bald nach einem Anfalle gereicht werden. Manche Kinder erbrechen nur Flüssigkeiten, während sie feste und breiige Nahrung behalten.

Konvulsionen, die sich an die Hustenanfälle anschließen, verlangen zugleich eine antispasmodische und eine antirachitische Behandlung. Große Dosen von Bromsalzen und ein Kaffeelöffel Phosphorlebertran pro die haben in einigen Fällen meiner Beobachtung die Wiederkehr der Krämpfe verhütet. Aber auch ohne solche Anfälle sollte eine jede floride Rachitis bei einem keuchhustenkranken Kinde ohne Aufschub der spezifischen Behandlung unterzogen werden, namentlich bei größerer Beteiligung des Thorax, weil diese immer eine bedeutende Erschwerung der Krankheit bedeutet.

Eine komplizierende Bronchitis oder Bronchopneumonie ist nach den früher besprochenen Prinzipien zu behandeln. Auch hier lege ich das größte Gewicht auf den Aufenthalt im Freien, wenn ein solcher durch die Jahreszeit und die sonstigen Verhältnisse ermöglicht wird. Ich habe einige Male scheinbar desperate Fälle unter solchen Bedingungen ausheilen gesehen.

Auch die **epidemische Parotitis**, gemeinhin Mumps genannt, ist eine eminent kontagiöse Krankheit, die wahrscheinlich deshalb vorwiegend das Kindesalter befällt, weil die Empfänglichkeit für die Ansteckung eine ziemlich allgemeine ist und daher die meisten die Krankheit schon als Kinder überstehen, so daß sie später gegen dieselbe gefeit sind. Es existieren zwar vereinzelte Angaben über zweimalige Erkrankung bei demselben Individuum; es gehört dies aber sicher zu den allerseltensten Vorkommnissen, da ich bei den zahlreichen Familienepidemien, die ich beobachten konnte, nie dergleichen gesehen habe. Sehr junge Kinder scheinen auch hier eine relative Immunität zu besitzen, denn ich selbst sah die Krankheit nicht vor dem vierten Jahre und auch in der Literatur sind die Angaben über Mumps im Säuglingsalter sehr vereinzelt. Es scheint hier also ein ähnliches Verhältnis zu bestehen, wie bei den Masern, und die Ähnlichkeit erstreckt sich auch auf die besonders starke Intensität der Erkrankung bei den Erwachsenen. Bei den Kindern sind die Erscheinungen in den meisten Fällen leicht und nur selten etwas stärker ausgeprägt. Die Krankheit verläuft bei ihnen entweder fieberlos oder unter mäßigen und rasch vorübergehenden Fiebererscheinungen, und auch die Anschwellung der Ohrspeicheldrüse und des umgebenden Zellgewebes, durch die sich die erfolgte Ansteckung nach einer Inkubationszeit von zwei bis drei Wochen manifestiert, ist bei ihnen nur selten so bedeutend, daß dadurch eine auffallende Entstellung und ernsthaftere Beschwerden hervorgerufen werden. Meistens beschränken sich die lokalen Erscheinungen auf eine diffuse flaumig anzufühlende Anschwellung zwischen dem Ohrläppchen und dem Kieferwinkel, die bei der Berührung wenig oder gar nicht schmerzt und die Kinder auch nicht beim Kauen oder Essen behindert. Dagegen habe ich einige Male bei Erwachsenen eine ganz enorme und überaus entstellende Schwellung des ganzen unteren Teiles des Gesichtes und des Halses infolge des hochgradigen periglandulären Ödems beobachtet und in diesen Fällen waren auch die Klagen über schmerzhafte Spannung und über Beschwerden beim Essen und beim Schlucken des Speichels besonders lebhaft. Es scheint also, daß auch hier die Kinder infolge einer angeborenen relativen Immunität gewöhnlich nur leicht erkranken, während Erwachsene, wenn sie nicht durch eine frühere Erkrankung geschützt sind, offenbar diese relative Immunität verloren haben und deshalb, wenn sie angesteckt werden, meist eine schwerere Erkrankung durchzumachen haben.

Die stärkere Reaktion der älteren Individuen gegen die Infektion mit dem noch unbekannten Kontagium der epidemischen Parotitis äußert sich auch darin, daß die dieser Krankheit eigentümliche Komplikation mit einer **Entzündung der Hoden** im frühen Kindesalter entweder gar nicht oder doch äußerst selten auftritt, während sie bei Erwachsenen in manchen Epidemien bis zu 58 Prozent der an Mumps Erkrankten befällt (Arnesen). Natürlich muß man daran denken, daß vielleicht auch das Fehlen der Geschlechtsreife im negativen und das Vorhandensein derselben im positiven Sinne mitspielen könnte. Indessen scheint die Pubertät nicht unbedingt notwendig zu sein, da ich eine den Mumps komplizierende Hodenentzündung auch bei einem elfjährigen Knaben mit noch infantilem Genitale gesehen habe, während zwei andere Fälle meiner Beobachtung ein 16- und ein 18 jähriges Individuum betrafen. In allen drei Fällen war die Affektion von unvergleichlich heftigeren Symptomen begleitet als die ursprüngliche Erkrankung. Nach einem völlig fieberfreien Intervall von wenigen Tagen trat sehr heftiges Fieber mit Übelbefinden und in einem Falle auch mit starker Brechneigung auf, und nach weiteren zwei bis drei Tagen entwickelte sich eine einseitige und bei dem ältesten Kranken eine beiderseitige überaus schmerzhafte Anschwellung des ganzen Testikels — nicht nur des Nebenhodens —, die unter fortwährendem starkem Fieber nahezu eine Woche anhielt und sich dann langsam zurückbildete. Der letztgenannte Fall ist mir deshalb in trauriger Erinnerung, weil wenige Monate später bei dem bis dahin blühend gesunden Jüngling eine lienale Leukämie zum Vorschein kam, die der arme Junge als Mediziner durch eine Untersuchung seines Blutes selbst diagnostizierte und der er nach einjährigem Leiden erlag. Natürlich läßt sich schwer sagen, ob ein kausaler Zusammenhang zwischen beiden Erkrankungen bestand; doch scheint mir ihre rasche Aufeinanderfolge immerhin bemerkenswert.

Die von den Autoren mehrfach erwähnte Beteiligung des weiblichen Genitalapparates in Form von Anschwellung der Labien und der Mammae ist jedenfalls viel seltener als die Orchitis. Ich selbst habe diese Nachkrankheit des Mumps nicht ein einziges Mal gesehen. Doch scheint mir die von Troitzky ausgesprochene Vermutung, daß eine Entzündung der Eierstöcke bei von Mumps befallenen Mädchen manchmal latent verlaufen möge und durch eine Schmerzhaftigkeit bei Druck in der Ovarialgegend konstatiert werden könne, recht beachtenswert. Vielleicht hängt das plötzliche und unvermutete Auftreten von wiederholtem Erbrechen am fünften oder sechsten Tage der Erkrankung, das ich einige Male bei Mädchen beobachtet habe, mit einer solchen spezifischen Oophoritis zusammen. Derselbe Autor meint auch, daß möglicherweise gewisse Fälle von Sterilität ohne nachweisbare Ursache auf eine Mitbeteiligung der Ovarien bei einer früher überstandenen Parotitis zurückzuführen sein mögen. Eine meiner Beobachtungen würde damit gut übereinstimmen, da tatsächlich eine meiner Patientinnen, die in ihrem siebenten Jahre Parotitis mit darauffolgendem — nicht initialem — Vomitus durchgemacht hat, in ihrer Ehe mit einem jungen Gatten kinderlos geblieben ist. Natürlich ist ein vereinzelter Fall nicht beweisend; aber die Gynäkologen sollten jedenfalls auch diese mögliche Ursache der Unfruchtbarkeit im Auge behalten.

Von anderen Nachkrankheiten werden vereinzelte Fälle von Nephritis, Endokarditis und Polyarthritis erwähnt. Ich selbst habe diese jedenfalls sehr seltenen Komplikationen in den zahlreichen Fällen, die unter meinen Augen verliefen, nicht ein einziges Mal gesehen. Wahrscheinlich liegt ihnen auch hier, wie bei den anderen Infektionskrankheiten, bei denen sich im weiteren Verlaufe dieselben Affektionen entwickeln können, eine in der früher besprochenen Weise herausgebildete Überempfindlichkeit der betreffenden Gewebe für die noch im Körper kreisenden Toxine der spezifischen Krankheitserreger zugrunde, und derselbe Mechanismus oder vielmehr Chemismus dürfte auch für die viel häufigere, der Parotitis eigentümliche Beteiligung der Keimdrüsen anzunehmen sein.

In prophylaktischer Beziehung ist eine Separierung der Erkrankten innerhalb der Familie nach meiner Erfahrung meistens vergeblich, weil die Ansteckung offenbar schon in einem sehr frühen Stadium der Krankheit vor sich geht und man daher möglicherweise nichts anderes erreicht, als daß sich eine Reihe einzelner, durch die mehrwöchentliche Inkubationsperiode getrennter Erkrankungen über Monate hinschleppt. Dagegen ist es sicherlich ratsam, die an Mumps erkrankten Kinder von der Schule fernzuhalten und es ist daher die ärztliche Anzeigepflicht, wie sie bei uns auch für diese Infektionskrankheit besteht, sicherlich gerechtfertigt. Ist aber die Krankheit einmal abgelaufen, dann können die Kinder sofort wieder in die Schule geschickt werden, wenn auch ihre Geschwister oder sonstigen Hausgenossen mit der rezenten Krankheit behaftet sind, weil eine indirekte Übertragung derselben wahrscheinlich nicht möglich ist. Wo eine solche angenommen wurde, hat wohl dennoch eine direkte Ansteckung durch eine abortiv verlaufende und daher nicht erkannte Erkrankung stattgefunden. Denn daß eine solche Ansteckung auch ohne nachweisbare Entzündung der Ohrspeicheldrüse bei dem Infizierenden möglich ist, haben jene Fälle gelehrt, wo Hodenentzündung ohne Parotitis aufgetreten ist und dennoch die Geschwister nach der üblichen Inkubationszeit an Parotitis erkrankt sind (Beclère).

Da die Krankheit an sich — abgesehen von den im Kindesalter seltenen Nachkrankheiten — immer in wenigen Tagen oder längstens in einer Woche spontan abläuft und wir kein Mittel besitzen, diesen Ablauf zu beschleunigen, kann man ganz gut von jeder Behandlung absehen. Jedenfalls gewähren Umschläge, Einreibungen, Jodpinselungen etc. weder eine Erleichterung, noch ändern sie etwas im Verlaufe der Krankheit. Ich habe die Kinder nur während eines allfälligen Fieberstadiums im Bette gelassen, den Fieberfreien aber bei guter Witterung das Ausgehen gestattet. Dabei habe ich niemals eine Vereiterung oder eine zurückbleibende Induration beobachtet. Wenn hin und wieder von solchen Unregelmäßigkeiten des Verlaufes gesprochen wird, hat wahrscheinlich eine Verwechslung mit Lymphdrüsenentzündung stattgefunden, die aber für jeden, der sich das charakteristische Bild der epidemischen Parotitis eingeprägt hat, leicht zu vermeiden ist.

Die Hodenentzündung verlangt Hochlagerung des Skrotums und fleißige Applikation von Umschlägen mit Burow'scher Lösung, eventuell auch einen Eisbeutel, wenn er vertragen wird.

Wir gelangen nun zu der Besprechung des **Kindertyphus,** worunter man immer den Abdominaltyphus bei Kindern versteht. Die Krankheit ist Ihnen von der Klinik her zu gut bekannt, als daß es notwendig wäre, sich hier in eine ausführliche Besprechung derselben einzulassen. Sie wissen auch, daß sie zu den ätiologisch am besten bekannten Infektionskrankheiten gehört, daß sie durch den aus den Darmentleerungen, dem Harn, der Galle und dem Blute von Typhuskranken züchtbaren Typhusbazillus erzeugt wird und daß die weitere Verbreitung der Krankheit in der Weise erfolgt, daß diese zählebigen Bakterien durch die Ausscheidungen des Darms und der Niere in das Trink- und Nutzwasser und mit diesem entweder direkt oder durch

Vermittlung einer mit ihm verunreinigten Milch oder anderer Nahrungsstoffe in den Darmtraktus empfänglicher Individuen gelangen. Auch das
Krankheitsbild ist so oft und so gut beschrieben worden, daß eine Wiederholung dieser Beschreibung hier nicht am Platze wäre; und wir wollen
uns daher darauf beschränken, jene Momente hervorzuheben, durch die
sich der Kindertyphus von dem der Erwachsenen unterscheidet.

Alle Beobachter und auch meine Erfahrungen stimmen darin überein,
daß die Krankheit bei jüngeren Kindern im großen und ganzen milder verläuft als bei Erwachsenen. Sämtliche Symptome: das Fieber, die nervösen
Erscheinungen, der Meteorisums und die anderen Darmsymptome sind bedeutend abgeschwächt, die Veränderungen im Darme beschränken sich
meistens auf eine Anschwellung der Peyer'schen Drüsen und wenn es ausnahmsweise zu einer Geschwürsbildung an denselben kommt, sind die Geschwüre kleiner und oberflächlicher als sonst, so daß man nur äußerst selten
mit den das Leben bedrohenden Folgen der Geschwürsbildung in Form von
Darmblutungen und Perforation der Darmwand zu tun hat. Eher wird noch
der tödliche Ausgang bei schwächlichen und in schlechten Verhältnissen
lebenden Kindern durch das Hinzutreten einer Katarrhalpneumonie zu der
Grundkrankheit herbeigeführt. In der besseren Familienpraxis ist aber
der Ausgang der Krankheit fast immer ein guter und ich habe selbst zu der
Zeit, wo der Typhus vor der Einführung des Hochquellwassers in Wien noch
recht verbreitet war, in diesem Teile meines Beobachtungsmaterials keinen
einzigen Todesfall an Typhus bei einem Kinde erlebt.

So erfreulich diese Tatsache ist, so ergeben sich auf der anderen Seite
aus der bedeutenden Abschwächung aller das Typhusbild zusammensetzenden
Symptome mitunter für die Diagnose gewisse Schwierigkeiten. Das Kind
fiebert seit einigen Tagen, ist matt und unlustig, legt sich gerne hin, wenn
man es nicht zu Bette gebracht hat, hat eine etwas belegte Zunge, will nicht
essen, hat vielleicht sogar das eine oder andere Mal erbrochen, und viele
sind in einem solchen Falle geneigt, auf Grund dieser Erscheinungen ein
,,gastrisches Fieber" zu diagnostizieren, während bei Kindern im Alter der
ersten Zahnung gelegentlich auch noch von ,,Zahnfieber" gesprochen wird.
Jetzt wissen wir aber durch exakte Temperaturmessungen bei zahnenden
Kindern, daß ein Zahnfieber nicht existiert, und wir wissen auch, daß der
Terminus ,,gastrisches Fieber" keine wissenschaftliche Berechtigung besitzt,
weil die Dyspepsien entweder fieberlos verlaufen oder höchstens im Beginne
eine rasch vorübergehende und meist unbedeutende Temperatursteigerung
hervorrufen. Wenn daher die geschilderten Symptome einige Tage anhalten
und keine Angina, keine Grippe, kein Exanthem und keine andere deutlich
erkennbare Ursache des Fiebers zum Vorschein kommt, dann muß man immer
die Möglichkeit einer typhösen Infektion im Auge behalten. Man wird sich
dann durch dreistündlich wiederholte Messungen eine Temperaturkurve zu
verschaffen suchen und wenn diese ein langsam ansteigendes Fieber mit
morgendlichen Remissionen von etwa einem halben Grade erkennen läßt,
so steigt die Wahrscheinlichkeit für Typhus selbst dann bedeutend, wenn das
Maximum sich auch nicht viel über 39⁰ erhebt. Dann wird man gewöhnlich
auch schon eine Milzschwellung durch Perkussion oder Palpation nach-

33*

weisen können; oft, wenn auch nicht immer, findet man die charakteristische Typhuszunge — gerötete Spitze und gerötete Ränder neben einem grauweißlichen Belag des Zungenrückens — und etwa in der Hälfte der Fälle werden auch schon vereinzelte Roseolafleckchen am Rumpfe bemerkbar. Das Fehlen der bekannten erbsensuppenähnlichen Typhusstühle spricht keineswegs gegen Typhus, weil sie in vielen Fällen gänzlich ausbleiben oder sich erst in der dritten Woche einstellen, nachdem entweder normale Stühle oder selbst hartnäckige Verstopfung vorhergegangen sind. Natürlich kann man auch die Serodiagnostik in Form der Widal'schen Agglutinationsprobe zu Hilfe nehmen, muß sich aber dabei gegenwärtig halten, daß sie selbst bei sicheren Typhusfällen fast immer in den ersten zehn Tagen und manchmal auch später versagt, während sie hin und wieder auch bei Krankheiten positiv ist, die nichts mit Typhus zu tun haben. Meistens wird man aber nach mehrtägiger Beobachtung schon die klinische Diagnose mit Sicherheit stellen können, die dann wohl auch gewöhnlich mit dem Ergebnisse der Widal'schen Probe übereinstimmt.

Natürlich gibt es auch schwerere Fälle, die sich in nichts, auch nicht in der Dauer und den schweren Komplikationen, von dem Typhus der Erwachsenen unterscheiden, und diese gut ausgeprägten Fälle mit zweifelhafter Prognose werden mit der Annäherung an das zweite Lebensdezennium immer häufiger; aber bis dahin überwiegen die leichten Fälle mit kürzerem und gutartigem Verlauf.

Die Prophylaxe der Krankheit verlangt für die Allgemeinheit vor allem die Beschaffung einer vor der Typhusinfektion vollkommen geschützten Trinkwasseranlage und für die einzelnen den Verzicht auf den Genuß von ungekochter Milch und von nicht ganz einwandfreiem Brunnenwasser. Seit der Einführung des Hochquellwassers in Wien waren die recht selten gewordenen Typhusfälle meiner Beobachtung fast immer auf die Außerachtlassung dieser Vorsichten zurückzuführen. Einmal erkrankten ziemlich gleichzeitig die Kinder zweier weit voneinander wohnender Schwestern, die die Milch aus dem ungarischen Gute ihres Bruders bezogen. In anderen Fällen waren die Kinder eben von ihrem Landaufenthalt zurückgekehrt oder hatten zwei Wochen vor dem Beginn der Erkrankungen Ausflüge in die weitere Umgebung der Stadt unternommen. Einige Male war die Ansteckung auf Reisen (in Italien, Rumänien) erfolgt, obwohl man mir versicherte, daß immer nur Wein und niemals Wasser getrunken worden war; während auf der anderen Seite meine Familie in wiederholten und mitunter sehr ausgedehnten Reisen in allen Teilen Italiens trotz vollständiger Alkoholenthaltung verschont geblieben ist, weil ich es niemals unterließ, vor dem Genusse und dem sonstigen Gebrauche des Wassers genaue Erkundigungen über dessen Provenienz einzuziehen. Auch der treueste Anhänger des „Vino del paese" kann an Typhus erkranken, wenn er infiziertes Wasser zum Mundausspülen, Baden und anderem benutzt.

Die Umgebung des Kranken muß durch sorgfältige Desinfektion der Entleerungen (auch des Harns) und der Wäsche, sowie durch peinliche Reinlichkeit der sich seiner Pflege widmenden Personen geschützt werden. Auch muß der neu gewonnenen Tatsache Rechnung getragen werden, daß die Ausscheidung lebenskräftiger Bazillen noch lange nach überstandener Krankheit fortdauern kann. Es müßte also eigentlich bei jedem Typhusrekonvaleszenten von Zeit zu Zeit eine bakteriologische Untersuchung der Ausscheidungen vorgenommen werden.

Die Behandlung der Krankheit kann dermalen nur eine symptomatische sein, da eine verläßliche Therapie auf bakteriologischer oder immunisatorischer Grundlage noch nicht existiert. Von den zu bekämpfenden Symptomen tritt aber die Fiebertemperatur allmählich in den Hintergrund, da man zu der Überzeugung gelangt, daß die Gefahr fast niemals in der Hyperpyrese, sondern vorwiegend in der Schädigung der Nervenapparate und anderer protoplasmatischer Gebilde durch die toxischen Produkte der Krankheitserreger gelegen ist. Man ist daher immer mehr von den temperaturherabsetzenden Medikamenten abgekommen, und ich selbst habe schon ziemlich lange auf die Verordnung von Chinin, Antipyrin, Thallin, Pyramidon und dergleichen bei Typhus verzichtet — sicherlich nicht zum Schaden meiner Kranken, die ja, wie bereits gesagt wurde, alle genesen sind. Dagegen habe ich in allen Fällen von der hydropathischen Methode in irgend einer Form Gebrauch gemacht; aber nicht in der Absicht, die Temperatur um einige Zehntel herabzusetzen, sondern um das in Mitleidenschaft gezogene Nervensystem in günstiger Weise zu beeinflussen; und diese Indikation wird durch solche Vorkehrungen sicherlich bis zu einem gewissen Grade erfüllt.

In den leichten Fällen ließ ich fleißig kalte Umschläge auf den Kopf machen, ließ den Kindern häufig erfrischende Getränke anbieten und habe außerdem angeordnet, daß jedesmal, wenn die Mastdarmtemperatur — Thermometer in Lysol! — 39,5^0 überschritt, eine Serie von drei Stammumschlägen mit Wasser von 16^0 R in halbstündigen Intervallen appliziert werden. Dabei wurde die Temperatur gewöhnlich nur um einige Zehntel herabgesetzt; aber die Kinder wurden munterer, die vorhandene Unruhe — Umherwerfen, Ächzen, eintöniges Jammern — verlor sich für einige Zeit, die Kinder bekamen ein etwas frischeres Aussehen, verlangten spontan zu trinken, bekamen sogar manchmal Lust zur Nahrungsaufnahme und verfielen endlich in einen ruhigen Schlaf. Bei schwereren Erscheinungen, dauernder Benommenheit oder tiefem Sopor schritt ich zur Anwendung von mäßig kühlen Bädern (24—20^0 R), die in der Dauer von 5—10 Minuten zwei- bis dreimal des Tages wiederholt wurden; verzichtete aber dabei auf die von manchen empfohlenen kalten Begießungen, weil diese die Kinder stark aufregen und die beabsichtigte Wirkung nach meinen Erfahrungen auch durch die Bäder allein erzielt wird. Zum Belege davon will ich einen von mir erlebten Fall kurz schildern, der auch in anderen Beziehungen für mich belehrend war.

Ich wurde in den achtziger Jahren zu einem Konsilium in eine kleinere Stadt der Bukowina berufen, wo das achtjährige einzige Töchterchen eines Fabrikdirektors an einer tuberkulösen Gehirnhautentzündung erkrankt sein sollte. Diese Diagnose war von mehreren Ärzten der Stadt übereinstimmend gestellt und von einem aus der Landeshauptstadt berufenen Konsiliararzt bestätigt worden. Sie gründete sich darauf, daß das vor ungefähr zehn Tagen erkrankte Kind in den letzten Tagen vollständig bewußtlos und „aphasisch" geworden war, d. h. es beantwortete Fragen nicht mehr und ließ nur ächzende Töne und zeitweilig ein grelles Geschrei vernehmen. Dabei warf es sich fortwährend hin und her und war nicht mehr zur Aufnahme von Nahrung oder selbst von Wasser zu bewegen. Als ein sicheres Zeichen für die tuberkulöse Natur der Krankheit wurden aber die ganz regellosen Temperatursprünge angesehen, da kurz aufeinanderfolgende Messungen — in axilla — nach den vorhandenen Aufschreibungen Differenzen wie 38,3 und 40,0 ergeben hatten. Aber schon die oberflächliche Betrachtung und Untersuchung der Kranken mit dem fuliginösen Belag der Lippen und der Zähne, den gleich weiten Pupillen, der gleichmäßigen Spannung der beiderseitigen Gesichtsmuskeln, der nachgiebigen Nackenmuskulatur, dem mäßig aufgetriebenen Abdomen, der in den ruhigeren Intervallen gleichmäßigen Respiration und dem ebenso regelmäßigen Pulse von ca. 120 Schlägen ließen mich für Typhus optieren; und auch die vermeintlichen Temperatursprünge machten einer regelrechten Typhuskurve Platz, als die Messungen nicht mehr in der bei der großen Unruhe der Kranken schwer geschlossen zu haltenden Achselhöhle, sondern im Mastdarm vorgenommen wurden, wo sich während meiner dreitägigen Anwesenheit nur Schwankungen zwischen 39,5 am Morgen und 40,3 ° am Abend ergaben. Auch konnte ich sofort feststellen, daß schon seit mehreren Monaten Typhusfälle in der Stadt vorgekommen waren. Ich ließ die Kranke noch am selben Nachmittag und spät am Abend mit 24 ° R baden und das Bad in den folgenden Tagen alle 6 Stunden wiederholen; und der Erfolg war in bezug auf die nervösen Erscheinungen ein so auffallender, daß niemand daran zweifeln konnte, daß er der Behandlung zu verdanken war. Schon nach dem zweiten Bade war das Kind ruhig, auf Fragen erfolgte zwar noch keine Antwort, aber die Miene zeigte doch ein gewisses Verständnis; am nächsten Tage brachte sie schon einige Worte hervor, sie trank das dargereichte Wasser zuerst vom Löffel und später auch aus dem Glase; sie nahm auch bald größere Mengen versüßter Milch zu sich; der mit feuchten Läppchen beseitigte Lippen- und Zahnbelag erneuerte sich nicht mehr, die Temperatur sank manchmal nach dem Bade vorübergehend auf 39,0 und als ich die Kranke verließ, war der Zustand so weit gebessert, daß ich es wagen konnte, eine günstige Prognose zu stellen. Diese wurde durch den weiteren Verlauf bestätigt und vor einigen Jahren wurde ich durch die Vermählungsanzeige meiner damaligen Patientin erfreut.

Während der ganzen Krankheit und mindestens eine Woche nach der Entfieberung darf das typhuskranke Kind nur flüssige Nahrung, am besten Milch oder versüßten Tee mit Milch — aber keine den Darm reizende Somatose oder dergleichen — bekommen. Auf Wein und andere alkoholhaltige Getränke verzichte ich auch beim Typhus grundsätzlich, und zwar aus mehreren Gründen. Der Alkohol ist ebensowenig eine Nahrung oder ein Sparmittel, wie Äther, Chloroform oder Paraldehyd, er wirkt auch nicht kräftigend, sondern nur narkotisierend, und für ein Narkotikum fehlt hier jede auch nur halbwegs plausible Indikation. Sehr kleine Mengen, die übrigens fast niemals verwendet werden, haben keinerlei Wirkung; „dreiste Dosen" hingegen, die auch jetzt noch von manchen empfohlen werden, wirken nur einschläfernd und betäubend und erschweren dadurch zum mindesten die Beurteilung des Krankheitsbildes. Das Beste, was man noch von der Alkoholtherapie beim Typhus sagen kann, ist, daß sie den günstigen Ausgang der meisten Fälle von Kindertyphus nicht verhindert; aber bei nicht wenigen Kindern datiert die Alkoholgewöhnung von einem leicht überstandenen Typhus, und manche Eltern schwören darauf, daß sie die „Rettung" ihres Kindes nur dem reichlich verordneten Rotwein und Champagner verdanken. Der unheilvolle Alkoholaberglaube der Laien schöpft aber aus solchen Legenden immer wieder neue Nahrung.

Die **Malaria** war in Wien vor der Donau- und Wienflußregulierung noch recht verbreitet und damals zeigte es sich deutlich, was auch in den echten Malariaorten konstatiert wurde, daß Kinder für die Malariainfektion viel empfänglicher sind als Erwachsene. Selbst in Familien, wo die Kinder sicher an Wechselfieber litten, blieben die Erwachsenen entweder verschont oder sie litten nur an wenig ausgeprägten oder larvierten Formen (z. B. an intermittierendem Kopfschmerz) oder sie wurden zu einer bestimmten Zeit von Frösteln und Gähnen befallen. Charakteristische Fieberanfälle sahen wir auch damals nur bei Individuen, die aus bekannten Malariagegenden nach Wien gekommen waren. Auch bei den Kindern war das Krankheitsbild nicht immer typisch; es fehlte meistens der klassische Schüttelfrost und auch das Schweißstadium war gewöhnlich nur angedeutet. Trotzdem war die Diagnose auch schon vor der Entdeckung der Blutparasiten mit ziemlicher Sicherheit zu stellen, wenn man bei dem Auftreten verdächtiger Erscheinungen durch häufig wiederholte rektale Temperaturmessungen eine auf wenige Stunden des Tages beschränkte Temperaturerhöhung konstatieren konnte oder wenn die während des ganzen Tages etwas erhöhte Kurve täglich oder jeden zweiten Tag ungefähr um dieselbe Stunde stärker in die Höhe ging. Die Kinder waren dann auch meistens auffallend blaß, hatten eine vergrößerte Milz, ihre Stimmung war vor und während des Anfalles gereizt, der Appetit stark vermindert, und alle diese Erscheinungen wurden beseitigt, wenn man ihnen einige Tage hindurch vor dem zu erwartenden Anfall eine ihrem Alter entsprechende Chinindosis (0,2—0,5 Gramm) verabreichte. Jetzt sind aber diese Fälle, die damals besonders in den am Donaukanal und am Wienfluß gelegenen Stadtteilen, manchmal aber auch in größerer Entfernung von diesen Wasserläufen vorkamen, in der ganzen viel ausgedehnter gewordenen Stadt ziemlich selten geworden und sie werden uns nur manchmal aus dem Inundationsgebiete der alten Donau und aus gewissen Orten des Marchfeldes überbracht. Manchmal passiert es aber auch jetzt noch, daß Wiener Kinder, die im Sommer zur Erholung aufs Land gebracht werden, sich dort nicht nur nicht in der erwarteten Weise erholen, sondern im Gegenteil noch blässer und unlustiger werden, und da hat es sich dann gewöhnlich durch Temperaturmessungen und durch den raschen Erfolg der Chininbehandlung und der Ortsveränderung feststellen lassen, daß die Kinder mit Malaria infiziert waren. Jetzt aber können wir in solchen Fällen auch die Blutuntersuchung zur völligen Sicherung der Diagnose heranziehen. Wenn man Glück hat, kann man schon am ungefärbten Präparat die Plasmodien in den roten Blutkörperchen an den in ihnen eingeschlossenen Pigmentkörnchen, die ihre amöboiden Bewegungen mitmachen, erkennen; sicherer führt aber die Untersuchung der mit Methylenblau gefärbten Präparate zum Ziel. Man darf aber aus einem negativen Befunde, namentlich bei einmaliger Untersuchung, keine voreiligen Schlüsse ziehen, weil die Parasiten bei unserer einheimischen Malaria oft nur in geringer Zahl vorhanden sind und daher manchmal erst im vierten oder fünften Präparate gefunden werden. Man wird also in jedem Falle, wenn die früher geschilderten Symptome vorhanden sind, einen Versuch mit einer ausgiebigen Chininbehandlung machen müssen und erst wenn dieser erfolglos blieb, wird man sich bemühen, eine andere Ursache des Fiebers ausfindig zu machen. Unsere Malariafälle werden ja fast immer, auch wenn die Anfälle täglich auftreten, durch den Tertianfieberparasiten hervorgerufen, bei dem die Chininbehandlung kaum jemals versagt.

Die Übertragung der Krankheit erfolgt, wie Ihnen bekannt ist, durch eine bestimmte Art von Stechmücken (Anopheles), die den Parasiten aus dem Blute Malariakranker in sich aufnehmen und dann die Produkte des in ihrem Magen ablaufenden Generationswechsels wieder mit ihrem Stachel in das Blut bisher gesunder oder vielleicht auch schon früher erkrankter Individuen übertragen. Die Anophelen werden neben den gewöhnlichen für die Malariaübertragung nicht in Betracht kommenden Kulexarten in unseren Praterauen gefunden, und es besteht daher kein Grund daran zu zweifeln, daß der in den Malariagegenden sichergestellte Übertragungsmodus auch für unsere selteneren und abgeschwächten Fälle seine Geltung hat. Wenn vereinzelte Krankheiten auch im Winter vorkommen, so liegt darin kein Grund, an eine andere Entstehungsweise des Wechselfiebers zu denken, denn es kann die Ansteckung schon einige Monate früher erfolgt sein, ohne deutliche Erscheinungen hervorzurufen, oder es kann aus unbekannten individuellen Gründen erst jetzt eine größere Empfindlichkeit gegen die fiebererzeugenden Produkte der im Blute vorhandenen Parasiten hervortreten; möglicherweise wird aber durch das Heizen des Zimmers für die in ihm überwinternden Anophelen ein „künstliches Klima" geschaffen, so daß sie in demselben Hause auch zur Winterszeit die Ansteckung vermitteln können (Kolle und Heksch).

Die frühere Beschreibung der Symptome bedarf noch in einigen Punkten speziell für das Kindesalter einiger Ergänzung. Es kann z. B. der Frost durch einen eklamptischen Anfall ersetzt werden, der sich in einer meiner Beobachtungen an mehreren aufeinanderfolgenden Tagen um dieselbe Stunde wiederholte und nach einer einzigen tüchtigen Chinindosis sofort ausblieb. Ähnliche Fälle sind auch in der Literatur verzeichnet, z. B. die Heilung von epileptiformen Anfällen, die mehrere Monate hindurch täglich auftraten und jeder anderen Behandlung getrotzt hatten, durch Chinin und Arsenik, nachdem die Blutuntersuchung Plasmodien nachgewiesen hatte (Bjelussow). Auch täglich um dieselbe Zeit auftretendes Erbrechen, namentlich wenn es mit periodischer Temperaturerhöhung einhergeht, muß bei Kindern den Verdacht auf Malaria erwecken. Dagegen habe ich niemals Gelegenheit gehabt, die von einigen Autoren beschriebenen periodischen Durchfälle als Äquivalent des Wechselfieberanfalles zu beobachten.

Die Vorbeugung des Wechselfiebers verlangt vor allem das Vermeiden von Örtlichkeiten, in denen das Vorkommen von Malaria konstatiert ist. Ich habe früher einige Male auf die Übersiedelung in einen anderen unverdächtigen Stadtteil drängen müssen, weil die Kinder immer wieder von leichten Anfällen heimgesucht wurden. Auch bei der Anlage von Seehospizen, Kindererholungsstätten, sowie auch bei der Wahl eines Sommeraufenthaltes für einzelne Familien muß auf dieses Moment Rücksicht genommen werden, weil selbst leichte Malariaerkrankungen den angestrebten Zweck der Erholung gründlich vereiteln können. Zu den prophylaktischen Maßregeln muß auch die energische und konsequente Chininbehandlung jedes konstatierten Malariafalles gerechnet werden, weil wir jetzt wissen, daß jeder

Malariakranke durch die Vermittlung der Anophelen zur Krankheitsquelle für seine nähere und weitere Umgebung werden kann.

Die spezifisch wirkenden Chininsalze können kleinen Kindern nur in Lösung per os oder in Klysmen oder in Suppositorien beigebracht werden, weil die subkutanen Injektionen sehr schmerzhaft sind und manchmal unangenehme lokale Erscheinungen hervorrufen. Da das Mittel nicht gar zu häufig angewendet werden muß, kann man die Schwierigkeiten beim Einnehmen der bitteren Arznei meistens überwinden, wenn man eine größere Dosis des Salzes in einem kleinen Vehikel (z. B. 0,5 Chininum muriaticum in je 25 Gramm Wasser und Sirup) verschreibt und zwei Stunden und eine Stunde vor dem Anfall einen ziemlich großen Löffel davon eingibt. Man muß nur trachten, den nicht bis zum Rande gefüllten Löffel zwischen die Zahnreihen zu bringen und ihn rasch gegen den Zungengrund vorschieben, so daß ein reflektorischer Schlingakt ausgelöst wird. In manchen Fällen wird aber das Mittel immer wieder erbrochen und dann muß man entweder einen Versuch mit dem nicht bitteren, aber in Wasser schwer löslichen Euchinin machen, das in Honig oder Eingesottenem gegeben werden muß; oder man nimmt behufs Einführung von Chinin zu Klysmen seine Zuflucht, die, wenn sie behalten werden sollen, nicht zu voluminös sein dürfen. Es genügen 40 Gramm Wasser mit 10 Gramm Gummischleim zur Lösung für eine einmalige Applikation. Chininsuppositorien, die gleichfalls versucht werden können, sollen aus reiner Kakaobutter hergestellt werden und, wie die Klysmen, erst eingeführt werden, nachdem der Mastdarm durch einen Wassereinlauf entleert ist. Unangenehme Wirkungen des Chinins kommen selbst bei größeren Dosen kaum jemals zur Beobachtung, namentlich ist eine Störung der Verdauungsfunktion, vor der in einem verbreiteten Lehrbuche gewarnt wird, nicht zu befürchten. Im Gegenteil wird die durch die Krankheit stark beeinträchtigte Eßlust durch die spezifische Behandlung meistens rasch wiederhergestellt. Auch die Anämie der malariakranken Kinder wird durch Chinin viel wirksamer bekämpft als durch Eisen. Natürlich ist nichts dagegen einzuwenden, wenn man den Kindern nach Beseitigung der Anfälle eines der eisen- und arsenhaltigen Mineralwässer verordnet; man soll aber nicht versäumen, ihnen etwa nach einer Woche und nach 14 Tagen wieder eine volle Chinindosis geben zu lassen. Auch ein gesunder Landaufenthalt kann viel zu ihrer völligen Erholung beitragen.

Diphtherie.

Lokale und allgemeine Symptome. Diagnostische Schwierigkeiten. Verschiedene
Grade der Erkrankung. Übergang auf Nase und Kehlkopf. Postdiphtherische Lähmung. Nephritis. Häufige Spontanheilung der Diphtherie. Schwankungen der Morbidität und Mortalität. Direkte und indirekte Übertragung. Ältere Behandlungsmethoden. Sublimattherapie. Intubation und Tracheotomie.

Heute stehe ich vor der schwierigen Aufgabe, Ihnen meinen Standpunkt in der Diphtheriefrage darzulegen. Ich könnte mir diese Aufgabe
sehr erleichtern, wenn ich Ihnen, konform mit der herrschenden Lehre, vor-
tragen würde, daß die Diphtherie durch den Bazillus Löffler hervorgerufen
wird und daß man sie durch die Einspritzung des mit diesen Bazillen gewonnenen Immunserums verhindern oder unschädlich machen kann. Damit
würde ich mich aber in einen Gegensatz setzen zu einer ganzen Reihe un-
zweifelhaft feststehender Tatsachen und zu meiner wissenschaftlichen Überzeugung, die sich auf die Kenntnis dieser Tatsachen gründet. Auf der anderen
Seite kann man aber unmöglich über eine Lehre und eine Methode einfach
hinweggehen, die bei Ärzten und Laien so tiefe Wurzeln geschlagen hat.
Ich glaube also in dieser schwierigen Lage am besten vorzugehen, wenn ich
Ihnen zunächst mitteile, welche Erfahrungen man mit der Diphtherie vor
der Ära Löffler-Behring gemacht hat, und wenn ich Ihnen dann die
Tatsachen und Argumente vorführe, die einerseits von den Anhängern der
neuen Lehre und dann von den Kritikern derselben für ihre gegensätzlichen
Auffassungen ins Feld geschickt werden. Sie werden dann in der Lage sein,
sich selbst ein Urteil in dieser wichtigen Frage zu bilden.

Wir haben früher unter Diphtherie eine Krankheit verstanden, die
flächenhaft ausgebreitete Exsudate auf der Oberfläche der Tonsillen und der
anderen Rachengebilde hervorbringt, bei der dann die Exsudation in einem
Teile der Fälle auf die Respirationsschleimhaut übergreift, in anderen Fällen
wieder mehr in die Tiefe der Schleimhaut vordringt und ihre Gewebe brandig
zerstört; die aber außerdem die besondere Eigentümlichkeit besitzt, Lähmung
des Herzmuskels und gewisser Gruppen der willkürlichen Muskeln herbeizuführen. Wir werden später sehen, daß diese auf klinischer Beobachtung
fußende Charakteristik jetzt nicht mehr zutreffen soll, weil nur diejenigen

für diphtheriekrank erklärt werden, die den Bazillus Löfflers auf ihren Schleimhäuten beherbergen. Vorläufig wollen wir aber davon absehen und uns zunächst auf eine objektive Schilderung der sichtbaren Erscheinungen beschränken.

In der überwiegenden Zahl der Fälle verläuft die Krankheit so, daß unter ähnlichen Allgemeinerscheinungen, wie bei der einfachen oder lakunären Halsentzündung, also mit Fieber von wechselnder Stärke, mit Mattigkeit, Abgeschlagenheit und Appetitlosigkeit, sich auf der Oberfläche der Mandeln weiße, grauweiße oder gelblichweiße Flecke von Linsengröße und darüber bilden, die sich entweder von einer Stelle aus oder durch Konfluenz mehrerer über einen großen Teil oder über die ganze sichtbare Oberfläche der Tonsillen ausbreiten. Diese dünnen Auflagerungen lassen sich anfangs mit einem befeuchteten Wattetampon ohne Blutung wegwischen, erneuern sich aber ziemlich bald wieder. Nach einigen Tagen aber, nachdem das Fieber und seine Begleiterscheinungen geschwunden sind, stoßen sie sich von selbst ab und hinterlassen eine gerötete, aber nicht geschwürige Schleimhaut, die in wenigen Tagen wieder zur Norm zurückkehrt; und damit ist in den meisten Fällen die Krankheit erledigt. Aber gerade diese Fälle bereiten uns diagnostisch und prognostisch nicht geringe Schwierigkeiten. Es können auch die lakunären Ausschwitzungen bei der Angina so zahlreich sein, daß nur kleine rote Inselchen zwischen ihnen übrig bleiben; und diese Formen treten oft ungemein gehäuft, ja in förmlichen Epidemien auf, ohne daß auch nur ein einziger Fall durch Übergang auf den Kehlkopf oder durch spätere Lähmungen sich als zur Diphtherie gehörig deklarieren würde. Auf der anderen Seite hat aber jeder erfahrene Kinderarzt Fälle erlebt, bei denen sich unter mäßigen Allgemeinerscheinungen zunächst nur geringfügige Auflagerungen auf den Tonsillen entwickelten, zu denen sich aber einige Tage später in völlig überraschender Weise entweder eine fibrinöse Laryngitis mit schwerer Kehlkopfstenose oder eine tödliche Herzlähmung hinzugesellte. Wenn auch solche Vorkommnisse im Vergleich zu der Unzahl von glatt verlaufenden Fällen leichterer membranöser Tonsillitis zu den großen Seltenheiten gehören, so verbieten sie uns doch, auch bei den leichtesten lokalen Erscheinungen eine echte diphtherische Infektion mit Sicherheit auszuschließen und einen günstigen Ausgang mit absoluter Bestimmtheit zu versprechen. Höchstens könnte man sagen, daß sehr zahlreiche kleine Ausschwitzungen, die den Tonsillen das Aussehen des bestirnten Himmels verleihen, im Verein mit starkem, aber nur wenige Tage anhaltendem Fieber eher für die nichtdiphtherische Natur der Affektion sprechen, während vereinzelte größere Flecke oder gar die rasche Ausbildung eines schleierartigen Belages über einen großen Teil der Mandeln mindestens als sehr verdächtig angesehen werden müssen. Welche Überraschungen man aber bei scheinbar unschuldigen Fällen erleben kann, mögen Sie aus den folgenden beiden Krankheitsskizzen entnehmen.

Im März 1886 erkrankte ein fünfjähriges Mädchen mit mäßigem Fieber und ich konnte bei der Untersuchung des Rachens eine flache rundliche Auflagerung von etwa Linsengröße auf der Höhe der etwas vergrößerten linken Tonsille wahrnehmen. Das Kind klagte nicht über Schluckschmerzen, hatte keine Drüsenschwellung und keinen Geruch aus dem Munde. Da es schon gurgeln gelernt hatte, ließ ich es fleißig mit

einer weinroten Lösung von übermangansaurem Kali gurgeln und oft einen Löffel
von Fruchteis schlucken. Nach 48 Stunden war der Belag geschwunden, das Kind
schien genesen und spielte ganz munter in seinem Bette. Zwei Tage später dringend
gerufen fand ich es bedenklich verändert. Es war leichenblaß, atmete etwa dreißig-
mal in der Minute mit Hebung der Nasenflügel, aber ohne Anzeichen von Kehlkopfstenose; der Puls war fadenförmig, Extremitäten, Wangen und Nase kalt, die Herzdämpfung verbreitert, die Herztöne sehr schwach. Durch Einspritzung von Kampferöl
gelang es einige Male, die Herztätigkeit ein wenig zu heben und einen etwas besseren
Puls zu erzielen. Schließlich erfolgte der Tod noch am selben Tage unter zunehmender Herzschwäche. —

Drei Jahre später behandelte ich einen sechsjährigen Knaben an einer Angina
mit etwa linsengroßen dünnen Belägen auf beiden Tonsillen, nachdem die älteren
Kinder eine Woche früher Anginen durchgemacht hatten. Unter fleißigem Gurgeln
mit verdünntem Kalkwasser schwanden die Beläge, ohne sich wesentlich vergrößert
zu haben, in wenigen Tagen. Meine Anordnung, den Knaben noch einige Tage zuhause zu behalten, wurde nicht befolgt, er wurde zur Schule geschickt, erkrankte
aber schon am ersten Tage — fünf Tage nach Beginn der Krankheit — bei ganz
exsudatfreiem Rachen unter den Erscheinungen der Kehlkopfstenose, die sich trotz
fortgesetzter Einatmung von Wasserdämpfen rapid steigerten und am folgenden
Morgen die Überführung ins Kinderspital behufs sofortiger Vornahme des Kehlkopf-
schnittes notwendig machten. Durch die Kanüle wurden Membranfetzen ausgeworfen.
Nach einigen Tagen konnte die Kanüle entfernt werden und nach zehntägigem
Spitalsaufenthalt kam der Knabe nach Hause. Eine Woche später wurde der Gang
ataktisch, die Patellarreflexe fehlten. Diese Erscheinungen schwanden in weiteren
drei Wochen unter dem Gebrauche von Tinctura nucis vomicae und von warmen
Bädern.

Die letzte Beobachtung ist auch wichtig für die Frage des primären
Kehlkopfkrupps. Noch vor einigen Dezennien war man geneigt, Diphtherie
und Krupp als ätiologisch selbständige Krankheiten anzusehen. Man glaubte,
daß die „häutige Bräune‘‘ durch eine Steigerung der katarrhalischen Entzündung der Kehlkopfschleimhaut entstehen könne, und erst nach und nach
gewann man die Überzeugung, daß auch die fibrinöse Laryngitis durch das
Kontagium der Diphtherie hervorgerufen werde, weil man sah, daß sie sich
in den allermeisten Fällen bei Kindern entwickelt, die zweifellos mit Rachendiphtherie behaftet sind. In den wenigen Fällen von Membranbildung im
Kehlkopf ohne diphtheritische Erkrankung des Rachens handelt es sich wahrscheinlich um unbedeutende und rasch schwindende Veränderungen in
diesem, wie in dem geschilderten Falle, bei dem man im Spitale scheinbar
berechtigt gewesen wäre, einen primären, nicht diphtherischen Krupp anzunehmen, weil die Rachenbeläge bei der Aufnahme nicht mehr zu sehen waren
und die Lähmungserscheinungen erst einige Zeit nach der Entlassung aufgetreten sind. Wahrscheinlich gibt es überhaupt keinen nicht diphtherischen
membranösen Kehlkopfkrupp; wenigstens habe ich nichts gesehen, was
mich zu einer solchen Annahme bewogen hätte. Dagegen scheint es mir
auch aus anderen Gründen zweifellos, daß echte diphtherische Infektion
bloß mit minimalen Symptomen im Rachen ablaufen könne. Denn man sieht
gar nicht so selten die charakteristische Gaumensegel-, Augenmuskel- und
Extremitätenlähmung bei Kindern, die in der letzten Woche entweder gar
nicht krank gewesen oder nur ein geringes Unwohlsein durchgemacht haben
sollen, wegen dessen keine ärztliche Hilfe in Anspruch genommen wurde.
Alle diese Kinder waren sicherlich mit echter Diphtherie behaftet gewesen,

die aber im Rachen nur geringe Veränderungen hervorrief und spontan zur Heilung gelangte.

Gegenüber diesen ganz leichten Formen, deren Zugehörigkeit zur Diphtherie auf Grund der bloßen klinischen Beobachtung nur in seltenen Fällen durch die Mitbeteiligung des Kehlkopfes oder die späteren Lähmungserscheinungen sichergestellt wird, kann sich die Verschärfung der lokalen Symptome, die jeden diagnostischen Zweifel beseitigt, auf dreierlei Weise dokumentieren. Die Auflagerung wird in der Höhendimension mächtiger, so daß nicht mehr dünne florähnliche, sondern derbere, blendend weiße oder weißgelbliche Membranen gebildet werden. Dann greift die Exsudation auch mehr in die Tiefe der Schleimhaut, so daß die Auflagerungen mit dieser fester verbunden sind, sich von ihr nicht mehr abwischen oder abheben lassen und bei gewaltsamer Entfernung eine blutende und infiltrierte Schleimhaut zurücklassen. Am auffälligsten dokumentiert sich aber die Steigerung der Krankheitsintensität durch die Ausbreitung der Exsudation nach der Fläche, indem sie von der gewöhnlichen Ausgangsstelle auf der Kuppe der Tonsillen langsam — oder manchmal auch unheimlich schnell — auf die ganze Oberfläche derselben und auch auf die vorderen Gaumenbögen und das Zäpfchen übergreift. Manchmal ist zunächst nur eine Mandel ergriffen und die Ansteckung der anderen erfolgt sichtlich auf dem Wege des Kontaktes, indem die stark vergrößerte, diphtheritisch belegte Tonsille endlich die gegenüberliegende berührt und diese dann zunächst an der Berührungsstelle erkrankt. Eine ähnliche Kontaktinfektion beobachtet man manchmal auch am Zäpfchen, indem dieses zunächst noch unverändert oder schon geschwollen zwischen den beiden stark vergrößerten und diphtheritisch belegten Mandeln eingeklemmt wird und dann zuerst an den Kontaktstellen und von da aus auch an seiner übrigen Oberfläche diphtheritisch erkrankt. Es wird dann wohl selbst enorm verdickt und reicht als ein auf das Vielfache vergrößerter und dick belegter Zapfen fast bis auf den Zungengrund herab. In anderen Fällen wird aber die Uvula nicht durch Berührung, sondern selbständig ergriffen und ohne starke Vergrößerung von der diphtheritischen Ausschwitzung bedeckt. Dann kann man auch noch einen Einblick in die hinteren Rachengebilde gewinnen und unter Umständen auch das Fortschreiten der Exsudation auf die hinteren Gaumenbögen und die hintere Rachenwand verfolgen.

Hat einmal die Racheninfektion solche Dimensionen angenommen, dann wird fast immer auch die Nasenschleimhaut ergriffen. Ihre Beteiligung verrät sich zunächst durch einen gelblichen dünnflüssigen Ausfluß aus einem oder aus beiden Nasenlöchern, durch den die Ränder derselben und die an die Nase grenzenden Teile der Oberlippe gerötet und exkoriiert werden; und endlich sieht man nach gründlicher Reinigung, wie sich der gelbliche Belag von oben her auf die sichtbaren Teile der Nasenschleimhaut ausgebreitet hat.

Diese ausgesprochenen Fälle von Diphtherie sind meistens von mehr oder weniger starkem Fieber und von anderen Symptomen begleitet, die auf eine ernstere Beteiligung des Gesamtorganismus hinweisen. Die Krankheit beginnt dann oft mit Erbrechen und großer Hinfälligkeit und meistens sind auch die Nieren ergriffen. Der Harn enthält viel Eiweiß, im Sediment Epithelzylinder und Zylindroide, aber — zum Unterschiede von der Scharlachnephritis — keine roten Blutkörperchen. Wenn die Exsudation über die Tonsillen hinausgeht, besonders aber bei der Nasendiphtherie schwellen die Drüsen am Halse an; aber die Anschwellung hält sich bei den leichten und mittelschweren Fällen meistens in engen Grenzen und namentlich fehlt noch die Infiltration des umgebenden Zellgewebes, die den septischen Fällen ein so übles Gepräge verleiht. Nur sehr selten kommt es zur Vereiterung der Drüsen, die sich so gerne zu den schwereren Fällen von „Scharlachdiphtherie" hinzugesellt.

Der Verlauf der auf die Rachengebilde beschränkten Diphtherie ist insofern ein guter, als der Prozeß oft schon nach wenigen Tagen, längstens aber in der zweiten Woche nach Abfall des Fiebers stille steht, worauf sich alsdann die vorhandenen Auflagerungen in wenigen Tagen abstoßen. Bleibt der Prozeß auf die Tonsillen beschränkt, dann kann die Entfieberung auch schon am zweiten oder dritten Tage in kritischer Weise vor sich gehen und die ganze Krankheit kann in wenigen Tagen abgelaufen sein. Je mehr aber der diphtheritische Prozeß um sich greift, desto hartnäckiger erhält sich das Fieber; oder es kann die Temperatur am dritten oder vierten Tage herabsinken und dann infolge der Beteiligung der Nase und der Lymphdrüsen wieder in die Höhe gehen. Auch die sonstigen Beschwerden sind von der Ausdehnung des Lokalprozesses abhängig. Die bloße Mandeldiphtherie erschwert bei Kindern das Schlingen nicht in auffallender Weise und da diese, wie Sie wissen, sich nur selten über Schluckschmerzen beklagen, kann selbst ein ausgedehnter Belag unerkannt bleiben, wenn man nicht prinzipiell den Rachen eines jeden fiebernden Kindes untersucht. Manchmal macht erst der üble Geruch des Atems die Umgebung darauf aufmerksam, daß die Krankheit im Munde oder im Schlunde sitzen müsse. Die Beschwerden werden erst auffälliger, wenn die dick belegten und stark angeschwollenen Tonsillen im Vereine mit der Nasendiphtherie das Atmen erschweren. Jetzt sind die Kinder auch schwer zur Aufnahme von Nahrung zu bewegen, sie haben einen ängstlichen und schwer leidenden Ausdruck, sie sind blaß und schlummersüchtig, und gar nicht selten sind auch schon Symptome von Herzschwäche — kleiner, leicht unterdrückbarer Puls von wechselnder Frequenz — wahrnehmbar. Aber auch diese beängstigenden Zustände gehen oft vorüber und im großen und ganzen ist das Genesungsprozent auch bei diesen mittelschweren Fällen, wenn der Kehlkopf verschont bleibt, noch immer ein großes, worauf wir noch einmal bei der Besprechung der Prognose zurückkommen werden. Doch zieht sich die Krankheit um so mehr in die Länge, je mehr sie um sich gegriffen hat; die Begrenzung des Prozesses kann dann erst im Laufe oder gegen Ende der zweiten Woche erfolgen, die Reinigung des Halses nimmt auch noch einige Tage in Anspruch und die Rekonvaleszenz zieht sich bei den schwereren Fällen stark in die Länge, weil hier Albuminurie und Herzschwäche, Anämie und Appetitlosigkeit oft noch einige Zeit nach beendeter Abstoßung der Membranen zurückbleiben.

Die allerschwersten, fast immer tödlich endenden Fälle charakterisieren sich meistens schon von Anfang als solche durch das rapide Fortschreiten der Membranbildung, so daß schon in den ersten 24—36 Stunden alle sichtbaren Rachengebilde mit einer dicken Exsudation bedeckt sind. Als besonders ominös muß ich nach meiner Erfahrung die frühzeitige Bildung einer nach Art einer Gletscherzunge sich nach vorn gegen die Gaumenwölbung erstreckenden sulzigen Auflagerung bezeichnen. Sie ist zunächst einseitig, schreitet aber dann auch über die Mittellinie hinüber, während sie nach vorne fast bis zur Höhe der Wölbung vordringt. In diesen Fällen wird immer auch die Nase bald ergriffen, nicht selten kommt es zu schwer stillbaren und sich immer wieder erneuernden Blutungen aus derselben. Das reichliche Nasensekret und die Exsudationen im Rachen verbreiten einen aashaften Geruch, die Anschwellung der Drüsen und das periglanduläre Ödem nimmt oft kolossale Dimensionen an, so daß die Konturen des Halses in einer mächtigen, bis zu den Schultern reichenden Geschwulst verschwinden. Dabei ist der Kranke in hohem Grade hinfällig, das Gesicht ist bleich mit einem Anflug von Zyanose; der Puls sehr frequent und leicht unterdrückbar, die Extremitäten werden kalt, auch die Innentemperatur sinkt von der anfänglichen Fieberhöhe herab, und schließlich erfolgt der Tod am dritten, längstens am vierten Tage, nachdem das traurige Bild manchmal noch durch präagonale Krämpfe verdüstert wurde.

Die Diphtherie fordert aber ihre noch immer sehr zahlreichen Opfer nicht allein in den hier geschilderten toxischen oder septischen Formen, sondern auch durch den Übergang des Prozesses auf den Kehlkopf und in weiterer Folge auf die Trachea und die Bronchien. Ein solcher Übergang kann, wie wir gesehen haben, auch bei leichten Formen erfolgen und es ist auch nicht ausgeschlossen, daß der Kehlkopf manchmal durch direkte Infektion ohne Beteiligung des Rachens von dem diphtheritischen Prozeß ergriffen wird, was ja in der Nase ganz sicher geschehen kann. Die weitaus meisten Fälle von diphtheritischem Krupp ereignen sich aber bei Kindern, die zunächst an Rachendiphtherie erkrankt sind und erst einige Tage später auch Erscheinungen von seiten des Kehlkopfes darbieten; und man kann wohl sagen, daß im allgemeinen die Wahrscheinlichkeit einer Beteiligung des Kehlkopfes um so größer wird, je weiter und je rascher der Prozeß im Rachen um sich greift. Besonders die Beteiligung des Zäpfchens erhöht, wie mir scheint, die Wahrscheinlichkeit des Übergangs auf den Kehlkopf. Dieser verrät sich zunächst durch Heiserkeit der Stimme und durch den hohlen „Krupphusten", den wir schon bei der katarrhalischen Laryngitis der kleinen Kinder kennen gelernt haben. Doch sind diese bei vorhandener Rachendiphtherie mit Recht gefürchteten Erscheinungen nicht immer von einer wirklichen Kehlkopfstenose gefolgt, sondern verschwinden manchmal nach ein- oder zweitägigem Bestande und beruhen dann wohl meistens nur auf einer einfachen Schwellung der Stimmbänder in der nächsten Nähe der diphtheritischen Entzündung, die sich manchmal bis auf die hintere Fläche des Kehldeckels ausbreitet und hier bei der Inspektion des Rachens während einer Würgbewegung sichtbar werden kann. Meistens gesellen sich aber zu der Heiserkeit und dem bellenden Husten sehr bald auch die ausgesprochenen Symptome der Stenose mit dauernd stridorösem Atmen und mit Einziehung der nachgiebigen Teile des Brustkorbes während der langgezogenen Inspiration, wozu sich immer häufigere Anfälle von schwerer Atemnot mit

Angstgefühl, Greifen nach dem Halse und Umherwerfen im Bette gesellen. In diesem Stadium schreitet man gewöhnlich zur Intubation oder Tracheotomie und beseitigt damit das durch die Verengerung der Stimmritze gesetzte Atemhindernis. Es existieren aber auch sichere Fälle von Spontanheilung der diphtheritischen Kehlkopfstenose nach wiederholtem Aushusten von Membranen. Ich selbst habe zwei solche Fälle bei Kindern und einen bei einem Erwachsenen beobachten können. Der letztere betraf einen jungen Kollegen, der sich wahrscheinlich im Spitale mit Diphtherie infiziert hatte und durch mehrere Tage Ausgüsse seines Kehlkopfes aushustete, die er noch heute in Spiritus aufbewahrt; die anderen sah ich bei einem fünfjährigen und einem dreijährigen Kinde. In beiden Fällen wurde der operative Eingriff hinausgeschoben, weil zwischen den die Membranen herausbefördernden Hustenanfällen mehrstündige Perioden von ruhigerem, wenn auch stridorösem Atmen eingeschoben waren; und endlich konnte von einem solchen Eingriff abgesehen werden, nachdem die stenotischen Erscheinungen dauernd geschwunden waren.

Ein solcher spontaner Rückgang der stenotischen Erscheinungen findet aber nur in der Minderzahl der Fälle statt. Gewöhnlich steigert sich die Atemnot fort und fort und führt endlich, wenn nicht auf mechanischem Wege Hilfe gebracht wird, zum Erstickungstode, dem die Erscheinungen der Kohlensäurevergiftung, Schlummersucht, zyanotische Verfärbung des Gesichtes, Kaltwerden der Extremitäten vorhergehen. Ist aber das Atemhindernis im Kehlkopf künstlich beseitigt, dann hängt der weitere Verlauf davon ab, ob sich der Prozeß auf den Kehlkopf beschränkt oder auf tiefere Teile fortschreitet. Sind diese im Momente des operativen Eingriffes noch frei, dann stellt sich der normale Atmungstypus wieder ein, der nur zeitweilig durch Hustenanfälle unterbrochen wird, die Schleim und Membranfetzen herausbefördern. In den günstig verlaufenden Fällen sinkt auch die Temperatur bald nahe zur Norm und indem sich der Prozeß im Kehlkopf zurückbildet, kann die Kanüle oder Tube nach einigen Tagen entfernt werden. Dieser gute Ausgang kann aber auf verschiedene Weise vereitelt werden. Manchmal ist die Erleichterung des Atmens nur vorübergehend, die Atemnot stellt sich nach einigen Stunden oder Tagen wieder ein, im ersteren Falle durch das Hinabsteigen der krupösen Ausschwitzung bis in die Bronchien, im anderen durch nachträgliche Herausbildung einer lobulären Pneumonie. Es kann aber auch die vorübergehende Besserung ausbleiben, wenn deszendierender Krupp oder lobuläre Entzündungsherde schon ausgebildet sind oder wenn die Intoxikation mit Herzschwäche und Nephritis das Terrain beherrscht. Alle diese ungünstigen Momente wirken zusammen, um auch nach kunstgerecht vollzogener Intubation oder Tracheotomie die Verlustlisten auf einem bedenklich hohen Stande zu erhalten.

Ist der Prozeß im Rachen, in der Nase oder im Kehlkopf glücklich abgelaufen, dann muß man noch immer auf das Eintreten der Lähmungserscheinungen gefaßt sein, die in dieser Form und mit diesem Verlaufe nur bei der echten diphtherischen Erkrankung beobachtet werden. Am häufigsten ist die Lähmung des Gaumensegels, die zwar manchmal schon während des Bestandes einer besonders schweren Rachendiphtherie sich bemerkbar

machen kann, in der Regel aber erst einige Tage oder selbst Wochen nach der
Abstoßung der Beläge aufzutreten pflegt. Man erkennt sie an der näselnden
Stimme und an dem häufigen „Verschlucken", namentlich bei der Aufnahme
von Flüssigkeit, die teilweise wieder durch die Nase herausbefördert wird.
Bei der Inspektion des Rachens sieht man dann, wie das Gaumensegel auch
während der Intonation schlaff und unbeweglich herabhängt. Dieser
eigentümliche Zustand, der sich etwa in einem Zehntel aller stärker ausgeprägten Diphtherien einstellt, verursacht in den meisten Fällen keine ernst-
hafteren Störungen, weil feste und breiige Nahrung noch ganz gut in die
Speiseröhre und in den Magen befördert wird und bei vorsichtigem Trinken
auch Flüssigkeiten bewältigt werden können. Nur in einigen, glücklicherweise
recht seltenen Fällen ist der Verschluß des Kehlkopfes beim Schlingakte
so defizient geworden, daß Teile der Nahrung bis in die Trachea gelangen
und neben quälendem Hustenreiz auch die Gefahr der Aspirationspneumonie
in nächste Nähe rücken. In den sehr zahlreichen Fällen von postdiphthe-
ritischer Gaumensegellähmung, die ich in der Praxis und im Ambulatorium
gesehen habe, ist aber die Heilung im Verlaufe von einigen Wochen erfolgt
und habe ich keinen einzigen Todesfall infolge einer solchen zu beklagen
gehabt.

Prüft man bei den mit einer solchen Lähmung behafteten Kindern
die Kniereflexe, so findet man sie häufig stark abgeschwächt und hin und
wieder auch vollkommen fehlend, ohne daß dabei notwendig auch schon
Funktionsstörungen beim Gebrauch der unteren Extremitäten vorhanden
sein müssen. In einem Teil der Fälle kommen aber auch diese deutlich zum
Vorschein und zwar entweder bloß in Form von Muskelschwäche, die einen
schleppenden Gang und leichte Ermüdbarkeit beim Gehen bedingt, oder
auch manchmal mit ausgesprochener Ataxie der unteren Extremitäten, die
uns zwingt, auch an eine Beeinträchtigung jener Nervenbahnen zu denken,
die von den Muskeln und den passiven Bewegungsorganen (Sehnen, Bändern,
Knorpeln etc.) zum Zentrum ziehen und bei der Regulierung der koordinierten
Bewegungen beteiligt sind. Der Sitz der krankhaften Affektion, die allen
diesen Störungen zugrunde liegt, wird ja ziemlich allgemein in die peripheren
Nerven verlegt, die neben den motorischen auch sensible Bahnen führen,
auf deren Beteiligung auch Anästhesien und Parästhesien (Kriebelgefühl
in den paretischen Extremitäten und dergl.), sowie auch die folgende Beobachtung hinweisen.

Bei einem nach glücklich überstandener Tracheotomie wegen diphtheritischem
Kehlkopfkrupp von einer Schlundlähmung mäßigen Grades befallenen dreijährigen
Mädchen habe ich durch Zufall entdeckt, daß der Geschmack für Bitteres verloren
gegangen war. Das Kind hatte nämlich schon einige Male in der am Donaukanal
gelegenen Wohnung Anfälle von Wechselfieber durchgemacht — auch die Mutter litt
manchmal an intermittierender Neuralgie des Supraorbitalnerven — und es hatte immer
ziemliche Mühe gemacht, ihm die bittere Chininlösung beizubringen. Jetzt traten in
der vierten Woche nach Beginn der Diphtherie wieder Fieberanfälle mit Quotidian-
typus auf und als man dem Kinde wieder die Chininlösung (in gleichen Teilen Sirup
und Wasser) aufzwingen wollte, sträubte es sich nicht nur nicht in der gewohnten
Weise, sondern verlangte im Gegenteil immer nach der guten Medizin; und in der
Tat konnte ich mich durch mehrfache Proben mit Chininpulver überzeugen, daß das
Mädchen den bitteren Geschmack desselben, wenn es auf die Zunge gebracht wurde,

nicht verspürte, während es in derselben Weise appliziertes Zuckerpulver mit Vergnügen schlürfte. Die intelligente Mutter, die diese Versuche auf meinen Wunsch von Zeit zu Zeit wiederholte, benachrichtigte mich später, daß das bittere Pulver nach einigen Wochen wieder energisch zurückgewiesen wurde.

Die Lähmungserscheinungen in den Extremitätenmuskeln — auch die oberen Extremitäten werden in sehr seltenen Fällen ergriffen — verschwinden nach einer Dauer von wenigen Wochen, selten von Monaten, vollständig, und zwar bei jeder Behandlung und auch ohne eine solche. Dasselbe gilt von den Lähmungen der äußeren Augenmuskeln und des Akkommodationsmuskels, durch die vorübergehend Strabismus mit Doppeltsehen und bei älteren Kindern auch Schwierigkeiten beim Lesen und bei Handarbeiten hervorgerufen werden. Niemals bleiben aber danach dauernde Störungen zurück.

Während diese späteren Folgen der diphtherischen Infektion nur lästig, aber sonst ungefährlich sind, wird das Leben durch die Lähmung des Zwerchfells und des Herzmuskels in eminentem Maße gefährdet. Die zum Glücke außerordentlich seltene Zwerchfellähmung kenne ich nur aus den Beschreibungen der Autoren, aus denen hervorzugehen scheint, daß sie immer zum Tode führt. Von der Herzlähmung aber wissen Sie bereits, daß die auf sie hindeutenden Erscheinungen wieder schwinden können, und selbst schwere und beängstigende Symptome können sich nach langem Hangen und Bangen wieder verlieren. Da aber viele Fälle von diphtherischer Herzlähmung mit dem Tode enden und da in manchen Epidemien nahezu die Hälfte der Todesfälle durch ein Versagen der Herzfunktion herbeigeführt wird, kann man bei keinem etwas ernsteren Fall von Diphtherie über den Ausgang vollständig beruhigt sein, wenn nicht wenigstens drei Wochen seit dem Beginne der Krankheit ohne Anzeichen von Herzschwäche verflossen sind. Sind aber solche vorhanden oder läßt die Erholung nach abgelaufener Lokalaffektion bedenklich lange auf sich warten, bleibt das Kind blaß, verdrießlich und appetitlos, dann kann man auch noch später, selbst in der fünften oder sechsten Woche eine schlimme Wendung erleben. Diese kündet sich manchmal durch heftiges, mehrmaliges Erbrechen an; in anderen Fällen führt eine plötzliche schwere Ohnmacht den Tod herbei.

In sehr seltenen Fällen erwächst auch aus der die Diphtherie begleitenden oder ihr folgenden Nierenentzündung eine Gefahr für das Leben. Eine stärkere Albuminurie bedeutet ja immer an sich schon ein stärkeres Ergriffensein des Gesamtorganismus, und man darf wohl sagen, daß die Kinder, bei denen auch die Niere erkrankt ist, ein viel größeres Kontingent zu den Diphtherietodesfällen liefern als die, bei denen kein Eiweiß und keine Nierenelemente im Harn erscheinen. Aber als direkte Todesursache kann man die Nephritis nur in jenen sehr seltenen Fällen ansehen, wo Ödeme, Oligurie und urämische Erscheinungen beobachtet werden. Solche vereinzelte Fälle werden von verschiedenen Autoren erwähnt, und ich selbst sah das einzige vierjährige Kind eines Wiener Advokaten in dieser Weise zugrunde gehen. Die schwere Rachendiphtherie war abgelaufen, aber die schon in den ersten Tagen konstatierte reichliche Eiweißausscheidung dauerte fort, die tägliche Harnmenge sank auf 200 und 150 Gramm, Ödeme an den unteren Augenlidern und am Fußrücken wurden sichtbar, das Kind wurde soporös und ging am 16. Tage der Krankheit unter allgemeinen Krämpfen zugrunde. Scharlach konnte bei dem von Anfang an genau beobachteten Kinde mit Sicherheit ausgeschlossen werden. Im Harn waren hyaline und Epithelzylinder, aber niemals rote Blutkörperchen zu finden gewesen.

Trotz der vielfachen Gefahren, die das Leben der an Diphtherie erkrankten Kinder bedrohen, endet die Krankheit doch in der überwiegenden Zahl der Fälle schließlich in Genesung. Das muß besonders jenen gegenüber ausdrücklich hervorgehoben werden, die nicht mehr Gelegenheit gehabt haben, den Verlauf der Krankheit ohne Serumbehandlung zu beobachten, weil sie sonst glauben könnten und, wie ich mich überzeugt habe, auch manchmal tatsächlich glauben, daß alle Diphtheriekranken, die jetzt unter Serumbehandlung genesen, ohne diese Behandlung verloren gewesen wären. Wie wenig dies zutrifft, werden Sie am besten aus den Aussagen erfahrener Kinderärzte aus der Vorserumzeit entnehmen. So äußert sich Jacobi in seiner monographischen Bearbeitung der Diphtherie aus dem Jahre 1877 (im Handbuche von Gerhardt):

„Die große Zahl der Mandel- und Schlunddiphtherien verläuft günstig. . . . Im allgemeinen ist die Sterblichkeit selbst in bösen Epidemien keine sehr große; denn wenn sich auch eine große Anzahl sehr schwerer Fälle in einer Epidemie zusammenfindet, so ist doch die Anzahl der mittleren und leichteren Fälle die bei weitem überwiegende. Die Mehrzahl der Fälle wird in 1—2 Wochen der Genesung zugeführt.‘‘

Nach Baginsky (Lehrbuch 1883) stirbt in manchen Epidemien nicht ein einziger Fall; er selbst hat eine solche erlebt. Henoch (Lehrbuch 1881) sah in einer ziemlich großen Anzahl von Diphtheriefällen anscheinend bedenkliche Symptome (Aphonie, heiseren Husten), nachdem sie viele Tage lang lebhafte Besorgnisse erregt hatten, sich allmählich wieder zurückbilden und verschwinden. Er glaubt, daß auch der diphtheritische Prozeß im Larynx sich häufiger zurückbildet als man im allgemeinen annimmt.

Ausdrücklich muß aber betont werden, daß das Spitalsmaterial für sich allein keine richtige Vorstellung über die Gefährlichkeit der Krankheit gewähren konnte, weil vor dem Serum nur die schwersten Fälle von Diphtherie und hauptsächlich die der Operation schon dringend bedürftigen Kruppfälle in die Spitäler gebracht wurden. Das richtige Bild über die Genesungs- und Mortalitätsverhältnisse der Diphtherie kann man nur in der Privatpraxis gewinnen, wo man leichte, mittelschwere und allerschwerste Fälle in der richtigen und natürlichen Verteilung zu sehen bekommt. Ich will Ihnen daher zu Ihrer Orientierung die Daten mitteilen, die Unruh, später Vorstand des Dresdener Kinderspitals, im Jahre 1881 über 53 während eines Jahres in seiner Praxis beobachtete Diphtheriefälle mitgeteilt hat [1]). Von diesen 53 Kindern, von denen 21 weniger als drei Jahre alt waren, starben — alles in allem — drei, und zwar eines an Sepsis und zwei an Masernpneumonie, also diese nicht eigentlich an den Folgen der Diphtherie. Die übrigen 50 genasen alle, obwohl recht häufig (in 21 Fällen) Albuminurie konstatiert wurde und der Rachenprozeß sich in der großen Mehrzahl der Fälle erst

---

[1]) Jahrbuch für Kinderheilkunde. 17. Band, S. 161.

gegen Ende der ersten Woche oder noch später begrenzte. Bei den Genesenen war dreimal diphtherische Lähmung aufgetreten, einmal wurde das Zäpfchen und der weiche Gaumen gangränös, einmal war „starke Trachealstenose" vorhanden; wegen Weigerung der Eltern wurde nicht tracheotomiert und trotzdem erfolgte Genesung. Von solchen Fällen kommen jetzt viele in die Spitäler, um dort mit Serum behandelt zu werden, und ihre Genesung wird der antitoxischen Behandlung zugeschrieben.

Daß viele klinisch zweifellose und scheinbar recht schwere Diphtheriefälle früher auch ohne spezifische Behandlung genesen sind, folgt auch mit großer Bestimmtheit aus den Lobpreisungen, mit denen jahraus jahrein immer wieder neue Behandlungsmethoden eingeführt wurden. „Die enorme Zahl der Mittel, von denen teilweise wahre Wunderdinge berichtet werden, das Ausposaunen von Methoden, bei deren Anwendung fast kein Kranker gestorben sein soll, erklärt sich eben daraus, daß diese gerühmten Dinge sich in leichten, allenfalls auch mittelschweren Fällen bewährten" (Henoch). Heutzutage glaubt wohl niemand mehr, daß man durch Blutentziehungen, Tartarus stibiatus in refracta dosi, Kalomel, inneren Gebrauch von Kali chloricum, Eisenchlorid oder Terpentin, durch Ätzungen mit dem Lapisstift, Einblasen von Schwefelblumen oder Zuckerpulver, Zerstäubung von Karbol-, Salizyl- oder Milchsäurelösungen oder anderer „membranlösender" Flüssigkeiten die Sterblichkeit bei Rachen- oder Kehlkopfdiphtherie vermindern kann; und die begeisterten Lobpreisungen aller dieser und zahlreicher anderer Therapien von seiten einzelner Ärzte beweisen wieder, was man sich bei jedem therapeutischen Versuche vor Augen halten muß, daß nämlich die meisten Fälle von Diphtherie bei jeder Behandlung oder auch ohne eine solche heilen und daß eine Therapie nur dann als zweifellos wirksam anerkannt werden darf, wenn es ihr gelingt, die Mortalität der prognostisch ungünstigen Fälle zu beseitigen oder auf ein Minimum herabzudrücken.

Zu den Momenten, die den Verlauf ungünstig beeinflussen, gehört auch das sehr jugendliche Alter, speziell das Säuglingsalter. Kinder unter einem Jahre, die zum Glück nicht sehr häufig an Diphtherie erkranken, sind, wenn sie erkranken, ganz besonders gefährdet, und namentlich die diphtheritische Larynxstenose gewährt in diesem frühen Alter nur geringe Chancen für die Genesung, worin sich auch jetzt nichts Wesentliches geändert hat; und dasselbe gilt auch für die Kombination von Masern und Diphtherie und mit diphtherischem Krupp, die auch jetzt noch in der großen Mehrzahl der Fälle trotz Serums mit dem Tode endet

Außerdem wird aber die Prognose der Diphtherie noch ganz besonders durch den „Genius epidemicus" bestimmt. Ins Konkrete übersetzt soll damit nichts anderes gesagt sein, als daß zu gewissen Zeiten und an manchen Orten und selbst in ganzen Ländern ohne bekannten Grund die Zahl der Diphtheriefälle in auffallender Weise in die Höhe geht und daß meistens um dieselbe Zeit auch die schweren Fälle unverhältnismäßig überhandnehmen. Dabei zeigt die Kurve der absoluten Mortalität fast in allen großen Städten einen eigentümlichen Verlauf. Sie steigt im Laufe von wenigen Jahren von einem tiefen Stande steil in die Höhe, auf der sie aber niemals länger verweilt, sondern meistens ebenso steil wieder absinkt, um das alte Spiel sofort wieder von neuem zu beginnen. Sie sehen dies z. B. in sehr auffallender Weise an der Kurve von Triest, die ich dem lehrreichen Buche von Newsholme über „Epidemic Diphtheria" (London 1898) entnehme, das nicht weniger als 138 ähnlicher Diagramme aus allen großen Städten Europas und Amerikas enthält.

Hier sehen Sie, daß im Laufe von 30 Jahren dreimal eine steile Zacke nach oben mit einer ebenso steilen Kluft abwechselt, und zwar erfolgten diese Abstürze unbeeinflußt von jeder spezifischen Therapie, die erst gegen Ende der Kurve eingegriffen hat — mit welchem Erfolg, werden wir in der nächsten Vorlesung besprechen.

Manchmal verschwindet aber die Diphtherie an einem Orte oder in einem Landstriche nahezu ganz. Kußmaul erzählt in den „Jugenderinnerungen eines alten Arztes" (S. 379), daß er bei seinem Besuche der Wiener Kinderspitäler zu St. Anna und auf der Wieden und auch auf dem Leichentische des allgemeinen Krankenhauses (im Jahre 1847) keinen einzigen Fall von Diphtherie zu sehen bekam, während er sie zu Hause in Form von Krupp und der ihn begleitende Freund sie in Paris in verschiedenen schlimmen Formen oft zu sehen Gelegenheit gehabt hatten. Er fragte einen Assistenten Rokitansky's, ob denn die Diphtherie in Wien nicht vorkomme, worauf die Gegenfrage erfolgte, ob er denn an diese französische Dichtung glaube.

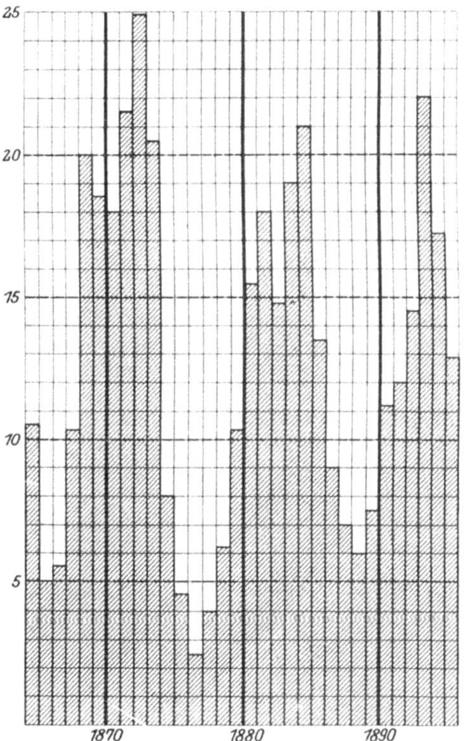

Fig. 38.

Diphtherietodesfälle in Triest
(auf 10000 Einwohner).

Auch ich habe in meiner Studienzeit und im Beginne meiner Praxis fast nichts von Diphtherie zu sehen bekommen, bis diese plötzlich gegen Ende der siebziger Jahre zu einer bösen Epidemie anschwoll (mit einer Mortalität von 17 auf 10 000 Einwohner), um dann bald wieder (1883) auf 4 pro 10 000 herabzusinken. Auch momentan ist in Wien die Morbidität eine so mäßige, daß selbst sehr beschäftigte Ärzte nur selten einen ernsteren Fall zu behandeln haben; und dementsprechend ist auch die Zahl der Todesfälle nur eine geringe (ungefähr fünf per Woche), während aus Berlin, London und Petersburg, besonders aber aus New-York und Moskau allwöchentlich bedeutend größere Ziffern (in New-York bis zu 60 in der Woche) gemeldet werden.

Die Ursache dieser merkwürdigen Sprünge und Differenzen ist vorläufig noch nicht aufgeklärt. Man könnte ja glauben, daß in den schweren Epidemiejahren die Bevölkerung quasi immunisiert wird und daß die Krankheit erst dann wieder in stärkerem Maße Platz greifen kann, wenn neues, noch nicht durchseuchtes Kindermaterial geliefert worden ist. Diese Annahme muß aber aus zweierlei Gründen abgelehnt werden. Erstens befällt die Diphtherie am häufigsten Kinder unter fünf Jahren, und von solchen gibt es auch nach einer starken Epidemie immer wieder eine genügende Anzahl, die die Krankheit noch niemals durchgemacht haben. Wichtiger ist aber, daß die Diphtherie zu jenen Krankheiten gehört, die, einmal überstanden, nicht nur keine Immunität, sondern im Gegenteil eine entschieden größere Disposition zu neuerlicher Erkrankung zurücklassen. Das wurde von vielen erfahrenen Kinderärzten (Jacobi, Biedert, Baginsky u. a.) ausdrücklich hervorgehoben und das wird jeder bestätigen, der seine Aufmerksamkeit auf diesen Punkt gerichtet hat. Ein besonders eklatanter Fall, den ich vor längerer Zeit erlebt habe, möge zur Illustrierung dieses eigentümlichen Verhaltens dienen.

Das einzige fünfjährige Töchterchen eines hohen Beamten hatte im Winter 1876 unter meiner Beobachtung mehrere Anginen mit ausgedehnten Belägen an den Tonsillen durchgemacht. Bei der letzten derartigen Erkrankung im Mai hatten sich unter starkem Fieber größere zusammenhängende Ausschwitzungen auf beiden Tonsillen gebildet, die zu Drüsenschwellungen führten und sich unter fleißigem Schlucken von verdünntem Kalkwasser und von Fruchteis erst im Anfang der zweiten Woche langsam ablösten. Zwei Wochen nach beendeter Krankheit reiste das Kind mit seiner Mutter auf ihre Besitzung in Krain; aber noch in derselben Woche wurden wir — der Vater und ich — telegraphisch dahin berufen, und ich fand das Kind in einem desolaten Zustande mit dem ausgeprägten Bilde der Diphtheria gravissima, der es zwanzig Stunden nach unserer Ankunft unter den Erscheinungen der Herzschwäche erlag.

In den letzten Jahren, wo sich die kasuistischen Mitteilungen über Diphtherie aus Anlaß der Serumtherapie so außerordentlich gehäuft haben, sind solche Fälle von neuerlicher Erkrankung nach kürzlich überstandener, ganz zweifelloser Diphtherie in großer Zahl veröffentlicht worden (Wiederhofer, Ritter, Baginsky, Germonig, Müller bei Bramann, Variot, Sörensen und viele andere), und ein großer Teil dieser Fälle endete trotz früherer und abermaliger Seruminjektionen mit dem Tode. Es kann also gar nicht mehr zweifelhaft sein, daß die durch den Ablauf der Krankheit geschaffene, die Genesung herbeiführende Unempfänglichkeit gegen das Virus der Diphtherie nur ganz kurze Zeit anhält und es ist daher auch nicht gestattet, die großen Schwankungen nach abwärts, die alle Mortalitätskurven der Diphtherie nach einem hohen Anstiege aufweisen, auf eine allgemeine Immunisierung des vorhandenen Kindermaterials zurückzuführen. Wir müssen also eher an Schwankungen in der Virulenz der Krankheitserreger denken, deren Ursache allerdings vorläufig noch völlig im Dunkeln liegt.

Ebenso unbekannt sind auch die Gründe, warum die Empfänglichkeit für die Ansteckung mit Diphtherie auch bei Kindern um so vieles geringer ist als z. B. mit Keuchhusten, Varizellen, Masern und selbst mit Scharlach. Bei allen diesen Krankheiten lehrt uns die Erfahrung, daß Kinder, die mit Erkrankten in nähere Berührung kommen, fast sicher erkranken, wenn sie nicht durch eine früher überstandene Krankheit gleicher Art für sie unempfänglich geworden sind. Hier sind wir auch, wenn eine der genannten Krankheiten in eine Familie eingeschleppt wird, darauf gefaßt, daß alle noch nicht durchseuchten Kinder der Reihe nach ergriffen werden, und wir halten es für einen besonderen Glücksfall, wenn das eine oder andere Kind bei rechtzeitiger Absperrung von der Krankheit verschont bleibt. Bei der Diphtherie aber stimmen alle Beobachter, die sich darüber geäußert haben, darin überein, daß die Einzelerkrankungen in einer Familie die Regel und die Mehrfacherkrankungen die Ausnahme bilden [1]). Damit soll natürlich nicht gesagt sein, daß nicht auch zwei oder drei oder noch mehr Glieder einer Familie rasch nacheinander an Diphtherie erkranken können, und der Schrecken, der mit dem Namen Diphtherie auch heute noch verbunden ist, erhält nicht zum geringen Teil seine Nahrung von jenen furchtbaren Fällen, wo Eltern binnen wenigen Tagen alle oder fast alle ihre Kinder an Diphtherie verlieren. Sobald es aber richtig ist, daß die Geschwister und die übrigen Hausgenossen diphtheriekranker Kinder sehr häufig verschont bleiben, und da es auf der anderen Seite zweifellos ist, daß die Krankheit durch direkte Ansteckung entstehen kann, wie die Fälle von schwerer und selbst tödlicher Erkrankung von Ärzten lehren, die bei der Operation eines diphtheritischen Krupps die verstopfte Trachealkanüle ausgesaugt haben, so müssen wir daraus schließen, daß in jedem einzelnen Falle besondere begünstigende Umstände zusammenwirken müssen, um eine erfolgreiche Übertragung der Krankheitskeime zu ermöglichen. Eine indirekte Übertragung der Krankheit durch gesunde Personen oder durch Kleider oder Wäsche ist ebenfalls möglich, aber sicher sehr selten. Vor längerer Zeit soll ein mir wohlbekannter Operateur seine Frau und sein jüngstes Kind — letzteres mit tödlichem Ausgang — angesteckt haben, indem er nach einer eben vollzogenen Tracheotomie mit ihnen in näheren Verkehr getreten ist. Demgegenüber ist aber die Mitteilung von Wiederhofer auf der Wiener Naturforscherversammlung (1894) von Bedeutung, daß in seinem Spital trotz sehr mangelhafter Isolierung der Diphtheriekranken die Krankheit doch bei den anderen im Spitale verpflegten Kindern niemals endemisch, sondern immer nur in ganz seltenen und sehr vereinzelten Fällen aufgetreten ist; denn wir müssen auch daraus schließen, daß die Übertragung durch gesunde Mittelspersonen und durch tote Gegenstände nur selten zustande kommt.

Viel häufiger entsteht wahrscheinlich auch die Diphtherie durch direkte Ansteckung von seiten älterer Kinder oder Erwachsener, die mit abortiven Formen der Krankheit behaftet sind. Daß solche Formen, die bei der Inspektion für gewöhnliche oder lakunäre Anginen imponieren, doch diphtherischer Natur sein können, scheint mir aus dem Grunde nicht zweifelhaft zu sein, weil man sie manchmal bei der Mutter oder Pflegerin eines diphtheriekranken Kindes beobachtet. Solche leicht Erkrankte sind aber sicher imstande, die Krankheit auf stärker Disponierte und namentlich auf junge

---

[1]) ,,Sehr häufig sind die Fälle, wo in einer kinderreichen Familie nur ein Glied trotz fehlender Absperrung erkrankt". (Feer.)

Kinder zu übertragen, die dann scheinbar unvermittelt an schwerer Diphtherie erkranken. Deshalb muß die Prophylaxis namentlich in dieser Richtung die größte Wachsamkeit entfalten. Alle Personen (auch Ärzte), die mit Diphtheriekranken beschäftigt sind, sollten trachten, ihren Rachen durch Gurgeln mit antiseptischen Flüssigkeiten, so gut es eben geht, zu desinfizieren, und namentlich sollte allen Leuten in der näheren Umgebung des Kranken eingeschärft werden, daß sie bei den geringsten Zeichen von Halsentzündung sich jedes näheren Verkehrs mit anderen, namentlich mit jungen Kindern, zu enthalten haben. Über den Wert und die Aussichten der prophylaktischen Injektion von antitoxischem Serum werde ich mich in der nächsten Vorlesung aussprechen.

Ich möchte auch nicht unterlassen, noch einmal darauf aufmerksam zu machen, daß die Entfernung stark vergrößerter Mandeln als eine wichtige prophylaktische Maßregel gegenüber der Diphtherie anzusehen ist. Kinder mit sehr großen Tonsillen können sicherlich viel leichter mit Diphtherie angesteckt werden als andere, und auch der Verlauf der Krankheit ist bei ihnen im allgemeinen schwerer als bei normal großen Tonsillen. Man soll aber die Operation nicht bis zum Ausbruche einer Epidemie hinausschieben, sondern sie jedesmal vornehmen, wenn die Mandeln dauernd über die Gaumenbögen hervorragen.

Auch bei der Besprechung der Behandlung will ich zunächst von dem Behring'schen Serum absehen und heute nur von den Erfahrungen bei den ohne Serum Behandelten sprechen. Sie wissen bereits, daß eine kaum übersehbare Zahl von innerlich und lokal anzuwendenden Mitteln als wirksam und nahezu unfehlbar empfohlen worden ist, und wir haben uns den gerühmten Erfolg so vieler, zum Teil ganz heterogener Behandlungsmethoden so zurecht gelegt, daß fast alle leichten und die große Mehrzahl der mittelschweren Fälle auch ohne Behandlung in Genesung übergehen, während die zum Glücke viel selteneren schwersten Fälle jeder Behandlung trotzen. Hatte also jemand das Glück, bei einem neuen therapeutischen Versuche nur oder hauptsächlich auf prognostisch günstige Fälle zu treffen und war er überdies geneigt, die von vornherein verlorenen Fälle als nicht beweisend in Abrechnung zu bringen, dann konnte er auch mit seiner neuen Methode überaus zufrieden sein, während andere, die bei der Nachprüfung auf ein weniger günstiges Material stießen und überdies meinten, daß eine wirksame Therapie sich gerade an den schweren Fällen zu erproben habe, zu einem weniger günstigen oder ganz absprechenden Urteil gelangen mußten. So kommt es, daß die große Mehrzahl der früher favorisierten Mittel und Methoden wieder ganz verlassen worden ist und so erklärt sich auch die große Begeisterung, mit der die Ankündigung einer nicht rein empirischen, sondern auf streng wissenschaftlicher und experimenteller Basis fußenden Heilmethode aufgenommen worden ist.

Von einem Teil der früher beliebten Mittel gegen die Diphtherie kann man heute wohl ruhig behaupten, daß sie nicht nur nicht vorteilhaft, sondern direkt schädlich gewirkt haben. So haben die Ätzungen mit Lapis in Substanz oder mit konzentrierten Lösungen von Eisenchlorid sicherlich niemandem genützt, wohl aber die Aufnahme putrider Substanzen in die gewaltsam eröffneten Lymphwege befördert, und sie waren, so viel ich seinerzeit zu beobachten Gelegenheit gehabt habe, auch meistens von bedeutender Halsdrüsenschwellung gefolgt. Auch die innerliche Anwendung großer Dosen von Kali chloricum und von Karbolsäure war nach unseren jetzigen Begriffen ein gefährliches Beginnen, das vielleicht manchmal den üblen Ausgang der Krankheit mitverursacht haben mag.

Die mannigfaltigen Versuche, die membranösen Auflagerungen in Lösung zu bringen, haben vielleicht nicht geschadet, wahrscheinlich aber niemals wirklichen Nutzen gebracht. In dieser Absicht wurden namentlich Milchsäure, Papayotin und eine Zeitlang auch Neurin (Tetramethylammoniumoxydhydrat) empfohlen. Ich habe eine Zeit hindurch die letztgenannte Substanz zu Pinselungen der belegten Stellen benützt und habe mich überzeugt, daß die Auflagerungen damit leicht und schonend beseitigt werden können. In den schwereren Fällen haben sich diese aber rasch wieder erneuert und ich konnte nicht finden, daß der Verlauf der Krankheit durch dieses Verfahren abgekürzt oder gemildert worden wäre.

Gurgelungen sind in allen Fällen von Rachendiphtherie anzuwenden, wenn die Kinder sie schon auszuführen gelernt haben, weil dadurch, wie schon bei früheren Gelegenheiten ausgeführt wurde, zum mindesten eine Reinigung der erkrankten Teile und eine Beseitigung faulender Stoffe erzielt wird. Das geschieht um so gründlicher, je häufiger gegurgelt wird, und ich habe daher gewöhnlich einen bestimmten Turnus (z. B. jede Viertelstunde dreimal hintereinander) vorgeschrieben; selbstverständlich mit eingeschobenen längeren Ruhepausen, um einer schädlichen Übermüdung der Kranken vorzubeugen.

Nebst ihrer wichtigsten Aufgabe, der Beseitigung von Schleim und abgestoßenen Membranpartikeln, können die Gurgelungen auch noch anderen Indikationen gerecht werden. So können sie vielleicht auf chemischem Wege die Abstoßung der Auflagerungen befördern, und diese Wirkung hat man früher ganz allgemein dem Kalkwasser zugeschrieben. Auch ich habe von diesem jedenfalls unschädlichen Mittel vielfach Gebrauch gemacht, indem ich entweder mit zur Hälfte verdünntem Kalkwasser fleißig gurgeln oder kleine Kinder, die nicht gurgeln konnten, dieselbe Mischung mit etwas Sirup versüßt möglichst oft schlucken ließ. Man kann in der letztgenannten Weise ziemlich große Mengen ohne jeden Schaden verbrauchen lassen. Leider kann ich aber nicht mit derselben Bestimmtheit von einer Heilwirkung sprechen. Ich kann nur sagen, daß unter dieser Behandlung auch viele recht schwere Fälle genesen sind, traue mich aber aus den angegebenen Gründen nicht zu behaupten, daß die Behandlung zu dem günstigen Verlauf beigetragen hat. Zugunsten dieser Therapie ließe sich nur anführen, daß die Mütter sie meistens gerne ausführten und ihr sogar oft begeistertes Lob spendeten; aber meine leisen Zweifel sind dadurch keineswegs behoben worden.

Etwas mehr Vertrauen habe ich zu der Verwendung von Sublimatlösungen als Gurgelwasser und zum Wegwischen der Exsudate, die ich — einer Anregung von Escherich folgend — vielfach bei der exsudativen Scharlachangina und bei den schweren Fällen von Rachendiphtherie in Anwendung gezogen habe. Sie erinnern sich noch, daß ich Ihnen bei der „Scharlachdiphtherie" stündliches Gurgeln mit Sublimat (1 : 10 000) und außerdem für jene Fälle, wo es ohne Schwierigkeiten ausführbar ist, dreimal täglich zu wiederholendes schonendes Auswischen des Rachens mit einer stärkeren Lösung (1 : 1000) empfohlen habe. Dasselbe Verfahren habe ich auch in vielen Fällen von schwerer Diphtherie eingeschlagen und kann wenigstens das Eine mit Bestimmtheit sagen, daß ich davon niemals einen Schaden gesehen habe und daß seine Ausführung nur selten auf größere Schwierigkeiten gestoßen ist. Wenn dies der Fall war, habe ich mich auf keinen Kampf eingelassen, sondern lieber darauf verzichtet. Wo es aber leicht ausführbar war, schien mir die fleißige Reinigung und Desinfektion der kranken Teile eine gute Wirkung zu haben, die sich namentlich darin äußerte, daß sich entweder kein Fötor einstellte oder daß dieser, wenn er vorhanden war, bald wieder verschwand. Gegen die allerschwersten Formen der Krankheit erwies sich aber auch diese Behandlung als machtlos, ebenso wie die seinerzeit von Löffler empfohlene Mischung von Kreolin, Toluol, Menthol und Alkohol, die ich ebenfalls eine Zeit hindurch verwendete, aber dann zugunsten des Sublimates wieder aufgegeben habe.

Entschieden weniger zu empfehlen als das Auswischen des Rachens ist die vielfach angewendete Einspritzung desinfizierender Flüssigkeiten in den Rachen mittels Spritze oder Gummiballon. Die Kinder sträuben sich dagegen viel mehr als gegen die rasch ausgeführte Wischung und der Effekt punkto Reinigung bleibt weit hinter dieser zurück, mit der man jedesmal große Massen von Schleim und Exsudatfetzen herausbefördert.

Zum Gurgeln kann man statt oder neben dem Sublimat auch übermangansaures Kali oder Wasserstoffsuperoxyd (2 : 1000) verwenden. Adstringierende Lösungen, wie Tannin, Alaun, Eisenchlorid usw. halte ich für wertlos.

Wenn ich aber auch eine rationelle Lokalbehandlung der Rachendiphtherie empfehle, so muß ich doch auf der anderen Seite dringend vor Übertreibungen warnen. Eine kurze Schilderung eines Erlebnisses aus meiner Praxis wird Ihnen zeigen, daß eine solche Warnung wohl begründet ist.

Im Winter 1883 erkrankte ein zehnjähriger Knabe aus meiner Klientele in einem klimatischen Kurorte Südtirols an einer, wie ich aus der brieflichen Schilderung des Arztes entnehmen konnte, zwar ganz ausgesprochenen, aber nicht sehr schweren Diphtherie. Aus den weiteren Berichten der Eltern und des Arztes konnte ich entnehmen, daß das Fieber am vierten Tage geschwunden war, daß aber der Belag an den Mandeln und am Gaumenbogen trotz „energischer" Behandlung nicht schwinden wolle. Da ähnliche Berichte sich auch noch in der dritten Woche wiederholten und ich aus ihnen entnahm, daß Pinselungen und Spray mit Karbolsäure, Milchsäure, Kalkwasser, Papayotin, Salizylsäure und anderen Mitteln trotz völligem Wohlbefinden des Patienten fortgesetzt wurden, legte ich dem Ordinarius in einem Briefe nahe, jetzt mit der Lokalbehandlung aufzuhören, da man ja um diese Zeit die Gefahr von seiten der Rachenaffektion als beseitigt ansehen könne. Als Antwort kam eine Depesche: „Prozess schreitet weiter, energische Behandlung notwendig", und zugleich wurde ich von den Eltern dringend um meine persönliche Intervention gebeten. Ich fand den Knaben (am zwanzigsten Tage seiner Krankheit) im Bette, aber völlig munter und fieberfrei. Die beiden Mandeln waren mit einem dünnen graulichen Belag bedeckt, der sich auch ein wenig auf die vorderen Gaumenbögen und auf die Seitenflächen des Zäpfchens erstreckte. Die Unterkieferdrüsen waren ein wenig geschwollen, Stimme und Atmung normal, Appetit gut, Harn war immer eiweißfrei gewesen. Ich machte nun den Vorschlag, die Lokalbehandlung (zuletzt Pinselungen mit Milchsäure und Spray von Salizylsäure) „versuchsweise" zu unterbrechen und einige Male mit Decoctum Althaeae gurgeln zu lassen. Am nächsten Morgen war der Belag geschwunden und erneuerte sich nicht wieder. Der Ordinarius aber meinte, das dürfe sich nur eine „Autorität" erlauben.

Vielleicht sind manche Fälle von „chronischer" Diphtherie, von denen in der Literatur hin und wieder die Rede ist, auf ähnliche Weise artifiziell unterhalten worden. In allen von mir beobachteten Fällen waren die Exsudationen am Ende der zweiten Woche geschwunden. Sobald der Prozeß stille steht und die Abstoßung der Exsudate beginnt, ist nur eine indifferente Behandlung des Rachens am Platze.

In bezug auf die Behandlung der Nasendiphtherie kann ich dem beim Scharlach Ausgeführten nichts hinzufügen.

Beginnende Erscheinungen von seiten des Kehlkopfes erfordern zunächst dieselben Maßnahmen wie beim Pseudokrupp. Wasserdämpfe oder Dampfspray und fleißiges Einnehmen von warmen schleimigen Flüssigkeiten helfen auch hier manchmal über die beängstigenden Erscheinungen hinweg. Von der Inhalation zerstäubten Kalkwassers oder verdünnter Milchsäure und anderer medikamentöser Lösungen ist für den Kehlkopfprozeß kaum etwas zu erwarten, weil der Spray im besten Falle in den Rachen, aber sicher nicht in den Kehlkopf gelangt. Die früher für unentbehrlich gehaltenen Brechmittel sind zum Glück nur mehr wenig im Gebrauch, weil man sich überzeugt hat, daß der Brechakt meistens nicht einmal eine vorübergehende Erleichterung verschafft, wohl aber die Kräfte des schwerkranken Kindes überflüssigerweise erschöpft.

Bei Fortdauer oder Zunahme der Stenoseerscheinungen hat man nur die Wahl zwischen der Tracheotomie und der Intubation. Beide Methoden haben ihre Anhänger, und die Diskussion über die Vorzüge und Nachteile der einen und der anderen hat noch zu keiner Einigung geführt. Das schließliche Resultat, wie es sich aus den Ziffern der Kinderspitäler ergibt, scheint ungefähr dasselbe zu sein, ob prinzipiell tracheotomiert oder intubiert oder fakultativ die eine oder die andere Methode geübt wird. Für die Privatpraxis bleibt aber die rechtzeitig und kunstgerecht ausgeführte Tracheotomie das ideale Verfahren, weil es das von der Kehlkopfstenose herrührende Atemhindernis radikal beseitigt und nicht den bei der Intubation unerläßlichen ärztlichen Permanenzdienst verlangt.

Dauert die Atemnot wegen fibrinöser Exsudation in den Bronchien auch nach der Operation fort oder stellt sie sich wegen absteigendem Krupp oder komplizierender Bronchopneumonie wieder ein, dann kann man — leider in den meisten Fällen vergebens — durch Kampferinjektion und Sauerstoffinhalationen Hilfe oder Erleichterung zu schaffen suchen. Auch bei der akuten Herzschwäche wird man, sei es auch nur zum Troste für die Umgebung, von diesen Behelfen einen recht ausgiebigen Gebrauch machen müssen. Ziehen sich aber die Symptome der Herzschwäche in die Länge, dann muß man, ebenso wie bei den anderen postdiphtherischen Lähmungen, auch zu subkutanen Einspritzungen von Strychnin (ca. 1 Milligramm pro die) greifen oder als Ersatz dafür einige Tropfen Tinctura nucis vomicae innerlich verabreichen lassen. Auch Digalen und das von Pospischill warm empfohlene Adrenalin können zur Anwendung gelangen. Dagegen muß ich auch hier meine Warnung vor der Verwendung der Alkoholika zur Herzstärkung wiederholen, weil der Alkohol, wie die Versuche am überlebenden Herzen gezeigt haben, nicht nur den Herzmuskel nicht kräftigt, sondern seine Kontraktionskraft in sichtbarer Weise herabsetzt.

Die Lähmung des Gaumensegels und der äußeren und inneren Augenmuskeln schwindet in allen Fällen nach mehrwöchentlicher Dauer ebenso spontan, wie die Lähmung und die Ataxie der Extremitätenmuskeln. Ob man diese Spontanheilung durch irgend eine Behandlung beschleunigen kann, ist schwer zu entscheiden, weil man auf keine Weise eine abrupte Beseitigung dieser Störungen bewirken kann und eine langsame Heilung auch ohne jede Therapie zustande kommt. Trotzdem wird man — schon der Umgebung zuliebe — faradisieren oder Strychnin subkutan oder intern verabreichen. Auch spirituöse Einreibungen und laue Bäder — letztere aber nur bei intaktem Herzen — können in Anwendung gezogen werden. Bei hochgradiger Erschwerung des Schlingaktes muß man zur Sondenfütterung seine Zuflucht nehmen.

Löfflerbazillus und Heilserum.

Klebs, Löffler und Behring. Das Immunserum. Die ersten Versuche am
Menschen. Der Beschluß der Diphtheriekommission. Hansemann's Bedenken.
Klinische Diphtherie ohne Bazillen. Ubiquität und häufige Unschädlichkeit derselben.
Rhinitis fibrinosa. „Injektionsdiphtherie." Relative und absolute Mortalität. Keine
Änderung der Mortalitätskurven. Erfolglose Immunisierungen. Serumkrankheit und
Serumüberempfindlichkeit. Ungefährliche Bazillenträger.

Nachdem Klebs im Jahre 1883 auf dem Internistenkongreß in Wiesbaden charakteristische Stäbchen in Schnittpräparaten diphtheritisch erkrankter Schleimhäute demonstriert hatte, gelang es Löffler 1884, diese
Bazillen auf erstarrtem Hammelblutserum im Brutofen wachsen zu lassen
und reinzuzüchten. Mit diesen Kulturen wurden dann Tierversuche angestellt, welche ergaben, daß man durch subkutane Injektion kleiner Mengen
ein Meerschweinchen in wenigen Tagen töten und die Schleimhaut der Luftröhre und die Konjunktiva von Kaninchen mit denselben Kulturen zur
Produktion membranöser Auflagerungen anregen kann, wenn man die
Schleimhaut früher wund gemacht hat; während das bloße Auftragen auf
die unverletzte Schleimhaut keinerlei sichtbare Folgen herbeiführt. Löffler
ventilierte damals am Schlusse einer objektiven Schilderung der beobachteten
Tatsachen die Frage, ob man berechtigt sei, auf Grund derselben diese
Stäbchen als die Erreger der menschlichen Diphtherie anzusehen. Da er
sie aber in einer Anzahl typischer Diphtheriefälle vermißt hatte und andererseits im Mundschleime eines gesunden Kindes Bazillen gefunden hatte,
die sich nach ihrer Form und ihrem physiologischen Verhalten als mit den
„Diphtherie-Stäbchen" identisch erwiesen, so kam er zu dem Schlusse,
daß ein strikter Beweis für einen ursächlichen Zusammenhang zwischen
diesen Bazillen und der Diphtherie nicht erbracht worden sei.

Dieser Entdeckung Löffler's bemächtigte sich nun Behring mit großem
Eifer und es gelang ihm, verschiedene Tiere gegen die Kulturen der Bazillen
zu immunisieren, d. h. sie durch Injektionen mit allmählich steigenden
Dosen gegen solche Mengen des Giftes unempfindlich zu machen oder
wenigstens ihre Empfindlichkeit so weit herabzusetzen, daß sie endlich sonst
unbedingt tödliche Mengen ohne wesentlichen Schaden ertrugen. Außerdem fand er aber, daß das Blutserum der immunisierten Tiere ein Gegengift

gegen das Toxin der Bazillen enthielt, welches, einige Tage vor der Vergiftung eingespritzt, in manchen Fällen eine Giftfestigkeit des so behandelten Tieres herbeiführt, so daß es sonst tödliche Dosen des Giftes erträgt; und außerdem gelang es ihm mehrere Male, durch gleichzeitige Einführung des Giftes und des antitoxinhaltigen Serums die Folgen der Vergiftung abzuschwächen oder gänzlich zu vermeiden. Endlich versuchte er auch, die vergifteten Tiere durch nachträgliche Injektion des antitoxischen Serums zu retten; aber diese Versuche schlugen alle fehl bis auf einen einzigen, wo die Vergiftung glücklich überstanden wurde; und nun behauptete er, so weit zu sein, daß an die Verwendung des „Diphtherieheilmittels" auch beim Menschen gedacht werden könne.

Solche therapeutische Versuche am Menschen wurden nun in der Tat von Behring und seinen Mitarbeitern und gleichzeitig auch von Roux in Frankreich unternommen und zwar mit antitoxischen Flüssigkeiten von so geringem Antitoxingehalt, denen heutzutage, wo man nur mit sehr großen Dosen zu arbeiten gewohnt ist, kaum jemand mehr eine Wirkung zuschreiben würde. Trotzdem sollte dieses ganz geringwertige Serum die wunderbarsten Wirkungen hervorbringen. Es sollte nicht nur die Sterblichkeit auf wenige Prozente herabsetzen, sondern auch alle Symptome der Krankheit in der auffälligsten Weise beeinflussen. Das Fieber sollte, wie bei „einem Antipyretikum ersten Ranges" kritisch abfallen, das Allgemeinbefinden in überraschender Weise sich bessern, der Prozeß sollte sich nach der Einspritzung nicht mehr ausbreiten, die Abstoßung der schon gebildeten Membranen mit ungewöhnlicher Raschheit und in ganz eigenartiger Weise vor sich gehen, und es wurde die tröstliche Versicherung gegeben, daß man bei der neuen Therapie mit Lähmungen, Nierenentzündung und absteigendem Krupp nicht mehr zu tun haben werde. Und als nun Roux auf dem hygienischen Kongresse in Budapest (Herbst 1894) ebenfalls über seine günstigen Resultate beim Menschen berichtet hatte, enunzierte die daselbst tagende Diphtheriekommission folgende Thesen:

„Der Erreger der Diphtherie ist der Diphtheriebazillus. Zweifel über die ätiologische Bedeutung dieses Bazillus bestehen nicht mehr. Es dürfen daher fernerhin nur solche Erkrankungen als Diphtherie bezeichnet werden, welche durch diesen Bazillus bedingt sind."

In der Kommission, die diese schwerwiegenden Beschlüsse gefaßt hatte, saß auch derselbe Forscher, der zehn Jahre früher auf Grund bestimmter Tatsachen erklärt hatte, daß der Beweis für den ursächlichen Zusammenhang der nach ihm benannten Bazillen und der Diphtherie noch nicht erbracht sei. Sind nun jene Tatsachen, die ihn damals zu diesem vorsichtigen Verhalten bestimmt hatten, seitdem hinfällig geworden? Keineswegs! Im Gegenteil, sie haben sich nach den übereinstimmenden Mitteilungen zahlreicher Beobachter so sehr vermehrt und gehäuft, daß sie kaum mehr zu übersehen sind und daß eine vollständige Mitteilung derselben an dieser Stelle ganz ausgeschlossen ist. Ich muß mich daher darauf beschränken, nur das Allerwichtigste vorzuführen, und zwar will ich zunächst das Wort an den pathologischen Anatomen und Virchow-Schüler Hansemann abtreten, der bald nach der Promulgierung der in Budapest gefaßten

Beschlüsse in der Berliner medizinischen Gesellschaft folgendes gegen dieselben vorgebracht hat[1]).

Er wandte sich zunächst gegen die bei den Anhängern der neuen Lehre immer wiederkehrende Behauptung, daß die Bazillen bei der Diphtherie konstant vorgefunden werden, und produzierte eine Tabelle, aus der hervorging, daß eine ganze Reihe namentlich aufgeführter Beobachter den angeblichen Erreger der Diphtherie im Durchschnitte nur bei 67 Prozent der klinisch diagnostizierten Diphtherien, manchmal aber nicht einmal in der Hälfte derselben aufgefunden hat. Sie mögen selbst in diese sehr wichtige und lehrreiche Tabelle Einsicht nehmen.

	Zahl der Fälle	Positive Befunde	In Prozenten
Löffler und Strübing	100	75	75%
Chaillou und Martin	99	70	69 ,,
Park	159	54	34 ,,
Roux und Yersin	80	51	64 ,,
Morel	86	66	76 ,,
Martin	200	128	64 ,,
Baginsky	154	118	76 ,,
Ritter	52	37	71 ,,
Park und Bebe	4795	3255	67 ,,
Summa .	5725	3854	67%

Hansemann meinte schon damals mit Recht, es gehe nicht an, die negativen Befunde einfach auf Fehlerquellen zu beziehen, da sie durch zuverlässige Beobachter, wie Löffler selbst, Roux u. a. erhärtet worden sind. Seitdem haben sich aber die Untersuchungsmethoden noch sehr vervollkommnet und dennoch haben sich die Resultate keineswegs zugunsten des Löffler'schen Bazillus verändert. Im Gegenteil. Es konnten z. B. Neisser und Heymann in der amtlichen Untersuchungsanstalt in Breslau mit den von Flügge angegebenen Untersuchungsmethoden bei 1580 von den praktischen Ärzten eingesandten Fällen nur in 42 und bei 387 Hospitalfällen in 43 Prozent die Bazillen auffinden; die vermeintlichen Erreger der Krankheit waren also in mehr als der Hälfte der Fälle nicht festzustellen, obwohl sie, wenn sie vorhanden sind, auf der Oberfläche und in den obersten Schichten der Auflagerungen wachsen und daher von hier ohne Schwierigkeit abgestreift werden können. Die beiden Fachmänner, bei denen man wohl die erforderliche Übung und Gewandtheit im Auffinden der mit Eifer gesuchten Bakterien voraussetzen darf, fügen noch hinzu, daß von den negativen Befunden 42 Prozent auf mittelschwere und 8 Prozent auf ganz schwere Diphtherien — im klinischen Sinne — entfielen. Hansemann hat also ganz richtig geurteilt, als er die von einigen behauptete Unschädlichkeit der bazillenfreien Fälle für einen Mythus erklärte. Seitdem haben sich aber die gegenteiligen Tatsachen in solcher Anzahl angehäuft, daß heut-

---

[1]) Virchow's Archiv, 139. Band.

zutage wohl niemand mehr diese theoretisch konstruierte Lehre aufrechthalten dürfte.

So lasen wir in dem Berichte der deutschen Sammelforschung (von Dieudonné), daß von 1009 Fällen ohne Bazillen 159, also 15,7 Prozent tödlich endeten, während die Sterblichkeit bei den reinen Bazillenfällen nur 14,1 Prozent betrug; und auch die Einzelberichte der Beobachter stimmten damit gut überein. Rauchfuß sah unter den bazillenfreien Fällen fünfmal echt fibrinöse Laryngitis, alle intubiert und tracheotomiert, darunter drei Todesfälle; Concetti sah eine kleine Epidemie von „Streptokokkendiphtherie" (d. h. von klinischer Diphtherie mit Streptokokkenbefund ohne Bazillen) mit zwei Todesfällen; Variot hatte unter seinen schweren Fällen, bei denen „trotz wiederholter Untersuchung" keine Bazillen gefunden wurden, mehrere Todesfälle; Zuppinger (Rudolfkinderspital in Wien) berechnete die Mortalität der bazillenfreien Fälle auf 21 Prozent; Timmer hat in vielen Fällen von klinischer Diphtherie die Bazillen nicht finden können und sah dennoch einige Male die Entwicklung von Krupp; und Wieland, Lesser, Jacod u. a. konnten die Bazillen auch in den Membranen und in dem Inhalte der Tuben und Kanülen trotz wiederholter sorgfältiger Untersuchung nicht auffinden, obwohl hier eine Schwierigkeit der Untersuchung gewiß nicht besteht.

Die überzeugten Anhänger der Löffler-Bazillen wollen nun solche Fälle nicht als echte Diphtherie gelten lassen und bezeichnen sie als „Streptokokkendiphtherie" oder als „Streptokokkenkrupp", obwohl es völlig unbewiesen ist, daß die bei Gesunden und Kranken fast niemals fehlenden Kettenkokken die Erscheinungen der Rachen- und Kehlkopfdiphtherie hervorzubringen imstande sind. Aber diese wenig befriedigende Auslegung entfällt in jenen Fällen, wo trotz der Abwesenheit der Bazillen auch die typischen Lähmungserscheinungen zum Vorschein kommen. Ich selbst sah in der Konsiliarpraxis ein Kind am siebenten Tage der Erkrankung trotz zweimaliger Seruminjektion an Herzlähmung zugrunde gehen, bei dem in den frischen Rachenbelägen bei wiederholter Untersuchung keine Bazillen gefunden wurden; Baginsky, der die These von der Unschädlichkeit der bazillenfreien Diphtherien energisch verteidigt hatte, sah ein Kind an typischer Diphtherielähmung zugrunde gehen, obwohl auf der kranken Schleimhaut nur Kokken und keine Bazillen gefunden worden waren; und auch Concetti, Zielenziger, Hennig, Reiche und Baron haben postdiphtherische Lähmungen bei bazillenfreien Diphtherien beschrieben. Die beiden letztgenannten Beobachter fanden bei wiederholten Untersuchungen ihrer Kranken nur Spirochäten und den Bacillus fusiformis; aber trotzdem zeigten ihre Kranken exquisite Lähmungserscheinungen, wie man sie nur bei der wahren klinischen Diphtherie beobachtet (Akkommodationsstörungen, Doppeltsehen, Gehstörungen, Paresen der Schulter- und Armmuskeln usw.).

Hansemann hat ferner schon damals darauf aufmerksam gemacht, daß zwischen der Schwere der Erkrankung und der im Tierversuche erprobten Virulenz der bei den Kranken gefundenen Bazillen keinerlei Übereinstimmung besteht. Man hatte es nämlich auch hier von vornherein als selbstverständlich angesehen, daß bei schweren Erkrankungen hochvirulente und bei leichteren

Affektionen schwachvirulente oder avirulente Bazillen vorhanden sein müssen, weil man ja annahm, daß die krankhaften Erscheinungen auf der Schleimhaut und im Gesamtorganismus nicht durch die Bazillen selbst, sondern durch die von ihnen abgesonderten Giftstoffe hervorgerufen werden. Aber auch diese aprioristische Annahme wurde durch die Nachuntersuchungen widerlegt. Namentlich Escherich und seinem Mitarbeiter Bernheim verdanken wir die Erkenntnis, daß weder die Zahl, noch die Virulenz der Bazillen, wenn diese vorhanden sind, in eine Parallele zur Schwere der Erkrankung zu bringen sind. Nach ihnen haben dann auch zahlreiche andere Beobachter (Baginsky, Timaschew, Preisich, Koplik, Lemoine, Kurth, Concetti u. a.) bei ganz leichten Fällen Bazillen mit vollster Virulenz für Meerschweinchen und dann wieder bei schweren lokalen und Allgemeinerscheinungen nicht selten solche mit geringer oder ganz fehlender Virulenz gefunden. Daß dabei nicht etwa eine individuelle Unempfänglichkeit der Kranken mit im Spiele war, lehrte die Mitteilung von Straßburger in Bonn, aus der hervorging, daß in dieser Stadt die Diphtherie schon vor dem Serum in auffallender Milde aufgetreten war, so daß sich nur wenig Gelegenheit zur Erprobung der neuen Therapie ergab, daß aber trotzdem auch bei den leichten und gutartigen Affektionen hochvirulente Bazillen herausgezüchtet werden konnten. Da man aber unmöglich ein endemisches Auftreten einer erhöhten Immunität bei der ganzen Bevölkerung annehmen kann, so bleibt nichts übrig, als sich einzugestehen, daß auch diese Tatsachen, wie so viele andere, mit der Identifizierung des Diphtheriekontagiums und des Löffler'schen Bazillus nur schwer in Einklang zu bringen sind.

Eine andere solche Tatsache ist das häufige Vorkommen dieser Bazillen, und zwar nicht nur in avirulenter und schwach virulenter Form, sondern auch mit vollster Giftigkeit für Meerschweinchen, bei ganz gesunden Menschen und außerdem bei Krankheiten, bei denen bisher niemand an eine Beziehung zur Diphtherie gedacht hat. Schon Löffler hatte virulente Bazillen im Munde eines gesunden Kindes gefunden, und es war dies einer der Gründe, warum er sich anfangs nicht entschließen konnte, die Klebs'schen Bazillen als die Erreger der Diphtherie zu proklamieren. Seitdem haben sich aber diese Befunde in so außerordentlichem Maße gehäuft, daß Behring in seiner ,,Diphtherie'' (1901) keinen Anstand nahm, das Vorkommen dieser Stäbchen als ein ,,ubiquitäres'' zu bezeichnen und die Zahl der sie beherbergenden Menschen in manchen Orten auf den ,,zehnten Teil der Gesamtbevölkerung'' zu schätzen [1]. Man kann diese Schätzung nicht für übertrieben erklären, da man die Bazillen bei 24 Prozent der nichtdiphtheriekranken Pfleglinge einer Kinderklinik (Müller bei Heubner) und bei 40 Prozent der ambulanten Besucher eines Kinderspitals (Variot im Hopital Trousseau) gefunden hat. Man hat sich diese, für die herrschende Lehre jedenfalls recht unbequeme Tatsache so zurecht gelegt, daß man sagte: es gehöre zu dem Entstehen der Krankheit nicht nur die Gegenwart der Bazillen, sondern auch die Disposition zur Erkrankung und diese sei eben aus irgend einem Grunde bei vielen Bazillenträgern nicht vorhanden.

---

[1] l. c. S. 178.

Behring denkt dabei an eine Immunisierung durch vorausgegangene leichte Erkrankungen; aber dies würde erstens eine ganz außerordentliche Harmlosigkeit des bisher für so gefährlich gehaltenen Kontagiums voraussetzen, da man ja annehmen müßte, daß auch die erste Infektion keine auffälligen Symptome hervorgerufen hat; und dann werden wir sehen, daß auch Säuglinge in den ersten Monaten hochvirulente Bazillen beherbergen können, ohne an Diphtherie zu erkranken. Andere wieder meinten, daß die Bazillen, wie im Tierversuche, auf der intakten Schleimhaut ungefährlich sind und nur auf einer schon früher erkrankten Schleimhaut ihre für die Diphtherie charakteristische Wirksamkeit entfalten. Dem stehen aber wieder die zahlreichen Beobachtungen über das Vorkommen virulenter Bazillen bei allen möglichen Erkrankungen der Mund- oder Rachenschleimhaut gegenüber, ohne daß dadurch eine Diphtherie oder eine der Folgekrankheiten der Diphtherie hervorgerufen würde. Wir müssen einige dieser Beobachtungen etwas ausführlicher mitteilen, weil sie — mit Unrecht — bisher zu wenig beachtet worden sind.

Stooß berichtete 1898 aus dem Kinderspital in Bern ,,Über das regelmäßige Vorkommen von Diphtherie- oder Pseudodiphtheriebazillen bei gewöhnlichem Schnupfen der Kinder". Er sah dies in der Privatpraxis, im Kinderspital und in einem Dorfe in der Nähe von Bern, wo seit Jahren kein Diphtheriefall vorgekommen war. Gerade hier lautete aber die Auskunft des bakteriologischen Institutes (Tavel): ,,Diphtherie fast in Reinkultur auf Serum und Agar"; und es wird ausdrücklich bemerkt, daß sich die Erkrankungen auch bei vollvirulenten Bazillen klinisch als einfache katarrhalische charakterisierten. Im Berliner Säuglingsasyl (Vorstand Finkelstein) fand Ballin unter 63 Schnupfenfällen elfmal ,,Diphtheriebazillen", deren Kulturen an Tierversuchen nur zweimal keine Reaktion, dagegen viermal den Tod des Versuchstieres und fünfmal große Infiltrate an der Eintrittsstelle hervorriefen. Da kein einziges Kind an Diphtherie erkrankte, betrachtet er diese giftigen Bazillen als zufällige, für den Träger ungefährliche Schmarotzer. Ähnliche Beobachtungen wurden auch im Dresdener Säuglingsheim, das damals von Schloßmann geleitet war, gemacht, und auch hier blieben die Säuglinge (trotz der Anwesenheit virulenter Bazillen in ihrer Nase) frei von jeder diphtheritischen Erkrankung.

Hier waren also nicht nur die Schleimhäute erkrankt und daher nach der erwähnten Theorie für die Ansteckung empfänglich, sondern es handelte sich auch ausschließlich um Säuglinge, von denen wir wissen, daß sie einer wahren Diphtherieinfektion fast immer erliegen. Und doch haben auch die als virulent erkannten Bazillen, die man jetzt als die Erreger der Diphtherie ansehen will, bei ihnen keine diphtheritische Erkrankung hervorrufen können.

Gegen die Nothypothese der mangelnden Disposition bei den gesunden oder anderweitig erkrankten Bazillenträgern sprechen auch gewisse Beobachtungen, die gelehrt haben, daß bei Diphtheriekranken sehr häufig Bazillen auf den gesund gebliebenen Teilen der Schleimhäute vorhanden sind. So fanden Josias und Tollemer unter 196 Diphtheriekranken mit Bazillen im kranken Rachen nicht weniger als 78 mal dieselben Stäbchen in der Nase, aber nur bei wenigen bestand ein Ausfluß oder überhaupt eine Nasenaffektion; Fürth konnte bei fünf Kindern mit Larynxdiphtherie, von denen vier zur Tracheotomie kamen und zwei starben, die Bazillen aus dem Rachen züchten, obwohl die Rachenorgane frei von Belägen und weder stärker geschwollen noch intensiv gerötet waren; und Abel beschrieb eine einseitige Nasendiphtherie, wo nicht nur auf der kranken, sondern auch auf der gesunden Seite die Bazillen bei wiederholter Untersuchung gefunden wurden. Hier kann doch nicht wohl von einer mangelnden Disposition oder einer vorhergehenden Immunisierung gesprochen werden, weil ja gewisse Teile der Schleimhaut diphtheritisch erkrankt waren. Und dennoch fanden sich dieselben Bazillen, von denen man glaubt, daß sie die Krankheit verursachen, in gesund gebliebenen Teilen derselben Schleimhäute, die erfahrungsgemäß zur Erkrankung an Diphtherie in hohem Maße geneigt sind. All das scheint eher denjenigen Recht zu geben, die in dem Löffler-Bazillus einen für den Menschen harmlosen Schmarotzer erblicken.

Wir wissen ferner, daß Kinder, die von Scharlach oder Masern ergriffen werden oder sich in der Rekonvaleszenz von diesen Krankheiten befinden, für die Infektion mit klinischer Diphtherie in hohem Maße disponiert und wenn sie an Diphtherie erkranken, von ihr außerordentlich gefährdet sind. Nun berichtet aber Todd aus dem Londoner Infektionsspital über eine unter den Scharlachrekonvaleszenten grassierende Rhinitis ohne Membranbildung, ohne Fieber und ohne Störung des Allgemeinbefindens und in allen 51 Fällen fanden sich ohne Ausnahme echte Löffler-Bazillen, die auf Gelatine, Agar und Kartoffeln genau in derselben Weise wucherten, wie die von sicherer Diphtherie (mit Lähmungen) entnommenen, und die auch in allen Fällen den Tod der Meerschweinchen unter den bekannten Erscheinungen hervorriefen, außer bei zweien, wo gleichzeitig auch Antitoxin eingespritzt wurde. Es haben also auch in diesen zahlreichen Fällen dieselben Bazillen, die als die Erreger der Diphtherie angesehen werden, bei besonders disponierten Individuen die Krankheit nicht hervorzurufen vermocht.

Dieselbe Erfahrung machte Sörensen bei 326 Scharlachkranken und Scharlachrekonvaleszenten, die alle ganz charakteristische und in der Mehrzahl der untersuchten Fälle auch virulente Bazillen in ihren Rachenorganen beherbergten. Aber keines dieser Kinder erkrankte an Diphtherie oder Krupp, und es gab auch — mit Ausnahme eines an krupöser Pneumonie ohne Krupp erkrankten Kindes — unter ihnen keinen einzigen Todesfall.

Von großer Bedeutung ist auch die Tatsache, daß die Bazillen sehr häufig bei der sogenannten Scharlachdiphtherie gefunden werden. Sie wissen bereits, daß man vom klinischen Standpunkte zu der Überzeugung gelangt war, daß die „Scharlachdiphtherie" mit der echten diphtheritischen Erkrankung nur eine äußerliche Ähnlichkeit besitzt, daß sie aber nicht durch das Diphtheriekontagium hervorgerufen wird, weil sie — abgesehen von anderen Differenzen — niemals auf den Kehlkopf übergeht und niemals postdiphtherische Lähmungen hervorruft. Auf Grund dieser klinisch wohlbegründeten Überzeugung hat man auch hier, allerdings wieder ohne tatsächliche Basis, von vornherein behauptet, daß der Diphtheriebazillus bei der Scharlachdiphtherie nicht vorkomme und daß man erst jetzt, eben durch das Fehlen desselben, in der Lage sei, die Scharlachdiphtherie von der echten abzutrennen. Aber auch diese aprioristische Annahme ist bereits durch sorgfältige Untersuchungen gründlich widerlegt. Ranke z. B. berichtete auf der Frankfurter Naturforscherversammlung, daß er in 54,5 Prozent seiner Scharlachdiphtherien den Löffler-Bazillus gefunden habe, und nach der deutschen Sammelforschung würde sich dieses Verhältnis gar auf 62,2 Prozent erhöhen. Andere Beobachter, wie Babes, Stooß, Fronz, Seitz, Uffenheimer, Variot usw. haben über solche Befunde in stark wechselnder Häufigkeit berichtet; aber alle stimmen darin überein, daß die Gegenwart der Bazillen an dem bekannten Krankheitsbilde der Scharlachangina nicht das Geringste ändert und niemals die charakteristischen Folgen der diphtherischen Infektion in Form von Kehlkopfkrupp oder von Lähmungen herbeiführt. Dagegen sind solche Folgen oft beobachtet worden, wenn Scharlachkranke oder Scharlachrekonvaleszenten von echter klinischer Diphtherie befallen wurden. Das alles, im Verein mit den großen Schwankungen in der Häufigkeit des Bazillenbefundes in dem Scharlachmaterial der verschiedenen Beobachter scheint wieder jenen Recht zu geben, welche behaupten, daß die zufällige Anwesenheit dieses Schmarotzers auf der gesunden oder kranken Schleimhaut von keinerlei Folgen für den Wirtsorganismus begleitet sei.

Denselben Schluß müßte man auch ableiten aus den sich immer mehr häufenden Befunden von Löffler-Bazillen bei allen möglichen Krankheiten, die mit der klinischen Diphtherie nicht das Geringste zu tun haben. Man fand sie bei der aphthösen und ulzerösen Stomatitis, auf den „faulen Ecken“, bei Influenza, bei Ozäna, bei der Xerosis der Bindehaut, auf den belegten Tonsillotomiewunden, in den durch Kauterisation der Nasenschleimhaut erzeugten Pseudomembranen, in pneumonischen Infiltraten, in den Kavernen der Phthisiker, in Ekzembläschen, bei Impetigo, bei Noma und bei zahlreichen anderen nichtdiphtheritischen Affektionen; und immer haben die Beobachter versichert, daß keine auf Diphtherie hinweisenden Erscheinungen wahrgenommen werden konnten. Es hat sich also auch hier der Bazillus Löffler nicht als Diphtherieerreger, sondern als der richtige „Nosoparasit“ erwiesen.

Hansemann hat auch mit Recht den häufigen Befunden der Bazillen bei der **Rhinitis fibrinosa** eine große Bedeutung für die Entscheidung der uns hier beschäftigenden Frage zugeschrieben. Es ist dies eine Krankheit, die fast ausschließlich bei Säuglingen und ganz jungen Kindern vorkommt und sich in der Bildung zylindrischer oder röhrenförmiger Ausgüsse der Nasengänge manifestiert, die sich durch Ausspritzen leicht entfernen lassen, aber sich anfangs auch wieder rasch erneuern. Dabei ist das Befinden der Kinder — abgesehen von der Erschwerung der Nasenatmung — in keiner Weise gestört; sie fiebern nicht, bekommen keine Drüsenschwellungen, die Exsudation breitet sich niemals auf den Rachen oder den Kehlkopf aus und man beobachtet auch niemals Nephritis oder Lähmungen. Und doch hat sich gezeigt, daß die ausgestoßenen Membranen sehr häufig Löffler-Bazillen, manchmal in Reinkultur, enthalten, und diese haben sich im Tierversuch oft als hochgradig virulent erwiesen. Es gibt aber andererseits wieder Fälle, die in ihren klinischen Erscheinungen mit der Rhinitis fibrinosa vollkommen übereinstimmen, aber in ihren Exsudaten keine Bazillen, sondern nur andere Bakterien enthalten, und es wurden sogar nebeneinander Fälle mit gleichen Symptomen und gleichem Verlauf beobachtet, aber die einen mit Löffler-Bazillen und die anderen ohne sie. Man kann also nicht einmal annehmen, daß die Bazillen, wenn sie vorhanden sind, die Exsudation hervorrufen, sondern man kann sie auch hier wieder nur als für den Verlauf der Krankheit gleichgiltige Schmarotzer ansehen. Noch wichtiger ist aber der große Unterschied zwischen der Nasendiphtherie und der Rhinitis fibrinosa, auf den Hansemann mit Recht ein so großes Gewicht legt. „Die Rhinitis fibrinosa ist eine stets harmlose Erkrankung, während die Nasendiphtherie immer auf eine schwere und prognostisch ungünstige Krankheit hindeutet.“ Der häufige Befund derselben Bazillen bei beiden so fundamental verschiedenen Affektionen wäre also unverständlich, wenn diese Bakterien die klinische Diphtherie hervorbringen würden; er wäre aber ohne weiteres verständlich, wenn man in ihnen nur eine sehr verbreitete, aber für den Menschen nicht pathogene Spezies von Schmarotzern erblicken würde.

Was aber die Wirkungen der Bazillenkulturen bei den für sie empfänglichen Tieren, namentlich bei den am häufigsten vergifteten Meerschweinchen anlangt, so muß man auch hier diesem Kritiker zustimmen, wenn er erklärt, daß zwischen den Erscheinungen bei den infizierten Tieren und denen bei der menschlichen Diphtherie keine Ähnlichkeit besteht. Bei der Einspritzung unter die Haut entwickelt sich ein starkes Ödem, das sich über weite Strecken der Körperoberfläche ausbreitet; nach 20—60 Stunden gehen die Tiere zugrunde und bei der Sektion findet man Ergüsse in die Pleurahöhlen und ins Perikardium und eine sehr auffällige Hyperämie der Nebennieren, also lauter Dinge, die bei den an Diphtherie Verstorbenen fehlen. Sind die Bazillen so weit abgeschwächt, daß die Lokalaffektion fast ausbleibt, so können die Tiere auch noch nach Wochen unter starker Abmagerung zugrunde gehen und hierbei tritt zuweilen eine Lähmung der hinteren Extremitäten auf, die bis zum Tode zunimmt. Aber ganz ähnliche prämortale Lähmungserscheinungen treten auch nach der Infektion mit den Bakterien der Cholera, des Rauchbrandes, des Typhus und der Dysenterie und nach der Vergiftung mit Aalserum auf, während man nach der Einführung der Löffler-Bazillen niemals Augenmuskel- und Schlundlähmungen und ebensowenig Lähmung des Herzens und der Respirationsmuskeln beobachtet hat. Die gar nicht spezifische prämortale Extremitätenlähmung der Tiere kann also unmöglich als ein Äquivalent für die immer in Heilung übergehende Extremitätenlähmung nach Diphtherie angesehen werden.

Hansemann und andere Kritiker der Löffler-Bazillen haben auch betont, daß gerade die Tiere, die gegen die Einspritzung der Löffler-Kulturen so außerordentlich empfindlich sind, niemals spontan an Diphtherie erkranken und daß von den Tausenden von Tieren, die mit diesen Kulturen krank gemacht und getötet wurden, niemals ein gesundes Tier angesteckt worden ist. Auch der Umstand, daß Kaninchen und Meerschweinchen sich tagelang im Bette Diphtheriekranker aufhalten können, ohne an Diphtherie zu erkranken — im Gegensatze zu der Tuberkulose, an der die Meerschweinchen in der Behausung eines Phthisikers spontan erkranken können — scheint denen Recht zu geben, die der Meinung sind, daß der vermeintliche Diphtheriebazillus unmöglich als der Erreger der Diphtherie angesehen werden könne.

Gegenüber der fast unerschöpflichen Fülle von Tatsachen, die mit der jetzt herrschenden Lehre nicht vereinbar sind, beobachten ihre Anhänger eine verschiedene Haltung. Manche helfen sich so, daß sie alle Einwendungen gegen ihre Theorie mit Stillschweigen übergehen und immer wieder versichern, daß es niemanden mehr gebe, der den kausalen Zusammenhang zwischen den Bazillen und der Diphtherie bezweifle. Andere aber geben zu, daß die theoretische Grundlage der Serumtherapie in manchen Punkten erschüttert sei, berufen sich aber auf die Erfolge des Antitoxins, die nicht möglich wären, wenn die Krankheit nicht durch diese Bazillen hervorgerufen würde. Während man also anfangs sagte, das Heilserum müsse wirken, weil es das Gegengift gegen die Erreger der Krankheit enthalte, schließt man jetzt umgekehrt, daß die Bazillen die Krankheit verursachen müssen, weil diese durch das Antitoxin derselben wirksam bekämpft werde.

Sehen wir also zu, wie es sich in Wirklichkeit mit diesen therapeutischen Erfolgen verhält.

Am häufigsten berufen sich die Verteidiger des Heilserums auf die Herabsetzung der relativen Mortalität. Vor dem Serum seien 50 oder 60 Prozent der an Diphtherie Erkrankten gestorben, jetzt sei aber die Mortalität auf die Hälfte oder ein Drittel im Vergleiche zu früher herabgegangen. Das Substrat für diese Berechnung entnimmt man gewöhnlich den Diphtheriestationen der Spitäler oder auch den Anzeigen bei der Sanitätsbehörde und berechnet in beiden Fällen, wie viele von den in den Spitälern wegen Diphtherie Aufgenommenen oder bei der Behörde Angezeigten früher und wie viele jetzt ihrer Krankheit erlegen sind. Es ist aber klar, daß ein solcher Vergleich nur dann berechtigt wäre, wenn das Krankenmaterial jetzt dasselbe wäre wie früher. Aber damals wurden in die Spitäler vorwiegend schwere und der Operation dringend bedürftige Fälle aufgenommen und auch außerhalb der Spitäler wurden nur jene Fälle angezeigt, bei denen man einen schlechten Ausgang befürchtete, während die leichten und mittleren Fälle zu Hause behandelt wurden und wegen der Unsicherheit der Diagnose und der zu fürchtenden Belästigung nicht angezeigt wurden. Jetzt hingegen heißt es, die Serumbehandlung müsse sobald als nur möglich eingeleitet werden, weil jede versäumte Stunde die Gefahr der Krankheit erhöhe, und es werden also auch leichte und mittelschwere Fälle in übergroßer Mehrzahl den Spitälern überwiesen. In der Praxis aber müssen alle Fälle, bei denen das Serum angewandt wird, eben deshalb als Diphtherie angezeigt werden. Außerdem hat sich aber auch der Begriff der Diphtherie ganz gründlich verändert. Während früher niemand daran gedacht hatte, lakunäre Anginen und disseminierte Ausschwitzungen auf den Tonsillen für Diphtherie zu erklären und in die Spitäler zu schicken, wird jetzt die Diphtheriediagnose auch da auf Grund des Bazillenbefundes gemacht und dieselben Fälle, die früher mit einem beliebigen Medikament oder Gurgelwasser behandelt und geheilt worden sind, bevölkern jetzt die Spitäler und verbessern das Verhältnis der Toten zu den Behandelten.

Daß das nicht bloß theoretisch konstruiert ist, sondern wirklich den Tatsachen entspricht, dafür besitzen wir eine ganze Reihe dokumentarischer Beweise.

Nach Escherich wurden im Grazer Kinderspital in der Vorserumperiode (1890 bis April 1894) im ganzen 30 im Rachen lokalisierte Diphtherien aufgenommen, so daß auf ein Jahr durchschnittlich sieben solcher Fälle ohne einen einzigen Todesfall entfielen. Im Jahre 1895 und in den darauffolgenden Jahren betrug aber die Zahl dieser harmlosen Fälle 90, 106, 98 und 184, also in dem letzten Jahre mehr als 26 mal so viel als im Durchschnitte der serumfreien Jahre. Da diese Fälle ebenfalls allesamt in Heilung übergingen, so erscheint natürlich die allgemeine Mortalität entsprechend gebessert, und doch konnte die Serumbehandlung darauf keinen Einfluß nehmen, da ja ausdrücklich gesagt wird, daß diese Fälle auch früher immer geheilt wurden. In voller Übereinstimmung damit steht aber auch die Beschreibung dieser Fälle in den verschiedenen Kasuistiken. Bei Escherich: „leichte lokalisierte lakunäre Membranen", „leichte lokalisierte Form", „geringe disseminierte Membranbildung"; bei Baginsky: „follikulär aussehende Beläge", „streifenförmige Beläge beiderseits", „auf beiden Tonsillen kleine grauweise Beläge"; bei Germonig im Triester Krankenhaus: „piccola placca tonsilla destra", „piccolissima placca alla superiore parte della tonsilla destra" und zahlreiche ähnliche Schilderungen der allerleichtesten Formen. Und doch wurden alle diese ganz ungefährlichen Formen mit Serum behandelt und in die Statistik mit einbezogen, und natürlich wird die prozentuelle Mortalität entsprechend verbessert, ohne daß hier von einer Heilung durch das Serum die Rede sein kann.

Der Einfluß einer solchen Verwässerung des Krankenmaterials durch das Zuströmen vieler harmloser Fälle auf die Verbesserung der relativen Mortalität wird aber noch deutlicher, wenn man nicht nur das Verhältnis der Verstorbenen zu den Aufgenommenen, sondern auch die absoluten Todesziffern ins Auge faßt. Für das Straßburger Kinderspital ergaben sich z. B. folgende Zahlen:

	Aufgenommen	Gestorben	Proportion
Vier Jahre ohne Serum (1890—93) . .	635	210	33%
Vier Jahre mit Serum (1895—98) . .	1698	205	12%

Obwohl also die absolute Zahl der Gestorbenen nahezu gleich geblieben ist (210 und 205), ist die relative Sterblichkeit fast auf ein Drittel herabgesunken, und zwar ganz einfach deshalb, weil die Zahl der Aufnahmen ungefähr auf das Dreifache gestiegen ist. Dabei ist aber zu beachten, daß hier auch in der Vorserumperiode die relative Mortalität nicht 50 oder 60 Prozent betragen hat, wie so häufig von den Apologeten des Serums behauptet wird, sondern im Durchschnitte 33 Prozent und daß sie sogar im Jahre 1891 — natürlich ohne Serum — auf 21 Prozent herabgegangen war.

Ähnliche Verhältnisse ergeben sich auch bei den Diphtherieanzeigen. Nach dem offiziellen Berichte der Stadt Basel wurden daselbst in den zehn Jahren vor dem Serum durchschnittlich 245 Diphtheriefälle im Jahre angezeigt. In den Jahren 1895 und 1896, also unmittelbar nach der Einführung der Serumbehandlung, schnellten aber die Ziffern auf 645 und 835 hinauf und dementsprechend sank natürlich die relative Mortalität, obwohl in diesen Jahren in Basel trotz Serums mehr Menschen an Diphtherie gestorben

sind als in den vorhergehenden ohne Serum. In demselben Berichte heißt
es aber, daß „jetzt alles, was Halsentzündung und Belag im Halse ist, angezeigt wird"; und es ist also nach alledem klar, daß man sich einer Selbsttäuschung hingibt, wenn man aus dem Herabgehen der relativen Mortalität
nach der Einführung des Serums auf eine Heilwirkung desselben schließen will.

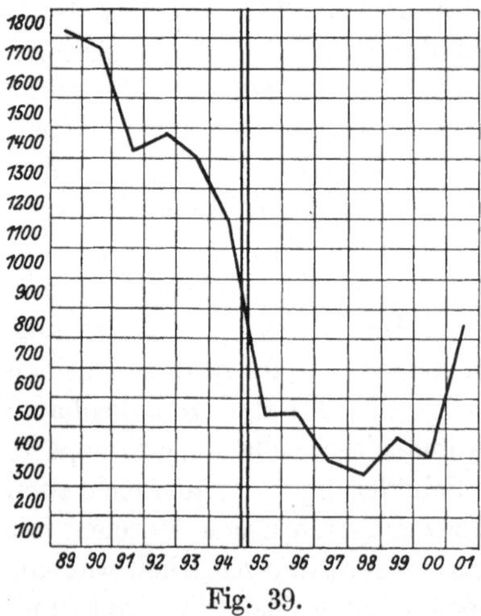

Fig. 39.

Diphtheriesterblichkeit in Paris 1889
bis 1901 (nach de Maurans).

Nur in einem Falle könnte man aus
der Statistik einen sicheren Schluß auf
eine solche Wirkung ableiten, wenn sich
ergeben hätte, daß mit der Einführung
des Serums, die in der ganzen zivilisierten
Welt fast gleichzeitig vor sich ging, auch
überall und gleichzeitig die absolute
Mortalität herabgesunken sei. Niemals,
seit Menschengedenken, wurde eine
Therapie gegen eine bestimmte Krankheit in einem eng begrenzten Zeitraum
(in den letzten Monaten des Jahres 1894)
plötzlich so allgemein und mit einem
solchen Enthusiasmus durchgeführt, wie
die Serumbehandlung der Diphtherie;
und da diese nichts anderes bezweckt,
als die Verminderung der Lebensgefahr, so hätte die Kurve der Diphtherietodesfälle überall um dieselbe Zeit eine
deutlich sichtbare Abknickung nach unten erfahren müssen. Davon war
aber in Wirklichkeit gar nichts zu sehen. Im Jahre 1901 veröffentlichte

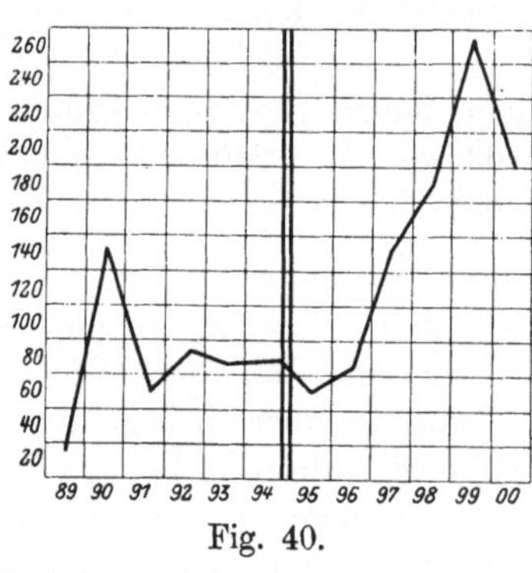

Fig. 40.

Diphtherietodesfälle in Stockholm
1889—1900 (nach de Maurans).

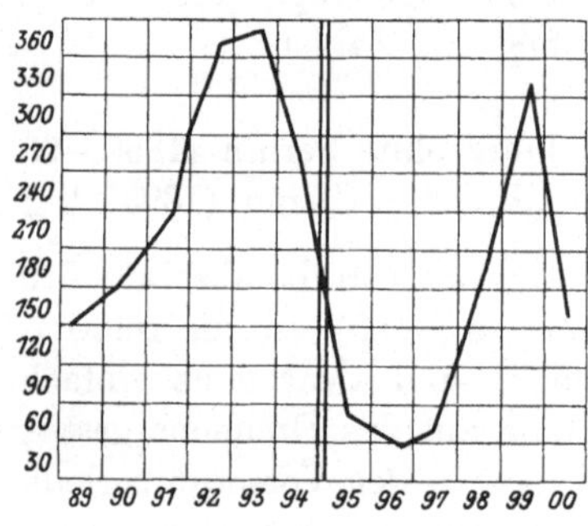

Fig. 41.

Diphtherietodesfälle in Bukarest
1889—1900 (nach de Maurans).

de Maurans in der Semaine médicale (S. 401 u. folg.) nicht weniger als 33
solche Kurven aus ebensovielen großen Städten, und zwar auf Grund von
Daten, die ihm aus den betreffenden statistischen Ämtern übersandt worden
waren, und man hatte daher hier eine ganz bequeme Gelegenheit, dieses
mit vollem Recht zu erwartende Phänomen zu beobachten — wenn es stattgefunden hätte. Es ist aber vollständig ausgeblieben, weil die Kurven ganz

ohne jede Rücksicht auf die vertikale Linie verlief, die die Einführung des Serums markierte. Meistens bewegte sich die Mortalität schon seit einigen Jahren auf der absteigenden Linie und diese Richtung behielt sie auch nach der Einführung des Serums bei, um aber wieder, wie in den hier reproduzierten Kurven von Paris und Stockholm mehr oder weniger steil in die Höhe zu steigen; während sie in Bukarest anfangs stationär blieb, um dann plötzlich einen steilen Anstieg zu zeigen (Fig. 39—41). Genau dasselbe hat Erös im 60. Bande des Jahrbuches für Kinderheilkunde an den Kurven von 36 ungarischen Städten demonstriert; und die Ähnlichkeit in

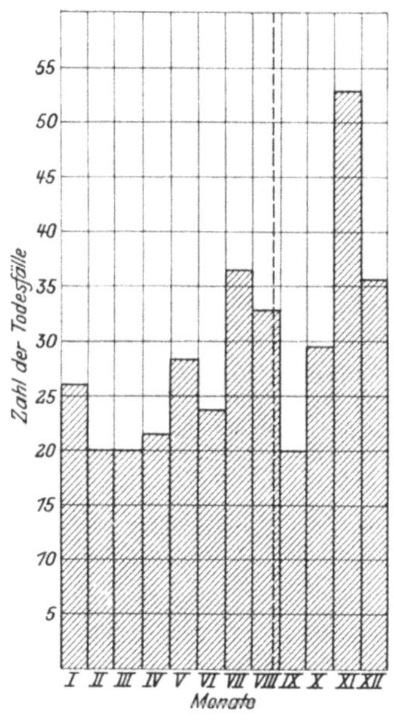

Fig. 42.
Diphtherietodesfälle in Triest 1894. (Beginn der allgemeinen Serumbehandlung am 20. Aug., durch die Linie .... markiert).

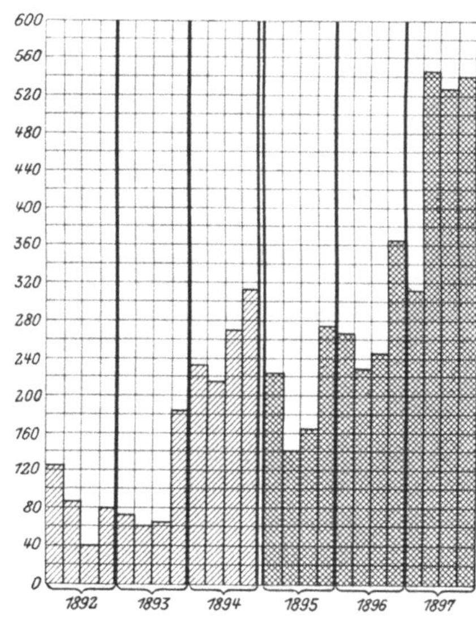

Fig. 43.
Diphtherietodesfälle in Petersburg. (Die helleren Säulen ohne, die dunkleren mit Serum.)

dem Verhalten der Kurven in beiden Serien ist so eklatant, daß sie selbst bei dem wärmsten Anhänger des Heilserums Bedenken erregen müßte.

Zwei spezielle Beispiele, die ich Ihnen vorführen will, werden Ihnen noch deutlicher zeigen, daß selbst die allgemein durchgeführte Serumbehandlung nicht imstande ist, die steilen Anstiege der Diphtheriesterblichkeit zu verhindern, die wir in der vorigen Vorlesung aus der Vorserumzeit kennen gelernt haben.

In Triest war die Mortalität in den Sommermonaten 1893 auf eine bedenkliche Höhe gestiegen, und als es bekannt wurde, daß die Fabrik in Höchst schon das neue Mittel nach Behring's Angabe bereite, beschloß der Stadtrat, den Ärzten einen unbeschränkten Kredit für den Ankauf größerer Mengen zu eröffnen. Diese wieder verpflichteten sich gegenseitig jeden zu ihrer Kenntnis gelangenden Fall von Diphtherie oder diphtherieverdächtiger Erkrankung sofort in einer Zentrale zu melden, und es waren die nötigen Vorkehrungen getroffen, daß jede solche Erkrankung schon in den nächsten Stunden entweder im Spital oder zu Hause mit ausgiebigen Mengen von Serum behandelt wurde. Es war also für eine möglichst frühzeitige Behandlung eines jeden Einzelfalles und zwar mit einem Serum von untadelhafter Qualität gesorgt; und man hätte also, wenn die frühe Behandlung wirklich, wie Behring und seine Anhänger behaupten, eine sichere Heilung der Krankheit bewirkte, mit Bestimmtheit erwarten dürfen, daß höchstens noch ganz vereinzelte Todesfälle vorkommen werden. Statt dessen sehen wir aber an dem hier gezeichneten Diagramm (Figur 42) daß in den unmittelbar auf die allgemeine Einführung des Serums folgenden Monaten eine hohe und im November sogar eine ganz exzessive Diphtheriesterblichkeit herrschte. Im letzten Quartal dieses Jahres erlagen trotz allgemeiner und rascher Anwendung des Mittels mehr Menschen der Diphtherie als in jedem einzelnen vollen Jahre der serumfreien Periode, und ebenso übertraf das volle Serumjahr 1895 mit seinen 271 Diphtherietoten alle vorausgegangenen serumfreien Jahre um ein Bedeutendes, manche von ihnen sogar dreifach. Im Kommunalspital aber, wo alle Fälle ausgiebig mit Serum behandelt wurden, starben im Jahre 1895 nicht weniger als 193 Menschen an Diphtherie, gegen 43 und 58 der Jahre 1892 und 1893. Also ein offenkundiger und in keiner Weise zu bemäntelnder Mißerfolg.

Etwas Ähnliches ereignete sich in Petersburg. Daselbst wurde, wie in allen russischen Städten (nach der Angabe von Rauchfuß auf dem Moskauer Kongresse) das von mehreren staatlichen Anstalten erzeugte Serum seit Ende 1894 in allen Spitälern und in der Praxis in ausgiebigster Weise verwendet und dennoch starben 1897 nahezu zweitausend (genau 1949) Menschen an Diphtherie gegen 333 und 378 in den beiden serumfreien Jahren 1892 und 1893 — also eine Steigerung auf die fünf- bis sechsfache Höhe. (Figur 43.) Selbst im Sommer, wo sonst die Mortalität am geringsten zu sein pflegt, wurden in manchen Wochen 50—60 Todesfälle verzeichnet. Das wäre aber ganz unmöglich, wenn das Serum wirklich die ihm zugeschriebene lebensrettende Wirkung ausüben würde.

Natürlich gibt es auch viele Städte, in denen die Mortalität infolge der schon früher sich geltend machenden Abnahme der Epidemie auch noch weiter herabgegangen ist. Es ist aber klar, daß man das unmöglich der neuen Therapie zuschreiben darf, wenn sich gezeigt hat, daß diese nicht imstande ist, ein enormes Ansteigen der Sterbeziffern zu verhindern. Sehr eklatant zeigte sich das spontane Absinken der Mortalität bei einem Vergleich von Wien und Niederösterreich um die Zeit der Einführung der Serumbehandlung. Obwohl in Wien in allen Spitälern und in der Privatpraxis mit großem Eifer gespritzt wurde, in den Landbezirken aber — wie offiziell bekannt gegeben wurde — das Antitoxin nur in vereinzelten Fällen zur Anwendung gelangte, sank doch die absolute Mortalität in diesen genau in demselben Verhältnisse wie in der Hauptstadt. Die gerühmte lebensrettende Wirkung des Serums kam also auch hier nicht zur Geltung.

Übrigens ist trotz der im allgemeinen milderen Epidemien die Sterblichkeit an Diphtherie noch immer eine so hohe, daß ihre Todesziffern alle anderen Infektionskrankheiten (mit Ausnahme der Tuberkulose) übertreffen. So starben z. B. in den deutschen Städten mit mehr als 15 000 Einwohnern, in denen selbstverständlich überall mit Serum behandelt wird, im Jahre 1900:

an Diphtherie 16138
,, Scharlach 12039
,, Masern 6803
,, Typhus . . . . . . 4617.

Außerdem kann man häufig in den Mitteilungen des deutschen Reichsgesundheitsamtes, denen diese Ziffern entnommen sind, auch lesen, daß in gewissen Städten, z. B. in Wiesbaden, Erfurt, Linden und anderen in der betreffenden Woche mehr als ein Zehntel aller Todesfälle auf die Diphtherie entfielen. Nach derselben offiziellen Quelle wurde im Jahre 1906 in Rußland die enorme Zahl von 46342 Diphtherietodesfällen verzeichnet; und es ist daher die Prophezeiung von Behring, daß es seinem Heilserum gelingen werde, die Furcht vor der Diphtherie zu einer aus früheren Jahren überkommenen Legende zu gestalten, bis jetzt auch nicht andeutungsweise in Erfüllung gegangen. Die verderbliche Macht dieser Krankheit ist noch völlig ungebrochen und wenn auch glücklicherweise die meisten ihre Krankheit mit dem Serum ebenso überstehen wie früher ohne Serum, so kommen doch auch jetzt noch so schreckliche Fälle vor, wie der von Marcuse mitgeteilte, wo einer Familie trotz der Serumbehandlung von fünf Kindern vier durch die Diphtherie entrissen worden sind. Diejenigen aber, die behaupten, daß der Schrecken der Diphtherie durch das Serum ebenso geschwunden sei, wie der der Variola durch die Vakzination, die davon fabeln, daß das Heilserum alle Erwartungen übertroffen habe, und uns glauben machen wollen, „daß die Diphtherie zu den von der Wissenschaft überwundenen Krankheiten gehöre", geben sich vergebliche Mühe, den immer deutlicher werdenden Mißerfolg durch eine solche in den Tatsachen so wenig begründete Ruhmredigkeit zu bemänteln.

Dieser für das Heilserum so wenig günstigen Sprache der Ziffern setzen manche seiner Verteidiger den günstigen Eindruck bei der klinischen Beobachtung des Einzelfalles entgegen. Wenn wir aber sehen, daß die Ziffern der Diphtherietodesfälle bei bösen Epidemien jetzt ebenso hoch sind wie früher, wenn wir hören und selbst erleben, daß frühzeitig mit großen Dosen behandelte Fälle unaufhaltsam dem Tode entgegen gehen, wenn Lähmungen und Nierenentzündung, wie allgemein zugegeben wird, jetzt ebenso häufig vorkommen wie früher, wenn durch unaufhaltsames Fortschreiten des Prozesses auf die Trachea und die Bronchien zahlreiche Krupptodesfälle herbeigeführt werden, wenn allerseits zugestanden wird, daß septische und hypertoxische Fälle durch das Serum nicht geheilt werden können, so kommen wir zu dem zwingenden Schlusse, daß die günstige Wendung der Krankheit, der kritische Abfall des Fiebers, die Besserung des Allgemeinbefindens zwar tatsächlich beobachtet worden sind, aber nur in solchen Fällen, bei denen wir diese günstige Wendung häufig genug auch vor der Serumbehandlung gesehen haben und sie auch jetzt noch sehen, wenn wir die der Zahl nach so weit überwiegenden prognostisch günstigen Fälle in der früher üblichen Weise ohne Serum behandeln. Ich erinnere noch einmal daran, daß Escherich im Grazer Kinderspital alle „lokalisierten Diphtherien" früher auch ohne Serum in Heilung übergehen sah und daß von diesen spontan heilenden Fällen in den Serumjahren 13—26 mal so viel als früher in das Spital aufgenommen und mit Serum behandelt wurden. Sie können sich also leicht ausmalen, wie oft man dort die gerühmte günstige Veränderung des Krankheitsbildes beobachten konnte, die sich früher in allen derartigen Fällen auch ohne Serum vollzogen hat. Daß aber solche glatte Heilungen auch jetzt noch nicht nur in leichten, sondern auch in zahlreichen schwereren Fällen vorkommen, das hat man vor kurzem aus einer wichtigen Mitteilung aus der Krönlein'schen Klinik in Zürich erfahren[1]). Hier wurden nämlich 90 mittelschwere Diphtheriefälle — darunter 57 Kinder unter 10 Jahren und ein Dritteil von ihnen mit Nasendiphtherie — ohne Serum behandelt und alle ohne Ausnahme haben ihre Krankheit gut überstanden. Dabei hören wir, daß die Beobachter häufig durch den raschen Heilungsverlauf überrascht wurden und sich überzeugen konnten, daß der Reinigungsprozeß der erkrankten Schleimhäute sich in allen Fällen in gleicher Weise und in derselben Zeit vollzog, wie bei den mit Serum Behandelten; so daß, wie es dort heißt: „bei der Durchsicht der Krankengeschichten niemand entscheiden könnte, ob mit oder ohne Serum behandelt wurde." Nur in drei ohne Serum behandelten Fällen nahm die Abstoßung der Rachenbeläge längere Zeit in Anspruch; aber eine ähnliche Hartnäckigkeit und selbst Zunahme der diphtheritischen Beläge wurden in derselben Klinik auch bei reichlicher Serumanwendung mehrere Male beobachtet und diese schweren fortschreitenden Fälle führten trotz der reichlichen Serumdosen meistens ad exitum. Die Erkrankung nahm sowohl bei den Operierten als bei den Nichtoperierten trotz frühzeitiger Serumeinverleibung unbekümmert ihren weiteren Verlauf, und nicht selten blieb die Heilkraft des Serums wirkungslos gegenüber der Schwere der Infektion. Gar nicht selten nahm eine Stenose leichteren oder mäßigen Grades trotz Serums zu, und es entwickelte sich aus der leichten Kehlkopfdiphtherie eine schwere, die, auch zwei oder mehrere Tage nach der Serumbehandlung, die Tracheotomie oder Intubation notwendig machte.

Diese Angaben stimmen mit meinen eigenen Erfahrungen vollkommen überein. Da ich in meiner eigenen Praxis die mir prognostisch günstig erscheinenden Fälle niemals mit Serum behandelte, habe ich die baldige Entfieberung, die Besserung des Allgemeinbefindens, den Stillstand des Prozesses und die sich in kurzer Zeit vollziehende Abstoßung der Beläge häufig genug beobachten können, und auch ich habe, wie die Krönlein'sche Klinik, keinen einzigen Todesfall bei den ohne Serum Behandelten erlebt. Dagegen habe ich jedesmal, wo ich den Fall wegen der Schwere der Initialerscheinungen und wegen der rapiden Ausbreitung der Exsudation ungünstig beurteilen mußte, sofort starke Dosen des Serums angewandt und habe dabei niemals etwas gesehen, was ich einer spezifischen Wirkung des Antitoxins hätte zuschreiben können. Die Krankheit nahm — wie auf der Krönlein'schen Klinik — unbekümmert um das Serum ihren weiteren Verlauf und die Kranken gingen entweder zugrunde — durch absteigenden Krupp oder frühe Herzlähmung — oder sie mußten, bevor sie genasen, eine schwere und langwierige Krankheit, meistens mit Nephritis und öfters mit späten Lähmungen durchmachen. Eines meiner traurigsten Erlebnisse will ich mit kurzen Strichen skizzieren.

Das sechsjährige blühende Töchterchen eines Fabrikanten, das seit seiner Geburt unter meiner ärztlichen Aufsicht stand, erkrankte in der Nacht auf den 16. Februar 1899 mit Fieber und Halsschmerzen, nachdem es tags zuvor seinen überaus ängstlichen Eltern noch ganz gesund erschienen war. Ich sah das Kind um acht Uhr morgens und fand auf beiden vergrößerten Tonsillen — zu deren Entfernung sich die Eltern

---

[1]) Schönholtzer, Korrespondenzblatt für Schweizer Ärzte 1909. Nr. 8.

trotz meines wiederholten Drängens nicht hatten entschließen können — einen dünnen florähnlichen Belag, der fast die ganze sichtbare Oberfläche der Mandeln bedeckte. Fieber mäßig, keine Drüsenschwellung, kein Fötor, Stimme frei. Da mir die rasche Ausbreitung der Beläge bedenklich erschien, injizierte ich eine Stunde später den Inhalt eines Fläschchens mit Höchster Serum No. III. Am Abend rauher Husten, in der Nacht und am nächsten Vormittag, trotz zweiter Injektion, zunehmende Larynxstenose, die am Abend die Tracheotomie notwendig machte. Darauf ruhige Respiration bis zum nächsten Mittag; dann neuerliche Dyspnoe durch absteigenden Krupp, der am frühen Morgen den Tod herbeiführte.

Hier war also die erste Injektion wahrscheinlich in den ersten Stunden, sicher aber am ersten Tage der Krankheit gemacht worden, sie konnte aber das Fortschreiten des Prozesses und den Tod ebensowenig abwenden, wie die allgemein frühzeitigen Injektionen in der Triester Epidemie, während deren das dortige Kommunalspital in einem einzigen Jahre (1895) die für ein spezifisches Mittel erschreckend hohe Zahl von 104 Krupptodesfällen bei mit Serum Behandelten zu verzeichnen hatte gegen 16 und 29 in den serumfreien Jahren 1892 und 1893. Diese Ziffern sind nur noch durch die chirurgische Klinik in Halle übertroffen, an der im Jahre 1897 sogar 153 wegen Diphtherie Tracheotomierte trotz Serumbehandlung gestorben sind, und von wo, dementsprechend, auch gemeldet wird, daß ein Einfluß auf die lokalen Erscheinungen, speziell auf das Weiterschreiten auf den Kehlkopf nicht zugegeben werden kann. „Mehrfach konnten wir sogar, trotz Serumbehandlung, einmal noch nach 18 Tagen neue Membranbildung in Kehlkopf und Luftröhre, also ein zweifelloses Rezidiv beobachten" [1]). Dort aber, wo zunächst intubiert wird, ergibt sich in vielen Fällen die dringende Indikation für die Vornahme einer sekundären Tracheotomie, und ein jeder derartige Fall liefert den Beweis, daß das Antitoxin weder einen Stillstand noch eine rasche Heilung der Kehlkopfdiphtherie herbeigeführt hat. Noch drastischer wird dies aber durch die enorme Mortalität der sekundär Tracheotomierten bewiesen, die sich meistens zwischen 70 und 80 Prozent bewegt, aber in manchen Spitälern bis auf 100 Prozent emporgestiegen ist. Rechnet man hiezu die stattliche Literatur über Intubationstraumen, Dekubitalgeschwüre und Narbenstenosen, die speziell in der Serumperiode entstanden ist [2]), so wird man mit einiger Verwunderung lesen, daß „die Gefahr der Larynxstenose durch das Serum vollständig beseitigt" und die Diphtherie „aus der Liste der schweren Krankheiten zu streichen ist".

Die gehäuften Mißerfolge des Heilserums können aber nur diejenigen überraschen, die in dem Antitoxin gegen die giftigen Produkte der Klebs-Löffler'schen Bazillen auch das Gegengift gegen das Kontagium der menschlichen Diphtherie erblicken, während sie denen selbstverständlich erscheinen, die diese Bakterien nur als zufällige Begleiter der diphtheritischen und anderer aus den verschiedensten Quellen stammenden Schleimhautaffektionen ansehen. Dasselbe gilt aber auch für die mißlungenen Immunisierungsversuche, von denen Hansemann schon nach wenigen Wochen eine Reihe von Beispielen aufgeführt hat, mit denen man aber jetzt schon ganze Seiten aus-

---

[1]) Kurt Müller, Die Serumtherapie der Diphtherie. 1895.
[2]) Vergl. Zuppinger, Jahrbuch für Kinderheilkunde. 63. Bd. S. 364.

füllen könnte — lauter Beispiele, in denen Kinder wenige Tage oder wenige Wochen nach der Injektion kleinerer oder größerer Immunisierungsdosen an Diphtherie erkrankt sind, und zwar wieder nicht, wie man prophezeit hat, nur an leichten und ungefährlichen Formen, sondern so vehement, daß viele ihrer Krankheit trotz neuerlicher Anwendung größerer Dosen des Heilserums erlegen sind. Im Grunde genommen konnten aber hier nicht einmal die überzeugten Anhänger der „Diphtheriebazillen" eine günstige Wirkung erwarten. Vor allem wissen wir, daß nicht einmal das Überstehen einer schweren Diphtherie eine Immunität gegen eine neuerliche Erkrankung verschafft, und speziell in der Serumzeit häufen sich die Beobachtungen über schwere Rezidive nach einer mit großen Heilserumdosen behandelten Diphtherie, denen nicht wenige trotz neuerlicher Anwendung des Antitoxins erlegen sind. Wenn also nicht einmal die Krankheit selbst — auch nicht im Verein mit den zu ihrer Bekämpfung verwandten massenhaften „Immunisierungseinheiten" — eine neuerliche Erkrankung in den nächsten Tagen oder Wochen verhindern kann, dann hat man sicherlich keinen Grund zu erwarten, daß dieses Ziel durch die kleineren, zu bloßen Immunisierungszwecken empfohlenen Dosen erreicht werden kann. Dazu kommt aber noch, daß das artfremde Eiweiß, an welches das Antitoxin untrennbar gebunden ist, wie man seit langem weiß, ziemlich rasch durch die Niere ausgeschieden wird, so daß Behring die Dauer des Schutzes im Tierversuche nicht genau bestimmen, sondern nur schätzungsweise auf „einige Wochen" angeben konnte [1]). Trotzdem glaubte er, die „allgemeine Immunisierung" der Bevölkerung gegen die Diphtherie empfehlen zu dürfen, und er erwartete von dieser Prophylaxis, daß sie im Verein mit der Therapie die Schrecken der Diphtherie aus der Welt schaffen werde. Wir wissen bereits, wie wenig sich diese Hoffnung erfüllt hat.

Behring ist aber dabei noch einem anderen Irrtum anheim gefallen, indem er nämlich behauptete, die Einspritzung des Serums, die er zu allgemeiner und alle paar Wochen zu wiederholender Anwendung empfahl, sei ebenso unschädlich wie die einer sterilisierten physiologischen Kochsalzlösung. Jetzt aber, wo die „Serumkrankheit" bereits monographisch bearbeitet ist, wissen wir, daß schon die einmalige Injektion in einem erheblichen Prozentsatze hohes, mitunter lang anhaltendes Fieber, vielgestaltige Hautausschläge, schmerzhafte Gelenkschwellungen, Albuminurie und manchmal auch „schwere Prostration" (Baginsky) hervorrufen kann; daß aber überdies durch die erste Injektion des artfremden Serums bei Tieren und Menschen ein Zustand von Überempfindlichkeit oder „Anaphylaxie" gegen dasselbe Serum hergestellt wird, so daß nach Ablauf von acht bis zehn Tagen eine zweite Injektion fast augenblicklich die schwersten, manchmal direkt das Leben bedrohenden Erscheinungen hervorrufen kann. Von Rauchfuß hörten wir auf der Karlsbader Naturforscherversammlung (1902), daß einer seiner Spitalärzte, der sich häufig prophylaktische Einspritzungen mit Behring'schem Serum machte, nach der Injektion eines einzigen Kubikzentimeters Höchster Serums von den dringend herbeigerufenen Kollegen in einem

---

¹) Zeitschr. f. Hygiene und Infektionskrankheiten. XII. S. 19.

überaus beängstigenden Zustande („nahezu sterbend") aufgefunden wurde;
und Ähnliches ist auch von anderer Seite beobachtet und berichtet worden.
Da die Tatsachen über die „Allergie" erst in der letzten Zeit bekannt geworden sind, haben die früheren Beobachter (Rauchfuß, Thomée, Rau-
schenbusch u. a.) ihrer Verwunderung darüber Ausdruck gegeben, daß
dieselben Individuen frühere Injektionen ohne Schaden ertragen haben und
daß dasselbe Serum, das bei ihnen gefährliche Erscheinungen hervorrief,
bei anderen, gleichzeitig Injizierten keine üblen Folgen herbeiführte. Jetzt
aber haben wir keinen Grund mehr, uns über solche scheinbare Widersprüche
zu wundern, weil wir wissen, daß ein bereits einmal mit Serum behandelter
Mensch, ebenso wie ein mit kleinen Mengen von Pferdeserum vorbehandeltes
Meerschweinchen oder Kaninchen, für längere Zeit, selbst für mehrere Jahre,
gegen das artfremde Serum überempfindlich bleibt und daher durch eine
neuerliche Injektion ganz unübersehbaren Gefahren ausgesetzt wird. Aber
auch bei ersten Injektionen ganz gesunder Kinder zu prophylaktischen
Zwecken und ebenso auch bei leicht an Diphtherie Erkrankten, bei denen
die Krankheit selbst einen plötzlichen letalen Ausgang nicht befürchten
ließ, sind Todesfälle unmittelbar oder wenige Stunden nach der Injektion
beobachtet worden; und schon im Jahre 1896 konnte Gottstein aus der
Literatur elf und bald darauf Variot schon 15 solche Fälle zusammenstellen,
zu denen sich seitdem noch mehrere ganz sichere Serumtodesfälle gesellt
haben, wie der von Escherich beschriebene Fall, wo ein elf Monate altes,
ungewöhnlich kräftiges Kind wenige Stunden nach einer prophylaktischen
Injektion an plötzlich einsetzender Herzschwäche zugrunde ging. Diese
traurigen Erfahrungen legen uns natürlich die Erwägung nahe, ob wir nach
dem, was wir jetzt über die Erfolge der prophylaktischen und therapeutischen
Injektionen wissen, dennoch die uns anvertrauten Kranken solchen Gefahren
aussetzen sollen.

Obwohl ich mich nun entschieden denen anschließen muß, die sowohl
die theoretische Begründung als auch die praktischen Erfolge des Behring'schen Serums bezweifeln, haben sich doch die äußeren Verhältnisse
so gestaltet, daß ich Ihnen nur die Injektionen zu Immunisierungszwecken
entschieden widerraten kann. Hier steht nämlich die Sache so, daß selbst
im Sinne der gläubigsten Anhanger des Serums nur ein Schutz für eine ganz
kurze Zeit erreicht werden könnte, daß in der Literatur fast für jeden der
auf die Injektion folgenden Tage Erkrankungen an Diphtherie verzeichnet
sind[1]); daß aber andererseits, wie Sie wissen, die Wahrscheinlichkeit einer
Ansteckung selbst bei Geschwistern eine recht geringe ist, so daß wir uns gar
nicht wundern dürfen, daß auch von den prophylaktisch Injizierten nur
wenige erkranken. Das Wichtigste ist aber hier, daß die prophylaktischen
Einspritzungen beim Publikum nicht populär geworden sind, so daß wenigstens
mir in keinem einzigen Falle von den Angehörigen nahegelegt wurde, die gesunden Kinder mit Serum zu behandeln. Es besteht also hier weder eine

---

[1]) Am zweiten Tage: Kossel, Leuch, Nolen; am dritten: Hilbert,
Müller; am vierten: Nolen; am sechsten: Risel; am siebenten: Schüler;
am neunten: Robinson, Vucetic; am zehnten: Grippius; am zwölften:
Hilbert; am vierzehnten: Müller, Hilbert; am achtzehnten: v. Muralt usw.

ausreichende wissenschaftliche Begründung, noch ein äußerer Zwang zur Vornahme dieses Eingriffes, der Gesundheit und Leben der ihnen Unterzogenen gefährden kann; und nach dem, was wir jetzt über die durch einmalige Injektion geschaffene Überempfindlichkeit bei Tieren und bei Menschen erfahren haben, kann man es nicht mehr verantworten, die früher in gutem Glauben vorgenommene und anempfohlene Wiederholung der immunisierenden Injektionen in kürzeren oder längeren Intervallen auch jetzt noch beizubehalten. Außerdem ist aber zu bedenken, daß durch jede zu prophylaktischen Zwecken vorgenommene Seruminjektion für längere Zeit eine Überempfindlichkeit gegen das Pferdeserum hergestellt wird, die sich bei einer späteren, zu kurativen Zwecken vorgenommenen Injektion in empfindlicher und vielleicht lebensgefährlicher Weise geltend machen könnte. Es scheint mir also nach alledem das einzig Richtige, auf die immunisierenden Injektionen lieber ganz zu verzichten.

Nicht so einfach steht die Sache in bezug auf die Injektion zu Heilzwecken. Hier stehen auch diejenigen, die aus theoretischen und empirischen Gründen eine günstige Wirkung des Anti-Löffler-Serums bei der menschlichen Diphtherie anzweifeln müssen, unter der Herrschaft einer Vis major in Gestalt des felsenfesten Glaubens des Laienpublikums und vieler, namentlich jüngerer Ärzte an die lebensrettende Wirkung des Mittels — ein Glaube, der fort und fort durch die nichtmedizinische Publizistik, die sich dieses Themas gleich von Anfang an in sensationeller Weise bemächtigt hat, und außerdem durch die häufigen Rettungen ganz harmloser Fälle unterhalten und bestärkt wird. Die Folge davon ist aber, daß jeder Arzt, der einen Diphtheriekranken ohne Serum sterben ließe, vor aller Welt als der Mörder desselben verketzert würde. Man befindet sich also bei der Diphtherie in der ganz singulären, ohne jede Analogie dastehenden Zwangslage, unter gewissen Umständen eine Heilmethode einschlagen zu müssen, zu der man kein Vertrauen besitzt und von der man weiß, daß ihre Anwendung auch schädliche Folgen nach sich ziehen kann. Zum Glück besteht aber diese Zwangslage nur in einem kleinen Teil der Diphtheriefälle, nämlich bei denen, wo man gleich von Anfang an eine zweifelhafte oder ganz ungünstige Prognose stellen muß. Sind die Initialerscheinungen stürmisch (Erbrechen und Prostration), hat die Exsudation schon in den ersten Stunden rasch um sich gegriffen, zeigt sie die Tendenz, auf die Gaumenbögen, das Zäpfchen oder gar auf die Gaumenwölbung überzugreifen, ist die Nase beteiligt, sind Erscheinungen von seiten des Kehlkopfes wahrnehmbar, kommt es gleich von Anfang an zu starker Drüsenschwellung, ist ein auffallender Fötor bemerkbar, dann dürfen Sie, wie die Dinge dermalen stehen, nicht einen Augenblick zögern, so rasch als möglich die größte Ihnen zur Verfügung stehende Antitoxindosis einzuspritzen und eventuell nach kurzer Zeit zu wiederholen, obwohl dies den grundlegenden Tierversuchen, die die späteren Antitoxininjektionen als ganz wirkungslos dargetan haben, direkt widerspricht. Sie müssen sich aber vor dem Vorwurfe schützen, zu sparsam mit dem Wundermittel vorgegangen zu sein. Dagegen brauchen Sie sich an den Exzessen einiger Fanatiker, die statt der von Behring für die schweren Fälle vorgeschriebenen 1500 „Immunisierungseinheiten“ 100 000 und darüber mitsamt den dazu gehörigen Massen von Pferdeserum einspritzen, nicht zu beteiligen, weil Sie sich auf die Vorschriften des Erfinders berufen können. Ist hingegen der Prozeß auf die Tonsillen beschränkt, sind die Drüsen nicht oder wenig geschwollen, besteht außer dem Fieber keine wesentliche Störung des Allgemeinbefindens, ist der Harn eiweißfrei — dann behandeln Sie den Fall wie eine gewöhnliche oder lakunäre Angina und Sie werden die Genesung ebenso vor sich gehen sehen, wie dies zahllose Male vor dem Serum der Fall war und wie es auch jetzt noch alle erfahren, die solche Fälle ohne Serum behandeln. Dabei werden Sie sich aber sagen können, daß Sie Ihre Kranken nicht ohne jede Nötigung den Wechselfällen der Serumkrankheit ausgesetzt haben.

Ganz entschieden muß ich mich aber gegen die Behandlung der postdiphtherischen Lähmungen mit wiederholten Serumeinspritzungen aussprechen, wie sie in der letzten Zeit von einzelnen Autoren ausgeführt und angepriesen werden, ohne Rücksicht darauf, daß das gleich im Beginne der Krankheit eingespritzte Antitoxin sich als unfähig erwiesen hat, die nachträgliche Entstehung der Lähmungen zu verhindern. Dabei kann es sich wohl nur um die Lähmung des Gaumensegels, der Augenmuskeln und der Extremitäten handeln, von denen wir wissen, daß sie bei jeder Behandlung schließlich zurückgehen. Nachdem wir aber jetzt erfahren haben, daß wiederholte Seruminjektionen unter Umständen von den schwersten Folgen begleitet sein können, kann man es nicht mehr verantworten, solche Gefahren ganz überflüssigerweise heraufzubeschwören.

Es wäre nun noch die Frage zu erörtern, ob man sich in seinem Vorgehen durch einen positiven oder negativen Bazillenbefund beeinflussen lassen soll. Ich für meinen Teil möchte diese Frage ganz entschieden verneinen. Selbst die vertrauensvollsten Anhänger der jetzigen Löffler'schen Lehre plädieren dafür, daß man eine ausgesprochene klinische Diphtherie, also eine ernstere Erkrankung sofort mit Serum behandeln soll, ohne das Resultat der bakteriologischen Untersuchung abzuwarten, und ich muß ihnen beistimmen, wenn auch nicht mit der Motivierung, daß sonst der richtige Moment der Antitoxinanwendung verpaßt werden könnte, sondern aus den früher dargelegten Opportunitätsgründen. Denn wenn Sie einen bazillenfreien Fall ohne Serum verlieren würden, wie dies schon so vielen trotz reichlicher Serumdosen passiert ist, dann würden Sie bei den Angehörigen nur wenig Verständnis finden, wenn Sie ihnen sagen, daß der Tod nicht durch die wahre Diphtherie, sondern durch ein „Diphtheroid" herbeigeführt worden ist. Würden Sie aber auch „follikulär aussehende Diphtherien" nur deshalb mit Serum behandeln, weil die Untersuchung die Anwesenheit derselben Bazillen ergeben hat, die auch bei so vielen Gesunden ohne jeden Schaden für sie vorhanden sind, dann würden Sie vielleicht Ihren Patienten am Vortage ihrer spontanen Genesung die Anwartschaft auf eine schwere Serumkrankheit und zugleich eine dauernde Überempfindlichkeit gegen jede spätere Serumeinspritzung verschaffen. Deshalb kann man eigentlich die Maxime derjenigen nicht tadeln — es sind dies z. B. nach meiner Erfahrung die meisten Wiener Praktiker —, die auf die bakteriologische Untersuchung gänzlich verzichten. Sie behandeln ihre Patienten, die sie nach dem klinischen Befunde für diphtheritisch erkrankt halten, in der ihnen geeignet erscheinenden Weise, mit oder ohne Serum, und verzichten darauf, nachträglich zu erfahren, ob sie es mit einer „bakteriologisch sichergestellten" Diphtherie zu tun gehabt haben oder nicht.

Das hat noch einen anderen Vorteil, sowohl für die Ärzte, als für die Kranken, weil es jenen die Verlegenheiten und diesen die Unannehmlichkeiten erspart, die aus der hartnäckigen Persistenz virulenter Bazillen nach vollständig abgelaufener Krankheit erwachsen können. Die Tatsache, daß gar nicht selten solche Bazillen auch viele Wochen und Monate nach vollständiger Genesung auf den normal erscheinenden Schleimhäuten gefunden werden, ist durch vielfache Untersuchungen vollkommen sichergestellt, und man hat sich nachgerade mit ihr abgefunden, obwohl sie eigentlich den Anhängern der Bazillentheorie der Diphtherie nur wenig gepaßt hat. Man hat zwar auf die gesunden Bazillenträger und Dauerausscheider bei anderen Krankheiten, z. B. beim Typhus, hingewiesen und sich vorgestellt, daß die Rekonvaleszenten durch das Überstehen der Krankheit immun geworden sind und daher durch ihre giftigen Schmarotzer nicht mehr behelligt werden, während diese allerdings ihrer Umgebung gefährlich werden können. Aber der Vergleich mit dem Typhus ist deshalb nicht zulässig, weil das Überstehen desselben tatsächlich eine dauernde und hochgradige Immunität gegen eine neuerliche Erkrankung gewährt, während bei der Diphtherie im Gegenteil eine stärkere Disposition für eine solche zurückbleibt. Wenn also der Rekonvaleszent nach Diphtherie, von dem wir wissen, daß er zu Rezidiven und zu neuerlicher Infektion mit Diphtherie in hohem Maße geneigt ist, die vermeintlichen Erreger der Krankheit durch Wochen und Monate beherbergen kann, ohne dadurch von neuem zu erkranken, so müßten wir eigentlich darin ein neues und nicht zu mißachtendes Argument für die Anschauung derjenigen erblicken, die die Diphtherie von anderen unbekannten Erregern ableiten und die „Diphtheriebazillen" für zufällige Begleiter der Krankheit ansehen. Diese Auffassung wird aber noch dadurch gestützt, daß die Bazillenträger, wenn sie endlich mit ihren Bazillen aus dem Spital entlassen werden und in ihre Familie zurückkehren, nach den Erfahrungen von Tobiesen und vielen anderen daselbst keine Diphtherieinfektion vermitteln. Man hat solche Kinder, wie aus der neueren Diphtherieliteratur hervorgeht, manchmal durch Monate — einmal sogar ein ganzes Jahr — im Krankenhaus zurückbehalten, hat sie mitunter trotz ihrer völligen Gesundheit mit Serumeinspritzungen und Rachenpinselungen gequält und sie endlich, wie sich einer der Autoren etwas drastisch ausdrückt, mit ihren giftigen Bazillen „laufen lassen"; während andere rigorosere Bazillensucher dafür plädieren, solche hartnäckige Individuen in eigenen Rekonvaleszentenhäusern so lange von der Außenwelt abzusperren, bis sie ihre Bazillen verloren haben. Dabei vergessen sie aber, daß Behring die Zahl der gesunden Bazillenträger an manchen Orten auf ein Zehntel der Bevölkerung einschätzt und daß es doch aus verschiedenen Gründen nicht anginge, eine so große Quote unserer Mitmenschen ihrer Freiheit zu berauben. Ich stimme daher mit jenen überein, die endlich dahin gelangt sind, die nach den klinischen Anzeichen Genesenen ohne Rücksicht auf ihre Bazillen aus der Kontumaz zu entlassen.

———————

Tuberkulose.

Der K o c h 'sche Bazillus. Tuberkulinproben. Überempfindlichkeit und Unempfindlichkeit. Die Eingangspforte der Bazillen. Aerogene und enterogene Infektion.
Typus humanus und Typus bovinus. Germinative und plazentare Infektion. Angebliche Vererbung der Disposition. Verhältnis zu anderen Infektionskrankheiten.
Skrofulose und Lymphatismus. Phlyktänen. Exsudative Diathese. Strofulus. Prophylaxe. Tuberkulinbehandlung und andere Therapien.

Der Fragwürdigkeit des Löffler-Bazillus als Erreger der menschlichen
Diphtherie steht die allseitig gesicherte Bedeutung des Koch'schen Bazillus
als ätiologischer Faktor für die Tuberkulose gegenüber. Hier sind alle
Beweisstücke, die dort gefehlt haben, in mehr als ausreichendem Maße vorhanden. Die charakteristischen Stäbchen sind in allen Krankheitsprodukten
der Tuberkulose und nur in diesen nachweisbar und man kann jederzeit dieselben krankhaften Bildungen durch die Einbringung derselben Stäbchen
in den Körper von Meerschweinchen oder anderen empfänglichen Versuchstieren hervorbringen. Dieses unanfechtbare Beweismaterial wird aber hier
noch in bedeutsamer Weise durch die Erscheinungen der Überempfindlichkeit ergänzt, die man bei den Tuberkulösen durch die aus den Kulturen der
Tuberkelbazillen gewonnenen Substanzen — das Koch'sche Alttuber-
kulin — hervorrufen kann. Spritzt man eine ganz minimale Menge davon
einem tuberkulös infizierten Menschen oder Tier unter die Haut, so beobachtet
man nach einem mehrstündigen Latenzstadium eine mehr oder weniger starke,
aber immer deutlich nachweisbare Fieberbewegung und außerdem an den vorhandenen Krankheitsherden eine lokale entzündliche Reaktion, die sich bei
den Hautaffektionen (Lupus, Tuberkuliden) durch Rötung und Schwellung,
in den Lungenherden dagegen durch Vermehrung der Rasselgeräusche,
Zunahme der Dämpfung und vermehrten Auswurf zu erkennen gibt, während
bei Nichttuberkulösen selbst die tausendfache Dosis keine merkliche Veränderung hervorruft. Aber nicht nur die tuberkulösen Herderkrankungen
reagieren in spezifischer Weise, sondern auch gesunde Teile der Haut und
der Schleimhäute. An der Injektionsstelle bildet sich nämlich in den nächsten
24 Stunden eine entzündliche schmerzhafte Infiltration („Stichreaktion"
Escherich's); durch Einreiben von schwach verdünntem oder unver-
dünntem Tuberkulin an einer künstlich angelegten kleinen Hautläsion erhält
man — ebenfalls nach kurzer Zeit — eine papulöse Anschwellung (Pirquet's

Kutanreaktion); es genügt aber auch die Einreibung einer Salbe aus gleichen Teilen Tuberkulin und Lanolin in eine unverletzte Hautpartie, um daselbst Reizungserscheinungen in Form eines Knötchenausschlages hervorzurufen (Moro's Salbenreaktion); und auch die unverletzte Bindehaut des Auges antwortet schon auf die Einträufelung einer einprozentigen Tuberkulinlösung mit mehr oder weniger starken entzündlichen Erscheinungen (Konjunktivalreaktion nach Wolff-Eisner und Calmette). Durch das Auftreten dieser Überempfindlichkeitserscheinungen bei allen, selbst den leichtesten tuberkulösen Erkrankungen und dem Fehlen derselben bei den Nichttuberkulösen ist aber ein neuerlicher Beweis für die engsten kausalen Beziehungen zwischen den Koch'schen Bazillen und der Tuberkulose geliefert; während das Fehlen einer solchen regulären Beziehung zwischen dem aus den Löffler-Bazillen gewonnenen Toxin und der menschlichen Diphtheriekrankheit nur dazu angetan ist, uns in unserem Zweifel an der nosologischen Bedeutung dieser Bakterien für den Menschen zu bestärken.

Diese künstlich hervorgerufenen Erscheinungen der Überempfindlichkeit gewähren uns aber zugleich einen tieferen Einblick in die intimeren Vorgänge, die sich innerhalb des tuberkulös infizierten Organismus abspielen. Wir haben zwar schon aus den Erscheinungen der experimentell erzeugten Überempfindlichkeit gegen artfremdes Serum und andere toxisch wirkende Substanzen geschlossen, daß analoge Vorgänge auch bei den akuten und chronischen Infektionskrankheiten beteiligt sein müssen, und es ist uns auf diese Weise gelungen, ein besseres theoretisches Verständnis für gewisse Eigentümlichkeiten dieser Krankheiten, namentlich für die niemals fehlende Inkubationszeit und für die endlich spontan eintretende Heilung zu gewinnen[1]). Aber immerhin blieb die Vorstellung, daß die durch die Einwirkung gewisser Stoffwechselprodukte der pathogenen Organismen auf die protoplasmatischen Anteile der Gewebe hervorgerufene spezifische Überempfindlichkeit bei allen Infektionskrankheiten eine wichtige Rolle spielt, so lange eine rein hypothetische, als man nicht in der Lage war, mit diesen Stoffwechselprodukten direkt zu hantieren und ihre Beziehungen zu dem gesunden und kranken Organismus experimentell zu prüfen. Diese Möglichkeit ist uns aber jetzt bei der Tuberkulose in reichlichstem Maße gegeben. Wir haben zweifellos in dem Tuberkulin gewisse giftige Produkte der die Krankheit erzeugenden Parasiten in der Hand und wir können durch den Vergleich ihrer Wirkungen in einem gesunden und in einem infizierten Organismus den klaren Beweis dafür erbringen, daß gewisse Krankheitserscheinungen nicht auf direktem Wege durch das Tuberkelgift hervorgebracht werden, sondern daß dieses seine sichtbaren Wirkungen nur in einem „vorbehandelten" Organismus entfaltet, also in einem solchen, dessen Protoplasmen bereits durch eine längere Einwirkung des Giftes gegen dieses überempfindlich geworden sind. Diese Einwirkung haben wir uns so vorgestellt, daß die toxischen Stoffe die zersetzlichen Protoplasmamoleküle an ihren toxophilen Seitenketten angreifen und sie dadurch zum Einsturze bringen, daß aber diese abgerissenen Seitenketten wieder zum Aufbau neuer Protoplasmamoleküle

---

[1]) Vergleiche die 23. Vorlesung und spätere Ausführungen.

verwendet werden. Da aber vieles dafür spricht, daß die angegriffenen Seitenketten durch ihre vorübergehende Vereinigung mit den angreifenden Stoffen
eine größere chemische Verwandtschaft zu diesen erlangen, so begreifen
wir auch, daß die mit diesen avider gewordenen Komplexen ausgestatteten
Protoplasmen ebenfalls eine stärkere Anziehung auf die Giftstoffe ausüben,
als dies früher der Fall war. Wird aber diese Bindung und Trennung während
der Zeit der Vorbehandlung oder Inkubation fort und fort wiederholt, dann
erlangen diese Seitenketten als spezifische „Antikörper" eine immer höhere
chemische Avidität zu den angreifenden Toxinen, und die protoplasmatischen
Teile, die solche überavide Komplexe in ihren Bestand aufgenommen
haben, sind dadurch den Angriffen des Toxins in viel höherem Maße ausgesetzt als zuvor und werden daher bei diesen Angriffen rascher und ausgiebiger zerstört, als dies ohne solche sensibilisierende Vorbereitungen der
Fall wäre.

Übertragen wir diese allgemeinen Prinzipien auf den speziellen Fall
der Tuberkulose, so sehen wir, daß auch hier, wie bei der Vakzination, auf die
Einbringung der Krankheitskeime in eine kleine Hautwunde beim Meerschweinchen zunächst noch eine symptomlose Periode folgt, die sich über
acht bis 10 Tage erstreckt, und daß erst dann eine lokale Reaktion in Form
von Rötung und Verdickung der Haut sichtbar wird, aus der sich ein hartnäckiges tuberkulöses Geschwür herausbildet. Daraus müssen wir schließen,
daß die wenigen eingeführten Bazillen sich zunächst nur wenig vermehren,
daß aber ihre Stoffwechselprodukte in der näheren Umgebung und in den
regionären Lymphdrüsen in der eben besprochenen Weise eine Überempfindlichkeit der lebenden Gewebsteile hervorrufen, die, einmal entwickelt, eine
ausgiebigere Protoplasmazerstörung und damit eine vermehrte Durchlässigkeit der Gewebe zur Folge hat; und daß erst dadurch den Bazillen die
Möglichkeit einer stärkeren Vermehrung und einer Verschleppung vom Orte
der Infektion in die nähere und weitere Umgebung verschafft wird. Diese
Überempfindlichkeit verbreitet sich aber bald auf alle lebenden Teile des
gesamten Organismus und macht sich in zweierlei Weise bemerkbar: erstens
zeigt uns die Beobachtung des Krankheitsverlaufes, daß die Bazillen jetzt
an jedem Orte, zu dem sie durch den Blut- oder Lymphstrom gelangen,
schon einen wohl vorbereiteten Boden für ihre rasche Vermehrung vorfinden; und dasselbe zeigen auch die künstlich herbeigeführten Tuberkulinreaktionen, die ebenfalls mit großer Deutlichkeit auf eine Überempfindlichkeit sämtlicher protoplasmatischer Gebilde des infizierten Organismus
gegen die von den wuchernden Tuberkelbazillen an die Kulturflüssigkeit
abgegebenen Giftstoffe hinweisen. Neben dieser allgemeinen Überempfindlichkeit besteht aber offenbar noch eine ganz spezielle in der nächsten Nähe
der schon vorhandenen Krankheitsherde, weil diese auf die Einführung des
Tuberkulins in den Kreislauf mit einer entzündlichen Reaktion in ihrer
nächsten Umgebung und mit ihrer eigenen Vergrößerung, d. h. also mit
einer verstärkten Wucherung der Bazillen in der stärker entzündeten Umgebung reagieren. Hier haben wir also den Vorgang deutlich vor Augen,
den wir für den natürlichen Krankheitsverlauf nur theoretisch supponieren,
nämlich die Ausbreitung des Krankheitsprozesses in den überempfindlich

gewordenen und dadurch für diese Ausbreitung gewissermaßen präparierten Geweben des infizierten Organismus.

Aber auch für den Übergang der Überempfindlichkeit in den direkt gegensätzlichen Zustand der Unempfindlichkeit, den wir zunächst theoretisch erschlossen und dann bei den verschiedensten Infektionskrankheiten empirisch bestätigt gefunden haben, bietet uns die Tuberkulose eine ganze Reihe höchst belehrender Tatsachen. Zunächst zeigt uns das Tierexperiment, daß das mit Tuberkelbazillen infizierte Meerschweinchen auf eine Reinfektion ganz anders reagiert als auf die erstmalige Infektion [1]). Zu der Zeit nämlich, wo sich bei dem erstinfizierten Tiere der nie ganz heilende Primäraffekt zugleich mit regionärer Drüsenschwellung entwickelt, ist bei dem schon einmal mit Erfolg infizierten Tiere nach der Reinfektion nur mehr eine kaum nachweisbare Narbe oder auch gar nichts zu sehen, nachdem die Einimpfung der Bazillen entweder eine minimale frühzeitige Reaktion (in den ersten zwei Tagen) oder auch keine sichtbare Wirkung hervorgerufen hat. Es geschieht also etwas Ähnliches wie bei der frühzeitigen Revakzination, wo wir uns vorgestellt haben, daß Antigene und Antikörper infolge der gesteigerten gegenseitigen Anziehung endlich miteinander verbunden bleiben und in dieser Verbindung von den Protoplasmen reassimiliert werden, so daß diese durch die in ihnen verankerten Toxine gegen den Angriff gleichartiger Toxine geschützt werden. Auf diese Weise ist also die Überempfindlichkeit, die auf einer Reassimilation der überavid gewordenen Seitenketten beruht, nur eine Etappe auf dem Wege zur Unempfindlichkeit; aber der Schritt von dieser ersten Etappe zu der folgenden, ihr scheinbar entgegengesetzten erfolgt nicht in allen Teilen des Körpers zu gleicher Zeit. Denn dasselbe Tier, das gegen die kutane Infektion mit Tuberkelbazillen immun erscheint, erweist sich als hochgradig überempfindlich, wenn man ihm eine etwas größere Menge derselben intraperitoneal injiziert. Während ein normales Tier (nach Versuchen von Bail) selbst nach der Injektion viel größerer Mengen erst später erkrankt und nie vor zwei bis drei Wochen erliegt, kann ein schon tuberkulöses Tier nach derselben Injektion schon in wenigen Stunden zugrunde gehen. Es kann also eine relative Immunität der Hautdecke oder eine fast augenblicklich in Unempfindlichkeit umschlagende Überempfindlichkeit derselben mit einer ganz außerordentlichen Überempfindlichkeit der inneren Organe einhergehen — eine hochwichtige Tatsache, die, wie auch hier nochmals betont werden muß, mit keiner der üblichen humoralen Theorien der Überempfindlichkeit und der Immunität in Einklang gebracht werden kann.

Ein Nebeneinander von Überempfindlichkeit und von Unempfindlichkeit in verschiedenen Anteilen desselben Organismus können wir auch aus gewissen klinischen Tatsachen bei der menschlichen Tuberkulose erschließen. Wir wissen, daß ein tuberkulöser Herd in einer Drüse oder im Lungengewebe abgekapselt werden kann, d. h. es bildet sich eine fibröse Hülle um die von Bazillen durchsetzten Gewebe, welche letztere infolge der dadurch erschwerten Saftströmung sogar der Verkalkung anheimfallen können. Eine solche Abschließung ist aber nur denkbar, wenn die nächste Umgebung des Herdes

---

[1]) Vergl. Hamburger, Pathologie und Diagnostik der Kindertuberkulose, 1910.

den Schritt von der Überempfindlichkeit zur Unempfindlichkeit schon vollzogen hat. Denn solange die Umgebung des Herdes gegen die giftigen Produkte der Bazillen noch überempfindlich bleibt, kann der Ausbreitung des Prozesses nicht Halt geboten werden, weil die Überempfindlichkeit der Gewebe notwendigerweise mit einem verstärkten Protoplasmazerfall, also auch mit einer verstärkten Saftströmung und einer leichteren Weiterbeförderung der Bazillen verbunden sein muß. Ein Stillstand dieser deletären Vorgänge ist also nur denkbar, wenn eine Zone um den Herd herum unempfindlich geworden ist, denn nur dann kann sich in dieser Zone ein lokaler Heilungsprozeß mit einer abkapselnden Bindegewebsbildung vollziehen. Derselbe Organismus, in dem sich eine solche lokale Gewebsimmunität herausgebildet hat, zeigt aber auf seiner ganzen Haut eine deutliche Tuberkulinreaktion als Zeichen einer in seinen lebenden Gewebsanteilen noch vorhandenen Überempfindlichkeit, und eine solche muß auch noch innerhalb der fibrösen Kapsel bestehen, weil die Einführung von Tuberkulin in den Kreislauf auch in den eingekapselten Herden eine lokale entzündliche Reaktion und eine mit Vermehrung der Bazillen einhergehende Ausbreitung des Krankheitsprozesses herbeiführt. Auf eine lebhaftere Vermehrung der Bazillen weist auch die bei den Tuberkulösen durch die Injektion regelmäßig herbeigeführte Temperatursteigerung hin, denn diese kann nur auf einer Reizung des Wärmezentrums durch giftige Stoffwechselprodukte der Bazillen beruhen. Das eingespritzte Tuberkulin wirkt ja sicherlich nicht direkt auf das Fieberzentrum, weil das Fieber bei gesunden Personen trotz der Einspritzung ausbleibt und auch bei den Tuberkulösen erst nach einem mehrstündigen Latenzstadium zum Vorschein kommt. Beides wird aber verständlich, wenn man das Fieber von der Vermehrung der Bazillen in der überempfindlichen Zone und von den dabei in die Zirkulation abgegebenen und zu dem Fieberzentrum gelangenden Giftstoffen ableitet; und auch das Ausbleiben des Fiebers bei der kutanen Tuberkulinreaktion erklärt sich ganz einfach, weil hier das zur Probe verwendete Tuberkulin nicht zu den Krankheitsherden gelangt und daher auch in ihnen keine vermehrte Bazillenproduktion anfachen kann.

Ein Übergang der Überempfindlichkeit in eine Unempfindlichkeit gegen das Tuberkulin beobachtet man auch im Endstadium einer sehr vorgeschrittenen oder einer allgemeinen Tuberkulose. Hier hat man nämlich die auf den ersten Anblick so schwer verständliche Beobachtung gemacht, daß mit einem Male alle bekannten Tuberkulinreaktionen entweder vollständig versagen oder nur bei sehr großen Dosen eine sichtbare Wirkung hervorbringen — offenbar aus dem Grunde, weil die sensibilisierenden Produkte der Bazillen jetzt in solcher Massenhaftigkeit produziert und durch Vermittlung der überaviden Antikörper an den Protoplasmen verankert werden, daß diese dadurch gegen die Angriffe der Gifte geschützt sind. Aber auch hier müssen wir annehmen, daß nur ein Teil der Gewebe in dieser Weise immunisiert wird, daß aber andere und gerade die am meisten bedrohten noch in einem Zustande der Überempfindlichkeit verharren; denn sonst könnte man nicht verstehen, warum der deletäre Prozeß in den Hirnhäuten, in der Lunge und in anderen von einer miliaren Aussaat durchsetzten Geweben nicht zum Stillstande gelangt, sondern unaufhaltsam bis zur Vernichtung des Lebens weiterschreitet.

Wir werden noch später bei der Besprechung der Tuberkulintherapie in die Lage kommen, uns auf diese theoretische Zusammenfassung der wichtigsten Tatsachen der Über- und Unempfindlichkeit bei der Tuberkulose zu berufen. Jetzt aber wenden wir uns zu der in neuester Zeit so sehr umstrittenen Frage nach den Eingangspforten der krankmachenden Bazillen.

Am klarsten steht die Sache in den allerdings seltenen Beobachtungen, wo die Infektion an einer sichtbaren Stelle der allgemeinen Bedeckung stattgefunden hat. Wenn z. B. in einem von einem Phthisiker bewohnten Zimmer ein auf dem Fußboden herumrutschendes Mädchen ein tuberkulöses Geschwür an der Vulva und eine ebensolche Erkrankung der Leistendrüsen zeigt (Hamburger) oder wenn ein phthisischer Operateur bei der rituellen Beschneidung die Wunde aussaugt und diese sich in ein infiltriertes Geschwür mit begleitender Tuberkulose der Leistendrüsen verwandelt — was auch ich vor längerer Zeit einmal beobachtet habe —, so zweifelt niemand daran, daß hier wie beim Tierversuche lebende und vermehrungsfähige Tuberkelbazillen in die Wunde und von da durch die Lymphwege in die regionären Drüsen vorgedrungen sind. Wenn man aber bei einem überraschend großen Teil aller Kinderleichen tuberkulöse Bronchialdrüsen findet und wenn man (nach Ghon) bei einem sehr großen Teil auch einen tuberkulösen Primäraffekt in der Lunge derselben Seite nachweisen kann, so liegt es sicherlich sehr nahe anzunehmen, daß hier die Infektion durch Bazillen stattgefunden hat, die mit dem Luftstrom in die Bronchien eingedrungen sind; und diese Annahme wird noch durch Tierexperimente gestützt, bei denen sich ergeben hat, daß Meerschweinchen nahezu regelmäßig in der Lunge und in den Bronchialdrüsen infiziert wurden, wenn sie in Käfigen so aufgehängt waren, daß sie sich im Bereiche eines hustenden Phthisikers befanden oder beim Fegen eines mit eingetrocknetem Sputum beschmutzten Teppiches dem aufgewirbelten Staube ausgesetzt waren. Damit ist also die Möglichkeit einer tuberkulösen Infektion auf „aerogenem“ Wege sicher erwiesen; und wenn nun überdies durch vielfache Beobachtungen festgestellt wurde, daß Neugeborene schon nach ganz kurzem Verkehr mit der phthisischen Mutter oder einer phthisischen Pflegerin tuberkulös werden, also zu einer Zeit, wo sie noch nicht am Boden herumkriechen und die besudelten Finger in den Mund stecken, wo also von einer Infektion mit vom Menschen stammenden Bazillen auf enterogenem Wege noch nicht die Rede sein kann, so ist eigentlich nicht einzusehen, warum man sich nun auf einmal gegen diesen durchaus verständlichen Ansteckungsmodus skeptisch oder gar ablehnend verhalten soll. Natürlich schließt dies nicht aus, daß eine Ansteckung auch durch Bazillen erfolgen kann, die, von einer offenen Tuberkulose in der Nähe des Kindes stammend, in die Mund- und Rachenhöhle des Kindes gelangen. Dort können sie sich entweder in den Krypten der Rachentonsille oder der Gaumenmandeln ansiedeln und in weiterer Folge die Halsdrüsen infizieren, oder sie können verschluckt werden und auf dem Wege eines von ihnen erzeugten Darmgeschwüres oder auch durch die scheinbar unverletzte Darmschleimhaut in die Mesenterialdrüsen eindringen. Da sich aber bei der Sichtung des Sektionsmaterials herausgestellt hat, daß tuberkulöse Darmgeschwüre und Tabes mesaraica nur selten ohne gleichzeitige Affektion der Lungen und der Bronchialdrüsen vorhanden sind, während das Umgekehrte zu den alltäglichen Befunden gehört, und da überdies Versuche an Meerschweinchen gelehrt haben, daß eine Inhalationstuberkulose schon durch eine minimale Menge von Bazillen erzeugt werden kann, während zu einer Infektion des Magendarmkanals eine sechsmillionenmal so große Bazillenmenge erforderlich ist (Findel bei Flügge), so kann man es wohl als ziemlich ausgemacht ansehen, daß die enterogene Infektion neben der aerogenen nur eine Nebenrolle spielt; wobei noch zu berücksichtigen ist, daß Infektion im Nasenrachenraum mit Tuberkulose der regionären Drüsen und Infektion der Darmschleimhaut und der zum Darm gehörigen Drüsen auch durch verschlucktes Sputum, also doch wieder indirekt infolge einer aerogenen Infektion zustande kommen können.

Dabei muß aber ausdrücklich gesagt werden, daß die ganze Kontroverse — Deglutition contra Aspiration — so lange keine praktische Bedeutung besitzt, als man dabei immer nur die vom kranken Menschen herstammenden Bazillen im Auge hat; weil es für die prophylaktischen Maßnahmen ziemlich gleichgiltig ist, ob die Ansteckung eines durch die Nähe eines Phthisikers gefährdeten Kindes durch das Einatmen oder durch das Verschlucken der Bazillen erfolgt. Dies gilt aber keineswegs für die namentlich durch Behring angeregte Diskussion über die Bedeutung der Kuhmilch als Infektionsquelle für die kindliche Tuberkulose. Behring hat nämlich in mehreren Publikationen die Meinung verfochten, daß jede Tuberkulose schon im frühesten Kindesalter erworben wird und zwar durch den Genuß einer mit Bazillen infizierten „Säuglingsmilch". Wenn er aber dabei die Perlsuchtbazillen gemeint hat, die aus dem kranken Euter der Kühe in die Milch geraten, so geht jetzt die Meinung fast aller Ärzte und Hygieniker dahin, daß er sich dabei in einem großen Irrtume befunden hat. Schon die Tatsache, daß auch dort, wo Kühe entweder gar nicht oder nur ausnahmsweise gehalten werden (Japan, Grönland, Goldküste von Afrika, Türkei, Griechenland), die Tuberkulose ebenso verbreitet ist wie in den Ländern, wo zahlreiche Säuglinge mit Kuhmilch ernährt werden, und daß in diesen ein Parallelismus zwischen der Häufigkeit der Rinder- und Menschentuberkulose nicht nachweisbar ist (Biedert, Ganghofner), würde allein genügen, um die Unhaltbarkeit dieser Annahme zu erweisen. Rechnet man dann noch dazu, daß die zur Ernährung der Säuglinge dienende Milch fast überall gekocht wird, daß aber selbst der tägliche Genuß einer rohen, von perlsüchtigen Tieren stammenden Milch keine Tuberkulose zur Folge hatte (Tedeschi), was mit der früher erwähnten Schwierigkeit der direkten Darminfektion im Tierversuch gut übereinstimmt, und daß trotz des häufigen Befundes von Perlsuchtbazillen in der rohen Milch und der rohen Butter der Typus bovinus beim Menschen nur selten gefunden wird, so kann man wohl ruhig behaupten, daß die Gefahr, auf diese Weise tuberkulös zu werden, überaus gering ist und hinter der häufigen Ansteckung mit dem menschlichen Typus recht weit zurücktritt.

Bliebe also nur noch die Frage zu erörtern, ob die Tuberkulose auch auf germinativem Wege oder durch den Plazentarkreislauf auf die noch ungeborene Frucht übertragen werden kann. Hier geht die Antwort dahin, daß man auf Grund von Tierversuchen die Möglichkeit der Infektion des Eies durch bazillenhaltiges Sperma zugeben muß, daß aber nichts dafür spricht, daß eine derartige Infektion beim Menschen tatsächlich stattfindet. Dagegen ist es durch vereinzelte Beobachtungen beim Rinde und beim Menschen vollkommen sichergestellt, daß der Fötus auf plazentarem Wege tuberkulös werden kann. Daß aber dieser Infektionsmodus wesentlich zur Verbreitung der Tuberkulose beiträgt, wie manche glauben, ist nicht nur von vornherein unwahrscheinlich, weil sich die wenigen Früchte, die auf diese Weise infiziert worden waren, nicht als lebensfähig erwiesen haben, sondern es wird auch durch das Ergebnis der kutanen Tuberkulinprobe mit aller Bestimmtheit widerlegt, weil diese gezeigt hat, daß neugeborene Kinder niemals positiv reagieren. Erst in den späteren Monaten kommen einzelne positive Resultate zum Vorschein und diese werden dann mit jedem Jahr immer häufiger, bis endlich um die Zeit der Pubertät fast alle Kinder der ärmeren Stadtbevölkerung sich bei der Tuberkulinprobe ode: bei der Obduktion als infiziert erweisen.

Sehr verbreitet ist auch die Anschauung, daß die Eltern zwar nicht die Tuberkulose selbst, wohl aber die Disposition zur tuberkulösen Infektion ihren Kindern vererben. Diese Annahme wird scheinbar durch die häufige Beobachtung gestützt, daß die Kinder eines tuberkulösen Vaters oder einer tuberkulösen Mutter entweder alle oder fast alle an irgend einer Form der Tuberkulose erkranken, und zwar manchmal erst in späteren Jahren, nachdem die Eltern schon gestorben sind und daher keine Gelegenheit zu einer von diesen ausgehenden Infektion gegeben ist. Seitdem wir aber wissen, wie leicht und wie häufig die Infektion schon im frühen Kindesalter erfolgt und wie oft sich die Folgen derselben zunächst auf einen lange latent bleibenden Herd in einer Drüse beschränken, der unter Umständen erst später, z. B. durch einen Durchbruch in einen Bronchus, zu einer klinisch nachweisbaren Lungenerkrankung führen, liegt es wohl viel näher, an die Stelle der Vererbung einer schwer definierbaren Disposition lieber eine sehr verständliche Frühinfektion durch den intimen Verkehr des Kindes mit seinen kranken Eltern oder den schon früher infizierten Geschwistern zu setzen. Damit stimmen auch die mehrfachen Beobachtungen überein, daß Kinder, die gleich nach ihrer Geburt ihren schwer kranken Müttern abgenommen wurden und in einer unverdächtigen Umgebung heranwuchsen, verschont geblieben sind, während umgekehrt Kinder ganz gesunder Eltern, wenn sie auch nur kurze Zeit der Möglichkeit einer Infektion ausgesetzt waren, trotz ihrer unverdächtigen Abstammung prompt infiziert worden sind. Auch meine eigenen Erfahrungen, die ich in einer mehrere Generationen umfassenden Familienpraxis gesammelt habe, sprechen kaum zugunsten einer vererbten Disposition zur Tuberkulose. Einige Beispiele mögen Ihnen zeigen, wie wenig die erbliche Belastung zu bedeuten hat gegenüber der Gelegenheit zur Infektion.

Der jüngste Sohn gesunder und langlebiger Eltern, deren fünf frühere Kinder ebenfalls ein höheres Alter erreichen und eine gesunde Nachkommenschaft hinterlassen, erkrankt in seinem siebenundzwanzigsten Jahre während einer längeren, sehr beschwerlichen Geschäftsreise (in Frankreich im Winter 1870 während des Krieges) an einer schleppend verlaufenden Lungenentzündung, die scheinbar ausheilt, so daß er drei Jahre später eine Ehe mit einem Mädchen aus gesunder Familie eingeht. Aber noch vor der Geburt des ersten Kindes zeigen sich wieder verdächtige Erscheinungen von seiten der Lunge, so daß sich das Ehepaar entschließt, ihren fünf Monate alten Knaben in Wien zurückzulassen und in Ägypten zu überwintern. Der Knabe entwickelt sich ganz gut, leidet aber oft an Katarrhen und hat in seinem fünfundzwanzigsten Jahre eine Spitzenaffektion mit Bazillen im Auswurf. Er macht dann lange Seereisen und wird wieder gesund. Sein allmählich ausgesprochen phthisisch gewordener Vater zeugt nach neunjähriger Pause eine Tochter, die gesund und kräftig heranwächst und auch jetzt — mit 25 Jahren — ganz gesund geblieben ist, ebenso wie ihre früh verwitwete Mutter.

Wahrscheinlich ist das erste Kind sehr früh von dem noch ahnungslosen und daher weniger vorsichtigen Vater infiziert worden, während das zweite Kind gesund blieb, trotzdem es schon bei vorgeschrittener Krankheit gezeugt wurde und daher nach allgemeiner Annahme die Disposition zur Tuberkulose geerbt haben sollte. Ein ähnliches Verhältnis bestand auch in dem folgenden Falle.

Ein etwa dreißigjähriger Industrieller, der, wie man später erfuhr, schon früher lungenleidend gewesen war, heiratet ein gesundes und blühendes Mädchen. Das erste Kind, eine Tochter, bekommt in ihrem vierten Jahr eine Spondylitis und zwei Jahre später einen Tumor albus im rechten Kniegelenk. Der Vater hustet weiter, hat Bazillen im Sputum, erhält sich aber ziemlich gut, ist sogar passionierter Reiter und Jäger. Ein sieben Jahre später geborener Knabe, der mit dem Vater wenig verkehrt und in der weitläufigen Wohnung ziemlich getrennt von ihm gehalten wird, ist ein stämmiger Junge und erscheint bis jetzt, elf Jahre alt, völlig gesund.

Die folgende Beobachtung erstreckt sich wieder über mehrere Generationen.

Der Großvater, ein „blühender Greis", stirbt mit 87 Jahren an Influenza; seine um zwanzig Jahre jüngere Gattin ist jetzt 74 Jahre alt und war niemals tuberkuloseverdächtig. Die älteste Tochter bekommt in ihrem zehnten Jahre, nachdem ihr nächstjüngerer Bruder, sechs Jahre alt, an einem Hirntumor, wahrscheinlich tuberkulöser Natur, gestorben war und sie selbst mit ihrem zweiten Bruder einen überaus hartnäckigen Keuchhusten durchgemacht hatte, ein Ekzem hinter dem rechten Ohre und in weiterer Folge auf derselben Seite eine Reihe von vereiternden Halsdrüsen mit käsigem Inhalt, deren Verlauf sich durch mehrere Jahre hinzieht. (Wahrscheinliche Ansteckungsquelle die Amme des dritten Kindes, die wenige Jahre nach ihrer Entlassung an Schwindsucht starb.) Nachdem sich bei dem sonst kräftig heranwachsenden Mädchen noch ein kariöser Prozeß mit Fistelbildung in einem Fußwurzelknochen hinzugesellt hatte, heilt endlich alles vollkommen aus. Sie heiratet, einundzwanzig Jahre alt, einen gesunden Mann und bekommt fünf kräftige Kinder, die sie selber stillt. Diese wachsen heran und zeigen trotz der in der Schulzeit durchgemachten Masern niemals ein verdächtiges Symptom, bis auf den zweiten, einen ungewöhnlich kräftigen Knaben, dessen Bonne, als er drei Jahre alt war, an Hämoptoe mit darauffolgender Lungenphthise erkrankte. Dieser bekommt in seinem sechsten Jahre Drüsenschwellungen an der linken Seite des Halses, die hartnäckig persistieren und endlich von geschickter Hand als eine Kette von bohnen- bis hanfkorngroßen Tumoren mit käsigem Inhalt gründlich entfernt werden. Seitdem ist er gesund, ein ausdauernder Bergsteiger und auch zu anderen sportlichen Leistungen vorzüglich befähigt.

Diese und viele andere Familienbeobachtungen lassen mir die Vererbung einer besonderen Disposition für die Tuberkulose recht zweifelhaft erscheinen. Eine auffallende Häufung tuberkulöser oder „skrofulöser"

Erkrankungen habe ich in den gut situierten Familien kaum jemals beobachtet, wohl aber ist es keine Seltenheit, daß diese Krankheitsformen alle Sprößlinge einer kinderreichen Proletarierfamilie der Reihe nach heimsuchen und von denen, die den Gefahren der Säuglingsdiarrhöen glücklich entgangen sind, noch einen guten Teil durch tuberkulöse Meningitis und käsige Pneumonie hinwegraffen oder wenigstens ihre Gesundheit in Form von Koxalgie, Spondylitis, multipler Karies und Drüsentuberkulose alterieren. Dieses traurige Resultat ist aber nicht die Folge einer ererbten oder angeborenen Disposition oder Konstitution, sondern erklärt sich in ganz natürlicher und verständlicher Weise aus der durch die jämmerlichen Wohnungsverhältnisse ins Ungemessene gesteigerten Gelegenheit für Infektion; und zwar nicht nur zur Infektion mit Tuberkulose, sondern auch zur Erwerbung anderer ansteckender Krankheiten, von denen wir wissen, daß sie das Umsichgreifen der Tuberkulose in dem bereits infizierten Organismus in außerordentlichem Maße begünstigen.

Hier denkt man vor allem an Masern und Keuchhusten, und es kann in der Tat keinem Zweifel unterliegen, daß sich unmittelbar an diese Krankheiten überaus häufig manifeste Tuberkulose und auf tuberkulöser Infektion beruhende Erscheinungen der Skrofulose anschließen. Diese empirische Tatsache kann in zweierlei Weise gedeutet werden. Entweder schaffen die beiden Krankheiten eine besondere Disposition zur Aufnahme und zur Ansiedlung der Tuberkelbazillen in den dabei besonders beteiligten Schleimhäuten und den dazu gehörigen Drüsen; oder sie befördern auf irgend eine Weise das Aktivwerden schon vorhandener, aber durch Abkapselung symptomlos gewordener Herde. Ich für meine Person möchte dem letzteren Faktor eine größere Bedeutung beilegen, weil es wenig wahrscheinlich ist, daß immer gerade im kritischen Momente nach Ablauf der disponierenden Krankheit auch schon die Gelegenheit zur Infektion gegeben sein soll; während bei der enormen und mit jedem zurückgelegten Jahre wachsenden Häufigkeit der latenten Tuberkulose, namentlich bei den Kindern der ärmeren städtischen Bevölkerung, alle Bedingungen für die andere Alternative in zahlreichen Fällen schon von vornherein gegeben sind.

Anders steht die Sache vielleicht bei einer dritten Infektionskrankheit, die in dieser Beziehung viel zu wenig gewürdigt wird, nämlich bei der Grippe. Während Masern und Keuchhusten in der Regel nur einmal durchgemacht werden, kann die Grippe dasselbe Individuum in kurzen Intervallen beliebig oft überfallen, und manche Kinder sind überhaupt nur selten ganz frei von Schnupfen und Bronchialkatarrh. Daß aber eine katarrhalisch entzündete Schleimhaut günstigere Bedingungen für die Ansiedlung der Tuberkelbazillen oder zu deren Durchtritt in die Bronchialdrüsen darbietet als eine gesunde, ist schon von vornherein wahrscheinlich; und wenn nun diese fast in Permanenz erklärte lokale Disposition mit der gehäuften Gelegenheit zur tuberkulösen Infektion zusammentrifft, wie dies in den überfüllten Behausungen der Armen tatsächlich der Fall ist, dann dürfen wir uns nicht wundern, daß unter solchen Bedingungen nur wenige der Ansteckung mit Tuberkulose entgehen.

Eine besondere Disposition zu dieser Infektion scheint ferner durch das frühe Kindesalter gegeben zu sein. Während es gar nicht selten vor-

kommt, daß Erwachsene selbst bei fortgesetztem intimem Verkehr mit
Menschen, die mit offener Tuberkulose behaftet sind, von der Krankheit
dauernd befreit bleiben — wofür auch die früher angeführten Beispiele
Zeugnis ablegen —, dürfte es nur selten geschehen, daß ein Säugling oder ein
Kind in den ersten Jahren unter solchen Bedingungen verschont bleibt;
und mehrere Beobachtungen scheinen dafür zu sprechen, daß die Infektion
in solchen Fällen schon bald zustande kommt. Eine andere verhängnisvolle
Eigentümlichkeit des frühen Kindesalters scheint aber darin zu liegen, daß
das Virus viel leichter nach entfernteren Stellen des Körpers verschleppt
wird als bei den älteren Kindern und den Erwachsenen. Deshalb sind
Knochenfraß und Meningealtuberkulose bei diesen ziemlich selten, während
sie in den Kinderspitälern und Ambulatorien zu den gewöhnlichen Erscheinungen gehören.

Die Ausbreitung der Krankheit im Körper geschieht entweder per
continuum durch eine Vergrößerung der vorhandenen Herde oder durch
Verschleppung der Bazillen auf den Lymphwegen oder endlich durch den Ein-
bruch einer erweichten Drüse in einen Bronchus oder in eine Vene. Die
Aspiration der in den Bronchus gelangten Krankheitskeime führt dann zur
Ausbildung einer tuberkulösen Entzündung mit Verkäsung oder eitriger
Einschmelzung der befallenen Lungenteile; während die in den Blutkreislauf
gelangten Bazillen entweder vereinzelte Herde im Knochenmark, in den Hoden,
im Gehirn oder in anderen Parenchymen erzeugen oder bei sehr reichlicher
Einfuhr eine miliare Aussaat in der weichen Hirnhaut, in den Lungen, der
Pleura, dem Peritoneum usw. bewirken.

Ob alle Manifestationen der Tuberkulose auf einem dieser Wege durch
die Wucherung und Weiterbeförderung der Bazillen selbst zustande kommen
oder ob es neben den bazillären Krankheitsprodukten auch solche gibt, die
allein durch die toxischen Ausscheidungen der Bazillen hervorgerufen werden,
ist vorläufig noch eine strittige Frage, die auf das Engste mit der Frage nach
dem Verhältnisse zwischen Tuberkulose und **Skrofulose** verknüpft ist. So
lange man den Erreger der Tuberkulose nicht kannte und daher noch nicht
wußte, daß derselbe Parasit, der die Tuberkeln erzeugt, auch in der käsigen
Pneumonie, in dem verkästen Inhalte der skrofulösen Drüsen, in den
Granulationen der kariösen Knochen und Gelenke, in den Lupusknoten
und im Skrofuloderma enthalten ist, war es ganz begreiflich, daß man dem
zarthäutigen, dünnhalsigen, hustenden und fiebernden Phthisiker mit hektisch
geröteten Wangen den bleichen, pastösen, ekzematösen, plumphalsigen und
lichtscheuen Skrofelkranken als den Repräsentanten einer zweiten, von
der Tuberkulose grundverschiedenen Krankheitsform gegenüberstellte, während andere wieder eine erethische und eine torpide Form der Skrofulose
unterscheiden wollten und annahmen, daß die erstere sich öfter mit Tuberkulose kombiniere als die andere. Jetzt aber, wo wir wissen, daß man mit
dem käsigen Inhalte der typisch skrofulösen Krankheitsprodukte bei Meerschweinchen echte Tuberkulose hervorrufen kann, und wir außerdem in der
Lage sind, bei Karies, kalten Abszessen, verkästen Drüsen, Lupus, Scrofulo-
derma und Lichen scrofulosus die allgemeine und lokale Überempfindlichkeit
gegen die Extrakte der Tuberkelbazillen zu demonstrieren, sind wir darüber

belehrt, daß gerade jene Symptome, die man immer als besonders charakteristisch für Skrofulose angesehen hat, ganz zweifellos zur Tuberkulose gehören — wenn wir nämlich unter Tuberkulose jene Krankheitserscheinungen verstehen, die durch den Koch'schen Bazillus hervorgerufen werden. Man sollte also aus dieser endlich gewonnenen Erkenntnis auch die richtigen Konsequenzen ableiten und die verwirrende Doppelbezeichnung für pathogenetisch identische Prozesse definitiv aufgeben. Was sicher durch Tuberkelbazillen hervorgerufen wird, ist eben tuberkulös und kann nicht zu gleicher Zeit auch noch etwas anderes sein.

Die Frage spitzt sich also jetzt dahin zu, ob es außer den sicher als tuberkulös erkannten skrofulösen Krankheitsformen auch noch andere gibt, für die man noch den alten Namen beibehalten soll. Zu diesen rechnen manche die hartnäckigeren Schnupfen und Bronchialkatarrhe, die geschwollene Nase mit exkoriierten und ekzematösen Nasenflügeln, die wunde und verdickte Oberlippe, die adenoiden Vegetationen, die häufigen Anginen und die vergrößerten Tonsillen, den eitrigen Ohrenfluß, die Ekzeme des Gesichtes und der behaarten Kopfhaut, die in ihrem Gefolge auftretenden Anschwellungen und Vereiterungen der Hals- und Nackendrüsen, die Blepharadenitis und die Phlyktänen am Hornhautrande mit Gefäßbändchen und perforierenden Kornealgeschwüren, und schließlich sogar die Balanitis und Vulvitis. Wenn wir aber diese Symptome im einzelnen durchgehen, stellt sich heraus, daß es sich vielfach um Krankheiten handelt, deren Ätiologie uns ziemlich gut bekannt ist und die auch solche Individuen befallen, bei denen niemand an Skrofulose oder an eine besondere skrofulöse Anlage oder an eine angeborene lymphatische Konstitution denken würde. Schnupfen und Bronchialkatarrh kann jedes Kind und auch jeder Erwachsene bekommen, wenn sie mit Grippe angesteckt werden, und man kann höchstens sagen, daß es eine Eigentümlichkeit der Kinder ist, daß sich ihre Katarrhe öfter in die Länge ziehen und leicht rezidivieren, obwohl Ähnliches auch bei Erwachsenen vorkommen kann. Die zarte Haut des Kindes wird durch das aus der Nase fließende Sekret leichter exkoriiert und ekzematös, und durch diese Läsionen gelangen giftige Substanzen bakteriellen Ursprungs in die Lymphwege und erzeugen Drüsenschwellungen, die sich entweder wieder zurückbilden oder unter Umständen auch vereitern. Wiederholen sich aber diese entzündlichen Prozesse in den Schleimhäuten und auf der Haut, dann können die Drüsenschwellungen und die Infiltration des subkutanen Zellgewebes stationär werden und das charakteristische „skrofulöse" Gesicht hervorbringen, das niemals entstanden wäre, wenn nicht die wiederholten Infektionen stattgefunden hätten und wenn man durch Zinksalbe oder andere deckende Mittel das Entstehen der Hautläsionen und der ekzematösen Entzündung entweder verhindert oder sie in den frühesten Stadien wieder beseitigt hätte. Daß vielleicht manche Individuen zu solchen sekundären Prozessen mehr inklinieren als andere, mag ja ohne weiteres zugegeben werden; ich glaube aber nicht, daß man gut daran tut, sie deshalb als skrofulös zu bezeichnen, ohne Rücksicht darauf, daß gerade die typischen Erscheinungen der Skrofulose als sicher tuberkulös entlarvt worden sind.

Dasselbe gilt auch von der häufigen Erkrankung an Angina und von der durch die anginöse Infektion herbeigeführten Vergrößerung der Tonsillen. Da diese, namentlich wenn in den Krypten Exsudatmassen abgelagert sind, sich oft mit Schwellungen der Halsdrüsen kombinieren, hat man auch dieses Symptom der Skrofulose zugeschrieben, während man jetzt ganz gut weiß, daß hypertrophische Tonsillen und die sie begleitenden Lymphdrüsenschwellungen in den meisten Fällen mit der wahren Skrofulose (id est: Tuberkulose) so wenig gemein haben als die geschwollenen Drüsen, die man bei den verschiedenen Formen der Stomatitis regelmäßig vorfindet. Solche Schwellungen sieht man auch eintreten, wenn beim Durchstechen der Ohrläppchen die kleine Wunde nicht sofort heilt, sondern sich mit einer ekzematösen Kruste umgibt. Ich sah dies einmal auch bei einem 14 jährigen Mädchen, dem die eitle Mutter trotz meines Abratens die Ohren stechen ließ, das aber jedesmal wieder Ekzem und geschwollene Drüsen bekam, wenn der Ring nach Heilung der Wunde wieder eingeführt wurde. Als man endlich diese Versuche aufgab, war und blieb alles in Ordnung und das sonst gesunde und kräftige Mädchen hat niemals, weder früher, noch später, irgend etwas wahrnehmen lassen, was auf eine skrofulöse oder lymphatische Konstitution hingedeutet hätte.

Ein ähnliches Verhältnis zeigt sich auch bei einer anderen Schädlichkeit, die in exquisiter Weise einen wichtigen Teil des „skrofulösen" Bildes hervorrufen kann, nämlich bei den **Pediculi capitis.** Man sieht sehr häufig in der Armenpraxis, aber gelegentlich auch einmal bei den Wohlhabenden, Kinder und selbst Halberwachsene mit nässendem und krustösem Ekzem der behaarten Kopfhaut, mit multiplen bis taubeneigroßen Drüsenschwellungen am Nacken, mit Phlyktänen am Hornhautrande und mit Rötung und Schwellung der krampfhaft geschlossenen Augenlider; und wenn man nun daraufhin untersucht, was man bei solchen Erscheinungen auch in angesehenen Familien niemals unterlassen sollte, so findet man an den Kopfhaaren die bekannten Schmarotzer und ihre perlschnurartig an den Haaren klebenden Eier. Vertilgt man sie mit Unguentum sabadillae oder mit weißer Präzipitatsalbe oder auf irgend eine andere verläßliche Weise, so verschwindet binnen kurzem das pseudoskrofulöse Krankheitsbild, um niemals wiederzukehren, wenn die Wiederkehr der Grundursache verhindert wird. Obwohl also, so lange die Epizoen noch am Leben waren, der Habitus scrofulosus in charakteristischer Weise ausgeprägt war, wird man in einem solchen Falle doch davon Abstand nehmen müssen, auf eine skrofulöse Konstitution oder ein lymphatisches Temperament als Grundlage dieser Erscheinungen zu rekurrieren.

Das häufige Vorkommen der Phlyktänen und der übrigen Erscheinungen der „**Conjunctivitis lymphatica**" als Begleiterscheinungen der durch Pediculi und andere Hautschädigungen hervorgerufenen Ekzeme kommt uns auch ein wenig zu Hilfe, wenn es sich darum handelt, zu der in letzter Zeit vielfach ventilierten Frage nach den Beziehungen dieser Affektion zu der Tuberkulose Stellung zu nehmen. Die oben erwähnten Beobachtungen lassen es nämlich zweifellos erscheinen, daß die phlyktänuläre Augenentzündung, die von gewiegten Ophthalmologen direkt als Ekzem der Konjunktiva aufgefaßt wird, gerade so gut wie die Hautekzeme ohne Mitwirkung der Tuberkulose-

erreger zustande kommen kann, und dies wird auch durch vielfache Beobachtungen (Moro, Schütz und Vidéky u. a.) bestätigt, in denen die
kutane Tuberkulinreaktion bei solchen Augenaffektionen ausgeblieben ist.
Daß viele und vielleicht sogar die meisten dieser Kranken auf Tuberkulin
reagieren, kann uns nicht wundern, wenn wir die große Häufigkeit der offenkundigen und der latenten Tuberkulose bei dem Material der Kinderspitäler
und Ambulatorien in Betracht ziehen, bei dem diese Reaktion doch meistens
geprüft wird. Man hat allerdings die Tatsache, daß Einträufelung von Tuberkulinlösung in den Bindehautsack bei positiv Reagierenden manchmal
phlyktänuläre Entzündung hervorruft und daß eine solche namentlich
bei Wiederholung der Konjunktivalreaktion zum Vorschein kommt, in
dem Sinne verwerten wollen, daß bei der Tuberkulose neben der spezifischen Überempfindlichkeit gegen das Tuberkulin auch noch eine nicht-
spezifische gegen andere Schädigungen besteht, daß also auch die Häufigkeit
der positiven Tuberkulinreaktion bei der „skrofulösen" Augenentzündung
auf einer besonderen Inklination der Tuberkulösen zur Ausbildung solcher
Krankheitsprodukte beruht. Das ist aber vorläufig nur eine Hypothese,
die eine weitere Prüfung verlangt, während es mir zweifellos erscheint,
daß Ekzem der Bindehaut und Ekzem der verschiedenen Hautpartien auch
ohne die toxische Wirkung der Tuberkelbazillen und ohne skrofulöse Anlage
schon allein durch die in diesem Sinne wirkenden Schädlichkeiten hervorgerufen werden können. Bleiben diese Schädigungen aus, dann fehlen auch die
Wirkungen, die meiner Ansicht nach niemals aus einer bloßen Konstitutionsanomalie hervorgehen können.

Bei anderen Krankheitserscheinungen, die manche ebenfalls für den
Ausdruck einer nichttuberkulösen Skrofulose ansehen wollen, scheint eine
kritische Beurteilung noch dringender geboten. Ein eitriger Ohrenfluß
entsteht nicht durch eine skrofulöse Anlage, sondern durch eine eitrige
Entzündung der Paukenhöhle, die ihrerseits wieder durch das Eindringen
von Eitererregern aus der Nasenrachenhöhle und manchmal sogar durch
ein Hineinblasen derselben in die Tuben beim Schnauben mit geschlossener
Nasenöffnung hervorgerufen wird. Ich habe Otitis media und Otorrhöe nicht
selten bei Kindern gesehen, die weder vorher noch nachher irgend etwas haben
wahrnehmen lassen, was man als Zeichen von Skrofulose oder von Lymphatismus hätte ansehen können. Daß aber bei tuberkulösen Individuen auch
Tuberkelbazillen in die Trommelhöhle und in ihre knöcherne Umgebung eindringen können, kann mich nicht in meiner Ansicht beirren, daß Otitis und
Otorrhöe nicht zu den Symptomen der Skrofulose gezählt werden dürfen.

Für die Balanitis und die Vulvitis bedarf es hoffentlich in dieser Beziehung keiner besonderen Beweisführung. Wir werden diese beiden Krankheiten in einer der nächsten Vorlesungen besprechen und es wird sich auch
hier zeigen, daß sie pathogenetisch weder zu der Tuberkulose noch zu der
Skrofelsucht in irgend eine Beziehung gebracht werden können.

Am meisten spricht aber gegen die Beibehaltung des Begriffes einer
nichttuberkulösen Skrofulose oder einer skrofulösen Konstitution die völlige
Unmöglichkeit, diesen Begriff mit einem konkreten, wissenschaftlich definierbaren Inhalt zu erfüllen. Nicht einmal darüber ist man einig, ob die skrofu-

löse oder lymphatische Anlage angeboren ist oder nach der Geburt erworben
wird und ob sie auf einer anatomischen oder einer chemischen Abänderung der
Gewebe und ihrer lebendigen Anteile beruht. Sehr verbreitet war früher die
Ansicht, daß eine unrichtige Beschaffenheit oder Zusammensetzung der
Nahrung, namentlich ein Überschuß der mehligen Bestandteile und ein Minus
von Fett und Eiweiß die Skrofulose erzeugen kann. Zu dieser Annahme war
man wahrscheinlich dadurch gelangt, daß man das, was man früher als
Skrofulose bezeichnete und was wir jetzt als die Wirkung der tuberkulösen
Infektion erkannt haben, besonders in jenen Volksschichten beobachtete,
die sich vorwiegend mit Kartoffeln zu nähren gezwungen sind. Jetzt aber
wissen wir schon, daß auch gut genährte Kinder an verkästen Lymphdrüsen,
an Spina ventosa der Phalangen, an Spondylitis und Koxitis leiden können,
wenn sie Tuberkelbazillen in sich aufgenommen haben, und eine gewisse
Form des Ekzems finden wir sogar besonders häufig bei auffallend gut genährten, weder an Eiweiß, noch an Fett Mangel leidenden Säuglingen. Man
muß also sowohl aus theoretischen als auch, wie wir später sehen werden,
aus praktischen Gründen davon abstehen, daß eine skrofulöse oder lymphatische Anlage durch eine besondere Art der Ernährung hervorgerufen oder
verhütet werden könne.

In den letzten Jahren hat C z e r n y den Versuch gemacht, unter dem Namen
„Exsudative Diathese" einen neuen Krankheitstypus aufzustellen, der sich zum Teil
mit dem früheren Begriff der Skrofulose zu decken scheint, sich aber von diesem
dadurch zu unterscheiden hätte, daß er in gar keinem Zusammenhang mit der Tuberkulose stehen soll. Diese Diathese soll sich durch folgende Symptome kundgeben:
Landkartenzunge, Gneis (Seborrhoea capillitii), Milchschorf (krustöses Gesichtsekzem),
Strofulus (Prurigo infantum), Wundsein hinter den Ohrmuscheln und in den Hals-
und Achselfalten, Pseudokrupp, diffuse Bronchitis und Asthma, adenoide Wucherungen, häufige Erkrankung an Pharyngitis, follikulärer Angina und Infektion der
Rachenmandel, Blepharitis und Phlyktänen, Vulvitis und Balanitis, und außerdem
durch einen Wechsel von Appetitlosigkeit und Heißhunger[1]. Dieses „einheitliche
Krankheitsbild" soll hauptsächlich durch eine Mästung mit Milch und Eiern zustande
kommen und nach dem Aufgeben dieser Ernährungsweise wieder verschwinden; es
soll aber nicht nur bei starken, sondern auch bei schwachen Kindern — also ohne
Mästung — auftreten und endlich wird es auch noch mit einer neuro- und psychopathischen Beschaffenheit der Eltern in Verbindung gebracht, es soll also zu gleicher
Zeit eine angeborene und eine durch eine bestimmte Ernährungsweise erworbene
Anomalie vorstellen. Von anderen Widersprüchen wäre noch zu erwähnen, daß auf
der einen Seite die Häufigkeit dieses Krankheitsbildes mit der der Rachitis auf
gleiche Stufe gesetzt wird, während die exsudative Diathese auf der anderen Seite
hauptsächlich eine Plage der Kinder der bemittelten Stände sein soll, die doch nur
eine kleine Minderheit bilden. Für die Mehrzahl der recht heterogenen Symptome,
die hier etwas gewaltsam in ein einheitliches Krankheitsbild eingereiht werden, trifft
nun die letzte Behauptung sicher nicht zu. Ekzem und Intertrigo, Blepharitis und
Phlyktänen, Pharyngitis und Bronchitis sind bei den Kindern der Armen nicht nur
absolut, sondern auch im Verhältnisse häufiger als bei den, Infektionen weniger
ausgesetzten und sorgfältiger gepflegten Kindern der Wohlhabenden, und die ganz
allgemein ohne beweisende Krankengeschichten hingestellte Behauptung, daß diese
verschiedenen Krankheitsformen, mit denen unsere Ambulatorien überflutet werden,
durch eine Mästung mit Milch und Eiern hervorgerufen werden oder auf Neuro-
und Psychopathie der Eltern zurückzuführen seien, scheint mir mit den wirklichen

---

[1] Vergl. Jahrbuch für Kinderheilkunde. 61. und 70. Band.

Tatsachen gar nicht übereinzustimmen. Da ich überdies nicht verstehen kann, wie so grundverschiedene Symptome, wie Landkartenzunge und Vulvitis, Wundsein hinter den Ohren und Asthma bronchiale, adenoide Wucherungen und Prurigo aus einer gleichen Ursache und dann wieder aus einer Kombination zweier so ungleicher Ursachen, wie alimentärer Schädigung der Kinder und Neuropathie der Eltern, hervorgehen sollen, so muß ich mich an die Seite derjenigen stellen, die in der Aufstellung einer exsudativen Diathese keinen Fortschritt erblicken, sondern eher eine Quelle neuerlicher Verwirrung auf einem in der Klärung begriffenen Gebiete der kindlichen Pathologie. —

Im Anschlusse hieran soll noch die häufige und praktisch wichtige Krankheitsform besprochen werden, die man als S t r o f u l u s (auch Lichen urticatus oder Prurigo infantilis) zu bezeichnen pflegt. Es handelt sich um einen stark juckenden Knötchenausschlag, der in manchen Familien alle Kinder in ihren ersten Monaten befällt und nach etwa zweiwöchentlicher Dauer wieder verschwindet, um nach einem freien Intervall von einigen Wochen oder Monaten von neuem hervorzutreten; und derartige Anfälle wiederholen sich durch einige Jahre, namentlich im Sommer, um endlich im vierten Jahre, selten etwas später, ganz zu verschwinden. Einen Übergang in echte Prurigo, mit der in manchen Punkten eine gewisse Ähnlichkeit besteht, habe ich in keinem meiner sehr zahlreichen Beobachtungen gesehen. Das Jucken ist ziemlich lästig und kann sogar die Nachtruhe stören. An den erreichbaren Stellen werden die Knötchen von den älteren Kindern manchmal aufgekratzt und sind dann mit einem Krüstchen bedeckt. Ausnahmsweise bilden sich auch kleine varizellenähnliche Bläschen an der Kuppe der Knötchen; doch bereitet die Unterscheidung von der Varizella keinerlei Schwierigkeiten, weil der Strofulus niemals an der Kopfhaut und im Munde auftritt und auch nicht so gleichmäßig über den Körper verteilt ist, wie die Varizella, sondern immer an den unteren Extremitäten und besonders an den Fußsohlen dichter gruppiert erscheint. Etwas schwieriger wird manchmal die Unterscheidung von der K r ä t z e, an die man immer, auch bei den Kindern Wohlhabender denken muß, bei denen sie manchmal durch das dienende Personal eingeschleppt wird. Hier beseitigt, wenn nicht deutliche Milbengänge sichtbar sind, der Befund desselben Ausschlages an den Händen der Erwachsenen in der Umgebung des Kindes in der Regel jeden Zweifel. Allenfalls kann man probeweise mit Styrax einreiben lassen, der bei Skabies alle Beschwerden wie mit einem Schlage beseitigt, während er bei Strofulus keine Änderung herbeiführt. Hier bringt in leichteren Fällen manchmal eine öfters wiederholte Anwendung von Borvaselin (5 : 50) einige Erleichterung; bei hartnäckigeren Anfällen werden die Kinder vor dem Schlafen mit einer Teerschwefelsalbe (Kalii sulfurati 5,0, Axungiae 50,0, Cretae albae, Olei cadini ā 3,0, Olei lavandulae 1,0) am ganzen Körper eingerieben und mit einem Trikotanzug bekleidet zu Bette gebracht. Morgens bekommen sie dann ein warmes Bad, danach Fett und Puder. Dieselbe Prozedur wird zehn Tage nacheinander wiederholt und genügt gewöhnlich, um für längere Zeit Ruhe zu schaffen. Von einer Änderung der Diät ist dabei nichts zu erwarten, weil ich mich oft genug davon überzeugen konnte, daß die Kinder in den disponierten Familien auch bei tadelloser Diät und ganz normaler Verdauung von Zeit zu Zeit ihre Knötchen bekommen, während unzählige Kinder mit Dyspepsie und stinkenden Stühlen von diesem Ausschlage niemals heimgesucht werden. Ich muß daher auf Grund meiner Erfahrungen eine Darmintoxikation als Ursache des Strofulus ebenso ablehnen, wie die von C z e r n y beschuldigte Überernährung.

Wir wollen nun wieder zur Tuberkulose zurückkehren und uns ein wenig mit der Diagnose derselben beschäftigen.

Ein jeder fieberhafte Lungenkatarrh, der sich trotz Bettruhe stark in die Länge zieht, muß verdächtig erscheinen und er wird um so verdächtiger, wenn auch geschwollene Lymphdrüsen oder deutliche Zeichen von Knochentuberkulose vorhanden sind. Sputum ist bei Säuglingen und jungen Kindern ohne Nachhilfe nicht zu erlangen; man kann aber durch

Kitzeln des Kehlkopfeinganges mit einem Nelaton-Katheter Husten hervorrufen und den im Fenster herausbeförderten Schleim der Untersuchung unterziehen. Aber auch ohne Bazillenbefund wird die Diagnose gemacht werden können, wenn bei fortdauerndem Fieber eine nachweisbare Lungenverdichtung sich nicht löst oder gar deutliche Höhlensymptome hervortreten, was hin und wieder auch schon in den ersten Lebensmonaten vorkommt. Auch ein Stillstand in der Gewichtszunahme bei einem Säugling mit ungestörter Verdauung oder gar eine allmählich sich herausbildende Atrophie ohne wesentliche Darmstörungen rechtfertigten den Verdacht auf eine irgendwo verborgene Tuberkulose, und in einem solchen Falle kann die Pirquet'sche Probe viel zur Aufklärung beitragen, während der positive Ausfall derselben bei einem älteren Kinde nur beweist, daß einmal eine Infektion stattgefunden hat, aber keine Sicherheit dafür gewährt, daß die gerade jetzt vorhandenen Symptome mit derselben zusammenhängen. Besteht aber seit Wochen ein schleichendes Fieber ohne nachweisbare Ursache, dann wird man bei positivem Pirquet kaum fehlgehen, wenn man es auf einen vorläufig noch latenten Tuberkelherd bezieht. Latent kann aber ein solcher Herd durch längere Zeit bleiben, wenn er in einer Bronchial- oder Mediastinaldrüse sitzt, weil ein solcher, so lange es nicht zur Anhäufung mehrerer vergrößerter Drüsen gekommen ist, durch Perkussion oder Palpation kaum nachgewiesen werden kann; und in einem solchen Falle wird auch das Röntgenbild keine Sicherheit bringen. Der von manchen für die Bronchialdrüsentuberkulose in Anspruch genommene eigentümliche Respirationstypus mit in die Länge gezogenem geräuschvollen Exspirium (exspiratorisches Keuchen) kommt nach meiner Erfahrung gar nicht selten bei schwerer Rachitis — auch ohne auffallende Verbildung des Thorax — vor und schwindet dann, wie früher gezeigt wurde (S. 268), nach der Behandlung mit Phosphor auffallend rasch und für immer. Es muß also jedenfalls bei der Verwertung dieses Symptoms für die Diagnose der Bronchialdrüsentuberkulose darauf Rücksicht genommen werden, daß dieselbe Erscheinung auch als ein Symptom der rachitischen Übererregbarkeit auftreten kann. Ich selbst fand diese Art der Atmung niemals bei einem nichtrachitischen Kinde und überhaupt nicht jenseits des zweiten Jahres, obwohl vergrößerte Bronchialdrüsen auch später nicht selten sind[1]).

---

[1]) Die öfters gefundene Kombination einer positiven Pirquet-Reaktion mit dem exspiratorischen Keuchen beweist angesichts der großen Häufigkeit der latenten Tuberkulose in jedem Spitalsmaterial noch nichts für das Bedingtsein der Respirationsstörung durch die Vergrößerung der Bronchialdrüsen; während man diesen Kausalzusammenhang wohl ausschließen kann, wenn das Keuchen im Schlafe aufhört und nach kurzer Behandlung mit Phosphorlebertran vollkommen schwindet. Auch muß ich bemerken, daß die von mir beobachteten Fälle ausnahmslos in jene Jahreszeit fielen, in der sich die verschiedenen Erscheinungen der Übererregbarkeit bei den rachitischen Kindern in auffallender Weise häufen. Wenn ich also keineswegs in Abrede stellen will, daß das exspiratorische Keuchen manchmal auch durch geschwollene Bronchialdrüsen hervorgerufen werden könnte, so müßte man doch verlangen, daß in künftigen Beobachtungen immer auch auf floride Rachitis, Wirkung der Phosphorbehandlung, Jahreszeit und Aufhören oder Persistenz in tiefem Schlafe Rücksicht genommen werde.

Tuberkulöse Affektionen der Knochen und der Gelenke verursachen meistens auffallende Gestaltveränderungen und Funktionsstörungen und sind daher gewöhnlich leicht zu diagnostizieren. Nur in den Wirbelkörpern kann ein beginnender Herd monatelang verborgen bleiben und sich zunächst nur durch hartnäckig andauerndes intermittierendes oder remittierendes Fieber manifestieren, dessen Ursache erst zu erkennen ist, wenn endlich die Deviation der Wirbelsäule und die steife Haltung derselben bemerkbar wird. Die Tuberkulose des Oberschenkelkopfes führt zu den bekannten Erscheinungen der Koxalgie, die aber manchmal auch — wie wir später sehen werden — durch hysterische Autosuggestion vorgetäuscht werden können. Beim Tumor albus des Kniegelenks kann, wie wir gesehen haben, eine Verwechslung mit rheumatischem Hydrops genu unterlaufen und auch die Möglichkeit einer syphilitischen Arthritis sollte immer im Auge behalten werden. In diesen Fällen wird einerseits die Tuberkulinreaktion und auf der anderen Seite der Erfolg einer spezifischen antirheumatischen oder antiluetischen Therapie die gewünschte Aufklärung verschaffen. Dagegen werden diese diagnostischen Hilfsmittel kaum jemals bei der Spina ventosa der Phalangen in Anspruch genommen werden müssen, weil die durch tuberkulöse Karies aufgetriebenen Fingerglieder immer von einer stark geröteten Haut überzogen sind, die manchmal von einer Knochenfistel durchbrochen wird, und weil hier der Prozeß immer nur auf ein einzelnes oder auf wenige Glieder beschränkt bleibt, während die luetische Phalangitis die Haut intakt läßt und meistens alle oder wenigstens die Mehrzahl der Grundphalangen und nicht selten auch die an sie grenzenden Mittelphalangen ergreift, wodurch die charakteristische spielkegelähnliche Konformation der Finger entsteht. Überdies wird man bei der luetischen Phalangitis kaum jemals andere Zeichen der Grundkrankheit vermissen.

Von vornherein möchte man natürlich glauben, daß eine frühzeitige Diagnose der tuberkulösen Infektion in prophylaktischer Beziehung von ebenso großem Vorteile wäre wie mit Rücksicht auf das einzuschlagende therapeutische Verfahren; und deshalb hat man die leicht auszuführende und ganz unbedenkliche Reaktion Pirquet's allseitig mit großer Genugtuung begrüß. Man darf sich aber nicht allzu sanguinischen Erwartungen hingeben. So wäre z. B. eine allgemeine und von Zeit zu Zeit wiederholte Prüfung in den Schulen kaum durchführbar, und selbst wenn es der Fall wäre, könnte man daraus unmöglich die Konsequenz ziehen, alle positiv Reagierenden von der Schule auszuschließen. Da sich nämlich herausgestellt hat, daß von den in den Kinderspitälern nicht wegen Tuberkulose, sondern wegen der verschiedensten anderen Erkrankungen aufgenommenen Kindern im schulpflichtigen Alter weit mehr als die Hälfte nach Pirquet reagiert und sich dieses Verhältnis (nach Hamburger) noch weit ungünstiger gestaltet, wenn man bei den nicht in dieser Weise reagierenden auch noch die Stichreaktion versucht, so würde eine strenge Aussonderung der als tuberkulös Erkannten zu einer nahezu völligen Entvölkerung der Schulen führen, und diese drakonische Maßregel wäre nicht einmal gerechtfertigt, weil die an latenter und daher für ihre Umgebung unschädlicher Tuberkulose Leidenden unter den positiv Reagierenden weit überwiegen. Man wird sich also immer damit begnügen müssen, auffallend hustende und expektorierende Schüler nach Hause zu schicken und erst dann wieder aufzunehmen, wenn sie nach gründlicher, alle Behelfe heranziehender Untersuchung, am besten durch den Schularzt, als unbedenklich erkannt worden sind. Dieselbe Vorsicht müßte aber auch gegenüber den Lehrern und Lehrerinnen geübt werden; und auch bei der Aufnahme von Hauslehrern, Erzieherinnen, Kinderfrauen, Ammen und Hebammen wird man jetzt, wo die große Empfänglichkeit der Kinder für die tuberkulöse Infektion sichergestellt ist, viel vorsichtiger zu Werke gehen müssen, als es bisher üblich war; obwohl man sich nicht verhehlen darf, daß eine peinliche Durchführung einer solchen Vorsicht in der Praxis mit großen Schwierigkeiten zu kämpfen hätte. Zum mindesten sollte aber die Kenntnis von der Gefährlichkeit des tuberkulösen Auswurfes in weitere Kreise des Volkes gebracht werden und hier könnte, wie in vielen anderen Beziehungen, ein gründlicher hygienischer Unterricht in den Schulen wenigstens zur Beseitigung der krassesten Übelstände beitragen.

Auch in bezug auf die therapeutische Bekämpfung einer schon vorhandenen Tuberkulose werden die von den neuen diagnostischen Behelfen zu erwartenden Vorteile vorläufig noch nicht besonders eklatant in die Augen fallen. Dies wäre allerdings der Fall, wenn wir ein spezifisches und zweifellos wirksames Heilmittel gegen die Tuberkulose besäßen, wie etwa in dem Quecksilber gegen die Syphilis. Dann wäre es gewiß von größter Bedeutung, daß wir jetzt in der Lage sind, eine einmal stattgehabte Infektion mit großer Sicherheit zu konstatieren. Leider trifft aber diese Voraussetzung noch keineswegs zu. Wir dürfen zwar die Aussichten der Tuberkulinbehandlung vom theoretischen Standpunkte als nicht ungünstig bezeichnen und sie hat auch in der Praxis einige recht zuversichtliche Verteidiger gefunden; aber die Mehrzahl derjenigen, die sie an einem größeren Material geprüft haben, spricht sich entweder zweifelnd oder ganz ablehnend aus; und dasselbe gilt in verstärktem Maße von den verschiedenen Arten der Immunsera (Maragliano, Marmorek, Spengler), deren Wirksamkeit eigentlich nur von ihren Erfindern gerühmt wird. Es ist daher zu überlegen, ob wir wohl daran täten, jeden Menschen mit kutaner Überempfindlichkeit gegen Tuberkulin, auch wenn er sonst keine krankhaften Erscheinungen darbietet, einer Tuberkulinbehandlung zu unterziehen, weil hier einem zweifelhaften Nutzen auch noch die Möglichkeit einer Schädigung gegenübersteht.

Über die Aussichten der Tuberkulinbehandlung im allgemeinen wäre in theoretischer Hinsicht folgendes zu sagen.

Man hat jetzt über die Heilbarkeit der Tuberkulose und namentlich über ihre Spontanheilung viel günstigere Anschauungen als früher. Man findet eingekapselte Tuberkelherde überaus häufig als einen Nebenbefund bei an anderen Krankheiten Verstorbenen und man weiß, daß solche relative Heilungen bei den verschiedensten Behandlungsmethoden und häufig auch ohne jede Behandlung zustande kommen. Wir sprechen allerdings nur von einer relativen Heilung, weil die Tuberkulinreaktion uns darüber belehrt, daß in solchen abgekapselten und selbst in verkalkten Herden noch lebende Bazillen enthalten sind. Der Stillstand des Prozesses und seine Symptomlosigkeit beruhen also nicht auf einer Vernichtung der Bazillen durch bakterizide Stoffe, sondern nur auf ihrer Umschließung mit einem resistenteren Gewebe, das wenigstens vorläufig eine Ausdehnung des krankhaften Prozesses und sein Übergreifen auf bisher verschont gebliebene Teile verhindert. Diese Widerstandsfähigkeit mag ja zunächst auf der anatomischen Beschaffenheit der umschließenden fibrösen Kapsel beruhen; aber diese hätte sich schwerlich herausbilden können, wenn sich nicht früher die ursprünglich überempfindlichen Teile durch chemische Vorgänge in unempfindliche verwandelt hätten. Nun hat sich aber gezeigt, daß man eine solche Unempfindlichkeit auch durch langsam steigende Tuberkulindosen herbeiführen kann; denn man kann es durch eine solche einschleichende Behandlung endlich dazu bringen, daß selbst große Dosen, die sonst starkes Fieber und starke lokale Reaktion herbeigeführt hätten, keine wahrnehmbare Wirkung hervorbringen. Das kann aber kaum anders gedacht werden, als daß früher überempfindlich gewesene Gewebsteile in der unmittelbaren Umgebung der Tuberkeldepots jetzt unempfindlich geworden sind, daß also dasjenige auf künstlichem Wege erreicht wurde, was wir als das Wesen der Spontanheilung ansehen müssen. Freilich ist dieser Zustand der lokalen und der allgemeinen Unempfindlichkeit, die sich auch durch das Verschwinden der kutanen Reaktion zu erkennen gibt, nur ein vorübergehender; aber man könnte ihn ja durch in größeren Intervallen wiederholte Einspritzungen zu einem dauernden gestalten.

Wir können also diese Überlegungen dahin zusammenfassen, daß theoretisch allerdings die Möglichkeit besteht, durch vorsichtig steigende Dosen von Tuberkulin eine Ausheilung der vorhandenen Tuberkulinherde herbeizuführen oder wenigstens die im Gange befindliche Spontanheilung zu unterstützen. Man wird es aber jedenfalls so einrichten müssen, daß eine Herdreaktion und das sie anzeigende Fieber vermieden werden, weil beide nach den hier entwickelten Vorstellungen nichts anderes bedeuten als eine Steigerung der Überempfindlichkeit in der Umgebung des Herdes und eine Vorschubleistung für die Ausbreitung des Prozesses. Man muß also mit ganz kleinen Dosen ($^1/_{50}$—$^1/_{20}$ Milligramm) beginnen und mit mehrtägigen Intervallen ganz langsam ansteigen.

Ein verläßliches Urteil über die Heilwirkung einer solchen und jeder anderen Behandlung der Tuberkulose ist deshalb äußerst schwierig, weil in vielen Fällen eine unleugbare Tendenz zur Spontanheilung besteht. Ich habe Phalangitis tuberculosa, Tumor albus genu und Drüsentumoren am Halse bei internem Gebrauche von Kreosotlebertran (1 : 100) und bei Jodpinselungen oder Einreibung von Schmierseife spurlos ausheilen gesehen; habe mir aber niemals geschmeichelt, daß ich durch meine Therapie etwas Wesentliches zu diesen Heilungen beigetragen habe. Auch bei Spondylitis und Koxitis habe ich bei den verschiedensten Behandlungsmethoden endliche Ausheilung mit geringer Entstellung und geringer Funktionsstörung erlebt. Es müßten sich also die Heilerfolge bei der Tuberkulinbehandlung in besonders auffälliger Weise häufen, die Aufsaugung der der Untersuchung zugänglichen Krankheitsprodukte müßte mit ungewohnter Raschheit vor sich gehen und es müßten vor allem die Verschlimmerungen während der Behandlung vollständig ausbleiben, wenn man sich definitiv zu ihren Gunsten entscheiden soll. Daß aber selbst die wärmsten Verteidiger der spezifischen Behandlung vor ihrer Anwendung bei fiebernden Lungenkranken und bei progredienten Prozessen warnen, ist jedenfalls schon eine Enttäuschung, weil wir gerade in solchen Fällen ein besonders lebhaftes Bedürfnis nach einer wirksamen Therapie empfinden.

Über die Röntgenbehandlung von Drüsentumoren und über die Wirkung der Sonnenbestrahlung bei äußerlich zugänglichen tuberkulösen Depots besitze ich keine eigene Erfahrung. Von beiden Behandlungsmethoden werden gute Erfolge gerühmt.

An die heilende Wirkung von Jodeisensirup und Trinkkuren mit Jodwässern glaube ich ebensowenig als an eine spezifische Heilkraft von Jodbädern. Jedenfalls ist es bemerkenswert, daß dieselben Jodpräparate, die bei der Skrofulose, d. h. also bei Drüsen- und Knochentuberkulose so sehr gerühmt werden, bei den Lungenprozessen, die durch dasselbe Virus hervorgerufen werden, unwirksam oder gar schädlich sein sollen. Die einfachste Lösung dieses Widerspruches scheint mir darin zu liegen, daß auch schwerere Veränderungen in den Drüsen oder Knochen nicht selten ausheilen, während vorgeschrittene Zerstörungen in der Lunge nur wenig zur Spontanheilung tendieren.

Daß man diese durch alles unterstützen und befördern kann, was den Allgemeinzustand der Kranken zu heben imstande ist, also durch peinliche Körperpflege, häufige Bäder ohne übertriebene Abhärtungsmaßregeln, in der passenden Jahreszeit durch den Aufenthalt an der See oder im Gebirge, durch große und gut ventilierte Wohn- und Schlafräume usw., kann als selbstverständlich vorausgesetzt werden. Tuberkuloseverdächtige Kinder sollten, wenn irgendwie möglich, außerhalb der großen Städte, am besten in einem komfortablen Landhause aufwachsen, weil sie dadurch — abgesehen von den Vorteilen der Freiluftkur — auch leichter den ihnen besonders gefährlichen Infektionskrankheiten entgehen. Für die Armen sollten Ferienkolonien, Walderholungsstätten und Seehospize in möglichst ausgiebigem Maße geschaffen und erweitert werden; nur dürfen die Kinder dort nicht mit Rotwein und Kraftbier gestärkt werden, wie es leider in einzelnen solcher Anstalten trotz aller dagegen gerichteten Mahnungen auch heute noch geschieht.

Dies führt uns endlich auch zu dem Thema der diätetischen Behandlung der Tuberkulose und Skrofulose. Ich kann Ihnen aber hierüber nichts anderes sagen, als was ich bereits am Ende der neunten Vorlesung (S. 126) über denselben Gegenstand ausgeführt habe; und ich fasse das dort Gesagte noch einmal in die folgende Formel zusammen:

Es gibt keine bessere Nahrung als eine gute. Jeder Versuch, eine gute, den Prinzipien der Ernährungsphysiologie entsprechende Nahrung durch eine noch bessere zu ersetzen, kann nur zum Schaden des Versuchsobjektes ausfallen.

Hirnhautentzündung. Zerebrale und spinale Kinderlähmung.

Tuberkulöse Meningitis. Traumatische Ursachen? Prodromalerscheinungen. Verlauf und Ausgang. Seltene Heilungen. Lumbalpunktion. Solitäre Tuberkel. Epidemische Genickstarre. Eitrige Hirnhautentzündung. Meningitis serosa. Chronischer Wasserkopf. Spinale und zerebrale Kinderlähmung. L i t t l e ' sche Krankheit. Polyneuritis.

Von den verschiedenen Lokalisationen der Miliartuberkulose nimmt das Aufschießen miliarer Knötchen in der weichen Hirnhaut und die damit einhergehende exsudative Entzündung dieser Membran unser Interesse in besonderem Maße in Anspruch, sowohl wegen der charakteristischen klinischen Symptome, die sie hervorruft, als auch deshalb, weil sie im Kindesalter so häufig den letalen Ausgang der tuberkulösen Infektion verschuldet. Im Gegensatze zu den analogen Affektionen in anderen Körperteilen, die entweder latent oder unter dunkeln, schwer zu deutenden Symptomen verlaufen, ist die Miliartuberkulose der Pia mater fast immer schon in vivo zu erkennen; und da die Krankheit gewöhnlich nach wenigen Wochen mit dem Tode endet, kann sie auch anatomisch nachgewiesen werden. Dadurch ist vielleicht die Ansicht entstanden, als ob die weiche Hirnhaut eine besonders starke Anziehung auf die im Blute kreisenden Bazillen ausüben oder besonders günstige Bedingungen für ihre Ansiedlung und Vermehrung gewähren würde. Dem widerspricht aber wieder die Tatsache, daß das Gehirn und seine Hüllen dauernd verschont bleiben können, wenn auch andere Körperteile, zu denen die Krankheitserreger ebenfalls auf dem Blutwege gelangen, der Reihe nach ergriffen werden, und daß auch in der Leiche gar nicht so selten nahezu allgemeine Miliartuberkulose bei intakten Meningen konstatiert werden kann. Wir dürfen also nur sagen, daß diese ebensogut befallen werden können wie andere seröse Häute, daß aber ihre Beteiligung an dem tuberkulösen Prozeß wegen der damit verbundenen unmittelbaren Bedrohung des Lebens eine besonders hervorragende Bedeutung besitzt.

Vielfach wird auch jetzt noch an der früher von niemandem angezweifelten Meinung festgehalten, daß der „hitzige Wasserkopf" — so wurde die tuberkulöse Gehirnhautentzündung früher genannt — durch ein Trauma, z. B. einen Schlag oder Fall auf den Kopf hervorgerufen werden könne;

und außerdem wird von einigen Autoren auch noch geistige Überanstrengung unter den ätiologischen Faktoren aufgezählt, die bei der Entstehung dieser Krankheit in Betracht kommen können. Früher hat man außerdem auch noch die Gehirnkongestion infolge von erschwertem Zahndurchbruch und den „Wurmreiz" beschuldigt, und man kann ja ganz gut begreifen, daß man zu einer Zeit, wo man noch nicht wußte, daß Tuberkelbazillen aus einer tuberkulös infizierten Bronchialdrüse oder aus einem anderen tuberkulösen Herde in die Meningen transportiert werden müssen, um diese eigentümliche Form der Entzündung hervorzurufen, sich bei der Erklärung derselben mit allem zufrieden gab, was allenfalls einen vermehrten Blutandrang zum Gehirn und seinen Umhüllungen herbeiführen könnte. Jetzt könnte man höchstens daran denken, daß ein stumpfes Trauma, welches auf den Schädel einwirkt, in der weichen Hirnhaut eine Hyperämie hervorruft und die schon im Blute zirkulierenden Bazillen dazu veranlaßt, sich auf diesem hyperämischen Boden festzusetzen; denn die andere Möglichkeit, daß das auf den Schädel einwirkende Trauma erst ein Ausschwärmen der Bazillen aus der erweichten Drüse im Thoraxraum oder im Abdomen veranlaßt, dürfte kaum in Betracht zu ziehen sein. Für mich ist es aber noch wichtiger, daß in den sehr zahlreichen Fällen von tuberkulöser Meningitis, die ich genau zu beobachten Gelegenheit hatte, nicht ein einzigesmal der geringste Anlaß vorhanden war, ein solches auslösendes Moment für die Entstehung der Krankheit heranzuziehen. Höchstens daß die Mütter, wenn das ominöse Wort „Gehirnhautentzündung" gefallen war, sich dahin äußerten, daß das Kind wohl einmal auf den Kopf gefallen sein müsse; aber in keinem dieser Fälle war ein solches oder ein ähnliches Trauma tatsächlich beobachtet worden; und auch von einer geistigen Überanstrengung konnte bei den wenigen (im ganzen vier) Fällen, die schon schulpflichtige Kinder betrafen, kaum die Rede sein, während bei der übergroßen Mehrzahl, die bei mir, wie bei allen anderen Beobachtern, das frühere Kindesalter betraf, dieses Moment wohl füglich außer Betracht bleiben muß.

Vielleicht ist die Aufnahme dieses letzteren Momentes unter die ätiologischen Faktoren dadurch veranlaßt worden, daß die ersten überhaupt wahrnehmbaren Erscheinungen in der psychischen Sphäre der Kinder bemerkbar werden. Die früher lebhaften und freundlichen Kinder werden still und mürrisch, haben keine Lust zu spielen und ziehen sich in einen ruhigen Winkel zurück; die größeren klagen über Kopfschmerzen, sind beim Lernen unaufmerksam und vergeßlich und benehmen sich so, als ob sie wirklich überangestrengt wären, während sie in Wirklichkeit nur infolge ihrer beginnenden Erkrankung den früheren, im gesunden Zustande spielend bewältigten Anforderungen nicht mehr gewachsen sind. Hand in Hand mit diesen Veränderungen geht gewöhnlich auch schon der Verlust des Appetites und eine Abnahme der früheren Körperfülle, die aber zuerst weniger im Gesicht als am übrigen Körper bemerkbar wird. Überhaupt sind die Erscheinungen in den meisten Fällen so wenig auffallend, daß die Kinder von ihrer Umgebung eher für unartig als für krank gehalten werden, und diese Meinung ändert sich erst dann, wenn sich als erstes auffälligeres Symptom wiederholtes Erbrechen einstellt. Aber auch jetzt wird dem Ganzen meistens noch keine besondere Bedeutung beigelegt, weil man alles auf einen „verdorbenen Magen" zurückführt und man in der weißlich belegten Zunge eine Bestätigung dieser Auffassung erblickt.

Der in einem solchen Falle zu Rate gezogene Arzt muß sich aber immer gegenwärtig halten, daß es nicht nur ein gastrisches, sondern auch ein zerebrales Erbrechen gibt, und wenn Sie sich daran erinnern, was ich bereits früher (S. 196) über die wichtigsten Unterscheidungsmerkmale zwischen gastrischem und meningealem Erbrechen gesagt habe, wird es Ihnen kaum passieren, daß Sie eine beginnende Meningitis für ein „gastrisches Fieber" erklären. In jedem Falle werden Sie aber zunächst mit Ihrem Urteil zurückhalten. Sie werden zwar in der Regel bei genauer Erwägung aller Umstände schon früh in der Lage sein, wenigstens bei sich selbst die richtige Entscheidung zu treffen; aber selbst wenn diese schon nach der ungünstigen Seite gefallen ist, werden Sie sich den Angehörigen gegenüber doch vorerst auf entfernte Andeutungen einer möglichen Gefahr beschränken.

Einen der wichtigsten Anhaltspunkte besitzen wir in einem solchen Falle in dem Verhalten der Darmperistaltik. Ein Erbrechen infolge von Übermaß oder von schlechter Beschaffenheit der Ingesta ist, namentlich bei jüngeren Kindern, fast immer schon in den nächsten Stunden oder am folgenden Tage von häufigen und abnorm beschaffenen Darmentleerungen gefolgt. Es hört auch bei knapper Diät oder bei zeitweiliger Nahrungsentziehung sehr bald auf und nach wenigen Tagen kann alles wieder in Ordnung sein. Tritt aber Erbrechen als Einleitung einer tuberkulösen Meningitis auf, dann besteht, wenigstens in der überwiegenden Zahl der Fälle, auch schon eine deutliche Obstipation, die ja im weiteren Verlaufe eines der konstantesten Symptome der „basilaren" Gehirnhautentzündung darstellt. Allerdings gibt es auch Ausnahmefälle, in denen dieses Merkmal nicht vorhanden ist, und solche Ausnahmen treffen wir ja hin und wieder fast bei jeder der zahlreichen Krankheitserscheinungen, aus denen sich das Bild der tuberkulösen Gehirnhautentzündung zusammensetzt. Derartige Varianten sind auch unvermeidlich, wenn das anatomische Substrat gewisse Abänderungen erfährt, wenn also die Tuberkelknötchen einmal in größeren Zwischenräumen, ein andermal dicht gedrängt auftreten; wenn das Exsudat zwischen ihnen spärlich oder massig ist; wenn die Exsudation sich, wie gewöhnlich, auf die Hirnbasis beschränkt oder in manchen Fällen auf die Konvexität der Hemisphären übergreift; wenn die von der Basis abtretenden Nerven freibleiben oder in Exsudatmassen eingebettet sind; wenn außer der miliaren Aussaat in die weiche Hirnhaut auch noch solitäre Tuberkel in wechselnder Größe und Anzahl in verschiedenen Teilen des Gehirns sich entwickelt haben; wenn sich in den Ventrikeln eine kleinere oder größere Exsudation angesammelt und eine oberflächliche oder tiefer greifende Erweichung der begrenzenden Hirnteile hervorgerufen hat: aber im großen und ganzen bleiben doch die hauptsächlichsten Grundlinien des verwickelten Krankheitsbildes in jedem Falle deutlich erkennbar; und wenn Ihnen diese geläufig sind, wird Ihnen auch in den atypischen Fällen die Diagnose keine großen Schwierigkeiten bereiten.

Das initiale Erbrechen fehlt nur in den allerseltensten Fällen und wenn es vorhanden ist, hat es gewöhnlich einen eigenartigen Charakter, indem der Mageninhalt ohne vorhergehendes Würgen und ohne Übelkeit plötzlich beim Aufsetzen oder bei einer Lageveränderung, manchmal aber auch ohne einen solchen Anlaß, wie in einem Gusse herausbefördert wird. Etwas Ähnliches geschieht allerdings auch bei der spastischen Pylorus-Stenose und die Ähnlichkeit wird noch dadurch verstärkt, daß auch hier das Erbrechen mit einer hartnäckigen Verstopfung einhergeht. Und doch ist eine Verwechslung beider Affektionen kaum denkbar, weil die Erscheinungen des Pyloruskrampfes fast immer bald nach der Geburt oder wenigstens in den ersten Lebensmonaten auftreten, während die tuberkulöse Meningitis um diese Zeit kaum jemals vorkommt. Dann aber fehlen hier die zerebralen Erscheinungen, während sie in keinem Falle von Meningitis ausbleiben und sich mit jedem Tage deutlicher und charakteristischer entwickeln.

Bei allen Kindern, die noch eine offene Stirnfontanelle haben, gewährt uns ihre Beschaffenheit wichtige Anhaltspunkte für die Differentialdiagnose zwischen gastrischem und meningealem Erbrechen. Eine konkave oder gar eine tief eingesunkene Fontanelle spricht entschieden gegen eine zerebrale Ursache des Erbrechens, und andererseits wird man kaum jemals bei dyspeptischem Erbrechen eine gespannte oder gar eine vorgewölbte Fontanelle finden. Aber selbst von diesen Extremen abgesehen kann die Resistenz der Fontanellmembran wichtige Aufschlüsse über die Ursache des Erbrechens geben, wenn man sich gewöhnt hat, die Fontanelle bei allen gesunden und kranken Kindern, mit denen man zu tun hat, mit einem raschen Griff auch in dieser Richtung zu prüfen. Man findet dann, daß der tastende Finger schon in einem sehr frühen Stadium des meningitischen Prozesses einem stärkeren Widerstande begegnet, während nach einem dyspeptischen Erbrechen, selbst wenn es noch nicht mit Durchfall verbunden ist, immer eine gewisse Nachgiebigkeit deutlich bemerkbar wird. Natürlich sind diese feineren Unterscheidungen nur bei völliger Ruhe des Kindes zu machen, weil der Spannungsgrad durch Geschrei und selbst schon durch psychische Erregung erhöht wird. Man muß also trachten, diese Untersuchung sowohl als die des Pulses und der Respiration bei dem schlafenden Kinde vorzunehmen, wozu gewöhnlich schon in den Frühstadien der basilaren Meningitis reichliche Gelegenheit gegeben ist.

Eines der konstantesten Symptome in diesem frühen Stadium ist nämlich neben dem Erbrechen die Neigung zum Schlafen zu sonst ungewöhnlichen Stunden. Ältere Kinder legen sich am Vormittag oder zu irgend einer anderen Tageszeit hin und liegen entweder mit geschlossenen Augen oder sie starren mit offenen Augen ins Weite, ohne sich um ihre Umgebung zu kümmern. Angesprochen geben sie eine verdrießliche und zögernde Antwort, um dann wieder in einen anscheinend unbewußten Zustand zu verfallen. Diese Somnolenz steht aber in einem auffallenden Widerspruch zu dem geringfügigen oder auch ganz fehlenden Fieber. Bei einer Temperatur von 40° und darüber sind wir nicht erstaunt, die kranken Kinder schlummersüchtig zu finden, und gerade hier sehen wir mitunter sogar eine zeitweilige Aufregung statt der gewöhnlichen Depression. Im Vorbereitungsstadium der basilaren Meningitis sind aber die Temperatursteigerungen, wenn sie vorhanden sind, meistens nur mäßig und wechseln mit subfebrilen oder normalen Temperaturen; und wenn man trotzdem eine sonst ungewohnte Schlafsucht beobachtet und man die narkotische Wirkung eines Arzneimittels ausschließen kann, dann ist die Besorgnis vor der gefürchteten Gehirnaffektion durchaus gerechtfertigt.

Dieser Verdacht wird noch verstärkt und erhebt sich fast zur Gewißheit, wenn sich zu der Schlummersucht auch noch eine Verlangsamung und eine unregelmäßige Schlagfolge des Pulses gesellt. Die Verlangsamung kann auch nur eine relative sein, indem die etwa vorhandene Temperatursteigerung nicht von der entsprechenden Beschleunigung des Pulses begleitet ist. Manchmal geht aber die Pulszahl selbst bei jüngeren Kindern auf 80 oder 70 in der Minute herab, und es fehlt dann dabei fast niemals eine deutliche Arythmie. Eine gelegentliche Verlängerung eines Intervalls oder ein kurzes Aussetzen des Pulses findet man ja hin und wieder auch bei gesunden Kindern, wenn man ihren Puls öfters im Schlafe untersucht, und es wäre gefehlt, daraus allein irgend eine ernstere Folgerung abzuleiten. Findet man aber neben Schlummersucht, gespannter Fontanelle und Verlangsamung des Pulses auch eine innerhalb einer kurzen Untersuchung immer wiederkehrende Unregelmäßigkeit desselben, dann ist die verhängnisvolle Diagnose eigentlich schon sichergestellt. Man kann eine noch undeutliche Arythmie leicht konstatieren und selbst einer Hörerschar demonstrieren, wenn man immer nur von eins bis vier zählt und dann wieder mit eins anfängt, weil in diesen kurzen Serien die ungleiche Verteilung der vier Schläge besonders deutlich hervortritt.

In diesem Stadium ist gewöhnlich auch der Respirationstypus in charakteristischer Weise alteriert. Das läßt sich ebenfalls am besten im Schlafe oder bei vollständiger Ruhe des Kindes beobachten, und man tut daher gut daran, die Exkursionen des Thorax nicht mit der aufgelegten Hand, sondern mit den Augen zu verfolgen, was auch ohne Entblößung des Körpers immer leicht durchzuführen ist. Man bemerkt dann zunächst, daß langsame Atemzüge in unregelmäßiger Weise mit rascheren abwechseln; daß dann oft längere Pausen eintreten, nach denen die Atmung wieder mit einem tiefen Seufzer aufgenommen wird; und vor dem herannahenden Ende entwickelt sich manchmal der charakteristische, nach Cheyne-Stokes benannte Typus, wo nach einer Pause schwache und oberflächliche Atemzüge in raschere und tiefere übergehen und diese sich wieder in umgekehrter Reihenfolge bei jeder Atempause abschwächen und verlangsamen.

Daneben machen sich auch andere Innervationsstörungen geltend, ohne daß sich immer Reizungs- und Lähmungserscheinungen scharf voneinander abgrenzen ließen. So bemerkt man bei den in tiefen Schlummer versunkenen Kindern oft eine unregelmäßige Spannung der Gesichstmuskeln in beiden Gesichtshälften, ein Herabsinken eines Mundwinkels oder eine schärfere Akzentuierung einer Nasolabialfalte, und man kann diesem Symptom, wenn es neben den bisher besprochenen vorhanden ist, eine geradezu entscheidende Bedeutung für die Diagnose beimessen.

Als eine exquisite Reizungserscheinung ist die stärkere Spannung der Nackenmuskulatur anzusehen, die aber bei der tuberkulösen Gehirnhautentzündung nicht so regelmäßig auftritt und selten so stark ausgeprägt ist wie bei der später zu besprechenden zerebrospinalen Form der Meningitis. Hier sieht man nur selten eine Winkelstellung des Kopfes und noch seltener einen ausgesprochenen Opisthotonus; wohl aber stößt man bei dem Versuche, den Kopf nach vorn zu beugen, auf einen starken Widerstand und dieser Versuch ruft auch Schmerzensäußerungen hervor. Andere Kontrakturen in der willkürlichen Muskulatur kommen meistens erst in einem späteren Stadium zum Vorschein, wo auch Starre der Extremitätenmuskeln auf der einen Seite mit Schlaffheit oder auch mit konvulsivischen Zuckungen der anderen Seite verbunden sein kann oder auch beide Zustände auf derselben Seite miteinander wechseln. Meistens aber findet man die Kinder in der Seitenlage mit im Knie gebeugten und an den Leib gezogenen Beinen, während die Hände die Genitalien berühren und, von ihnen entfernt, bald wieder dahin zurückkehren. Das Kernig'sche Symptom, bestehend in der Unmöglichkeit, die Knie in der sitzenden Stellung zu strecken, ist in diesem Stadium nicht sicher zu kontrollieren; es ist aber auch in den früheren Stadien nicht immer vorhanden und daher für die Diagnose kaum zu verwerten; und dasselbe gilt auch von dem Babinsky'schen Reflex, weil die Dorsalflexion der großen Zehe nach Bestreichen der Fußsohle auch bei gesunden Kindern in den ersten drei Jahren und manchmal auch später beobachtet wird. Diese unsicheren Symptome sind aber für die Diagnosestellung leicht zu entbehren, weil andere unzweideutige Zeichen fast immer in genügender Zahl vorhanden sind.

Zu diesen gehört das Schielen, das zwar nicht in allen Fällen, aber doch sehr oft beobachtet wird, und zwar vorübergehend als Reizungserscheinung — wohl auch in Form der „Deviation conjuguée" — oder im späteren Verlaufe durch dauernde Lähmung des Abduzens. Dabei sind die Pupillen meistens im Anfang verengt und später erweitert, manchmal auch ungleich weit; sie reagieren träge und schließlich bleiben sie auch bei stärkerer Belichtung erweitert. Um diese Zeit ist auch die manchmal im Anfang vorhandene Lichtscheu vollständig geschwunden; selbst eine plötzlich genäherte Lichtquelle ruft keinen Lidschluß hervor. Infolge des fehlenden Lidschlusses bedeckt sich dann die Bindehaut und die Hornhaut mit Schleim, und es entwickeln sich gegen den Hornhautrand hinziehende Gefäßbündel. Mit dem Augenspiegel kann man jetzt manchmal eine Stauungspapille und in seltenen Fällen auch miliare Tuberkel in der Chorioidea konstatieren; doch haben diese Befunde für die meist schon sichergestellte Diagnose nur geringe Bedeutung; wohl aber kann der Befund von Tuberkeln in der Aderhaut eine gewisse Wichtigkeit erlangen, wenn die Frage nach der Heilbarkeit der Meningealtuberkulose aufgeworfen wird.

Das traurige Bild einer vollentwickelten Basilarmeningitis, das dem Geübten die Diagnose meistens schon prima vista gestattet, erfährt noch in den meisten Fällen eine Ergänzung durch ein überaus charakteristisches Symptom, nämlich durch ein kahnförmiges Einsinken des Abdomen, das aber nicht, wie manche annehmen, auf einer krampfhaften Kontraktion der Bauchmuskeln beruht, weil diese höchstens eine Abflachung, aber niemals eine muldenförmige Konformation mit überragendem Rippenbogen und Darmbeinrande zustande bringen könnte. Man muß vielmehr an die Kontraktion der Darmmuskularis, an die Leere des Darms und an die Schlaffheit der abgemagerten Bauchdecken denken. Sub finem kann dann der Bauch infolge der Lähmung der Darmmuskulatur wieder aufgetrieben werden.

Der Tod erfolgt meistens nach zwei- bis dreiwöchentlicher Dauer der Krankheit, vom ersten Erbrechen an gerechnet, nachdem manchmal tagelang automatische, meistens einseitige Bewegungen der Extremitäten vorhergegangen sind. Manchmal kommt es früher zu einem allgemeinen Schweißausbruche oder zu einer präagonalen Hyperthermie, letztere wohl infolge von Lähmung eines zerebralen Abkühlungszentrums. Auch flüchtige Rötung einer Wange oder einer Ohrmuschel und eine rasche Rötung der Haut längs einer mit dem Fingernagel gestrichenen Linie — Trousseau'sche Flecke — fehlen nur selten in diesem späten Stadium der Krankheit. Manchmal wird der Verlauf mehr in die Länge gezogen, wozu auch zeitweilige Stillstände und selbst unerwartete Besserungen — Erwachen aus tiefem Koma, Wiederkehr der Sprache und sogar der Eßlust — beitragen können. Dadurch werden bei den schon resignierten Eltern wieder Hoffnungen erweckt, die sich aber fast immer als trügerisch erweisen. Die Besserung hält meistens nur wenige Stunden, selten auch einige Tage an, und dann nimmt die Krankheit ihren gewöhnlichen Verlauf.

Trotzdem darf die für gewöhnlich nur allzu berechtigte üble Vorhersage nicht als eine absolute hingestellt werden. Es wäre schon an sich eine überflüssige Grausamkeit, den Eltern gleich von vornherein jeden Hoffnungsschimmer zu rauben. Sobald die Diagnose sicher ist, kann man ihnen natürlich nicht verheimlichen, daß das Kind sich in großer Gefahr befindet; man soll aber immer hinzufügen, daß auch Heilungen dieser Krankheit vorkommen können; und dies ist nicht nur eine fromme Lüge, sondern entspricht der Wahrheit. Freilich gehören solche Heilungen zu den größten Seltenheiten. Ich selbst habe in der langen Zeit nur einen einzigen Fall in der Konsiliarpraxis gesehen, den ich als eine Heilung einer nach dem klinischen Befunde für mich ganz zweifellosen Basilarmeningitis ansehen muß. Die Diagnose war bei dem dreijährigen Mädchen schon von dem Ordinarius, einem erfahrenen Kinderarzt, gemacht worden und ich mußte sie mit aller Bestimmtheit bestätigen, denn das Kind hatte oft erbrochen, lag in der charakteristischen Stellung im tiefen Sopor, hatte deutliche Nackenstarre, eingezogenen Bauch, langsamen und unregelmäßigen Puls und zeitweilig aussetzende Respiration. Trotzdem sind diese Erscheinungen allmählich im Laufe von einigen Wochen wieder geschwunden, das Kind ist seitdem — nach den Berichten des Hausarztes — gesund geblieben und besucht jetzt, sechs Jahre alt, die Schule. Ähnliche Fälle sind auch schon früher von erfahrenen Beobachtern (Rilliet und Barthez, Politzer, Henoch u. a.) beschrieben worden, und in der letzten Zeit werden immer wieder Fälle von vorübergehender oder auch bleibender Heilung gemeldet, nachdem in der durch Lumbalpunktion entleerten Zerebrospinalflüssigkeit Tuberkelbazillen entweder mikroskopisch oder auch durch die erfolgreiche Infektion von Meerschweinchen nachgewiesen worden waren; ja selbst das Verschwinden von Chorioidealtuberkeln wurde beobachtet (Thomalla). Da man außerdem einige Male nach dem viel später erfolgten Tode verkalkte Tuberkeln und andere unzweideutige Reste der früher abgelaufenen basilaren Meningitis nachweisen konnte, scheint mir ein Zweifel an der Möglichkeit einer vorübergehenden oder dauernden Heilung dieser in der Regel tödlich endenden Affektion um so weniger gerechtfertigt, als ja Heilungen einer tuberkulösen Pleuritis oder Peritonitis vollkommen sichergestellt sind. Aber auch theoretisch kann man sich eine Heilung jetzt ganz gut zurechtlegen, weil man nur anzunehmen braucht, daß der Übergang der spezifischen Überempfindlichkeit gegen die tuberkulöse Giftwirkung in die Unempfindlichkeit, die nach dem Ergebnisse der Tuberkulinproben einige Tage vor dem Ende in der Haut und in den Schleimhäuten Platz greift, sich in den seltenen Fällen von Heilung noch rechtzeitig auch in der von Tuberkeln durchsetzten Hirnhaut vollzieht, bevor noch die Veränderungen in ihr und den von ihr bekleideten Gehirnteilen eine mit der Erhaltung des Lebens unvereinbare Höhe erreicht haben.

So sehr ich aber nach allem, was mir bekannt geworden ist, von der Möglichkeit der Heilung einer tuberkulösen Meningitis überzeugt bin, so wenig glaube ich, daß wir durch irgend eine Behandlungsmethode dazu beitragen können, daß sich diese entfernte Möglichkeit in die Wirklichkeit umsetzt. In dem einen Falle, den ich selbst erlebt habe, wurde außer kalten Kopfumschlägen und entleerenden Klysmen nur noch Jodkalium in mäßigen Dosen gegeben, und ich denke natürlich nicht daran, daß wir damit irgend etwas zu dem unerwarteten Ausgang beigetragen haben. Ich habe in allen anderen, tödlich endenden Fällen Jodsalze angewendet, habe mir aber niemals eingebildet, dadurch eine Heilung herbeiführen zu können; sondern ich habe damit nur für einen etwaigen Nachfolger in der Behandlung deutlich dokumentieren wollen, daß ich und wann ich die verhängnisvolle Diagnose gemacht habe. Außerdem wurden gegen die konvulsivischen Bewegungen der letzten Tage Klysmen mit Bromkalium oder Chloralhydrat versucht. Zu einer eingreifenden Therapie, wie sie früher gang und gäbe war und auch jetzt noch hin und wieder empfohlen wird, also zu großen Dosen von Kalomel oder zu Einreibungen mit grauer Salbe oder gar mit der pustelerzeugenden Brechweinsteinsalbe auf den geschorenen Kopf habe ich mich ebensowenig entschließen können wie zu der Applikation von Blasenpflastern oder von Blutegeln und Aderlässen; und ich bin darüber vollkommen beruhigt, damit nichts versäumt zu haben, weil die spärlichen Heilungen meistens ohne diese Eingriffe zustande gekommen sind. Auch die bei der Nahrungsverweigerung der benommenen Kinder empfohlene Ernährung mit der Schlundsonde halte ich für unangebracht, weil der Tod bei der tuberkulösen Meningitis sicherlich niemals durch die mangelhafte Ernährung herbeigeführt wird.

Dagegen scheint mir die wiederholte Ausführung der Lumbalpunktion nach Quincke nicht nur in jedem Falle von basilarer Meningitis, sondern auch in jedem anderen Falle von krankhafter Exsudation in das Cavum subarachnoideale aus mehrfachen Gründen empfehlenswert. Die Punktion ist — durch Einstechen eines dünnen Troikars zwischen dem vierten und fünften

Lendenwirbel, am besten in der Seitenlage mit stark gekrümmtem Rücken — leicht ausführbar, und bei strenger Asepsis und nicht zu ausgiebiger und zu rascher Entleerung gefahrlos; und es ist immerhin denkbar, daß die Entfernung eines Teiles des Exsudates in bezug auf die Behebung der Druckerscheinungen und der Durchtränkung der benachbarten Gehirnteile eine günstige Wirkung ausüben könnte. Über den tatsächlichen Erfolg lauten die Angaben allerdings sehr widersprechend. Während die einen jedesmal oder wenigstens häufig eine, wenn auch nur vorübergehende Besserung gesehen haben wollen, verhalten sich andere in dieser Beziehung vollkommen ablehnend, und auch unsere Beobachtungen haben wenigstens keine konstanten Wirkungen ergeben. Trotzdem glaube ich, daß wir nicht nur in den Anstalten, sondern auch in der Praxis von diesem neuen Behelf regelmäßig Gebrauch machen sollten; wäre es auch nur deshalb, weil den meisten Eltern ein aktives Vorgehen einen gewissen Trost zu gewähren scheint; und in diesem Sinne verdient die wiederholte Entleerung von etwa 20 Kubikzentimetern Flüssigkeit jedenfalls den Vorzug vor dem Blasenpflaster und der pustelbildenden Salbe.

Daneben können die Punktionen, wenn auch nur wieder in beschränktem Maße, auch diagnostischen Zwecken dienstbar gemacht werden. Die Drucksteigerung, die sich in dem raschen Ausfließen der Flüssigkeit geltend macht und in Anstalten auch manometrisch gemessen werden kann, ist allerdings bequemer durch Betasten der Fontanelle und, wenn diese geschlossen ist, aus den früher besprochenen Symptomen zu erschließen; man kann aber auch aus dem Aussehen und der mikroskopischen Untersuchung der gewonnenen Flüssigkeit vorsichtige Schlüsse ableiten. Diese ist bei der tuberkulösen Meningitis meistens klar, zeigt aber nach einigen Stunden ein spinnenwebeähnliches Gerinnsel, in dem sich meistens die Bazillen durch Färbung sichtbar machen lassen. Es darf aber nur der positive, nicht aber der negative Befund für die Diagnose verwendet werden, weil auch bei zweifelloser Meningealtuberkulose wiederholte Untersuchungen negativ ausfallen können. Der verläßlichere Tierversuch hat wieder für die Diagnose in vivo keinen Wert, weil das Resultat erst nach einigen Wochen, also in der Regel nach dem letalen Ende bekannt werden kann. Dagegen kann der Tierversuch in den seltenen Fällen von Heilung einer nur klinisch, aber nicht bakteriologisch diagnostizierten Meningitis tuberculosa eine gewisse Bedeutung erlangen. —

Bevor wir zu den anderen Formen der Meningitis übergehen, müssen wir uns noch ganz kurz mit den **solitären Gehirntuberkeln** befassen.

Auch diese sind niemals primäre Erkrankungen, denn es finden sich immer auch andere tuberkulöse Herde, namentlich wieder in den Bronchialdrüsen vor, von denen die Verschleppung der Bazillen ins Gehirn stattgefunden haben kann. Gar nicht selten bilden einzelne und noch öfter multiple Tuberkelknoten von Haselnuß- bis Pflaumengröße unerwartete Nebenbefunde bei der Obduktion von Kindern, die an tuberkulöser Meningitis oder auch an anderen Krankheiten gestorben sind, und daraus folgt, daß selbst größere tuberkulöse Geschwülste im Gehirn völlig symptomlos verlaufen können. Das ist nicht etwa eine seltene Ausnahme, sondern gilt sogar für die überwiegende Zahl der Fälle (Zappert). Sind klinisch nachweisbare Symptome vorhanden, dann sind sie entweder Folgen des Hirndruckes, oder sie treten als Herderscheinungen auf. Von den ersteren sind die häufigsten und für die Kinder am quälendsten die Kopfschmerzen, die Wochen und Monate andauern oder auch nur anfallsweise auftreten und in letzterem Falle auch von Erbrechen und von Pulsverlangsamung begleitet sein können. Manchmal ist auch eine lokale Empfindlichkeit beim Beklopfen des Schädels vorhanden. In anderen Fällen sind wieder allgemeine Krämpfe die ersten Kundgebungen der bis dahin latent gebliebenen Geschwulst. Die Untersuchung des Augenhintergrundes ergibt dann oft schon ausgesprochene Stauungspapille. Endlich ist gerade bei der Hirntuberkulose eine hydrozephalische Vergrößerung des Schädels mit Dehiszenz der Nähte — auch bei älteren Kindern — eine relativ häufige Folge des vermehrten intrakraniellen Druckes.

Die Herdsymptome sind entweder lokale Druckerscheinungen und äußern sich in Form von kortikaler (Jackson'scher) Epilepsie oder von halbseitigem Tremor oder von halbseitigen athetoiden Bewegungen; oder sie sind Ausfallserscheinungen durch Zerstörung motorischer oder sensorischer Zentren: Hemiplegie, Ptose, Hemianopsie usw. Doch fehlen in vielen Fällen charakteristische Herderscheinungen und selbst wenn sie vorhanden sind, ist es nur selten möglich, die Lokalisation der Geschwulst mit einer gewissen Wahrscheinlichkeit zu bestimmen; und noch seltener kann man darauf einen erfolgversprechenden Eingriff basieren, der ja überhaupt nur bei oberflächlichem Sitze der Geschwulst in Frage kommen könnte. Aber auch in diesen wenigen günstigeren Fällen sind die Aussichten auf eine definitive Heilung wegen der Häufigkeit der multiplen Herde und der schließlich hinzukommenden Meningealtuberkulose nur recht gering. Man wird sich also in den allermeisten Fällen auf eine symptomatische Behandlung der Kopfschmerzen mit Antipyrin, Morphin, Chloralhydrat und anderen Schlafmitteln beschränken müssen.

Kehren wir nun wieder zu den Hirnhautentzündungen zurück, so haben wir uns zunächst mit jener Form der Meningitis zu beschäftigen, mit der man nach der tuberkulösen am häufigsten zu tun hat: das ist die **zerebrospinale Meningitis** oder **Genickstarre**. Man bezeichnet sie auch als epidemische Meningitis, weil sie seit einigen Dezennien an verschiedenen Orten von Zeit zu Zeit in Epidemien auftritt, die allerdings keine sehr großen Zahlen aufweisen, sich aber doch durch die Häufung der Fälle deutlich von den allerorts zeitweilig beobachteten sporadischen Fällen mit ähnlichem Krankheitsbilde abheben.

Was nun die Ätiologie der Krankheit betrifft, so ist sie hier keineswegs so geklärt, wie bei der tuberkulösen Meningitis. Man findet zwar in der durch Lumbalpunktion gewonnenen Flüssigkeit, die fast immer eitrig getrübt ist und zahlreiche vorwiegend vielkernige Zellen enthält, in der Mehrzahl der Fälle den von Weichselbaum entdeckten Meningokokkus, teils intrazellular, teils auch frei in der Flüssigkeit; aber die Angaben der Beobachter über den Prozentsatz der positiven Befunde dieses Bakteriums differieren so stark, daß man vielleicht doch noch nicht gut daran tut, die epidemische

Genickstarre ohne weiteres als Meningokokkenmeningitis zu bezeichnen. Es stehen nämlich den Autoren, die den Meningokokkus fast in allen Fällen dieser Krankheit nachweisen konnten, andere ebenfalls sehr geübte Beobachter gegenüber, die ihn nur in etwas mehr als der Hälfte der Fälle gesehen haben, während sie nicht viel seltener den Fränkel'schen Diplokokkus, in einzelnen Fällen aber keinen dieser beiden Bakterien, sondern Influenza- oder Kolibazillen finden. Außerdem wird aber gemeldet, daß man den Meningokokkus auch in ganz zweifellosen Fällen von tuberkulöser Meningitis neben den Tuberkelbazillen gefunden habe, ohne daß dadurch das charakteristische Bild dieser Krankheit eine irgendwie bemerkbare Änderung erfahren habe. Auch darüber ist noch keine Einigkeit erzielt worden, ob es nur eine Art von Meningokokkus gebe oder ob man eine Weichselbaum'sche und eine Jäger-Heubner'sche Art unterscheiden müsse. Hoffen wir also, daß weitere Forschungen bald eine, aus vielen Gründen sehr wünschenswerte Klärung dieser Frage herbeiführen werden.

Für den Praktiker ist natürlich vor allem die Unterscheidung der zerebrospinalen Meningitis von der tuberkulösen von Wichtigkeit, sowohl wegen der Verschiedenheit der Prognose als auch mit Rücksicht auf eine eventuell einzuschlagende spezifische Therapie. Diese Unterscheidung ist nun in den meisten Fällen schon durch die Verschiedenheit des Verlaufes und der Symptome gegeben. Bei der epidemischen Genickstarre treten die Erscheinungen entweder ganz plötzlich oder nach kurzen und wenig auffallenden Vorboten in Gestalt von Fieber, Erbrechen und quälenden Kopfschmerzen auf, wozu sich dann bald eine Nackensteifigkeit gesellt, die hier nicht nur viel konstanter, sondern in den meisten Fällen auch viel auffälliger ist als bei der basilaren Meningitis und sich namentlich hier viel öfter mit einer schmerzhaften Steifigkeit des ganzen Rückens kombiniert. Ein wichtiger Unterschied besteht ferner in bezug auf die Störungen des Sensoriums, die bei der zerebrospinalen Meningitis entweder ganz fehlen oder nur im Anfang in leichterem Grade vorhanden sind und wieder vollständig schwinden, wenn die Krankheit sich in die Länge zieht — im direkten Gegensatz zu der tuberkulösen Meningitis, wo die anfänglich noch leichte Somnolenz allmählich in tiefen Sopor und schließlich in das terminale Koma übergeht. Nur in den seltenen, rapid tödlich endenden Fällen unterbleibt bei der zerebrospinalen Meningitis die Aufhellung des Sensoriums; aber ein so rapid tödlicher Verlauf kommt wieder der tuberkulösen Meningitis nicht zu, sondern nur der eitrigen Meningitis der Konvexität, mit der wir uns noch zu beschäftigen haben werden. In der überwiegenden Mehrzahl der Fälle zieht sich aber die Krankheit sehr in die Länge und kann sich mit zeitweiligen Remissionen, aber im großen und ganzen ziemlich gleich bleibenden Erscheinungen über viele Wochen und selbst Monate erstrecken, während sich der Zustand bei der tuberkulösen Meningitis fort und fort verschlimmert und der tödliche Ausgang nicht lange auf sich warten läßt.

Während der ganzen Zeit stehen bei der epidemischen Genickstarre die Erscheinungen der Hyperästhesie sowohl in der Haut als auch in den höheren Sinnesorganen stark im Vordergrund. Die Kranken jammern oft nur mit kurzen Unterbrechungen über unerträgliche Schmerzen im Kopf und im Rücken, fürchten jede Berührung und jede passive Bewegung und sind gegen Licht und gegen Geräusche in hohem Grade empfindlich. Dagegen gehören Störungen im Bereiche der Motilität, wenn man von der Nackenstarre absieht, nicht zu dem typischen Bilde der zerebrospinalen Meningitis. Initiale Konvulsionen können bei kleinen Kindern hier ebenso wie bei anderen akuten Infektionskrankheiten die Krankheit einleiten, sind aber für dieselbe nicht charakteristisch, so wenig wie paraplegische Lähmungen, die nur ganz ausnahmsweise hinzutreten. Dagegen sind Erblindung oder bleibende Taubheit keine ganz seltenen Folgen einer überstandenen zerebralen Meningitis. Auch kommt es bei den Fällen, die nach einem sehr protrahierten Verlauf endlich letal endigen, nicht selten noch vor dem Tode zu einer hydrozephalischen Vergrößerung des Schädels mit Klaffen der Nähte.

Zur Erleichterung der Diagnose kann auch das bei der epidemischen Genickstarre nicht seltene Auftreten eines Herpes labialis dienen, weil diese Komplikation bei der tuberkulösen Meningitis kaum jemals zum Vorschein kommt. Außerdem kann uns aber auch bei zweifelhaften Fällen die gleichzeitige epidemische Verbreitung der Krankheit und namentlich eine gleichzeitige Erkrankung Erwachsener zu Hilfe kommen, bei denen die Diagnose kaum jemals Schwierigkeiten verursacht. Es sind also meistens genügende Anhaltspunkte vorhanden, um die Differentialdiagnose zwischen den beiden häufigeren Formen der Meningitis auch ohne Lumbalpunktion zu sichern.

Trotzdem sollte man auf dieses Hilfsmittel um so weniger verzichten, als der wiederholten Punktion von vielen Seiten auch ein therapeutischer Nutzen nachgerühmt wird. Wir wissen bereits, daß die auch hier meistens unter erhöhtem Druck ausfließende Punktionsflüssigkeit sich schon durch ihr trübes Aussehen von der entweder ganz klaren oder nur bei durchfallendem Licht ein wenig staubförmig getrübten der Basilarmeningitis unterscheidet, und oft gelingt es auch, die Meningokokken oder andere der früher erwähnten Bakterien unter dem Mikroskop zur Ansicht zu bringen oder auf Nährböden zu züchten. Was aber die heilende Wirkung wiederholter Punktionen anlangt, so gehen die Meinungen darüber ebenso auseinander, wie über die anderen therapeutischen Maßnahmen; und zwar aus dem einfachen Grunde, weil ungefähr die Hälfte der Fälle immer in Heilung übergeht und es unmöglich ist, darüber Sicherheit zu erlangen, wie der betreffende Fall ohne diese Behandlung verlaufen wäre. Es gibt, wie von allen Beobachtern übereinstimmend gemeldet wird, anfangs milde verlaufende Fälle, die endlich doch schlecht ausgehen, und umgekehrt können anfänglich stürmische Erscheinungen wieder verschwinden, so daß trotzdem Genesung erfolgt. Nun hat aber noch niemand behauptet, daß er alle Fälle durch wiederholte Entleerung der eitrigen Flüssigkeit geheilt habe, und es bleibt daher immer das Bedenken, ob in den günstigen Fällen die Genesung nicht auch ohne Punktionen eingetreten wäre. Da aber manche behaupten, daß sie jedesmal oder häufig eine deutliche Erleichterung, namentlich eine Linderung der Kopfschmerzen oder auch einen Abfall der Temperatur beobachtet haben, was andere allerdings wieder bestreiten, so glaube ich, daß die an und für sich unschädliche Prozedur unter den früher besprochenen

Kautelen in jedem Falle vorgenommen und, wenn nötig, öfter wiederholt werden sollte.

Noch widersprechender lauten die Angaben über die Wirkung der Serumbehandlung. Es werden Sera mit antitoxischem, bakterizidem oder unbestimmtem Charakter in Anwendung gezogen, und zwar in der letzten Zeit nicht mehr subkutan, sondern, was jedenfalls empfehlenswerter ist, durch die Punktionsnadel unmittelbar nach der Entleerung der Flüssigkeit. Aber auch hier stehen einzelnen günstigen Äußerungen zweifelnde und ganz ablehnende gegenüber. Manche wollen die Mortalität auf die Hälfte der früheren, die sich um 50 bis 60 Prozent bewegt hat, herabgesetzt haben; andere wieder sehen nur eine Besserung der Symptome ohne deutliche Abnahme der Mortalität und wieder andere leugnen jeden Einfluß auf die Symptome und den Verlauf. Jedenfalls müssen die Versuche fortgesetzt werden, aber doch nur so, daß man ein Meningokokkenserum nur bei nachgewiesenem Meningokokkengehalt der Punktionsflüssigkeit einführen wird. Auch darf man die von mehreren Seiten ausgesprochene Warnung vor den Gefahren der Serumüberempfindlichkeit nicht mißachten und wird daher das Serum höchstens wenige Tage nacheinander in Anwendung ziehen, bevor sich noch eine solche Überempfindlichkeit herausbilden kann.

Über die Wirkungen des Ausspülens mit physiologischer Kochsalzlösung und der von Franca empfohlenen Einspritzung kleiner Mengen einer einprozentigen Lysollösung liegen noch keine genügenden Kontrollversuche vor.

Neben den wiederholten entleerenden Punktionen werden heiße Bäder von 38—40 ⁰ C von mehreren Autoren sehr gerühmt. Ich selbst habe früher, bevor diese Methode eingeführt wurde, auch einzelne Heilungen ohne solche gesehen, z. B. in einem besonders schweren Falle bei einem 16 jährigen Mädchen. Die Kranke bekam eine Leiter'sche Kappe, Antipyrin innerlich und Morphininjektionen gegen die Kopfschmerzen, einige Male auch Klysmen mit Chloralhydrat. Zu einem solchen symptomatischen Verfahren wird man wohl jedesmal je nach Bedarf und Umständen seine Zuflucht nehmen müssen.

Noch seltener als selbst mit sporadischen Fällen der zerebrospinalen Meningitis bekommt man es mit der **eitrigen Meningitis** der Konvexität zu tun. Diese befällt mitunter Kinder des frühesten Alters mitten in voller Gesundheit als scheinbar selbständige primäre Erkrankung; oder sie tritt als eine Komplikation zu einer anderen schweren Infektionskrankheit (krupöser Pneumonie, Masern, Scharlach) hinzu; oder sie nimmt ihren Ausgang von einem eitrigen Prozeß in der Nachbarschaft des Schädelraumes, also von einer eitrigen Mittelohrentzündung, einem eitrigen Katarrh des Nasenrachenraums, einer Phlegmone in der Augenhöhle usw. In allen diesen Fällen sind die Erscheinungen stürmischer und schwerer als bei jeder anderen Form der Meningitis. Plötzlich einsetzendes hohes Fieber, mehrmaliges Erbrechen, allgemeine oder partielle Konvulsionen und tiefer Sopor mit stark vorgewölbter Fontanelle rechtfertigen den Gedanken an diese relativ seltene Krankheit; während allerdings dieselben Symptome, wenn sie bei einer Pneumonie oder einem schweren Scharlach zum Vorschein kommen, als zu diesen Krankheiten gehörig angesehen werden können und es daher schon vorgekommen ist, daß man bei der Obduktion durch den unerwarteten Befund eines massenhaften, die Oberfläche der Hemisphären bedeckenden Eitergusses überrascht worden ist. Solche Überraschungen dürften allerdings bei der fortschreitenden Popularisierung der Lumbalpunktion immer seltener vorkommen, weil man sich bei dem Auftreten des geschilderten Symptomenkomplexes immer häufiger entschließen wird, die Punktion vorzunehmen, und weil diese beim Vorhandensein einer eitrigen Meningitis eine stark getrübte oder direkt eitrig erscheinende Flüssigkeit zum Vorschein bringen wird, aus der sich binnen kurzem ein mächtiges Sediment ablagert.

Die bakteriologische Untersuchung des intra vitam oder post mortem gewonnenen Exsudates hat sehr häufig Pneumokokken, aber auch Staphylo- und Streptokokken entweder in Reinkultur oder nebeneinander nachweisen können. Doch sind auch Koli- und Influenzabazillen gefunden worden.

Die Krankheit endet wohl immer nach kurzem Verlauf mit dem Tode. Es ist also jede Therapie eigentlich aussichtslos. Doch sollte man vielleicht auf alle Fälle auf die zu diagnostischen Zwecken vorgenommene Punktion eine Ausspülung mit physiologischer Kochsalzlösung folgen lassen. —

Wir gelangen endlich zu einer vierten Form der Meningitis, die noch von allen die meiste Aussicht auf einen günstigen Ausgang gewährt, nämlich zu der **Meningitis serosa,** die man auch — jedenfalls mit mehr Recht als dies ehedem bei der tuberkulösen Meningitis der Fall war — als akuten Hydrozephalus bezeichnen kann. Aber dieser Krankheitsbegriff ist keineswegs so scharf umschrieben wie bei den bisher besprochenen Formen der Meningitis. Wir wissen genau, was wir unter einer tuberkulösen Meningitis verstehen, und auch die Grenze zwischen der zerebrospinalen und der eitrigen Meningitis der Konvexität ist, wenigstens in bezug auf die Lokalisation des Prozesses und die Symptomatologie, eine ziemlich scharfe, so daß ihre Unterscheidung in den meisten Fällen keine Schwierigkeiten bereitet. Anders bei der Meningitis serosa. Hier ist der Übergang zu anderen Formen der Leptomeningitis und dann wieder zu den Begleiterscheinungen der Gehirnkongestion und Gehirnintoxikation, wie sie bei den verschiedensten Infektionskrankheiten auftreten können, ein so verschwommener, daß manche sehr erfahrene Beobachter überhaupt eine seröse Meningitis als selbständige Erkrankung nicht anerkennen. Ich glaube aber, daß der schon von den älteren Autoren (z. B. Politzer) aufgestellte Begriff eines nichttuberkulösen akuten Hydrozephalus und der von Quincke an dessen Stelle gesetzten Meningitis serosa wenigstens für gewisse, allerdings nicht häufige Krankheitsfälle schwer zu entbehren wäre. Hier ein, wie mir scheint, recht belehrendes Beispiel aus meiner älteren Erfahrung.

Zehn Monate alter schwächlicher Knabe mit fast universellem, schuppendem Ekzem und rachitischen Erscheinungen mäßigen Grades: talergroße Fontanelle, zwei Zähne, deutlicher Rosenkranz. Seit einem Monat entwöhnt; ungestörte Verdauung bei Milch und Milchbrei. Am 10. November 1883 plötzlich ohne bekannte Veranlassung und ohne vorhergehendes Unwohlsein zweimaliges Erbrechen; am Abend mehrere kurzdauernde eklamptische Anfälle; in den Pausen abwechselnd grelles Schreien und Schlummersucht. Die Flasche wird nicht genommen. Fontanelle stark vorgewölbt, pulsierend. Rektumtemperatur 39,2, Puls 130, manchmal ein Schlag aus·

setzend. Keine Nackenstarre. — Die Konvulsionen und Schreianfälle wiederholen sich trotz Jod- und Bromkalium und fortgesetzter kalter Kopfumschläge eher in verstärktem Maße durch volle zehn Tage bei mäßigem Fieber (zwischen 38^0 und 39^0), aber immer stark vorgewölbter Fontanelle. Puls und Respiration regelmäßig. Kleine Mengen Milch werden mehrere Mal im Tage genommen. Keine Obstipation. Am 1. Dezember keine Konvulsionen, ruhiger Schlaf. Die Fontanelle weniger vorgewölbt und etwas nachgiebiger. Temperatur wenig erhöht. Nach einer Woche nahezu normaler Status, nur noch etwas Schlafsucht und üble Laune. Jetzt bekommt das Kind — zum ersten Male — einen Kaffeelöffel voll Phosphorlebertran täglich mit bald sichtbarer guter Wirkung auf die Verkleinerung der — immer noch etwas vorgewölbten — Fontanelle und auf die Dentition. Aber das früher lebhafte Kind bleibt noch lange geistig träge und auch das Lernen machte später immer ziemliche Schwierigkeiten. Jetzt füllt der junge Mann eine untergeordnete Stellung in einem Bankinstitut leidlich aus.

Da ich noch hinzufügen kann, daß kein Symptom einer anderweitigen Erkrankung und sicher keine Otitis vorhanden war, so könnte man wohl eine seröse Ausschwitzung in den Subarachnoidealraum und wahrscheinlich auch in die Seitenventrikel annehmen, obwohl die Diagnose damals noch nicht durch die Lumbalpunktion gestützt wurde, so wenig wie in einem bald darauf beobachteten Fall eines sechsjährigen Knaben, der, nachdem er an einem Hochsommertag um die Mittagszeit ohne Kopfbedeckung lange Ball gespielt hatte, noch an demselben Tage mit heftigem Erbrechen und quälenden Kopfschmerzen erkrankte und von da an viele Wochen lang mit Schwindel, Brechneigung, leichtem Strabismus, verlangsamtem und manchmal aussetzendem Puls und auffallend erhöhten Patellarreflexen im Bette zubringen mußte. Diese Erscheinungen verloren sich sehr langsam, so daß mehr als ein halbes Jahr bis zur völligen Wiederherstellung verging.

Vor wenigen Jahren sah ich dann noch folgenden Fall in unserer Ambulanz:

Acht Monate altes, gutgenährtes Brustkind mit weit offener, stark gewölbter Stirnfontanelle (4 : 5), etwas nachgiebiger Okzipitalnaht, deutlichem Rosenkranz, zahnlosem Kiefer. Vor zwei Tagen noch ohne Krankheitserscheinungen, seit gestern häufiges, gußartiges Erbrechen. Das Kind nimmt die Brust sehr schwer, schlummert viel mit häufigem schreckhaftem Aufschreien. Geringe, aber deutliche Nackensteifigkeit; etwas gesteigerte Sehnenreflexe. Puls und Respiration regelmäßig, Abdomen etwas eingezogen. Bei der Einführung des Thermometers Entleerung eines normalen Bruststuhles. Bei der Spinalpunktion fließt die wasserklare und nicht sedimentierende Flüssigkeit im Strahle aus, so daß die Eprouvette bald gefüllt ist, worauf die Spannung der Fontanelle sofort geringer wird. Die Punktion wird bei neuerlicher Spannung der Fontanelle am dritten Tage wiederholt, worauf sich die Krankheitserscheinungen im Laufe einer Woche verlieren. Nur die Schreckhaftigkeit bleibt zurück und schwindet erst mit der Besserung der rachitischen Symptome unter Phosphorbehandlung.

Nicht alle Fälle verlaufen indessen so glimpflich. In der Literatur finden sich auch Berichte über Fälle mit tödlichem Ausgang, die bei der Obduktion außer einer stärkeren Blutfülle der Hirnhäute und allenfalls einer zelligen Infiltration in der nächsten Umgebung der Piagefäße nur die Ausscheidung eines serösen Exsudates in die Maschen der weichen Hirnhaut mit oder ohne gleichzeitige Exsudation in die Seitenventrikel gezeigt haben und daher ebenfalls in diese Kategorie eingereiht werden müssen. Dahin gehören auch die Fälle von angeborenem oder extrauterin erworbenem

Hydrozephalus, die, mit Ausnahme jener, die während einer zerebrospinalen Meningitis sich entwickeln, wohl alle von einer akuten serösen Meningitis ihren Ausgang nehmen.

Wenn aber auch die meisten Autoren darüber einig sind, daß die Meningitis serosa als selbständige Erkrankung mit relativ günstiger Prognose anzuerkennen ist, so differieren die Anschauungen über die Ätiologie der Krankheit insofern, als man früher, in Anlehnung an Quincke, noch an eine aktive oder passive Erweiterung der Piagefäße als Ursache der Exsudation gedacht hat, während man jetzt, infolge der sich häufenden Bakterienbefunde, mehr die bakterielle oder bakteriotoxische Erklärung in den Vordergrund stellt. Zugunsten der letzteren Anschauung spricht außer der Gegenwart von Pneumo- und Streptokokken oder auch anderer Krankheitserreger — wenn auch meistens in spärlichen Exemplaren — auch der fieberhafte Verlauf der meisten hierher gehörigen Fälle, zum mindesten in ihrem akuten oder Anfangsstadium, der bei einer bloß vasomotorischen Gefäßerweiterung nicht gut verständlich wäre. Auf der anderen Seite möchte ich aber glauben, daß auch dieser Faktor nicht ganz vernachlässigt werden sollte. Ich denke da weniger an die selteneren Fälle, die, wie einer der früher skizzierten, sich unmittelbar an eine Insolation anschließen, als viel mehr an die rachitische Affektion der Schädelknochen, die in meinen Fällen, mit Ausnahme des genannten älteren Knaben, nicht ein einziges Mal gefehlt hat und die auch in den ausführlichen Berichten anderer Beobachter sehr häufig ausdrücklich angegeben ist. Sagt doch Finkelstein, der vielleicht über die meisten Beobachtungen von Meningitis serosa bei Kindern verfügt, daß er in allen seinen hierher gehörigen Beobachtungen die klassischen Zeichen der „spasmophilen Diathese" teils vor, teils während dem tödlichen Hirnleiden festzustellen in der Lage gewesen sei [1]. Das bedeutet aber für uns, die wir diese Erscheinungen immer nur bei Kindern mit florider Schädelrachitis beobachten, daß in allen diesen Fällen nicht nur die schon von Virchow betonte „große Hyperämie der rachitischen Knochen", sondern auch das von ihm bei der Schädelrachitis so häufig konstatierte „Ödem der weichen Hirnhaut in Verbindung mit starker, besonders venöser Hyperämie derselben" vorhanden war. Da man überdies bei schwerer Schädelrachitis sehr häufig einen Hydrocephalus internus mäßigen Grades bei der Obduktion vorfindet, so wird man wohl zugeben müssen, daß die abnorme Vaskularisation und Blutfülle der rachitisch affizierten Schädelknochen, wenn sie auch wahrscheinlich für sich allein keine Meningitis serosa und keinen klinisch in die Erscheinung tretenden Wasserkopf hervorzubringen imstande ist, doch als disponierender Faktor von Bedeutung sein kann und daß dieser Faktor jedenfalls eine größere Beachtung verdient, als ihm bis heute zuteil geworden ist. Mindestens scheint mir aber der Wunsch berechtigt, daß bei den Beschreibungen solcher Fälle immer auch ein genauer Status der Ossifikationsverhältnisse, namentlich des Schädels, aufgenommen werde [2].

---

[1] Lehrbuch der Säuglingskrankheiten. II. S. 189.

[2] Die Bemerkung von Huguenin, daß die Leptomeningitis serosa vorwiegend in den Städten und in den Findelanstalten und selten bei den Kindern der gutsituierten Landbevölkerung vorkommt, kann ebenfalls nur im Zusammenhang mit der analogen Verteilung der Frührachitis gedeutet werden.

Von diesem Standpunkte aus gewinnen wir auch ein Verständnis für den häufigen Beginn des chronischen Wasserkopfes in den allerletzten Monaten der Schwangerschaft, weil wir jetzt wissen, daß nicht nur weites Klaffen der Nähte, sondern auch hochgradige Erweichung der Schädelknochen schon vor der Geburt vorhanden sein kann, so daß die Scheitelbeine in ihren an die Sagittalnaht grenzenden Teilen, manchmal auch in der Umgebung der Koronar- und Okzipitalnaht und in seltenen Fällen sogar an der Schläfennaht ausgedehntes Pergamentknittern oder selbst eine häutige Beschaffenheit darbieten können. Diese gar nicht seltenen Befunde bedeuten aber nicht nur einen abnorm geringen Widerstand der Schädelkapsel gegen den intrakraniellen Druck, sondern, was mir noch wichtiger erscheint, auch einen außerordentlichen Blutreichtum dieser Knochenteile und der sie bekleidenden oder ihnen unmittelbar benachbarten Häute; und wenn nun in diesen abnorm erweiterten Bluträumen irgend ein krankmachendes Agens bakterieller oder toxischer Natur zirkuliert, dann kann man auch verstehen, wie unter solchen Umständen eine abnorme Durchlässigkeit der Gefäßwände der weichen Hirnhaut und in dem mit ihr zusammenhängenden Ependym der Ventrikel zustande kommen kann.

Als ein solches Agens kann zweifellos auch das syphilitische Virus wirksam sein, weil es sicher ist, daß hereditär syphilitische Kinder öfter als andere an chronischem Hydrozephalus erkranken. Doch ist es ebenso sicher, daß viele Fälle von chronischem Wasserkopf in keiner Beziehung zur Syphilis stehen, während umgekehrt die meisten Fälle von hereditärer Syphilis keine äußerlich wahrnehmbaren Zeichen von Hydrozephalus darbieten. Dagegen ist es nicht unwahrscheinlich, daß die hochgradige Schlaflosigkeit und das unausgesetzte Wimmern der schwer syphilitischen Kinder, die durch Quecksilber so rasch kupiert werden können, durch die spezifisch luetische Meningitis hervorgerufen werden.

Die auffälligste Erscheinung des angeborenen oder nach der Geburt entstehenden Wasserkopfes ist die exzessive Zunahme des Kopfumfanges, der die normalen Maße um 10—30 Zentimeter und selbst um mehr übertreffen kann. Geringere Zunahmen — um wenige Zentimeter — kommen auch bei der rachitischen Vierhügelform (dem Caput natiforme) vor und verleiten Laien und weniger erfahrene Ärzte zur Annahme eines Wasserkopfes, die manchmal durch das Hinzutreten von Konvulsionen scheinbar gerechtfertigt wird. Wir wissen aber, daß eklamptische Anfälle durch die floride Schädelrachitis auch ohne Hydrozephalus hervorgerufen werden können und daß diese Anfälle durch die spezifische Behandlung der Rachitis prompt beseitigt werden. Beim Wasserkopf dagegen treten die Motilitätsstörungen gewöhnlich in Form von Hypertonie und spastischer Starre der Extremitätenmuskeln auf, die wieder niemals als Zeichen der rachitischen Übererregbarkeit erscheinen. Die Rachitiker zeigen höchstens die charakteristische Tetaniestellung, die aber kaum mit den durch den Hydrozephalus bedingten Dauerkontrakturen verwechselt werden können. Man wird also nur dann von chronischem Hydrozephalus sprechen dürfen, wenn der Kopfumfang im Verlauf von wenigen Wochen um mehrere Zentimeter zunimmt und wenn dadurch das charakteristische Mißverhältnis zwischen der stark ausladenden

Schädelwölbung und dem im Wachstum zurückbleibenden Gesichtsschädel
zustande kommt. Dieses fehlt selbst in den schwersten Stadien der rachitischen Schädeldeformität, weil hier auch die den Gesichtsschädel zusammensetzenden Knochen durch osteophytische Auflagerungen verdickt werden
und dem Gesicht eher ein plumpes Aussehen verleihen. Sehr viel trägt aber
zur Ausbildung des hydrozephalischen Typus die eigentümliche Stellung
der Augäpfel bei, die dadurch zustande kommt, daß durch den enorm erhöhten intrakraniellen Flüssigkeitsdruck die obere Wand der Orbita nach
abwärts ausgebaucht wird und dadurch die Bulbi nach vorn und abwärts
drängt. Dadurch verschwindet die Hornhaut teilweise oder zeitweilig auch
ganz hinter dem unteren Augenlid und wird in der halb offenen Lidspalte
nur der obere Sektor der Kornea oder nur die weiße Sklera sichtbar (Fig. 44).

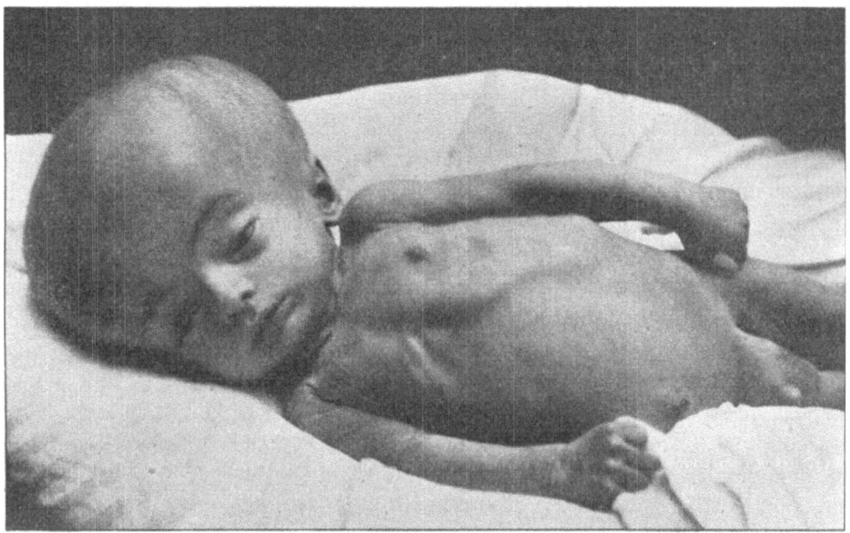

Fig. 44.
Chronischer Wasserkopf. (Ballonschädel.)

In einem von uns beobachteten monströsen Falle kam es zur Ausbildung einer
förmlichen Meningokele hinter dem oberen Augenlid, die endlich punktiert
werden mußte und zur Entleerung der hydrozephalischen Flüssigkeit durch
die Lidspalte führte. Wie nicht anders zu erwarten, erlag das Kind nach
kurzer Zeit.

So lange der Wasserkopf im Fortschreiten begriffen ist, klaffen die
Schädelnähte, und sämtliche Fontanellen — auch die hintere und die vier
seitlichen — sind enorm vergrößert, so daß sie ohne scharfe Grenze in die
weit offenen Nähte übergehen. Dadurch, daß das blutreiche Endokranium
durch den wachsenden Schädelinhalt gegen die Innenfläche der Knochen-
schuppen gedrängt wird, wird die harte Knochentextur resorbiert und
schwindet an vielen Stellen vollständig, und was noch von ihr zurückbleibt,
wird aufs Äußerste verdünnt und erscheint unter dem Fingerdruck wie

knitterndes Pergament. Der große Gefäßreichtum der knöchernen und membranösen Teile des ausgedehnten Schädelgehäuses gibt sich dann auch zu erkennen durch die dicken, schwarzblau durchschimmernden Venen unter der spärlich behaarten Kopfhaut. Erst wenn ein Stillstand der Exsudation in die Ventrikel und — bei dem selteneren Hydrocephalus externus — in den Meningealraum eingetreten ist, ·wird das knöcherne Schädelgewölbe kompakt und resistent, die Fontanellen verkleinern sich dann rapid und verschwinden entweder ganz oder bis auf kleine Reste, so daß ich z. B. kürzlich bei einem acht Monate alten Kinde mit 48 Zentimetern Kopfumfang und exquisit hydrozephalischer Kopfform nur eine eben noch für die Fingerkuppe tastbare Stirnfontanelle gefunden habe. Steht das Wachstum des Schädels plötzlich still und kann dadurch die Verknöcherung rapid fortschreiten, dann erfolgt sie in den Nahtmembranen nicht bloß kontinuierlich von den Rändern her, sondern es bilden sich in den Nähten auch selbständige Ossifikationspunkte, aus denen die oft sehr zahlreichen Zwickelknochen hervorgehen.

Zu dem Krankheitsbilde des chronischen Hydrozephalus gehören gewöhnlich auch Störungen der Motilität und der psychischen Entwicklung. Immer sind die Reflexe erhöht, der Gebrauch der Hände und die Gehfähigkeit meistens durch den spastischen Zustand der Muskulatur, zum Teil auch durch die verzögerte Intelligenzentwicklung gehemmt. Diese kann aber in weiten Grenzen schwanken. Neben schwer Idiotischen und ganz Sprachunfähigen gibt es auch vereinzelte Beispiele von ganz oder nahezu normaler Entwicklung der geistigen Fähigkeiten. Ein Hydrozephale aus einer vornehmen Wiener Familie, der alltäglich durch seinen monströsen Schädel das Entsetzen der auf der Ringstraße Promenierenden erregte, soll nicht nur dem gymnasialen, sondern auch dem höheren Unterricht ohne Schwierigkeiten gefolgt sein. Das sind aber nur seltene Ausnahmen. Meistens beendet ein frühzeitiger Tod das klägliche Dasein der ihrer Umgebung nur zur Last fallenden Wasserköpfe.

Die Prognose und die Aussichten für eine therapeutische Beeinflussung des Verlaufes richten sich nach der Tendenz zum Fortschreiten des Prozesses und nach der schon erreichten Höhe desselben. Die richtigen „Ballonschädel" mit früh erreichten Maßen von 60 Zentimetern Kopfumfang und darüber sind wohl als hoffnungslos anzusehen und bei diesen bleiben auch die wiederholten Spinalpunktionen, mit denen man in neuerer Zeit Heilungen mittelschwerer Fälle erzielt hat, ohne jede Wirkung. Bei Zirkumferenzen von ungefähr 50 Zentimetern im ersten Jahre haben wir einige Male auffälligen Stillstand nach relativ rascher Vergrößerung und endliche Heilung bei konsequent fortgesetzter Behandlung mit Phosphorlebertran erzielt.

Ein acht Monate altes Kind wird am 19. November 1901 mit einem Schädelumfang von 50,5 (gegen 43 Brustumfang) vorgestellt. Vor zwei Monaten hatte es, angeblich während der Impfblattern, leichte Konvulsionen, und seitdem soll der Kopf rasch gewachsen sein. Fontanelle 3,0, etwas gespannt, Nähte nicht klaffend. Das Kind kann nicht sitzen, der Kopf wird nur mühselig balanziert. Patellarreflexe sehr lebhaft. — 11. Dezember. Eine Flasche Phosphorlebertran genommen. Fontanelle 2,0. Das Kind sitzt fast frei und hält den Kopf ohne Schwanken. — 22. Mai. Neun Zentigramm Phosphor genommen, Zirkumferenz 53,5, Fontanelle geschlossen. Acht Zähne. Intelligenz dem Alter entsprechend. — 8. Dezember. Fortwährend Phosphor genommen. Zirkumferenz 54. Sechzehn Zähne. Geht seit zwei Monaten allein.

Natürlich ist es schwer, zu beweisen, daß der Stillstand nicht auch ohne die spezifische Behandlung der Rachitis eingetreten wäre. Da wir aber Ähnliches auch in mehreren anderen Fällen gesehen haben, scheint es mir eher wahrscheinlich, daß auch die Therapie zu der günstigen Wendung beigetragen hat. Jedenfalls sollte man einen Versuch mit dieser Behandlung in keinem Falle unterlassen und dieselbe, da sie ja an und für sich durch die fast niemals fehlende rachitische Affektion gerechtfertigt ist, durch längere Zeit konsequent fortsetzen.

Sehr belehrend scheint mir in dieser Beziehung auch eine Mitteilung von Edlefsen über eine mit Phosphor erzielte Heilung einer Meningitis serosa bei einem rachitischen Kinde [1]).

Ein 21 Monate altes Mädchen erkrankt Ende Jänner 1894 an Keuchhusten. Am 10. Februar nach einem besonders starken Hustenanfall allgemeine Krämpfe von halbstündiger Dauer, die sich am nächsten Tage wiederholen. Nach einigen Tagen Parese der linken Körperhälfte, während die klonischen Krämpfe der rechten Seite fortdauern. Später wieder beiderseits Konvulsionen, gegen die Kalomel, Bromkali, Valeriana und auch Blasenpflaster vergeblich angewendet werden. Am 17. April vollständige Bewußtlosigkeit; die oberen Extremitäten in fortwährender choreatischer Bewegung. Pupillen dauernd erweitert, schwach reagierend. Leichter Strabismus. Da ein deutlicher Rosenkranz tastbar und die Dentition stark verzögert war, das Kind auch in den ersten Wintermonaten zu laufen aufgehört hatte, wurde Phosphorlebertran verordnet, und schon nach wenigen Tagen wurden die Krämpfe auffallend seltener und schwächer und schwanden in kurzer Zeit vollständig; das Kind begann langsam wieder zu sprechen, machte Gehversuche und konnte am 27. Juni wieder allein gehen. Auch die Intelligenz kehrte vollständig zurück.

Edlefsen ist überzeugt, daß es sich um eine Leptomeningitis serosa gehandelt hat und daß die Heilung durch die Phosphorbehandlung erzielt wurde. Jetzt würde ich in einem solchen Falle und auch in allen schwereren Fällen von chronischem Hydrozephalus eine Kombination der antirachitischen Behandlung mit wiederholten Lumbalpunktionen empfehlen. Besteht aber nur ein entfernter Verdacht auf Syphilis, dann müßte zugleich eine energische Quecksilberbehandlung eingeleitet werden. —

Bei den verschiedenen Krankheitsformen, die wir heute besprochen haben, haben die krankmachenden Faktoren ihren Angriffspunkt in den das Gehirn oder Rückenmark bedeckenden Häuten, und die Nervensubstanz wird dabei nur sekundär in Mitleidenschaft gezogen. Nun aber müssen wir uns auch mit den Formen beschäftigen, die auf einer primären Erkrankung der Hirnrinde und der grauen Substanz des Rückenmarkes beruhen und hauptsächlich durch bleibende Ausfallserscheinungen in der motorischen Sphäre charakterisiert sind. Da aber diese Erkrankungen in außerordentlichem Maße das Kindesalter bevorzugen und später nur durch ganz seltene Fälle vertreten sind, bezeichnet man sie allgemein als „Kinderlähmungen" und unterscheidet zwischen zerebralen und spinalen Lähmungen, je nachdem die graue Hirnrinde oder die Vorderhörner des Rückenmarks von der Krankheit ergriffen sind.

Wir beginnen mit der Besprechung der **spinalen Lähmungen**, weil hier die Verhältnisse in bezug auf Ätiologie und Symptomatologie unvergleichlich einfacher und durchsichtiger sind als bei den Gehirnlähmungen.

---

[1]) Deutsche Ärztezeitung 1907. S. 388.

Bei den spinalen Kinderlähmungen können wir nämlich nach den Erfahrungen der letzten Jahre nicht mehr daran zweifeln, daß sie durch spezifische lebende Krankheitserreger hervorgerufen werden, die, auf vorläufig noch unbekannten Wegen, in den kindlichen Organismus gelangen und infolge einer spezifischen Affinität zu der grauen Substanz der Vorderhörner in diesen einen entzündlichen Vorgang auslösen, der — von seltenen, ohne bleibende Störung ablaufenden Fällen abgesehen — eine Vernichtung motorischer Ganglienzellen und der zu ihnen gehörigen zentralen Nervenbahnen herbeiführen. Die Folge davon ist eine bleibende unheilbare Lähmung der Muskelgruppen, deren Rückenmarkzentren verloren gegangen sind; und da mit diesem Verluste den beteiligten Muskeln jene nervösen Impulse entzogen werden, die ihnen nicht nur zu ihrer physiologischen Funktion, sondern auch zu ihrer Fortexistenz als Muskeln unentbehrlich sind, so verfallen sie allmählich einer weitgehenden Degeneration und Atrophie, an der sich schließlich auch die übrigen Teile des befallenen Gliedes (Knochen, Haut und Fettgewebe) beteiligen. Da nämlich unter normalen Verhältnissen die Muskeln die Hauptmasse des einer Extremität zugeführten Blutes für sich in Anspruch nehmen und diese Inanspruchnahme von seiten der ihrer Funktion entzogenen und atrophisch gewordenen Muskeln nur eine ganz geringe ist, so wird auch das Lumen der großen Gefäßstämme allmählich verkleinert; infolgedessen werden auch die anderen Gewebe nur mangelhaft mit Blut versorgt — daher auch die auffallende Kälte der Haut der gelähmten Glieder — und es bleiben dadurch auch die knöchernen und knorpeligen Teile im Wachstum zurück, was in den schwersten Fällen zu einem Schlottern der sie verbindenden Gelenke führt.

In diesem vorgerückten Stadium der Krankheit ist die Diagnose mit keinerlei Schwierigkeit verbunden. Die Schlaffheit und auffallende Atrophie der gelähmten Muskeln, das Fehlen der elektrischen Erregbarkeit in ihnen selbst und in den sie versorgenden Nervenstämmen vereint mit dem Fehlen der tiefen Reflexe und der Intaktheit aller unter dem Einflusse der Großhirnrinde stehenden Funktionen unterscheidet sie in durchgreifender Weise von den zerebralen Lähmungen mit ihren, wie wir alsbald sehen werden, geradezu gegensätzlichen Charakteren; und auch die Ausschließung einer — übrigens im Kindesalter recht seltenen — Polyneuritis ist durch das Fehlen der Druckempfindlichkeit an den Nervenstämmen gewährleistet. Dagegen ist es in den Anfangsstadien der Krankheit nicht immer leicht, sich sofort über das wahre Wesen des Vorgangs zu orientieren. Sie beginnt häufig — genau so wie irgend eine andere Infektionskrankheit — mit hohem Fieber und Erbrechen, seltener mit Konvulsionen und hochgradiger Somnolenz, und erst wenn diese schwereren Symptome nach ein- oder zweitägiger Dauer verschwunden sind, bemerkt man, daß das kranke Kind seine Arme und Beine nicht bewegen kann, ja selbst sich nicht aufzusetzen und den Kopf aufrecht zu halten vermag. Diese ausgebreiteten Lähmungen gehen aber im Laufe der nächsten Tage zurück, so daß nur eine Unbeweglichkeit beider Beine oder eine gekreuzte Lähmung einer oberen und einer unteren Extremität oder auch eine Monoplegie eines Armes oder eines Beines zurückbleibt. Aber auch dann verwandelt sich manchmal eine

komplette Lähmung eines ganzen Gliedes in die partielle einzelner Muskelgruppen, so daß allmählich, selbst nach Monaten, eine wenn auch unvoll-
kommene Gebrauchsfähigkeit der befallenen Extremität zurückkehrt. Sogar
ein vollständiges oder fast völliges Schwinden aller anfänglichen Störungen
ist möglich. Solche Heilungsfälle sind in der Literatur in genügender Anzahl
vorhanden, und ich selbst habe einmal eine vollständige und in zwei anderen
Fällen eine fast vollständige Heilung einer ganz zweifellosen akuten Poliomyelitis gesehen. In diesen Fällen erinnerte nach mehreren Jahren nur
eine ganz geringe Abmagerung des Unterschenkels und das Fehlen des
Patellarreflexes an die abgelaufene Lähmung. Eines der Mädchen ist
sogar eine flotte Tänzerin geworden.

Diesen günstigen Fällen, die leider nur eine kleine Minderheit bilden,
treten bleibende Störungen in allen nur denkbaren Abstufungen gegenüber.
Die schlimmsten Fälle sind diejenigen, in denen die unteren Extremitäten
vollständig gelähmt bleiben, so daß sie nicht einmal im Hüftgelenke gehoben
werden können. Ich kenne eine jetzt 40 jährige, in ihrem Oberkörper recht
stattliche Dame, die als vierjähriges Kind durch eine akute Poliomyelitis
unter meinen Augen paraplegisch geworden war und es trotz aller Bemühungen
der Chirurgen und Orthopäden nicht weiter gebracht hat, als daß sie sich
selbst in einem Rollsessel mit den Händen weiterbewegt. Andere schwer
gelähmte Kinder lernen, sich als „Handgänger“ auf allen Vieren fortzu-
bewegen, und bei solchen ist es geschickten Operateuren neuestens einige
Male gelungen, durch Sehnenverpflanzung und selbst durch Nervenpfropfung
im Verein mit guten Hülsenapparaten einen mühseligen aufrechten Gang
zu erzielen. Auch bei Gelenksdeformitäten, die bei partiellen Lähmungen
durch die Kontraktur der nicht gelähmten Antagonisten zustande kommen,
kann durch Tenotomie und durch geeignete Stützapparate eine leidliche Gehfähigkeit erreicht werden.

Kehren wir noch einmal zu den Initialerscheinungen zurück, so können
auch diese bezüglich ihrer Schwere in weiten Grenzen schwanken, wobei ihre
Intensität keineswegs immer in einem geraden Verhältnisse zu der Ausdehnung
der bleibenden Ausfallserscheinungen stehen muß. Es können schwere
Lähmungen ohne namhafte Prodrome, sozusagen über Nacht entstehen
und auf der anderen Seite können wieder schwere Allgemeinerscheinungen
als Zeichen einer hypertoxischen Infektion den Tod herbeiführen, noch bevor
die Lähmung Zeit gehabt hat, sich voll zu entwickeln. Namentlich in den
schweren Epidemien der letzten Jahre sind die tödlich endenden Fälle gar
nicht so selten gewesen — man schätzt sie sogar auf 14 Prozent der Erkrankungen — und diese haben auch den Experimentatoren Gelegenheit
gegeben, jene erfolgreichen Infektionsversuche an Affen auszuführen, die uns
die Sicherheit verschafft haben, daß man sich mit der schon lange gehegten
Vermutung einer infektiösen Natur der akuten Poliomyelitis auf der richtigen
Spur befunden hat.

Diese Vermutung gründete sich zunächst auf die große Ähnlichkeit
der fieberhaften Prodrome mit denen, die wir bei unzweifelhaften Infektionskrankheiten zu sehen gewohnt sind, und dann auf das epidemieartige Anschwellen dieser Krankheitsfälle in manchen Jahren und in gewissen Jahres-

zeiten (Hochsommer und Herbst), das an vielen Orten und auch in dem großen Material unserer Anstalt (durch Zappert) nachgewiesen werden konnte.   Jetzt aber ist es nicht nur Landsteiner gelungen, durch Injektion einer aus dem entzündeten Rückenmark bereiteten Emulsion das klinische und anatomische Bild der Poliomyelitis anterior bei Affen zu erzeugen, sondern es wurde auch dieselbe Affektion in derselben Weise von einem Affen auf den anderen übertragen und so das Virus animatum durch mehrere Generationen im lebenden Körper weitergezüchtet (Flexner, Römer, Leiner und Wiesner u. a.).   Dabei hat sich aber die wichtige Tatsache ergeben, daß zwar die erfolgreiche Verimpfung des Materials auf verschiedenen Wegen (subdural und intrazerebral, durch die Nervenstämme und die Lymphdrüsen, ja sogar durch Verfütterung) gelingt, daß aber die künstlich erzeugte Krankheit, ebenso wie die auf natürlichem Wege entstehende, immer im Rückenmark ihren Sitz hat.   Damit ist aber, wie ich glaube, deutlich erwiesen, daß die Polioenzephalitis nicht, wie manche glaubten, durch dasselbe krankmachende Agens hervorgerufen wird, wie die Poliomyelitis, weil auch die Einführung der Rückenmarksemulsion durch eine Trepanöffnung des Schädels keine Entzündung in der Nähe der Eingangspforte, sondern immer nur in einer weit entfernten Region des Rückenmarks herbeiführt.   Und damit stimmt auch überein, daß in den Poliomyelitisepidemien keine entsprechende Vermehrung der **zerebralen Kinderlähmungen** beobachtet wurde[1].

Diese besitzen überhaupt keine so einheitliche Ätiologie wie die spinalen Lähmungen, denn hier gesellen sich zu den infektiösen Ursachen auch noch die traumatischen Einflüsse, denen das kindliche Gehirn, namentlich während des Geburtsaktes, in viel höherem Maße ausgesetzt ist als das Rückenmark. Man hat daher auch aus den zerebralen Kinderlähmungen eine Gruppe besonders herausgehoben und sie nach dem Forscher, der zuerst auf die ätiologische Bedeutung des Geburtstraumas hingewiesen hat, als **Little'sche Krankheit** bezeichnet.   Es kann in der Tat keinem Zweifel unterliegen, daß die angeborenen Lähmungen oder solche, die erst einige Zeit nach der Geburt, aber ohne extrauterine Schädigung, namentlich ohne auf Infektion hinweisende Fiebererscheinungen zum Vorschein kommen, besonders häufig bei Kindern beobachtet werden, die durch einen mühsamen und lange hinausgezogenen Geburtsakt, in abnormen Lagen und häufig erst durch Kunsthilfe zutage gefördert worden sind; namentlich bei solchen, die asphyktisch geboren und erst durch lange fortgesetzte Bemühungen zum Atmen gebracht werden.   Es müssen also nicht immer gerade mechanische Traumen gewesen sein, die die Gehirnrinde während der Geburt getroffen haben, sondern es ist auch möglich, daß die Rindensubstanz, die auf eine ununterbrochene Blut- und Sauerstoffzufuhr angewiesen ist, durch frühzeitige Unterbrechung des plazentaren Kreislaufs und die infolgedessen erlahmende Herzaktion des Fötus der notwendigen Blutzufuhr zu lange

---

[1] Diese Schlußfolgerung wird in keiner Weise dadurch tangiert, daß in manchen Fällen von Heine-Medin'scher Krankheit (Synonymum für Poliomyelitis acuta) auch Hirnnerven an der Lähmung partizipieren.

beraubt wird und dadurch irreparable Veränderungen erfährt. Man kann daher in der Tatsache, daß manchmal auch bei leicht und rasch, ja sogar bei präzipitiert geborenen Kindern mit kleinen Schädeln Gehirnlähmungen vorkommen, keinen Widerspruch gegen die Little'sche Ätiologie erblicken, weil asphyktische Zustände bei lebensschwachen Frühgeburten und auch bei Zwillingen und Erstgeburten besonders leicht zustande kommen und wir uns daher nicht wundern dürfen, daß diese ein größeres Kontingent zu den angeborenen zerebralen Lähmungen stellen als der sonstige Durchschnitt. Damit soll aber die Bedeutung der Geburtstraumen im engeren Sinne, also der mechanischen Läsionen durch enge Geburtswege und durch Instrumente, keineswegs geschmälert werden, deren pathogenetische Bedeutung durch den gelegentlichen Befund von meningealen und intrazerebralen Blutergüssen über und in den motorischen Regionen der Gehirnrinde vollkommen sichergestellt ist.

Die Schädigung der Gehirnzentren kann aber wahrscheinlich auch schon vor der Geburt stattfinden, wenn auch hier der Vorgang höchstens bei mechanischen Traumen, denen die Schwangere ausgesetzt ist, und allenfalls bei schweren fieberhaften Erkrankungen derselben halbwegs verständlich ist. Ganz unklar ist er aber bei den in mehreren aufeinanderfolgenden Geburten sich wiederholenden Fällen von angeborener Gliederstarre, und auch die von vielen Autoren betonte Begünstigung durch den Alkoholismus des Vaters ist zwar nach allem, was wir über den schädlichen Einfluß der chronischen Alkoholintoxikation der Eltern auf ihre Nachkommenschaft wissen, recht wahrscheinlich, ohne daß wir uns aber vorstellen können, wie sich die Keimvergiftung gerade in dieser Weise geltend machen kann. Auch die Syphilis der Eltern wird vielfach als Ursache der angeborenen zerebralen Hemiplegie oder Diplegie beschuldigt. Da wir aber in den vielen von mir und Hochsinger in Evidenz gehaltenen Familien mit syphilitischer Vorgeschichte keinen Fall von zerebraler Lähmung verzeichnen konnten, dürfte gerade dieses Moment ziffernmäßig nur wenig ins Gewicht fallen.

Die später entstehenden zerebralen Lähmungen dürften wohl in den meisten Fällen auf dem Wege der Infektion zustande kommen und haben dann als anatomische Grundlage jene **Polioencephalitis acuta,** die Strümpell als ein Analogon der akuten Poliomyelitis aufgefaßt hat. Ohne daß wir einen bestimmten Krankheitserreger beschuldigen könnten und vorläufig auch ohne den Nachweis einer Übertragungsmöglichkeit, wie wir ihn seit kurzem bei der Poliomyelitis besitzen, schließen wir aus dem fieberhaften Insult und den bekannten Begleiterscheinungen, mit denen die Krankheit wie so viele andere Infektionskrankheiten eingeleitet wird, auf eine infektiöse Ursache, die aber aus den früher genannten Gründen mit dem Erreger der Poliomyelitis nicht identisch sein kann. Hier sind wir aber nicht einmal sicher, ob wir es überhaupt mit einem spezifischen Erreger zu tun haben, weil sich die Polioenzephalitis nach allgemeiner Annahme öfters an andere Infektionskrankheiten (Scharlach, Masern, Pneumonie, ja selbst an Varizellen) anschließen soll. Jedenfalls sind wir hier noch weit von der gewünschten Klarheit entfernt, die uns vielleicht spätere epidemiologische und experimentelle Forschungen verschaffen werden.

Auch die Beziehungen zwischen den anatomischen Veränderungen und den Krankheitserscheinungen sind bei den zerebralen Lähmungen weit weniger durchsichtig als bei den spinalen, wo fast ausschließlich niedere Zentren mit wohlbekannten und sehr beschränkten Funktionen betroffen sind, während es sich bei den Gehirnlähmungen in vollem Gegensatze hierzu um zentrale Gebilde handelt, deren Erkrankung infolge ihrer weit ausgedehnten und überaus verwickelten Beziehungen zu anderen Zentren höheren und tieferen Ranges auch die mannigfaltigsten Folgeerscheinungen herbeiführen muß. Es steht also der Monotonie der Erscheinungen bei der spinalen Lähmung eine kaum übersehbare Polymorphie der Krankheitsbilder bei den Gehirnlähmungen der Kinder gegenüber. Dort erschöpfen sich die Variationen in der verschiedenen Extensität der Lähmungserscheinungen; hier aber können die Symptome, ganz abgesehen von ihrer örtlichen Ausbreitung, qualitativ so weit voneinander abweichen, daß es nicht immer leicht ist, das gemeinsame Band, das sie verbindet, herauszufinden. Es sei nur daran erinnert, daß einmal allgemeine Gliederstarre, ein andermal hemiplegische oder paraplegische Lähmung, dann wieder choreatische und athetotische Bewegungen oder epileptische Anfälle oder Nickkrämpfe mit rasch vorübergehendem Bewußtseinsverlust (petit mal) oder leichte Imbezillität bis zur schwersten Idiotie im Vordergrunde stehen, wozu sich dann noch Strabismus, Hemianopsie, Abweichung der vorgestreckten Zunge von der Mittellinie, Fazialislähmung, Sprachstörungen, Schreckhaftigkeit und andere seltenere Symptome gesellen können. Am schärfsten umrissen ist noch das Bild der angeborenen zerebralen Diplegie durch die hier niemals gänzlich fehlende Gliederstarre und namentlich durch den diesen Kindern eigentümlichen Gang auf den Fußspitzen mit übereinander gekreuzten Beinen. Doch zeigen auch diese Fälle zahlreiche Varianten, deren eingehende Besprechung im Rahmen einer Vorlesung nicht möglich ist [1]).

Wenden wir uns nun zu einer kurzen Besprechung der Prophylaxe und Therapie der Kinderlähmungen, so ist hier leider nicht viel Erfreuliches zu sagen. Wir wissen noch nicht, auf welchem Wege die infizierenden Keime in den Organismus gelangen und können daher auch nichts vorkehren, um die Infektion zu verhindern. Wir können nur sagen, daß die Gefahr der Ansteckung durch die erkrankten Individuen gering ist, weil noch niemals Hausinfektionen durch die in die Spitäler gebrachten Kranken beobachtet worden sind. Daß Geburtstraumen mehr und mehr vermieden werden, erwarten wir von der immer häufigeren Heranziehung geschulter Geburtshelfer zu den Geburten. Auch die stetig fortschreitende Ausbreitung der Alkoholabstinenz wird vielleicht zur Verminderung der auf dem großen Schuldkonto dieses Volksgiftes stehenden Fälle von angeborener zerebraler Kinderlähmung beitragen können.

---

[1]) Für die Details verweise ich auf die Arbeit von Freud und Rie (Über die halbseitige Zerebrallähmung der Kinder) und von Freud (Über zerebrale Diplegie des Kindesalters) in den Jahrgängen 1901 und 1903 der von mir herausgegebenen Beiträge zur Kinderheilkunde aus dem ersten öffentlichen Kinderkrankeninstitut, dessen Material zu diesen Publikationen benützt worden ist.

Im akuten Stadium der Enzephalitis und Poliomyelitis ist eine energische Kälteapplikation auf den Kopf oder die Wirbelsäule geboten, und in beiden Fällen können vielleicht auch Lumbalpunktionen von Nutzen sein. Später werden allgemein galvanische und faradische Ströme in Anwendung gezogen, natürlich nicht in der Hoffnung, die zerstörten Teile des zentralen Nervensystems wiederherzustellen, sondern in der Absicht, Degeneration und Atrophie der geschädigten Muskeln zu verhindern. Diese Indikation entfällt aber bei den zerebralen Lähmungen, so daß hier die elektrische Behandlung höchstens zum Troste der Eltern durch einige Zeit versucht werden kann, während bei den spinalen Lähmungen eine konsequente Durchführung derselben durchaus rationell erscheint. Jedenfalls soll man sie aber mit kunstgerecht ausgeführter Massage, mit systematisch wiederholten passiven Bewegungen und mit Heilgymnastik kombinieren [1]).

Zum Schlusse möchte ich noch einmal auf das allerdings seltenere Vorkommen einer **Polyneuritis** im Kindesalter hinweisen. Ich selbst sah einen Fall bei einem achtjährigen, besonders kräftigen Mädchen im unmittelbaren Anschluß an eine starke fieberhafte Angina. Anfangs große Schmerzhaftigkeit und Druckempfindlichkeit zahlreicher Nervenstämme — Supraorbitales, Interkostales, Radiales, Krurales, Peronei und Tibiales — mit nahezu allgemeiner Lähmung und Druckempfindlichkeit der dazu gehörigen Muskeln. Die Schmerzen schwanden nach wenigen Tagen, kehrten aber für kurze Zeit wieder, nachdem das Kind von einem übereifrigen Landarzt schon in der dritten Krankheitswoche massiert und faradisiert worden war. Im Laufe einiger Monate stellte sich dann die Gebrauchsfähigkeit und Ernährung der gelähmten und abgemagerten Muskeln wieder her bis auf eine bleibende Lähmung des linken Tibialis anticus.

Eine **Alkoholneuritis** bei einem Mädchen im fünften Lebensjahr, das täglich einen halben Liter Bier bekommen hatte, wurde von Zappert beschrieben. Das Kind konnte nicht gehen, die Nervenstämme waren druckempfindlich; die Reflexe fehlten.

---

[1]) In neuester Zeit hat F ö r s t e r mit vielversprechendem Erfolge eine Beseitigung der störenden Kontrakturen bei zerebraler Kinderlähmung durch eine Durchtrennung der dabei in Frage kommenden sensiblen Rückenmarkswurzeln versucht, indem er von der Ansicht ausging, daß die Unterbrechung des Reflexbogens die tonische Verkürzung der Muskeln beseitigen müsse.

Harn- und Geschlechtsorgane.

Nierenentzündung. Gutartige Albuminurien. Einfluß der Lordose. Der Essigsäurekörper. Erklärungsversuche. Diät bei Nierenaffektionen. Cystitis und Cystopyelitis.
Blasenkrampf. Enuresis diurna und nocturna. Phimose und Balanitis. Menstruatio
praecox. Masturbation. Sexuelle Aufklärung.

Von den krankhaften Affektionen des Harnapparates haben wir die
für das Kindesalter wichtigsten schon in früheren Vorlesungen behandelt,
nämlich die akuten Nierenentzündungen, die so häufig als Nachkrankheiten
des Scharlachs, seltener nach Masern und Varizellen aufzutreten pflegen.
Gegen diese bleiben die Entzündungen der Niere aus anderen Ursachen in
bezug auf die Häufigkeit ihres Auftretens so weit zurück, daß manche überhaupt das Vorkommen von solchen im Kindesalter bezweifeln und der
Meinung sind, daß es sich dabei wahrscheinlich immer um einen übersehenen
Scharlach handle. In der Tat gibt es ja Fälle, in denen die ärztliche Hilfe
zuerst wegen deutlich entwickelter hydropischer Erscheinungen in Anspruch
genommen wird und man nur aus geringfügigen Abschuppungserscheinungen
an den Kuppen der Finger und Zehen den Schluß ziehen kann, daß man
eigentlich doch eine Scharlachnephritis vor sich hat. Es ist also immerhin
möglich, daß ein Teil der für idiopathisch gehaltenen akuten und vielleicht
auch manche chronische Nierenentzündungen auf diese Weise entstanden
sein können. Auf der anderen Seite scheint es aber sicher, daß außer den
akuten Exanthemen auch andere Infektionskrankheiten, wie Pneumonie,
Influenza, Angina, Mumps, aber auch ausgebreitete Ekzeme, dann die Dyspepsien und Darmkatarrhe im Säuglingsalter und endlich auch gewisse
toxisch wirkende Substanzen, die zu therapeutischen Zwecken auf größere
Hautflächen aufgetragen werden (Teer, Naphthol, peruvianischer Balsam,
Styrax u. a.) Nierenreizung und Nierenentzündung hervorrufen können;
und auch das Vorkommen einer Nephritis auf hereditär-syphilitischer Basis
ist vollkommen sichergestellt. Viele dieser Fälle mögen unerkannt bleiben,
wenn sie keine auffälligeren, auf eine Erkrankung der Nieren hinweisenden
Erscheinungen darbieten. Aber gerade deshalb erscheint es ratsam, bei
allen sich in die Länge ziehenden Fiebern und namentlich bei allen nicht
leicht zu deutenden Störungen des Allgemeinbefindens eine Untersuchung
des Harns auf Eiweiß und Formelemente niemals zu unterlassen.

Dadurch, daß diese Maxime immer mehr befolgt wird, ist man darauf gekommen, daß die Ausscheidung eines eiweißhaltigen Urins viel häufiger ist, als man früher geahnt hat. Ich habe dabei nicht die nach wenigen Tagen wieder vorübergehende Albuminurie der Neugeborenen im Auge und auch nicht jene Eiweißausscheidung, die in geringerem Grade auf der Höhe eines jeden stärkeren Fiebers vorkommen kann, weil diese zwar theoretisch ganz interessant sein mögen, aber praktisch ohne Bedeutung sind. Weder die Neugeborenen, noch die fiebernden Kinder sind durch eine solche vorübergehende Albuminurie in irgend einer Weise gefährdet, und es sind daher aus ihr auch keinerlei praktische Konsequenzen zu ziehen. Dagegen ist es sehr wichtig zu wissen, daß bei Kindern nach dem fünften Jahre und auch bei Adoleszenten während und nach der Pubertätsentwicklung gar nicht selten chronische Albuminurien bestehen, die nicht jene üble Bedeutung besitzen, die man ihnen zuschreiben würde, wenn man sie als ein Symptom einer chronischen Nierenentzündung ansehen müßte; und die genauere Kenntnis dieser „gutartigen" Albuminurien hat neben ihrem theoretischen Interesse auch deshalb eine große praktische Bedeutung, weil ihre strenge Trennung von der entzündlichen Albuminurie die mit ihnen Behafteten vor überflüssigen diätetischen und therapeutischen Behelligungen bewahrt.

Die wichtigste, weil am meisten verbreitete Form dieser gutartigen Albuminurien ist diejenige, die man zuerst als **zyklische Albuminurie** (Pary), dann als orthotische oder orthostatische (Heubner, Teissier) bezeichnet hat und für die jetzt Jehle aus gleich zu besprechenden Gründen den Namen: lordotische Albuminurie vorgeschlagen hat.

Halten wir uns dabei vorerst an die nackten Tatsachen, so hat sich herausgestellt, daß manche Individuen der genannten Altersklassen im Laufe des Tages einen eiweißhaltigen Harn ausscheiden, während ihr Morgenurin kein Eiweiß enthält. Es ist aber nicht die Tageszeit, die auf die Ausscheidung oder Nichtausscheidung von Eiweiß bestimmend wirkt, sondern nur die aufrechte Haltung am Tage und die horizontale Lagerung während der Nacht. Noch genauer ist man aber über das auslösende Moment der Eiweißausscheidung unterrichtet, seitdem Jehle gezeigt hat, daß die meisten Orthotiker eine stärkere lordotische Krümmung des Lendenteils der Wirbelsäule zeigen und daß man durch jedes Moment, das diese Krümmung verstärkt, z. B. durch Knien mit aufrechtem Oberkörper, die Eiweißausscheidung hervorrufen kann, während diese nicht erfolgt, wenn die Kinder beim Knien auf ihren Unterschenkeln sitzen, wobei die lordotische Krümmung verschwindet. Auch beim Stehen mit leicht gebeugtem Rücken fehlt die Eiweißausscheidung, während sie auch in liegender Stellung fortdauert, wenn zuvor die lordotische Haltung im Stehen durch Eingipsen des Stammes fixiert wurde. Damit ist also nahezu bewiesen, daß nicht die aufrechte oder horizontale Lage des Körpers an sich bestimmend ist, sondern nur die Zu- oder Abnahme der lordotischen Krümmung des unteren Teiles der Wirbelsäule.

Sehr bemerkenswert ist auch die von Langstein entdeckte Tatsache, daß das von diesen Individuen ausgeschiedene Eiweiß nicht identisch ist mit demjenigen, das man im Harne der Nephritiker findet. Während man dieses nach seinem chemischen Verhalten als Serumalbumin oder als Globulin auffassen muß, ist die im Harn der Orthotiker enthaltene Eiweißart durch ihre Fällbarkeit mit verdünnter Essigsäure — in der Kälte — charakterisiert und wird von einigen als Nukleoalbumin oder als Euglobulin angesehen. Nur bei sehr starkem Eiweißgehalt kommt zu diesem „Essigsäurekörper" auch noch eine gewisse Menge des gewöhnlichen, durch Kochen mit Essigsäure oder durch Essigsäure und Ferrozyankalium fällbaren Harneiweißes hinzu. Es muß also bei jedem Erklärungsversuch auch auf diese Eigentümlichkeit der lordotischen Albuminurie Rücksicht genommen werden, sowie auch auf die von allen Beobachtern gefundene Verminderung der Harnmenge in der Periode der Eiweißausscheidung.

In der Mehrzahl der Fälle enthält der Harn der Orthotiker keine Formelemente oder nur so vereinzelte Bruchstücke von hyalinen Zylindern, wie man sie gelegentlich auch im normalen Harn nachweisen kann (Heubner). Manchmal findet man aber auch rote und weiße Blutkörperchen und verschiedene Formen von Harnzylindern, aber auch dann ist diese Affektion durch das Verschwinden der abnormen Harnbestandteile in der liegenden Stellung und durch das Fehlen aller krankhaften Begleiterscheinungen, die der chronischen Nephritis zugehören, also der Herzhypertrophie, des gespannten Pulses, der Ödeme, der urämischen Symptome und der Retinitis albuminurica als eine gutartige Albuminurie charakterisiert, auf deren endliches Verschwinden nach mehrjähriger Dauer und jedenfalls mit dem Ende der Wachstumsperiode man mit ziemlicher Sicherheit rechnen kann. Ein Übergang derselben in eine chronische Nephritis ist nicht beobachtet worden, so wenig wie der Übergang einer skarlatinösen oder einer anderen postinfektiösen Nephritis in eine orthotische Albuminurie. Einen solchen könnte man ja nur dann annehmen, wenn man sicher wüßte, daß die Albuminurie nicht schon vor der Infektionskrankheit bestanden hat, was aber meines Wissens noch in keinem der Fälle festgestellt werden konnte.

Oft handelt es sich, namentlich bei den der Zahl nach überwiegenden weiblichen Patienten, um blasse und rasch in die Höhe geschossene Individuen, die leicht ermüden und auch manchmal viel an Kopfschmerzen leiden. Doch findet man diesen rätselhaften Zustand gar nicht selten bei einer zufälligen Harnuntersuchung auch bei vollkommen gesunden und blühend aussehenden Menschen, und eine systematische Untersuchung von gesunden Schulmädchen, Schiffsjungen und Rekruten hat immer einen nicht geringen Prozentsatz von Albuminurikern ohne sonstige abnorme Erscheinungen auffinden lassen. Einige Male wurde auch ein familiäres Auftreten der orthotischen Albuminurie bei Geschwistern konstatiert, und auch hier kam es vor, daß nur die weiblichen ergriffen, die männlichen aber frei geblieben waren (Schaps).

Natürlich möchten wir nun gerne wissen, wie diese verschiedenen Beobachtungstatsachen ursächlich miteinander zusammenhängen, und es sind auch verschiedene Versuche nach dieser Richtung unternommen worden, ohne daß bisher ein befriedigendes Resultat erzielt worden wäre. Denn wenn man die Erscheinungen auf einen „undichten Nierenfilter" oder auf einen „Diabetes albuminuricus" oder auf eine „renale Debilität" zurückführen will, so hat man eigentlich nur die Unkenntnis des wahren Zusammenhanges mit einer gefällig klingenden Phrase umschrieben.

Ein jeder Versuch in dieser Richtung muß nun meiner Ansicht nach von einer bestimmten Vorstellung über den Mechanismus und Chemismus der exkretorischen Funktion der Niere ausgehen, und ich möchte nun einen solchen Versuch unternehmen, indem ich ihm jene Vorstellung zugrunde lege, die ich auf Grund meiner Anschauungen über die allgemeinen Lebensfunktionen der protoplasmatischen Gebilde gewonnen habe [1]).

Die verbreitetste Anschauung über die Funktion der Niere geht jetzt dahin, daß sie sich aus einem Filtrationsprozeß in den Glomerulis und aus einem Sekretionsprozeß in den Epithelien der Harnkanälchen zusammensetzt. Aus den Gefäßkanälchen sollen Wasser und Salze in die Bowmanschen Kapseln übergehen und in den Harnkanälchen sollen Harnstoff, Harnsäure und andere spezifische Harnbestandteile als Sekretionsprodukte der sie auskleidenden Epithelzellen hinzukommen. Dabei wird aber keine Rücksicht darauf genommen, daß durch die dünnen Wände der Blutkapillaren und durch die Kapselmembran, die ebenfalls nur aus einem dünnen, mit stark abgeplatteten Epithelzellen besetzten Häutchen besteht, unbedingt auch assimilierbare und im Stoffwechsel noch verwertbare Blutbestandteile, also vor allem Bluteiweiß und Blutzucker, durchtreten müssen, die aber im normalen Harn bekanntlich nicht zum Vorschein kommen. Daß diese Stoffe durch die dünne Kapselmembran selbst in geringer Menge nicht durchtreten sollen, ist schon von vornherein nur wenig wahrscheinlich, wird aber außerdem dadurch widerlegt, daß subkutan injiziertes oder in großen Mengen verzehrtes Hühnereiweiß in den Harn übergeht und daß aus den Gefäßknäueln ausgetretenes Hämoglobin direkt in den Kapseln gesehen wurde. Es ist also nicht wahr, daß kolloide Substanzen vom Kapselfilter zurückgehalten werden, und ebensowenig kann an eine Zurückhaltung des Blutzuckers gedacht werden, der ja beim Diabetes in großen Mengen ausgeschieden wird; und es bleibt also eigentlich keine andere Möglichkeit übrig, als daß die in den Glomerulis ausgeschiedenen assimilierbaren Stoffe auf dem langen Wege durch die gewundenen und geraden Harnkanälchen von dem Protoplasma der mächtigen Epithelzellen, die in das vorbeifließende Filtrat eintauchen, assimiliert, d. h. zum Aufbau neuer Protoplasmateilchen verwendet werden, wozu sie durch ihren Bürstensaum, der dem Stäbchenbesatze der Darmepithelien zum Verwechseln ähnlich sieht, geradezu pradestiniert erscheinen [2]). Alle anderen in dem Filtrat enthaltenen Substanzen, die nicht assimiliert werden können, gehen an dem Spalier der assimilierenden Epithelzellen vorbei und gelangen daher mit dem Harne nach außen, und das gilt nicht nur für alle normalen Ausscheidungsstoffe, sondern auch für gewisse nährende Substanzen, wie Hühnereiweiß und Milchzucker (bei der Laktosurie),

---

[1]) Näheres hierüber im 29. Kapitel des dritten Bandes meiner Allgemeinen Biologie S. 276 ff.

[2]) Meine theoretische Deduktion hat in der jüngsten Zeit bezüglich des Zuckers eine Bestätigung erfahren durch die Untersuchungen von Nishi im Wiener pharmakologischen Institut, welche ergeben haben, daß die Rindensubstanz der Nieren zuckerhaltig ist, während die Marksubstanz keinen Zucker mehr enthält.

weil diese, um assimiliert zu werden, zuerst durch Darmfermente in einfachere Moleküle zerlegt werden müssen, wozu eben in den Nieren keine Gelegenheit gegeben ist.

Werden aber in den Glomerulis nicht nur kristalloide Substanzen, sondern auch Eiweißstoffe aus dem Blute in die Harnkanälchen übergeführt, dann ergeben sich dreierlei Möglichkeiten für die Entstehung einer Albuminurie. Entweder gelangt Eiweiß in so großen Mengen in die Harnwege, daß die Epithelzellen der Harnkanälchen nicht imstande sind, sie assimilatorisch zu bewältigen; oder die Epithelzellen verlieren aus irgend einem Grunde die Fähigkeit, selbst den normalen Eiweißgehalt des vorüberfließenden Filtrates zu verwenden; oder es können auch beide Faktoren zusammenwirken, so daß einem vermehrten Eiweißgehalt des Filtrates eine verminderte Aufnahmefähigkeit der Epithelzellen gegenüberstünde. Von diesen drei theoretischen Möglichkeiten ist wahrscheinlich die dritte bei allen Fällen von Albuminurie auf entzündlicher Basis verwirklicht. Die durch den Entzündungsprozeß durchlässiger gewordenen Gefäßwände, Kapselmembranen und Epithelzellen gestatten nicht nur einer größeren Menge der gelösten Blutbestandteile den Durchtritt in die Harnwege, sondern auch den geformten Elementen, die unter normalen Verhältnissen zurückgehalten werden. Dann können die entzündlichen Gewebe auch selbst zellige Elemente abstoßen und eiweißartige Zerfallsprodukte liefern; und außerdem können auch noch die kranken Epithelzellen ihre normale Fähigkeit, das Eiweiß des Filtrates aufzunehmen, ganz oder teilweise einbüßen, so daß nicht nur das in loco gebildete, sondern auch das aus dem Blute stammende Eiweiß ganz oder großenteils nach außen befördert wird. Wenn wir nun aber sehen, daß bei manchen Individuen auch nicht entzündete Nieren unter besonderen Umständen einen eiweißhaltigen Harn zutage fördern, so liegt jetzt für uns der Gedanke ziemlich nahe, daß hier vielleicht nur die resorbierende Fähigkeit der Epithelzellen vorübergehend versagt, so daß das normalmäßig in die Kapseln transsudierte Bluteiweiß an der langen Reihe der Epithelzellen wenigstens zum Teil vorbeikommen kann und in die Ausscheidungswege gelangt. Es würde sich dann nur mehr darum handeln herauszubekommen, wodurch die eiweißresorbierende Funktion der Zellen zeitweilig notleidend wird.

Die Antwort auf diese Frage wird uns nun wesentlich erleichtert durch die neugewonnenen Erfahrungen über die Beziehungen der Eiweißausscheidung zu der lordotischen Krümmung der Lendenwirbelsäule. Da nämlich die Nieren an der Seite des ersten bis dritten Bauchwirbels liegen, so könnte man sich vielleicht denken, daß entweder die Nierenarterie oder die Nierenvene oder auch beide durch die nach vorne stärker vorspringenden Wirbel gezerrt oder gedrückt oder ein wenig eingeknickt und dadurch in ihrem Lumen verengt werden; es würde also während der lordotischen Körperhaltung der Blutkreislauf durch die Niere erschwert und infolgedessen würde nicht nur weniger „Vorharn" durch die Glomeruli ausgeschieden werden, sondern es würden auch die info'ge der gestörten Blutzirkulation schlechter ernährten und schlechter mit Sauerstoff versorgten Epithelzellen ihre resorbierende Funktion, die wir ja als eine vitale Tätigkeit auffassen

müssen, nur in unvollkommener Weise ausüben können[1]). Wenn wir nun
weiter annehmen würden, daß nicht alle Arten von Eiweiß gleich leicht
assimiliert werden, daß also die als „Essigsäurekörper" bezeichnete Eiweißart
bei der Assimilation hinter Serumalbumin und Globulin zurückbleibt —
etwa so wie der Fruchtzucker von den wachsenden Hefezellen schwerer und
langsamer aufgebraucht wird als der Traubenzucker —, so würden wir auch
verstehen, warum in den leichteren Graden der Albuminurie der schwerer
assimilierbare Eiweißkörper fast ausschließlich im Harn gefunden wird;
und erst in den höheren Graden, wo wir eine noch stärkere Benachteiligung
der vitalen Funktion der Epithelzellen annehmen müßten, würden auch
kleinere oder größere Mengen der leichter assimilierbaren Eiweißstoffe neben
den Essigsäurekörpern im Harn erscheinen. Nur in den jedenfalls recht
seltenen Fällen, wo die Blut- und Sauerstoffversorgung der resorbierenden
Epithelzellen in noch stärkerem Maße beeinträchtigt wäre, würden vorübergehend auch abgestoßene Nierenelemente zum Vorschein kommen, während
in der Horizontallage — cessante causa — alles bald wieder in Ordnung käme.

Die lordotische Krümmung kommt begreiflicherweise bei noch energisch
wachsenden Individuen leichter zustande, weil bei ihnen die knorpeligen
Teile der Wirbel und die Intervertebralscheiben, die bei den Lendenwirbeln
(nach Henle) über ein Drittel der Wirbelhöhe ausmachen, noch sukkulent
und nachgiebig sind; und dieses begünstigende Verhältnis würde bei anämischen und chlorotischen Individuen noch besonders ausgeprägt sein, da wir
ja wissen, daß sich bei ihnen die verringerte Resistenz der knöchernen und
knorpeligen Anteile der Wirbelsäule auch in einer besonderen Neigung zu
skoliotischen Verbildungen äußert. Bei abnehmender Energie des Längenwachstums und beim Schwinden der chlorotischen Erscheinungen würde
dann auch der Lendenanteil der Wirbelsäule starrer und resistenter, und
damit schwände auch die lordotische Albuminurie.

Natürlich bilde ich mir nicht ein, auf diese Weise eine vollständige
und nach allen Richtungen befriedigende Erklärung dieser interessanten
Anomalie gegeben zu haben; ich glaube aber, daß dieser Weg vielleicht
mit einiger Aussicht auf Erfolg weiter beschritten werden könnte.

In praktischer Beziehung liegt die Bedeutung dieser Affektion viel
mehr auf der negativen als auf der positiven Seite. Wir wissen jetzt, daß
sie viel häufiger ist, als wir noch vor kurzem geahnt haben, daß zahlreiche
Kinder und Adoleszenten damit behaftet sind, ohne von ihrer Anomalie
etwas zu ahnen oder zu verspüren und daß sie ohne therapeutische Hilfe
schließlich verschwindet. Daraus ziehen wir aber die logische Konsequenz,
daß wir solche Individuen, wenn wir zufällig ihre lordotische Albuminurie
entdecken, nicht für diesen Zufall büßen lassen, indem wir sie etwa im Bette
behalten oder ihre normale Diät einschränken oder sie sonstwie in ihrer gewohnten Lebensweise behindern. Dies ist früher sehr häufig geschehen
und geschieht manchmal auch jetzt, namentlich von seiten solcher Ärzte,

---

[1]) Aus einer interessanten Mitteilung von Vorpahl, der bei einem skoliotischen
Mädchen durch Ureterenkatheterismus eine einseitige orthotische Albuminurie auf
der konkaven Seite der Skoliose feststellen konnte, würde hervorgehen, daß nicht
eine Knickung, sondern nur eine Zerrung der Nierengefäße in Frage kommen kann.

die mit den neuen Tatsachen noch nicht vertraut sind und daher noch jede länger dauernde Albuminurie als ein sicheres Zeichen einer chronischen Nephritis ansehen. Es muß also vor allem durch gesonderte Untersuchung des Morgenharns und des Tagharns die Abhängigkeit der Eiweißausscheidung von der aufrechten Körperhaltung sichergestellt werden, und wenn dies geschehen und überdies das Fehlen der bekannten Folgeerscheinungen einer chronischen Nierenentzündung konstatiert ist, dann läßt man den Orthotiker genau so leben, als wenn er gesund wäre, und wird ihm auch körperliche Übungen um so eher gestatten, als sich gezeigt hat, daß diese nur günstig wirken und daß z. B. Rekruten, die bei ihrer Einstellung Eiweiß ausscheiden, ihre Albuminurie trotz des anstrengenden Dienstes verlieren, was sich vielleicht dadurch erklärt, daß ihre Muskeln sich kräftigen, ihre Haltung eine strammere wird und damit die Neigung zur Lordose verschwindet. Es ist daher auch fraglich, ob man gut daran täte, von der Jehle'schen Bandage Gebrauch zu machen, die die lordotische Haltung korrigiert. Es ist ja gewiß sehr interessant, daß man damit auch die Eiweißausscheidung verhindern kann; da aber diese an sich unschädlich ist, dürfte es vorteilhafter sein, durch Gymnastik und andere Behelfe auf die Kräftigung der Muskulatur und die Verbesserung der habituellen Haltung hinzuwirken.

Sehr wichtig ist es auch zu wissen, daß bei Kindern und jugendlichen Personen dauernde Albuminurie auch ohne Intermission in der horizontalen Lage jahrelang bestehen und endlich verschwinden kann, ohne daß etwas von den bekannten Folgeerscheinungen der chronischen Nephritis bemerkbar wird. Speziell Heubner hat auf diese Form aufmerksam gemacht und aus seiner reichen Erfahrung die relative Gutartigkeit derselben abgeleitet, an der auch durch den gelegentlichen Befund von Harnzylindern und selbst von Blutkörperchen nicht viel geändert wird. Ich selbst sah eine solche ununterbrochene Albuminurie bei zwei Schwestern im Alter von 15 und 17 Jahren, bei denen sie zwei Jahre früher gelegentlich einer Varizellenerkrankung entdeckt worden war. Allerdings wußte man nicht, ob sie nicht schon früher bestanden hatte, da früher keine Harnuntersuchung gemacht worden war. Auch hier war das Befinden vollkommen ungestört; nur waren beide Mädchen ein wenig blaß.

Auch bei dieser unschuldigen Albuminurie hätte es keinen Sinn, das Fleisch zu verbieten und in der sonstigen Lebensweise Beschränkungen eintreten zu lassen. Dagegen müssen sich chronisch Nierenkranke mit Herzhypertrophie möglichst ruhig verhalten und nur wenig oder zeitweilig gar kein Fleisch genießen; aber nicht etwa wegen der — keineswegs erwiesenen — Schädigung der Niere durch die Extraktivstoffe des Fleisches, sondern mehr deshalb, weil die Ödeme bei einer salzarmen Kost leichter verschwinden als bei einer salzreichen. Auch scharfe Gewürze und Alkohol in jeder Form sind streng zu verbieten; womit aber nicht gesagt sein soll, daß man bei den gutartigen Formen der Albuminurie Wein oder Bier gestatten soll. Ich halte ja den Alkohol, wie Sie wissen, auch bei gesunden Kindern für eine Schädlichkeit, die wir Ärzte von ihnen fernzuhalten verpflichtet sind. —

Wir gelangen nun zu jenen entzündlichen Affektionen des Harnapparates, bei denen die krankmachenden Agenzien nicht aus dem Blute stammen, sondern von außen her in die Harnwege eindringen.

Während man früher Harnbeschwerden und Blasenkatarrh wie so vieles andere von Erkältung und bei Kindern natürlich auch von der Zahnung abgeleitet hat, weiß man jetzt, daß es sich dabei fast immer um bakterielle Infektionen handelt, und das starke Überwiegen der **Cystitis** und der **Cystopyelitis** bei Mädchen weist auch deutlich auf den Weg hin, den die infizierenden Keime einschlagen, weil es begreiflich ist, daß der weitaus häufigste Erreger dieser Affektionen — das Bacterium coli — viel leichter aus der Umgebung des Afters durch die kürzere und weitere Harnröhre der Mädchen in die Blase gelangen kann als durch die längere und auch schwerer erreichbare Urethra der Knaben; und Ähnliches gilt natürlich auch für die weniger häufige, aber von schwereren Folgen begleitete Infektion mit Staphylo- und Streptokokken und mit anderen noch selteneren Krankheitserregern.

Durch das Eindringen des Bacterium coli, dessen häufige Anwesenheit in dem ausgeschiedenen Harn, besonders bei Kindern, zuerst Escherich festgestellt hat, werden nicht immer die gleichen Wirkungen herbeigeführt. Gar nicht selten sind die Fälle von bloßer **Bakteriurie,** wo trotz massenhafter Kolibazillen im Harn keinerlei klinische Erscheinungen, weder Fieber, noch Schmerzen, noch Harndrang auf einen krankhaften Zustand hinweisen, und auch unter dem Mikroskop keine Vermehrung der zelligen Elemente im Harn nachzuweisen ist. Dann gibt es wieder Fälle, wo nur schwer zu deutende Allgemeinerscheinungen, ganz unregelmäßiges Fieber, Blässe und mangelnde Eßlust vorhanden sind und nur der trübe Harn und der Befund von Kolibazillen und Eiterkörperchen auf eine Affektion der Harnblase hinweisen, die ohne Harnuntersuchung wegen mangelnder Harnbeschwerden unerkannt bliebe. Dazu kommt dann eine dritte Gruppe, wo der häufige Harndrang, die Schmerzen bei der Entleerung und die Druckempfindlichkeit der Blasengegend sofort den Sitz der Krankheit verraten. Worin diese Verschiedenheit der Reaktion des kindlichen Organismus gegen ein und dasselbe krankmachende Agens ihren Grund hat, ist vorläufig noch unbekannt. So viel ich gesehen habe, spielt die Erkältung dabei keine Rolle.

Der Verlauf ist in den meisten Fällen von **Colicystitis** ein günstiger, da die Beschwerden, wenn sie überhaupt vorhanden sind, bei richtigem Verhalten wieder verschwinden. Erschwert wird die Heilung durch den Übergang der Entzündung auf das Nierenbecken, was sich durch hartnäckiges, oft geradezu intermittierendes Fieber, durch Druckempfindlichkeit in der Nierengegend und durch das Auftreten der kleineren, aus dem Nierenbecken stammenden Epithelzellen neben den zahlreichen Eiterkörperchen verrät. Der Befund von Harnzylindern und von anderen Nierenelementen neben Verminderung der Harnmenge deutet auf eine Beteiligung der Niere. Doch gehört diese prognostisch ungünstige Komplikation zu den selteneren Ereignissen.

Die unkomplizierte Colicystitis und die aus ihr hervorgehende Cystopyelitis heilen am besten bei Bettruhe und unter dem innerlichen Gebrauche von Urotropin (dreimal täglich 1—4 Dezigramm) oder von Salol (ebenso oft die halbe Dosis). Dazu reizlose Kost und Gießhübler-, Krondorfer- oder

Salvatorquelle mit Milch. Ausspülungen der Blase sind in den meisten Fällen entbehrlich und sollten für die schwereren, zumeist auf Infektion mit Staphylo- und Streptokokken beruhenden Fälle von Cystitis reserviert bleiben, bei denen der Harn, im Gegensatz zu der stets sauren Reaktion bei der Coli-cystitis, eine alkalische Beschaffenheit zeigt.

Ein Gegenstück zu der Bakteriurie und dem Blasenkatarrh ohne Harnbeschwerden bildet die **Dysuria spastica** oder **Blasenkrampf** ohne krankhafte Veränderungen des Harns. Hier sind nämlich die Beschwerden außerordentlich groß; die kleinen Kinder, die sich über ihre Empfindungen nicht äußern können, erheben von Zeit zu Zeit ein mörderisches Geschrei wie bei der heftigsten Darmkolik; nur daß hier die Beruhigung nicht, wie bei der Colica flatulenta, nach dem Abgang von Gasen, sondern nach dem Ausstoßen eines kurzen Harnstrahles erfolgt. Diese plötzliche Beruhigung dauert aber nicht lange. Nach einiger Zeit werden die Kinder wieder unruhig, pressen und schreien, bis sie rot und blau werden, und stoßen dann wieder kleine Mengen eines klaren und nach keiner Richtung abnormen Harnes aus. Diese für die Kinder äußerst schmerzhafte und für die Umgebung höchst aufregende Affektion, die offenbar auf einem gleichzeitigen Krampf des Detrusor und des Sphinkter beruht, befällt Knaben und Mädchen in gleicher Weise, hat also nichts mit den später zu besprechenden Phimosebeschwerden gemein. Sie bevorzugt ganz besonders das Säuglingsalter, kommt aber auch manchmal bei älteren Kindern vor, wo sie aber nicht in Form von Schreianfällen, sondern eher als Enuresis diurna auftritt, indem die Kinder durch einen heftigen und kaum zu bewältigenden Harndrang genötigt sind, in großer Hast und zappeliger Ungeduld die Gelegenheit zur Harnentleerung aufzusuchen, wobei sie aber häufig ihre Kleider benässen. Doch ist diese Form viel seltener als die krampfhafte Dysurie der Säuglinge. In einer kleinen Statistik, die ich bei einer anderen Gelegenheit veröffentlicht habe [1]), entfielen von 103 Fällen, die im Laufe von zehn Jahren im Ambulatorium erschienen sind, 39 auf das erste Halbjahr, 19 auf das zweite und 16 auf das dritte, während in den späteren Jahren — bis zum zehnten — nur wenige Fälle in stetig abnehmender Anzahl verzeichnet wurden. In der Privatpraxis, wo ich mit dieser Affektion gar nicht selten zu tun hatte, konnte ich mehrmaliges Auftreten bei demselben Kinde beobachten, z. B. den ersten Anfall mit sechs Wochen, den zweiten mit 14 Monaten und den dritten in Form der spastischen Enuresis diurna mit drei Jahren. Jede solche Attacke kann sich durch mehrere Tage hinziehen, wenn sie nicht früher durch eine alsbald zu besprechende Behandlung kupiert wird.

Über die Ursache dieses Krampfes könnte ich nichts Bestimmtes aussagen. Die älteren Autoren, die gute Beschreibungen gegeben haben, wie Underwood und Bouchut, waren überzeugt, daß es sich dabei um eine der vielen Erscheinungsformen der Dentitio difficilis handelt. Die Unrichtigkeit dieser Annahme geht aber schon daraus hervor, daß der Blasenkrampf am häufigsten in den allerersten Lebensmonaten, also vor Beginn der Dentition auftritt und gerade während der Dentitionsperiode schon

---

[1]) Vorlesungen über Kinderkrankheiten im Alter der Zahnung S. 250.

seltener wird, während der zweiten Dentition aber fast gar nicht mehr vorkommt. Neuere Autoren, die sich aber mit dieser Erscheinung nur selten
befassen — in den Lehr- und Handbüchern wird sie jetzt ganz mit Stillschweigen übergangen — denken an einen Zusammenhang mit Rachitis
(Durante, Roschanski), und der letztgenannte Beobachter will sogar
mit Phosphorlebertran rasche Heilungen erzielt haben[1]). In meinen Fällen
habe ich aber einen solchen Zusammenhang nicht auffinden können, weil
die Anfälle bei Nichtrachitischen ebenso auftraten, wie bei Rachitischen.

Zur Bekämpfung der Anfälle — nicht aber der Disposition zu denselben
— besitzen wir ein sehr wirksames Mittel in einer Emulsion von Bärlapp-
samen (Emulsio semin. lycopodii 5 : 100), die man in rasch aufeinander
folgenden Gaben (etwa alle halbe Stunde einen Kinderlöffel voll) verabreichen
läßt. Die Wirkung ist fast immer eine so prompte, daß die Anfälle noch
an demselben Tage aufhören, und auch das Nässen der Kleider bei älteren
Kindern, wenn es durch den Spasmus vesicae bedingt ist, konnte ich in den
meisten Fällen durch ein oder zwei Fläschchen dieser Emulsion beseitigen.
Wie das Mittel wirkt, ist mir nicht bekannt. Es wurde aber von den älteren
Urologen (z. B. von Pitha) auch bei den Harnbeschwerden der Erwachsenen
gerühmt und damals statt des jetzt gebräuchlichen Decoctum seminum lini
verwendet.

Von der durch Blasenkrampf bewirkten Inkontinenz ist die viel häufigere
Enuresis der älteren Kinder zu unterscheiden, die niemals mit Schmerzen
verbunden ist, sondern dadurch zustande kommt, daß entweder die normale
Inkontinenz des frühen Säuglingsalters sich bis in die späteren Kinderjahre
fortsetzt oder sich später ohne eruierbare Veranlassung wieder einstellt.
Die erstgenannte Form ist häufig die Folge einer verspäteten oder überhaupt
mangelhaften geistigen Entwicklung. Alle mit schwerer Idiotie behafteten
Kinder lernen entweder sehr spät oder überhaupt nicht, ihren Stuhl und
Harn zurückzuhalten, und auch in den leichteren Fällen kostet es fast
immer recht große Mühe, die Kinder im wachen Zustand und besonders im
Schlafe an die Reinlichkeit zu gewöhnen. Bei normaler geistiger Entwicklung
und bei vernünftigem Verhalten der Umgebung ist der Übergang der physiologischen Inkontinenz in eine pathologische doch ziemlich selten. Dagegen
beobachtet man das Wiederauftreten der unwillkürlichen Entleerungen
nicht selten bei ganz intelligenten und besonders bei sogenannten nervösen
Kindern, die ja meistens eher die Zeichen einer geistigen Frühreife darbieten.
Bei diesen gibt es zunächst eine ziemlich unschuldige Form, die sich darin
äußert, daß selbst vier- oder fünfjährige Kinder, die schon seit Jahren
zimmerrein geblieben waren, mit einem Male die Gewohnheit annehmen, im
eifrigen Spiele gelegentlich den Harn und manchmal sogar den Stuhl in die
Kleider zu entleeren. Dies kann sich auch einige Male hintereinander wiederholen, ist aber meistens leicht zu beseitigen, wenn man systematisch darauf
besteht, daß das Kind den geeigneten Ort in nicht zu langen Intervallen aufsucht. Viel größere Schwierigkeiten bereitet aber die Beseitigung des Bett-
nässens, wenn es sich bei älteren Kindern, die schon längere Zeit kontinent

---

[1]) Jahrbuch für Kinderheilkunde, Band 58, S. 999.

gewesen waren, wieder einstellt. Man hat es dabei wohl immer mit einem neuropathischen oder — besser gesagt — mit einem psychopathischen Zustande zu tun, weil dabei — ähnlich wie bei den späteren Samenergüssen — Traumzustände eine gewisse Rolle zu spielen scheinen. Auf die Harnentleerung bezügliche Träume kommen ja auch bei Erwachsenen vor, nur führen sie hier infolge der gut ausgefahrenen Reflexbahnen für die Innervation des Schließmuskels kaum jemals zu einer unwillkürlichen Entleerung. Die der Entleerung entgegenwirkenden Nervenbahnen sind aber bei Kindern, die noch nicht sehr lange daran gewöhnt sind, den Sphinkter die ganze Nacht geschlossen zu halten, noch nicht so weit gebahnt, daß sie den antagonistischen Innervationen durch die gespannte Blase und die täuschenden Traumvorstellungen das Gegengewicht halten könnten; und wenn sich nun solche falsche Innervationen einige Nächte hindurch wiederholen, werden die dabei beteiligten Nervenwege für die abnormen Reize immer besser gangbar, so daß die Beseitigung der wieder angenommenen Gewohnheit auf größere Hindernisse stößt.

Trotzdem gelingt es manchmal, durch irgend eine „Kur“ den normalen Zustand rasch wiederherzustellen. Da aber diese erfolgreichen therapeutischen Eingriffe ganz verschieden geartet sind und da eine Methode, die sich in einem Falle als wirksam erwiesen hat, in anderen Fällen vollständig versagt, muß man wohl annehmen, daß die erzielten Erfolge immer nur auf dem gleichen Wege, nämlich durch Suggestion zustande kommen. In unserem Falle bedeutet aber Suggestion nichts anderes als die Aktivierung von Reflexbahnen, die stärkere Impulse zu den kontraktorischen Nerven des Sphinkters senden, als diejenigen sind, die seine Erschlaffung herbeiführen. Einmal ist es die Zuversicht des Kranken auf die Heilwirkung der eingeleiteten Kur, ein andermal die Furcht vor der Wiederholung einer schmerzhaften Behandlung, ein drittes Mal die Scham vor einer neuen Umgebung — immer aber ist es wahrscheinlich eine psychische Vis major, die den Sieg über die unerwünschten Reflexe davonträgt.

So ist es mir einige Male gelungen, durch die bloße innerliche Anwendung des vor einiger Zeit von Amerika her empfohlenen Extractum fluidum rhus aromaticae (dreimal täglich 20 Tropfen) ein bis dahin hartnäckiges Bettnässen prompt zu beseitigen, während dasselbe Mittel in anderen Fällen unwirksam blieb. Einige Male sah ich auch einen guten Erfolg von einer Schiefstellung des Bettes mit erhöhtem Fußende; aber auch hier denke ich weniger an eine Entlastung der Blasenmündung von dem Drucke des in der Blase angesammelten Harns als an die ungewohnte Lagerung des ganzen Körpers, die den hemmenden Reflexen im Halbschlafe zu Hilfe kommt. Die von manchen gerühmte Adenoidenoperation möchte ich wieder auf die Shockwirkung zurückführen, weil ich in meinen ziemlich zahlreichen Enuresisfällen niemals eine Erschwerung der Nasenatmung durch adenoide Wucherungen konstatieren konnte und ich daher diesen ätiologischen Faktor für die große Mehrzahl der Fälle nicht gelten lassen kann. Auch die verschiedenen Methoden der galvanischen und faradischen Behandlung und die in neuerer Zeit empfohlenen epiduralen Injektionen verschiedener Flüssigkeiten dürften in den wenigen Fällen, wo sie erfolgreich waren, kaum direkt

auf den Schließmuskel oder auf die ihm zugehörigen Nerven eingewirkt
haben. Auch hier kann man nur an eine suggestive Wirkung denken, wie
in den gut beglaubigten Fällen, wo ein bloßer Wechsel der Umgebung, z. B.
die Abgabe an ein Pensionat, genügend war, um eine hartnäckige Enuresis
nocturna zu beseitigen.

An eine Einschränkung der Flüssigkeitseinnahme am späten Abend
ist in einem jeden Falle von nächtlicher Inkontinenz zu denken. Ich erinnere nur an den früher erwähnten Fall, wo zwei ältere Kinder durch die
ihnen nach dem Nachtmahl aufgezwungenen großen Milchrationen zwar nicht
inkontinent wurden, aber mehrere Male des Nachts durch die gefüllte Blase
geweckt wurden, während sie sofort wieder die Nacht durchschliefen, nachdem ich sie von dieser in jedem Sinne überflüssigen Behelligung befreit hatte.

Bei nicht habituellem, sondern nur in größeren Zwischenräumen bei
älteren Kindern oder Halberwachsenen vorkommendem Bettnässen sollte
man immer auch an die Möglichkeit eines epileptischen Anfalles denken.
Wird diese Vermutung durch Zeichen von Zungenbiß und durch andere
am nächsten Morgen wahrnehmbare Symptome (geistige und körperliche
Erschöpfung) bestätigt, dann ist eine systematische und lang dauernde Behandlung mit größeren Dosen von Bromsalzen geboten.

Harnbeschwerden werden bei Kindern männlichen Geschlechts oft auch
durch eine **Phimose,** d. h. eine angeborene Enge der Vorhautmündung hervorgerufen, welche die Entleerung der Blase namentlich dann erschwert, wenn
immer etwas Harn im Präputialsack zurückgehalten wird und daselbst durch
seine Zersetzung eine entzündliche Reizung und Schwellung bewirkt. Das
Benehmen der Kinder hat dann eine gewisse Ähnlichkeit mit den früher
beschriebenen Anfällen von Blasenkrampf, weil ihre Ruhe durch die un-
vollständige Entleerung der Blase und den dadurch erzeugten, fast kon-
tinuierlichen Harndrang dauernd gestört wird. Doch fehlen die Schreianfälle und es ist nicht schwer, den Sitz des Übels in der engen Vorhautmündung zu finden, die nicht einmal gestattet, einen Teil der Glans zur
Ansicht zu bringen. Man kann in einem solchen Falle zunächst den Versuch machen, ob man eine etwa vorhandene Verklebung des inneren Blattes
mit der Eichel mittels einer Sonde soweit zu lösen vermag, daß dann die
Vorhaut zurückgeschoben werden kann; man kann auch eine gut einge-
fettete Kornzange geschlossen einführen und eine unblutige Erweiterung
durch Öffnen der Branchen anstreben; aber eine gründliche Abhilfe wird
meistens doch nur durch das Abkappen der weit vorgezogenen Vorhaut
oberhalb der Glans erzielt, wobei nicht versäumt werden darf, auch noch
das Frenulum einzuschneiden, wenn es sich beim Umkrämpen des Vorhaut-
restes anspannt. Die Heilung erfolgt unter aseptischem Verfahren, bei
kleinen Kindern auch ohne Vernähung der Wunde.

Bei etwas älteren Kindern hat man oft mit einer **Balanitis** zu tun,
die durch Ansammlung und Zersetzung des Smegma im Präputialsacke
entsteht. Hier ist meistens das Zurückschieben der Vorhaut schon im normalen Zustande mit Schwierigkeiten verbunden, die sich aber durch die
entzündliche Schwellung und größere Schmerzempfindlichkeit noch bedeutend erhöhen. Man muß also zunächst versuchen, den eitrigen Inhalt

aus dem Vorhautsacke durch wiederholtes Ausspritzen mit lauem Wasser mittels einer mit einem dünnen Drainrohr versehenen Spritze zu entfernen und dann durch 24 Stunden Umschläge mit Burow'scher Lösung applizieren lassen, worauf die Befreiung der Eichel behufs gründlicher Reinigung gewöhnlich schon leichter und ohne besondere Schmerzen möglich ist. Die Reinigung muß dann in kurzen Zwischenräumen wiederholt werden und sie sollte eigentlich bei allen Knaben schon früher systematisch vorgenommen werden, bevor sich noch die unangenehmen Folgen der unterlassenen Reinigung einstellen. Dann wird sich weder der „Zahntripper" der älteren Autoren, noch die Balanitis als vermeintliches Symptom der exsudativen Diathese entwickeln können. In den seltenen Fällen aber, wo die Befreiung der Glans überhaupt nicht gelingt, ist auch hier die Operation der Phimose nicht zu umgehen. —

Von den Erkrankungen der weiblichen Geschlechtsorgane im Kindesalter steht die **Vulvovaginitis gonorrhoica** wegen ihrer großen Häufigkeit weit im Vordergrunde.

Man muß es wohl als einen der größten Fortschritte der ätiologischen Forschung ansehen, daß wir heutzutage den Fluor albus der kleinen Mädchen, so wenig wie den der erwachsenen Frauen, als ein Symptom der Anämie oder Chlorose oder eines anderen Allgemeinleidens ansehen, sondern erkannt haben, daß es sich hier wie dort fast immer um die Folgen einer Gonokokkeninfektion handelt; und man muß es daher als einen bedauerlichen Rückfall in einen bereits für überwunden gehaltenen Irrtum bezeichnen, wenn jetzt wieder der Versuch gemacht wird, diese Affektion als ein Symptom einer allgemeinen Diathese hinzustellen. Die tatsächliche Beobachtung gewährt nämlich für eine solche Auffassung auch nicht die geringste Stütze, weil blühende und gesunde Mädchen genau so an einem eitrigen Ausfluß aus der Scheide nebst Rötung und Schwellung der Vulva erkranken können, wie blasse und magere, und weil auch ein Einfluß der Ernährungsweise auf das Entstehen dieser Affektion in keiner Weise bemerkbar ist. Hingegen kann man fast in jedem Falle konstatieren, daß eine Gelegenheit zur Infektion mit Gonorrhöe vorhanden war. Wenn ich an die Mutter, die mir ihr Töchterchen wegen dieses Leidens in die Sprechstunde brachte, die Frage richtete, ob sie nicht auch mit einem Ausflusse behaftet sei, bekam ich neunmal unter zehnmal eine bejahende Antwort, und die seltene Verneinung war gewöhnlich mit dem Hinweise auf eine ähnliche Erscheinung in der Wäsche einer Schwester oder der Gouvernante oder des Kindermädchens verbunden. Es ist ferner bekannt, wie häufig die Übertragung der Gonorrhöe in den Kinderspitälern erfolgt und daß diese trotz aller Vorsichtsmaßregeln nur schwer zu verhindern ist, so daß man in manchen Anstalten schon dahin gelangt ist, alle Mädchen bei der Aufnahme auf Gonorrhöe zu untersuchen und sie bei positivem Ergebnis in ein Isolierzimmer zu legen. Manchmal mag ja die Ansteckung schon während des Durchtrittes durch die gonorrhoisch affizierten Geburtswege zustande kommen, doch möchte ich diesem Infektionsmodus gegenüber der späteren Ansteckung durch Schwämme, Badewasser, beschmutzte Finger der Pflegerin usw. nur eine geringe Bedeutung beimessen, sowie auch dem geschlechtlichen Mißbrauche, der ja, namentlich in den ärmeren Volksschichten mit ihrem Wohnungsjammer und der Schlafgesellenwirtschaft hin und wieder vorkommen mag, der aber sicherlich oft ohne Grund beschuldigt wird. Jedenfalls muß man sich hüten, dem manchmal an den Arzt gestellten Ansuchen nach Ausfolgung eines in diesem Sinne lautenden Attestes Folge zu leisten.

Mit den Erfahrungen über die häufig vorhandene Gelegenheit zur indirekten Ansteckung durch Mütter, Schwestern oder andere weibliche Wohnungsgenossen stimmt auch der fast regelmäßige Gonokokkenbefund in dem schleimig-eitrigen Ausflusse gut überein. Es mag ja hin und wieder vorkommen, daß eine äußerlich ähnliche Affektion auch aus anderen Ursachen bakterieller oder auch mechanischer Natur (Masturbation oder geschlechtlichen Mißbrauch) zustande kommt; doch gehört dies sicherlich zu den Seltenheiten und ließe sich auch durch den weiteren Verlauf, namentlich durch die raschere Ausheilung von der überaus hartnäckigen gonorrhoischen Affektion unterscheiden.

Diese verursacht in den meisten Fällen entweder keine oder nur geringe Beschwerden (in Form von Jucken), und ihre Existenz verrät sich dann eigentlich nur durch die verdächtigen Flecke in der Wäsche. Manchmal setzt sich aber die Blennorrhöe auf die Harnröhre fort und verursacht dann häufigen und mitunter recht schmerzhaften Harndrang. Noch seltener ist das Fortkriechen der Entzündung auf die Schleimhaut der Zervix und des Uterus, was schließlich auch zur Salpyngitis und zur Peritonitis führen kann. Ich habe diese seltene Komplikation einmal in einem Konsilium außerhalb Wiens bei einem siebenjährigen Mädchen gesehen, das, wie mir berichtet wurde, nach wenigen Tagen seiner Krankheit erlegen ist. Auch gonorrhoische Arthritis und Endokarditis kann sich zu einer Vulvovaginitis kleiner Mädchen gesellen.

Die weitaus meisten Fälle bleiben aber unkompliziert und gehen schließlich nach längerer Dauer in Heilung über. Von therapeutischen Maßregeln habe ich, nachdem ich mich von der geringen Wirkung der früher gerühmten Jodoformstäbchen und der adstringierenden Einspritzungen überzeugt hatte, zuletzt ausschließlich Sitzbäder mit einer dunkelroten Lösung von übermangansaurem Kali verwendet, die durch Zugießen der nötigen Menge einer stark konzentrierten Lösung zum Badewasser gewonnen wird. Diese lauwarmen Bäder werden anfangs zweimal des Tags durch mindestens eine Viertelstunde, dann einmal täglich und, selbst nach scheinbarer Heilung, immer noch durch längere Zeit zweimal in der Woche angewandt und bei einem noch so leichten Rezidiv sofort in der anfänglichen Häufigkeit wieder aufgenommen. Auf diese Weise kann man auch ohne die immerhin peinlichen Manipulationen an den Genitalien zu einer schließlichen Heilung gelangen.

Zu den Anomalien der Geschlechtsorgane im Kindesalter gehört endlich auch eine verfrühte Betätigung der Sexualfunktion. Diese kann sich bei Mädchen schon im zweiten oder dritten Jahre in einer regelmäßig wiederkehrenden menstruellen Blutung und in einer gleichzeitigen Entwicklung der sekundären Geschlechtscharaktere — Wachsen der Brüste und der Scham- und Achselhaare — äußern. Aber die in dieser Form auftretende geschlechtliche Frühreife gehört glücklicherweise zu den größten Raritäten, so daß ich selbst sie nur zweimal und auch da nicht in meinem eigenen Material zu sehen bekam. Noch seltener ist die analoge Abnormität bei Knaben, bei denen ebenfalls manchmal frühzeitige Vergrößerung der Geschlechtsteile mit gleichzeitigem Wachsen des Bartes und der übrigen Behaarung schon in den ersten Jahren beobachtet wurde. Diese Kuriositäten haben wegen ihrer großen Seltenheit keine besondere praktische Bedeutung, sie sind aber in theoretischer Beziehung sehr interessant, weil sie durch den Befund von Tumoren in den Geschlechtsdrüsen und in anderen Organen mit innerer Sekretion (Nebennieren, Hypophyse, Zirbeldrüse) geeignet sind, einiges Licht auf die noch dunkeln Beziehungen der inneren Sekrete zu der Geschlechtsentwicklung zu werfen [1]).

Im Gegensatz zu der Seltenheit dieser Monstrositäten steht die große Häufigkeit einer frühzeitig auftretenden sexuellen Libido bei Kindern beiderlei Geschlechtes, namentlich aber bei Knaben. Man muß unbedingt jenen Autoren Recht geben, die (wie Freud, Stekel u. a.) der Ansicht sind, daß man die Bedeutung der infantilen Sexualität bisher stark unterschätzt hat, wenn auch diese Forscher vielleicht in ihrem Entdeckereifer manchmal ein wenig übers Ziel geschossen haben mögen. Sicher ist es, daß schon bei gesunden Säuglingen gar nicht selten — zu großer Verwunderung der Mutter — im Schlafe Erektionen auftreten, und auch im soporösen Stadium der Meningitis fällt die fast mit der Regelmäßigkeit eines Reflexes sich vollziehende Annäherung der Hände an die Geschlechtsteile auf. Ebenso sicher und allen Beobachtern bekannt ist aber das Vorkommen masturbatorischer Versuche selbst im frühesten Kindesalter, und zwar nicht nur bei Knaben, sondern — allerdings viel seltener — auch bei Mädchen. Diese Versuche treten in den verschiedensten Formen auf. Neben den häufigeren Manipulationen mit den Händen kommen auch Friktionen mit Hilfe der übereinander gekreuzten Schenkel, aber auch beischlafähnliche Bewegungen in der Bauchlage vor, wie sie z. B. in meinem Beobachtungskreise von einem fünfjährigen Knaben scheinbar im Schlafe ausgeführt wurden. Allen diesen Methoden der sexuellen Erregung ist aber gemeinsam, daß die Kinder, wenn man sie nicht rechtzeitig unterbricht, in einen orgastischen Zustand mit Rötung des Gesichtes und beschleunigter Respiration geraten, der dann in einen Ermattungszustand übergeht. Ich muß aber gleich hinzufügen, daß ich von den gewöhnlich in den schwärzesten Farben geschilderten Folgezuständen dieser Unart weder bei den jüngeren, noch bei den ihr viel öfter ergebenen älteren Kindern kaum jemals etwas wirklich habe wahrnehmen können. Es gab unter ihnen natürlich auch blasse und nervöse Kinder, wie sie in der Großstadt auch sonst nicht gerade selten sind; aber ein großer Teil von denen, die mir von ihren sorgenvollen Müttern wegen ihrer verdächtigen Gewohnheiten vorgeführt wurden, haben weder in ihrem Aussehen, noch in ihren Funktionen irgend eine Abweichung vom Normalen wahrnehmen lassen. Damit soll ja nicht gesagt sein, daß man sie einfach

---

[1]) Siehe das erschöpfende Referat von Neurath im 4. Bande der Ergebnisse der inneren Medizin und Kinderheilkunde.

gewähren lassen soll. Ihre üble Gewohnheit ist mindestens unappetitlich und kann ja in mancher Hinsicht, namentlich in bezug auf das spätere normale Geschlechtsleben, auch schädliche Folgen mit sich bringen, obwohl ich auch ehemalige Onanisten später als zufriedene Ehemänner und Ehefrauen gesehen habe. Als die Hauptsache erscheint es mir aber zunächst, daß man, gestützt auf vielfache Erfahrungen, den ob ihrer Entdeckung stets tief unglücklichen Eltern den Trost gewähren kann, daß das Unglück nicht gar zu groß sei und daß sie ihren Liebling weder als unheilbar geschädigt noch als „lasterhaft" anzusehen brauchen. Die Onanie ist so wenig ein Laster als die Trunksucht oder — um in der Nähe zu bleiben — als das Bettnässen; sondern sie ist wie diese eine Krankheit, gegen die man nicht mit Strafen und Strafpredigten, sondern nur prophylaktisch und therapeutisch ankämpfen darf. Die jüngeren Kinder sollten also auf alle Fälle lange, bis über die Füße reichende Nachthemden bekommen, durch die ihnen während ihres Aufenthaltes im Bette die Berührung ihrer Geschlechtsteile erschwert wird. Auch sollen sie unauffällig vor dem Einschlafen und des Morgens überwacht werden, und man soll ihnen das längere Verweilen im Bette nach dem Erwachen nicht angehen lassen. Große Vorsicht erfordert auch der Verkehr von Knaben jeglichen Alters mit Gouvernanten und Bonnen. Sie sollten mit ihnen nicht in demselben Zimmer schlafen, weil ihre Sinnlichkeit auch bei tadellosem Verhalten ihrer Zimmergenossinnen leicht geweckt werden könnte, aber auch weil man immer mit der Möglichkeit absichtlicher Schamlosigkeiten rechnen muß. Auch beim Verkehr zwischen Brüdern und Schwestern ist eine gewisse Vorsicht und Aufsicht am Platze, weil manche Knaben schon frühzeitig zu einem aggressiven Benehmen gegen das andere Geschlecht tendieren. Jedenfalls tut man gut daran, sich nicht zu sehr auf die kindliche Unschuld in sexueller Beziehung zu verlassen.

Manche glauben, daß man durch sexuelle Aufklärung gegen die so sehr gefürchteten „Jugendsunden" ankämpfen sollte. Mir aber kommt es vor, als ob das neue, rasch populär gewordene Schlagwort mehr auf Doktrinarismus als auf wirklicher Erfahrung und empirischer Erprobung basiert wäre. Onanie und andere Schamlosigkeiten werden bekanntermaßen schon manchmal in einem Alter verübt, wo niemand vernünftigerweise an sexuelle Belehrung denken wird, und bei älteren Kindern, wo man daran denken könnte, käme man wohl in den meisten Fällen mit einer solchen Belehrung zu spät. Es hat auch meines Wissens noch niemand ernsthaft verlangt, daß man heranwachsende Knaben und Mädchen e cathedra oder in camera caritatis in die Mysterien des Geschlechtsaktes einweihen soll. Die einzige Änderung gegen das Hergebrachte, die man vernünftigerweise verlangen könnte, wäre also der endliche Verzicht auf jene lächerliche Prüderie, die man in den „gebildeten" Kreisen noch jetzt gegenüber den Kindern in bezug auf alles Sexuelle beobachten zu müssen glaubt. Hat man doch wieder letzthin in einer erleuchteten Körperschaft den Lehrerinnen das Heiraten mit der Begründung verboten, daß die Kinder durch die äußerlichen Zeichen der Schwangerschaft auf unmoralische Gedanken kommen könnten. Konsequenterweise müßte man also auch den Müttern und verheirateten Schwestern der Schulkinder das Kinderkriegen verbieten. Mir ist auch ein Fall bekannt,

daß eine Mutter ihrer 18 jährigen Tochter nicht gestattete, den ersten Teil
des Faust zu lesen, weil darin von Verführung und außerehelicher Schwangerschaft die Rede ist. Ich aber glaube, daß wir die sexuelle Aufklärung unserer
Kinder getrost unseren großen Dichtern und einem unbefangenen biologischen
Unterricht in der Schule überlassen dürfen.

Tatsächlich konstatierte Masturbation ist nicht mit mechanischen
Zwangsmitteln zu bekämpfen, deren Nutzen illusorisch ist und die eher dazu
angetan sind, das Interesse für die verfänglichen Körperteile wachzuhalten,
sondern durch unausgesetzte und möglichst unauffällige Überwachung. In
einigen Fällen glaube ich durch die Androhung einer schmerzhaften Operation
und die Demonstration der dabei in Verwendung kommenden Instrumente
einen Erfolg erzielt zu haben.

Psychosen im Kindesalter.

Die Reflexkettentheorie der psychischen Vorgänge. Amnesie der ersten Lebensjahre. Idiotie. Postfebrile Manie. Stottern und Sigmatismus. Infantile Hysterie. Abasie-Astasie. Hysteroepilepsie. Respirationskrämpfe. Hysterische Schulepidemien. Anorexia nervosa und andere Magenneurosen. Suggestionstherapie. Nervengifte. Hygiene der kindlichen Psyche.

Unter einer Psychose möchte ich eine Anomalie im Bereiche jener komplizierten Körperfunktionen verstehen, die unter normalen Bedingungen mit Bewußtseins- oder Seelenzuständen verbunden sind. Diese Auffassung differiert insofern von der üblichen, als sie die Bewußtseinzustände nicht auf hypothetische „Seelenschwingungen" in gewissen, als Seelenzellen bezeichneten Elementen in der Großhirnrinde bezieht, sondern auf komplizierte Reflexe und Reflexketten, deren Zentren im Kortex gelegen sind und sich von den anderen Reflexzentren nicht durch physiologisch undefinierbare „psychische" Eigenschaften unterscheiden, sondern einzig und allein dadurch, daß sie durch ihre Verbindungen mit sämtlichen Reizaufnahmestellen und mit allen ausübenden Organen den Ablauf der allerkompliziertesten, über den ganzen Körper verbreiteten Reflexmechanismen ermöglichen. Während also einfache und kurze Reflexe, wie die Verengerung der Pupille bei Belichtung der Retina — eben wegen ihrer Einfachheit und kurzen Erledigung ohne Beteiligung des Gesamtorganismus — uns nicht bewußt werden, geschieht dies um so sicherer und um so deutlicher, je mehr Reflexmechanismen und je längere Reflexketten durch irgend einen äußeren Reiz in Bewegung gesetzt werden, je mehr also der Gesamtorganismus dadurch in Mitleidenschaft gezogen wird. Besonders maßgebend für das Bewußtwerden und für den Grad und die Stärke des „bewußt Seins" ist aber die Beteiligung der Sprachmechanismen an dem Komplexe der durch einen Sinnenreiz hervorgerufenen Aktionen, weil wir uns eines Eindruckes erst dann wirklich und deutlich bewußt werden, wenn er einen „Gedankengang" auslöst oder, ins Physiologische übersetzt, wenn er Reflexketten im Bereiche des lauten oder stillen Sprechens in Bewegung setzt. Deshalb ist sich das Kind vor Erlangung der Sprechfähigkeit der auf ihn einstürmenden Sinneseindrücke noch nicht bewußt, was wir daraus schließen müssen, daß uns die Erinnerung für alles, was wir in den ersten zwei Jahren erlebt haben, vollständig fehlt. Niemand kann sich z. B. an seine Amme und an seine Gefühle beim Erblicken derselben erinnern, während man selbst im hohen Alter noch eine lebhafte Erinnerung an Vorgänge bewahren kann, die nur wenige Jahre später stattgefunden haben. Im ersten Falle fehlt eben die „Verarbeitung‟ der Sinneseindrücke durch die noch nicht ausgebildeten Sprachreflexe, während das bereits in den Besitz seiner Sprache gelangte Kind mittels derselben an die empfangenen Eindrücke Folgerungen im Bereiche des lauten oder stillen Sprechens knüpfen kann, die noch nach Jahrzehnten reproduziert werden und das auslösende Objekt in Erinnerung bringen können.

Auch die sogenannten Willenshandlungen sind nichts anderes als die äußerlich sichtbaren Schlußeffekte längerer Reflexketten, die sich in Form von Überlegen, Schwanken, Zweifeln und endlichem Entschließen hauptsächlich in den Sprachmechanismen abspielen. Die naive Vorstellung, daß irgendwo in einer Ganglienzelle oder Ganglienzellengruppe der Großhirnrinde ein Fabelwesen residiert, das als „Wille‟ nach seinem Belieben die Tasten der motorischen Bahnen in Bewegung setzt, muß schon deshalb aufgegeben werden, weil Tierexperiment und Krankenbeobachtung in voller Übereinstimmung gelehrt haben, daß wirklich spontane Bewegungen ohne vorhergegangene Reizaufnahme nicht möglich sind. Der geköpfte Frosch setzt sich nicht wieder auf, wenn alle seine sensiblen Rückenmarkswurzeln durchtrennt sind, er tut dies aber, wenn auch nur eine derselben verschont geblieben und daher noch die Möglichkeit vorhanden ist, daß Hautreize aufgenommen werden und zu den sensorischen und motorischen Zentren gelangen können. Auch der Tabiker hat die Herrschaft über die willkürliche Muskulatur seiner Gehwerkzeuge eingebüßt, obwohl die Bahnen zwischen dem vermeintlichen Sitze des Willens in der Großhirnrinde und den beim Gehen in Frage kommenden Muskelapparaten vollkommen intakt sind; und zwar aus dem einfachen Grunde, weil die von den Muskeln und den passiv bewegten Körperteilen zum Zentrum führenden sensorischen Nervenbahnen zerstört sind und daher der Ablauf jener Reflexketten unmöglich geworden ist, deren integrierenden Bestandteil eben die zerstörten zentripetalen Bahnen ausmachen. Und ebenso müssen sich auch alle anderen Anomalien der mit Bewußtsein einhergehenden Körperfunktionen auf Störungen in der Reizleitung zurückführen lassen, die sich aber keineswegs immer als Ausfallserscheinungen manifestieren müssen, sondern im Gegenteil besonders häufig als Folgen einer krankhaft erhöhten Leitungsfähigkeit gewisser, namentlich zentraler Bahnen aufgefaßt werden müssen[1]).

Dieser kurze theoretische Exkurs schien mir notwendig, weil ich auch die psychischen Störungen des Kindesalters nicht auf anatomische oder funktionelle Veränderungen in autonomen Empfindungs- oder Willenszentren zurückführen kann, sondern dabei immer an abnorme Zustände oder Vorgänge in den höchsten und umfassendsten Reflexzentren denken muß. Sie dürfen aber nicht erwarten, daß wir uns hier auf die schwierige und größtenteils noch unmögliche theoretische Ausdeutung der mannigfaltigen Arten von psychischer Störung einlassen werden, sondern wir werden uns

---

[1]) Eine ausführlichere Begründung dieser Reflexkettentheorie für die psychischen Erscheinungen findet sich im vierten Bande meiner Allgemeinen Biologie (Nerven und Seele), und in kürzerer Zusammenfassung in „Welt, Leben, Seele‟ (Wien 1908).

auf jene wenigen Formen beschränken müssen, die wegen ihres häufigen Vorkommens im Kindesalter für den praktischen Arzt von Bedeutung sind.

Zu diesen gehören zunächst die Störungen in der Entwicklung der geistigen Funktionen, die bei normalen Kindern zu bestimmten Zeiten und in bestimmter Reihenfolge vor sich geht. Das normale Kind erwacht nach einigen Monaten aus seinem anfangs nur durch die Nahrungsaufnahme unterbrochenen Schlafe, beginnt die Gegenstände seiner Umgebung zu fixieren, lächelt beim Anblicke einer freundlichen und weint — wie ich bei meinen eigenen Kindern versuchsweise festgestellt habe — beim Anblicke einer drohenden Miene, lernt bald seinen Kopf heben und balancieren, kann oft schon nach sechs Monaten ohne Stütze sitzen, lernt im Beginne des zweiten Halbjahres sich auf die Füße zu stellen, wenn es gehalten wird, macht bald darauf selbst Stehversuche, indem es sich an dem Gitter seines Bettes aufrichtet, und kann, wenn es nicht rachitisch ist, manchmal noch vor dem Ablauf des ersten Jahres oder bald nachher allein gehen. Lallende Töne werden schon früh hörbar, Verständnis für einzelne Worte und Nachahmen derselben kann schon am Jahresende beobachtet werden. Harn und Stuhl werden bei sorgfältiger Pflege schon vor dem Schlusse des ersten Halbjahres zurückgehalten, vor Ende des ersten Jahres muß aber beim normalen Kinde die völlige Kontinenz bei Tag und Nacht erzielt werden können. Alles dies entfällt entweder ganz oder für längere Zeit bei angeborener **Idiotie,** mag diese nun auf einer sichtbaren und anatomisch nachweisbaren Entwicklungshemmung der höheren Gehirnzentren (bei der Mikrozephalie und beim angeborenen Hydrozephalus) oder auf angeborener Funktionsunfähigkeit oder Funktionsschwäche vorhandener Gehirnteile (idiopathischer Schwachsinn) oder auf ihrer Schädigung durch gewisse Stoffwechselprodukte beruhen, die unter normalen Verhältnissen durch innere Sekrete unwirksam gemacht werden (Myxödem, Mongolismus).

Man sollte nun glauben, daß die Diagnose dieser Ausfallserscheinungen keine großen Schwierigkeiten bereiten kann; und doch lehrt die Erfahrung, daß die angeborene Idiotie, selbst höheren Grades, nicht nur von den Eltern, sondern manchmal auch von dem Arzte ziemlich lange nicht erkannt wird. Die Mütter täuschen sich, namentlich wenn es sich um das erste Kind handelt, oft bis in das zweite und selbst dritte Jahr über den geistigen Zustand desselben, finden es sogar manchmal recht gescheit, während der erfahrene Arzt schon aus der gebeugten Haltung des Kopfes und des Rumpfes und dem teilnahmslosen Gesichtsausdruck die wahre Sachlage erkennt. Fragen Sie dann die Mütter, was das Kind tagsüber treibt, so hören Sie, daß es entweder schläft oder ruhig daliegt und seine Finger abwechselnd von vorn und von hinten betrachtet. Spielzeug wird entweder gar nicht beachtet oder nach wenigen Augenblicken zerrissen oder zerbrochen. Hören Sie aber, daß der Knabe das Pferdchen oder Wägelchen hin- und herrollen läßt, daß das Mädchen die Puppe herzt und schaukelt, dann können Sie selbst bei sehr verspätetem Sprechen auf eine sonst normale oder fast normale Intelligenzentwicklung rechnen. Gar nicht selten wird aber die verspätete Stütz- und Gehfunktion irrtümlicherweise auf Rachitis zurückgeführt und es werden uns immer von Zeit zu Zeit unverkennbar idiotische Kinder vorgeführt, die seit

Monaten mit Phosphorlebertran behandelt worden sind — natürlich ohne jeden Erfolg auch in bezug auf das Sitzen und Stehen. Ein solcher Irrtum kann aber denen nicht widerfahren, die da wissen, daß durch bloße Rachitis niemals die freie Haltung des Kopfes beeinträchtigt wird und daß nur schwerere Formen der Krankheit das freie Sitzen und Gehen der Kinder für längere Zeit verhindern. Auch das Ausbleiben der sonst so prompten Wirkung der Phosphortherapie sollte schon verdächtig sein; aber dieser etwas umständlich zu erlangende Behelf ist entbehrlich, wenn man sich daran gewöhnt hat, bei solchen Funktionsstörungen immer auch die geistige Entwicklung des Kindes zu berücksichtigen.

Leider gewährt uns auch eine frühzeitig gestellte Diagnose — außer bei der Idiotie auf myxödematischer Basis — keine brauchbare Handhabe für eine wirksame Behandlung. Die Schilddrüsenpräparate, die selbst beim Myxödem, trotz ihrer wunderbaren Wirkung auf den äußeren Habitus, gerade in bezug auf die Intelligenzstörung manchmal ganz oder nahezu im Stiche lassen und bei der mongoloiden Idiotie im besten Falle nur eine geringe Besserung bewirken, haben bei der idiopathischen Idiotie, für die sie von manchen ebenfalls empfohlen wurden, wie vorauszusehen war, vollständig versagt. Ich habe mich zu ihrer Anwendung auch nur gelegentlich entschlossen, um den verzweifelten Eltern einen kleinen Trost zu gewähren. Auch die so häufig verwendeten Salzbäder, spirituösen Einreibungen, Eisenpräparate und dergleichen können nur als Scheintherapie angesehen werden, da niemand ernsthaft daran denken kann, damit fehlende Nervenbahnen zur Stelle zu schaffen oder ungangbare wegsam zu machen. Das letztere kann nur durch mühsame und systematische Übung angestrebt werden, am besten in einer heilpädagogischen Anstalt oder unter fachmännischer Aufsicht von geübten und geduldigen Erziehern [1]).

Im Gegensatze zu der ziemlich großen Häufigkeit der angeborenen Idiotie steht die Seltenheit der sich später ausbildenden Verblödung bei der **progressiven Paralyse,** die bei Kindern wohl immer nur auf hereditär syphilitischer Grundlage entsteht. Ich selbst habe nur drei Fälle und auch diese nicht in dauernder eigener Beobachtung gesehen und verzichte daher auf eine Beschreibung des Krankheitsbildes, das von dem der Erwachsenen nicht wesentlich abweicht. Ich begnüge mich, Sie darauf aufmerksam zu machen, daß diese Affektion, ebenso wie die Tabes, auch im Kindesalter vorkommen kann. Die Diagnose der Grundkrankheit ist durch die Familienanamnese — etwa vorausgegangene Aborten — und durch die früher besprochenen Stigmata zusammen mit dem positiven Ausfall der Wassermann'schen Reaktion gesichert.

Nun aber gelangen wir zu dem wichtigeren Teile unseres heutigen Themas, nämlich zu den funktionellen Störungen im Ablaufe jener Nervenmechanismen, deren Tätigkeit unter normalen Verhältnissen mit Bewußtseinszuständen verbunden ist. Diese funktionellen Störungen müssen natürlich ebenfalls eine anatomische oder — sagen wir wenigstens — eine körperliche Grundlage besitzen, weil ein ganz normal gebautes und normal be-

---

[1]) Vergl. hierüber: Heller, Grundriß der Heilpädagogik, 1904.

schaffenes Nervensystem sicherlich auch normal funktionieren müßte. Wir können also höchstens sagen, daß die diesen Störungen zugrunde liegenden Veränderungen weder grob anatomisch noch histologisch nachweisbar und daß sie — was ebenso wichtig ist — nicht unveränderlich und irreparabel sind, weil die Erfahrung lehrt, daß sie äußeren Einwirkungen, namentlich psychischer Natur, nicht nur im fördernden, sondern auch im hemmenden Sinne zugänglich sind. Diese psychischen Einwirkungen können aber wieder nur körperlich gedacht werden, weil durch Gesichts- oder Gehörseindrücke nicht die „Psyche", die als selbständiges Wesen gar nicht existiert, sondern nur jene komplizierten, durch die höchsten Gehirnzentren vermittelten Reflexe beeinflußt werden können, die erfahrungsgemäß dann von Bewußtsein begleitet sind, wenn sie einen höheren Grad von Kompliziertheit erreichen. Es kann sich also eigentlich immer nur um eine krankhaft erhöhte oder krankhaft verminderte Wegsamkeit gewisser, wohl hauptsächlich zentraler Nervenbahnen handeln, und diese erhöhte oder verminderte Anspruchsfähigkeit kann entweder angeboren und dann wohl zumeist durch Erbschaft von den Eltern oder von früheren Aszendenten übertragen sein, oder sie wurde erst später durch Erziehung und Beispiel oder auch durch toxische und andere krankhafte Einwirkungen erworben. Nur auf diese Weise können wir zu einer, wenn auch vorläufig noch unbestimmten, aber immerhin in konkreten Ausdrücken sich bewegenden Vorstellung von dem wahren Wesen dieser Anomalien gelangen, während z. B. die erbliche Übertragung einer „seelischen Anlage" oder einer Erkrankung des „Geistes" nur für spiritistisch oder okkultistisch Veranlagte annehmbar sein kann.

Kehren wir nach dieser abermaligen theoretischen Abschweifung wieder zu unserem eigentlichen Thema zurück, so wäre zunächst eine ziemlich seltene, aber gerade für den Praktiker wichtige Erscheinung zu besprechen, nämlich die vorübergehende geistige Störung, die manchmal unmittelbar nach der Entfieberung bei verschiedenen Infektionskrankheiten aufzutreten pflegt. Ich habe im ganzen vier solche Fälle von **postfebriler Manie** bei Kindern und einen Fall bei einer Erwachsenen beobachtet. Die Krankheit der Kinder war einmal Masern, zweimal Scharlach und einmal eine krupöse Lungenentzündung; die Erwachsene dagegen hatte eine schwere Gesichtsrose durchgemacht. Das Merkwürdige dabei ist aber, daß bei den Kindern während der Krankheit selbst und während des hohen Fiebers weder Delirien, noch andere auffallende Störungen im Bereiche der Psyche wahrnehmbar waren und daß diese immer erst einsetzten, wenn die Temperatur bereits zur Norm zurückgekehrt war.

Ein dreijähriger Knabe hatte zugleich mit seiner etwas älteren Schwester die Masern in gewöhnlicher Weise durchgemacht. Am fünften Tage verschwand das Fieber, das Exanthem war schon ein wenig abgeblaßt, katarrhalische Erscheinungen mäßigen Grades waren noch vorhanden. Plötzlich bemächtigte sich des Kindes eine unerklärliche Aufregung; es schrie und tobte, warf Schalen und Teller in weitem Schwunge zu Boden und zerkratzte das — sehr hübsche — Gesicht seiner Mutter in unmenschlicher Weise, so daß sie an vielen Stellen blutete und durch einige Tage ganz entstellt war. Otitis als etwaige Ursache dieses ungebärdigen Benehmens konnte mit Sicherheit ausgeschlossen werden. Ich war genötigt, etwas Chloralhydrat zu verschreiben, um wenigstens für einige Stunden Ruhe zu schaffen. Aber der aufgeregte

Zustand erhielt sich doch durch beinahe 48 Stunden, worauf dann die Rekonvaleszenz in der gewöhnlichen Weise verlief. In bezug auf Heredität wäre zu bemerken, daß der Großvater mütterlicherseits einige Jahre vor seinem Tode geistig gestört war.

In den anderen drei Fällen, die Kinder betrafen, waren keine Aufregungszustände vorhanden, sondern nur eine vollständige geistige Verwirrung, so daß die Patienten ihre Umgebung nicht kannten und ganz unsinnige Reden führten. Ein zehnjähriges Mädchen meiner ständigen Klientel, das eine kruppöse Lungenentzündung durchgemacht hatte, begann nach dem kritischen Temperaturabfall in sitzender Stellung ununterbrochen unsinniges Zeug zu schwätzen und setzte dies durch mehr als drei Tage fort, wobei sie sich in der ersten Nacht nur wenige Stunden Ruhe gönnte. In der zweiten Nacht schlief sie auf eine große Bromdosis länger, begann aber am nächsten Morgen wieder dasselbe Spiel. Erst am vierten Tage war sie wieder bei vollem Bewußtsein und auch bald vollständig gesund. Ihre Mutter war hochgradig hysterisch, ein Bruder ist Epileptiker, ein anderer verübte Selbstmord. Die beiden Scharlachrekonvaleszenten (ein zwölfjähriger Knabe und ein 14 jähriges Mädchen) sah ich nur einmal im Konsilium. Die Hausärzte waren beide Male in großer Verlegenheit, da ihnen Ähnliches noch nie vorgekommen war und sie auch nie darüber etwas gehört oder gelesen hatten. Denn man findet zwar in der Literatur vereinzelte Angaben über „postinfektiöse" Manie nach akuten Exanthemen und auch nach Typhus, Influenza, Gelenksrheumatismus (Comby, Heinemann u. a.), aber die Lehr- und Handbücher der Kinderheilkunde geben in der Regel darüber keine Auskunft.

Für eine Erklärung dieser sonderbaren Erscheinung fehlt uns vorläufig noch jede Handhabe. Die von einigen Beobachtern ausgesprochene Vermutung, daß es sich dabei nicht um eine Giftwirkung, sondern um Anämie und mangelhafte Ernährung des Gehirns handle, scheint mir wenig befriedigend, weil bei den sehr zahlreichen und mitunter hochgradigen anämischen Zuständen des frühen Kindesalters (z. B. bei der Anaemia splenica der Rachitiker) gar nichts dergleichen beobachtet wird und weil auch in dem oben geschilderten Falle von postmorbillöser Manie an eine Blutleere bei dem wohl genährten und nur wenige Tage kranken Kinde nicht zu denken war. Ich zweifle daher nicht daran, daß es sich dabei um eine Toxinwirkung handelt, weil sich diese Form der geistigen Störung immer unmittelbar an eine Infektionskrankheit anschließt. Rätselhaft bleibt also nur, warum die akute Psychose nicht schon während des Fieberstadiums eintritt, wo wir doch eine Einwirkung der giftigen Stoffwechselprodukte der Krankheitserreger mindestens auf die Wärmezentren voraussetzen müssen, sondern gerade in dem Momente, wo das Fieber aufgehört hat. Man müßte also eigentlich daran denken, daß die erhöhte Körpertemperatur in irgend einer Weise zunächst die Wirkung der im Blute zirkulierenden Toxine auf die psychischen Zentren verhindert und daß diese erst dann zutage treten können, wenn dieses Hindernis beseitigt ist. Diese Annahme scheint zwar auf den ersten Anblick ein wenig gezwungen, sie wird aber in einem gewissen Grade durch andere Beobachtungstatsachen gestützt, die auf eine starke Beeinflussung verschiedener psycho-neurotischer Symptome durch die febrile Temperaturerhöhung, und zwar sowohl in förderndem als auch in hemmendem Sinne hinweisen.

Fördernd wirkt das Fieber bekanntlich auf die Alkoholdelirien und die Alkoholmanie. Ich konnte Ihnen früher Beispiele dafür anführen, daß Kinder, die durch längere Zeit kleine Alkoholdosen bekommen hatten, keine sichtbaren Symptome in der psychischen Sphäre zeigten, solange sie fieberfrei waren, und erst bei eintretendem Fieber in einen abnormen Aufregungszustand gerieten (S. 137); und Sie wissen auch, daß dies in noch viel höherem Maße bei den fieberhaften Erkrankungen der wahren Potatoren der Fall ist. Hier haben wir also ein Beispiel, wo der fieberhafte Zustand die Wirkung einer Vergiftung der höheren Zentren nicht nur nicht verhindert, sondern sie im Gegenteil erst hervortreten läßt.

Ich kann Ihnen aber auch ein Beispiel vorführen, wo eine dauernde Störung in der Funktion eines kortikalen Zentrums, nämlich das **Stottern,** jedesmal während eines fieberhaften Zustandes verschwand und sich nach der Entfieberung sofort in der früheren Stärke wieder einstellte. Diese merkwürdige Erscheinung, die sich bei einem von mir stetig beobachteten Knaben bei zwei im Laufe eines Jahres durchgemachten krupösen Lungenentzündungen jedesmal in derselben Weise wiederholte, gibt uns auch die erwünschte Gelegenheit, Einiges über diese so sehr verbreitete Anomalie vorzubringen.

Das **Stottern** tritt in der Regel nicht gleich am Anfang beim Erlernen des Sprechens auf, sondern erst etwas später, zumeist im vierten oder fünften Jahre, also zu einer Zeit, wo die Intelligenz der Kinder schon bis zu einem gewissen Grade entwickelt ist. Manchmal verschwindet es dann wieder nach kürzerer Zeit, oft bleibt es aber viele Jahre und selbst bis tief in das Mannesalter hinein bestehen, und zwar habe ich gerade diesen Verlauf einige Male bei hochintelligenten, selbst mit akademischen Würden bekleideten Männern gesehen, die das Übel trotz konsequenter fachmännischer Bemühungen, zum Teil in eigenen für die Heilung des Stotterns bestimmten Anstalten, nicht mehr los werden konnten. Ich kenne aber auch einen hervorragenden Abgeordneten und Parteiführer, der noch als Zwanzigjähriger stark stotterte, sich aber später durch große Willenskraft — wie einstens Demosthenes — so weit beherrschen lernte, daß er sich zu einem bedeutenden Parlamentarier und Volksredner herausbilden konnte, bei dem aber ein aufmerksames Ohr auch jetzt noch mitten im Flusse der Rede ein plötzliches Stocken heraushören kann.

Diese Anomalie ist mindestens dreimal so häufig bei Knaben als bei Mädchen und etwa zehnmal so häufig bei Männern als bei Frauen, was also beweist, daß sie im männlichen Geschlechte nicht nur häufiger, sondern auch hartnäckiger ist als bei Frauen. Es hängt dies wahrscheinlich mit der stärkeren geistigen Betätigung der Männer zusammen, und zwar nicht nur bei den Stotterern selbst, sondern bei ihrer ganzen männlichen Aszendenz — ein neuerlicher Beweis für die von manchen noch immer mit zweifelhaften Argumenten bekämpfte Vererbung erworbener Eigenschaften; denn eine geistige Tätigkeit oder Veranlagung, die ja immer nur durch eine bessere Ausschleifung gewisser zentraler Bahnen infolge häufig passierender Reize zustande kommen kann, muß unbedingt zu irgend einer Zeit entweder von dem Individuum selbst oder von seinen Vorfahren erworben worden sein. Man findet also sehr häufig in der Familie des Stotterers entweder wieder Stotternde, oder auch andere Sprachfehler der verschiedensten Art, so daß es ganz verfehlt wäre, die Häufung dieser Anomalien in manchen Familien nur auf Nachahmung zu beziehen. Dies wird ja auch durch die von verläßlicher Seite gemeldete Beobachtung widerlegt, daß ein Kind eines Stotterers ebenfalls stotterte, obwohl es mit seinem Vater noch niemals verkehrt hatte. Dennoch ist es sicher, daß auch Nachahmung bei der Entwicklung eines Sprachfehlers eine gewisse Rolle spielen kann, aber vielleicht doch nur bei solchen, die durch eine angeborene nervöse Veranlagung dazu disponiert sind.

Die Beseitigung des Stotterns ist in den leichten Fällen schon durch intelligente Mütter oder Erzieherinnen zu bewerkstelligen, wenn sie die Kinder zum lauten und deutlichen Lesen und Deklamieren anhalten. Auch fleißiges Singen ist vorteilhaft, weil dabei niemals gestottert wird. Strafen und strenge Verweise sind eher schädlich als nützlich, denn je größere Aufmerksamkeit die Stotternden ihren Sprechbemühungen zuwenden, desto kläglicher ist gewöhnlich der Effekt. Man muß es vielmehr durch beständige Übung und Bahnung der dabei beteiligten Nervenbahnen dahin bringen, daß die durch sie vermittelten Reflexketten wie bei Sprachgesunden ungehemmt und daher auch ohne Beteiligung des Bewußtseins rein mechanisch ablaufen. Manchmal gelingt dies besser in Anstalten, in denen der hemmende Einfluß der gewohnten Umgebung ausgeschaltet ist.

Während aber der Erfolg bei Stotternden immerhin von vornherein zweifelhaft ist, kann die ebenfalls sehr verbreitete, als **Sigmatismus** bezeichnete Sprachstörung bei intelligenten und folgsamen Kindern fast sicher auf eine ganz einfache Weise beseitigt werden. Man versteht darunter eine zischende Aussprache des S und Z, wobei das häßliche Nebengeräusch dadurch zustande kommt, daß die Zungenspitze beim Lautieren der beiden Konsonanten zwischen die etwas geöffneten Zahnreihen vorgeschoben wird, während sie bei der normalen Aussprache die hintere Fläche der oberen Schneidezähne berühren soll. Man belehre also die mit diesem Fehler Behafteten dahin, daß sie diese Buchstaben zunächst nur bei vollkommen geschlossenen Kiefern aussprechen und lasse sie gewisse, mit diesen Buchstaben ausgestattete Worte (wie Zuckerzange, Sesamseife) oft nacheinander in dieser Weise wiederholen. Das klingt anfangs noch etwas scharf und gezwungen, es wird aber dabei das Zurückhalten der Zungenspitze hinter den Zahnreihen eingeübt und gewöhnlich erfolgt schon nach wenigen Tagen die richtige Aussprache auch bei normaler Stellung der ein wenig geöffneten Kiefer. Sie können sich mit dieser einfachen und leicht durchzuführenden Kur den Dank der Eltern und der direkt Betroffenen verdienen, die gewöhnlich gar keine Kenntnis von ihrem häßlichen Sprachfehler gehabt haben und sich seiner erst durch die dagegen ergriffene Maßregel bewußt werden.

Ich habe diese praktisch wichtige Sache hier vorgebracht, obwohl es ja immerhin fraglich ist, ob die Sprachfehler in das Kapitel der Psychosen gehören. Ich könnte mich aber auf die engen Beziehungen berufen, die nach allgemeiner Annahme zwischen Sprache und Bewußtsein im gesunden und im kranken Zustande bestehen. Sicher gehört aber zu den Psychosen der **Pavor nocturnus** oder das nächtliche Aufschrecken (früher wohl auch als Incubus oder Alpdrücken bezeichnet), von dem manche Kinder zum großen Schrecken ihrer Umgebung manchmal heimgesucht werden. Nachdem sie eine oder zwei Stunden ruhig geschlafen haben, setzen sie sich plötzlich im Bette auf und erheben mit dem Ausdrucke entsetzlicher Angst ein fürchterliches Geschrei, in welchem abgerissene, auf einen schreckhaften Traum hindeutende Sätze vernehmbar sind. Diese Szene dauert noch fort, nachdem man Licht gemacht und dem Kinde zu zeigen versucht hat, daß kein „schwarzer Mann" und kein „böses Tier" zugegen ist; denn das klare Bewußtsein ist noch nicht wiedergekehrt, die Umgebung wird noch nicht erkannt und der Schrecken der Traumbilder wirkt noch immer nach. Endlich beruhigt schläft das Kind wieder ein und hat am nächsten Morgen keinerlei Erinnerung an die beängstigenden Vorfälle der Nacht. Auch findet man gewöhnlich in dem sonstigen Befinden keinerlei Erklärung für das Auftreten der nächtlichen Störung. Nur eines der von mir beobachteten Kinder, das Töchterchen einer hysterischen Mutter, bekam ihren Anfall immer nur in der ersten Nacht einer fieberhaften Erkrankung, meistens im Beginne ihrer häufigen Anginen oder Grippen; und sie behielt ihre Eigentümlichkeit auch noch bis in die ersten Jahre der Pubertät, bis diese später den gewöhnlichen Erscheinungen einer zahmen Hysterie Platz machte. In den gewöhnlichen afebrilen Fällen wiederholt sich die Attacke gerne in mehreren aufeinanderfolgenden Nächten ganz genau zur selben Stunde, wenn dies nicht durch die Verabreichung von einem halben oder einem ganzen Gramm Bromkalium (eine Stunde vor dem Einschlafen) verhindert wird. Dieses Mittel ist in den meisten Fällen wirksam, indem in der nächsten Nacht entweder gar kein oder nur ein stark abgeschwächter Anfall eintritt, der bei der Wiederholung der Dosis in den späteren Nächten vollkommen ausbleibt und auch beim Aussetzen des Mittels nicht sofort wieder eintritt. Später kann er sich aber wieder einmal zeigen und wird auf dieselbe Weise bekämpft. Die das erste Mal immer aufs Höchste erschrockenen Eltern, die überzeugt sind, daß ihr Kind an Epilepsie leidet, kann man vollständig beruhigen, weil schließlich immer völlige Heilung zustande kommt. Einen deutlichen Zusammenhang mit adenoiden Wucherungen, die ja durch einige Zeit die Sündenböcke für alle möglichen nervösen Störungen abgeben mußten, habe ich in keinem meiner Fälle auffinden können. Die Nasenatmung war bei allen unbehindert und die Heilung erfolgte, ohne daß die übliche Modeoperation vorgenommen worden wäre. Auch der Alkohol, der von manchen Autoren beschuldigt wird, hat in meinen Beobachtungen von Pavor nocturnus keine Rolle gespielt. Wohl aber handelte es sich in der Mehrzahl um nervöse Kinder nervöser Eltern, die manchmal früher oder später auch andere psychoneurotische Störungen, z. B. einmal späteres „Schulerbrechen" dargeboten haben. Eines dieser Kinder, ebenfalls ein Mädchen in den späteren Kinderjahren, zeigte, gleich ihrem älteren Bruder, der als Kind schwere Anfälle von Laryngospasmus durchgemacht hatte, in den längeren Intervallen zwischen ihren nächtlichen Anfällen ein deutliches Fazialisphänomen, das in den Schulferien und in der Sommerfrische vollkommen verschwand, um im Winter wieder deutlich hervorzutreten. Dies sowohl wie das häufige Vorkommen desselben Symptoms bei anderen neuropathischen Zuständen verschiedenster Art zeigt uns, daß nicht nur die zentralen, sondern auch die peripheren Bahnen an der krankhaft erhöhten Erregbarkeit des Nervensystems beteiligt sein können.

Den größten Raum unter den psychoneurotischen Störungen des Kindesalters nehmen aber jene Krankheitserscheinungen ein, die man jetzt unter de mwenig passenden Namen der infantilen **Hysterie** zusammenzufassen pflegt. Wir wissen jetzt, daß das, was man als Hysterie zu bezeichnen pflegt, mit dem Hysteros (Uterus) so gut wie gar nichts zu tun hat und daß namentlich im Kindesalter das männliche Geschlecht in dieser Krankheitsgruppe nicht weniger vertreten ist als das weibliche. Trotzdem müssen wir diese nun einmal allgemein angenommene Bezeichnung beibehalten, nachdem wir uns darüber geeinigt haben, nur solche Erscheinungen als hysterisch zu bezeichnen, die auf einem durch krankhafte Vererbung oder durch fehlerhafte Erziehung vorbereiteten Boden durch psychische Einflüsse hervorgerufen werden und durch kräftigere seelische Einwirkungen wieder beseitigt werden können. Dabei muß aber noch einmal betont werden, daß nicht die Seelenzustände als solche irgend einen Effekt nach der einen oder anderen Richtung hervorrufen können, weil das Subjektive keinen Energiewert besitzt und niemals in die kausale Verkettung körperlicher Vorgänge eingreifen kann; sondern wir müssen unter psychischer Beeinflussung immer nur eine Modifikation in dem Ablaufe komplizierter Reflexketten verstehen, die wenigstens in irgend einem Teile von subjektiven oder Bewußtseinserscheinungen begleitet sind.

Ich will Sie nun zunächst, womöglich an der Hand eigener Erfahrungen, mit den wichtigsten Erscheinungsformen der kindlichen Hysterie bekannt machen, und dann können wir noch einmal kurze theoretische Erörterungen daran knüpfen, soweit sie für das prophylaktische und therapeutische Handeln des Arztes von Vorteil sein können.

Eine wichtige Gruppe dieser Krankheitserscheinungen bewegt sich in dem Gebiete der willkürlichen Muskulatur und äußert sich hauptsächlich als eine Störung der Stütz- und Lokomotionsfunktionen, für die man wegen ihres häufigen Vorkommens einen eigenen Terminus (**Astasie — Abasie**) geschaffen hat. Ich lasse die Beschreibung eines besonders eklatanten Falles dieser Art folgen.

Ich behandelte die fünf Kinder eines angesehenen Advokaten seit ihrer Geburt an den gewöhnlichen Kinderkrankheiten. Der Vater starb dann in verhältnismäßig jungen Jahren an Phthise und die trauernde Witwe teilte mir mit, daß sie sich einschränken müsse und mich daher nur in besonderen Fällen zu Rate ziehen werde. Im Herbst 1891, nachdem ich fast ein Jahr nichts von ihnen gehört hatte, erschien sie wieder bei mir und erzählte, daß ihr zweiter Sohn, der zwölfjährige Max, seit Beginn des Jahres gelähmt sei, daß er von den Ärzten wegen eines Rückenmarkleidens in verschiedene Kurorte und in eine Kaltwasserheilanstalt gesandt und auch Monate hindurch elektrisch behandelt worden sei. Er müsse aber noch immer, wie im Beginne der Krankheit, entweder im Bette liegen oder im Rollsessel herumgeführt werden, da er nicht einen Augenblick stehen und keinen Schritt gehen könne. Infolgedessen habe er auch zwei Semester des Gymnasiums versäumt. Auf meine Frage, ob der Knabe Schmerzen habe und ob er über seinen Zustand sehr unglücklich sei, erhielt ich die Auskunft, er sei immer guter Laune und bei gutem Appetit gewesen; im Bette treibe er alle mögliche Hetzen und mache sogar Purzelbäume. Nur außer dem Bette sei er vollkommen hilflos. Bei meinem Besuche fand ich den Knaben vortrefflich aussehend im Bette sitzen, er war über das Wiedersehen sichtlich erfreut, erklärte aber, daß er gelähmt sei, und tatsächlich sank er, als man ihn aus dem Bette heraushob, augenblicklich zusammen, ohne den geringsten Versuch, sich aufrecht zu halten. Nachdem er ins Bett gebracht worden war, befahl ich ihm, seine Beine gestreckt zu halten und meinem Versuche, seine Knie zu beugen, kräftig entgegenzuwirken; und wirklich gelang es mir nicht, diese Beugung zustande zu bringen. Die Muskulatur war, wie der ganze Körper, in gutem Ernährungszustand, die Sensibilität vollkommen intakt. Ich sagte nun dem Jungen, daß ich Mittel besitze, die ihn bei genauer Anwendung rasch wiederherstellen würden, so daß er schon am nächsten Tage das Bett verlassen und übermorgen spazieren gehen werde, worüber er sehr glücklich zu sein schien. Der erstaunten und mit ungläubiger Miene aufhorchenden Mutter sagte ich aber im Nebenzimmer, daß es sich um eine eingebildete Krankheit handle, die ich unter ihrer Mitwirkung bald zu beseitigen hoffe. Sie müsse nur ihrem Sohne öfters wiederholen, daß ich schon solche Kranke geheilt habe und daß sie fest überzeugt sei, daß mir dies auch mit ihm gelingen werde. Ich verschrieb dann zum innerlichen Gebrauche Tinctura amara (dreimal täglich 5 Tropfen, täglich um einen Tropfen mehr) und außerdem eine ebensooft zu wiederholende Einreibung (Vaselini puri 100,0). Am nächsten Tage versuchte er aufzustehen, was ihm sofort gelang; er ging fleißig im Zimmer umher und machte am folgenden Tage auf meine Anordnung einen großen Spaziergang in den Prater. Einige Tage später ging er wieder zur Schule und besuchte auch mit meiner Erlaubnis die Turnstunde, wo der Turnlehrer erklärte, daß er nichts von seiner früheren Geschicklichkeit eingebüßt habe. Diese wunderbare Kur machte beträchtliches Aufsehen, und ein Verwandter des Hauses meinte, das Ganze erinnere an das biblische Wort: „Stehe auf und wandle.“ Aber wir hatten ein wenig zu früh triumphiert. Die Mutter und eine Erzieherin, die die Kinder seit ihrer Geburt betreut hatte, konnten doch nicht recht glauben, daß die Krankheit, die sie so lange in Aufregung gehalten hatte, gar nicht existiert habe, und hielten es daher für geboten, den Knaben täglich in die Schule zu führen und wieder abzuholen. Dabei stützten sie ihn beide unter den Armen und er begann wieder schleifend und mit eingebogenen Knien zu gehen, was auf der Straße großes Aufsehen verursachte und die Passanten zu mitleidigen Fragen und Bemerkungen veranlaßte. Als mir dies berichtet wurde, verbot ich die fernere Begleitung und befahl außerdem, daß der Knabe täglich allein in meine Sprechstunde komme, wobei er die frequentesten Straßen und Plätze passieren mußte. Das half denn auch gründlich und die Lähmung trat nie wieder auf. — Über den Beginn der Krankheit hörte ich, daß der Knabe wenige Tage nach dem Tode seines Vaters, wie es scheint infolge einer unbedeutenden Verletzung an einer Zehe, ein wenig hinkte, worüber die Mutter ganz verzweifelt war, weil sie glaubte, daß sich nun auch bei ihm ein schweres Leiden entwickeln werde. Er wurde zu Bette gebracht, bekam tagelang Umschläge, konnte aber dann nicht mehr aufstehen und wurde durch die bedenkliche Miene der Ärzte und die vielen Kuren in seiner Überzeugung, nicht mehr stehen zu können, bestärkt. Zu bemerken wäre auch noch, daß eine nahe Verwandte — Cousine des Vaters — eine in ärztlichen Kreisen bekannte Hysterika ist.

Zwei Jahre später erlebte ich folgenden Fall, der sich dem vorigen würdig anreiht.

Ein elfjähriger Judenknabe aus einem galizischen Städtchen erscheint mit seiner Mutter und ihrem in Wien lebenden Schwager, der mich manchmal zu seinen Kindern gerufen hatte, in meiner Sprechstunde. Er soll nach der Diagnose der heimatlichen Ärzte an Hüftgelenksentzündung leiden und wurde nur zu dem Zwecke nach Wien geschickt, damit ihm ein Taylor'scher Stützapparat angefertigt werde. Der Onkel bestand aber darauf, daß ich früher befragt werde. Der Knabe hinkte in der Tat, wie bei der Koxitis, und als ich in liegender Stellung die Beweglichkeit im Hüftgelenke prüfte, fand ich den Oberschenkelkopf fixiert und das Becken folgte in der bekannten Weise den Drehungen des Oberschenkels. Trotzdem wiederholte ich — einer unbestimmten Ahnung folgend — diese Rotationsversuche noch einige Male hintereinander und siehe da: der Schenkelkopf bewegte sich plötzlich in der Pfanne und das Becken blieb ruhig. Sofort die wahre Sachlage erkennend, herrschte ich den Knaben an: Steige auf das Sofa! Er tat es in großer Eile. Springe jetzt herab! Er sprang auf beide Füße. Nun fragte ich ihn, ob er schon die Ringstraße, den Stephansturm, den Prater gesehen habe? Nein. Ob er gerne ins Theater gehen möchte? Ja. „Dies kann alles geschehen, wenn Du morgen wieder gesund bist, und ich kann Dich bis morgen gesund machen, wenn Du bittere Tropfen nimmst und mit einer Salbe geschmiert wirst." Und so geschah es auch. Nach drei Tagen kam die ganze Gesellschaft wieder; der Knabe ging gerade und hatte schon die halbe Stadt durchwandert. Nun berichtete aber der Onkel, daß seine Schwägerin nach meiner Ordination darauf bestanden hatte, einen Wiener Chirurgen — ihren Landsmann — aufzusuchen und daß dieser nach genauer Untersuchung eine mehrmonatliche Behandlung im Streckbette mit extendierenden Gewichten in Aussicht gestellt habe. Trotzdem wurde meine Ordination befolgt und diese hatte — wahrscheinlich zusammen mit den versprochenen Vergnügungen — den erwarteten Erfolg.

Hier war die eine Koxalgie täuschend nachahmende Muskelkontraktur durch Suggestion entstanden, da der Knabe öfters den hinkenden Gang eines Kameraden gesehen hatte und, als er diesen imitierte, durch die wiederholte ärztliche Untersuchung darüber belehrt worden war, daß die Unbeweglichkeit im Hüftgelenke zu dem Hinken gehöre. Hinkender Gang ist überhaupt eine häufigere Erscheinungsform der kindlichen Hysterie, weil die Kinder vom „freiwilligen Hinken" als einer sehr gefürchteten Krankheit hören. Auch eine auffallend skoliotische Haltung der Wirbelsäule entsteht manchmal durch Suggestion, weil die Mütter oft ohne Grund die angebliche schiefe Haltung ihrer Töchter beanstanden. In einem dieser Fälle war ein Muskelrheumatismus vorhergegangen und die skoliotische Haltung wurde auch nach dem Aufhören der Schmerzen beibehalten, allerdings nur am Tage, wie die Mutter selbst betonte. Auch hier gelang es durch eine Scheintherapie — — Einreiben einer indifferenten Salbe — im Vereine mit der an die Mutter gerichteten Mahnung, sich nicht weiter um die Sache zu kümmern, in Bälde, die normale Haltung wiederherzustellen.

Nicht so häufig wie die scheinbaren Lähmungen und Kontrakturen sind im Kindesalter die in Form von **Hysteroepilepsie** auftretenden allgemeinen Muskelkrämpfe. Sie unterscheiden sich bekanntlich von den epileptischen Krämpfen, mit denen sie bei oberflächlicher und namentlich bei laienhafter Beobachtung leicht verwechselt werden können, durch das Fehlen des Zungenbisses und anderer Verletzungen, durch die längere Dauer der einzelnen Anfälle, durch häufige, während des Anfalles ausgestoßene Schreie und andere Laute, im Gegensatze zu dem einzelnen initialen Schrei der Epileptiker, durch das Übertriebene der Bewegungen und endlich durch gewisse Anzeichen des nicht ganz geschwundenen Bewußtseins und das gelegentliche Gelingen einer Unterbrechung des Anfalles. Namentlich in letzterer Beziehung ist die folgende Beobachtung von Interesse:

Ich wurde dringend gebeten, einen Knaben anzusehen, der seit mehreren Stunden in einem schrecklichen Krampfanfall mit gänzlicher Bewußtlosigkeit liegen sollte. Schon im Vorzimmer hörte ich gellende Schreie, das Krankenzimmer war mit aufgeregten Familienmitgliedern und neugierigen Nachbarn gefüllt; der achtjährige Patient lag in einem Bette, dessen Seiten mit Matratzen und Polstern umgeben waren, und schlug mit Händen und Füßen um sich, während das Gesicht von schauerlichen Grimassen verzerrt war. Dabei bemerkte ich aber, wie er bei meiner Annäherung an sein Bett mir einen kurzen neugierigen Blick zuwarf, um dann sofort wieder sein voriges Spiel zu beginnen. Ich ließ nun zunächst das Zimmer von seinen überflüssigen Insassen räumen, und — da ich zufällig eine Morphinspritze bei mir hatte, sagte ich den Eltern, ich werde dem Knaben eine Einspritzung machen. Das tue zwar sonst sehr weh, aber er würde nichts spüren, da er ja bewußtlos sei. Ich entnahm auch die Spritze dem Etui und begann sie mit Wasser zu füllen. Der Knabe aber unterbrach seinen Anfall und schrie: „Nein, nein! Nicht spritzen!" Worauf ich erwiderte, wenn der Anfall vorbei sei, brauche ich auch nicht zu spritzen, und ich würde dies nur tun, wenn der Anfall sich wiederholen würde. Dies geschah aber nicht; die Sache war damit erledigt.

Nahe verwandt mit der Hysteroepilepsie sind auch jene Erscheinungen, die man früher als **Chorea magna** beschrieben hat, die aber jetzt allgemein zur infantilen Hysterie gerechnet werden. Dabei führen die Kinder plötzlich — ohne sichtbare äußere Veranlassung — irgend eine schwierige Bewegung, einen Sprung, einen Tanz oder einen Wirbel auf, wobei nicht selten erstaunliche Kraftleistungen entwickelt werden. In einem mir von einem verläßlichen Beobachter (Politzer) mitgeteilten Falle setzte sich ein neunjähriger, sehr verwöhnter Knabe einer reichen Familie jeden Abend kurz nach dem scheinbaren Einschlafen im Bette auf, sang bei geschlossenen Augen und mit gellender Stimme eine der damals populären Operettenarien, klatschte sich am Schlusse Beifall und legte sich dann wieder hin. Dies wiederholte sich mehrere Abende hintereinander in gleicher Weise und genau zu derselben Stunde und hörte erst auf, nachdem man dem Knaben vor dem Schlafen mit Gewalt einen Löffel einer Chininlösung beizubringen versucht hatte.

Natürlich liegt es nahe, in solchen Fällen an Simulation zu denken, und wir werden auch hören, daß diese von ehemaligen Kranken manchmal offen zugegeben wird. Aber die Neigung zur Simulation ist ja an sich schon eine krankhafte Erscheinung, da sich normale Menschen doch nur ausnahmsweise und nur in einer bestimmten Absicht krank stellen. Die Hysterischen dagegen tun dies halb unbewußt, um sich interessant zu machen, um angestaunt oder bemitleidet zu werden, um in der Familie, in der Schule, im Spitale eine Rolle zu spielen; und diese krankhafte Sucht entwickelt sich, wie die anderen Erscheinungen der Hysterie, besonders leicht bei hereditär belasteten und erzieherisch falsch behandelten Kindern.

Gar nicht selten sind die Respirationsmuskeln bei den hysterischen Krankheitsformen der Kinder beteiligt. Eine der häufigsten Erscheinungen auf diesem Gebiete, den nervösen Husten, haben wir schon früher kennen gelernt und haben auch dort schon auf den Vorteil der Suggestions- und Vernachlässigungstherapie hingewiesen. Nicht viel seltener tritt der Respirationskrampf in Form von tiefen seufzenden Inspirationen auf, namentlich bei Knaben in der Zeit der Pubertätsentwicklung. Auch dieser **Seufzerkrampf** ist manchmal von eigentümlichen Mitbewegungen, z. B. von forciertem Heben der Nasenflügel und anderen mimischen Bewegungen begleitet, hört aber, wie der nervöse Husten, im Schlafe vollständig auf, woraus allein schon hervorgeht, daß kein eigentlicher Grund für diese dyspnoische Atmung vorhanden ist. Der Arzt, der diese Überzeugung gewonnen hat, kann schon durch seine zuversichtliche Miene die ängstlichen Mütter und die sich für sehr krank haltenden Kinder günstig beeinflussen. Manchmal habe ich auch hier mit einer Scheintherapie — am liebsten mit bitteren Tropfen — nachzuhelfen versucht.

Seltener, aber, wenn sie vorkommen, für die Umgebung ungemein aufregend sind die Anfälle von **laryngealer Dyspnoe,** die manchmal von älteren nervösen Kindern produziert werden.

Das älteste zwölfjährige Töchterchen einer hysterischen Mutter, dessen Geschwister ebenfalls von mannigfaltigen nervösen Störungen heimgesucht wurden — ein Bruder litt als Kind an Asthma bronchiale und endete im Mannesalter durch Selbstmord, ein zweiter Bruder hatte bis in sein vierzehntes Jahr nächtliche Angstanfälle mit Sprachlähmung — war Externe in einem noblen Mädchenpensionat und bekam dort täglich genau um die Mittagstunde einen Anfall von schwerer Atemnot, bei dem sie nach Luft rang und unter gewaltiger Anschwellung der Halsvenen tief zyanotisch wurde. Das ganze dauerte jedesmal ungefähr eine Minute und verursachte große Aufregung unter den Mitschülerinnen und beim Lehrpersonal. Ich war damals (vor etwa dreißig Jahren) mit diesen Dingen noch nicht so vertraut wie später und versuchte daher mein Glück mit Brom und Valeriana, während ein zu Rate gezogener Nervenarzt einen ebenso erfolglosen Versuch mit der damals vorübergehend modernen Metallotherapie machte. Endlich schickte man Mutter und Tochter auf Reisen und dort verloren sich die Anfälle sofort. Viele Jahre später wurde ich zu der jüngsten Schwester gerufen, die sich ebenfalls in sehr übertriebener Weise über heftige Schmerzen im Oberkiefer beklagte. Da ich weder in den Zähnen, noch sonst wo einen Grund dafür ausfindig machen konnte, sagte ich den geängsteten Eltern, daß wir es wahrscheinlich wieder mit einem rein nervösen Zustande zu tun haben, wie damals bei der ältesten Tochter. Diese, die seitdem verheiratet gewesen und Witwe geworden war, bemerkte hierzu, daß ihr damaliger Zustand viel rascher geschwunden wäre, wenn sie eine Tracht Prügel bekommen hätte. Sie meinte, daß ihre Anfälle dadurch entstanden wären, daß ihr die Unterrichtsstunde von 12—1 Uhr unangenehm war.

Trotzdem würde ich es auch hier aus den früher entwickelten Gründen für verfehlt halten, wenn man alles auf bloße Simulation zurückführen würde. Schon die eminent neuropathische Veranlagung der ganzen Familie würde dies verbieten. In einem anderen sehr lehrreichen Falle einer ganzen Schulepidemie von „**Chorea laryngis**" spielte Nachahmung die Hauptrolle.

Am Pfingstsonntag 1906 wurde ich von einem jüngeren Kollegen telephonisch zu einer Konsultation in einem in Döbling gelegenen Mädchenwaisenhause gebeten, wo mehr als die Hälfte der Kinder von Keuchhusten befallen sei. An diese Aufforderung schloß sich das folgende telephonische Gespräch: „Wozu brauchen Sie mich bei Keuchhusten? — Es ist kein gewöhnlicher Keuchhusten; er hat einen merkwürdigen Charakter. — Also Hysterie? — Ja, vielleicht. Aber kommen Sie möglichst bald." Nach einer Stunde an Ort und Stelle fand ich folgendes Bild. In dem weitläufigen Anstaltsgarten waren alle 36 Mädchen mit ihren Lehrerinnen und einigen Aufsichtsdamen versammelt. Ein Teil der Mädchen war auf Bänken mit Polstern und Decken gelagert; andere standen oder wankten vielmehr umher. Einige von ihnen hatten Erstickungsanfälle, bei denen sie mit den Armen umherschlugen; andere husteten und stießen dabei heulende, tierartige Töne aus; andere wieder sprangen plötzlich von ihrem Lager auf und fielen wie ohnmächtig ins Gras. Die Wärterinnen liefen in großer Aufregung von einer zur anderen, richteten die Gefallenen wieder auf, labten sie mit Wasser und wuschen die Schläfen mit Essig; unterdessen bekamen wieder andere ihre Stick- und Heulanfälle; mit einem Worte: ein wahrer Hexensabbath. Ich befahl sofort, daß die Kinder sich selbst überlassen werden. Wer ins Gras fällt, bleibt dort liegen, bis sie wieder allein aufsteht. Den Heulenden sagte ich: „Schämt ihr

Euch nicht? Ist das der Dank dafür, daß ihr es hier so gut habt?" Dann nahm ich diejenigen, die sich am ungebärdigsten benahmen, einzeln vor; ging mit ihnen im Garten auf und ab; fragte nach ihrer Heimat, ihren Geschwistern, nach ihren Studien, in welcher Schulklasse sie seien, wie der letzte Ausweis war usw. Sie antworteten zögernd und verwundert; vergaßen aber dabei an ihren Anfall. Die anderen sahen uns erstaunt nach, standen langsam auf und kleideten sich an; hin und wieder versuchte es wieder eine mit dem Heulen; ich drohte ihr von ferne mit dem Stocke, worauf sie sich wieder beruhigte. Dann versammelte ich alle um mich her — etwa ein Viertel, meist die älteren, waren ruhig geblieben — und fragte sie, ob sie nachmittags gerne einen Ausflug auf den Kahlenberg machen möchten. — „Ja, ja, sehr gerne!" — „Werdet ihr euch aber ordentlich benehmen? Wer noch hustet oder heult, kommt noch heute ins Spital. Ich weiß aber, daß ihr brav sein werdet. Ihr seid jetzt wieder gesund und werdet nach den Feiertagen wieder ordentlich lernen." — Und so geschah es auch. Der Ausflug verlief ohne Störung und nach einigen Tagen überzeugte ich mich selbst, daß alles in schönster Ordnung sei. — Der Anfang des ganzen Rummels war aber so, daß einige der Mädchen einen katarrhalischen Husten hatten und daß eine von ihnen sich dabei in übertriebener Weise gebärdete. Infolgedessen wurden die hustenden als keuchhustenverdächtig von der Schule ferngehalten. Den anderen war dies vielleicht ebenfalls wünschenswert; bei einigen von ihnen steigerte sich dann der Husten ebenfalls nach und nach zu den großen Anfällen, die dann wieder von den anderen nachgeahmt wurden. Sobald aber das elektrische Licht in den Schlafsälen verlöschte, schliefen sie ein und husteten die ganze Nacht nicht, um am nächsten Morgen von neuem zu beginnen.

In ähnlicher Weise entstehen wohl alle Schulepidemien, über die von Zeit zu Zeit berichtet wird: krampfartige Bewegungen der Vorderarme, zitterige Schrift, Ohnmachtsanfälle usw. Zuerst wird einer der Schüler aus individuellen Gründen befallen und dann breitet sich dieselbe Affektion als „Imitationspsychose" über einen großen Teil der Mitschüler derselben und manchmal auch der anderen Klassen aus. Hier ist die hysterische Natur der Krankheit nicht schwer zu durchschauen, weil man sonst nicht verstehen kann, warum die auffallende und mit den bekannten Krankheitsbildern so wenig übereinstimmende Erscheinung, wenn sie nicht auf suggestivem Wege zustande käme, gleichzeitig oder bald nach einander bei vielen Individuen auftreten soll. Dieselbe Erwägung scheint mir aber auch berechtigt, wenn es sich darum handelt, zu der jetzt so viel umstrittenen Theorie von Freud über die Entstehung der Hysterie und der „Angstneurosen" Stellung zu nehmen. Ich füge gleich hinzu, daß ich gar nicht daran zweifle, daß ein in früher Kindheit erlittenes „sexuelles Trauma" in manchen Fällen wirklich die Rolle spielt, die ihr Freud und die wachsende Schar seiner Anhänger auf Grund ihrer psychischen Analysen zuschreiben wollen. Wenn aber Freud behauptet, daß „zugrunde jeden Falles von Hysterie sich ein oder mehrere Erlebnisse von vorzeitiger sexueller Erfahrung befinden", so muß ich dem entgegenhalten, wie wenig wahrscheinlich es ist, daß von den 36 Waisenmädchen der Döblinger Anstalt mehr als drei Viertel solche Erlebnisse durchgemacht haben und daß diejenigen, bei denen es wirklich der Fall war, auf ihre verschiedenen Erlebnisse jetzt mit einem Male in der gleichen Weise reagieren. Das ist ein Bedenken gegen die Allgemeingültigkeit der Freudschen Theorie, das sich, wie mir scheint, nicht leicht beseitigen läßt.

Wie in einer der erwähnten Schulepidemien kann die **Schlafsucht** auch in vereinzelten Fällen von infantiler Hysterie auftreten.

Ich sah in mehreren Konsilien einen etwa zehnjährigen Knaben, der in mehrmonatlichen Intervallen immer wieder in einen durch mehrere Tage anhaltenden
Schlaf verfiel, und zwar in der Weise, daß er Tag und Nacht mit geschlossenen
Augen dasaß, ohne auf seine Umgebung zu reagieren. Nur mit Mühe konnte man
ihm während dieser Zeit etwas flüssige Nahrung beibringen. Einmal wurde er von
den Ärzten in ein Kinderspital gebracht, weil sie sich von der Entfernung aus seiner
bisherigen Umgebung eine gute Wirkung versprachen. Er wurde aber den Eltern
zurückgegeben, weil man die Schlafsucht für eine Prodromalerscheinung einer Meningitis hielt. Ich sah ihn nach seiner Entlassung aus dem Spital, mußte aber meine
frühere Diagnose (hysterische Schlafsucht) bestätigen. Später hörte ich, daß auch
dieser Anfall in der gewohnten Weise wieder geschwunden war.

In einem anderen Falle handelte es sich um einen Knaben aus meiner eigenen
Klientel, der seinen (nicht sehr vernünftigen) Eltern von frühester Jugend große
Sorge bereitete. Er war trotz guter geistiger Veranlagung immer ein schlechter
Schüler, wechselte oft die Schule und tat nirgends gut. Während des Unterrichtes
schlief er ein und konnte angeblich nicht geweckt werden. Auch zu Hause verbrachte
er oft mehrere Stunden in sitzender Stellung scheinbar im tiefen Schlafe. Während
der Ferien in Ischl behauptete er, schlecht zu sehen, bekam schwarze Brillen und
wurde von den Großeltern durch die Straßen geführt. Nach den Ferien gelang
es mir, nachdem die Untersuchung der Augen nichts Abnormes ergeben hatte, ihn
durch das Versprechen eines Zweirades für einige Zeit zu kurieren. Er erlernte das
Radfahren in auffallend kurzer Zeit und betrieb es leidenschaftlich. Nach einigen
Monaten versagte auch dieses Mittel. Das Sehvermögen war zwar intakt, aber die
Schlafanfälle traten wieder auf. Später brachte er es sogar zu einem Motorrad, das
er geschickt lenkte und zu weiten Fahrten benützte. In der Schulzeit begann aber
der alte Jammer, der, wie ich höre, auch jetzt noch in verschiedenen Variationen
fortdauert. — Die psychische Behandlung versagt also auch manchmal, namentlich
wenn sie bei der Umgebung der Kranken nicht die notwendige Unterstützung findet.

Im Gegensatze zu der Seltenheit dieser Formen der kindlichen Hysterie
steht die große Häufigkeit derjenigen, die sich auf dem Gebiete der Verdauung und der Verdauungsorgane abspielen. Besonders mit der hysterischen
oder nervösen **Anorexie** hat man sehr oft zu tun. Sie äußert sich darin,
daß einem sonst normal erscheinenden Kinde sein Essen förmlich mit Gewalt
aufgezwungen werden muß und daß nicht einmal dieser Zwang zu einem,
wenigstens für die Umgebung befriedigenden Resultate führt. Dabei sehen
die Kinder oft blühend aus, sind ganz vergnügt und munter, und nur wenn
es zum Essen kommt, werden sie widerspenstig, müssen gefüttert werden,
behalten den Bissen lange im Munde und geben ihn auch manchmal, ohne
ihn zu schlucken, wieder heraus oder würgen ihn wieder hervor, nachdem
sie ihn geschluckt haben. Geht man aber der Sache genau nach, dann kommt
man darauf, daß die Schuld nicht eigentlich an den Kindern, sondern an der
Mutter oder der von ihr beauftragten Erzieherin gelegen ist. Schon der
auffallende Widerspruch zwischen dem guten Ernährungszustande der
Kinder und der Angabe der Mütter, daß das Kind „gar nichts" essen wolle,
beweist, daß darunter eigentlich nur zu verstehen ist, daß das Kind sich
weigert, so viel und gerade das zu essen, was man ihm aufnötigen will. Es
soll nämlich, um recht kräftig zu werden, immer nur gebratenes Fleisch,
Eier und sehr viel Milch bekommen, man gibt ihm aber kein Butterbrot,
keine süßen Mehlspeisen, kein Obst. Dafür wird die vermeintliche Magenaffektion mit Karlsbader Wasser oder mit Kaltwasserkuren bekämpft. Ich
verordne in einem solchen Falle meistens Schokoladetorte und Indianerkrapfen, lasse statt des gebratenen Fleisches an Wochentagen gekochtes

Fleisch mit Gemüsen und Kartoffeln geben, verbiete die Extrarationen von Milch und werde dafür schon von vornherein durch die glückstrahlende Miene des angeblichen Fastenkünstlers belohnt. Häufig handelt es sich dabei um einzige Kinder, die überhaupt ein unverhältnismäßig großes Kontingent für die Hysteriekasuistik liefern, oder auch um Spätlinge nach einer längeren kinderlosen Pause, die nun mit besonderer Sorgfalt genährt und gekräftigt werden sollen und daher während des Essens mit gespanntester Aufmerksamkeit beobachtet werden. Man muß also ausdrücklich verbieten, daß das Kind zum Essen genötigt und dabei immer kontrolliert wird, weil das allein bei manchen Kindern schon genügt, ihnen das Essen zu verleiden.

Eine andere, ebenfalls recht häufige Form der infantilen Hysterie ist das sogenannte **Schulerbrechen.** Manche Kinder, die die Schule besuchen, erbrechen nämlich Tag für Tag ihr Frühstück, tun dies aber niemals am Sonntag oder in den Ferien und auch nicht bei den anderen Mahlzeiten, die sie mit gutem Appetit verzehren und auch tadellos verdauen. Es kann also keinem Zweifel unterliegen, daß dabei die Angst vor der Schule eine Rolle spielt. Dabei sind es aber nicht einmal immer schwächere Schüler, die diese Erscheinung zeigen, sondern nur besonders ehrgeizige oder ängstliche, die durch die Furcht vor den Schulaufgaben und schlechten Noten oder auch nur durch die Unberechenbarkeit eines Lehrers aus dem seelischen Gleichgewichte kommen. Manchmal ist allerdings auch Simulation mit im Spiele, wie in dem folgenden Falle.

Ein zwölfjähriger Gymnasiast, von den Eltern und namentlich von seiner Großmutter stark verhätschelt, erbricht an jedem Schultage sein Frühstück noch zu Hause, später aber auch einmal in der Schule, so daß von dort aus, da damals Cholerafurcht herrschte, die Anzeige an die Sanitätsbehörde gemacht wurde und ich infolgedessen ein schriftliches Attest ausstellen mußte, daß keine Cholera vorliege. Das Übel wurde geheilt, nachdem ich die überaus ängstlichen Eltern dazu beredet hatte, sich um das Erbrechen nicht mehr zu kümmern, wobei ich auch die Opposition der familienstolzen Großmutter zu überwinden hatte, die mir es nicht verzeihen konnte, daß ich „ihren" Enkel in den Verdacht einer absichtlichen Täuschung zu bringen wagte. Etwa zehn Jahre später hatte ich Gelegenheit, den jungen Mann, der unterdessen Husarenleutnant geworden war, zu fragen, wie es sich damals mit dem Erbrechen verhalten habe. Die Auskunft ging dahin, daß dieses nur ein- oder zweimal von selbst eingetreten sei, daß er aber später, da es ihm immer für diesen Tag Schulfreiheit verschafft habe, darauf gekommen sei, daß er es auch absichtlich tun könne, und er glaube, daß er das Kunststück auch heute noch zustande bringen könnte.

Manchmal steht aber das nervöse Erbrechen in keinem Zusammenhang mit der Schule, sondern ist nur durch die nervöse Belastung zu erklären oder durch die verkehrte Behandlung von seiten ängstlicher und selbst nervöser Eltern.

Ein hübsches zehnjähriges Mädchen aus einer nahen ungarischen Stadt, beste Schülerin, vorzügliche Klavier- und Violinspielerin bringt seit mehreren Monaten einen Teil der Speisen und namentlich der Getränke wieder in den Mund zurück und spuckt sie entweder aus oder schluckt sie wieder hinunter, wenn ihr das Ausspucken nicht möglich ist. Der Vater ist seit vielen Jahren hochgradig hypochondrisch und neurasthenisch, so daß er schon alle berühmten Professoren und Nervenärzte, sowie zahlreiche Anstalten und Kurorte ohne Erfolg absolviert hat. Der abnorme Zustand des Kindes, den man auch als **Rumination** zu bezeichnen pflegt, verschwand sofort, als die Kleine auf meinen Rat allein bei Wiener Verwandten untergebracht wurde.

In einem anderen Falle gelang mir die Heilung einer schweren Magen-neurose einzig und allein durch die Bestimmtheit und Sicherheit, mit der ich dem von anderer Seite ausgesprochenen Verdacht einer organischen Erkrankung entgegentrat.

Ich wurde von einem befreundeten Kollegen gebeten, während seiner Ferien-reise die Behandlung eines jungen Patienten zu übernehmen, der ihm große Sorge bereite, da er und ein zu Rate gezogener Internist befürchten müssen, daß es sich vielleicht um ein tuberkulöses Magengeschwür handle. Der vierzehnjährige Knabe war nämlich der Sohn eines in frühen Jahren an Phthise verstorbenen Vaters — eines bekannten Physiologen — und nun litt er seit einigen Wochen an heftigen Magen-schmerzen, die nach jeder Mahlzeit auftraten und auch bei strenger Milchdiät nicht schwanden. Dabei komme aber der junge Mensch trotz seines Aufenthaltes in einem berühmten Luftkurorte immer mehr herunter und könne jetzt kaum mehr einige Schritte machen. Bei unserem gemeinschaftlichen Besuche fand ich einen auf-geschossenen blassen und magern Jüngling mit ängstlichem Gesichtsausdruck, der trotz angenehmer Sommertemperatur mit Plaids bedeckt auf einem Sofa gelagert war. Noch auffallender war aber die ängstliche und besorgte Miene der Mutter, die ihren kranken Sohn nicht einen Moment aus den Augen ließ. Nachdem ich in Übereinstimmung mit dem Hausarzt konstatiert hatte, daß an der Lunge nichts Ab-normes zu finden war und an keiner Stelle des Magens deutliche Druckschmerzen vorhanden waren, — auch war niemals Fieber aufgetreten und niemals Blut er-brochen worden — fragte ich meinen Freund, was er dazu sagen würde, wenn ich das Ganze für eine eingebildete Krankheit erklären möchte. Er war ein wenig über-rascht, meinte aber dann: „Vielleicht hast Du recht. Versuche Du Dein Glück mit ihm." Ich konnte den Kranken nur an jedem Sonntag besuchen, da seine Woh-nung von meinem eigenen Sommeraufenthalt in kurzer Bahnfahrt zu erreichen war. Bei meinem zweiten Besuche war ich meiner Sache sicher, befahl dem Kranken aufzustehen, Spaziergänge im Freien zu machen und dreimal am Tage die üblichen Mahlzeiten einzunehmen. Die Mutter aber bat ich, ihre Ängstlichkeit wenigstens in Gegenwart ihres Sohnes zu beherrschen und im Gegenteil ihre Zuversicht auszu-sprechen, daß er sich auf dem Wege der Genesung befinde. Bei meinem dritten Besuche fand ich den genesenden Kranken vergnügt und munter; das Essen konnte er gut vertragen; die Schmerzen seien jetzt selten und unbedeutend. Er mußte mich zu Fuß nach dem ziemlich entfernten Bahnhof begleiten und bevor ich den Zug bestieg, fragte er mich in schüchternem Tone, ob ich ihm auch schon das Tennis-spielen gestatten könne, was ich, ein wenig schmunzelnd, bejahte. Seitdem sind acht Jahre vergangen. Der junge Mann, der im Begriffe ist, seinen Doktor zu machen, soll auch jetzt noch nervöse Erscheinungen darbieten, aber sein Magen ist seither vollkommen gesund.

Mit derselben Methode gelang es mir auch, einen Fall von **Pseudo-appendizitis** und einen anderen von **Meteorismus hystericus** (auch Tympanie genannt) zu heilen. Dadurch, daß die Kinder jetzt so viel von „Blinddarm-entzündung" sprechen hören, gelangen sie manchmal dazu, sich die be-schriebenen Symptome einzubilden und werden darin durch allzu ängst-liche Ärzte bestärkt. Es sind auch schon bei solchen eingebildeten Kranken Laparotomien ausgeführt oder wenigstens in Aussicht genommen worden (Perier). In meinem Falle war das Kind schon längere Zeit mit einem Eisbeutel im Bette gelegen und bei strenger Diät gehalten worden. Trotzdem wurde noch immer gelegentlich erbrochen, und auch bei meiner Untersuchung traten Brechbewegungen auf, die sich aber durch strengen Verweis unterdrücken ließen. Auch die anderen Beschwerden verschwanden, nachdem das Kind auf meinen Rat aufgestanden und zu der gewöhnlichen Kost zurückgekehrt war.

Weniger klar ist mir die Art, wie der auch von anderen Beobachtern beschriebene hysterische Meteorismus zustande kommt. Man denkt an Auftreibung des Magens durch verschluckte Luft und an Herabdrängen des luftgefüllten Magens durch Kontraktion des Zwerchfelles. Es sind aber auch Scheingeschwülste im Abdomen beobachtet worden, die durch Laparotomie entfernt werden sollten, aber glücklicherweise noch rechtzeitig verschwanden. In meinem Falle verlor sich die Auftreibung und Spannung des Abdomens nach Anwendung einer indifferenten Salbe, wahrscheinlich aber infolge meiner Erklärung, daß die Kranke ins Spital gebracht werden müsse, wenn sie nicht bis morgen gesund sei.

Obwohl diese Schilderungen keineswegs auf Vollständigkeit Anspruch machen, wird es Ihnen hoffentlich doch möglich sein, sich ein allgemeines Bild der kindlichen Hysterie zu konstruieren und im gegebenen Falle die richtige Diagnose zu stellen und den richtigen Weg zur Beseitigung des Übels einzuschlagen, die bei Kindern infolge ihrer größeren Impressionabilität viel leichter gelingt als bei Erwachsenen. Die erste Bedingung eines wirksamen Eingreifens ist aber die richtige Beurteilung des Falles, die meistens dadurch erleichtert wird, daß das vorliegende Krankheitsbild sich in kein bekanntes Schema einer typischen Erkrankung einfügen läßt. Eine Dyspnoe, die nur zu einer bestimmten Stunde auftritt und im Schlafe vollständig fehlt, Erbrechen, das nur an Wochentagen und niemals am Sonntag zum Vorschein kommt, eine Lähmung der unteren Extremitäten, mit der man Purzelbäume schlagen kann, eine Koxitis, die auch einmal eine Rotation im Hüftgelenke gestattet, können unmöglich durch anatomische Veränderungen bedingt sein und dürfen daher auch niemals wie anatomisch bedingte Zustände behandelt werden. Hier kommt alles auf die Auffassung an, die der Arzt von dem Zustande gewinnt, und von dem Benehmen, das seiner Auffassung entspricht. Zeigt er sich ängstlich und unsicher, läßt er sich von dem Kranken das suggerieren, was dieser sich selbst suggeriert hat, werden die Erscheinungen mit Mitteln bekämpft, die man gegen sie anwenden würde, wenn sie durch eine wirkliche und nicht durch eine eingebildete Krankheit bedingt wären, dann ist der Mißerfolg von vornherein garantiert. Dagegen hat man oft schon dadurch das Spiel gewonnen, daß man den Kranken durchschaut, weil dieser erkennt, daß er diesmal nicht an den Richtigen gekommen ist. Auch die Umgebung des Kranken kann sich der suggestiven Wirkung nicht entziehen, wenn der Arzt die aufgeregte Schilderung der bedenklichen Symptome mit spöttischer und vergnügter Miene anhört, weil ihm die Erkenntnis der Wahrheit und die Aussicht auf eine erfolgreiche Behandlung eine Befriedigung gewährt, die auch den anderen nicht verborgen bleibt. Freilich hängt der Erfolg auch davon ab, daß man sich der richtigen, dem Falle angepaßten Methode — Überrumpelung, Abschreckung, Vernachlässigung, Bestechung — oder einer richtigen Kombination derselben bedient. Im wesentlichen kommt es aber immer darauf an, daß man den durch die krankhafte Suggestion in Bewegung gesetzten und durch andere Momente — Ängstlichkeit der Umgebung und des Arztes — immer mehr gefestigten Reflexketten andere entgegensetzt und immer mehr vervollkommnet, die geeignet sind, den abnormen Mechanismen das Gleichgewicht zu halten und sie schließlich vollkommen auszuschalten. Dabei handelt es sich nicht, wie Möbius gemeint hat, um „Vorstellungen“, die die körperlichen Erscheinungen hervorrufen, und um andere, die sie wieder beseitigen, weil Vorstellungen als bloß subjektive Bewußtseinszustände niemals etwas Körperliches hervorrufen oder beeinflussen können; sondern es handelt sich immer nur um körperliche Vorgänge in den durch die höchsten Zentren vermittelten Reflexmechanismen, die allerdings von Vorstellungen und anderen psychischen Zuständen begleitet sein können; und auch die äußeren Einflüsse, seien sie nun fördernd oder hemmend, sind keine psychischen im wahren Sinne des Wortes, also keine unkörperlichen Bewußtseinszustände anderer, sondern es sind körperliche, durch die Seh- und Hörorgane eindringende Reize, die die fördernden oder hemmenden Vorgänge in den Reflexorganen des Kranken hervorrufen.

Hier wären noch einige Bemerkungen am Platze über die von Breuer und Freud inaugurierte Methode, durch psychische Analyse jene psychischen Traumen sexueller Natur ausfindig zu machen, die nach Freud in allen Fällen den Anstoß zur Entwicklung der hysterischen Erscheinungen geben sollen, und deren Eruierung nach demselben Autor zugleich auch die Heilung der Krankheit herbeiführen soll. Ohne mich noch einmal auf eine Kritik dieser Theorie einzulassen, in der zweifellos viel Richtiges enthalten ist, die aber, wie ich früher gezeigt habe, kaum auf Allgemeingiltigkeit Anspruch machen kann, muß ich doch sofort bekennen, daß ich von dieser Methode bei Kindern noch niemals Gebrauch gemacht habe, und zwar zunächst deshalb, weil mir und anderen in vielen solchen Fällen die Heilung auch ohne dieses Hilfsmittel gelungen ist, und dann auch aus einem mehr persönlichen Grunde, weil mich ein — vielleicht altväterliches — Schamgefühl davon abhalten würde, dieses inquisitorische Verfahren bei Kindern und namentlich bei heranwachsenden Mädchen anzuwenden. Dieses Schürfen nach Anstößigkeiten, das man den Beichtvätern mit Recht verübelt, sollte auch der Arzt nicht ohne zwingende Gründe unternehmen; und diese sind eben in unserem Falle keineswegs vorhanden.

Wir können und sollen aber nicht nur heilend, sondern auch vorbeugend gegen die hysterischen Zufälle der Kinder vorgehen. Freilich steht es nicht in unserer Macht, das so bedeutsame erbliche Moment auszuschalten, weil wir den Neurasthenikern und Hysterischen das Heiraten und Kinderkriegen nicht verbieten und auch nicht einmal davon abraten können. Höchstens könnten wir auf einem etwas weiten Umwege Nutzen schaffen, wenn wir den chronischen Gebrauch jener „Genußmittel“ bekämpfen, von denen wir wissen, daß sie das Nervensystem in ungünstigem Sinne beeinflussen. Es läßt sich zwar nicht genau abschätzen, wie viele Neurasthenien durch Alkohol und Nikotin hervorgerufen oder befördert werden; aber niemand zweifelt wohl daran, daß Alkoholiker und leidenschaftliche Raucher (und Raucherinnen) mehr Anwartschaft auf neurasthenische Zustände haben als solche, die sich dieser Gifte enthalten. Ich brauche wohl nicht hinzuzufügen, daß der Arzt seinen ganzen Einfluß darauf verwenden soll, um die seiner Obhut anvertrauten Kinder solange als möglich und am liebsten für immer vor der Erwerbung auch des leichtesten Grades der Alkohol- und Nikotinsucht zu bewahren. Namentlich die bei jungen Leuten beiderlei

Geschlechtes immer mehr einreißende Gewohnheit des Zigarettenrauchens sollte von uns Ärzten nicht so leicht genommen werden, als es leider gemeinhin der Fall ist.

Auch der größten und verbreitetsten Schädigung der kindlichen Psyche durch eine unvernünftige Erziehung können wir nur gelegentlich durch Belehrung und Abmahnung begegnen, die leider nur selten von wirklichem Erfolg begleitet sind. Die falsche Erziehung beginnt häufig schon in den ersten Monaten durch Schaukeln, Umhertragen und Umhertanzen, was das ruhebedürftige Nervensystem des Kindes durch überflüssige Reizung seines Labyrinthorgans und anderer Sinne sicher nur ungünstig beeinflussen kann. Sowie sich dann die ersten Zeichen von Intelligenz bemerkbar machen, wird das Kind von unvernünftigen und eitlen Eltern und Verwandten als Spielzeug behandelt, mit dem man sich unterhält und vor anderen Leuten produziert. Das Kind wird also geneckt und mit klingenden und klappernden Spielsachen aufgeregt; es soll fortwährend lachen und seine Kunststücke zeigen; später erzählt man ihm gruselige Geschichten und droht ihm, wenn es nicht parieren will, mit dem schwarzen Mann oder gar mit dem Doktor und wundert sich dann, wenn es nicht allein und im Finstern schlafen will und wenn es den wirklich requirierten Arzt mit Geschrei und verzweifelten Abwehrbewegungen empfängt. Zugleich sieht es aber, daß ein leichtes Unwohlsein zu einem großen Ereignis aufgebauscht wird; es findet bald heraus, daß sich im Hause alles um sein Wohl und Wehe dreht, daß ihm kein Wunsch versagt wird, daß alle bestrebt sind, es bei gnädiger Laune zu erhalten; und die Konsequenzen dieser unvernünftigen Behandlung machen sich nur zu bald in irgend einer pathologischen Form bemerkbar. Dazu kommt das Überladen mit hunderterlei Spielzeug und mit zahllosen Bilderbüchern und Kinderbüchern, die es nicht freuen, sondern nur verwirren und blasiert machen; dann kommt die Reihe an Zirkusvorstellungen, Kindertheater, Kinderbälle und Maskeraden; und dies alles zu einer Zeit, wo noch das vegetative Leben in erster Reihe stehen und das Nervensystem für spätere ernsthaftere Anforderungen geschont werden sollte. Und wenn dann die Zeit für diese Anforderungen gekommen ist, dann versagt gar nicht selten das übermüdete und überreizte Nervensystem und dann wird gegen die Überbürdung in der Schule remonstriert, während die Überbürdung eigentlich schon vor der Schule stattgefunden hat und auch noch neben der Schule fortdauert. In dieser Beziehung spielt der sich immer mehr ausbreitende Musikfanatismus eine große und vielfach verhängnisvolle Rolle. Es ist nichts dagegen zu sagen, wenn auffallend für Musik Begabte auch musikalisch ausgebildet werden; aber auf einen Begabten kommen zehn Mittelmäßige und Hunderte von Unmusikalischen und Ungeschickten, und diese werden nun mehrere Stunden täglich mit musikalischem Unterricht und mit Übungen gequält, die schließlich zu keinem nennenswerten Ziele führen, aber das kindliche Nervensystem gerade in jenen Stunden ermüden, die vernünftigerweise zur Erholung bei Spiel und Sport verwendet werden sollen. Die Folge davon sind: nervöser Kopfschmerz, üble Laune, unruhiger Schlaf, ängstliches Wesen und andere Symptome der Neurasthenie, die nicht selten ohne scharfe Grenze in das Bild der Hysterie übergehen.

Wenn ich aber nicht in die allgemeinen Klagen über die Überbürdung in den Schulen einstimmen kann, so bin ich doch keineswegs mit den Methoden des Unterrichtes in unseren Mittelschulen einverstanden. Noch immer werden Schüler und Schülerinnen, statt in den Geist der alten und modernen Sprachen eingeführt zu werden, jahrelang mit Aoristus primus und secundus und mit anderem grammatikalischem Kleinkram gequält und werden Dinge in ihr Gedächtnis hineingezwängt, die der Professor selbst nur dann beherrscht, wenn er sich an demselben Tage eigens darauf präpariert hat. Am schädlichsten für die Nervengesundheit der Schüler ist aber die perverse Lust mancher Lehrer, ihre Schüler auf einer Gedächtnislücke zu ertappen und ihnen möglichst viele Fehler mit rotem Stifte anzustreichen. In solchen Männern kann der Schüler keinen freundschaftlichen und väterlichen Berater, sondern nur einen Gegner erblicken, den er, je nach seiner Veranlagung, entweder fürchtet oder zu hintergehen sucht. Natürlich gibt es auch löbliche Ausnahmen; aber die Häufigkeit des Schulerbrechens und der Schulangst — an dieser leiden auch viele Eltern und namentlich die Mütter — liefert uns den Beweis, daß sie eben Ausnahmen sind. Wenn es dem Lehrer nicht gelingt, sich seine Schüler zu Freunden zu machen und bei ihnen Lust und Liebe am Lernen und an der Schule zu erwecken, dann hat er eben seinen Beruf verfehlt und wäre als Profoß oder Drillmeister besser am Platze. Wir aber müßten verlangen, daß die Schulärzte nicht nur in sanitären, sondern auch in pädagogischen Angelegenheiten mitsprechen dürfen.

Sachregister.